# 临床急诊影像学

## Clinical Emergency Radiology

### 第 2 版

**主　编**　J. Christian Fox（美）

**主　审**　龚洪瀚

**主　译**　周福庆　曾献军

**副主译**　袁新春　何来昌

**译　者**（以姓氏笔画为序）

| | | | |
|---|---|---|---|
| 王　博 | 南昌大学第一附属医院 | 陈　琪 | 南昌大学第一附属医院 |
| 孙　婷 | 首都医科大学附属北京天坛医院 | 金倩娜 | 华中科技大学同济医学院附属协和医院 |
| 李　丹 | 南昌大学第一附属医院 | 周福庆 | 南昌大学第一附属医院 |
| 李小虎 | 安徽医科大学第一附属医院 | 胡　佳 | 南昌大学第一附属医院 |
| 杨敏洁 | 深圳市人民医院（暨南大学第二临床医学院南方科技大学第一附属医院） | 姜　建 | 南昌大学第一附属医院 |
| | | 袁新春 | 南昌大学第一附属医院 |
| | | 夏青青 | 南昌大学第一附属医院 |
| 吴　麟 | 南昌大学第一附属医院 | 徐　盼 | 南昌大学第一附属医院 |
| 何来昌 | 南昌大学第一附属医院 | 黄梅凤 | 南昌大学第一附属医院 |
| 张　宁 | 南昌大学第一附属医院 | 曾献军 | 南昌大学第一附属医院 |
| 张宁男楠 | 天津医科大学总医院 | 蔡凤琴 | 南昌大学第一附属医院 |

**参　译**（以姓氏笔画为序）

万天意　王　瑶　王　磊　王孟婷　王媛媛　计昱岐　孔令红　匡钦梅
朱艳艳　朱雪超　邬莺莺　庄　莹　刘　仙　刘　斐　杜丽娜　杜慧芳
李坤瑶　李盼梅　杨娇娇　吴　颖　吴开富　何　婷　张　娟　赵国舒
胡紫依　侯晓艳　袁小入　徐　洁　高峻伟　郭　宇　唐　辛　黄小姬
彭新级　曾亚萍　谢　薇　蔡国谦　阚　傲

人民卫生出版社

·北　京·

图字：01-2021-0531 号

# 译　序

急诊医学包括临床处理和研究各种急性病症、慢性病急性发作、急性创伤、灾难性事故和紧急公卫事件(如新冠肺炎)等需要抢救的危重症患者的一门多学科专业的综合性学科。涉及院前急救、医院急症室诊治和危重症监护病房等职能处置区域。急诊影像技术的进步,极大丰富和发展了急诊医学的内容,并且在急诊诊断和治疗中发挥着重要作用。

在实际的诊疗工作中,留给急诊科医生和涉及急救、危重症疾病的临床医生正确选择检查项目、实现检查目的的思考时间非常有限。同样的,留给影像科(包括放射诊断和超声诊断)医生的时间也是非常有限的。尽管国家卫生健康委医政医管部门对于急诊影像报告规定的是 30 分钟。但流水化作业的三甲医院急诊影像诊断部门留给医生的实际时间也就是患者扫描的间隔时间,大概就是 3~5 分钟必须要完成读片和诊断。这么短的时间做出精准的诊断非常考验一名影像科医生的知识储备、快速判断能力。即使在急诊数量较少的基层医院,同样也是一种考验。因此,无论是院前急救、医院急诊室和危重症监护病房等和急诊抢救密切相关的临床科室的医务人员,还是做出精准诊断的影像科医生,熟知这些知识点、提升急诊检查选择、避免检查常见陷阱是中青年医生、住院医师规范化培训(简称"住培")医生和研究生迫切需要的。

由国际急诊领域享有盛誉的 John Christian Fox 教授主编、剑桥大学出版社出版的《临床急诊影像学》就是这么一部定位提升从事急诊急救、危重症监护病房的临床医生和急诊影像诊断医师专业处置(包括检查项目选择和精确影像诊断)的专业著作,

也是沟通临床和影像的权威性桥梁著作。该书分为普放、超声、CT 和 MRI 四个部分,并以检查部位为主线,超过 2 200 幅影像图像为读者提供大量的视觉引导信息,详细的文字说明和线图能够进一步加深读者的理解。在每一个章节中,都特别关注实用技巧以及如何避免常见陷阱。

该书定位于提升临床的急诊医生和急诊影像诊断医师中青年医生、住培医师、研究生和医学生的专业技能,解决涉及急诊急救等专业的临床医生对检查项目的选择不当导致的困境,无论是拓展专业知识还是系统学习急诊影像诊断知识,提高技能等方面来讲,都是一部不可多得的权威著作。是影像专业医生、临床医生、住院医生、医学生想要在不浪费宝贵时间的前提达到最佳诊断准确性的宝贵学习资源。

最后,感谢众多国内青年俊杰的倾力加盟,他们为本书的译校付出了大量的心血,是你们严谨的学术态度、丰富的专业知识和不辞劳苦的专业精神,使我们能够在短时间内完成该书的翻译工作。尽管如此仍难免存在疏漏,还望广大读者在阅读之后能够不吝赐教、批评指正。我们的联系方式 ndyfy02301@ncu.edu.cn。

南昌大学第一附属医院

2021 年 9 月 10 日于南昌

# 本书特点

**本书的亮点和特色：**

（1）以技术为板块、以检查部位为主线，符合急诊处置的思维模式。在处理急诊过程中，首先需要判断的是什么部位需要做什么检查；然后才是这种检查能够达到什么的效果，存在什么不足。这不同于传统教材或影像专业参考书以疾病为主线的组织模式。更切合临床实际，更符合临床需求和急诊影像诊断的实际流程。

（2）以真实影像图片为主、辅以线图和文字说明，详解每一个检查部位常见的急诊疾病，并附有详细的病理，更易于形成直观记忆，便于把握疾病的规律性。

（3）成像陷阱和不足是该书最具特色的部分，这有利于临床医生选择检查技术，同时能够给临床医生以警示，也提示急诊影像医生应该特别注意这些情况，或需更进一步的检查才能明确诊断。这不同于其他急诊影像书。

**该书的知名度和学术价值：**

该书为 2017 年的第 2 版，在临床医学和影像医学的国际上享有较高的知名度，是国外的急诊、创伤和危重症等临床科室医生的手边常备工具书之一，是国外急诊放射医生进阶必不可少的一部专业书籍，具有较高的学术价值和实用价值。

该书可作为院前急救、医院急诊室和危重症监护病房以及涉及急救危重病的各临床专业和急诊影像诊断（普放、超声、CT 和 MRI）的重要桥梁，从临床医生开具检查单的思维出发，既考虑到临床医生的现实需求，又兼顾到影像科医生在处理急诊时所面临的技术困境和易于出现问题陷阱，能够达到临床急诊和影像急诊互相沟通、相互促进、共同提高的目的。专业内容不乏深度，适合中青年临床医生和影像医生在专业技能的进阶和提升。

# 作者列表

**Kenny Banh**
University of California, San Francisco – Fresno

**Gregory Hendey**
University of California Los Angeles

**Peter DeBlieux**
Louisiana State University

**Lisa Mills**
University of California, Davis

**Anthony J. Dean**
University of Pennsylvania

**Ross Kessler**
University of Michigan

**Eric Fox Silman**
University of California, San Francisco

**Olusola Balogun**
University of Illinois, Chicago Christ Hospital

**Natalie Kmetuk**
University of Illinois, Chicago Christ Hospital

**Christine Kulstad**
University of Illinois, Chicago Christ Hospital

**Kenneth T. Kwon**
Mission Hospital, Mission Viejo, California

**Lauren Pellman**
University of Nevada, Las Vegas

**Loren G. Yamamoto**
University of Hawaii

**Michael Peterson**
University of California, Los Angeles

**Seric S. Cusick**
Hoag Hospital

**Theodore Nielsen**
FujiFilm SonoSite, Inc

**William Scruggs**
University of Hawaii

**Laleh Gharahbaghian**
Stanford University

**Bret Nelson**
Mount Sinai University

**Eitan Dickman**
Maimonides Medical Center

**David Blehar**
University of Massachussets

**Romolo Gaspari**
University of Massachussets

**Chris Moore**
Yale University

**James Hwang**
Scripps Memorial Hospital, La Jolla, California

**Deepak Chandwani**
University of California, Riverside

**Daniel D. Price**
Alameda County Medical Center, Highland Hospital

**Sharon R. Wilson**
University of California, Davis

**Michael Lambert**
University of Illinois, Chicago Christ Hospital

**Viet Tran**
Garden Grove Medical Center, California

**Zareth Irwin**
Legacy Emanuel Medical Center, Portland, Oregon

**Paul R. Sierzenski**
Christiana Care Health System, Delaware

**Gillian Baty**
University of New Mexico

**Shane Arishenkoff**
University of British Columbia

**Tala Elia**
Tufts University

**JoAnne McDonough**
Ellis Medicine, Schenectady, New York

**Katrina Dean**
University of California, Irvine

**Anthony J. Weeks**
Carolinas Medical Center, Charlotte, North Carolina

**Resa E. Lewiss**
University of Colorado

**Tarina Kang**
University of Southern California

**Melissa Joseph**
University of Southern California

**Michael E. R. Habicht**
Barton Memorial Hospital, South Lake Tahoe, California

**Samantha Costantini**
University of California, Irvine

**Marlowe Majoewsky**
University of Southern California

**Stuart Swadron**
University of Southern California

**Monica Wattana**
University of Texas, Houston

**Tareg Bey**
Saudi Arabia

**Jonathan Patane**
University of California, Irvine

**Megan Osborn**
University of California, Irvine

**Nichole Meissner**
Kaweah Delta Medical Center, Visalia, California

**Matthew Dolich**
University of California, Irvine

**Swaminatha V. Gurudevan**
Healthcare Partners Medical Group, Glendale, California

**Reza Arsanjani**
Cedars-Sinai Medical Center, Los Angeles, California

**Shane C. Tipton**
Wake Forest Baptist Medical Center

**Peyman Borghei**
Wake Forest Baptist Medical Center

**Saud Siddiqui**
George Washington Univeristy Hospital

**Nilasha Ghosh**
Northwestern University

**Chanel Fischetti**
Duke University

**Andrew Berg**
Northwestern University

**Bharath Chakravarthy**
University of California, Irvine

**Joseph Dinglasan**
St. Judes Hospital, Fullerton California

**Asmita Patel**
University of Illinois, Chicago Christ Hospital

**Colleen Crowe**
Medical College of Wisconsin

**Brian Sayger**
University of Illinois, Chicago Christ Hospital

**Aaron Harries**
Alameda County Medical Center, Highland Hospital

**Andrew V. Bokarius**
University of Chicago

**Armando S. Garza**
Orange Coast Memorial Medical Center, Fountain Valley, California

**Bryan Sloane**
University of California, Los Angeles

**Mark Langdorf**
University of California, Irvine

**Lancelot Beier**
Virginia Commonwealth University

**Andrew Wong**
University of California, Irvine

**Kathryn J. Stevens**
Stanford University

**Shaun V. Mohan**
Stanford University

# 目　录

## 第三部分　计算机断层扫描

## 第四部分　磁共振成像

# 第1章

# 成人上肢X线平片

Kenny Banh，Gregory W. Hendey

X线检查仍然是大部分上肢影像检查的首选。显然,上肢平片最常见的适应证是急性创伤。肩部、肱骨、肘部、前臂、手腕和手部是常见的X线检查部位,在急性骨折的诊断中具有重要作用。其他影像学检查,如计算机断层扫描(computerized tomography,CT)、超声和磁共振成像(magnetic resonance imaging,MRI)一般不适用于急性创伤,但在软组织病变诊断中具有重要作用。

另一个常见的上肢X线平片适应证是寻找伤口中的异物。X线平片(简称平片)是检测伤口中常见的致密异物(如玻璃和岩石)的极好方法,但检测塑料或有机物质的敏感度要低很多[1]。其他检查方法,如CT、超声和MRI,在检测有机异物和塑料异物方面更具优势[2]。不论异物在体内的位置,X线平片检测异物的原理都是类似的,在此不再详细讨论。

本章关于上肢的讨论分为三个部分:肩部,肘部和前臂,手腕和手部。在每一节中,都讨论了适应证、诊断能力和不足,然后通过图像展示重要的疾病表现。

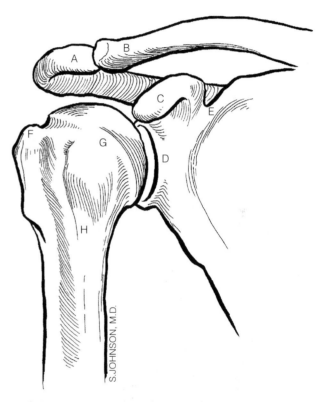

肩关节前面观。A= 肩峰,B= 锁骨,C= 喙突,D= 肩胛颈,E= 肩胛骨切迹,F= 大结节,G= 解剖颈,H= 外科颈

## 肩关节

### 适应证

肩部X线检查的主要适应证是急性创伤。急性创伤后的X线平片可发现许多急性损伤,包括锁骨、肩胛骨和肱骨骨折,以及肩关节(肱盂关节)脱位或肩锁(AC)关节分离。虽然许多患者可能会以亚急性或慢性非创伤性疼痛就诊,但X线检查在这种情况下的诊断效能很低。对于慢性非创伤性肩部疼痛,X线平片可能会显示符合钙化性肌腱炎或退

行性关节炎的表现,但在急诊时没有必要作出以上诊断。

数个研究集中在是否所有肩关节脱位的患者复位前、后都应进行X线检查[3]。一些学者认为首次脱位、钝性损伤的患者复位前及骨折伴脱位的患者复位后应进行X线检查。另外,只要临床医生不确定关节是脱位还是已复位,就应行X线平片的拍摄,这一点也很重要。对于复发性非创伤性脱位的患者,当医生根据临床表现可确定脱位和复位时,不做任何X线检查就进行治疗也是合适的。

## 诊断能力

在大多数情况下,如果平片没有显示病变征象,就不需要进一步的影像检查。MRI 是诊断韧带损伤(如肩袖撕裂)的重要检查手段,但很少用于急诊。

除了肩胛骨,大多数肩周骨折在标准平片上都很明显,不需要特殊的体位或进一步影像检查。X 线平片需要至少两个方位成像才能充分评估检查部位,肩关节也不例外。肩关节检查中最常见的两个体位包括前后位(AP)和侧位,即肩胛骨"Y"位。其他偶尔使用的体位包括腋位和肺尖斜位。增加体位的目的是更好地显示关节盂以及它与肱骨头的连接。这些体位有助于肩关节后脱位或隐匿性关节盂骨折的诊断。

另一个偶尔使用的检查方位是 AC(肩锁)关节负荷或非负荷位。虽然这些体位的目的是帮助医生诊断肩锁分离,但我们不建议使用,原因如下:①这些体位偶尔可区分Ⅱ型分离和Ⅰ型分离,但这种区分几乎没有临床意义,因为两者都是保守治疗;②Ⅲ型分离通常在临床和影像学上很明显,不需要额外的体位或负荷摄片。

## 成像缺陷及局限性

尽管大多数急性肩部损伤可以通过两个标准的肩关节方位图像进行充分的评估,但肩关节后脱位可能极不明显而容易漏诊。当根据病史、体征或标准 X 线片怀疑后脱位时,额外的特殊体位如腋位和肺尖斜位非常有帮助。即使在受伤患者活动受限的情况下,也可以获得大多数投照位置的肩关节 X 线片,而腋位确实需要一定程度的外展,故拍摄可能会比较困难。

## 临床图像

以下是肩关节 X 线平片常见且重要的发现:

1. 锁骨骨折(fx)
2. AC 分离
3. 肩关节前脱位
4. 后脱位(AP 位片)
5. 后脱位(肩胛骨侧位片)
6. 直举性肱骨脱位
7. Bankart 骨折
8. Hill-Sachs 畸形
9. 肱骨头骨折

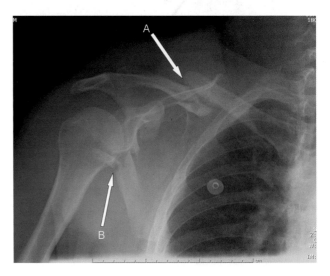

图 1.1　锁骨骨折(A)通常按位置描述,锁骨可等分为三个部分:近段、中段或远段。注意本例还有肩胛骨骨折(B)

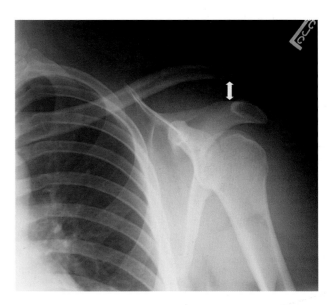

图 1.2　肩锁关节(AC)分离通常被称为"肩关节分离",可分为 1 级[ AC 韧带和喙锁(CC)韧带完整,平片正常],2 级(AC 韧带断裂,CC 韧带完整),或 3 级(两条韧带都断裂,导致肩峰和锁骨分离超过锁骨宽度的一半)

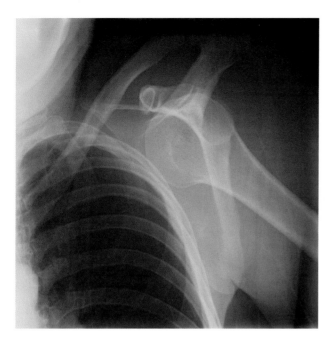

图 1.3 如本例前后位片所示,绝大多数肩关节脱位是前脱位,而绝大多数前脱位是喙下脱位

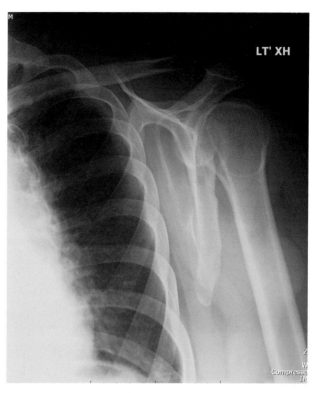

图 1.5 肩关节后脱位在肩胛骨侧位片显示清晰,而在前后位片显示欠佳(见图 1.4)。这说明增加体位的重要性,如肩胛骨侧位或腋位

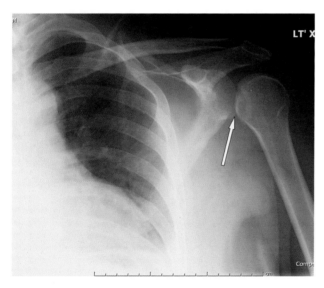

图 1.4 肩关节后脱位并不常见,仅凭一张 AP 位的 X 线片很难诊断。虽然本例前后位片显示后脱位不明显,但仍有一些征象提示后脱位。由于内旋转肱骨头异常变圆(灯泡征),并失去正常的肱骨头与关节盂之间的重叠

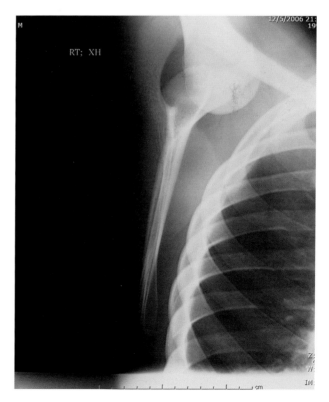

图 1.6 直举性肱骨脱位是一种最罕见的肩关节脱位。此时,手臂外展或位于头顶,而肱骨头向下移位

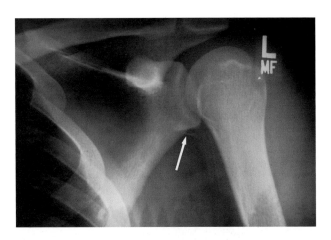

图 1.7　虽然在平片上很细微,但 Bankart 骨折是关节盂下缘的小撕脱骨折。关节盂唇的损伤破坏了盂肱关节的稳定性,几乎可确定会发生复发性脱位

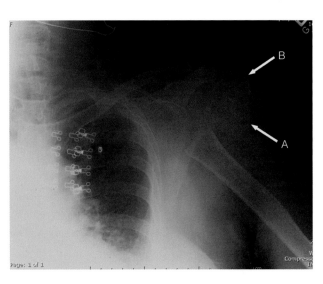

图 1.9　肱骨头骨折常发生在外科颈(A),但也可发生在解剖颈(B)

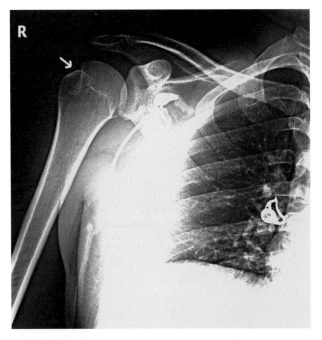

图 1.8　Hill-Sachs 畸形是一种肱骨头外上方的压缩性骨折,常见于复发性肩关节脱位的患者,据认为是由于脱位时肱骨头与关节盂下缘撞击所致

# 肘关节与前臂

## 适应证

与肩关节相似,肘关节和前臂平片最常见的用途是急性创伤。X 线平片可清晰显示该区域的多种骨折和脱位。肘关节与前臂的慢性疼痛通常继发于软组织的亚急性反复损伤,如上髁炎或滑囊炎。许多软组织疾病,如外上髁炎("网球肘")和内上髁炎("高尔夫球手肘"),在临床检查中很容易诊断,通常根本不需要影像检查。X 线平片可显示某些软组织病变,如异物和皮下气体。

对于急性创伤的肘部和前臂的影像检查,目前还没有公认的临床决策规定。肘部可以完全屈伸和旋后旋前且无骨性压痛点的患者很少骨折,通常不需要影像检查[4]。前臂中段骨折在临床上通常是明显的,畸形、肿胀和活动范围受限都是 X 线检查的适应证。一些人提出超声检查可能会减少肘部平片检查的需求[5]。

## 诊断能力

在大多数情况下,如果在前臂或肘部的平片中没有发现病变,则不需要进一步的检查。虽然在平片上很容易发现明显的骨折,但有些骨折的征象很细微。尤其是肘部的 X 线片可能会有重要的间接发现。肘关节周围有两个脂肪垫，前一个位于冠状窝内，后一个稍大一些，位于鹰嘴窝内。在正常情况下，后方脂肪垫无法在平片上显示，但创伤性关节积液可能会使后方脂肪垫隆起，达到在 90°侧位 X 线片上可以显示的程度。前脂肪垫通常在侧位 X 线片上表现为一条细小的条纹，但关节积液可能会使其隆起，形成"船帆征"[6]。创伤性关节积液是肘关节内骨折的敏感征象[7]。在显示有脂肪垫征而无明显骨折的成年人中，隐匿性桡骨头骨折通常是罪魁祸首。

## 成像缺陷和局限性

肘关节的两个标准体位为前后位和肘部屈曲 90°的侧位。大多数骨折可以通过这两个体位识别，但偶尔也可以通过补充其他体位识别肘关节和前臂的某些结构。内、外侧斜位更容易地辨认出内、外侧肱骨髁上骨折。肱骨小头位是向头侧倾斜的斜侧位，可显示桡骨头与肱桡关节。摄鹰嘴轴位片时需前臂旋后弯曲，使鹰嘴单独显示于其纵向平面上。

## 临床图像

以下是肘关节和前臂 X 线平片中常见和重要的表现：
10. 后脂肪垫
11. 桡骨肱骨小头连线
12. 肘关节后脱位
13. 孟氏骨折
14. 盖氏骨折（前后位）
15. 盖氏骨折（侧位）

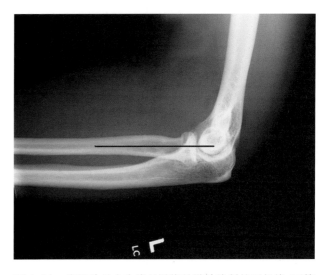

图 1.11　桡骨肱骨小头线是沿桡骨纵轴绘制的延长线，不管肘部的位置如何，都应该将肱骨小头等分

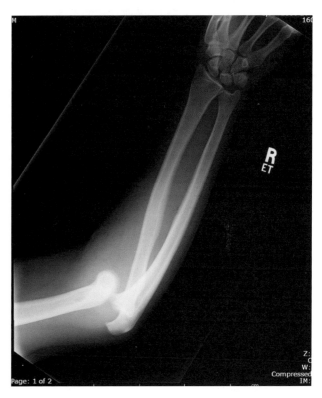

图 1.12　肘关节脱位是一种常见的关节脱位，数量仅次于肩关节和指骨间关节脱位。大多数肘关节脱位都是在过度伸展时发生的。大多数为后脱位，在临床和平片上都很明显

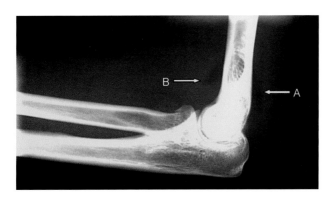

图 1.10　细微的软组织表现，如本例的后方脂肪垫（A）和船帆征（B）是骨折的标志，不应放过

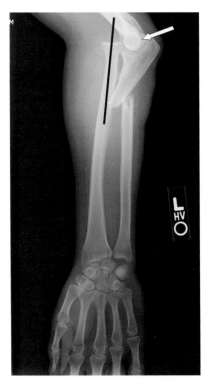

图 1.13　孟氏骨折或脱位是指尺骨近端骨折合并桡骨近端前脱位。这些损伤通常由旋转力所致,脱位可能不明显。画一条桡骨肱骨小头线有助于诊断,因其可显示错位

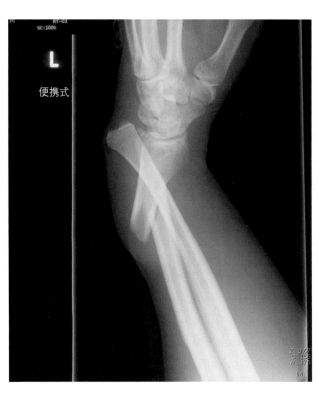

图 1.15　盖氏骨折在前后位 X 线片上常常被误认为是单纯的桡骨远端骨折,脱位在前臂或手腕侧位片明显可见

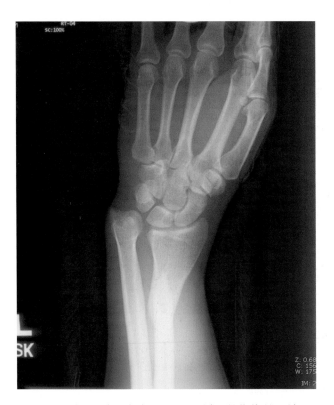

图 1.14　盖氏骨折,或称 Piedmont 骨折,是指桡骨远端 1/3 的骨折并尺骨远端自腕关节脱位。这与孟氏骨折正好相反,尽管病变与孟氏骨折相比位于远端,但也由前臂旋转力所致

# 手腕和手掌

## 适应证

与上肢的其他部位一样,手腕和手部 X 线检查的主要适应证也是急性创伤。仅凭病史和体格检查来区分软组织和骨骼损伤是最困难的部位之一。即使对于明显的骨折,影像检查也是必要的,因为骨折、移位、角度和关节受累的程度对于判断患者应于急诊行闭合复位抑或立即转诊至骨科十分重要,骨科可能会行切开复位和手术固定。

仍有一些疾病不需要进行手部和手腕 X 线检查。腕管疾病、风湿病和痛风都是慢性疾病,通常不涉及急性创伤,仅凭明确病史和体检就可以诊断。

## 诊断能力

除了判断急性骨折和脱位,平片还可以揭示其他重要的病理改变。对于手部高压注射损伤,皮下积气是严重软组织损伤的标志,通常也是手术探查

的适应证。许多腕关节脱位和韧带损伤很容易在手腕和手部的 X 线片上显示。月骨周围脱位和月骨脱位通常是由于手臂伸展跌倒(FOOSH)损伤时手腕过伸所致。此两种脱位可能在查体和影像上都不易定位,而需要进行准确的神经血管检查,尤其是正中神经检查。

## 成像缺陷和局限性

由于骨骼的大小和数量,人们通常会获得完整的手部和手腕 X 线片。手部和手腕摄片至少要有标准体位包括后前位、侧位和旋前斜位。这三个体位有助于评估在真正侧位片上正常情况下可能会重叠的成角性掌骨骨折。手部的辅助体位,如旋后斜位或抱球位(ball catcher view),可以帮助观察环指和小指根部的骨折,而 Brewerton 位可以更好地显示掌骨基底部。手腕的补充体位包括舟骨位、腕管位(可观察钩骨和大多角骨脊)以及单独显示豌豆骨的旋后斜位。当这些部位有局部压痛或肿胀时,应加照上述辅助体位检查。

与上肢近端不同,手腕和手部骨折在平片上可能并不总是很明显。腕舟骨骨折通常是由 FOOSH 损伤引起的。大约 10%~20% 的舟状骨骨折在急诊首诊时示正常 X 线片[8]。因此,不要忽视舟骨骨折的这些临床征象就至关重要:"解剖学鼻烟窝"压痛,旋后抵抗疼痛,大拇指指轴向受压疼痛。这些体征

提示应使用拇指夹板固定手腕,并于 1~2 周内随访。

手腕和手部更先进的成像手段,如 CT、MRI 和高分辨率超声,在识别 X 线平片上可能遗漏的骨折、骨挫伤和韧带损伤方面敏感得多[9]。急诊科是否要求进行先进的影像检查可能取决于当地可利用的资源情况。

## 临床图像

以下是手腕和手部 X 线平片常见而重要的表现:
16. Colles 骨折(前后位)
17. Colles 骨折(侧位)
18. Smith 骨折(前后位)
19. Smith 骨折(侧位)
20. 舟状骨骨折
21. 舟月骨分离
22. 月骨脱位(前后位)
23. 月骨脱位(侧位)
24. 月骨周围脱位(前后位)
25. 月骨周围脱位(侧位)
26. 拳击手骨折(前后位)
27. 拳击手骨折(侧位)
28. 指(趾)端粉碎性骨折

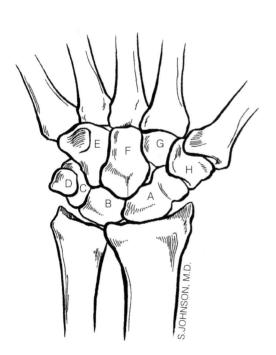

手腕骨:掌面观。A= 舟状骨,B= 月骨,C= 三角骨,D= 豌豆骨,E= 钩骨,F= 头状骨,G= 小多角骨,H= 大多角骨

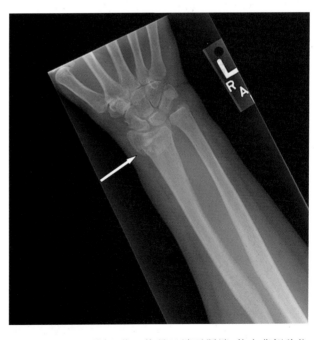

图 1.16 Colles 骨折,位于桡骨远端干骺端、伴有背侧移位和桡骨缩短。在 FOOSH 损伤中还可见一种十分常见的损伤模式,即桡骨头短缩,造成正常时几乎呈线性延续的桡骨和尺骨腕侧关节面的中断

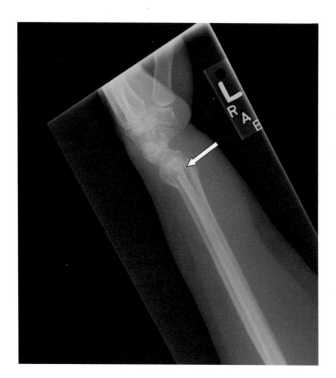

图 1.17   侧位 X 线片上有明显的背侧移位,需要适当的复位来恢复这种对位

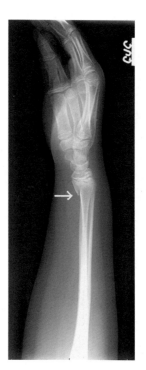

图 1.19   Smith 骨折有时被称为"铲形"畸形,侧位可将其与更常见的 Colles 骨折区分

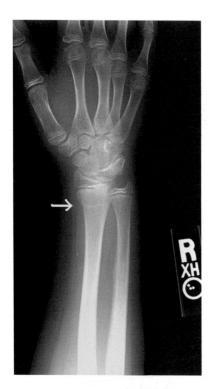

图 1.18   Smith 骨折,也被称为反 Colles 骨折,是指伴有手向掌侧而不是背侧移位的桡骨远端骨折。这些骨折通常是由手背受直接撞击所致,通常最终需要手术复位

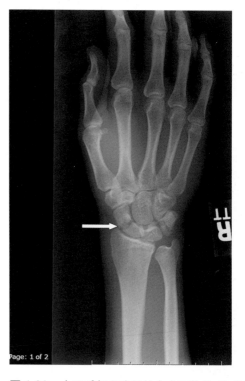

图 1.20   由于手部和腕骨的大小和数量,许多细微的骨折在粗略的平片检查中被漏诊。所有手部前后位片都应检查由手腕远端和近端骨骼构成的腕弓是否平滑。舟状骨骨折的缺血性坏死的证据出现在骨折的近端,因为舟状骨的血供来自桡动脉的一个自远端向近端走行的分支。箭示舟状骨骨折

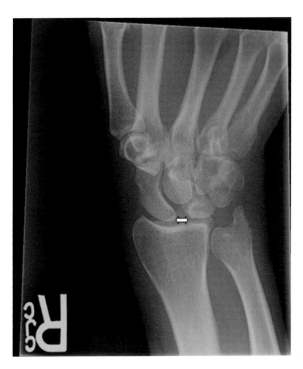

图 1.21　相邻的腕骨与尺桡骨远端之间的紧密关系也应被观察。相邻骨间的对线不良或间隙扩大,如本例所示的舟月间隙增宽,是骨折、脱位或关节不稳定导致关节破坏的征兆。舟月间隙超过 4mm 为异常,被称为"Terry-Thomas 征"或腕舟骨旋转半脱位。有时,舟状骨向外旋转,呈"印戒"样改变

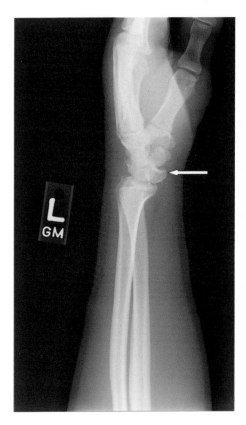

图 1.23　侧位片显示明显脱位和倾斜的呈"茶杯洒出征"的月骨。注意头状骨和其他腕骨与桡骨远端对位相对良好

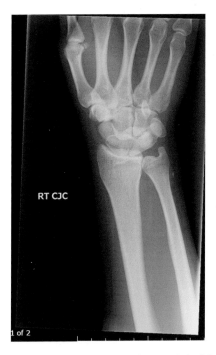

图 1.22　月骨脱位是最常见的手腕脱位,常发生于 FOOSH 损伤。月骨脱位是涉及月骨掌侧移位和成角的严重损伤。注意腕弓不再清晰可见

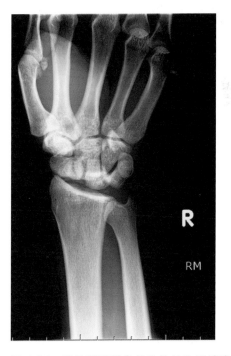

图 1.24　月骨周围脱位是头状骨和远端腕骨的背侧脱位。与月骨脱位相似,月骨周围脱位也有腕弓消失,近端和远端腕骨明显拥挤和重叠。月骨周围脱位时,针对潜在的正中神经损伤行神经血管检查十分重要

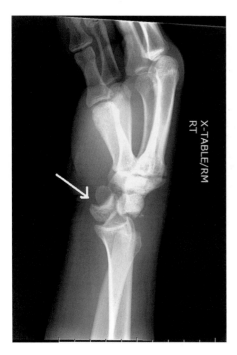

图1.25　月骨周围脱位的侧位片显示月骨与桡骨远端对齐。与月骨脱位相反,月骨远端的头状骨明显移位

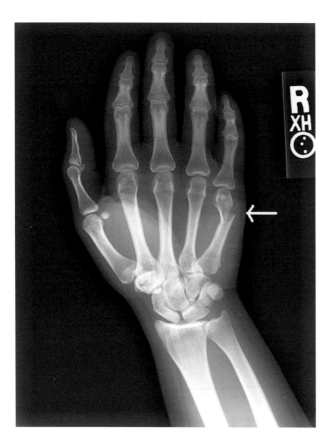

图1.26　第5掌骨的掌骨颈部骨折,通常被称为拳击手骨折,通常是由于紧握的拳头击中坚硬的物体(如下颌骨或墙壁)而发生

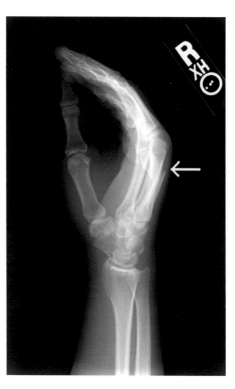

图1.27　侧位片显示了成角的程度。达到多少角度会减弱或损害手的功能是有争议的,但许多人认为成角超过30°时需行复位[8]

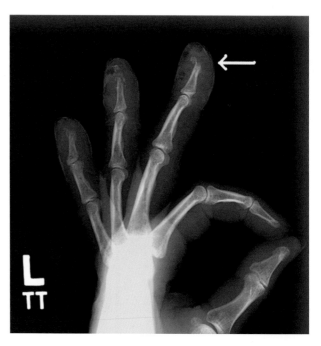

图1.28　远端指骨的挤压伤通常会导致指(趾)端粉碎性骨折。评估开放性骨折、甲下血肿和伴随的甲床损伤非常重要

（阙傲　译,杨敏洁　校）

# 参考文献

1. Manthey DE, Storrow AB, Milbourn J, Wagner BJ: Ultrasound versus radiography in the detection of soft-tissue foreign bodies. *Ann Emerg Med* 1996;287–9.

2. Peterson JJ, Bancroft LW, Kransdorf MJ: Wooden foreign bodies: imaging appearance. *AJR Am J Roentgenol* 2002;**178**(3): 557–62.

3. Hendey G, Chally M, Stewart V: Selective radiography in 100 patients with suspected shoulder dislocation. *J Emerg Med* 2006;**31**(1):23–8.

4. Hawksworth CR, Freeland P: Inability to fully extend the injured elbow: an indicator of significant injury. *Arch Emerg Med* 1991;**8**:253.

5. Rabiner JE, Khine H, Avner JR, et al.: Accuracy of point-of-care ultrasonography for diagnosis of elbow fractures in children. *Ann Emerg Med* 2013;**61**(1):9–17.

6. Hall-Craggs MA, Shorvon PJ: Assessment of the radial head-capitellum view and the dorsal fat-pad sign in acute elbow trauma. *AJR Am J Roentgenol* 1985;**145**:607.

7. Murphy WA, Siegel MJ: Elbow fat pads with new signs and extended differential diagnosis. *Radiology* 1977;**124**:659.

8. Byrdie A, Raby N: Early MRI in the management of clinical scaphoid fracture. *Brit J Rad* 2003;**76**:296–300.

9. Waeckerle JF: A prospective study identifying the sensitivity of radiographic findings and the efficacy of clinical findings in carpal navicular fractures. *Ann Emerg Med* 1987;**16**:733.

# 下肢 X 线平片

**第 2 章**

Anthony J. Medak，Tudor H. Hughes，Stephen R. Hayden

## 适应证

下肢损伤在急诊室和紧急救护中很常见。通常这些患者需要进行某种类型的影像学检查。X 线平片检查，因其普及且便宜，而且几乎没有禁忌证，通常优先选用。此外，平片的电离辐射也比 CT 低很多。相关文献已详细讨论了电离辐射的长期风险和影响[1]。因此，在常规体位平片不足以诊断时，应优先考虑加照其他体位（自重应力位、负重位等）X 线平片，而不是选择其他方式，如 CT。

X 线平片可用于多种临床情形，包括骨折和脱位的诊断、对在急诊科进行的闭合性复位的评估。对于不透 X 线异物、自身免疫性疾病或退行性疾病如类风湿关节炎或缺血性坏死的关节间隙的评估也有帮助。最后，X 线平片还有助于评估可能的感染，包括涉及骨的感染（如骨髓炎），或邻近软组织的感染（如坏死性软组织感染）。

## 诊断能力

下肢 X 线平片用于诊断髋关节、膝关节、踝关节和足部的骨折和脱位以及显示股骨、胫骨和腓骨的病变。X 线平片检查对于下肢骨折、肿块和恶性肿瘤包括病理性骨折评估非常有用。在有需要的情况下，在摄片的基础上再行 CT 或 MRI，可为受累区域提供更多的信息。除了骨骼病变外，下肢摄片也有助于软组织的评估，如关节积液、滑囊炎症、软组织钙化或软组织感染。最后，平片对显示下肢不透 X 线异物也很有用。

在选择下肢 X 线平片时，必须仔细考虑最佳摄片体位。选择合理的摄片体位可以在很大程度上提

高摄片的实用性。例如，在寻找跟骨病变时，最好是采用跟骨的专用体位摄片而不是整个足部，因为这样可以更好地显示细微的病变。

## 成像缺陷和局限性

平片上获得的信息可受多个因素的限制。如所使用技术的质量、图像的穿透性和患者正确的体位是获取有用图像的关键。摄片体位不当可掩盖髋部、胫骨平台或足部和踝关节骨折的细微改变。

术后患者的摄片有时也是个挑战。如果患者之前有过手术或已安装了内固定装置，平片的解读可能会存在困难。此外，除患者和/或拍摄技术外，X 线平片本身也存在自身局限性。例如，许多异物是透 X 线的，包括有机物、塑料和某些类型的玻璃，平片不能很好地显示。此时，可以考虑选用其他的成像方式，如超声和 MRI。

平片可很好地评估大多数的骨性病变。然而，也有例外，如，骨髓炎的平片表现常常比症状（疼痛、发热、肿胀）延迟 2~3 周。因此，单独的平片诊断急性骨髓炎相对不敏感[2]。其他检查方法，包括 MRI 和骨扫描，常用于此类病例。

平片的其他局限性包括无法发现平片上的细微骨折，如髋臼、胫骨平台或足中部（Lisfranc）骨折。在许多这样的情况下，如果临床高度怀疑，即使在平片阴性时，CT 或 MRI 也是必要的。已有很多这样的报道，在复杂性足和踝关节骨折患者中，单独使用平片的敏感性和阴性预测值均不足[3]。在这些情况下，多层 CT 是首选的方式。另外，仅靠平片不能为胫骨近端提供足够解剖细节。许多学者支持辅以 CT，以更好地描绘该区域的解剖结构，用于术前计划和骨折处理[4,5]。

尽管下肢平片存在这些局限性，但一些简单的措施就可能改善整体诊断的准确性。如前所述，正

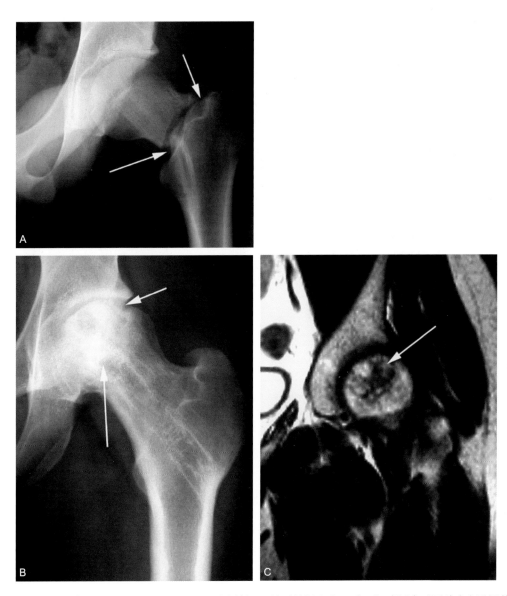

图 2.5 外伤后缺血性坏死（AVN）。17 岁男性，股骨颈骨折（A）。4 年后，减压术后平片（B）及冠状面 T1 加权 MRI（C）分别示骨质硬化及透亮区（箭）及清晰的 AVN 边缘（箭）

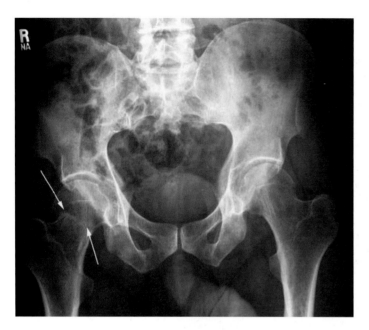

图 2.6　右股骨颈嵌插骨折。46 岁男性,前后位片显示股骨颈外侧嵌插以及硬化带(箭)

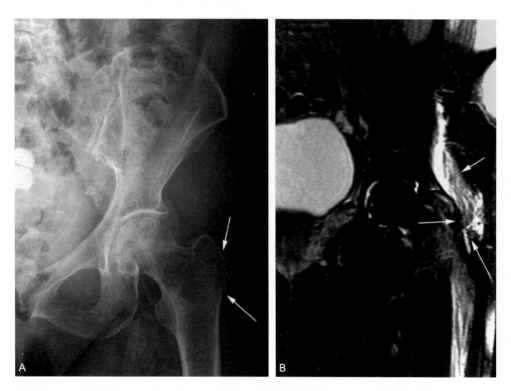

图 2.7　大粗隆骨折。68 岁女性,大粗隆骨折,用平片难以显示(A)。随后的冠状面 T2 加权 MRI(B)显示大粗隆和邻近的髋外展肌(箭)水肿。MRI 有助于决定采用手术抑或非手术治疗

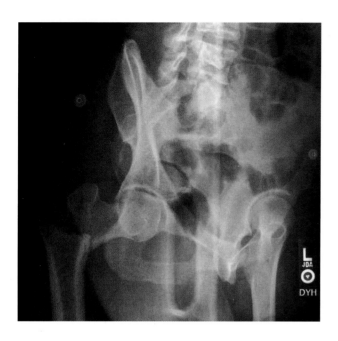

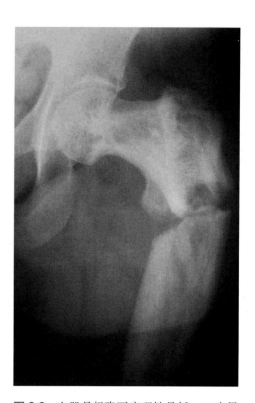

**图 2.8**　水平股骨粗隆间骨折。骨盆左侧后斜位平片示相对水平的股骨粗隆间骨折。该区域的大部分骨折为从外上到内侧下的斜行骨折

**图 2.9**　左股骨粗隆下病理性骨折。70 岁男性,Paget 病患者,左髋前后位片示股骨近段结构异常,可见粗糙的小梁和皮质增厚,此为 Paget 病硬化期的典型表现。该异常骨存在强度下降,出现了病理性骨折

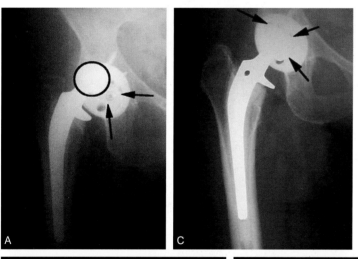

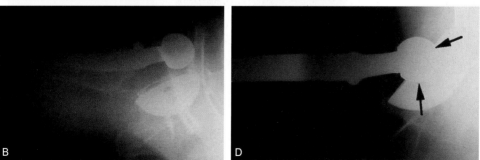

**图 2.10**　全髋关节置换术后脱位。右髋前脱位(A、B)(环形代表股骨头)及复位后(C、D)的前后位和侧位片。注意,股骨头在两个体位的平片上均必须与髋臼同心,如此才能肯定股骨头位于正确的位置

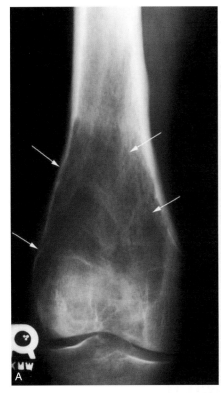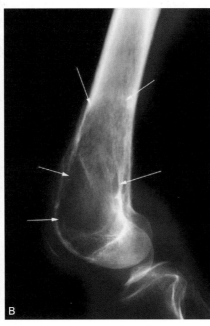

图 2.11　骨巨细胞瘤累及右股骨远端。37 岁男性,前后位(A)和侧位(B)片示一溶骨性病变(箭)累及干骺端并延伸至骨端。本例兼具良性和侵袭性表现,其外侧缘清晰而近缘较模糊

图 2.12　髌骨半脱位。双侧髌骨 Merchant 位片显示右髌骨向外侧半脱位。髌骨轴位片的摄片方法:屈膝 40°,并将胶片置于小腿部(Merchant 位片)或大腿(上下位片)上拍摄

图 2.13　二分髌骨。16 岁男性,左膝前后位(A)和髌骨轴位(B)片。注意二分髌骨的副骨碎片总是在外上侧。其边缘圆而硬化,可排除急性骨折

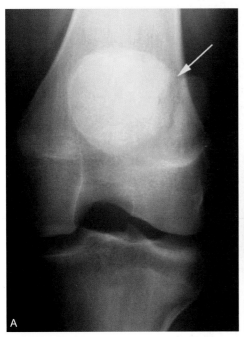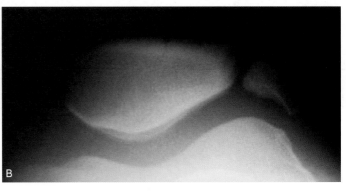

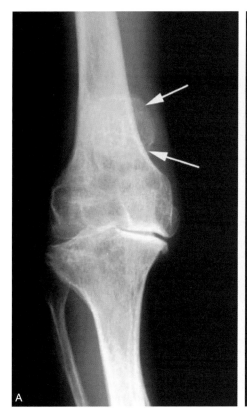
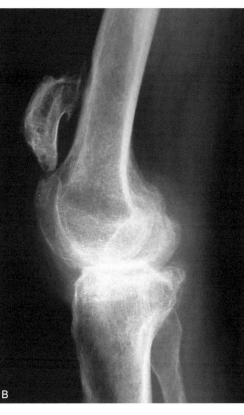

图 2.14　髌骨高位。55岁男性，前后位（A）和侧位（B）片显示髌骨高于正常位置。从髌骨关节面下缘到胫骨结节的距离应在髌骨关节面长度的 1.5~2 倍

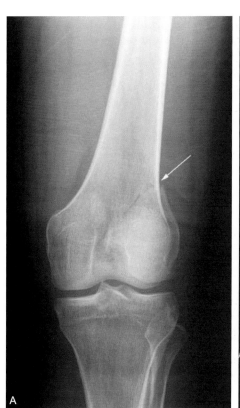
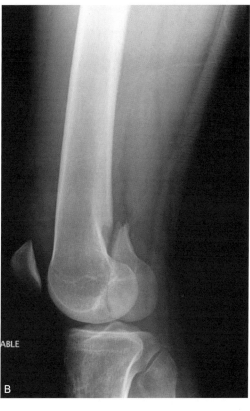

图 2.15　股骨髁骨折。37 岁男性，左膝前后位（A）和侧位（B）片显示股骨外侧髁的冠状面斜行骨折。股骨髁矢状面骨折较冠状面骨折常见。股骨髁冠状面骨折往往发生在外侧，称为 Hoffa 骨折

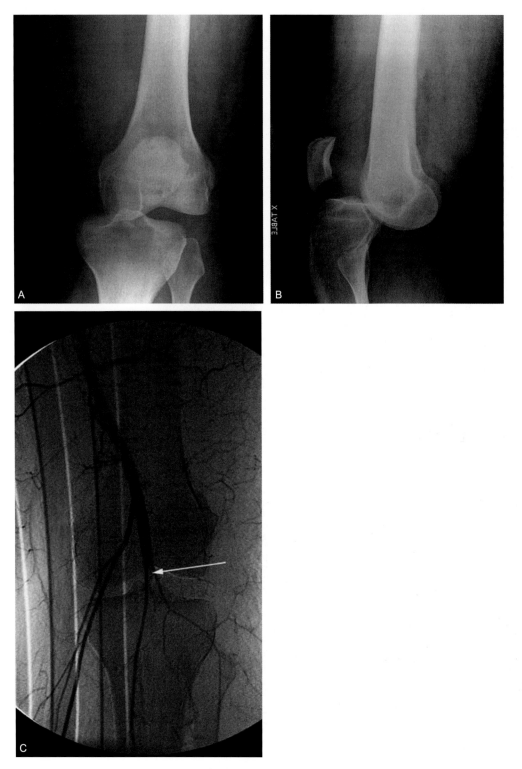

图 2.16　膝关节脱位。77 岁女性，前后位（A）和侧位（B）片示膝关节脱位。复位后行血管造影（C）显示腘动脉血流截断（箭）。对于膝关节脱位患者，动脉损伤是最让人关心的问题之一

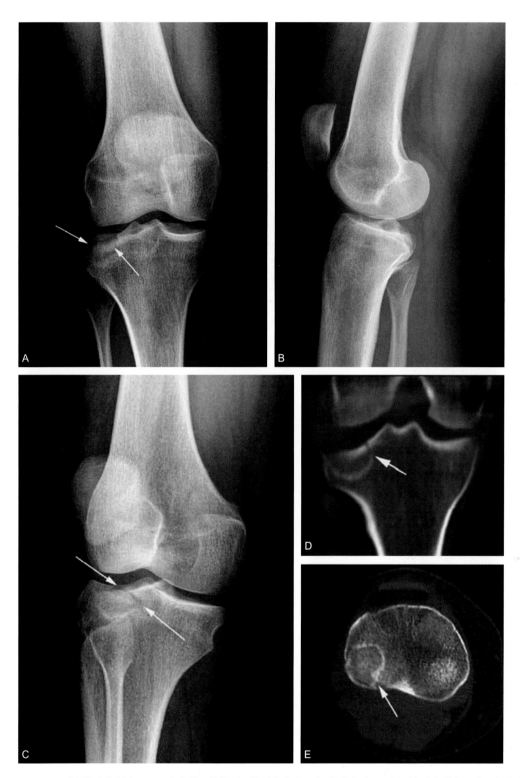

**图 2.17**　胫骨平台骨折。24 岁女性,外伤后,前后位(A)和侧位(B)片显示胫骨平台外侧不规则,在软骨下骨板和骨骺瘢痕之间有一条硬化带(箭)。斜位片(C)证实了这一发现(箭),在没有 CT 的情况下,对于模棱两可的病例,斜位片通常有用。冠状位(D)和轴位(E)CT 重建图像也证实了胫骨平台外侧嵌插骨折(箭)。CT 在检测胫骨平台骨折方面比平片敏感得多,常用于术前计划和处理决策

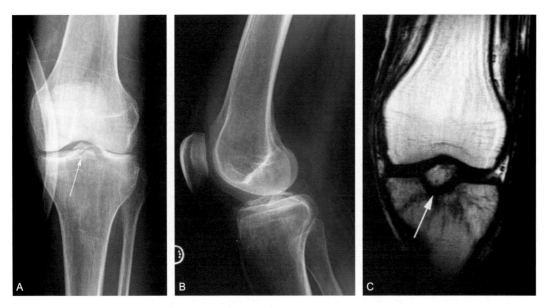

图 2.18　胫骨棘撕脱骨折。58 岁男性患者,前后位(A)和侧位(B)片示前交叉韧带所致的胫骨棘撕脱(箭)。随后的冠状面 T1 加权 MRI(C)证实了这一发现(箭)。由于不同年龄人群的韧带和骨骼的相对强度不同,胫骨棘撕脱在儿童中更常见,而前交叉韧带撕裂在成人中更常见

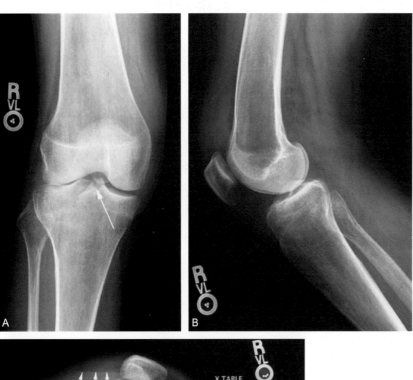

图 2.19　膝关节积脂血症。51 岁女性,前后位(A)和侧位(B)片显示胫骨平台外侧的垂直劈裂骨折。此外,卧位水平投照侧位片(C)显示大量关节积液 / 关节积血。该卧位水平投照侧位片(C)示膝关节内脂液平面(关节积脂血症)(箭)。脂肪从骨髓中释出,表明存在关节内骨折。有时,这可能是平片提示骨折的唯一发现

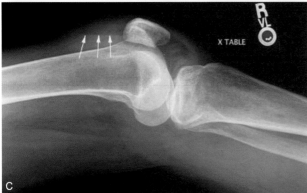

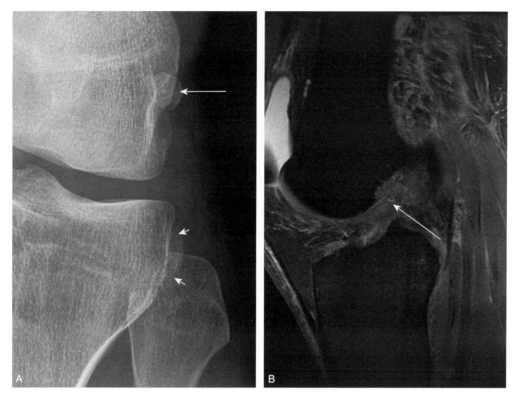

图 2.20　34 岁男性,外伤后,左膝外侧前后位特写片(A)示一小块骨碎片投影于胫骨近端外侧和腓骨近端(箭头)。这是由膝外侧关节囊韧带复合体引起的 Segond 骨折撕脱,强烈提示前交叉韧带(ACL)撕裂。经同一膝关节髁间切迹中线的矢状位磁共振脂肪饱和质子密度加权像(B)示前交叉韧带(ACL)损伤(箭)。请注意,平片所示股骨远端外侧缘投影区的圆形小骨(箭)为正常变异——腓肠豆(fabella)

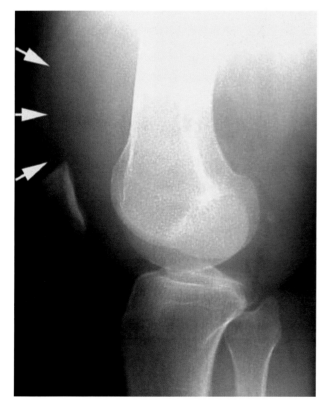

图 2.21　膝关节大量积液。膝关节侧位片示积液所致的髌股关节上部的膨大的软组织密度影。如果膝关节侧位片检查时屈膝超过 30°,那么关节积液可能被推向后部而不再可见

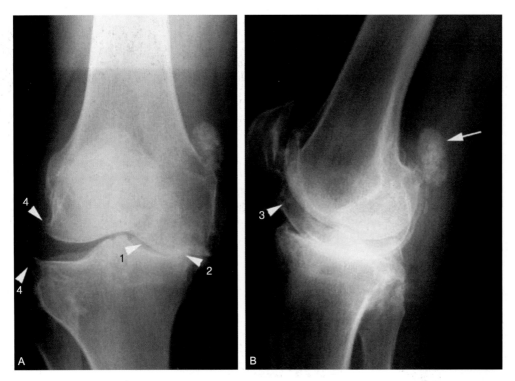

图 2.22　膝关节骨关节病。52 岁男性,右膝关节前后位(A)和侧位(B)片显示了骨关节病的四种主要征象:①局灶关节间隙狭窄;②软骨下骨质硬化;③软骨下囊肿;④骨赘形成。此外,在腘隐窝可见一个大的关节内游离体(箭)

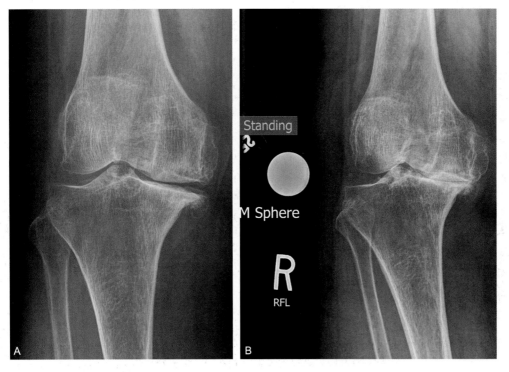

图 2.23　71 岁女性,右膝关节前后位片示严重的骨关节病。虽然非负重位(A)片已显示严重的内侧关节间隙变窄,但只有在负重位(B)中,伴随的膝内翻畸形的全部程度才变得明显。这可能会影响最终治疗选择的关节成形术技术

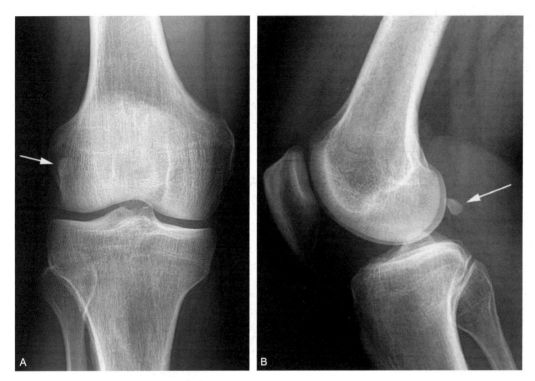

图 2.24 腓肠豆（fabella）。35 岁男性，膝关节前后位（A）和侧位（B）片显示腓肠肌外侧头内的籽骨（箭）。腓肠豆有时被误认为是关节内骨化的碎片。注意腓肠豆总是在外侧。在前后位片上，腓肠豆呈圆形。在侧位片上，其前缘应为平或凹

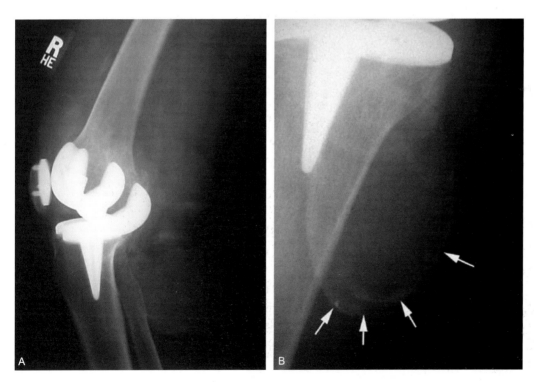

图 2.25 膝关节金属性滑膜炎。69 岁女性，膝关节侧斜位片（A）及局部放大摄影片（B），全膝置换关节中有广泛的微碎片。聚集在滑膜中的金属导致了滑膜炎

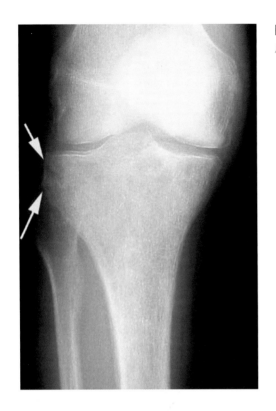

图 2.26　急性骨髓炎。胫骨近端前后位片示一边界模糊的透亮区及骨膜反应,符合侵袭性过程——在本例中为骨髓炎

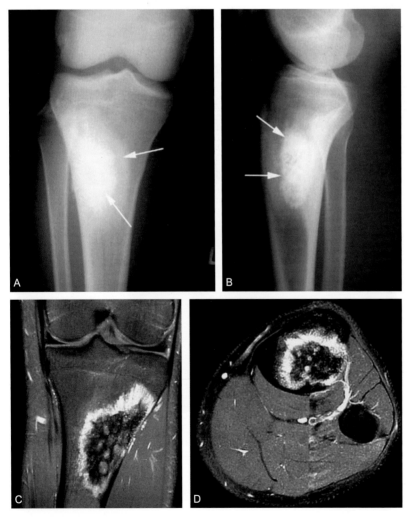

图 2.27　骨肉瘤。16 岁男性,右胫骨近端前后位(A)和侧位(B)片示胫骨近端外侧一边界模糊的致密硬化区。冠状位(C)和轴位(D)T1 加权 MRI 示中央低信号符合成骨,周边高信号符合生长中的肿瘤的钆剂摄取

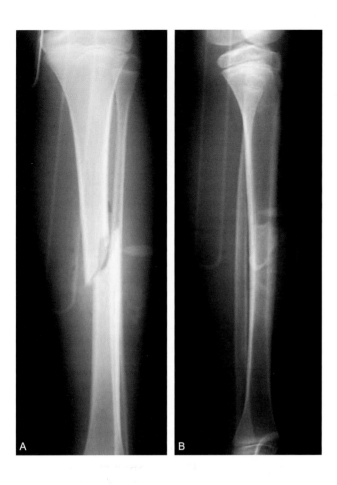

图 2.28　胫骨骨折。16 岁男性，外伤后，前后位（A）和侧位（B）片。前后位片清晰显示胫骨中段骨干陡峭的斜行骨折。注意该骨折在侧位片显示欠佳，突显了需一个以上体位摄片来评估创伤的重要性

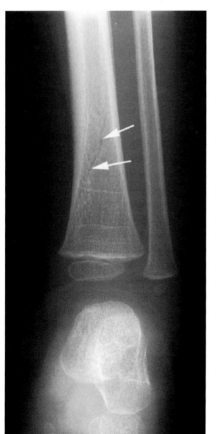

图 2.29　学步儿骨折。22 个月大的男婴，坐滑梯时腿被母亲压在身下。前后位片示胫骨远段螺旋形骨折（箭）。这些无移位的幼儿骨折在平片片上常难以被早期发现

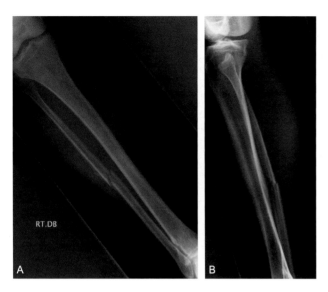

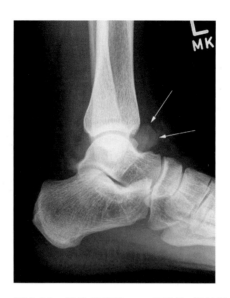

图 2.30　腓骨骨干骨折。45 岁男性,行人车祸伤,胫腓骨前后位(A)和侧位(B)片。该腓骨中段骨干骨折有蝶形碎片,这与直接创伤密切相关

图 2.31　踝关节积液。25 岁男性,慢性肾功能衰竭。踝关节侧位片示踝关节前方有中等量积液。当发现如此致密的积液时,必须考虑存在关节积血的可能

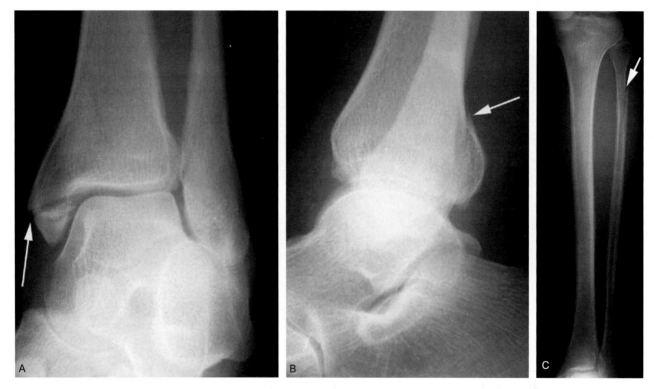

图 2.32　Maisonneuve 骨折。54 岁男性,左踝 Mortise 位(踝穴位)(A)和侧位(B)片示内踝横行骨折(A,白箭),骨折线延伸至后踝(B,白箭)。在这种情况下,特别是当胫腓骨远端间隙增宽时,建议加照胫骨和腓骨近端片(C),以寻找腓骨近端的 Maisonneuve 骨折(C,白箭)

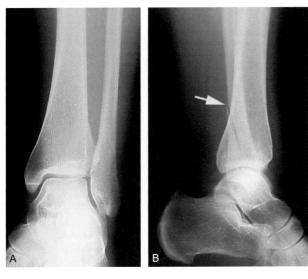

图 2.33　外踝骨折。左踝踝穴位（A）和侧位（B）片。侧位片示一自后上斜行向前下走行的骨折线（白箭），这在踝穴位片上很难看到。这是一种非常常见的踝关节骨折，因此需要仔细观察侧位片

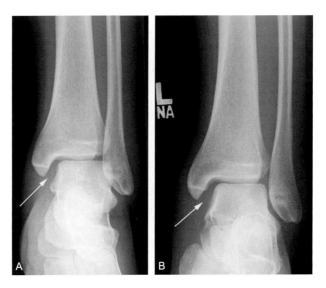

图 2.34　内踝间隙和胫腓下联合间隙增宽。34 岁男性，扭伤后。左踝前后位（A）及踝穴位（B）片。踝关节不协调，关节内侧间隙比上关节间隙宽（箭），表明内侧韧带损伤。另外，胫腓远端间隙太宽。在这种情况下，建议加照腓骨近端片来评估是否有 Maisonneuve 骨折（见图 2.32）

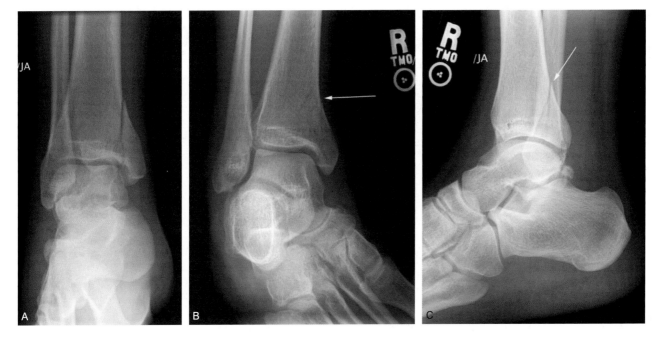

图 2.35　内踝及后踝骨折。18 岁男性，右踝前后位（A）、踝穴位（B）和侧位（C）片示内踝骨折（B，箭），并延伸至后踝（C，箭）。后踝骨骨折在前后位和踝穴位片呈倒 "V" 形透亮线影。在侧位片上，重要的是要辨别是外踝骨折还是后踝骨折

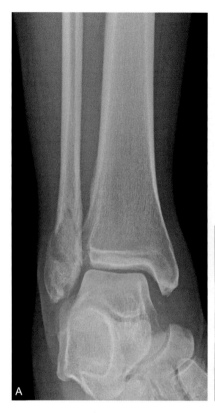
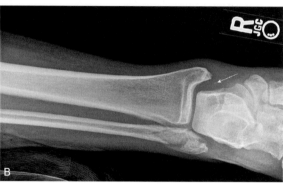

图2.36　48岁女性,无自重应力(A)和加自重应力(B)右踝关节正位片。自重应力片示内侧间隙(箭)扩大,符合三角韧带损伤。这一发现将本例的Lauge Hansen "旋后外旋"损伤分级从稳定的2级提升为不稳定的4级

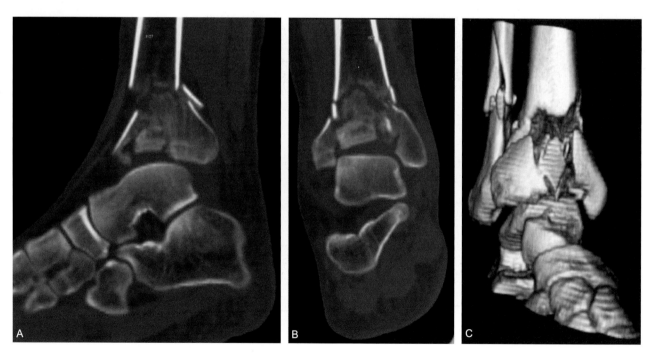

图2.37　胫骨穹隆骨折。35岁男性,全地形车翻车事故后,胫骨远端矢状位(A)、冠状位(B)和三维重建(C)CT片。胫骨穹隆严重粉碎,骨折呈垂直形态,符合pilon型骨折

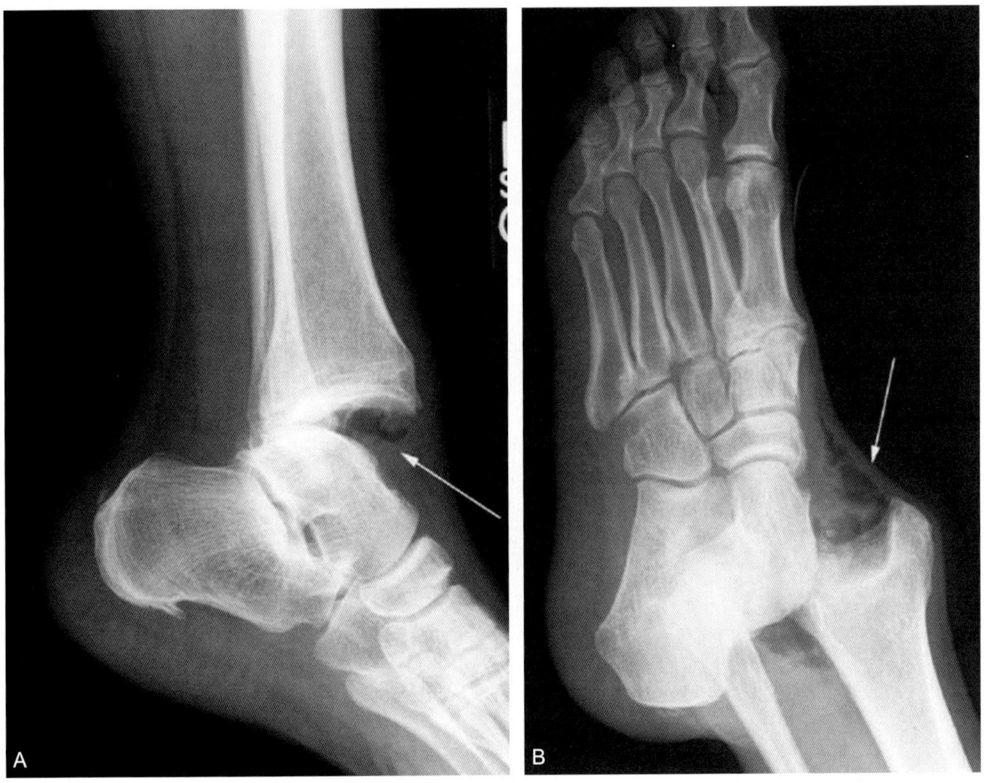

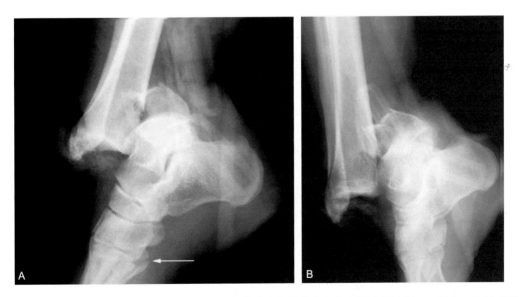

图 2.38　踝关节脱位。59 岁男性,左足 / 踝侧位(A)和斜位(B)片示踝关节开放性脱位,关节内可见气体(箭)

图 2.39　踝关节骨折——脱位。右踝关节侧位(A)和斜位(B)片示踝关节骨折——脱位。在发现像这样的明显骨折时,重要的是不要停止寻找不太明显的骨折,本例尚有第 5 跖骨基底部骨折(A,白箭)

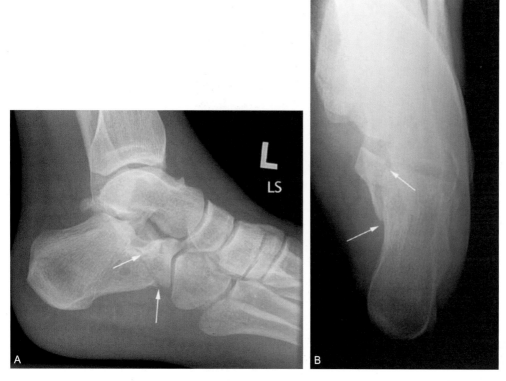

图 2.40　跟骨骨折。26 岁男性,跌倒后,左足跟侧位(A)和轴位(Harris-Beath)片(B)。两片均示跟骨前部和内侧骨折(箭),轴位显示骨折累及载距突基底部

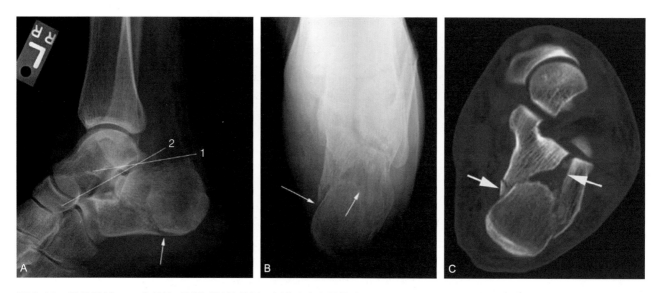

图 2.41　跟骨骨折。44 岁男性,跌倒后跟骨骨折。侧位(A)和轴位(Harris-Beath)片(B)以及斜冠状位 CT(C)图像。侧位片用于测量 Boehler 角。画一条线自跟骨后结节上缘经跟距关节后关节面上缘的连线(1 号线),再画一条自跟距关节后关节面上缘经跟骰关节上缘的连线(2 号线)。此二线的夹角通常应该在 20°~40°。当小于 20°时,提示关节内嵌插骨折。跟骨轴位片(B)和 CT 片(C)清楚地显示了常见的倒 Y 形骨折,骨折累及距下关节后部

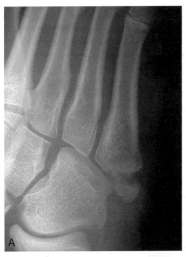

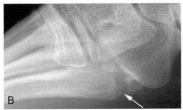

图 2.42　第 5 跖骨基底部撕脱骨折。骨骼未成熟患者,右足斜位(A)和侧位(B)片示横行骨折重叠于开放的骨突处(箭)

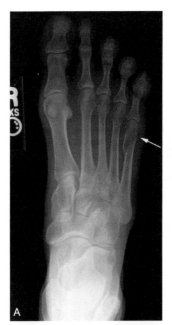

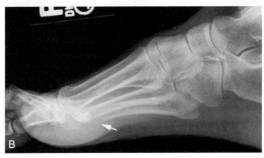

图 2.43　舞者骨折。46 岁女性患者,右足后前位(A)和侧位(B)片示第 5 跖骨骨干远端螺旋形骨折,称为舞者骨折(箭)

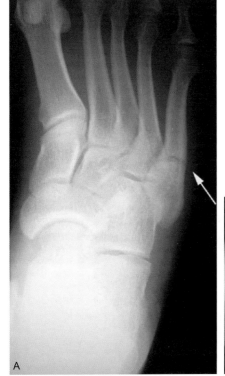

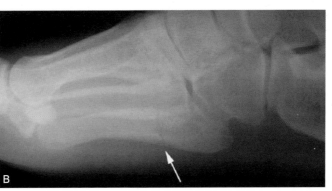

图 2.44　Jones 骨折。33 岁男性,右足前后位(A)和侧位(B)片显示第 5 跖骨近端关节外骨折,称为 Jones 骨折(箭)。注意,此骨折与更常见的第 5 跖骨粗隆撕脱骨折(见图 2.42)明显不同。撕脱伤患者一般恢复情况良好,而 Jones 骨折可能导致骨不连,需要手术修复

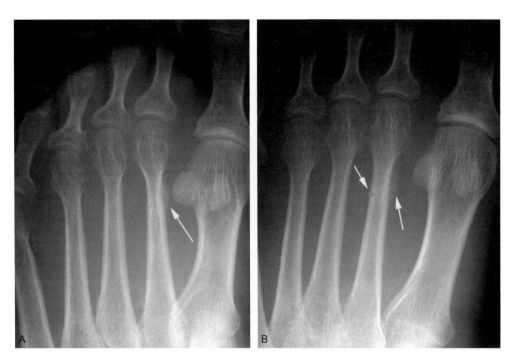

图 2.45　跖骨应力性骨折。男性，48 岁，左前足后前位（A）和斜位（B）局部放大摄片示第二跖骨远端 / 颈部的梭状骨膜反应（箭）。应力性骨折的典型表现可见骨折线；如果骨折线不可见，则或许应称之为应力反应。跖骨应力性骨折的表现可能非常轻微，必须设法努力识别

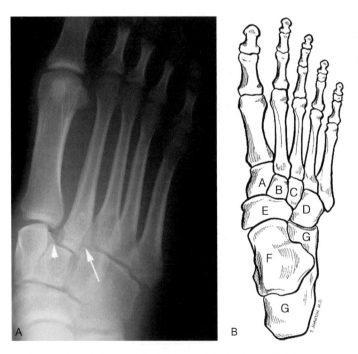

图 2.46　Lisfranc 骨折半脱位。23 岁男性患者，右足后前位片（A）示内侧跗跖关节排列不齐（箭头）及第 2 跖骨基底部骨折（箭）。正常情况下，第 2 跖骨的内侧应始终与中间楔骨的内侧对齐，如图（B）所示

正常右足前后位片：A= 内侧楔骨，B= 中间楔骨，C= 外侧楔骨，D= 骰骨，E= 足舟骨，F= 距骨，G= 跟骨

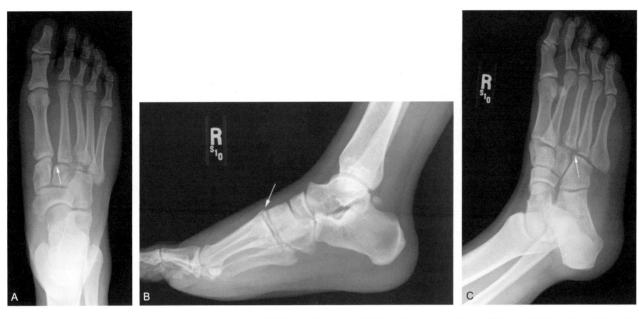

图 2.47　Lisfranc 骨折半脱位。19 岁男性,3 个不同体位的足部平片示另外一例 Lisfranc 骨折半脱位。后前位片(A)示第 2 跖骨内侧缘与中间楔骨内侧缘之间失去正常的对齐关系(箭)。侧位片(B)示跖骨相对楔骨稍向背侧移位(箭)。斜位片(C)示第 4 跖骨内侧缘与骰骨内侧缘之间失去正常的对齐关系(与图 2.46B 对比)

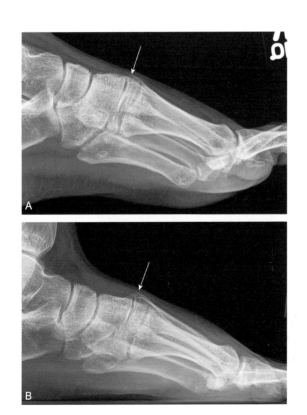

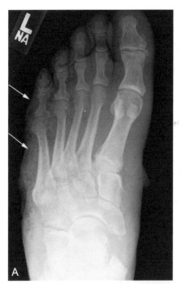

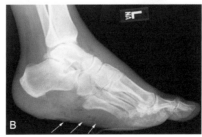

图 2.48　31 岁女性,右足慢性 Lisfranc 损伤,侧位片。虽然在非负重位片(A)示中间楔骨—第 2 跖骨关节背侧一小台阶,距骨背侧移位,但这在负重位片上明显得多(B),负重位片非常有助于明确这种常常是很困难的诊断(箭)

图 2.49　足部感染、软组织积气。65 岁男性,糖尿病患者。左足后前位(A)和侧位(B)片示前足外侧软组织内广泛积气(箭)。需要仔细检查是否有边界不清的骨侵蚀灶以除外骨髓炎

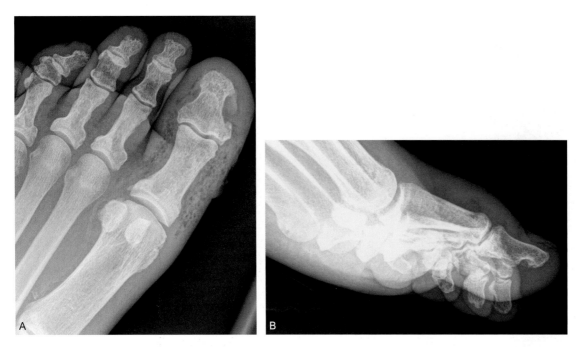

图2.50 跚趾前后位（A）和侧位（B）片,70岁男性,糖尿病患者,临床有跚趾干性坏疽。无数微小的低密度影代表软组织气体,疑有气体坏疽——较干性坏疽更具暴发性的感染

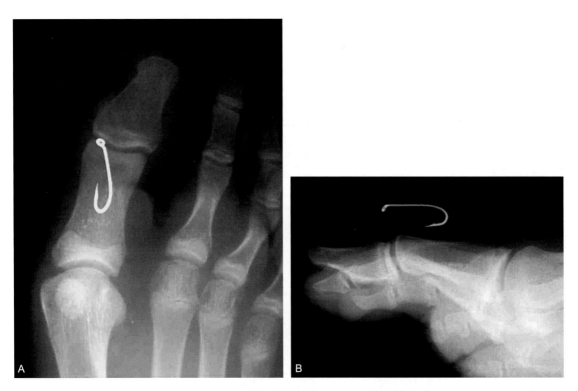

图2.51 不透射线异物。13岁男孩,右跚趾平片示其背部软组织内一带倒刺的鱼钩

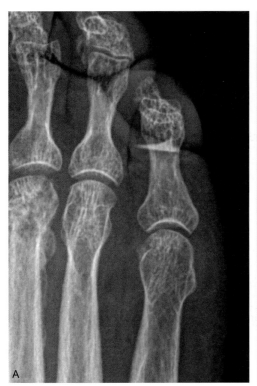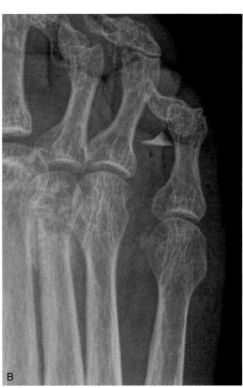

图 2.52　54 岁糖尿病患者,前足外侧前后位(A)和斜位(B)片。第 5 趾近端趾间关节旁一高密度尖角物为玻璃碎片,局部软组织内伴气体影。注意本例是如何对受累区域行双体位摄片以将玻璃定位到跖侧的

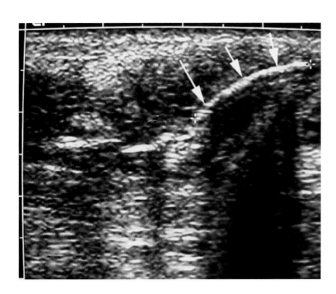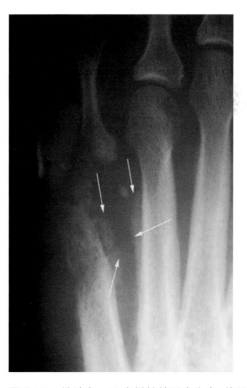

图 2.53　透 X 线异物。足背软组织超声示标记之间一木质(透 X 线的,在 X 线片上不可见)异物(箭)。该异物呈高回声(明亮的),可见声影,因为大量入射超声波被异物反射回来,只有很少的超声波能穿过异物,到达深面组织

图 2.54　骨髓炎。33 岁男性糖尿病患者,前足外侧斜位局部放大摄影片显示第 5 趾列以跖 - 趾骨关节为中心的广泛骨质破坏以及骨髓炎引起的第 4、5 跖骨骨膜反应(箭)

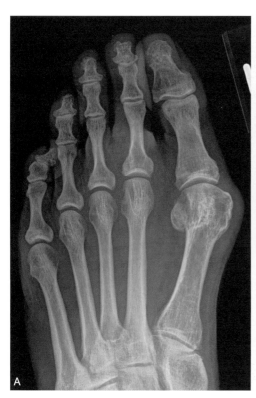
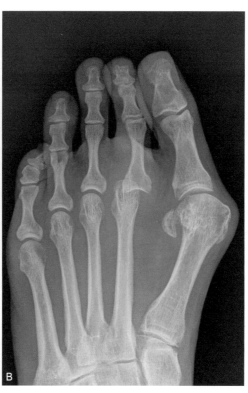

图 2.55　61 岁女性,左足前后位非负重和负重片。虽然非负重片(A)可见示姆外翻和第一跖趾关节骨关节病,但仅在负重片(B)方可见第二跖趾关节脱位,且姆外翻程度增加

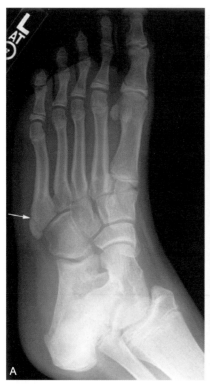
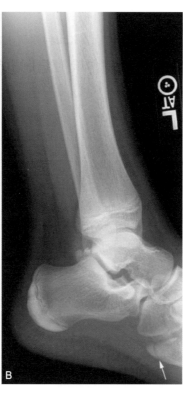

图 2.56　开放的第 5 跖骨突生长板。骨骼未成熟患者,左足斜位(A)和侧位(B)片示第 5 跖骨生长板的方向。注意生长板酷似第 5 跖骨撕脱骨折

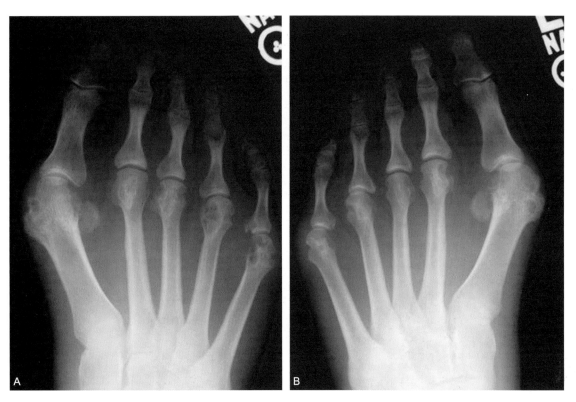

图 2.57　类风湿性关节炎。43 岁女性，双足后前位片示典型的类风湿关节炎改变。注意对称性跖趾关节侵蚀

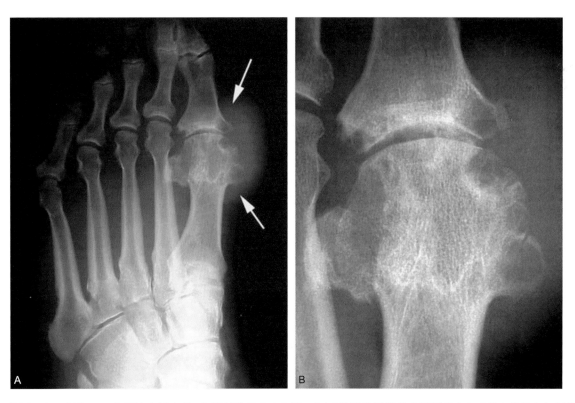

图 2.58　痛风。53 岁男性痛风患者，左足斜位片（A）和第一跖趾骨关节局部放大摄影片（B）示偏心性软组织肿胀（箭）和边界清楚的、伴有悬垂边缘的骨质侵蚀，但关节间隙相对保留

（庄莹　译，杨敏洁　校）

## 参考文献

1. Brenner DJ, Hall EJ: Computed tomography: an increasing source of radiation exposure. *N Engl J Med* 2007;**357**(**22**):2277–84.

2. Gold RH, Hawkins RA, Katz RD: Bacterial osteomyelitis: findings on plain radiography, CT, MR, and scintigraphy. *AJR Am J Roentgenol* 1991;**157**:365–70.

3. Haapamaki VV, Kiuru MJ, Koskinen SK: Ankle and foot injuries: analysis of MDCT findings. *AJR Am J Roentgenol* 2004;**183**(**3**): 615–22.

4. Mustonen AO, Koskinen SK, Kiuru MJ: Acute knee trauma: analysis of multidetector computed tomography findings and comparison with conventional radiography. *Acta Radiol* 2005;**46**(**8**):866–74.

5. Wicky S, Blaser PF, Blanc CH, et al.: Comparison between standard radiography and spiral CT with 3D reconstruction in the evaluation, classification and management of tibial plateau fractures. *Eur Radiol* 2000;**10**(**8**):1227–32.

6. Gupta RT, Wadhwa RP, Learch TJ, Herwick SM: Lisfranc injury: imaging findings for this important but often-missed diagnosis. *Curr Probl Diagn Radiol* 2008;**37**(**3**):115–26.

7. McConnell T, Creevy W, Tornetta III P: Stress examination of supination external rotation-type fibular fractures. *J Bone Joint Surg Am* 2004;**86-A**(**10**):2171–8.

# 胸部 X 线平片

Peter DeBlieux, Lisa Mills

第 3 章

## 适应证

胸部 X 线片,简称胸片(chest radiograph,CXR)是急诊医学中最常用的平片检查,并且具有相对广泛的适应证。它常被用于有胸痛、呼吸不适、胸部外伤和精神状态改变的患者。主诉为胸痛的患者有广泛的鉴别诊断,胸片往往最先被应用于胸痛的筛查。胸片常适用于怀疑患者有心脏或者肺部疾病的状况。当患者被怀疑有感染进展、发热、精神状态改变或低血压时,应当拍摄胸片。胸片也有助于初步评估胸腹联合外伤后的胸部损伤。

## 诊断能力

胸片对诊断或鉴别原发心脏病、肺部疾病、胸膜异常、胸主动脉扩张、气管异物和胸部外伤有帮助。在心脏疾病方面,胸片可以显示肺部水肿、中到大量心包积液和心脏肥大。胸片可以显示多种原发肺疾病。它可以显示感染性病变,如大叶性肺炎、肺结核、非典型肺炎、脓胸和肺脓肿。肺部病变如肺炎、慢性阻塞性肺病(chronic obstructive pulmonary disease,COPD)和哮喘引起的高通气以及清楚地显示肺部肿块。胸膜病变如胸膜增厚、气胸、血胸和胸腔积液也能够在胸片上很好地显示。胸片是胸部动脉瘤的首选放射学筛查。当任何异常都被认为是阳性征象时,前后立位胸片对胸部动脉瘤显示的敏感性可以达到90%[1]。当怀疑吸入异物时,胸片可显示阳性异物在气管、小气道、食管或胃中的位置。胸部创伤时,胸片可用于评估多发骨折和软组织损伤。胸片是

胸主动脉损伤、肺挫伤、气胸、血胸和外伤性心包积液的筛查手段。骨骼损伤,包括肋骨、肩胛骨、锁骨、胸骨骨折和脱位在胸片上也可以被观察到。

## 成像缺陷和局限性

胸片最显著的局限性是仅获取了有限数量的观察面,尤其是在仅拍摄了仰卧位片时。在仰卧位摄片时,少量胸腔积液和小范围的气胸是沿肺分布而不是像立位片那样显示在肺的底部或顶端,因此易被漏诊。前后位平片会造成心脏轮廓显示比实际大。肋骨骨折,特别是沿着肋骨角度走行的骨折,是很难在标准的前后位、侧位胸片中被观察到的。斜位片增加了胸片对肋骨骨折的敏感度。胸片可以观察到肺部肿块、胸膜病变、气管病变和肺门肿块。然而,CT 能更清楚地显示这些病变。

## 阅读胸片的系统性步骤

一致的胸片阅片方法可提高病变的检出率。作者提倡按字母顺序排序,从 A~F:

A= 气道

B= 骨骼

C= 心脏纵隔

D= 横膈

E= 其他(胸膜,软组织,腹部可视部分)

F= 肺野

见图 3.1 中正常的后前位(posteroanterior,PA)和侧位胸片来展示上述结构

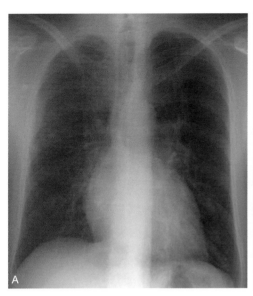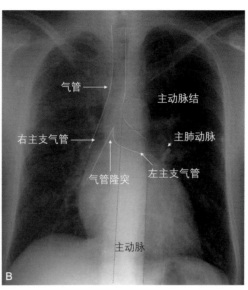

图 3.1 在正常前后位和侧位片

A,气道:一个好的吸气末摄片应该在第 8 至第 10 根后肋骨或第 5 至第 6 根前肋骨处显示膈肌。气管应位于胸腔中线,与两侧锁骨头之间距离相等。在正位和后位切面,右支气管通常 2~3mm 宽,5mm 为正常的上限。在侧位胸片上,气管后壁的宽度应 <4mm。气管在隆突处分为两个主支气管。

B,骨骼:检查骨骼是否有溶解性或成骨性骨质破坏、骨折、脊柱畸形和关节间隙改变。胸椎的不透明度(亮度)应降低,因为它位于后下方(尾侧)。区域性的不透明度增加提示肺内有致密影,这被称为"脊柱征(spine sign)"。

C,心脏纵隔:检查纵隔的大小和位置改变。气管和主动脉沿胸腔中线下行,并无明显偏向任何一侧。主动脉弓及主动脉结可见。从肋骨内侧测量,心脏最宽直径应 < 胸腔最宽直径的 50%。观察到气体密度线状影(air line),提示心包气肿或纵隔气肿。主动脉结节是纵隔的第一个凸起,位于左侧胸腔。左肺动脉位于主动脉结下,两者中间有一小段透明空隙,称为"主肺窗"。右肺动脉常被纵隔挡住而观察不到。心前间隙位于胸腔后面,心脏上方。其密度与肺组织密度相仿,若为软组织密度则提示浸润或肿块。

D,横膈:沿纵隔到横膈。沿着膈肌,平滑走行至肋膈角,至锐利的肋膈角。观察横膈下是否有气体密度影。侧位片应该可以能看见两侧的横膈,右侧横膈通常高于左侧横膈,下方有胃泡。

E,其他:沿着胸膜线从肋膈角到胸膜顶点,环绕纵隔回到膈肌。寻找胸壁增厚或分离的区域。观察软组织是否有钙化、肿块效应和气体聚集(皮下气肿)。观察腹部可视部分。

F,肺野:右肺约占胸内容积的 55%,左肺约为 45%。如果两者比率发生变化,考虑单侧肺部过度膨胀或肺不张。根据血管走行寻找充血或淤血的迹象。寻找不透明和透亮度增加区域。

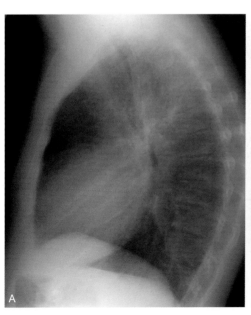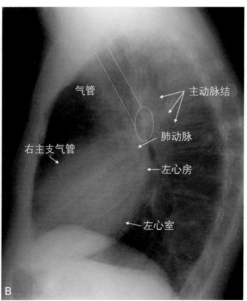

图 3.2 正常侧位

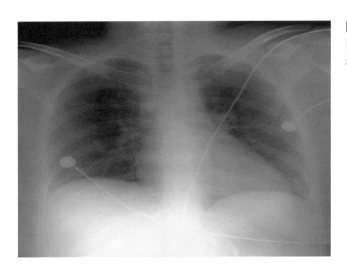

图 3.3 正常的仰卧位。仰卧位患者,纵隔在重力作用下不向下方伸展。导致纵隔相对拥挤,影响对纵隔及心脏最大横径的观察

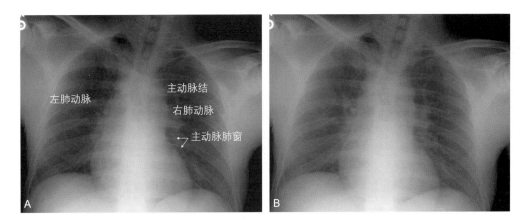

图 3.4 正常前位片。这张 X 线平片通常被当作便携式检查。IP 板在患者的背部,患者从正面到背面曝光(这是 PA 的反面,患者面对暗盒,背部首先曝光)。心脏被人为放大,使心脏看起来比后面的结构大。此外,由于患者处于坐位,胸腔结构显得更加拥挤。在阅读这些胶片时,应该牢记这些表现

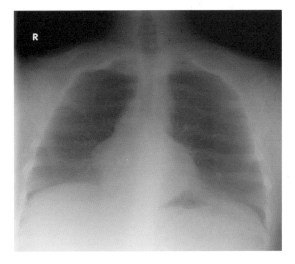

图 3.5 正常的肺尖。肺尖视图聚焦于肺尖部。患者的位置使锁骨和肋骨远离肺尖

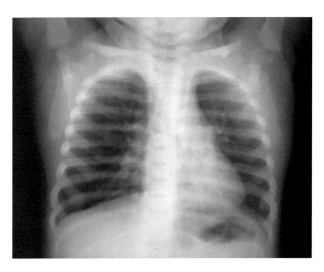

图 3.6 正常婴儿。正常婴儿由于胸腺伸入胸腔,心脏纵隔轮廓增大

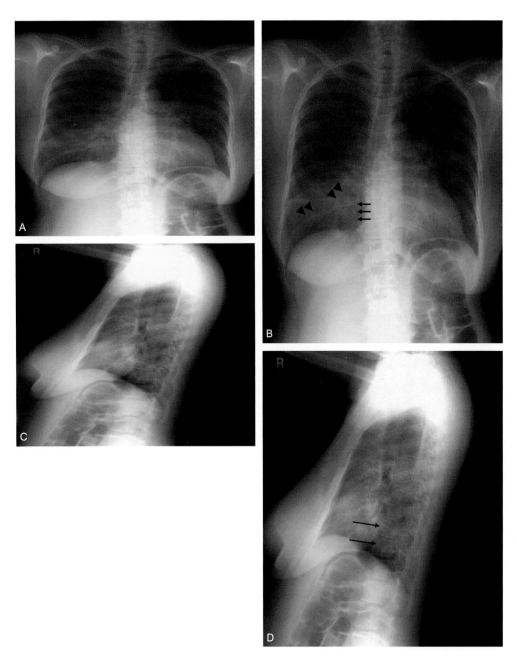

**图 3.7** 普通肺炎。当肺泡充满液体时,如肺炎,组织和充满空气的肺泡之间的对比度消失,在肺部产生阴影。病灶密度高低可能与肺炎相关。然而,胸片的不透明性是非特异性的,与临床表现相关。充满空气的支气管密度可以与充满液体的肺泡的密度形成对比,在不透明区域产生低密度影。这是空气支气管征(B,箭头)。当不透明区域存在于右中叶或左舌时,它模糊了心脏边缘。相邻的隔膜保持可见。这就是所谓的"侧影标志"(B,箭)[2]。侧位片上肺野最后两个胸椎的不透明度增加。这就是"脊柱征"(D,箭)肺不张和浸润性表现如肺炎通常可以通过检查以下特征来鉴别:
Ⅰ容积:肺不张显示容积减小。肺炎显示容量正常或增加;
Ⅱ结构移位:肺不张导致纵隔和肺组织向肺不张一侧移位。肺炎通常不会引起任何结构的改变;
Ⅲ形状:肺不张通常是线性或楔形高密度,顶点指向肺门。肺炎不是线性排列的,不以肺门为中心;
Ⅳ空气支气管征可出现在肺不张和肺炎中;
Ⅴ感染性浸润和肺不张都存在肺的解剖结构破坏。

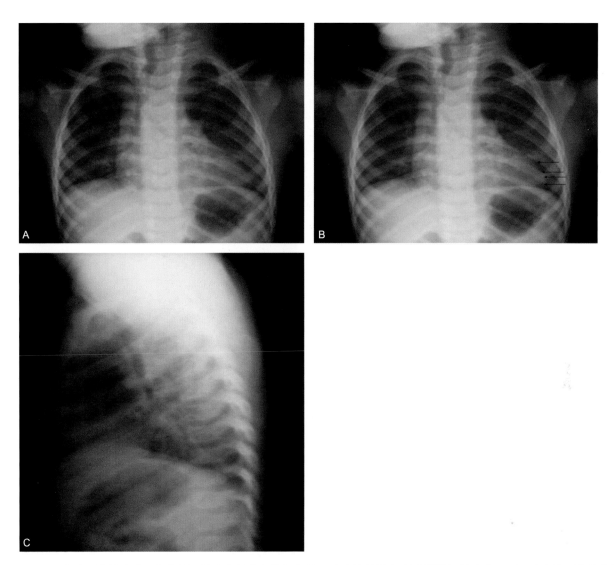

**图 3.8** 儿童浸润性病变。儿童浸润性病变最常见的征象是心脏边缘的缺失,即侧影征。该患者显示心脏边缘顶点缺失(B,箭)。当右心缘的清晰边缘与心尖相比较时,最好能被观察到

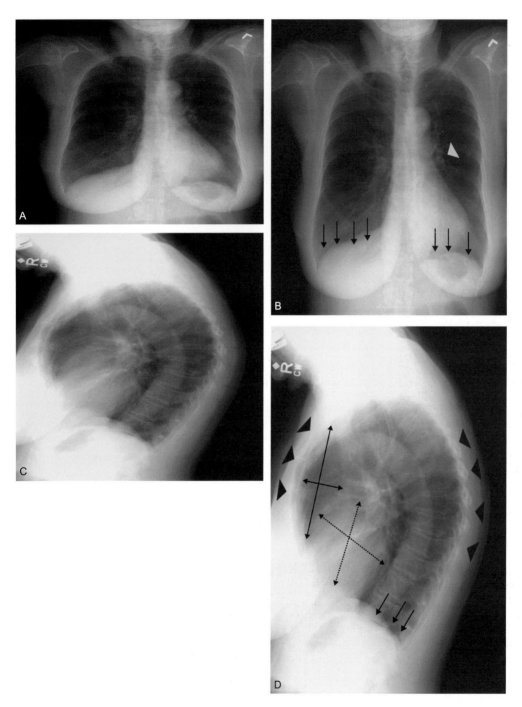

**图 3.9**　慢性阻塞性肺病（chronic obstructive pulmonary disease,COPD）。慢性阻塞性肺疾病中肺组织弹性的消失导致肺的弥漫性过度膨胀,从而导致肺野增大。横膈变平（B,箭;D,箭）。由于胸骨和胸椎变圆,前后直径增加,导致桶状胸（D,箭头）。前间隙（胸骨后）增加到高于前间隙（实线双箭头）与心脏（虚线双箭头）（D）的正常 1：2 比率。可能出现肺大疱。在吸烟者中,上肺野的影响比下肺野更大。当心脏位置下移时,左肺动脉干变得更明显（B,箭头）

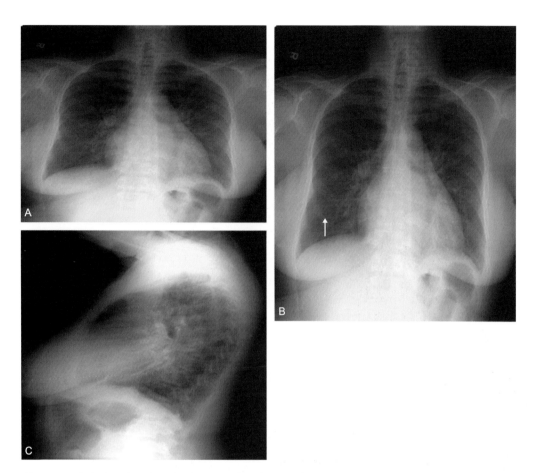

图 3.10　肺水肿。在肺水肿中,间质内液体增加的影像表现为弥漫的蝴蝶状,病变组织柔软蓬松(A)。Kerley B 线是代表充满液体的隔膜的水平线,从肺门(B,箭)向外延伸。通常位于肺下部,长度不到 2cm。右侧水平裂积液很常见。血管影可能增加(A、C)

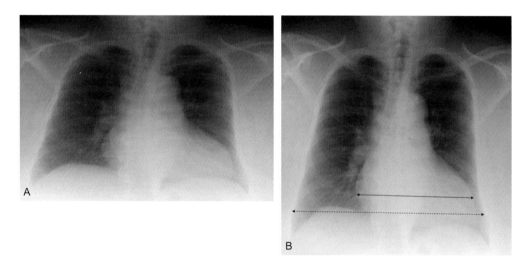

图 3.11　心脏肥大。从肋骨的内侧测量,心脏的最宽径(B,实线箭)应 < 胸腔最宽径(虚线箭)的 50%

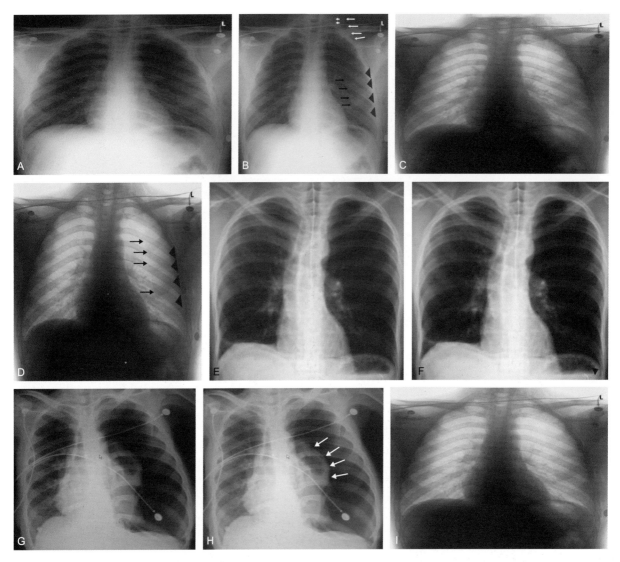

图3.12  气胸。胸膜间隙中的空气为没有肺纹理的黑色透亮影,空气位于胸部最高处。在直立患者中,空气是横向的和上位的(A)。气胸线(B,箭头)容易与肩胛骨线(B,黑箭)混淆。反转色图有助于区分这些线条(C,D)。仰卧位患者的少量气胸可以沿着纵隔被观察到。在气胸量较大的仰卧位患者中,空气可能会压迫肋膈角,形成"深沟征"(E 和 F,箭头)。皮下气肿可能提示气胸(白箭)。张力性气胸将纵隔推入对侧胸腔(G)。左胸可见压缩肺组织的边缘(H,白箭)。左侧胸廓过度膨胀。纵隔向右侧移位(F~I)

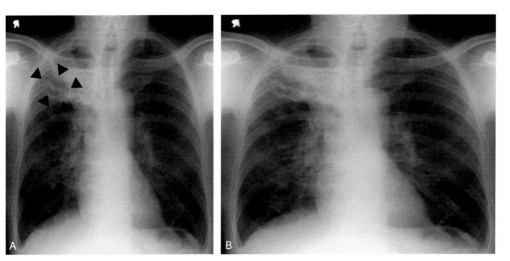

图3.13  肺结核。(A)粟粒型。(B)原发性结核病表现为局灶性、斑片状高密度影、空洞(A,箭头)、纤维化、胸膜增厚和淋巴结钙化。这些征象最常见于上叶和下叶的上段

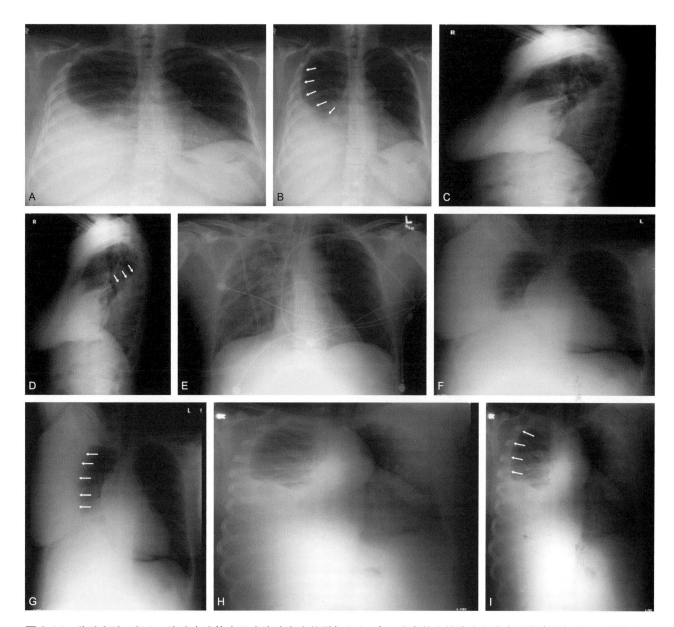

**图 3.14**　胸腔积液 / 积血。胸腔内液体表现为胸片密度的增加（A）。直立患者的少量胸腔积液会导致肋膈角变钝。侧位片对少量液体（C、D）更敏感。越来越多的液体积聚将沿着肺的外围分布，使受压的肺组织变得不透明（B，箭）。在仰卧位患者中，胸腔积液使整个受影响的半侧胸廓变得更加模糊，没有高密度的病灶区域（E）。侧卧位

ⅰ卧位片是患者侧卧时拍摄的。患者躺在右侧拍摄时为右侧卧位片（F），而患者躺在左侧拍摄时为左侧卧位片。当出现胸腔积液时，卧位可以使液体转移，以显示潜在的结构（G、H）；

ⅱ传统上，卧位片是在患侧（积液侧）向下的情况下拍摄的。在这个位置，胸腔积液横向移动（箭头），显示纵隔结构；

ⅲ当患侧朝上时，可以看到患侧胸腔的周围和包裹性积液（I）。最好的做法是在患侧上下卧位，这样纵隔和肺周围就可以看到自由流动的积液。

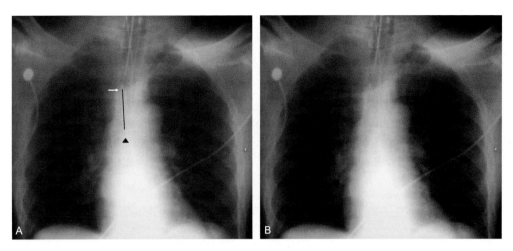

图 3.15　插管。气管插管的远端(箭)应位于隆凸(箭头)上方 3~4cm(线)处

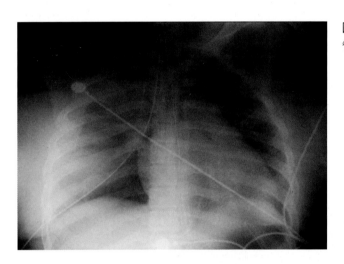

图 3.16　胸引流管。胸引流管是可见的。观察放置胸引流管病变的改变情况(例如张力性气胸的缓解情况)

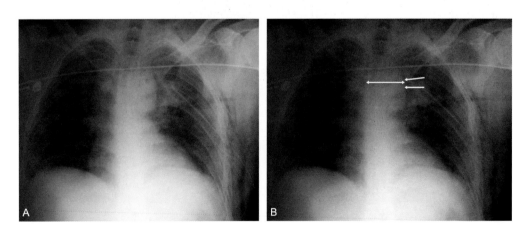

图 3.17　心脏纵隔影增宽。没有严格的测量方法来定义"正常"的心脏纵隔轮廓。心脏纵隔轮廓增宽与患者的身体状态、位置和临床拍片有关。增宽可以提示动脉瘤或创伤性夹层导致胸部扩张。主动脉夹层表现为主动脉结缺失(B,箭)。寻找一个明显的主动脉结作为定位后扩张的指标。只要可以,在垂直视图中评估纵隔(B,双箭)。寻找其他纵隔结构的偏离,作为主动脉扩大和邻近组织移位的指标。一个例子是气管偏离到右侧胸腔(A)

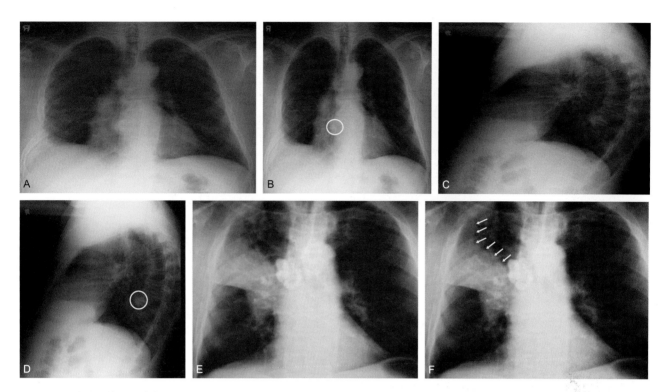

图 3.18 肿块和结节。将侧位片(C、D)上的区域与前后位片(A、B)进行比较。检查肿块的钙化、边界情况和气 - 液平,以缩小鉴别诊断的范围。直径 <3cm 的结节有 50% 是恶性的。恶性肿瘤的常见病因是支气管腺瘤、原发癌、肉芽肿、错构瘤和转移瘤。胸片不是排除恶性肿瘤的方法。当叶间裂附近有肿块时,叶间裂与肿块一起可以形成 S 形(E,箭)。近端凸面是肿块形成的。远端凹陷反映了肿块远端的肺不张。这就是所谓的"黄金 S 曲线"(E~F)

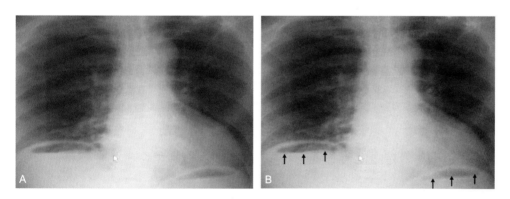

图 3.19 膈下积气(A、B)。胸片可用于评估腹膜腔内积气。腹腔中的积气在膈肌的致密组织和下面的固体器官(脾或肝)之间表现为黑色透亮影(箭)。肝脏大而光滑的表面区域为积气创造了一个理想的聚集场所。不要把圆形的胃泡误认为是积气

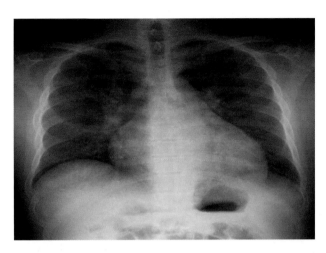

图 3.20　肺孢子菌肺炎。肺孢子菌肺炎在胸片的表现差异很大,从密集的多叶浸润到表现无异常的 X 片均有。典型的胸片显示弥漫性、模糊的浸润,涉及所有肺区域

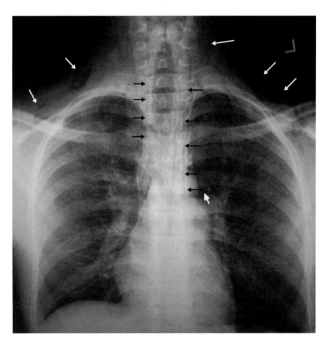

图 3.22　纵隔气肿。纵隔内的空气(黑箭)沿纵隔呈透明状,延伸至颈部软组织(白箭)。空气向颈部的扩散将纵隔气肿与心包气肿区分开来

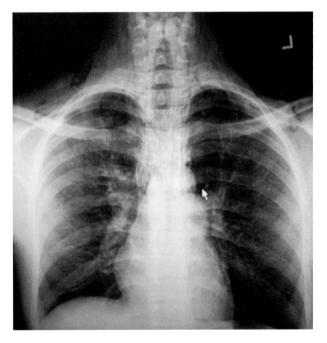

图 3.21　皮下气肿。胸腔周围组织中的空气被视为透亮区域,通常沿着组织平面线性追踪,观察到中断的正常软组织间的均匀不透明外观。胸部穿透伤患者的皮下气肿表明胸腔内与胸外空间相通,并导致气胸

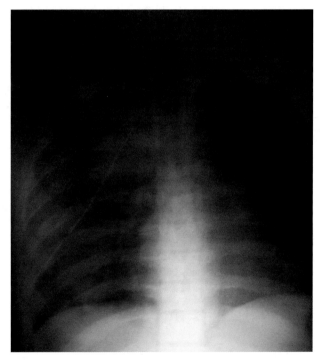

图 3.23　肺挫伤。肺挫伤在胸片表现为不透明,不符合肺的解剖分区。70% 的肺挫伤在胸部创伤后 1~2h 内可见。30% 的挫伤在创伤后 6~8h 内不会出现[3]

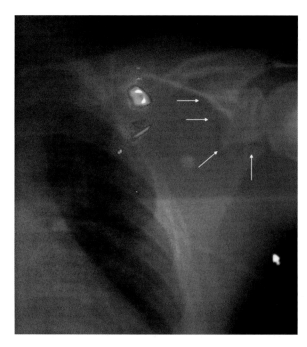

图 3.24　肩胛骨骨折。肩胛骨骨折是偶尔出现,创伤患者的胸片表现对临床很重要。43% 的肩胛骨骨折在外伤患者的仰卧位片上被遗漏[4]

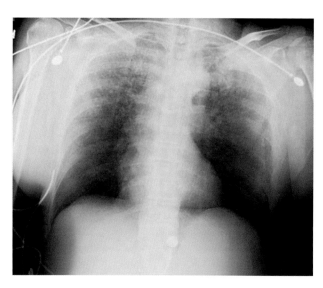

图 3.25　肋骨骨折。顺着肋骨的半滑线条走向评价肋骨是否骨折,观察是否有肋骨中断。肋骨拍片对肋骨骨折更敏感。然而,因为肋骨骨折和挫伤的鉴别在临床上并不那么重要,所以肋骨拍片很少作为必要的检查。当怀疑肋骨骨折时,重要的是需要排除并发气胸和血胸。急性肋骨骨折表现为肋骨光滑线条中断,变得不规则

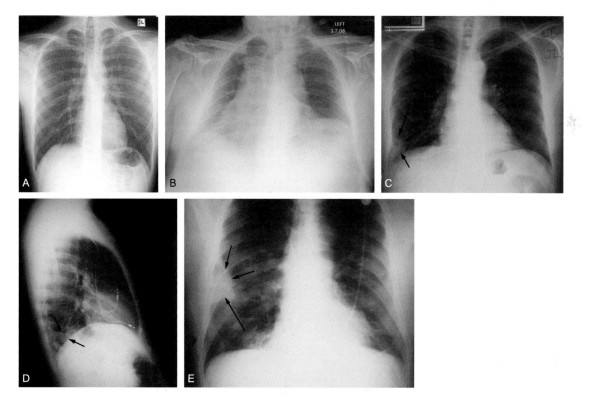

图 3.26　肺栓塞。A:胸片是发现肺栓塞最常见的检查。与肺栓塞相关的非特异性胸片表现为肺不张、渗出、浸润、肺血减少和膈肌上移。胸片常常缺乏这些鉴别征象。病例图像由 Michael Farner 医生提供。B: Westermarkis 征是指栓塞近端的肺血管扩张和栓塞远端的低灌注。请注意,这位双侧巨大肺栓塞患者的肺尖没有肺纹理。图片由 Michael Farner 医生提供。C: Hamptonis 隆起是胸膜上的三角形阴影,顶点指向肺门。它经常出现在肋膈角和横切面上的横膈膜后面。图片由 Allen Cohen 医生提供。D:Hamptonis 隆起在前后位和侧位片上可以看见。图片由 Anthony Dean 医生提供。E:箭所示的 Hamptonis 隆起。图片由 Anthony Dea 医生提供

（王孟婷　译,金倩娜　校）

## 参考文献

1. Klompas M: Does this patient have an acute thoracic aortic dissection? *JAMA* 2002;**287**:2262–72.

2. Felson B, Felson H: Localization of intrathoracic lesions by means of the postero-anterior roentgenogram: the silhouette sign. *Radiology* 1950;**55**:363.

3. Kirsh MM, Sloan H: *Blunt chest trauma*. Boston: Little, Brown and Company, 1977.

4. Harris RD, Harris JH Jr.: The prevalence and significance of missed scapular fractures in blunt chest trauma. *AJR Am J Roentgenol* 1988;**151**(4):747–50.

# 腹部 X 线平片评估

Anthony J. Dean, Ross Kessler

## 适应证

虽然腹部的影像现在主要使用 CT、MRI 或超声，但平片摄影对于解决腹痛等紧急临床问题仍有价值。在许多情况下，高级影像形式所提供的更准确和详细的信息伴随的代价是延误和财政支出。此外，由于许多地方的医生在评估腹痛时仍然没有快速简便的先进成像设备，所以有必要熟悉重要的平片检查结果，这些平片检查结果可能会调整后续流程，直接的支持治疗，或要求手术干预，以避免进一步的影像学检查。腹部平片摄片最常见的指征是急性腹痛。由临床情况决定的其他适应证可能包括呕吐、非特异性腹部疾病、外伤史或不明原因的发热。由于腹部平片只提供少数疾病的特定信息，以及对更多的疾病提供间接或非特定线索，因此决定是否使用腹部平片取决于各种具体的病例和实践考虑，具体包括患者的年龄、精神状态的改变、转移性损伤、药物（特别是甾体类和其他免疫抑制剂）和共生疾病（如糖尿病、其他免疫共病或易引起腹部疾病者）。

## 诊断能力

### 普通平片

腹部急腹症系列（或梗阻系列）检查通常包括腹部仰卧位、腹部直立位和胸部直立位。仰卧腹部平面观（也称为肾盂 - 输尿管 - 膀胱或 KUB）可用于诊断下面讨论的许多症状。腹部的图像是患者仰卧时，X 射线垂直向下照射得到的。它对评估肠管整体气体形态和钙化或软组织肿块是有用的。腹部的垂直视图是在患者站立或坐着的情况下获得的，而 X 射

线束是水平定向的。另外，如果患者不能配合，可以在患者左侧卧位时获得左侧卧位视图，X 线束与地面平行。这些位置对于评估肠道内的游离气体和气 - 液平面是必要的。最后，在患者站立或坐着的情况下获得一个直立的胸部，X 射线直接穿过胸腔。直立胸部包括在腹部系列中是因为膈肌不能包括在一个体积较大的人的直立腹部平片，而常见的胸腔病理如基底部肺炎或胸腔积液也可以是腹部症状的病因。

在检查腹部平片时，系统的方法通常是有帮助的。要识别异常，必须熟悉正常的影像学表现。在正常情况下，肠道气体总是存在于胃、少数未膨胀的小肠袢、结肠和直肠中。在直立腹部或胸片上，胃中几乎总是有一个气 - 液平面，在小肠中也可以看到一些小的气 - 液平面。由于大肠有清除液体的功能，结肠内应该没有气 - 液平面，除非患者最近接受了灌肠。小肠由于位于腹部的中央位置和环状襞（也称为皱襞环）从大肠中分离出来，环状皱襞横贯整个小肠并且间隔相近。与之相反，结肠的环状皱襞间隔较宽，形成该器官特有的结肠袋标志。小肠一般直径 <2.5cm，大部分结肠直径 <6cm，盲肠或乙状结肠直径 <9cm。当小肠长度超过 5cm，盲肠（结肠最易发生穿孔的部分）长度超过 10cm 时，肠梗阻（肠缺血或穿孔）引起并发症的风险显著增加。肠道气体的异常分布或位置（下文将讨论）可能是病理过程的一个线索。

在升、降结肠的外侧缘和腹壁肌肉（腹横筋膜）的内壁之间，可以看到腹膜外脂肪形成的线性透明影。应该检查以下特征：均匀的放射密度，明确的边界和对称的厚度。任何引起脂肪层水肿的腹膜或腹膜后炎症都会使其变得相对不透明，导致一种或多种影像学特征的丧失。另外，腹脂线的内侧壁应与相邻肠管直接毗邻。

腹部实体器官和软组织结构的评估由于其固有

的 X 线密度而受到限制。实体内脏器官(脾、肝和肾)应评估其位置、大小、外部轮廓和异常密度或射线透射性。应确定肾脏和腰肌的轮廓,并进行左右对比。这些结构形成了一个类似于心脏和膈肌的轮廓。轮廓消失提示该部位有炎症发生。应寻找异常气体聚集(本章稍后讨论)或肠襻移位引起肿块的间接证据。最后,应评估脊柱,因为单侧炎症过程可引起局部肌肉痉挛,导致受累侧脊柱侧凸(凹)。

## 异常平片表现及诊断

如前所述,在某些情况下,几乎任何腹部不适都可以作为平片放射线检查的指征。因此,对特定患者的鉴别诊断非常有用,并考虑平片是否有助于确定或排除这些诊断。因此,下面的讨论被分为:①预期能在平片上得到可靠的发现的诊断;②常见的非特异性发现做出诊断更为常见,而特异性发现往往对诊断而言是不可靠的;③几乎不能用平片诊断的病例。在几乎所有的腹部疾病诊断中,在临床高度怀疑的情况下,平片对排除疾病没有足够的敏感性。在这种情况下,需要使用更先进的进一步的检查(通常是 CT)。

### 平片常用于提供特定信息的适应证

#### 内脏穿孔

气腹最常见的原因是含有空气的内脏破裂。直立胸片或腹部片应包括膈肌,应检查膈下异常放射线透亮影。少量的自由空气往往呈新月形或裂隙状,而肠内气体通常呈圆形。透射区域的大小大致与自由空气的多少成正比。由于肝脏相对于空气是软组织密度,在右半膈下方的自由空气更容易识别。偶尔一个小的胃泡会被误认为是自由空气,但它应该通过在一个真正的水平光束胶片上的气 - 液平来区分。此外,Chilaiditi 异常即肠襻位于肝和右膈之间,通常可以通过结肠袋的存在来识别。

对于不能配合进行直立拍片的患者,可将其置于左侧卧位,检查肝与腹脂线之间是否有裂隙状透亮影。在仰卧的 KUB 投影中,自由空气更难以检测。本节描述的征象包括 Rigler 征(空气勾勒两侧肠壁),右上象限征(空气勾勒肝脏),镰状韧带征(空气勾勒镰状韧带),"倒 V 征"(空气勾勒脐部或儿童的动脉或成人的上腹壁下血管),以及足球征(位于中心的卵形透明)。

为了获得最佳的水平射束,放射投照要求在胶片曝光前,患者保持姿势(直立或卧位)应至少 4 分

钟。在急诊科,这种情况是很难实现的。即使在理想条件下,少量的自由气体在平片上也不能被证实,所以如果高度怀疑,就应该进行进一步的 CT 检查。

#### 肠梗阻和功能性肠梗阻 / 肠麻痹

机械性肠梗阻可根据位置(大肠与小肠)、原因或程度(完全性与部分性)进行分类。功能性肠梗阻 / 肠麻痹可以是局限性或弥漫性的。肠梗阻和功能性肠梗阻(注:本文 ileus 译肠麻痹)都是动态过程。因此,根据获得 X 线片的时间以及病理过程的原因和位置,检查结果会有所不同。弥漫性肠梗阻虽然可能和机械性肠梗阻的 X 线表现重叠,但通常可以根据临床特征和 X 线表现来鉴别,表现为小肠相对于大肠不成比例的扩张,梗阻远端肠内无气体。这与典型的功能性肠梗阻形成对比,后者表现为弥漫性扩张的充满气体的胃肠道,包括直肠。肠梗阻的另一个常见但并非不变的特征是,直立平片上梗阻的肠管邻近环路内的气 - 液平在不同水平具有典型的特征(由于阻塞时肠管蠕动亢进而形成"阶梯状")。相反,功能性肠梗阻可以显示小肠和结肠的气 - 液平,但通常不表现为阶梯状。在肠梗阻进展至晚期时,因梗阻导致的代谢性和机械性损伤而发生继发性功能性肠梗阻时,这一表现将消失。

弥漫性肠麻痹最常见的原因是腹部手术,但在急诊科,它更可能发生在严重的腹部(如肠系膜缺血),腹膜后(如血管突变,输尿管绞痛),或全身性(如败血症,代谢性)疾病。弥漫性肠麻痹时,腹部从胃到直肠的胃肠道的所有部分都扩张并充满气体或液体。

局限性肠麻痹(岗哨环)是由一个或多个肠襻附近的局灶性炎症过程引起的,表现为充满气体和膨胀。前哨环的位置可能为病因提供线索,但不可靠。典型的右上象限局限性肠麻痹提示胆囊炎,右下象限为阑尾炎,左上象限为胰腺炎或消化性溃疡,左下象限为憩室炎。重要的是要记住,早期机械性肠梗阻可能类似于局限性肠麻痹,特别是当岗哨肠襻位于左上象限时。

小肠梗阻最常见的原因是术后粘连(占 >50%)、疝气、肿瘤和炎症性肠病。完全性机械性梗阻导致肠襻膨胀到一定程度,超过这个程度就会出现异常的肠气稀少或肠气缺乏。肠道通常会胀满气体,但有时会含有液体和少量气体,导致无法识别诊断。通过仔细检查,通常可以检测到膨胀的充满液体的环,在环状襞之间有小气泡形成特征的线性模式(在平片和直立片上),这被称为"珍珠链"征象。部分肠

梗阻最常见的原因是粘连,它可使部分气体通过梗阻点,因此在膨胀的小肠袢之外的结肠中可见气体。一般来说,在较远端的小肠梗阻中,与近端的肠梗阻相比,存在更多的扩张肠袢。

大肠梗阻导致梗阻近端结肠扩张,可由瘤变、肠扭转、粪便嵌塞、炎症性肠病或肠套叠引起。假性梗阻(Ogilvie 综合征)通常发生在老年人或慢性病患者身上,以整个结肠大规模扩张为特征。与机械性肠梗阻不同的是,它没有阻塞性病变;相反,它是由整体蠕动丧失引起的。远端肠梗阻,特别是乙状结肠梗阻(通常由癌症或肠扭转引起),若回盲瓣功能不全(导致小肠逆行膨胀),可与广泛性肠梗阻混淆,但通常可通过直肠内无气体区分。部分梗阻允许一些气体通过,因此其外观可能类似于局限性肠梗阻或早期完全梗阻。因为大肠有重新吸收水分的功能,所以在大肠梗阻时通常没有气 - 液平。梗阻的病因,除扭转外,在平片上通常不明显。盲肠扭转往往引起肠袢扩张,以反向"C"的形式充盈左上象限。典型的乙状结肠扭转表现为一个倒"U"形或咖啡豆,从骨盆左侧起,直向右上象限。钡剂灌肠研究可显示弯曲的乙状结肠逐渐变细,呈鸟喙状。最后,毒性巨结肠是炎症性肠病的严重并发症,其特征是结肠明显扩张(平卧位 X 线片显示横结肠直径至少 6cm)和黏膜下肠壁增厚,称为"蹲趾印"。

## 平片常提供非特异性信息而很少特异性信息的适应证

### 实质器官

因为外伤或内科疾病引起的脾脏肿大可能是由于脾脏弯曲移位、胃泡或左肾引起的。肝脏肿大可能是由于所有肠袢移位从右上象限移位至髂骨。胆道系统的空气呈分支管状透明,覆盖在肝中心区域。常在 Oddi 括约肌不正常的情况下被发现,或者出现于外科手术中的胆肠假变性,也可能是病理学上的,如由产气细菌引起的胆管炎。胆道积气也可能与胆结石性肠梗阻有关,胆结石侵蚀肠壁,造成小肠梗阻(责任性的阴性胆结石常嵌塞于回盲瓣)。重要的是要区分胆道积气和门脉积气,门脉积气在肝脏周围表现为较薄的透明分支,这可能是肠缺血的预兆。

外科手术发现的"瓷胆囊"为胆囊壁钙化,表现为右上象限的放射致密结构。它被认为发生在慢性胆囊炎症的背景下,传统上与高发病率的胆囊癌有关,尽管最近的报道对这种联系提出了质疑。胆囊

区较小的板层钙化或透明可分别由胆结石或气肿性胆囊炎引起。点状胰腺钙化提示复发或慢性胰腺炎。它们在急性情况下的重要性需要在临床上确定。右上象限钙化的其他原因包括棘球蚴囊肿、血吸虫病、肉芽肿病和肿瘤(良性和恶性)。偶尔,在体格检查中忽略的尿潴留会因骨盆中部出现大的软组织肿块而提示。

### 胃肠道病理

提示阑尾炎可表现为前哨袢、腰大肌消失或腹脂线阴影、脊柱侧弯、阑尾 - 结肠的存在、升结肠异常无气(结肠截闭),或软组织肿块(穿孔时是否有异常气体聚集)。在平片上应寻找肠壁相邻的肠袢,以鉴别肠壁增厚和肠积气,虽然没有这些发现并能不排除它们的存在。可引起肠壁增厚的疾病包括炎症性肠病、结肠炎、憩室炎和局部缺血。放射学上,黏膜下肠壁水肿导致不规则肠管狭窄,呈典型的"蹲趾印"样。肠气囊肿,在剖面图中最明显,可由继发的肠壁缺血坏死、引起腔内压力的严重机械梗阻,或在慢性阻塞性肺病的情况下从破裂的气泡中剥离空气引起。虽然肠系膜缺血可引起肠气囊肿,是一个不良的预后迹象,但在大多数情况下,它不是。然而,经常使用平片,是因为在这一临床环境中平片上的其他鉴别诊断可能也应考虑在内。

### 异常液体聚集和软组织肿块

游离的腹腔积液可通过腰肌消失或肾影,或升、降结肠侧壁从腹脂线移位来识别。最常见的原因是腹水,其他的原因,通常由临床病史提示,包括血液、尿液、胆汁、肠液和脑脊液。任何软组织肿块(如脾肿大、假性囊肿、肾肿瘤)均可由正常肠气异常移位提示。炎症过程(如脓肿、急性胰腺炎)也可引起前哨环、结肠截断或肠外气体聚集。

### 腹膜后病变

腹膜后炎症或损伤(如急性胰腺炎、急性主动脉瘤或肾外伤)可导致正常肾脏消失或腰大肌阴影。它也可能引起增厚、放射密度增加或腹脂线模糊,因为含有腹腔内脂肪的筋膜平面与含有这些器官的腹膜后腔室相连。创伤、医源性损伤、继发感染或炎症的肠穿孔(如憩室穿孔炎)可引起腹膜后积气。与气腹相反,腹膜后积气是固定的,有清晰条纹勾勒出腹膜后结构,如腰大肌、大血管或肾脏。

### 其他表现

在平片上可以看到各种异常的放射密度。大多

数是由于软组织内的异常钙化,但也可能是由异物、手术夹、药丸或肌肉注射引起的。大多数钙化可以通过解剖位置和形态鉴别。血管钙化呈铁轨状,代表管壁钙化,但脾动脉和肝动脉可明显弯曲。如果任一血管的动脉瘤发生钙化,那么可以在平片上看到。与许多胆结石的薄层状外观不同,鹿角型肾结石的形状奇特。这些结石和散在点状的肾钙质沉着分布于特征性位置。

输尿管从肾门穿过骶髂关节内侧进入骨盆入口。它们跨越骨盆侧壁的坐骨大切迹(平片上可见),然后向内侧进入膀胱。输尿管结石往往有不规则的放射密度和轮廓,与静脉结石形成对比,静脉结石通常有光滑的、皮质化的边缘和中央透明区。起源于肾脏的结石一般是不透明的,通常由草酸钙和磷酸钙组成(80%~85%)。然后结石从肾脏沿输尿管向下移动至膀胱,尺寸从 <1mm 到 >1cm 不等。90% 以上的尿路结石是不透射线的(尿酸和胱氨酸是可透射线的)。输尿管结石往往嵌顿于输尿管的解剖学狭窄或受压部位。常见的位置包括肾盂输尿管交界处(肾盂或者"漏斗"向近端输尿管逐渐变细),骨盆边缘(输尿管穿过髂总动脉和静脉并进入骨盆),和输尿管膀胱连接点(UVJ)——后者是最狭窄和最常见的结石嵌塞的地方。经过 UVJ 的结石有时可以在膀胱中看到,但这与真正的膀胱结石是分开和不同的。大多数结石体积小(<5mm),在平片上很难可靠地识别它们。因此,平扫 CT 已成为鉴别和测量输尿管结石的首选方式。然而,随着公众和医疗保健提供者对 CT 电离辐射暴露的日益关注,超声检查在输尿管绞痛管理中的使用重新引发了大家的兴趣(详细讨论在第 18 章)。膀胱结石通常呈板层状,而纤维瘤钙化外观则呈爆米花状,可以变得非常大。

检查骨骼结构矿化(局灶性或弥漫性异常)、小梁结构、压迫和骨折。检查关节是否对齐,是否有退行性或炎症的迹象。

### 在腹部检查中,平片通常不显示的适应证

平片在评估胃肠出血或肠胃炎时很少显示。

# 成像缺陷和局限性

如前所述,使用腹部平片不能 100% 明确地排除临床经常需要鉴别诊断的许多病症。

# 临床图像

## 腹部普通平片

腹部普通正位平片显示非特异性肠气型,结肠气从盲肠到直肠的典型分布和位置。宽间隔的结肠袋及降结肠位于其外侧证实肠环为大肠(白星)。胃泡在左上象限(白箭头)。肝影(白箭头)位于清晰的腹脂线的内侧。黑色的线条勾勒出腰肌的阴影。这个患者的肾影很难辨认。胸腰椎轻度侧弯。骶骨、骨盆、髋部和关节正常。整个右隔膜看不清楚,使这一系列不足以排除自由空气。

## 游离气体

1 例表现性失语症患者在入院 17d 后出现虚弱,通过食管胃十二指肠镜检查发现贫血的原因是消化性溃疡。出院后,患者吃得很少,感觉不舒服。他表示有轻微腹痛和压痛。无腹膜征。最初的胸片是仰卧拍的,没有发现任何异常。2 小时后,取腹部仰卧位及直立胸片,显示左侧膈下有游离气体(图 4.2A,正常直立腹平片见图 4.1)。仰卧位上的游离气体(图 4.2B1 和图 4.2B2)不那么明显,但影片显示了几个公认的游离气体的征象(见"异常平片发现与诊断"章节,本章前面部分)有一个倒立的 V 形符号(大的黑箭),Rigler 征(小的黑箭)和"足球征"(白箭头),而升结肠的侧边似乎与腹脂线移位(星号)。右侧突出的软组织密度可能是皮肤皱褶,因为可以看到它继续在隔膜上方(小白箭)。患者因血红蛋白浓度为 5 而被送到手术室。

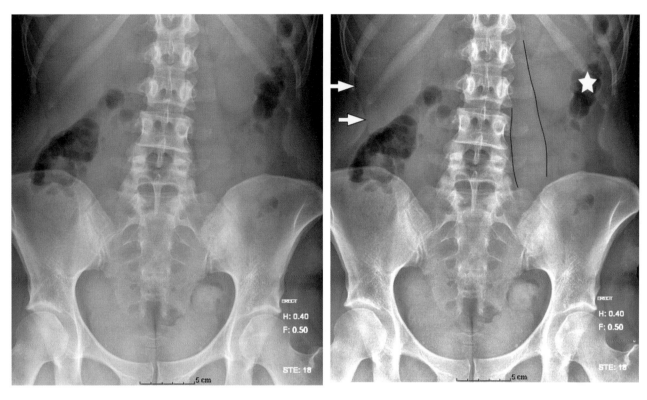

图 4.1A　正常直立腹平片

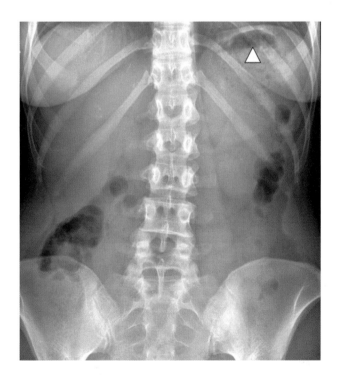

图 4.1B　正常直立腹平片包括膈肌

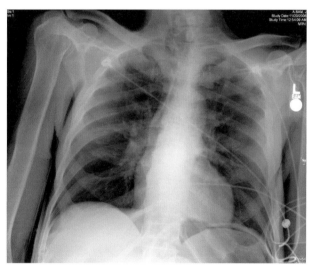

图 4.2A　有游离气体的直立腹平片

## 肠麻痹 / 功能性肠梗阻

1 例 28 岁患者,表现为腹痛、恶心、呕吐、腹泻和发烧数天。他有阑尾炎的病史,并一直在排气。梗阻系列显示正常的直立胸片。图 4.3A 和图 4.3B 所示为仰卧和直立腹部片。两片均显示气体通过小肠(上方小白箭)和结肠进入直肠。与肠梗阻的常见表现不同,在肠麻痹中,直立肠管的气-液平没有阶梯征(图 4.3B2,上方白箭)。本研究显示了几个正常的软组织阴影,包括双侧边界清晰、密度均匀的腹脂线(黑箭之间)、腰肌阴影(图 4.3A2,白箭头)和肝缘(图 4.3B2,白箭头)。肠梗阻的影像学表现可以在胃肠炎中看到,如本例。

## 小肠梗阻

1 例患者结肠分流造口术后 2d,他有恶心、呕吐和不排气的症状。平面图(图 4.4A1 和图 4.4A2)显示多个小肠袢,环状襞穿过小肠。从外观和位置可以看出,偶有结肠袢(图 4.4A2,黑箭)。然而,直立片(图 4.4B)显示这些也是小肠袢。直立片还显示单袢肠内的气-液平有明显的阶梯式上升(图 4.4B2,左右两侧成对的白箭),并且无结肠气体。这提示剧烈蠕动,与早期梗阻相一致。在胃液膨胀的软组织影上方可见一个胃小泡(图 4.4B2,白箭头)。另一例小肠梗阻见图 4.4C(仰卧位)和图 4.4D(直立位)。小肠扩张,结肠内明显缺乏气体。此外,右偏侧膈下方有游离气体提示 Rigler 征(白箭),及腔外肝下有气体(黑色圆圈)均证实穿孔(白箭头)。

## 阑尾炎的前哨环

患者表现为 12 小时的厌食、发热和右下腹痛。图示阑尾(箭)和膨胀的肠袢(星号),有气-液平(图 4.5)。在有限的影像中,无法确定肠袢是盲肠还是小肠。由于右侧腰肌痉挛,有脊柱侧弯的迹象。

## 盲肠扭转

肠扭转是指肠管缠绕并锚定在肠系膜。盲肠扭转通常比乙状结肠扭转发生在更年轻的患者。盲肠扭转涉及盲肠和一部分升结肠,导致肠袢膨胀,形成反向的"C"形,充填于中腹部和左上腹。白色箭头勾勒出扩张的盲肠袢,形成一个"芸豆"状。请注意此环的肠壁增厚(毗邻左腹脂线),以及近端小肠袢扩张。

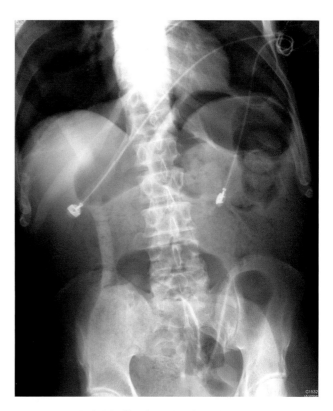

图 4.2B1　有游离气体的仰卧位腹部,无标记

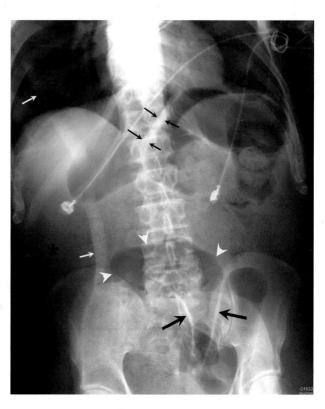

图 4.2B2　有游离气体的仰卧位腹部,有标记

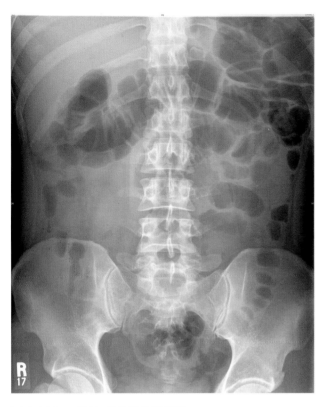

图 4.3A1　无标记的仰卧位肠梗阻

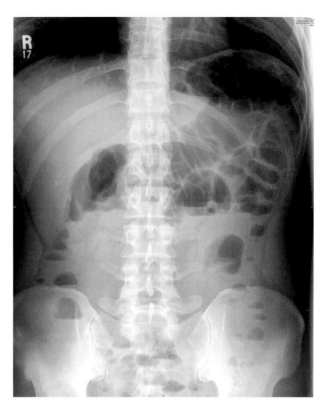

图 4.3B1　无标记的直立位肠梗阻

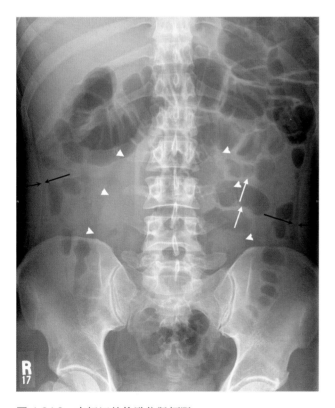

图 4.3A2　有标记的仰卧位肠梗阻

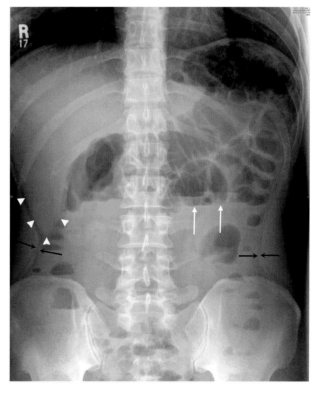

图 4.3B2　有标记的直立位肠梗阻

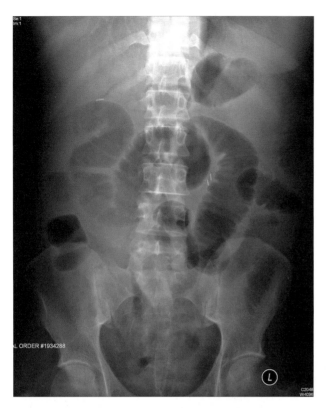

图 4.4A1　无标记的仰卧位梗阻

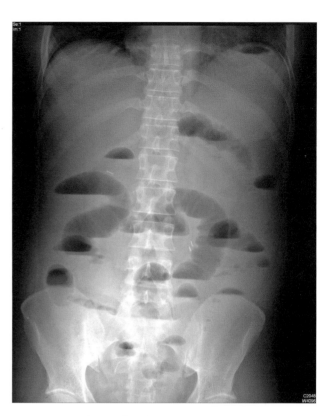

图 4.4B1　无标记的直立位梗阻

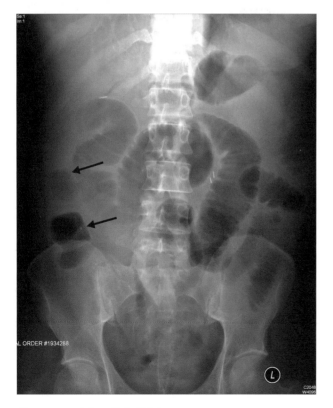

图 4.4A2　有标记的仰卧位梗阻

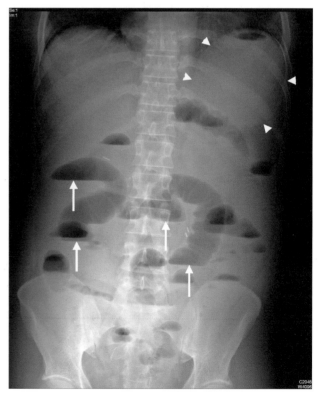

图 4.4B2　有标记的直立位梗阻

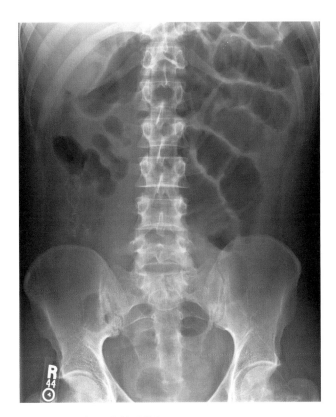

图 4.4C　无标记的仰卧位梗阻

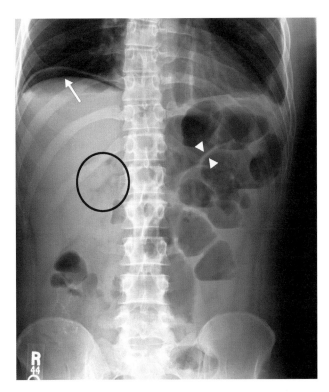

图 4.4D　伴游离气体的有标记的仰卧位梗阻

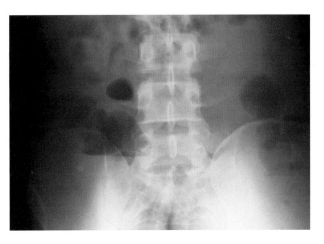

图 4.5A1　无标记的前哨环

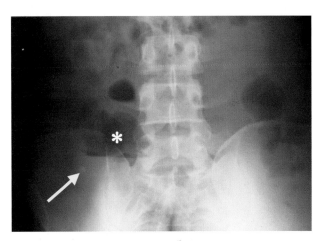

图 4.5A2　有标记的前哨环

## 乙状结肠扭转

　　乙状结肠扭转较盲肠扭转(图 4.6)常见。它的发生是由于乙状结肠的肠系膜附着松动。患者通常是老年人,有腹痛和腹胀,并有肠道蠕动减弱及停止排气的病史。仰卧位图显示大量扩张的乙状结肠,形成倒"U"形,起源于骨盆左侧,指向右上腹。在骨盆中,扭曲的肠管末端常被看到逐渐缩小到一个细点,被称为"鸟嘴"(这些图像中未见)。邻近的水肿肠壁和肠系膜形成特征性的中央"条纹"(星号)。结肠袋表明这是大肠(白箭)。卧位图(图 4.7)显示了与闭袢梗阻一致的气液层(狭窄的黑箭)。注意重叠的肠(白星),可能被误认为是游离气体。另外许多静脉石可见中央特征性透亮区。

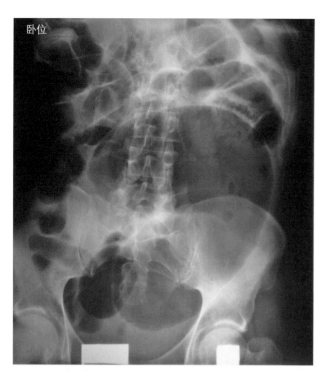

图 4.6A1　无标记的盲肠扭转

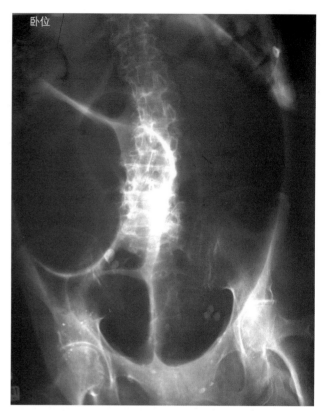

图 4.7A1　无标记的乙状结肠扭转

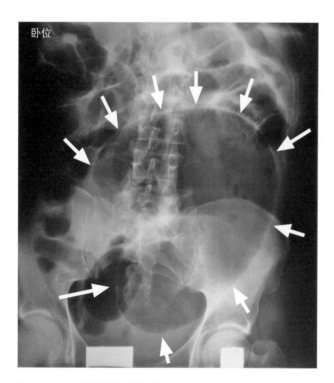

图 4.6A2　有标记的盲肠扭转

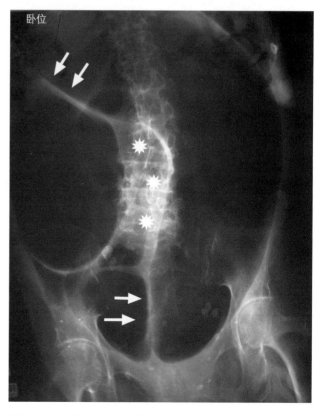

图 4.7A2　有标记的乙状结肠扭转

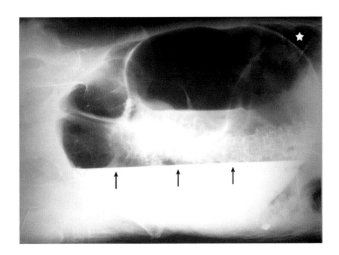

图 4.7B　仰卧位乙状结肠扭转

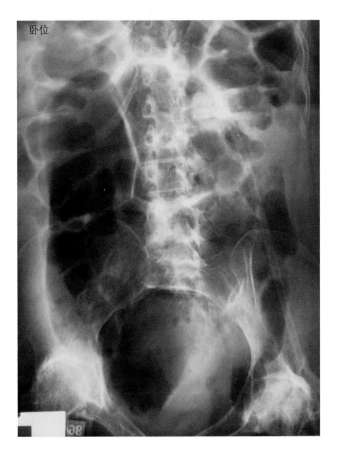

图 4.8A1　无标记的大肠梗阻

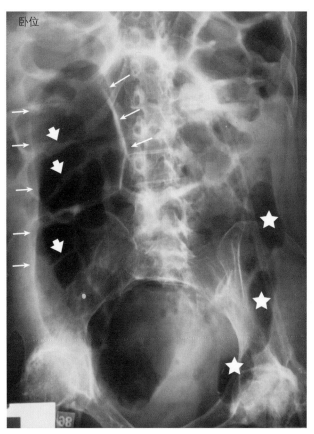

图 4.8A2　有标记的大肠梗阻

见的原因。远端大肠梗阻通常表现为相对较轻的症状,因为大多数是逐渐进行性的,不影响胃肠道的任何代谢功能(与小肠梗阻相比,尤其是水分吸收)。腹部平片的影像学表现无特异性。直立或卧位片可能显示气 - 液平但不能确定梗阻的根本原因。

## 中毒性巨结肠

以腹泻、发热、腹痛和腹胀为表现的溃疡性结肠炎患者应考虑中毒巨结肠。它也见于克罗恩病或其他严重结肠炎的患者。横结肠扩张在仰卧位 X 线片上最为明显,但通常累及整个大肠。对于这种情况的诊断结肠内径没有共识。>6cm 的直径是值得关注的,>10cm 的直径是穿孔的高风险因素。溃疡性结肠炎肠壁的特征性病理包括溃疡区、炎症和水肿之间的节段,是否有假息肉,可以从称为"蹈趾印"(黑箭)的管腔不规则性中推断出来。本例的平片(图4.9A1 和图 4.9A2)显示大肠部分水肿和扩张(大白箭)。其他肠襻显示正常肠管标记消失(细白箭)及明显增厚(白箭头)。特写图像(图 4.9B1 和图 4.9B2)

## 大肠梗阻

升结肠有扩张的环(小白箭),降结肠和乙状结肠有空气(白色星星),但直肠内无空气。可见重叠的小肠标记(白箭),表明回盲瓣功能不全。这些发现是高度可疑的梗阻性乙状结肠癌,可以通过直肠造影 CT 或直肠镜寻找。结肠肿瘤是大肠梗阻最常

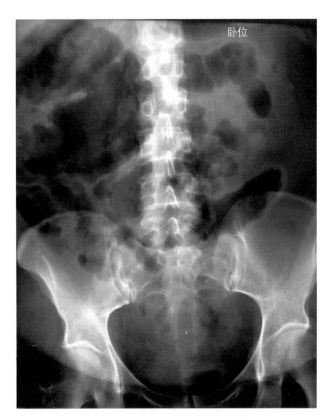

图 4.9A1 无标记的中毒性巨结肠

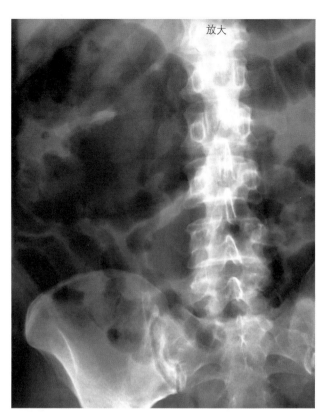

图 4.9B1 无标记的中毒性巨结肠近距观

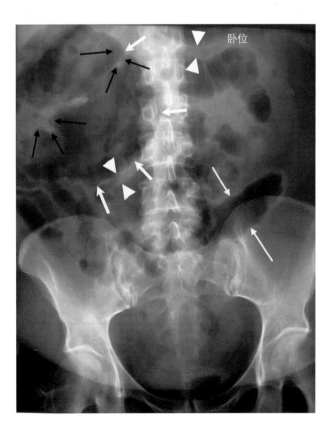

图 4.9A2 有标记的中毒性巨结肠

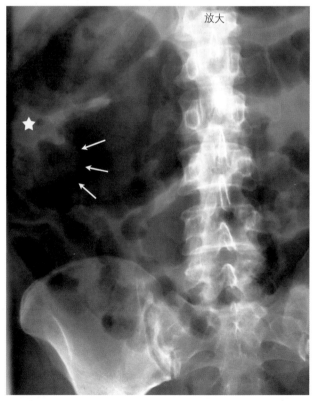

图 4.9B2 有标记的中毒性巨结肠近距观

显示大范围的肠水肿,类似蹒趾指纹斑点(小白箭),以及肠壁拥挤形成密集条纹(星形)。拥挤是指在肠壁水肿的背景下出现邻近的肠皱襞增厚。

## Pseudo-obstruction(奥格尔维综合征)

假性梗阻,也被称为奥格尔维综合征,是一种模拟大肠梗阻。这一疾病通常在老年和那些患有慢性病、滥用泻药、长时间不活动的患者中发现,可导致结肠运输明显减慢,从而进展为肠弛缓。部分肠道——最常见的是结肠下段扩张,有空气和粪便混合物,没有气 - 液平。图 4.10A1 和图 4.10A2 所示为 1 例从疗养院来的发热及精神状态改变的患者。患者进行了轻柔的腹部检查,没有压痛或反跳痛,但确实肠鸣音减少了。单张腹部图像显示了几个征象:大量扩张的大肠祥(星号),并没有气液平面或游离气体。顺便注意到一个 Greenfield 过滤器(箭)。虽然这张图像并非诊断性的,但其临床表现提示假性梗阻。一位老年患者表现为腰痛,并在 6d 内没有排便。图示弥漫性小肠和大肠扩张,直肠内明显无气体(图 4.10B)。然而,CT 显示没有梗阻、狭窄或肿块,患者在鼻胃管减压、肠道休息和温水浴后状态良好。假性梗阻是一个排除性诊断,在急诊中很少能达到这一点。考虑到假性梗阻时应立即进行 CT 检查以排除机械原因并进行外科咨询。

## 间位结肠

Dimitrios Chilaiditi,一位希腊放射科医生,在 1910 年首次描述了肝和膈肌之间的肠祥(图 4.11)。它们可能给人一种游离气体的印象,但仔细检查可发现如本例所示的肠道标记。这是由于肝脏的一个小的或没有裸露的区域。患者的腹部症状很少是由这种情况引起的,但绝大多数是慢性的并且没有临床意义。

## 胆道积气

胆道系统的空气呈分支管状透明,覆盖在肝中心区域。在 Oddi 括约肌功能不全的情况下,这一发现可能是良性的,或见于外科胆肠吻合,或病理上的,如胆结石性肠梗阻或由产气细菌形成的胆管炎。本例的平片(图 4.12)显示新近放置胆道支架(黑色卵圆形)的患者出现了胆道积气(白箭)。此外,胰脏内可见小的钙化(黑箭),提示慢性胰腺炎。

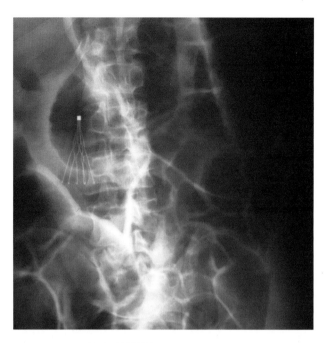

图 4.10A1　尤标记的假性梗阻

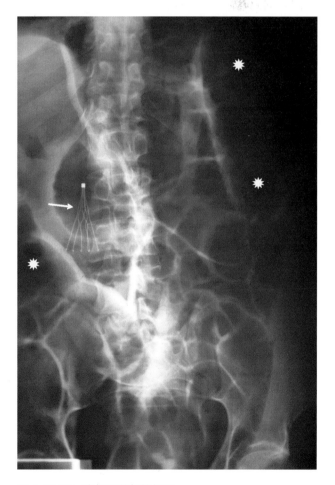

图 4.10A2　有标记的假性梗阻

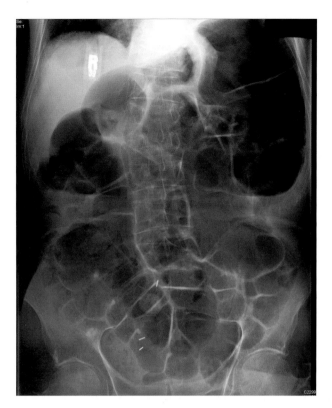

图 4.10B　第二例假性梗阻

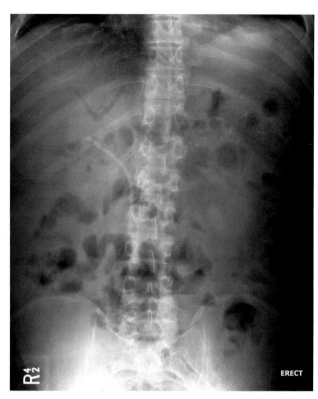

图 4.12A1　无标记的胆道积气

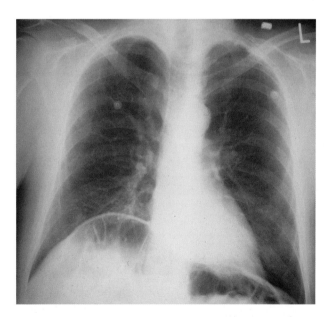

图 4.11　Chilaiditi（间位结肠）发现

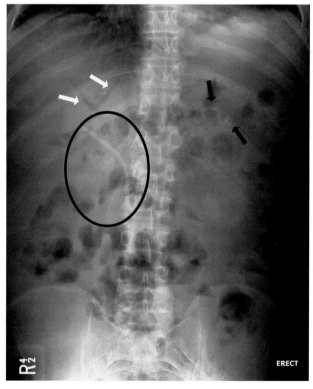

图 4.12A2　有标记的胆道积气

## 门静脉积气

门静脉积气是门静脉内气体的积聚,表现为肝周围纤细的透明分支。这与胆道积气中央透明形成对比。虽然传统上认为这是肠缺血的预兆,门静脉气体越来越多地用于引起肠扩张的其他疾病,如肠梗阻或肠梗阻内镜检查。本例的平片显示小肠梗阻伴扩张的小肠祥(图 4.13A1 和图 4.13A2)。肝脏周围可见门静脉气体(白箭头),小肠壁上可见肠积气(黑箭),两者都与缺血有关。患者最近服用的不透射线的药丸偶然能在胃里看到(黑圈)。随后患者接受了腹部 CT 进一步检查,清晰显示肝脏内有广泛的门静脉气体(图 4.13B)。在 CT 冠状图像上小肠明显扩张并广泛的肠积气(白箭头),与缺血性小肠梗阻一致。

## 肠壁积气

一名患者从疗养院回来,脓毒症伴急腹症。平片显示多个部位积气(图 4.14A2,箭)。在手术中,发现她有缺血坏死的肠区。肠壁积气通常是一种不祥的征兆,因为它提示肠内容物和血流之间的屏障被破坏。它可以由严重的机械性梗阻、缺血、炎症性肠病引起,也可以由肺源性引起,如 COPD 中破裂的水泡。

## 腹膜后积气

一位年轻健康的患者在用扫帚做杂技表演时,掉落在扫帚柄的尖上,45 分钟后送往急诊。他说直肠痛得很厉害。平片(图 4.15A2)显示盆腔(白箭)和腰部腹膜后气体(黑箭,也见于图 4.15B2)。左腹脂线中也可见气体(图 4.15A2 和图 4.15B2,箭头)。因为奇怪的机制和患者的舒适状态,会诊外科医生对这一发现的准确性表示怀疑。为了证实这一点,并排除腹腔内游离气体,我们获得了一张卧位片(图 4.15B1 和图 4.15B2)。在没有空气迁移的情况下,也可以得出同样的结论。在手术中,发现患者直肠穿孔延伸到骨盆的腹膜外筋膜平面。

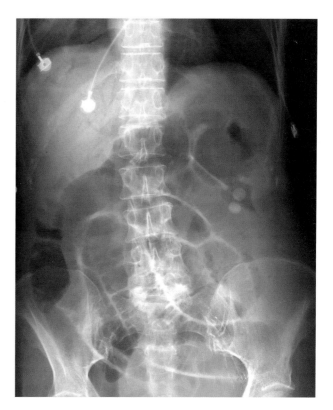

图 4.13A1　无标记的门脉积气

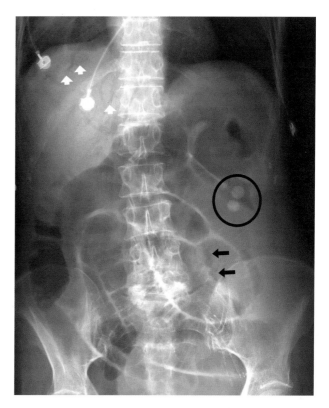

图 4.13A2　有标记的门脉积气

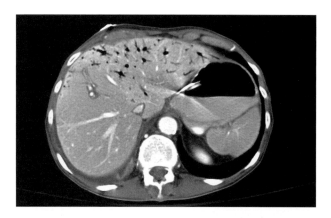

图 4.13B　CT 轴位门脉积气

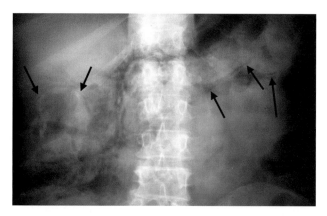

图 4.14A2　有标记的积气

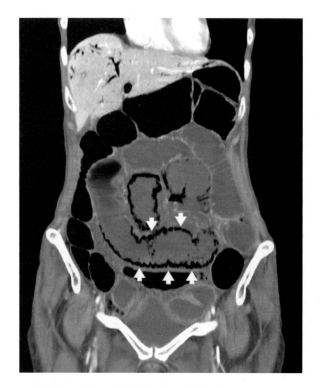

图 4.13C　门脉积气伴梗阻的 CT 冠状位

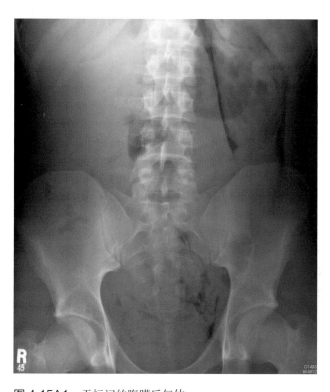

图 4.15A1　无标记的腹膜后气体

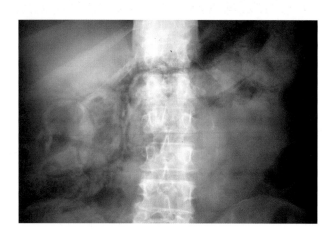

图 4.14A1　无标记的积气

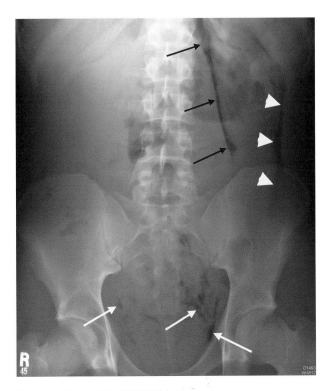

图 4.15A2　有标记的腹膜后气体

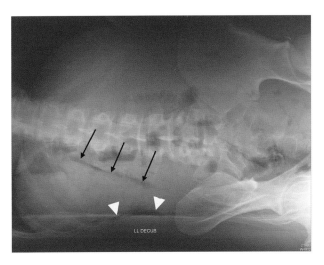

图 4.15B2　有标记的卧位腹膜后气体

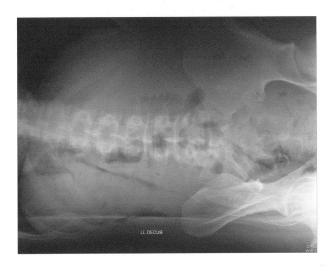

图 4.15B1　无标记的卧位腹膜后气体

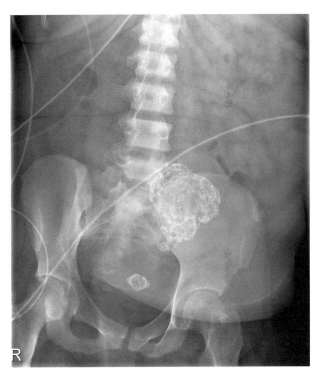

图 4.16A1　无标记的子宫肌瘤

## 子宫肌瘤钙化

仰卧位图像显示不规则形状的聚集性钙化(图 4.16A2,黑箭),分散的位置和缺乏光滑边界("爆米花"外观)区别于膀胱结石、输尿管结石或肾结石。子宫肌瘤在检查下腹部时经常可以摸到,但许多没有钙化。通过床边超声检查可以很容易地确定它们的身份。图 4.16B 腹部 CT 扫描片显示另一例从骨盆外延伸出的多发性钙化肌瘤(白箭)。

## 肾结石

图 4.17A 和图 4.17B 中患者表现为血尿、左侧腹痛。她之前有过几次"肾脏感染",后来使用抗生素痊愈了。仰卧腹部片示正常肠管气体形态,左侧上腹部异常密度(长箭)。右肾的轮廓(短箭)可见,而左肾的

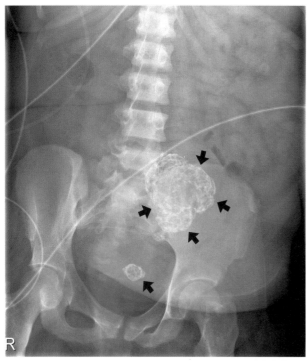

图 4.16A2　有标记的子宫肌瘤

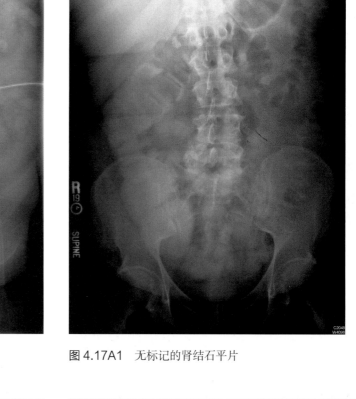

图 4.17A1　无标记的肾结石平片

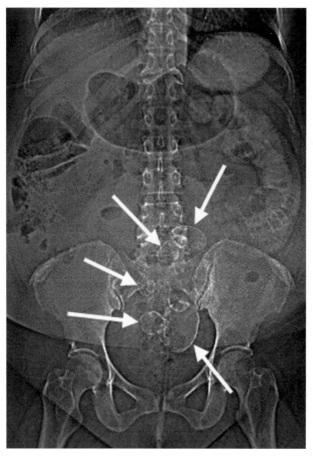

图 4.16B　子宫肌瘤 CT 定位图

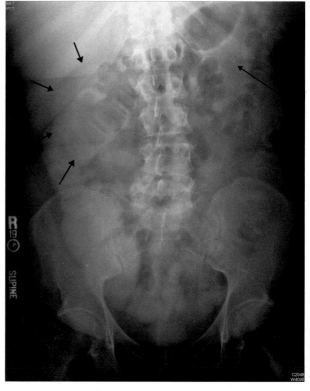

图 4.17A2　有标记的肾结石平片

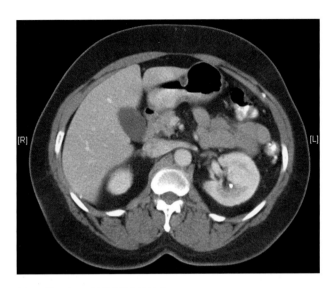

图 4.17B1 无标记的肾结石 CT

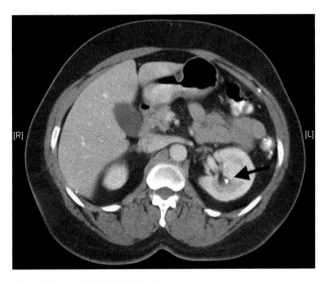

图 4.17B2 有标记的肾结石 CT

轮廓未见,提示临床中可能存在肾炎,使其边缘模糊。单层 CT 图像显示左肾下极致密钙化,无肾积水(图 4.17B2)。大多数肾结石不会引起肾盂积水,因为它们太大了,无法进入输尿管造成阻塞(尽管这个结石足够小)。肾结石可以变得非常大,形状奇特,因此被称为"鹿角石"(见下一个病例)。尽管进行了适当的抗生素治疗,复发性尿路感染的患者仍应怀疑存在这些结石。

## 鹿角形结石

由于巨大的鹿角形结石,仰卧位显示右侧肾内集合系统(星形)明显扩张。肾脏的位置通常在腰肌阴影的外侧。左侧腰大肌影(大箭)清晰可见,右侧腰大肌影难以看到,提示腹膜后水肿或邻近腹膜内积液。右侧钙化充满了集合系统。中线钙化(小箭)表示肾脏呈马蹄形。鹿角石通常由磷酸氨镁组成,磷酸氨镁是镁(使其不透光)、铵和磷酸盐的混合物。它们被归类为感染性结石,因为它们与解脲的生物体有关,包括变形杆菌、假单胞菌、普罗维登斯菌属、克雷伯氏菌、葡萄球菌和支原体。

## 输尿管结石

沿输尿管走行区的高密度影可能代表输尿管结石(图 4.19A2,箭),与静脉石(图 4.7A)相比,输尿管结石往往呈不规则、角状、不均匀的放射致密外观,类似于图 4.19A2。虽然在输尿管的解剖上有个别差异,但有必要了解其典型的过程。这可以在标准解剖文献中回顾,但很容易从显示支架或静脉肾盂造影的 X 线片中发现。图 4.19B 中的静脉肾盂造影显示了整个正常集合系统的造影,勾勒出输尿管的走行(白箭头)。没有发现充盈缺损来提示有石头的存在。盆腔内多发钙化静脉结石,位于集合系统之外(黑箭)。平片检查并不足以排除输尿管结石,因为大多数输尿管结石虽然不透明,但在平片上太小,或不能与其他钙化物区分。另一例,显示输尿管结石在平片上辨认困难,如图 4.19C(箭)所示。这种结石不能确定,但经 CT 证实(图 4.19D)。平片联合超声诊断肾盂积水的准确性仅略低于 CT。平片能够可靠地诊断不太可能自发排出的较大结石(>5mm)。这种替代成像方法被一些人认为是 CT 的替代品,因为它的辐射量低得多,绝大多数小结石会自发排出,而且除了最大的结石外,所有结石的初始处理都是保守治疗。

## 膀胱结石

位于骨盆下部的圆形不透明结构是膀胱结石。由于肾脏或输尿管未见强化,且结构小,边缘光滑,可与膀胱内的造影剂区分。

## 胰腺钙化

图示胰腺钙化的特征性点状突起。它们从右上腹,穿过中线,延伸到左上腹(黑箭)。它们反映了炎症的反复发作。患者的主诉和临床症状将决定这一发现的意义。参见图 4.12。

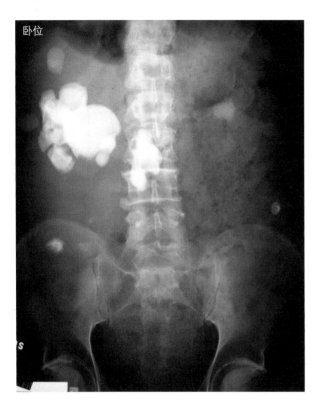

图 4.18A1　无标记的鹿角结石

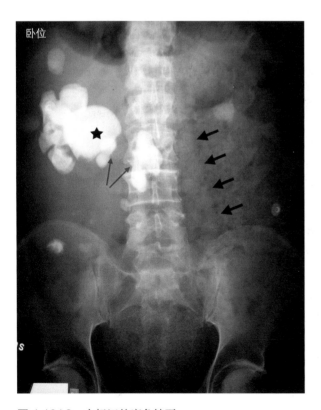

图 4.18A2　有标记的鹿角结石

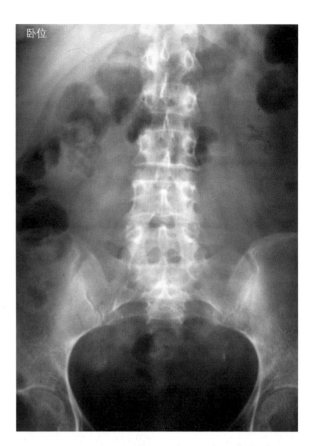

图 4.19A1　无标记的输尿管结石平片

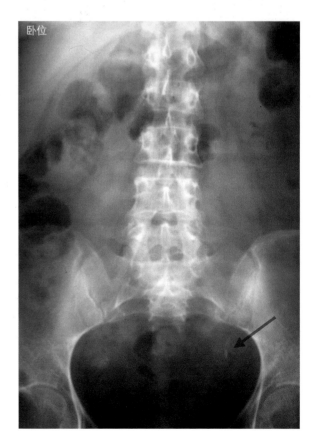

图 4.19A2　有标记的输尿管结石平片

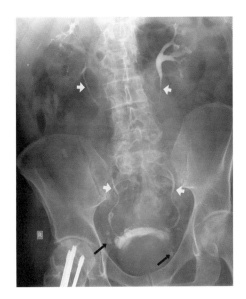

图 4.19B 正常静脉肾盂造影（IVP）对比显示输尿管

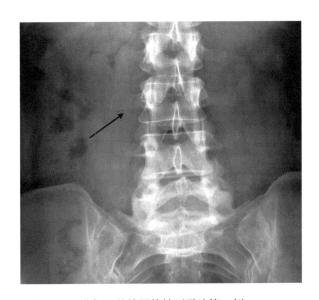

图 4.19C 有标记的输尿管结石平片第 2 例

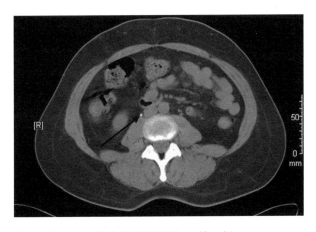

图 4.19D 有标记的输尿管结石 CT 第 2 例

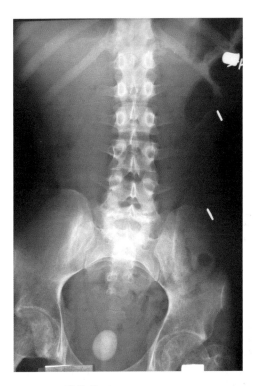

图 4.20 膀胱结石

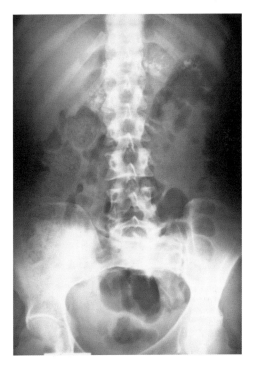

图 4.21A1 无标记的胰腺钙化

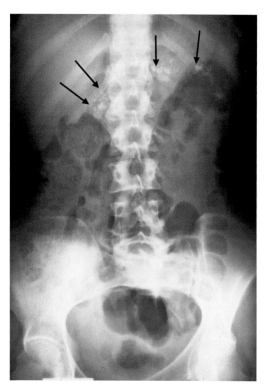

图 4.21A2　有标记的胰腺钙化

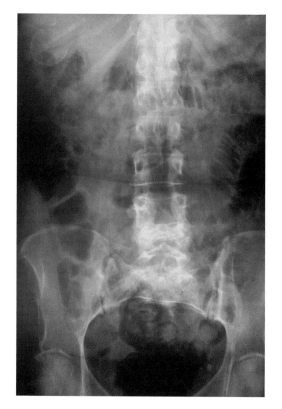

图 4.22A1　瓷胆囊

## 瓷胆囊

右上腹的圆形结构是钙化的胆囊"壳"。特写图显示胆囊内也存在细小密度(图 4.22A2,黑色圆圈)。由于患者常需做胆囊切除,因此应进行随访和 / 或手术会诊。

## 血管钙化

图 4.23A 和图 4.23B 显示一个巨大的脾动脉瘤,这是在一个主诉为下腰痛患者意外发现的。患者的症状似乎与这一发现无关。动脉粥样硬化钙化常见于腹平片。图 4.23C 显示弯曲的脾动脉(长白箭)和(正常)胸降主动脉(白箭头)的钙化。图 4.23D 显示已知腹主动脉瘤的轮状钙化(黑箭)。

## 饲管更换

急诊医生经常被要求更换饲管。在此过程之后通常会进行对比检查以确定放置位置。图 4.24A

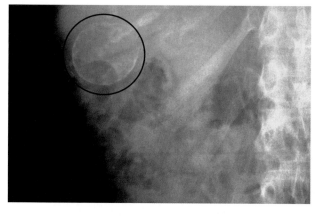

图 4.22A2　瓷胆囊近距观

显示空肠造口管在适当位置:可见染料勾勒出了特征性的多个空肠小黏膜皱襞。本研究对另一位近期放置胃造口管的患者进行了对比研究(图 4.24B),显示胃外造影剂腹腔外渗(黑箭)。造影剂勾勒出肝脏轮廓(黑箭头)。左偏侧膈(白箭头)也可见造影剂,伴适量膈下游离空气。在中腹部可见扩张的肠袢。

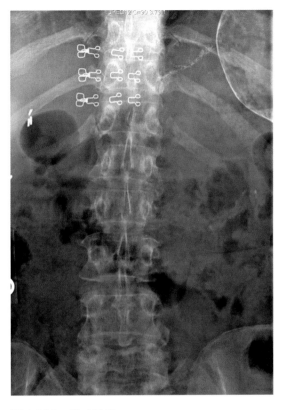

图 4.23A　脾动脉瘤

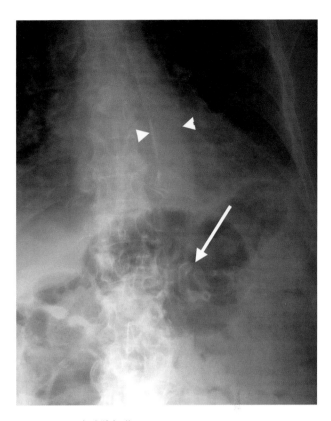

图 4.23C　脾动脉钙化

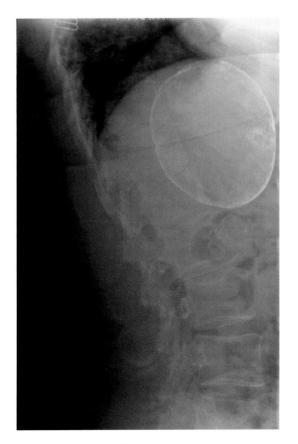

图 4.23B　脾动脉瘤侧面观

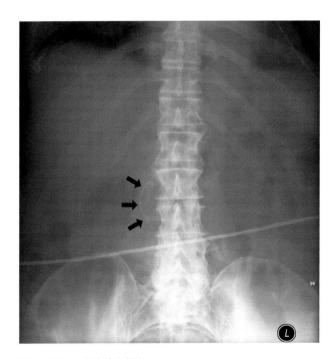

图 4.23D　脾动脉瘤钙化

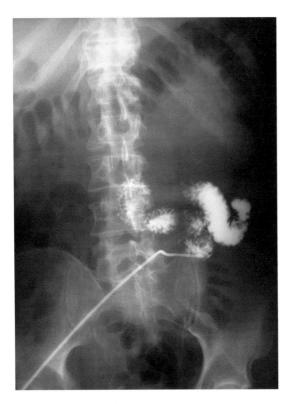

图 4.24A　饲管更换

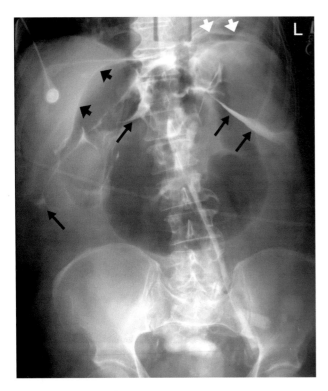

图 4.24B　饲管外渗

（胡紫依　译，金倩娜　校）

## 参考文献

Ahn SH, Mayo-Smith WW, Murphy BL, et al.: Acute nontraumatic abdominal pain in adult patients: abdominal radiography compared with CT evaluation. *Radiology* 2002;**225**:159–64.

Anyanwu AC, Moalypour SM: Are abdominal radiographs still overutilised in the assessment of acute abdominal pain? A district general hospital audit. *J R Coll Surg Edinb* 1998;**43**:267–70.

Flak B, Rowley A: Acute abdomen: plain film utilization and analysis. *Can Assoc Radiol J* 1993;**44**(6):423–8.

Gupta K, Bhandari RK, Chander R: Comparative study of plain film abdomen and ultrasound in non-traumatic acute abdomen. *Ind J Radiol Imaging* 2005;**15**:109–15.

Kellow ZS, MacInnes M, Kurzencwyg D, et al.: The role of abdominal radiography in the evaluation of the nontrauma emergency patient. *Radiology* 2008;**248**:887–93.

Laméris W, van Randen A, Van Es HW, et al.: Imaging strategies for detection of urgent conditions in patients with acute abdominal pain: diagnostic accuracy study. *British Med J* 2009;**339**(7711):29–33.

MacKersie AB, Lane MJ, Gerhardt RT, et al.: Nontraumatic acute abdominal pain: unenhanced helical CT compared with three-view acute abdominal series. *Radiology* 2005;**237**:114–22.

Otero HJ, Ondategui-Parra S, Erturk SM, et al.: Imaging utilization in the management of appendicitis and its impact on hospital charges. *Emerg Radiol* 2008;**15**:23–8.

Rao PM, Rhea JT, Rao JA, Conn AK: Plain abdominal radiography in clinically suspected appendicitis: diagnostic yield, resource use, and comparison with CT. *Am J Emerg Med* 1999;**17**:325–8.

Stoker J, van Randen A, Lameris W, Boermeester MA: Imaging patients with acute abdominal pain. *Radiology* 2009;**253**(1):31–46.

van Randen A, Lameris W, Luitse, JSK, et al.: The role of plain radiographs in patients with acute abdominal pain at the ED. *Am J Emerg Med* 2011;**29**(6):582–9.

# 第5章

# 颈椎 X 线平片

Eric Fox Silman

## 概述和功能

颈椎 (cervical spine) 损伤是急诊中一种罕见但重要的诊断。在美国，每年约有 11 000 例脊髓损伤新发病例，几乎所有病例都是急诊。2%~6% 钝伤患者存在颈椎损伤，其中高达 1/3 的是无意识患者[1,2]。由于漏诊颈椎损伤将存在潜在的严重后果，急诊科医生必须对患者的风险评估保持警惕，并且必须熟练掌握颈椎创伤的影像诊断。

大多数颈椎受伤是由机动车碰撞、跌倒、运动和斗殴所造成的。数 10 年的生物力学研究已经将伤害模式与伤害机理相关联，但是这些研究的细节不在本章范围之内，因此将不再讨论。然而，我们急需认识的是，颈椎内损伤的部位和模式。1/3 的颈椎骨折发生在 C2 处，约一半发生在 C5 和 C6 之中[3]。非连续性损伤很常见，尤其是在具有严重损伤机制的患者中。在一项大型回顾性研究中，Nelson 和他的同事发现多达 20% 的不连续颈椎骨折[4]。该研究和其他研究共同发现，随着损伤严重程度评分的提高，颈椎骨折的发生率也增加。颈椎骨折的"稳定"是指脊柱损伤后整体的完整性、伴随损伤和脊髓损伤的风险。稳定性取决于预先存在的条件（如类风湿或骨关节炎）、力度和损伤机制。Trafton[5]描述的是接受度最广的颈椎损伤稳定性分类方法（表 5.1）。

对于怀疑有颈椎损伤的患者，颈椎平片是首选的传统检查方式。近年来，关于 X 线平片与 CT 扫描已出现了许多争议。争议及其支持的数据和实践准则将在本章后面介绍。尽管如此，对于某些患者以及在许多无法轻松获得 CT 的机构，X 线平片仍然是首选的筛查方法。

标准的颈椎平片是一个三视图序列，包括前后

表 5.1　颈椎损伤及其相对稳定性[5]

| 伤害 | 稳定性 |
| --- | --- |
| C1 横韧带断裂 | 最小 |
| II 型齿状突骨折 | |
| 爆裂性骨折伴后韧带断裂（屈曲撕脱骨折） | |
| 双侧小关节脱位 | |
| 爆裂性骨折不伴后韧带断裂 | |
| 过度伸展骨折脱位 | |
| 伴有前移位或后移位的 C2 压缩骨折（Hangman 骨折） | |
| 延伸性泪滴骨折 | |
| 伴有侧向移位的 C1 压缩骨折（Jefferson 骨折） | |
| 单侧小关节脱位 | |
| 前半脱位 | |
| 单纯楔形压缩骨折不伴后韧带断裂 | |
| C1 后弓骨折 | |
| 不累及椎板的孤立性棘突骨折（clay shoveler 骨折） | 最大 |

位 (anteroposterior, AP)，侧位和可见齿状突的张口位。一张合格的 AP 位胶片应清楚地显示从 C3~C7 的所有椎体。上段颈椎和寰枕关节在 AP 位图像上不能清晰地成像。一张合格的侧位片应能显示从颅骨到颈胸交界处的所有平面，其中 C7~T1 关节尤为重要。在肥胖或肌肉发达的患者中，软组织常常遮盖 C7~T1 连接，此时可借助手臂向下拉力或举起手臂的"游泳者体位"获取侧位片。侧位应能看到椎体、椎间隙、横突、带小关节的关节肿块、椎板和棘突。脊柱韧带的解剖不能用 X 线平片显示，但是，韧带的完整性可以通过侧位片上的四条前凸曲线来评估。张口齿状位应显示 C1、C2 横突及整个齿状突关节。

过屈 - 过伸（F/E）位摄片（图 5.9）或透视检查通

常用来显示标准三视图上无骨折患者的韧带不稳定情况。过屈-过伸（F/E）位摄片的不稳定征象包括相邻椎间盘水平移位 >3.5mm，关节突关节移位，椎间盘间隙增宽，椎间盘高度丢失 >30%，或椎前血肿，侧位椎前软组织厚度或轮廓异常[6]。MRI 已经在很大程度上取代了过屈-过伸（F/E）位摄片成像来诊断韧带损伤，而过屈-过伸（F/E）位并不能增加重要诊断的信息。过屈-过伸（F/E）位不应在反应迟钝患者或活动时疼痛的患者身上进行。斜位片可以显示椎间孔，但不如三视图序列敏感，也不便在急诊室[7]中获得。

## 适应证

尽管有几十年的研究，但对于颈椎钝性创伤患者的放射学筛查的适应证仍然存在争议。毫无疑问，对疑似多系统损伤的患者来说，颈椎成像是必需的。确诊或疑似创伤性脑损伤的反应迟钝的患者，影像检查也同样适用。争议在于伤势较轻的患者。许多患者都有损伤的微机制，可以进行临床评估，以确定是否需要做 X 线检查。大多数权威机构同意，任何疑似颈椎损伤的患者，如果临床上无法排除，都应该进行成像。颈椎平片一直是骨折和韧带损伤的传统筛查方法。美国放射学会（The American College of Radiology，ACR）给临床不能排除颈椎损伤患者进行 X 线平片检查指征评分为 6 分（总分 9 分），其中 4~6 分反映的是影像检查"可能合适"，7~9 分反映的是影像检查"通常合适"[8]。

对诊断性医疗辐射引起的成本和恶性风险的日益关注促进了两种主要决策工具的开发，以帮助临床医生决定是否对有颈椎损伤风险的患者进行成像。这些规则有助于医生在临床上排除颈椎损伤。加拿大颈椎规则（The Canadian C-spine Rule，CCR）和 Nexus 低风险标准（NLC）是两项决策规则，旨在确定警觉的、未醉酒的颈部损伤患者是否需要进行颈椎成像。

CCR（表 5.2）是一项在加拿大推导并验证的三步决策规则[9]。第一步是评估所有需要立即强制进行影像检查的高危因素。第二步是评估所有可以进行主动活动范围测试的低风险因素。第三步是测试活动范围，要求患者主动将颈部向两侧旋转 45°。可

以旋转颈部的患者，无论是否疼痛，都不需要成像。在其推导的研究中，该规则对判断临床严重颈椎损伤的敏感性为 100%，特异性为 42.5%[9]。此外，研究中排除的四个损伤被归类为没有临床意义。这一规则随后在一项多中心研究中得到了验证，针对临床严重颈椎损伤具有 100% 的阴性预测价值[10]。

表 5.2    加拿大颈椎规则[9]

| 任何具有进行放射检查的高危因素?* | |
| --- | --- |
| 年龄 ≥65 岁，<br>四肢感觉异常，<br>危险机制： | |
| 从高于 3 英尺（约 91.44cm）或 5 级以上台阶跌落， | □是 |
| 中轴骨承重受伤， | □否 |
| 高速（>100km/h）机动车碰撞 / 翻滚 /<br>弹出，<br>自行车碰撞<br>机动休闲车辆 | |

| 任何具备允许进行安全评估的低风险因素?* | |
| --- | --- |
| 可以维持坐姿，<br>任何时间都能走动，<br>颈痛延缓，<br>延迟性颈部中轴线压痛，<br>机动车辆后端轻微撞击： | |
| 被推进交通车辆中 | □是 |
| 被大巴 / 大卡车撞击 | □否 |
| 翻滚<br>被高速行驶的车辆撞击 | |

| 颈部自主旋转 45°?* | □是，可以 |
| --- | --- |
| | □否，不可以 |

注：* 如果存在任何高危因素、但无低危因素，或颈部不能自主旋转 45°，则需进行 X 线平片检查。译者注：该表格根据 N Engl J Med 2003；349：2510-2518 较原文有修改

NLC 提出了五个低风险标准（表 5.3），允许在所有标准缺失情况下无须放射成像就可以临床排除颈椎病。在一项针对 34 069 例患者的前瞻性研究中验证了该标准，其中敏感性和特异性分别为 99% 和 12.9%[11]。按标准漏诊的 8 例患者中有 2 例具有临床重大损伤。重要的是，NEXUS 研究人员将"疼痛分散性损伤"定义为长骨骨折，需要外科手术探寻的内脏损伤、大撕裂伤、挤压伤和大面积烧伤，以及任何可能"损害患者辨别其他损伤能力的损伤"。

表5.3　NEXUS 低风险标准[11]*

| 无颈椎中轴线压痛 |
| --- |
| 没有醉酒的证据 |
| 正常警觉水平 |
| 无局灶性神经功能障碍 |
| 没有疼痛分散的损伤 |

\* 所有这些都必须是真实的,才可能排除摄片检查

要着重注意的是,被排除在用于推导和验证这两个决策规则研究之外的患者,包括颈部受到直接敲打、有穿透性创伤的患者以及 CCR16 岁以下儿童。NEXUS 标准随后在儿科患者中得到了验证,其中大多数是 8 岁以上的患者[12]。

在 2003 年对 8 000 例患者进行的前瞻性研究中,直接比较了这两个决策规则[13]。CCR 和 NLC 的灵敏度分别为 99.4% 和 90.7%。CCR 只漏诊了一次损伤,而 NEXUS 却漏诊了 16 次。就实际的成像减少而言,CCR 的成像率为 55.9%,而 NLC 的成像率为 66.6%。尽管有这些数据,关于偏倚和研究设计仍存在持续的争议,这排除了关于任何一条规则优越性的结论,并且它们都在广泛使用中。NEXUS 标准被认为不那么烦琐,可以更广泛使用。

## 诊断误区

颈椎损伤中使用 X 线平片的误区包括其在儿童患者中的特殊问题,显著的不充分成像,以及与 CT 扫描相比在诊断颈椎损伤的准确性方面仍存在争议。

## 儿童颈椎平片

儿童颈椎损伤很少见,儿童严重创伤的发生率仅为 1%~2%[14]。由于多种原因,儿童颈椎损伤的风险增加。首先,儿童头部体积相对较大,创伤期间在所有方向上对颈椎产生的作用力增加。儿童肌肉组织未发育成熟,仅能提供有限的保护以防受伤,且小关节相对水平方向提供的抵抗平移力的阻力较小。另外,儿童骨化不完全的椎体以及弹性椎间盘有着更大的活动度,对变形力的抵抗力也较小。几

种先天综合征使儿童遭受颈椎损伤的风险更高,最常见的是唐氏综合征,可导致高达 20% 的患者寰枢椎不稳定。

由于儿童对放射线的敏感性高,且任何放射学检查的相对剂量都比成人高,对儿童进行影像筛查更应谨慎。因此,应在适当时尝试临床排除。

NEXUS 标准已在一项针对 3 000 多名儿童的大型研究中得到了前瞻性验证,尽管这些患者中年龄 8 岁以下的儿童很少[12]。因此,如同用于成人一样,NLC 可用于排除较大儿童的颈椎损伤。ACR 在其最新适用性标准中对此声明提供了支持[8]。在一项针对超过 12 000 名 3 岁以下儿童的多中心观察性试验中,一项单独的临床决策规则显示,对于没有汽车碰撞的精神状态正常的儿童,其阴性预测值接近 100%[15]。综上所述,这些数据表明,不论年龄如何,在具有适当年龄的神经系统检查且损伤风险低的儿童中,很少进行影像评估。

在儿童、创伤和放射学方面,有关何时将 CT 取代平片作为儿童初筛方法尚无共识。因此,对于那些需要进行放射学评估的儿童,标准的三视图颈椎检查应作为所有低危患者的初选。而对多发性创伤且正在进行其他多个部位 CT 扫描的患者可能更适合使用 CT 进行初筛。

小儿颈椎外伤的最后的一个考虑因素是无放射影像学上异常的脊髓损伤(SCIWORA)。最初在 MRI 出现之前,SCIWORA 被定义为一种在普通 X 线平片或 CT 扫描下表现正常,但脊髓存在损伤的客观征象[16]。由于上述所有原因,儿童颈椎更容易发生软组织损伤,这可能会在没有骨折的情况下引起脊髓损伤。在最近的报道中,MRI 显示多达 2/3 的病例报道有软组织或脊髓损伤[17,18]。因此,许多机构建议医生放弃 SCIWORA 一词。无论哪个术语,对于任何平片或 CT 扫描正常但神经系统症状持续的儿童,都应进行 MRI 检查。

## 成像不充分的问题

对于疑似颈椎损伤的患者,平片的一个主要缺陷是存在漏诊的风险。损伤漏诊的最常见原因是影像学技术和患者解剖因素(如颈托的存在、肥胖或疼痛或肌肉痉挛时活动范围减小)的综合而导致的图像缺陷[19]。高达 72% 的平片可能不能提供足够的

颈椎影像信息[20]。此外,平片往往会漏掉某些区域的骨折,比如枕骨~C3,C6~C7的骨折,这些骨折通常显示是不理想的,但也是常见的骨折区域[21]。尽管X线平片漏诊的骨折往往是那些不需要特殊干预的骨折[9,11],但对预后的影响如何仍有争议。但支持这一观点的数据仍较少。

# 平片与 CT 之争

对于平片是否足够敏感,是否可以作为颈椎损伤的主要筛查手段,仍存在较大争议。尽管 NEXUS 的研究发现,在 0.07% 的患者和 0.008% 的不稳定损伤患者中,平片未能诊断出颈椎损伤[11],但随后的几项对照试验显示,CT 作为初始筛查测试的测试特性要好得多。一项经常被引用的对这些试验的 meta 分析显示,平片检查的总体敏感度为 52%,而 CT 为 98%[22]。这篇综述中包括的研究具有显著的异质性,许多病例只包括 ICU 入院患者、精神状态改变的患者,总体而言健康状态很差的队列。这突显了大型普通放射学与创伤外科研究之间的研究人群差异,前者倾向于招募总体风险较低的到急诊室的"所有患者",后者的受试者往往更容易受伤。从普通放射检查转向基于 CT 的筛查的其他理由包括提高效率和成本效益,这两点都已在各种研究中得到证明[23]。

面对越来越多的数据支持基于 CT 的颈椎损伤筛查,主要的创伤外科机构已经转向推荐 CT 作为钝性创伤患者的初步筛查方法。东部创伤外科协会(the Eastern Association or the Surgery of Trauma, EAST)实践管理指南以及高级创伤生命支持(the Advanced Trauma Life Support, ATLS)指南以提高敏感性和成本效益为由,在过去 5 年中进行了更新,推荐基于 CT 的筛查[24,25]。

尽管有相互矛盾的数据和不断变化的建议,但很明显,需要一种风险分层工具来确定是否需要对颈椎损伤进行平片和 CT 筛查。在某种风险水平上,CT 实际上可能更敏感,更具成本效益。一个研究小组试图定义这一水平,并得出了一个决策规则,并在内部进行了验证,以确定哪些钝性创伤患者可以通过 X 线平片进行筛查,哪些需要 CT 检查。根据 Harborview 标准(表 5.4),可以确定高危(>5%)的颈椎损伤患者需要进行基于 CT 的筛查[26]。使用这 6 个机制和临床标准,将 14% 的患者分层为高危,其中

8.7% 的患者 CT 检测出颈椎损伤。其余 86% 的患者接受了标准的三视图颈椎摄片序列检查,只有 0.2% 的患者检测出损伤。这项研究包括了几名被转移到创伤中心的确诊为骨折的患者,但还没有得到外部验证。尽管如此,这些数据表明,一定程度的风险分层可能有助于确定那些不能被临床排除的患者初筛时需要进行平片检查还是需要进行 CT 检查。

表5.4　颈椎损伤高危(5%)患者的 Harborview 标准[26]

| 损伤 |
| --- |
| 1. 高能量机制<br>高速(>56km/h)机动车或摩托车相撞<br>机动车碰撞现场有伤亡<br>从 3m 以上的高处坠落 |
| 2. 高危临床参数<br>严重的颅脑损伤,包括颅内出血或持续昏迷<br>与颈椎有关的神经学症状或体征<br>骨盆或四肢多处骨折 |

尽管关于颈椎清晰度和影像的争议仍在继续,但很明显,每个筛查方案的目标都应该是在平衡成本效益和辐射剂量的同时,准确诊断重大的颈椎损伤。需要一种通用的算法,用来对成人钝挫伤患者的颈椎成像,对患者进行风险分层,提供一条临床排除的途径,包括对低风险患者进行 X 线平片筛查,对高危患者进行 CT 筛查。这样的算法已经以几种形式提出,如图 5.1 所示。

# 临床图像

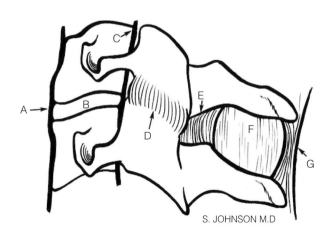

S. JOHNSON M.D

图5.1　急诊科颈椎影像阅片的建议法则

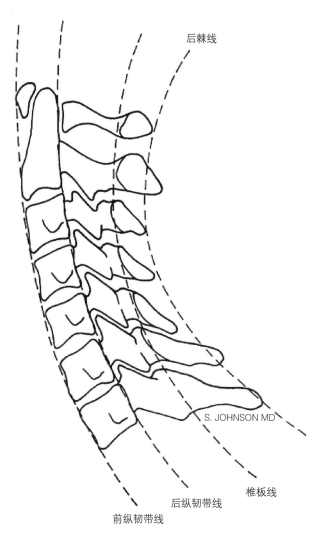

图5.2　颈椎前曲的四条线。前纵韧带线、后纵韧带线、椎板线和后棘线均光滑、前凸，无断裂或成角。这些假想线中断应该怀疑是由韧带或骨骼损伤引起的

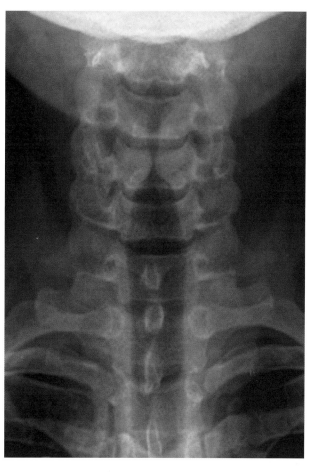

图5.3　正常 AP 位视图。下颌骨和枕骨重叠在前两个颈椎上，因此，一张合格的平片应该清楚地显示从 C3~T1 脊柱。椎体、横突和棘突的垂直和旋转对称性。椎间和棘间的距离应该是恒定的。关节表面应相互平行。"后移"可能意味着骨折，仅有椎间盘间隙扩大可能意味着韧带断裂。颈椎病理性旋转，如单侧关节间脱位，可能表现为棘突偏离正常垂直排列。气管看起来像一个透明的气柱，应位于中线

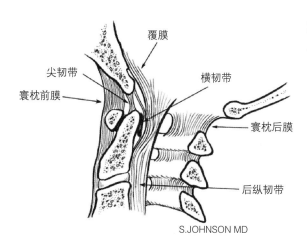

图5.4　颈颅韧带解剖。寰枢椎横韧带、翼状韧带和十字韧带稳定颈颅交界处。前纵韧带起于颅内的覆膜

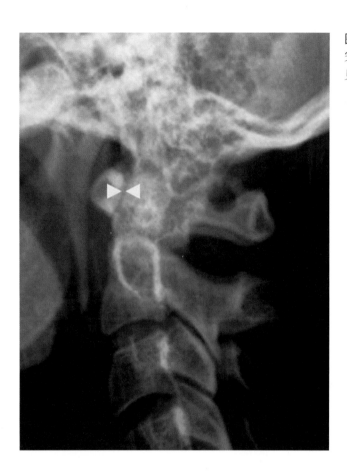

图5.5   正常寰椎间隙。成人的寰齿间距通常 <4mm（小箭）。寰齿间距成人 >3mm，儿童 >5mm，提示寰椎韧带损伤或更常见的寰椎弓骨折

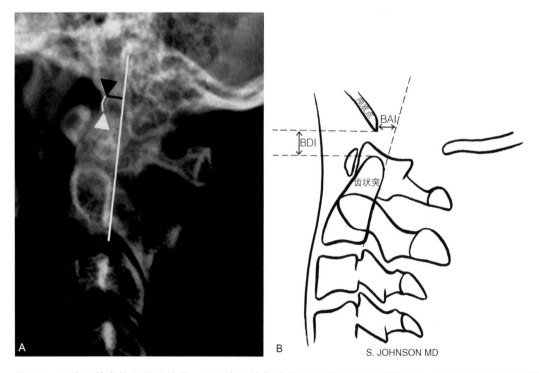

图5.6   正常的枕寰椎（颈颅）关节。A：正常的枕寰关节。B：颅底 - 齿状突间距（BDI）和颅底 - 轴的间距（BAI）都用来评估颈颅骨交界处的完整性；>12mm 表示枕寰椎分离。BDI（空白空隙）是从颅底到齿状突尖端的垂直测量。BAI（黑实线）是从颅底水平测量到沿轴心后部骨皮质垂直绘制的一条线（白实线）

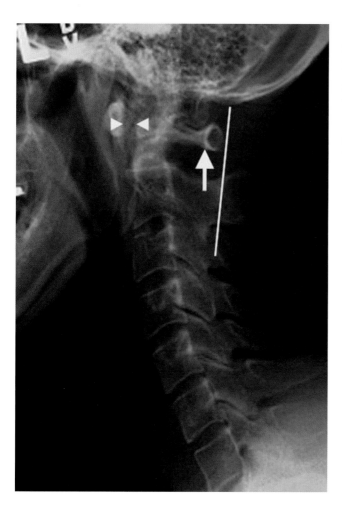

图 5.7　寰枢椎半脱位。寰枢椎半脱位最常见的原因是 C1 移位至 C2 前方,这是由于存在或不存在的潜在退行性病变的不明原因。寰枢椎半脱位的 X 线征象是寰椎间隙变宽(小箭头),成人通常 >3mm,以及位于椎板线前方的后方寰椎弓(大箭和实线)。在儿童患者中,这种情况与类风湿性关节炎、唐氏综合征、Morquio 综合征和 Grisel 综合征有关。该患者拍摄这张 X 线平片后不久就被诊断为强直性脊柱炎,注意椎体的"方形"外观

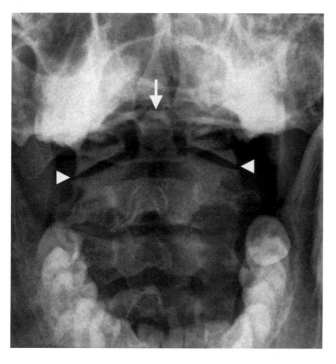

图 5.8　正常张口位。可以完整地看到齿状突和 C1 和 C2 侧块。齿状突与 C1 的任一弓的距离相等,并与 C2 棘突垂直对齐。C1 和 C2 的侧块应该以 <2mm 的侧向覆盖连接(小箭)。值得注意的是,齿状突骨折的两个常见伪装是齿状突基部骨化失败,导致婴儿齿状突持续存在,以及枕骨或上颌牙在齿状突上投射的 X 线阴影

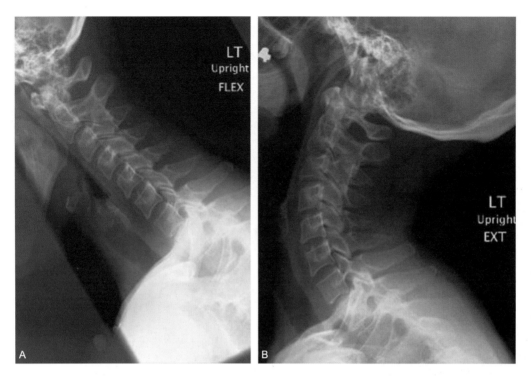

图 5.9　正常屈曲位和后仰位。颈椎从枕骨到 C7 可视化；前韧带和后韧带是完整的，椎体间距离也是完整的；也没有半脱位。值得注意的是，颈椎平滑前凸在屈曲时减少或消失，而在伸展时明显。这些特点有助于识别前或后韧带损伤，分别导致颈椎在屈曲和后仰时的不稳定性。棘突或椎体之间垂直距离的不适当增加可提示存在前或后半脱位

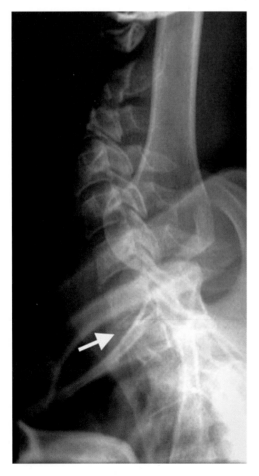

图 5.10　普通游泳者位。如果标准侧位 X 线片不能清楚地显示整个颈椎向下至 C7-T1 交界处，且手臂向下牵引以降低肩部不充分或有禁忌证，则最靠近胶片的手臂可能会被抬起，并获得游泳者位。适当的游泳者位能显示出 C7-T1 交界处（箭），尽管经常与肩部的软组织和骨骼重叠。注意在 C6-C7 节段偶然出现的纤维环钙化（箭头），与撕脱骨折相似

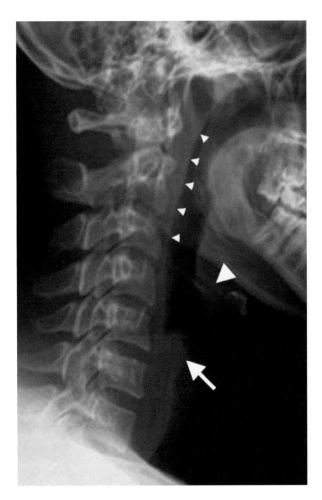

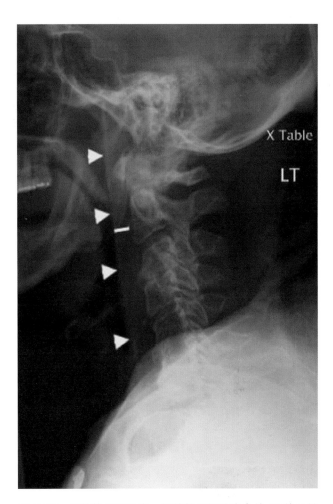

图 5.11　正常的椎前软组织。侧位片显示椎前软组织（小箭头）的正常宽度和轮廓。椎前软组织宽度不应超过 C2 椎体前 6mm。水肿或血肿会引起肿胀或弥漫性增厚，在其他正常的 X 线片中可能是潜在损伤的信号。图中还可以看到舌骨（大箭头）和会厌（大箭）

图 5.12　椎前软组织肿胀。椎前软组织肿胀合并 C1 前弓骨折。注意椎前间隙增宽（白线），失去正常轮廓（小箭头）。侧位片上 C2 的厚度不应超过 6mm，C6 的厚度不应超过 22mm。厚度增加是非常特殊的，但对识别高比例的隐匿性骨折不够敏感。因此，椎前软组织增宽应作为提高隐匿性损伤的可疑指标，并要求行进一步影像检查。与椎前软组织轮廓异常相关的最常见的损伤是枕寰椎分离、枕髁骨折、Jefferson 爆裂性骨折、齿状突骨折、C1 弓骨折和创伤性寰枢椎横韧带断裂

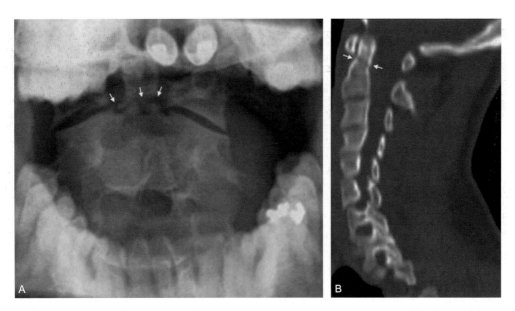

图 5.13    齿状突骨折Ⅱ型。骨折线(小箭头)位于齿状突底部与 C2 环的交界处,在齿状突平片(A)和 CT(B)平片上可见。Ⅱ型骨折是最常见的齿状突骨折,骨质不连的发生率为 30%~50%。齿状突骨折是由不同的损伤机制造成的,但需要很大的力量。Ⅰ型骨折并不常见,当齿状突尖在翼状韧带附着处撕脱时就会发生。这个骨折是稳定的。Ⅱ型和Ⅲ型骨折分别发生在齿状突根部和通过齿状突下方的前轴体。这些骨折是不稳定的,在高达 10% 的时间内可能与神经功能障碍相关

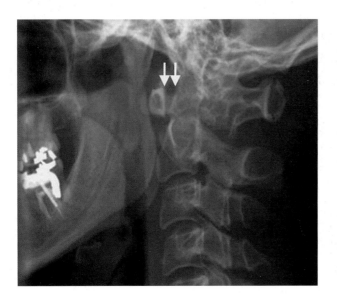

图 5.14    寰椎间隙增宽(ADI)。成人齿状突前间隙或 ADI 的宽度通常 <3mm,儿童 <5mm。ADI 是由寰椎前弓中齿状突的稳定性决定的,而稳定性主要取决于横韧带的完整性。韧带损伤表现为过度屈曲、极度侧屈或垂直受压。横韧带断裂常伴有骨折,但在无骨损伤的情况下,ADI 是唯一的断裂指征。值得注意的是,类风湿性关节炎患者的 ADI 可能出现病理性增宽

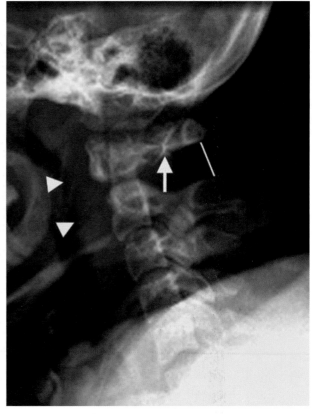

图 5.15    孤立性 C1 环骨折。左侧 C1 环孤立断裂(箭)。注意椎环的上方移位,导致棘间距离增加(实线)。椎前软组织也有明显肿胀和轮廓失常(箭头)

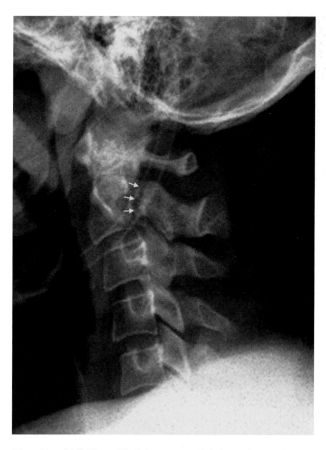

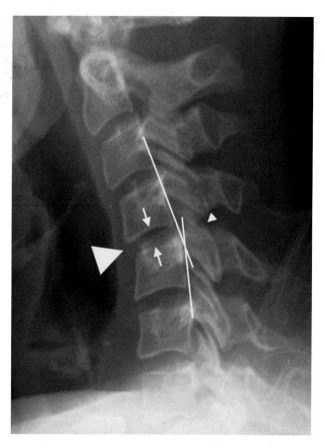

图 5.16 创伤性 C2 滑脱（Hangman 骨折）。双侧 C2 关节间部骨折（不是椎弓根，因为椎弓根在轴线上不清晰），由过度伸展导致的，通常与机动车碰撞（MVC）有关。尽管椎管在这个节段的宽度相对较大，但认为 Hangman 骨折是不稳定的，因为它经常伴随着 C2-C3 椎间盘损伤或 C2-C3 关节间脱位以及由此导致的前滑脱

图 5.17 前半脱位（AS）。"过度屈曲扭伤"是指由于过度屈曲而导致的后方韧带复合体的断裂，如"鞭打"损伤的屈曲部分，与 MVC 的快速减速有关。虽然经典的孤立性 AS 是一种纯粹的韧带损伤，但 AS 也可与关节突关节脱位、骨折和脊髓压迫相关。在 X 线上，AS 表现为损伤水平的过度后凸角度（实线）、棘突的后方"扇形"、前间隙变窄和后方间隙增宽（小箭显示整个椎间盘间隙增宽）。在更广泛的病例中可以看到不同程度的小关节移位。前移位通常 <3mm（大箭头），区别于单纯 AS 和双侧关节间脱位，后者表现为椎体前移 50% 或更多。事实上，半脱位（X 线片显示为下小关节不协调）比单纯脱位更常见

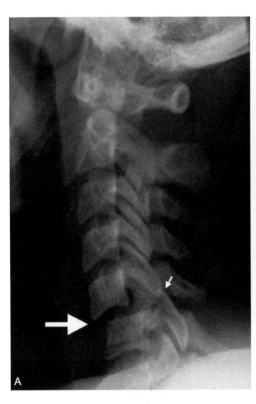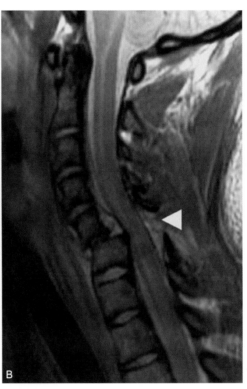

图 5.18 前半脱位(AS)。当屈曲力很大时,后韧带复合体的断裂可能伴随着关节间关节的不完全脱位,导致小关节的"栖息"。A:注意到 C5 在 C6 上椎体重叠 <50%(大箭),同时左侧关节突面栖息(小箭)。B:同一患者的 MRI,说明 AS 合并小关节分离时脊髓损伤的可能性。注意后韧带复合体的完全断裂(大箭头)

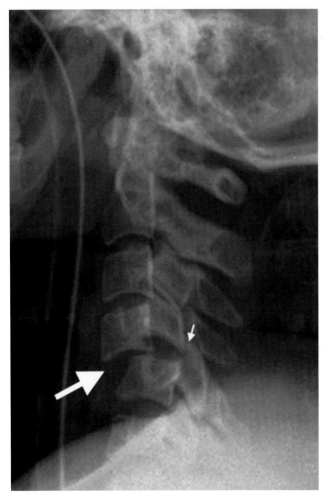

图 5.19 双侧关节面间脱位。当过度屈曲破坏整个后韧带复合体时,会发生双侧关节面间脱位。侧位片上,上小关节位于下小关节之前(称为"锁定小关节"),上椎体向前半脱位到≥其宽度的 50%(大箭),软组织和骨骼都是不稳定的。MRI 可用于确定椎管受累和/或脊髓损伤的程度

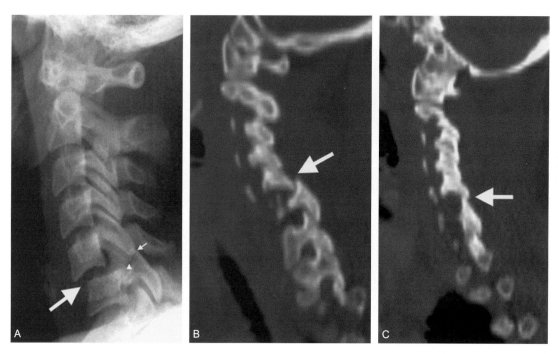

图 5.20　前半脱位（AS），关节突起并锁定。这张影像显示 C5 在 C6 上有栖息面和吊坠面。A:AS 椎体宽度明显 <50%（大箭），左侧小关节突栖息（小箭），右侧小关节突锁定（小箭头）。B 和 C:CT 重建扫描分别显示锁定的右侧和栖息的左侧

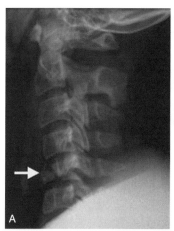

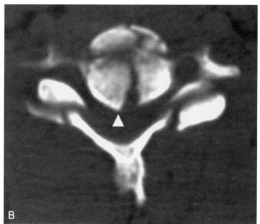

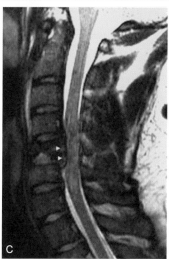

图 5.21　爆裂性骨折。A:平片显示 C5 爆裂性骨折（大箭）。爆裂性骨折是由轴向压力造成的，通常是对头顶的打击，其特征是骨折碎片（箭头）的侧向或 AP 移位，可能会压迫椎管（B 和 C,显示同一患者的 CT 和 MRI）。爆裂性骨折由于椎体高度的丧失，容易与单纯性楔形骨折相混淆，通常有一条贯穿整个椎体高度的垂直骨折线。这些骨折是不稳定的

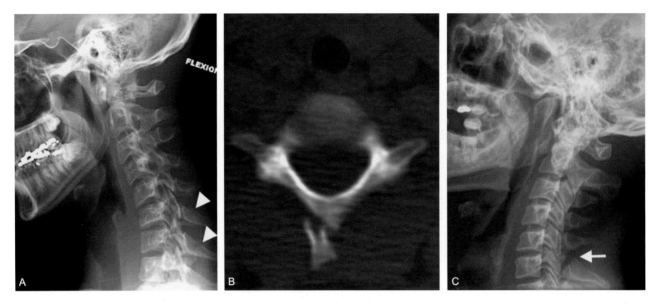

**图 5.22**　Clay shoveler 骨折。C6 和 C7（A，箭头）和 C6（B，箭）的 Clay shoveler 断口。C:(B) 中患者的 CT 显示轻度移位的棘突骨折的良性性质。颈椎棘突的这种简单撕脱性骨折发生在颈部用力弯曲紧绷的后韧带时，这是足球运动员和举重运动员中常见的一种损伤方式。它最常出现在 C6 和 C7 中，被认为是稳定的

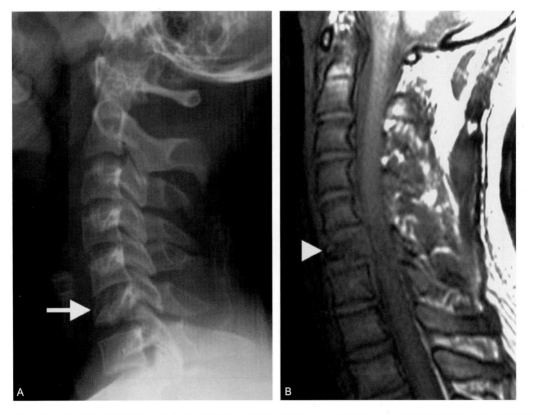

**图 5.23**　粉碎性压缩骨折。这位患者在潜水时承受了轴向力。严重的 C6（A）压缩性骨折，椎体高度在前方损失超过 70%，碎片后移压迫脊髓（B）。该患者表现为中央脊髓综合征

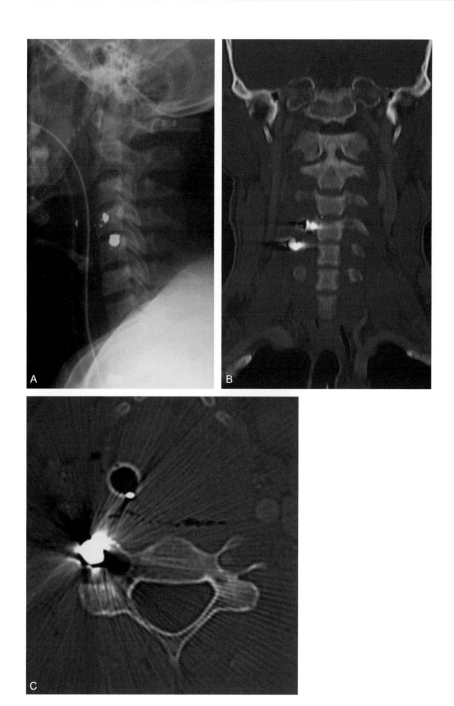

**图 5.24**　颈部有枪伤。平片有助于残弹碎片的初步定位,但 CT 可提供更多有关骨和软组织的定位和受累信息。在本例中,在 C4 和 C5(A)附近可见多个子弹碎片,但在 CT(B 和 C)上,在 C5 右侧横突孔附近可见大的子弹碎片,接近于椎动脉,十分危险。软组织中可见气肿,这是穿透性创伤的一个特征

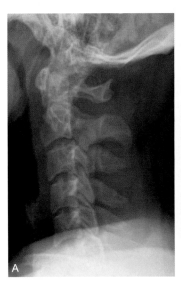

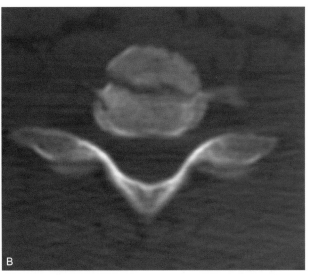

图 5.25 充分摄片的重要性。一张正常的颈椎侧位 X 线片。颈椎只在 C5 水平以上得到了很好的显示。CT 显示 C6 椎体有一处明显的骨折。这强调了一个概念,即在进行颈椎 X 线摄影时,充分的摄片体位是必要的、有用的,以及利用 CT 对整个颈椎进行可视化的效用

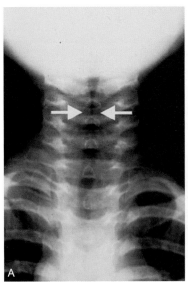

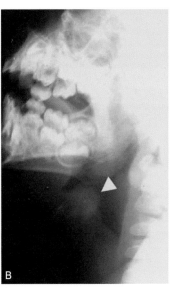

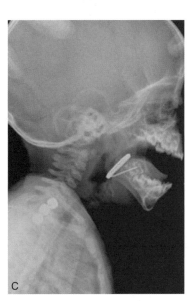

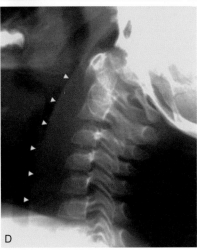

图 5.26 在非创伤性条件下使用普通平片。软组织摄片有助于确定颈部的非创伤性情况,通常累及呼吸道和周围软组织。A:颈部 X 线片显示典型的声门下狭窄(大箭),通常被称为"尖顶征"。B:会厌炎会引起侧位 X 线片上可见肿大的水肿性会厌炎(大箭头)。C:侧位片清楚显示下咽水平有一个不透射线的异物。D:1 例咽后脓肿患者侧位 X 线片上椎前软组织(小箭头)宽度明显增加。图片由 Kenneth Kuan 博士提供

(徐洁  译,李小虎  校)

# 参考文献

1. Grossman MD, Reilly PM, Gillett T, et al.: National survey of the incidence of C-spine injury and approach to C-spine clearance in U.S. trauma centers. *J Trauma* 1999;**47**:684–91.

2. Greenbaum J, Walters N, Levy PD: An evidence-based approach to radiographic assessment of cervical spine injuries in the emergency department. *J Emerg Med* 2008;**68**(1):72–87.

3. Daffner RH, Sciulli RL, Rodriguez A, Protetch J: Imaging for evaluation of suspected C-spine trauma: a 2-year analysis. *Injury* 2006;**37**:652–8.

4. Nelson DW, Martin MJ, Martin ND, Beekley A: Evaluation of the risk of noncontiguous fractures of the spine in blunt trauma. *J Trauma Acute Care Surg* 2013;**75**(1):135–9.

5. Trafton PG: Spinal cord injuries. *Surg Clin North Am* 1982;**62**:61–72.

6. Bagley LJ: Imaging of spinal trauma. *Radiol Clin North Am* 2006;**44**:1–12.

7. Freemyer B, Knopp R, Piche J, et al.: Comparison of five-view and three-view C-spine series in the evaluation of patients with cervical trauma. *Ann Emerg Med* 1989;**18**(8):818–21.

8. American College of Radiology (ACR) Expert Panel on Musculoskeletal Imaging: *Suspected cervical spine trauma.* Reston, VA: ACR, 2012.

9. Stiell IG, Wells GA, Vandemheen KL, et al.: The Canadian C-spine Rule for radiography in alert and stable trauma patients. *JAMA* 2001;**286**(15):1841–8.

10. Stiell IG, Clement CM, Grimshaw J, et al.: Implementation of the Canadian C-spine Rule: prospective 12 centre cluster randomised trial. *BMJ* 2009;**339**:b41–6.

11. Hoffman JR, Mower WR, Wolfson AB, et al.: Validity of a set of clinical criteria to rule out injury to the cervical spine in patients with blunt trauma. National Emergency X-Radiography Utilization Study Group. *N Engl J Med* 2000;**343**(2):94–9.

12. Viccellio P, Simon H, Pressman BD, et al.: NEXUS group: a prospective multicenter study of cervical spine injury in children. *Pediatrics* 2001;**108**(2):E20.

13. Stiell IG, Clement CM, McKnight RD, et al.: The Canadian C-spine Rule versus the NEXUS Low-risk Criteria in patients with trauma. *N Engl J Med* 2003;**349**(26):2510–8.

14. Patel JC, Tepas JJ, Mollitt DL, Pieper P: Pediatric cervical spine injuries: defining the disease. *J Pediatr Surg* 2001;**36**(2):373.

15. Pieretti-Vanmarcke R, Velmahos GC, Nance ML, et al.: Clinical clearance of the cervical spine in blunt trauma patients younger than 3 years: a multi-center study of the American Association for the Surgery of Trauma. *J Trauma* 2009;**67**(3):543–9; discussion 549–50.

16. Pang D, Wilberger JE: Spinal cord injury without radiographic abnormalities in children. *J Neurosurg* 1982;**57**(1):114–29.

17. Yucesoy K, Yuksel KZ: SCIWORA in MRI era. *Clin Neurol Neurosurg* 2008;**110**(5):429.

18. Pang D: Spinal cord injury without radiographic abnormality in children, 2 decades later [review]. *Neurosurgery* 2004;**55**(6): 1325–42; discussion 1342–3.

19. Davis JW, Phreaner DL, Hoyt DB, Mackersie RC: The etiology of missed cervical spine injuries. *J Trauma* 1993;**34**(3):342–6.

20. Gale SC, Gracias VH, Reilly PM, Schwab CW: The inefficiency of plain radiography to evaluate the cervical spine after blunt trauma. *J Trauma* 2005; **59**:1121–5.

21. Woodring JH, Lee C: Limitations of cervical radiography in the evaluation of acute cervical trauma. *J Trauma* 1993;**34**:32–9.

22. Holmes JF, Akkinepalli R: Computed tomography versus plain radiography to screen for cervical spine injury: a meta-analysis. *J Trauma* 2005;**58**:902.

23. Blackmore CC, Ramsey SD, Mann FA, Deyo RA: Cervical spine screening with CT in trauma patients: a cost-effectiveness analysis. *Radiology* 1999;**212**:117–25.

24. Como J, Diaz J, Dunham C, et al.: Practice management guidelines for identifying cervical spine injuries following trauma: update from the Eastern Association for the Surgery of Trauma Practice Management Guidelines Committee. *J Trauma* 2009;**67**:651–9.

25. American College of Surgeons: *Advanced trauma life support student course manual*, 9th ed., 2012.

26. Hanson JA, Blackmore CC, Mann FA, Wilson, AJ: Cervical spine injury: a clinical decision rule to identify high-risk patients for helical CT screening. *Am J Roentgenol* 2000;**174**: 713–18.

# 胸椎和腰椎 X 线平片

Olusola Balogun，Natalie Kmetuk，Christine Kulstad

骨盆和脊柱的放射学评估尤其是外伤患者，通常先拍 X 线平片。但由于平片自身的局限性，观察细节可能需要进一步检查。如 CT 可用于进一步描述 X 线平片上的损伤，或证实临床高度怀疑骨折的病例。MRI 有时候也是必要的，特别是在胸腰椎，用于评估椎间盘、脊神经和脊髓。血管造影是诊断和治疗严重骨盆骨折和血管损伤的一项重要研究。下面我们将分开讨论胸椎腰椎的 X 线平片及骨盆的 X 线平片。

## 脊柱

### 适应证

胸腰段脊柱损伤后通常需要影像学检查。有脊柱疼痛或压痛、高风险损伤机制、已知颈椎骨折、明显的中线移位和体格检查不可靠的患者应进行影像学检查[1,2]。胸椎损伤较少发生，由于 T1~T10 相对固定及肋骨提供附加的稳定性，故大多数骨折发生在胸腰段。

非外伤性背痛的患者不需要常规的 X 线检查。背痛急性发作、有癌症的高危因素、脊柱感染、严重的神经缺陷以及进行性的马尾综合征患者可行 X 线检查。然而，对于有神经缺陷或疑似感染的患者来说，首选 MRI。

基本 X 线平片包括后前位片（anteroposterior，AP）和侧位片。左右斜位摄片可更好地显示神经孔和关节突关节。射线可以集中在胸腰段或腰骶交界处，从而更清楚地看到这些区域。由于肩部的重叠，上胸部的脊柱很难在侧位片上进行评估，可能需要稍微旋转或双臂上举才能更好地观察这个区域。

### 诊断范围

胸腰椎 X 线平片能够诊断椎体骨折，例如通常由纵向负荷引起的爆裂性或压缩性骨折，或牵拉损伤引起的横向骨折。更严重的椎体骨折可能会向后延伸至椎弓根、棘突或椎板。孤立的横突骨折可能发生，除了作为评估其他重大损伤的标志外，其临床意义有限。压缩性爆裂骨折椎体后缘常有骨折块，需要 CT 或 MRI 来评估脊髓损伤。韧带损伤可通过棘突变宽、旋转或椎体脱位来判断。胸椎平片可显示骨髓炎、肿瘤和佩吉特病。

### X 线成像缺陷和局限性

在胸腰椎，爆裂骨折可能被误诊为轻度压缩性骨折[3,4]。横突骨折和棘突骨折可被肠腔内气体或肠内容物掩盖。胸椎椎旁线的局部膨出应被认为是胸椎骨折并发血肿的可能迹象。在创伤患者中进行腹部和骨盆的 CT 检查，可以更准确地诊断出胸腰椎损伤[5,6]。涉及胸腰椎三柱（前、中、后）中的两柱骨折必须被认为是不稳定骨折。

### 临床图像

在侧位片上，椎体的前后缘、关节突关节的连线，是一条平滑的线。观察每个椎体上下缘的对齐情况是否有不规则之处，相邻椎体应该是相同的高度，且每个椎体大致是矩形，而不是楔形。

在正位片上，椎体应该逐渐变得更高更宽。上、下边界光滑、清晰。侧边有平滑的凹边。正常椎旁软组织线应对称于脊柱两侧，并形成一条直线。对于整个腰椎而言，椎弓根与棘突之间的距离逐渐增加。需检查椎体和棘突的对齐情况。腰椎横突的轮廓应平滑。

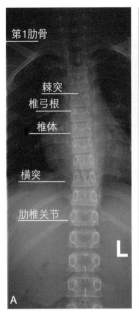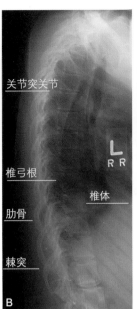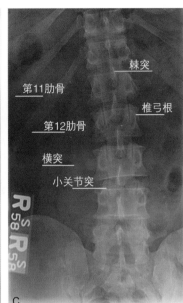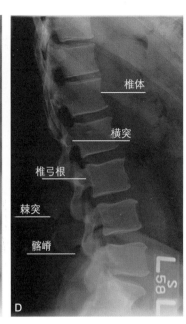

图 6.1 正常胸腰椎
A:胸椎正位片
B:胸椎侧位片
C:腰椎正位片
D:腰椎侧位片

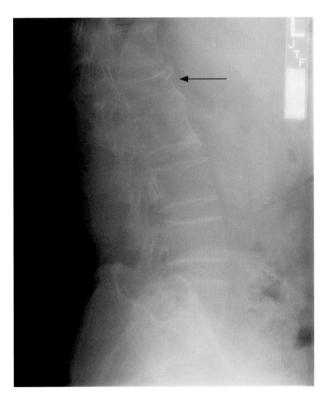

图 6.2 侧位片,患者下腰痛,第 1 胸椎椎体压缩性骨折,椎体高度变扁

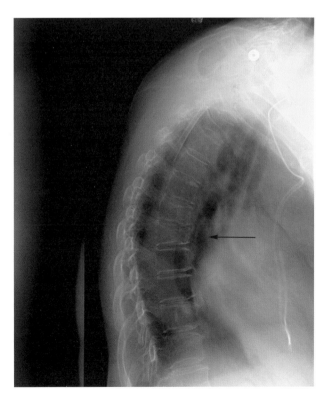

图 6.3 侧位片,第 8 胸椎压缩性 / 楔形骨折

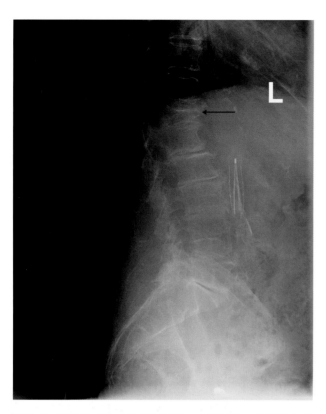

图6.4　侧位片,第12胸椎压缩性/楔形骨折。椎体缘高度变扁。亦可见下腔静脉滤网

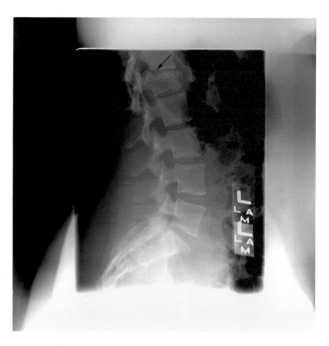

图6.6　侧位片,第1腰椎上终板骨折(图6.5正位片所示)

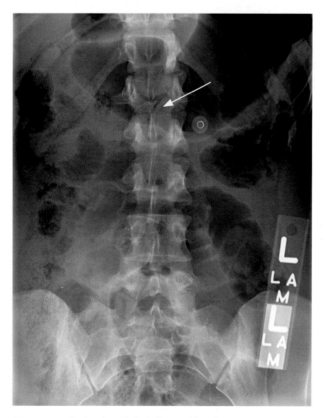

图6.5　正位片,从二楼窗户摔下后第1腰椎上终板骨折

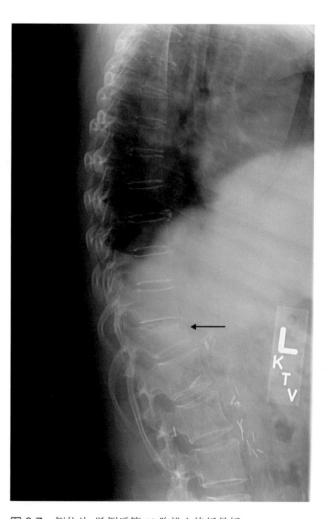

图6.7　侧位片,跌倒后第12胸椎上终板骨折

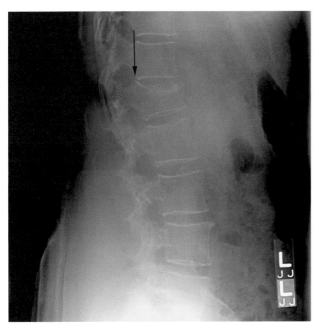

图 6.8　侧位片，跌倒后第 1 腰椎骨折并向后移位

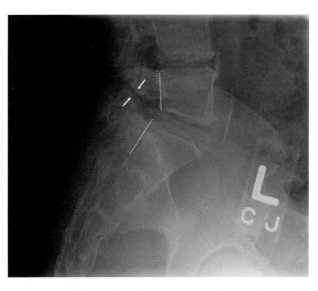

图 6.10　图 6.9 患者的放大视图。腰 5 椎弓峡部不连续（箭）。腰 5 椎弓峡部的不连续使其相对于骶 1 椎体向前滑脱。滑脱的程度通过观察相邻椎体后缘（虚线）的关系来确定

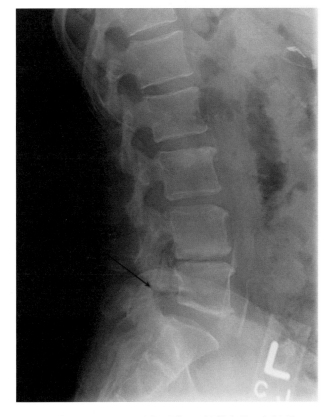

图 6.9　侧位片，L5 椎弓峡部裂伴 L5 椎体向前 I 度滑脱

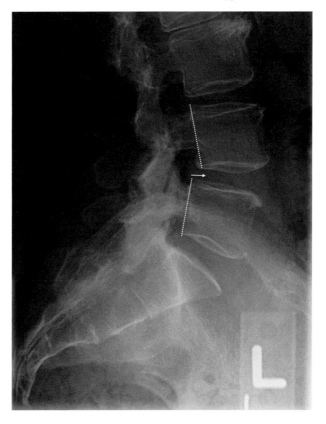

图 6.11　侧位片，腰 5 椎体向前 I 度滑脱。滑脱的程度通过观察相邻椎体后缘（虚线）的关系来确定

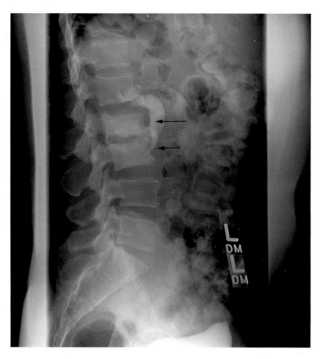

图 6.12    侧位片,静脉注射药物滥用者,背痛,第 2 腰椎、第 3 腰椎骨髓炎,椎体终板模糊、椎间隙狭窄

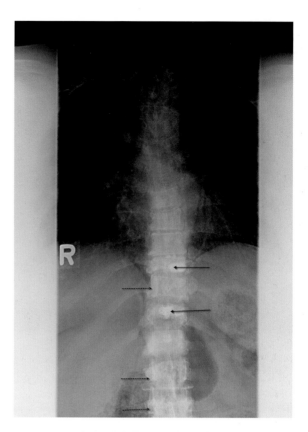

图 6.14    正位片,乳腺癌患者,第 11 胸椎、第 2 腰椎、第 3 腰椎弥漫性硬化改变,提示骨转移(虚线箭)。亦可见第 10 胸椎、第 12 胸椎椎体压缩骨水泥成形术后改变(实线箭)

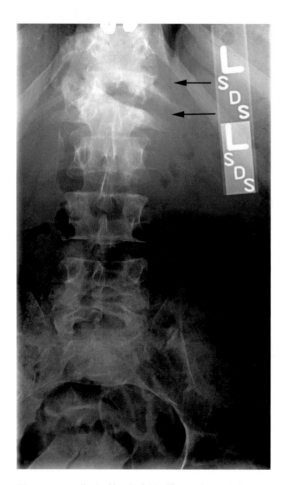

图 6.13    正位片,第 12 胸椎、第 1 腰椎骨髓炎

# 骨盆

## 适应证

　　骨盆平片几乎都是在外伤后进行的。高级创伤生命支持(Advanced Trauma Life Support,ATLS)协议建议所有创伤受害者接受正位片骨盆 X 线平片。随后的研究[7~11]对这一适应证提出了质疑,并主张根据损伤的严重程度和体检结果等临床因素进行更有选择性的影像学检查。所有老年患者即使是在轻度创伤后只要主诉髋关节或骨盆疼痛,比如从站立位跌倒,也应该对他们进行 X 线检查。在这个群体中,轻微创伤后的髋关节或耻骨支骨折并不少见。在年轻患者中,X 线平片其他明确的指征包括尿道出血、前列腺肥大、会阴或腹股沟积液,以及骨盆受压导致的不稳定或疼痛。另一个不太常见的适应证是产后骨盆疼痛,以评估分娩后耻骨联合分离。

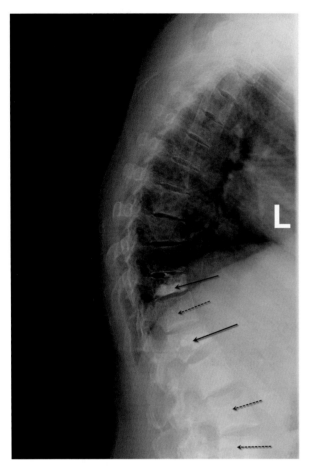

图 6.15 侧位片,同一乳腺癌患者,第 11 胸椎、第 2 腰椎、第 3 腰椎弥漫性硬化改变,提示骨转移(虚线箭)。亦可见第 10 胸椎、第 12 胸椎椎体压缩骨水泥成形术后改变(实线箭)

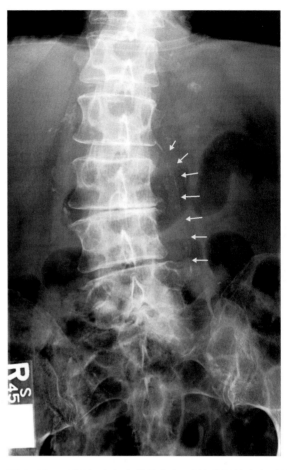

图 6.16 正位片,老年患者伴背痛,脊柱退行性改变,偶然发现主动脉瘤(箭)

骨盆的不同之处在于标准的 X 线平片评估仅包括正位片。为了更好地观察骨盆环和骶骨的骨折,可使用入口位和出口位。骶骨弓状线不对称或不连续表明不复杂的骶骨骨折,更明显的断裂提示骶骨骨折为粉碎性。髋臼切面比正位切面更能显示髋臼骨折。然而,在这两种情况下,CT 更常用,特别是在使用 3D 重建时,可以提供更详细的图像。

## 诊断范围

盆腔 X 线平片常规用于诊断骨折和韧带断裂。骨折可见于耻骨下支或上支、骶骨、髂骨翼或髋臼。可以通过耻骨联合或骶髂关节的增宽或错位推测韧带断裂。青少年运动员在剧烈运动后可出现髂嵴、髂棘和坐骨结节的撕脱性骨折。与脊柱一样,如果盆腔受累,则需留意骨髓炎、肿瘤和 Paget 病。

## 成像缺陷和局限性

由于小儿的髂骨、坐骨和耻骨及椎突有多个骨化中心类似于骨折征象,X 线平片可能会造成混淆。掌握正常儿科影像是必要的。骶骨在正位 X 线平片上很难观察,因为有肠道气体重叠。为了更好地显示,可以加拍以骶骨为中心的侧位片。患者的旋转可能造成不对称,类似于轻微骨折征象。髋臼骨折在正位骨盆 X 线平片上可能只有细微的表现,很容易被忽略。尾骨骨折在常规的骨盆正位片上很难显示,正常的尾骨常角度或形态不规则。尾骨骨折的意义有限,可以在临床上诊断,且只需要控制疼痛作为治疗方法。单处骨盆骨折并不常见,除非是耻骨支、尾骨或骶骨横向骨折。确定 1 处骨折应仔细复查,看是否有第 2 处。

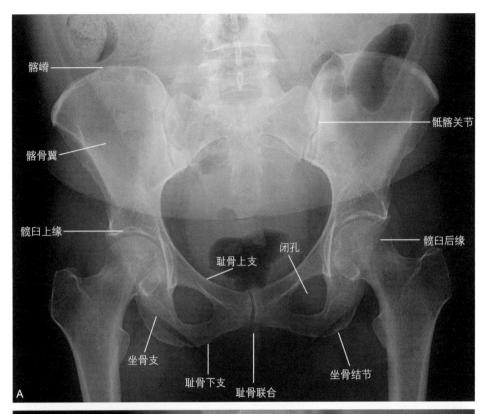

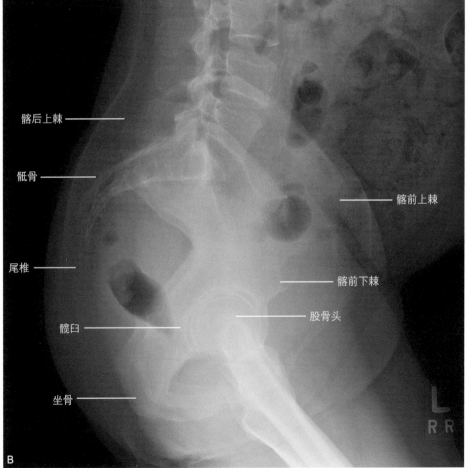

图 6.17　正常骨盆。(A)正位片，(B)侧位片

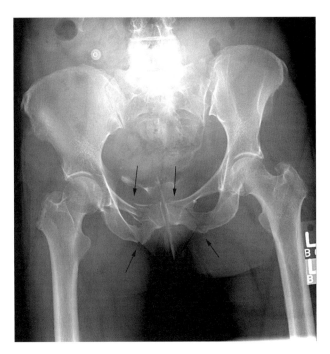

图 6.18　机动车事故后双侧耻骨骨折

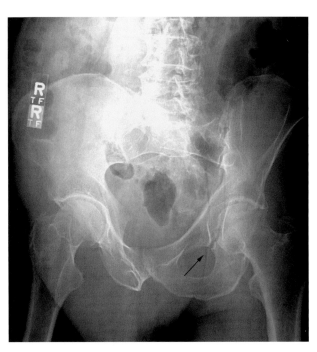

图 6.20　45° Judet 位，跌倒后左髋臼骨折

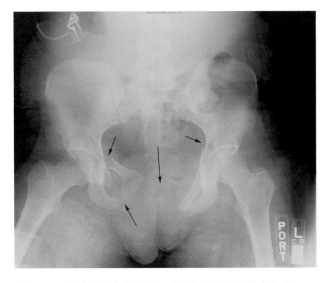

图 6.19　钝挫伤后右耻骨上、下支骨折及耻骨联合分离

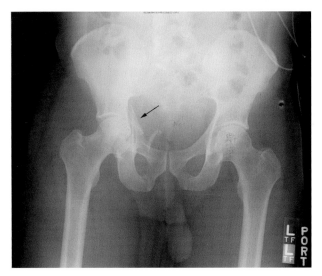

图 6.21　钝挫伤后右髋臼移位骨折，右耻骨下支骨折

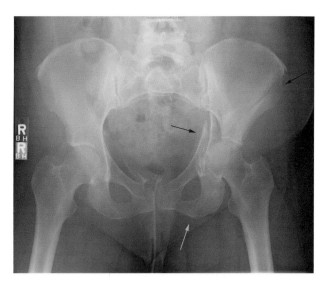

图 6.22　左髂骨翼、髋臼、耻骨下支骨折

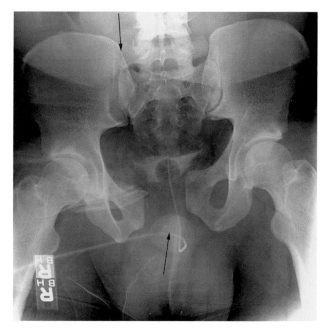

图 6.24　耻骨联合、右骶髂关节分离

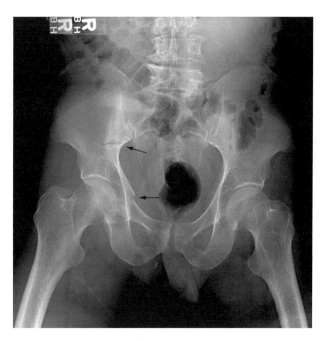

图 6.23　右耻骨支、髋臼及髂骨骨折

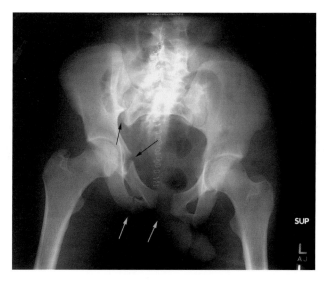

图 6.25　45° Judet 位，耻骨联合、右骶髂关节分离伴右耻骨支骨折

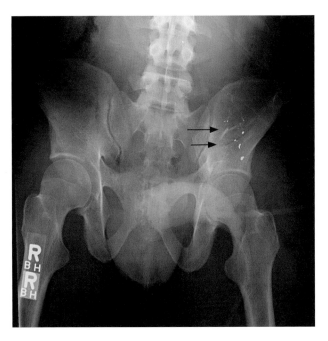

图 6.26　枪伤后左髂骨翼骨折

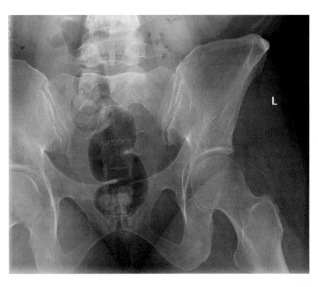

图 6.28　图 6.27 患者的正位片（译者注：应该与 6.27 不是同一患者，这个患者没有假体）

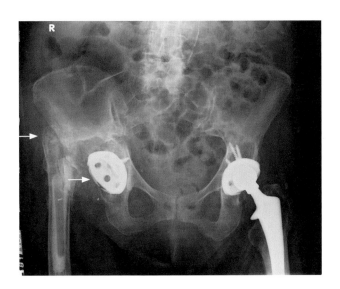

图 6.27　跌倒后右人工髋关节脱位，右股骨向上移位，部分股骨假体缺失

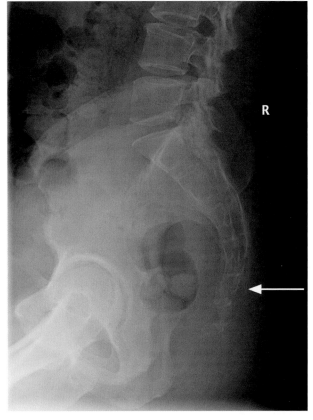

图 6.29　侧位片，钝挫伤后，第 5 骶椎横向骨折伴有远端碎片向前移、尾骨脱位。因肠管内气体与骶椎重叠伪影，需要拍摄侧位片才能显示清楚

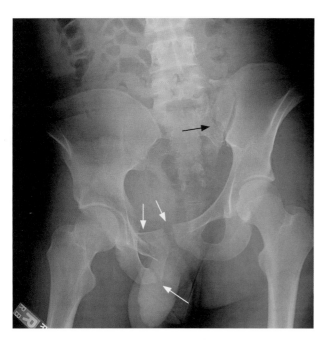

图6.30　钝挫伤后右耻骨上、下支骨折,右耻骨联合骨折伴边缘耻骨联合分离,左侧骶骨翼骨折

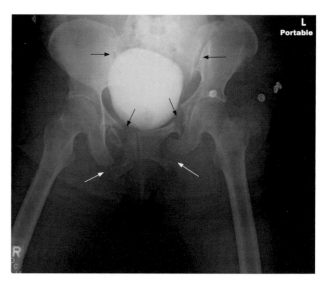

图6.32　耻骨上下支横向骨折,游离骨端向下移位,骶髂关节均增宽,膀胱内可见造影剂

（刘斐　译,陈琪　校）

## 参考文献

1.　O'Connor E, Walsham J: Indications for thoracolumbar imaging in blunt trauma patients: a review of current literature. *Emerg Med Australas EMA* 2009;**21**(2):94–101.

2.　Hsu JM, Joseph T, Ellis AM: Thoracolumbar fracture in blunt trauma patients: guidelines for diagnosis and imaging. *Injury* 2003;**34**(6):426–33.

3.　Ballock RT, Mackersie R, Abitbol JJ, et al.: Can burst fractures be predicted from plain radiographs? *J Bone Joint Surg Br* 1992;**74**(1):147–50.

4.　Dai L-Y, Wang X-Y, Jiang L-S, et al.: Plain radiography versus computed tomography scans in the diagnosis and management of thoracolumbar burst fractures. *Spine* 2008;**33**(16):E548–52.

5.　Inaba K, Munera F, McKenney M, et al.: Visceral torso computed tomography for clearance of the thoracolumbar spine in trauma: a review of the literature. *J Trauma* 2006;**60**(4):915–20.

6.　Sheridan R, Peralta R, Rhea J, et al.: Reformatted visceral protocol helical computed tomographic scanning allows conventional radiographs of the thoracic and lumbar spine to be eliminated in the evaluation of blunt trauma patients. *J Trauma* 2003;**55**(4):665–9.

7.　Duane TM, Tan BB, Golay D, et al.: Blunt trauma and the role of routine pelvic radiographs: a prospective analysis. *J Trauma* 2002;**53**(3):463–8.

8.　Kessel B, Sevi R, Jeroukhimov I, et al.: Is routine portable pelvic x-ray in stable multiple trauma patients always justified in a high technology era? *Injury* 2007;**38**(5):559–63.

9.　Spaniolas K, Cheng JD, Gestring ML, et al.: Ground level falls are associated with significant mortality in elderly patients. *J Trauma* 2010;**69**(4):821–5.

10.　Steele MT, Norvell, JG: Pelvis Injuries. In: Tintinalli, J (ed.), *Tintinalli's emergency medicine: a comprehensive study guide*, 7th ed. New York: McGraw-Hill, 2011, 1841–8.

11.　Duke Orthopaedics: Radiology of Pelvic Fractures – Wheeless' Textbook of Orthopaedics. Dec. 14, 2013. Available at: http://www.wheelessonline.com/ortho/radiology_of_pelvic_fractures

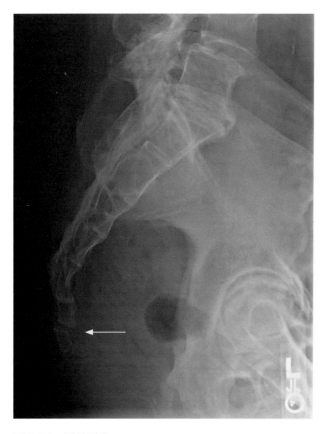

图6.31　尾骨脱位

# 第 7 章

# 儿童四肢 X 线平片

Kenneth T. Kwon，Lauren M. Pellman

## 适应证

四肢 X 线平片适用于有明显损伤机制、疼痛、功能或活动受限，或者体格检查有畸形、肿胀或压痛的儿童患者。应仔细检查损伤部位上方和下方的关节，并在必要时获得相邻关节的 X 线平片。有时，父母对排除骨折的诉求是决定需要四肢 X 线片与否的一个因素。

## 诊断能力

儿童四肢由生长的骨骼和骨化中心组成，随着年龄的增长，正常出现的骨骼差异很大。尽管有这些差异，但骨骼发育、生理和某些 X 线表现的发生时间，特别是肘部骨化中心出现的时间基本了解，对于准确解读这些影像是很重要的。累及骺板的骨骺损伤占所有儿童骨折的 1/3。因为骨骺本身是透明的，骨骺骨折在最初的平片上并不总是明显显示的。可能需要后续的平片检查，有时还需要进行磁共振或核素骨扫描成像。

四肢的最小视图应包括正位（anteroposterior，AP）和侧位，以确保获得真实的肘部侧位图像，因为任何旋转技术都可能使脂肪垫模糊或变形。特别是肘部或踝部，可能需要斜位片来确定骨折。与对侧肢体的对比图可能有助于确定正常变异，但不应常规在所有患者使用。

## 成像缺陷和局限性

阴性的初始 X 线平片并不排除 Salter-Harris Ⅰ型骨骺骨折。如果患儿的 X 线平片是阴性，但沿骨骺有明显肿胀或点状压痛，仍要假定为骨骺骨折并相应地使用夹板。此外，要避免 X 线平片诊断为阴性的儿童扭伤陷阱，因为韧带往往比它们在骨骺和软骨膜区域附着的发育中的骨骼更结实。与成人相比，儿童扭伤和脱位的发生率要低得多。

## 临床图像

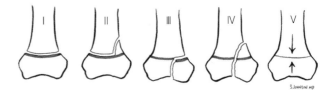

图 7.1　骨骺骨折：Salter-Harris 分型。骨骺骨折发生在骨骺或骺板上。在所有儿童骨折中，约有 18%~30% 的骨折累及骨骺。骨骺损伤在青少年中比在较小的儿童中更常见，11~12岁是发病率最高的年龄段。骨骺损伤大多数发生在上肢，尤其是桡骨和尺骨。根据 Salter-Harris 分型，骨骺骨折可分为 1~5 型

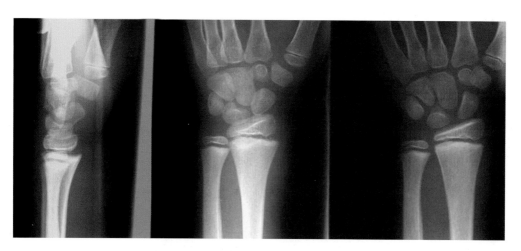

图 7.2　Salter-Harris Ⅰ型。骨折累及干骺端和骨骺在骺板处的分离。临床上怀疑骺板是否有压痛点或肿胀。X 线片通常是正常的,但也可能显示骨骺部分增宽或轻度移位。注意左侧图像上的骨骺向背侧轻微移位,中间图像上的骨骺向外侧略微移位。随访 1~2 周的 X 线片可能显示骺板上有新骨形成

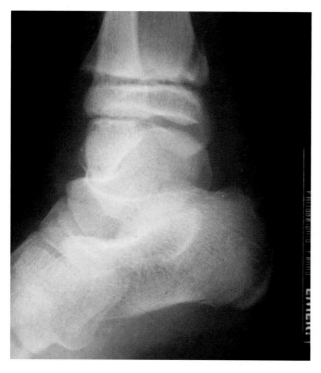

图 7.3A　Salter-Harris Ⅱ型。骨折累及骺板和干骺端(骨折开始于干骺端,继而穿过骺板 - 干骺端交界处并进入干骺端)。这是最常见的骺板骨折类型(75%),预后良好

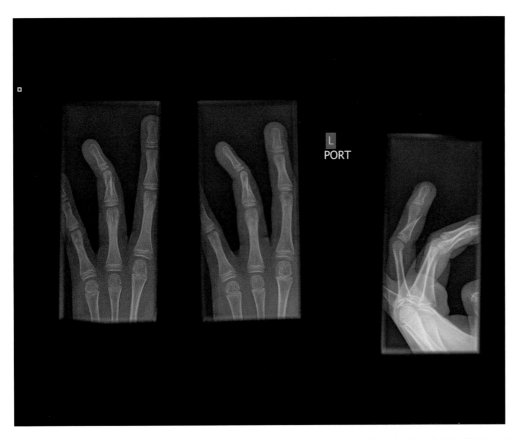

**图 7.3B**　Salter-Harris Ⅱ型。乍看起来,这个移位的中节指骨螺旋骨折似乎仅限于中节指骨骨干,但仔细观察可以清楚地看到骨折延伸到骨骺,明确为 Salter-Harris Ⅱ型骨折。由 Pablo Abbona 博士提供

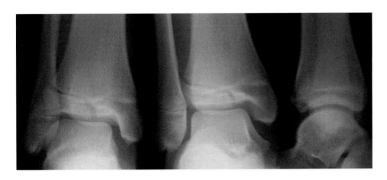

**图 7.4**　Salter-Harris Ⅲ型。上图所示为胫骨远端的正位相(AP)、内旋 20°正位相(mortise)和侧位相。骨折穿过骨骺和骺板,从定义上讲是关节内骨折。胫骨远端骨骺可见垂直透亮影,一直延伸至踝关节间隙。这可能会导致发育停滞或慢性残疾,所以急诊骨科会诊是很必要的。由 Loren Yamamoto 博士提供

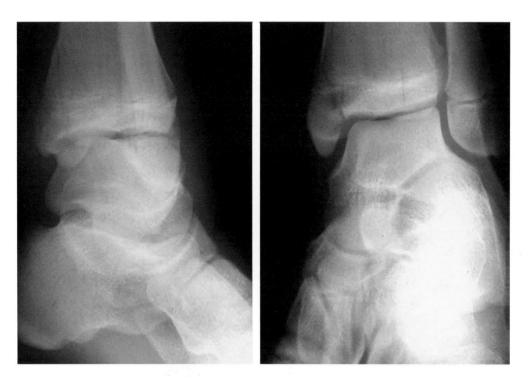

图 7.5　Salter-Harris Ⅳ型。骨折穿过骨骺、干骺端和骺板,定义为关节内骨折。与Ⅲ型有相同的并发症和处理方式

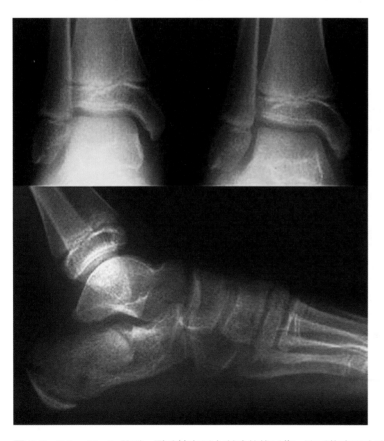

图 7.6　Salter-Harris Ⅴ型。严重轴向压力所致的挤压伤。这可能表现为明显的骨生长端扭曲或明显狭窄,挤压伤也可能是细微的,影像表现上类似于Ⅰ型骨折。在这些图像中可以看到胫骨骨骺端变窄,并伴有跟骨骨折。如果机制是有提示意义的话,可以考虑为Ⅴ型骨折,但这可能需要对比图像。由 Loren Yamamoto 博士提供

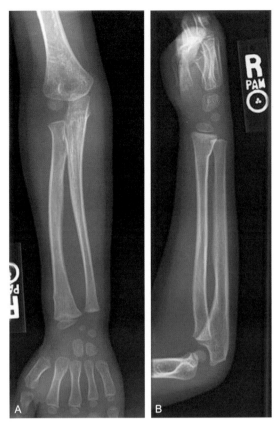

图 7.7　隆凸骨折。也被称为扣状骨折,这种损伤在年幼的儿童中很常见。它发生在骨干骺端,由压缩损伤引起。骨皮质在一小块区域内"屈曲",形成稳定的骨折模式。骨折最常见的部位是桡骨远端(通常是跌倒时手臂处于伸展状态造成的)。单侧或双侧可见骨折区域。如果前臂远端隆凸骨折是单侧轻微骨折,通常使用短臂夹板就足够。如果是双侧或更明显的骨折,也可以使用糖钳夹板固定肘关节

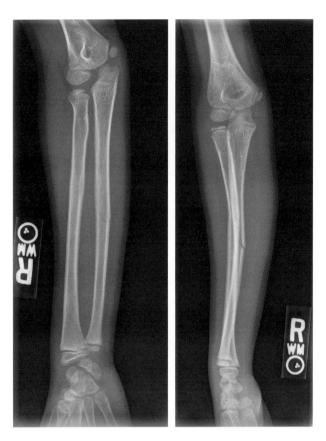

图 7.8　9 岁儿童尺骨中段青枝骨折 1 例。青枝骨折是一种不完全性骨折,通常发生在骨干 - 干骺端交界处。骨骼的角度会导致凸面的断裂,而凹面的骨膜和皮质则保持完好。为了获得解剖学上的复位,这种骨折通常必须首先完成骨折复位。由 Loren Yamamoto 博士提供

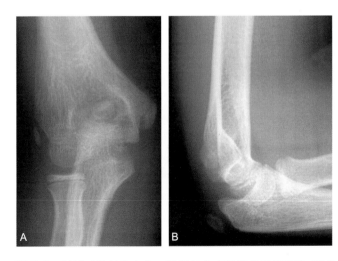

图 7.9　肘部正常骨化中心。肘部是儿童常见的骨折部位,通常是由于跌倒时手臂伸展造成的。然而,由于多个骨化中心和各种需考虑的时空关联,儿童肘部 X 线平片似乎并不好理解。事实上,如果遵循简单、系统的方法,解释儿童肘部 X 线片还是较简单的。由 Loren Yamamoto 博士提供

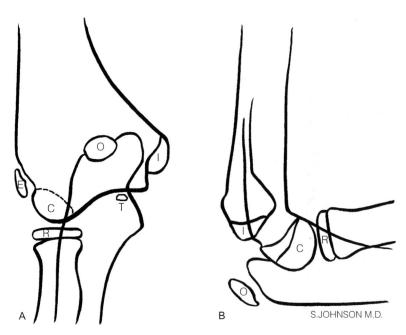

**图 7.10**　右肘正常骨化中心。可以用 CRITOE 来帮助记忆,CRITOE 代表肱骨小头、桡骨头、内上髁、滑车、鹰嘴和外上髁(A、B)。这些骨化中心都出现在不同的年龄,并最终融合到邻近的骨头上。它们出现的年龄有很大的不同,CRITOE 的一般标准年龄分别为 2 岁、4 岁、6 岁、8 岁、10 岁和 12 岁。虽然每个孩子骨化中心出现的年龄各不相同,但重要的是要记住这些骨化中心总是以特定的顺序出现,只有极少数例外。根据这个推理,如果看到三块骨头碎片,它们应该是肱骨小头、桡头骨和内上髁。如果可以看到外上髁骨化中心,但没有尺骨鹰嘴骨化中心,那么看起来像外上髁骨化中心的骨质实际上是骨折碎片。另需注意的是,真正的肘关节外侧应能使上髁骨对齐并重叠,如图 7.10B 所示,会有一个"沙漏"或"数字 8"的征象。如果看不到这个沙漏征象,它可能不是标准侧位图像,可能遮盖了重要的脂肪垫或骨折线。从侧面看,可以看到前面的脂肪垫,它是一个类似三角形的深色透明区域,恰好位于肱骨远端前缘的前方。这是一个正常的前脂肪垫征象。如果肘关节间隙骨折导致关节积血,进而导致肘关节囊肿胀,前脂肪垫会向前上方移位,形成更明显的透光区,即"帆征"。因此,有一块小的前脂肪垫被认为是正常的,而大的前脂肪垫则被认为是异常的,说明是肘部骨折。由于尺骨鹰嘴窝较深,通常看不到位于肱骨远端后面的后脂肪垫,但如果看到任何大小的后脂肪垫,都被认为是异常的。因此,大的前脂肪垫或任何大小的后脂肪垫都被认为是异常的,即使没有看到明显骨折线,也应怀疑有肘部骨折

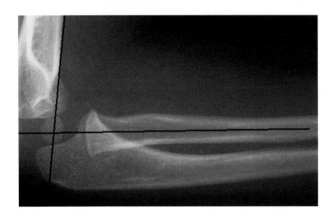

**图 7.11**　肱骨前线和肱桡关系线。肱骨前线是在侧位面上沿肱骨前轴的假想线。这条线应该把中间 1/3 的肱骨小头一分为二。如果这条线与肱骨小头前 1/3 相交或完全向前穿过,则很可能是髁上骨折伴后移位。肱桡关系线是穿过桡骨纵向中心轴的一条假想的线。在正位和侧位图中,这条线都应该穿过肱骨小头。如果没有,很可能是桡骨头脱位

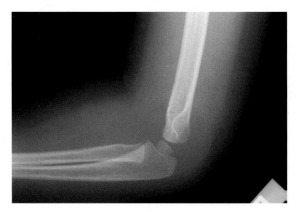

**图 7.12**　髁上骨折。注意后髁上区域的皮质断裂伴有较大的后方脂肪垫。还要注意的是,肱骨前线异常,并穿过肱骨小头前 1/3,表明骨折轻微后移位

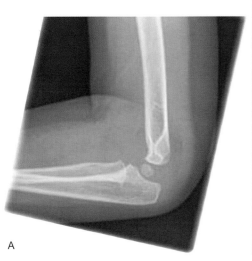
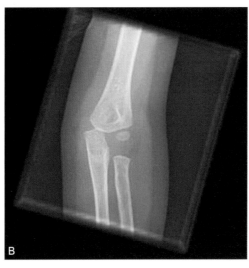

图 7.13　隐匿性髁上骨折。唯一的异常是后方脂肪垫，表明关节积血和推定为隐匿性髁上骨折。在儿童人群中，髁上骨折是最常见的肘部骨折类型，占该年龄段肘部骨折的 50% 以上，而桡骨头部骨折在成年人中更为常见。典型的机制是摔倒时手臂过度伸展。有时，远端脉搏可能消失；大多数病例是由于血管痉挛或动脉压迫引起的，骨折整复后这些症状会消失。记录肘部骨折患者手臂远端的神经血管功能是极其重要的。并发症中最常见的是肱动脉和正中神经的损伤，如果处理不当，可能会导致 Volkman 缺血性肌挛缩。所有的髁上骨折都需要在急诊科进行骨科会诊，以便仔细固定和密切随访

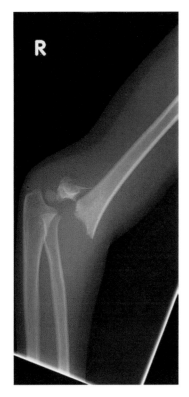

图 7.14　髁上骨折，完全移位。这是一个 Ⅲ 型骨折或完全移位骨折的例子

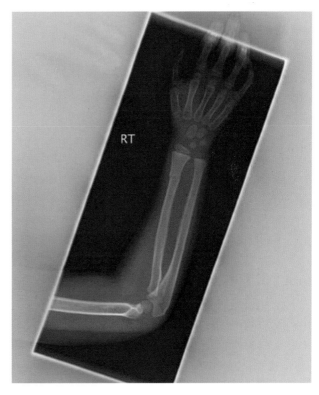

图 7.15　髁上骨折伴桡骨骨折。最明显的骨折是桡骨横形骨折。如后脂肪垫征所示，隐匿性骨折是与之相关的隐匿性髁上骨折

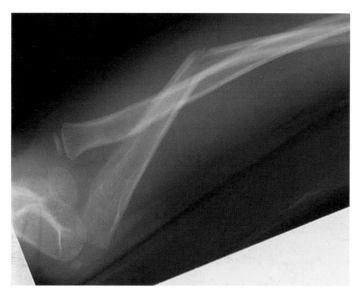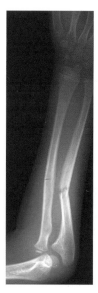

**图 7.16(左)和图 7.17(右)** 孟氏(Monteggia)骨折。这两张 X 线片是孟氏(Monteggia)骨折的例子,即尺骨近端骨折伴桡骨头脱位。请注意,肱桡关系线没有穿过肱骨小头,因此显示了错位。Monteggia 骨折占儿童肘部骨折总数的 2%。通常的机制是肘部过度伸展。如果不能及早识别和适当复位,桡骨头脱位可能会导致永久性的桡神经损伤和肘关节活动受限。紧急骨科会诊也是必要的。大多数此类骨折可以闭合复位,但有些需要切开复位和固定

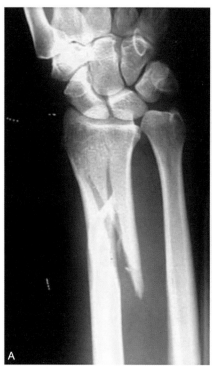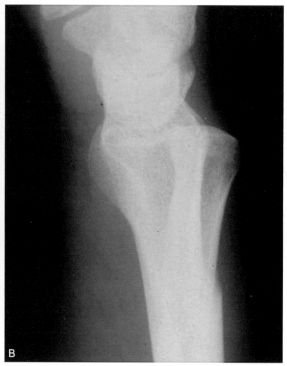

**图 7.18** 盖氏(Galeazzi)骨折。最明显的骨折是桡骨粉碎性骨折,但更轻微的损伤是尺骨远端脱位,这点在侧位图清晰可见。这是盖氏(Galeazzi)骨折的一个例子,经典的描述是桡骨远端 1/3 骨折伴尺骨远端脱位。此骨折应怀疑为桡骨的任何角度骨折。同 Monteggia 骨折一样,大多数此类骨折都可以闭合复位

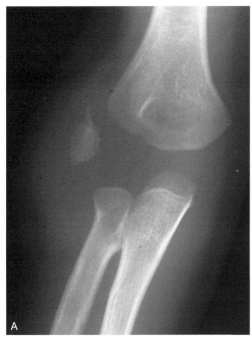
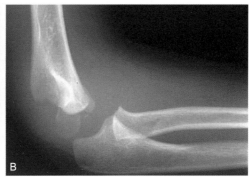

图 7.19　外上髁骨折。注意外侧髁部的骨折碎片，在正位图上看得最清楚。因为外上髁是最后一个可见的骨化中心，所以这不是一个正常的骨化中心。在这例患者中，看不到其他骨化中心，甚至连应该最先看到的骨化中心，即肱骨小头，也看不见

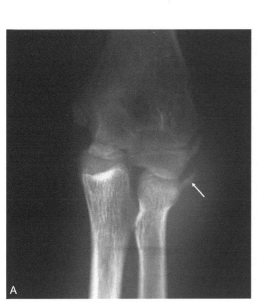
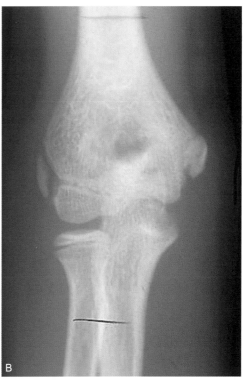

图 7.20　外上髁骨折。A：这是另一例外上髁骨折。注意正常外上髁骨化中心下方的额外骨折碎片（箭）。在这例患者中，可见所有的骨化中心。B：同一患者另一正常肘关节的对比图

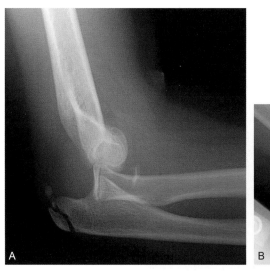
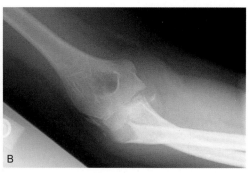

图 7.21　肘关节脱位伴上髁骨折。这例典型的肘关节后脱位发生在跌倒时手臂处于伸展的儿童身上。还需注意外上髁和内上髁的小骨折碎片，证实为肱骨远端上髁骨折

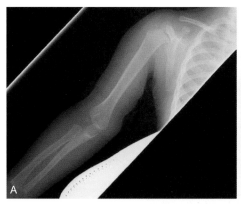
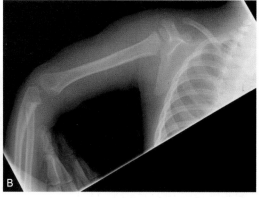

图 7.22　桡骨头半脱位（保姆肘）。注意并不是在所有的影像中，肱桡关系线都会穿过肱骨小头。这例患儿手臂伸展地与父亲打转嬉戏。环状韧带部分脱离桡骨头并滑入桡骨和肱骨关节，然后在此被卡住。这种损伤通常发生在几个月到 5 岁的儿童，这个年龄段之后以环状韧带的强度再出现这种损伤是少见的。通常的机制是对伸展和内旋的手臂进行轴向牵引，比如当孩子被人用手臂举起或旋转时。孩子通常会在内旋时握住受伤的手臂，手肘略微弯曲。通过触摸桡骨头会有轻微的压痛。明显的点压痛或肿胀应提示另一种诊断，如骨折。除非怀疑骨折，否则不需要拍 X 线片，当然，除非仅凭病史和临床资料就能轻易排除骨折，否则不应在不拍 X 线片时就尝试闭合复位。闭合复位的方法是用拇指按住桡骨头部，同时结合肘关节的旋后和屈曲。通常，会听到明显的"咔嗒"声。如果旋后或屈曲不起作用，可以尝试快速的极度旋前和伸展。当复位成功时，孩子通常可以在 5~10 分钟内正常活动手臂。除非手臂活动继续受限，否则不需要复位后的 X 线片

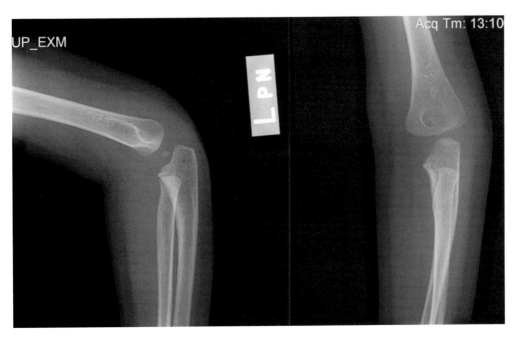

图 7.23　外上髁骨折伴桡骨头半脱位。肱桡关系线在上述两张图中均出现异常。此外,还有一处外上髁撕脱骨折。最初认为这张 X 线片是正常的外上髁骨化中心,但仔细观察后发现,X 线片上还看不到桡骨头、内上髁、滑车和尺骨鹰嘴的骨化中心(记住 CRITOE);因此,外上髁也不应该存在。在这张 X 线片上唯一可以看到的正常骨化中心是肱骨小头

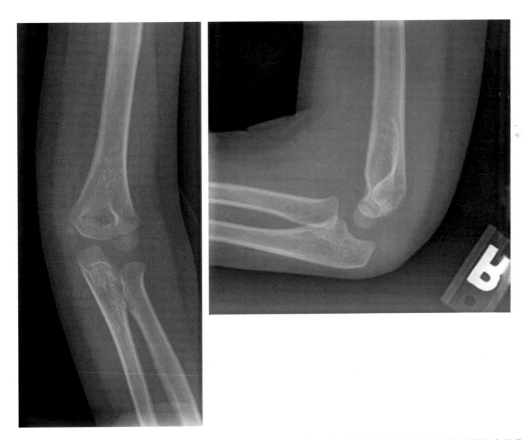

图 7.24　骨化顺序变异。每条规则都有罕见的例外。这张 X 线片是内上髁骨化中心先于桡骨头骨化中心可见的一个例子,另一只肘部的对比图证实了这一点。所以这张 X 线片上没有骨折

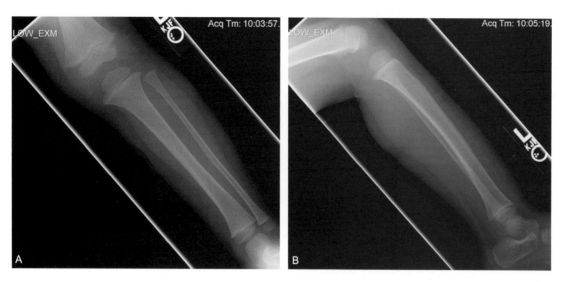

**图 7.25**    幼儿骨折。Dunbar 在 1964 年首次描述了这种骨折，典型的描述是胫骨远端的斜形或螺旋形无移位骨折。此种骨折最常见于 9 个月 ~3 岁的儿童，因固定脚的轴向负荷和扭伤最大限度地增加腿部远端的力量而导致。虽然儿童长骨的任何斜形或螺旋形骨折都会增加非意外创伤的可能性，但负重婴儿胫骨远端的斜形骨折仍可用正常的意外力量解释，比如摔倒，这通常是没法看到的。更令人担忧的是胫骨中段或近端的螺旋形骨折，这更有可能表明是非意外创伤，因为施暴者握住并扭曲腿的远端部分会最大限度地增加胫骨中段和近端的力量。孤立的胫骨螺旋骨折既不能证实也不能排除虐待的可能性

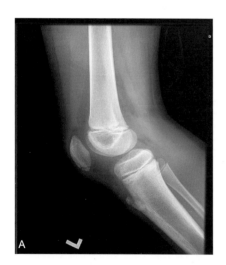

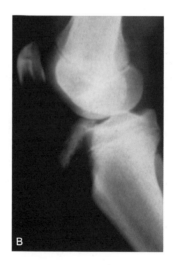

**图 7.26A**    Osgood-Schlatter 病。这位青少年在打篮球时出现急性膝部疼痛，并表现为撕脱性骨折和 Osgood-Schlatter 病。注意胫骨结节撕脱骨折。Osgood-Schlatter 病是一种骨化中心的炎症或骨突炎，主要发生在胫骨近端的髌骨肌腱附着处。因强大的肌肉附着在此类突起上而产生的重复应力，可能导致微骨折、撕脱或完全的髌骨肌腱断裂。这些大多数都是轻伤，可以通过对症护理和限制活动进行保守治疗

**图 7.26B**    Osgood-Schlatter 病。本图描述了一例轻度 Osgood-Schlatter 病患者，一名 12 岁男孩中出现的轻度撕脱伤，他在发病前 1 周曾膝盖受伤。由 Pablo Abbona 博士提供

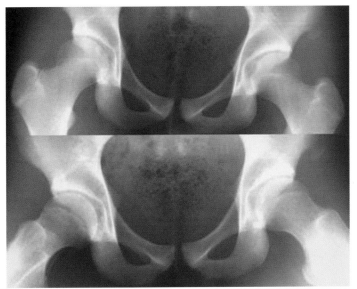

图 7.27　髋关节撕脱骨折。这一损伤发生于一名十几岁、没有直接外伤、正在跑步的田径短跑运动员。注意缝匠肌连接处的髂嵴上缘处的骨折。这些髋关节撕脱骨折发生在喜欢跳跃、奔跑或踢腿的青少年中。此类撕脱最常见的部位是髂嵴上缘(缝匠肌连接处)、髂嵴上缘(股直肌连接处)和坐骨结节(腿后筋肌连接处)。许多此类损伤都发生在这些连接处出现微裂缝以前,类似于 Osgood-Schlatter 病。这些损伤大多可以保守治疗,很少需要手术。由 Loren Yamamoto 博士提供

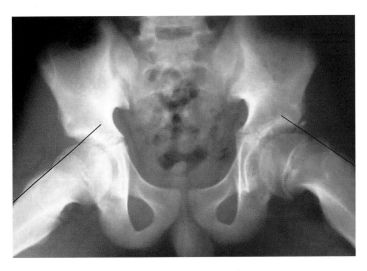

图 7.28　股骨头骨骺滑脱(slipped capital femoral epiphysis, SCFE)。这些线显示的是 Klein 线,这是一条沿着股骨近端干骺端上缘绘制的直线。这条线应该与股骨骨骺的顶部相交,它在右髋部上,但没有穿过左侧髋部的骨骺,这是 SCFE 的征兆。这种损伤可以表现为髋部、大腿或膝盖的慢性或急性疼痛,其中高达 25% 是双侧疼痛。这种病大多数发生在年龄较大的儿童和较小的青少年中,这有助于将这种疾病与 Legg-Calve-Perthes 病区分开来,后者有类似的表现,但倾向于发生在年龄更小的儿童中。任何疑似股骨头骨骺滑脱患者的诊断都应包括蛙式位

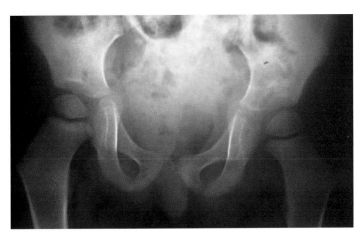

图 7.29　髋关节的化脓性关节炎。这个小孩出现了难以行走和左髋关节疼痛的症状。注意左髋关节间隙较右髋关节间隙增宽,显示关节积液,在本例中为脓液。在这位患儿中,髋部抽出的液体含有金黄色葡萄球菌。如果髋关节 X 线平片有疑义,可以选择其他影像检查方法指示,如超声、MRI 或骨扫描

(李坤瑶　译,王博　校)

## 第8章

# 儿童胸部 X 线平片

Loren G. Yamamoto

## 适应证

对于病情稳定的患儿,急诊胸部平片检查有助于诊断可能涉及胸部的疾病。胸片上的影像学表现通常是非特异性的或不明显的,但它们是明确或排除胸部疾病的一种有用筛查措施。

## 诊断效能

平片主要对比五种标准组织放射密度(金属、钙化/骨、软组织/水、脂肪和空气)的差异,以协助诊断过程。胸部的主要结构是肺(主要是空气和软组织密度)和心脏(软组织密度)。在标准的胸部 X 线片(chest x-ray,CXR)中,通常可获得两种基本的体位:后前位和侧位。在大多数情况下,这些都是在患者直立状态下进行的。然而,当患儿病情严重时,站立位往往是不可行的。虽然在大多数情况下,较大的儿童、青少年和成人容易实现站立位,但是婴幼儿站立位很难实现。部分影像科使用某种类型的辅助定位设备,使婴儿保持直立的体位,使婴儿的手臂向上悬空,以便正确定位。即使这些辅助定位是必要的,患儿父母通常不愿接受。便携式 CXR 或仰卧位 CXR 通常是前后位:X 射线束从患者前方照射患者,映射到患者后方的胶片或传感盒。这与后前位片相反。体位是很重要的因素,因为 X 线束不是平行的。当光束稍向外扩张时,前后位胸片上的心脏尺寸将比后前位胸片上的心脏尺寸更大。结构的测量也会失真,这取决于结构与 X 射线的距离。例如,一枚食道硬币的尺寸总是比它实际的尺寸大。这可能会让

内镜医生认为她要取的是 5 分的硬币,而在内镜检查中,她只能取到 1 分的硬币。

在重症监护情况下,通常可以获得一张前后位胸片,是为了检测肺部病变和确定气管内导管、中央导管和其他留置设备的位置。

胸片通常在吸气末采集,以最大限度地增加肺部的空气含量。这增加了鉴别异常软组织或液体密度(如浸润、肺不张)的敏感性。吸气良好的情况下能看到 10 根后肋。吸气不理想时会导致心脏轮廓增大和正常的肺纹理加重。

如果怀疑有空气滞留(例如支气管异物),可以特别要求进行呼气观察(最好是在"呼气时"而不是"呼气末"进行,因为后者可能意味着我们将等待患者的呼气结束)。不幸的是,呼气相需要时间,和吸气相一样,时间并不总是把控的很好。作者更倾向于获得双侧卧位图像。卧位视图(患者侧卧)有助于寻找空气潴留及观察胸腔积液是否分层。

## 成像缺陷和局限性

解释平片类似于通过被检物体的影子来识别物体。与先进的影像学方法(CT、超声、MRI)不同,平片的异常表现通常不明显。严重的儿科疾病是罕见的,这限制了这些疾病知识的累积,甚至于经验丰富的临床医生也不容易发现这些异常。不明显的异常影像表现使得鉴别这些重要疾病变得更加困难。在放射科检查中,大多数平片是要么是正常的、不明显异常或明显异常。辨识细微病变的征象对于鉴别这些重要的、且不常见的疾病是非常重要的,最好的方法是对这些异常表现进行归纳学习、研究,这通常需要花费临床医生一个或几个职业生涯才能完成。

# 胸部结构和诊断的可能性

## 肺

肺炎、肺不张、肺水肿、肺脓肿、肺结核、胸腔积液 / 脓胸、支气管异物、肺气肿、气胸、呼吸窘迫综合征 (早产儿)、肺气肿、慢性肺病、气管插管、膈疝、肺灌注及先天性肺血管畸形。

## 心脏

心脏肿大、充血性心力衰竭、先天性心脏病、心肌炎、心包炎、心包积气。

## 主动脉

主动脉夹层、主动脉食道综合征、血管环。

## 纵隔

纵隔气肿、胸腺肿大、支气管囊肿、纵隔肿块。

## 骨骼

锁骨骨折、肋骨骨折、胸椎骨折、椎间盘炎、骨质疏松、骨软化、成骨不全症。

# 临床图像

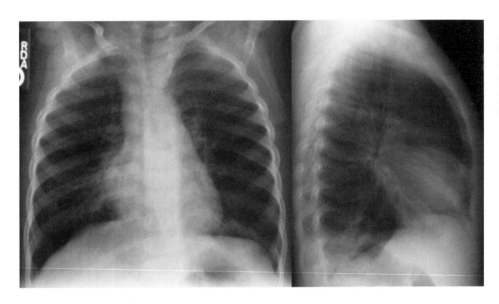

图 8.1　双侧中央肺浸润,主要见于右肺中叶和左肺下叶。左肺下叶浸润影于侧位片中脊柱上方最清楚。肺部过度充气。意见:右肺中叶、左肺下叶浸润

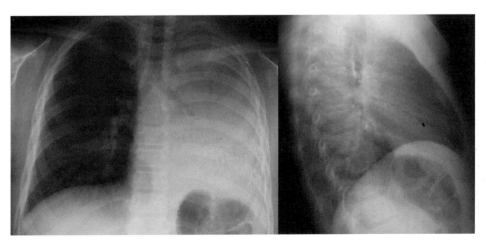

图 8.2　左肺不张。肺不张导致纵隔向左移位。左肺可见明显的支气管充气征。在原始胶片上,左侧主支气管有一个 1.5cm 长的圆柱形异物(图中未见)

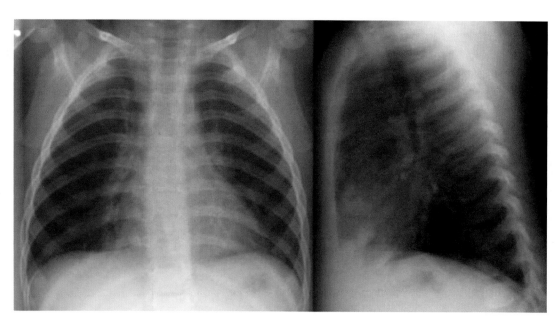

图 8.3　中央小片间质浸润,最符合的是病毒性肺炎

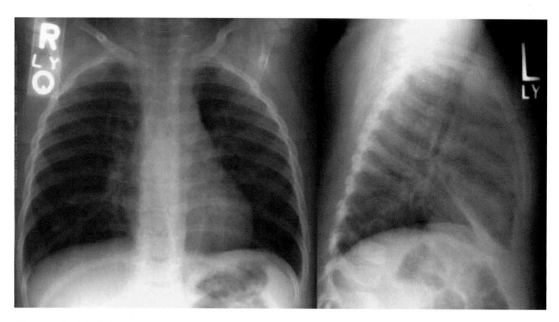

图 8.4　右肺中叶小面积肺不张。从侧位可以清楚地看到心脏上方有一个斜的、扁平的、楔形的密度影。右肺中叶受压变扁,失去正常的三角形形状,提示肺不张

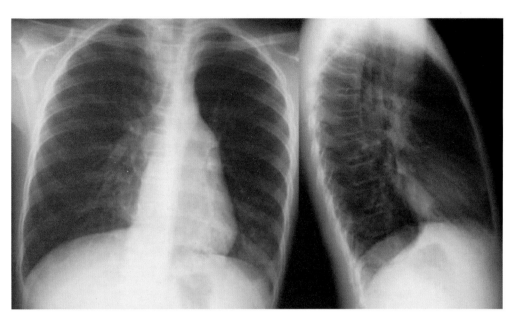

图 8.5　左肺基底部片状浸润。侧位心脏斜上方,后前位左肺下野见模糊影。右肺门周围区域的突出可能是由于旋转所致。注意脊柱和肋骨的不对称性。这种旋转在 X 线片上显露出更多的右肺门结构,使其显得很突出

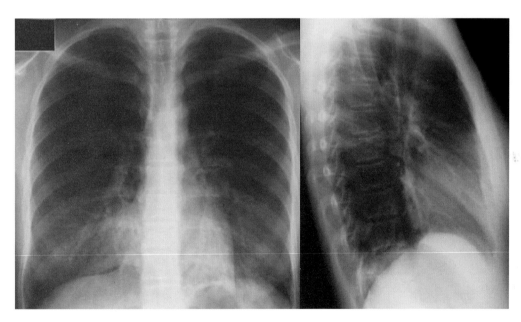

图 8.6　右肺中叶、左肺下叶浸润。右肺中叶浸润,心右缘边界模糊。在侧位片也可以看到心脏上的条索影。左肺下叶浸润在侧位片上于膈肌后侧显示最清楚。后前位片上左下肺可见模糊影。于 2 年前的胸片上发现右肺中叶的浸润,并提出了慢性浸润的可能性

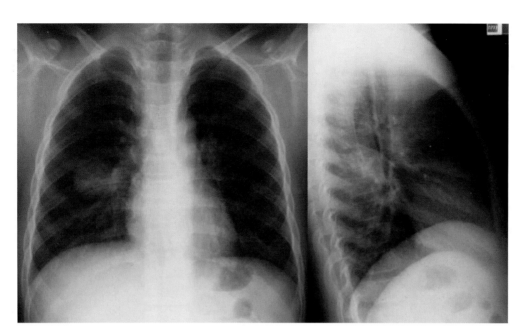

**图 8.7**　右肺野圆形密度影。这是右肺下叶的背段。虽然有肿块的外观,但很可能是感染。右肺下叶球形实变影(圆形肺炎)

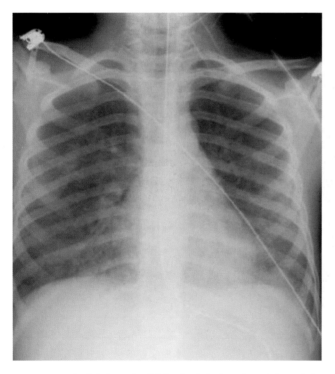

**图 8.8**　溺水受害者。肺野模糊,与肺水肿一致。注意心脏为正常大小,这表明肺水肿是非心源性的。如果肺水肿是由于充血性心力衰竭引起,心脏会扩大

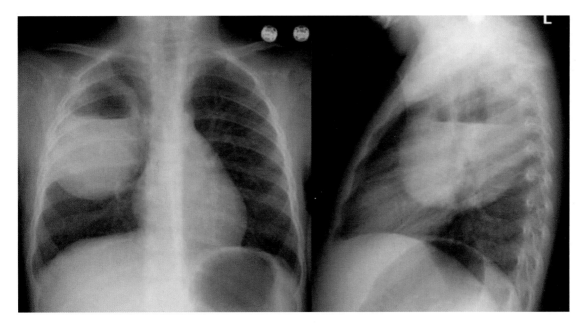

图 8.9　1 例巨大肺脓肿,右肺肿块内有一个大的气液面

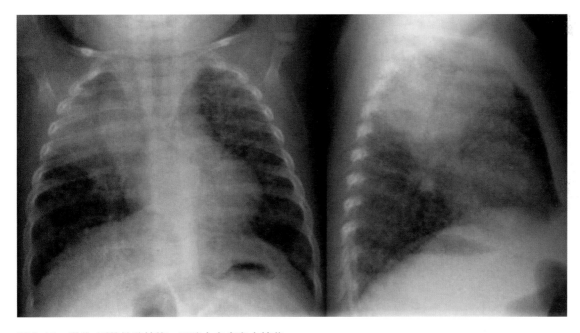

图 8.10　婴儿,粟粒性肺结核。双肺内有多发小结节

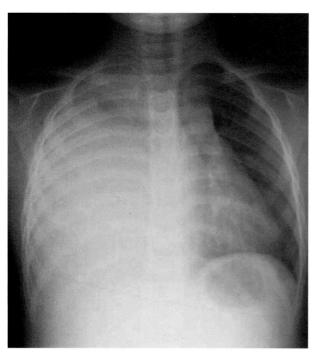

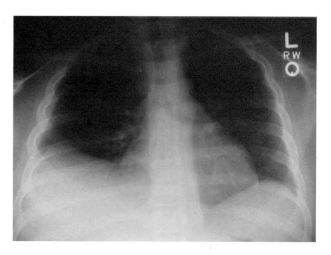

图 8.13　9 岁儿童,CXR 显示双侧膈肌轮廓异常。正常情况下,单侧膈肌的中心是膈肌的最高部分。然而,在这种情况下,膈肌最高部分是膈肌的外侧部分。图示胸腔积液。肋膈角变钝是胸腔积液的典型 X 线征象

图 8.11　3 岁儿童出现急性症状。CXR 显示右肺野实变,纵隔结构向左移位。该患者的肺部病因也是肺结核

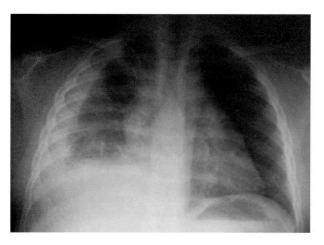

图 8.12　6 岁儿童,右侧大量胸腔积液。这位患儿大约 12 小时前曾做过胸部 X 线检查,没有显示胸腔积液。患者病情很重,呼吸窘迫。这种快速进展高度提示金黄色葡萄球菌引起的肺炎。胸腔积液很可能是脓胸,需要胸腔造瘘引流

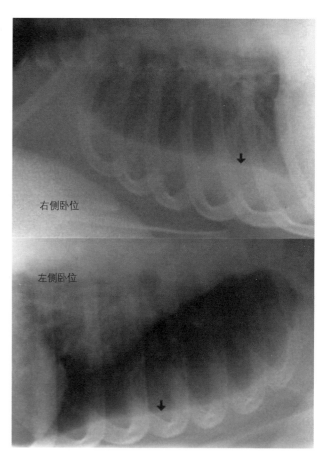

图 8.14　胸膜积液可以通过侧卧位更好地显示,使积液分层。右侧积液比左侧多

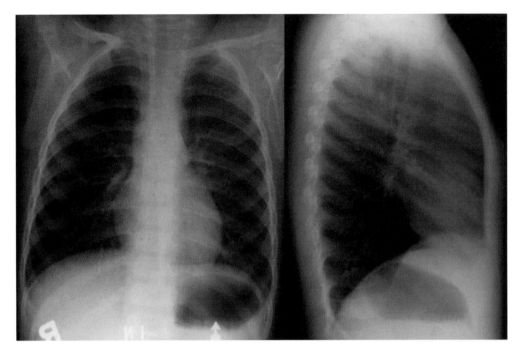

图 8.15 肺野未见浸润。与左侧相比,右肺野透亮度更高(更暗)。这种变化很细微并且可能很难观察,除非退后一步,远距离观看胸片。右侧膈肌略高于左侧膈肌。然而,正常应该比这更高。这两项发现都表明右肺过度膨胀。临床病史提示患者在吃食物(更可能是肉)时跳到床上,然后开始感到窒息。从那时起,已开始出现呼吸困难。进一步的 X 线片显示双侧空气滞留。支气管镜显示双侧支气管花生碎片异物

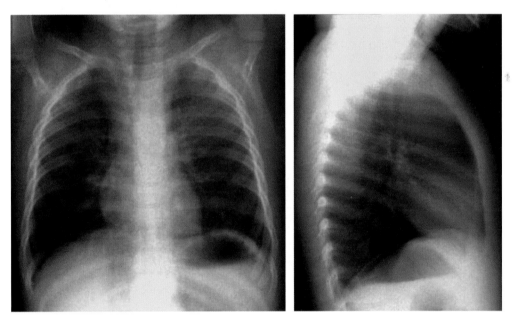

图 8.16 17 个月大的婴儿,有吃巧克力坚果窒息病史。此胸片高度怀疑为支气管异物。然而,由于这张胸片是非诊断性的,应加拍呼气相和侧卧位

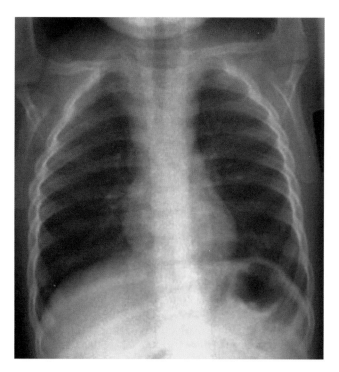

图 8.17    与图 8.16 所示,同一个患者的呼气相胸片。提示吸气时的后前位片(见图 8.16)和呼气时的后前位片看起来大致相同。后肋计数是确定膨胀程度较为客观的方法。这个图像表明存在双侧空气滞留现象。然而,呼气相胸片非常依赖于拍摄时间。如果 X 线片是在吸气时拍摄的,但被标记为"呼气相",这将是极大的误导

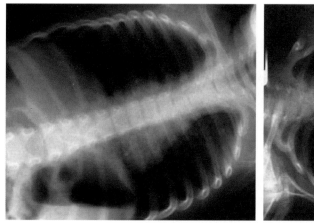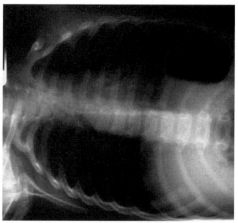

图 8.18    双侧的侧卧位片。卧位图并不依赖于时间。重力使纵隔向依赖侧下降。在两个侧卧位图中,假如患者是直立的,纵隔就应该在正确的位置。然而,这些观点是不准确的,因为患者是侧面的。两个侧卧位片被证实存在两侧的空气滞留。双侧支气管异物经支气管镜检查可以确认

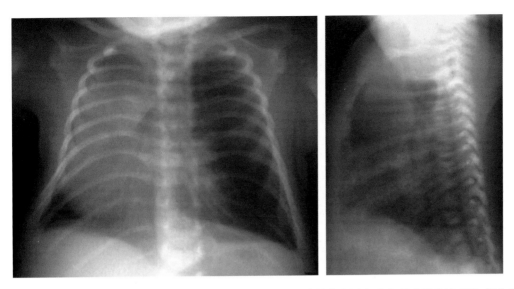

**图 8.19**　2 周大的男婴,表现为严重呼吸窘迫。这名婴儿从婴儿室回家后出现呼吸系统症状,但今天病情加重。起初,这个胸片被认为是张力性气胸。左半侧胸似乎将纵隔推向右侧。然而,更进一步考虑,这种程度的严重张力性气胸会导致患者严重缺氧和低血压。虽然患者在室内空气中轻度缺氧,但在供氧时氧饱和度为 100%。他的血压正常,可见灌注良好。他似乎没有恶化。此外,通常导致张力性气胸的因素(正压通气或穿透性胸部伤口)也不存在。X 线片可以更仔细地检查左侧肺纹理。虽然有一些肺纹理的迹象,但很难确认。因为患者病情稳定,没有尝试胸腔穿刺术或胸腔造口术。这个患者患有先天性左肺上叶大叶性肺气肿。左肺上叶充满了整个左胸。左肺其余部分被压缩,在胸片上不容易看到。手术切除左肺上叶后,患者恢复良好

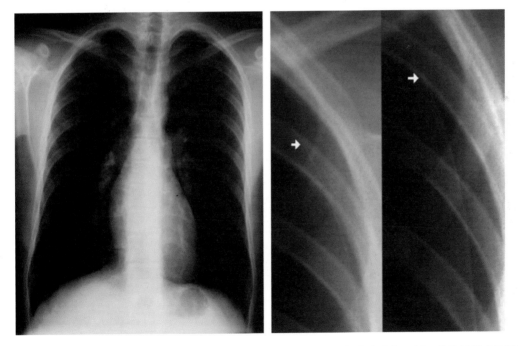

**图 8.20**　一位高瘦的青少年在抱起母亲后,胸部和背部疼痛 1h。自述疼痛像刀割一样并且没有放射痛。疼痛随着深吸气而加剧。这张胸片显示患者高、瘦。肺野过度扩张。然而,肺野周边的肺纹理依旧是可见的。重复呼气相胸片检查协助检出气胸,显示左侧肺尖少许气胸(白箭)

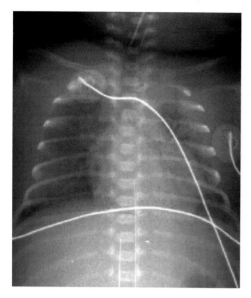
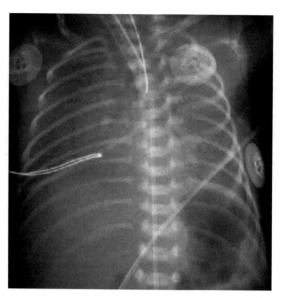

图 8.21、图 8.22　新生儿呼吸窘迫综合征（respiratory distress syndrome，RDS）的典型"磨玻璃"（或"毛玻璃"）外观。两个胸片都显示了经典的"空气支气管征"。"空气支气管征"的出现是因为充满空气的支气管通常覆盖在充满空气的肺上，使得它们看不见。然而，由于 RDS 肺部有更多的液体，致使充满空气的支气管可以看到。肺密度越大，支气管充气征的可见性就越大。胸部 X 光片经常用于确认气管内置管（endotracheal tube，ETT）的位置。在图 8.21 中，ETT 的位置较高，在两种垂直线性密度中，患者右侧是在肝脏的脐静脉导管，而另一种是在患者胸部的温度探针导线。在图 8.22 中，ETT 处于良好的位置，但注意有一根位于食管中的鼻胃管位置过高

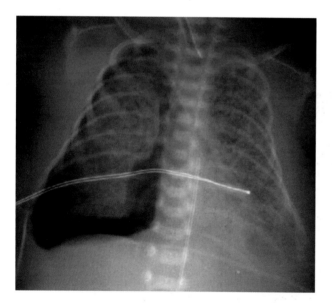

图 8.23　新生儿，右侧气胸。同时两肺野模糊并可见斑点影。这种现象的出现是因为肺间质性肺气肿（pulmonary interstitial emphysema，PIE），有少量空气渗入肺实质，患者发生气胸的风险很大。ETT 位置很高，且脐动脉导管在 T7 水平

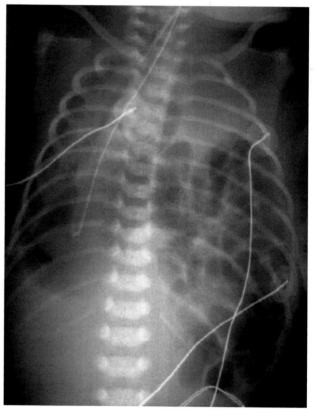

图 8.24　患者左侧膈疝，为较为常见的膈疝位置

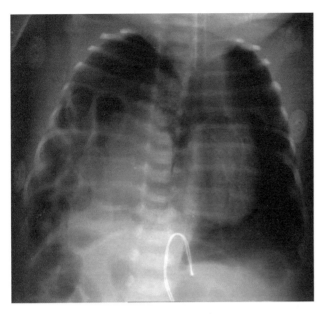

图 8.25　膈疝位于患者右侧（较少见的一侧）。此图还显示左侧气胸，尽管在图像很难发现

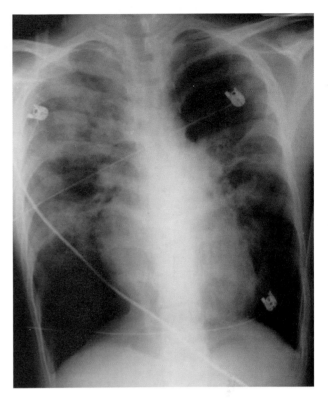

图 8.27　青少年，有早产和支气管肺发育不良病史。多次住院治疗。该 CXR 显示严重的支气管肺发育不良和慢性肺部疾病，伴有慢性浸润和局部过度扩张

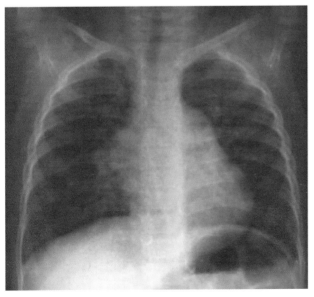

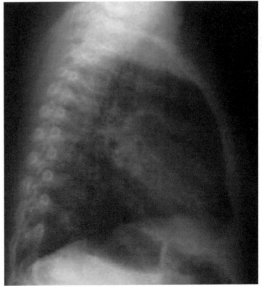

图 8.26　14 个月大，早产史。CXR 显示支气管肺发育不良的慢性浸润

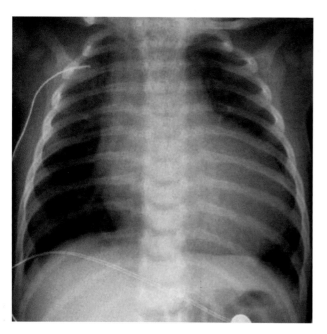

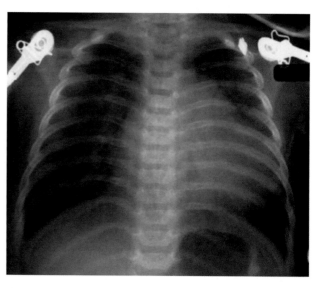

图 8.29　2 个月大，室间隔缺损（ventricular septal defect，VSD）。心脏轮廓增大，肺部血管充血。此胸片也显示胸腺发育不全（DiGeorge 综合征）

图 8.28　7 周大，气喘和咳嗽。胸片显示心脏扩大。肺野相对清晰，但可能存在一些早期的肺血管充血。上肢的血压明显高于下肢。超声心动图显示主动脉缩窄

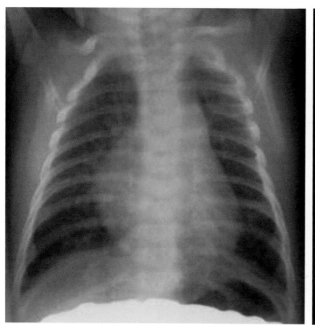

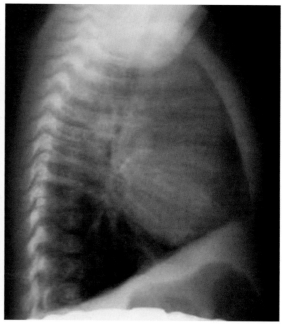

图 8.30　边缘性心脏肿大，右心房突出，肺血管增多。从肺门呈扇形排列的弥漫性网状斑点提示肺静脉淤血，但与肺门周围浸润难以区分。提示先天性心脏病。超声心动图证实了三房心

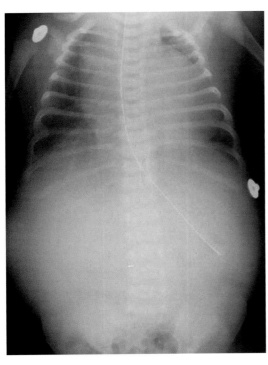

图 8.31　心脏扩大和腹部膨胀。患者存在多个肝内血管瘤，导致动静脉分流和高输出血性心力衰竭

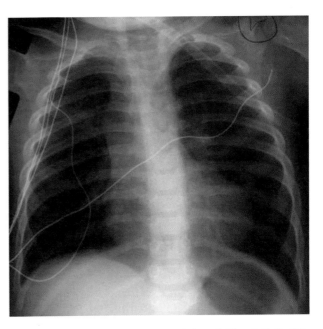

图 8.32　男婴，6 个月大，表现为喘息和发绀。之前发现心脏杂音。并认为是孤立性室间隔缺损（VSD）。供氧只能使他的氧饱和度得到很小的改善。此胸片显示心脏大小正常。肺野看起来比平时更黑。尽管不同的摄片技术会导致此种情形，但结合临床病史提示发绀型先天性心脏病，这些肺野可能与肺灌注不足相结合。这一发现在许多青紫型先天性心脏病中可见，因为对于大多数这种情况的循环短路是常见的。平片对大多数先天性心脏病的诊断效果不佳。然而，肺灌注的评估对在支持诊断是有支持价值的。这得到超声心动图证实，由粉红色为青紫的外观突然变化，提示法洛四联症

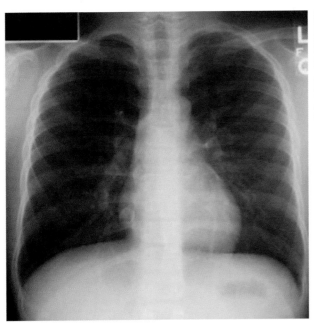

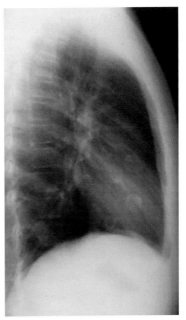

图 8.33　在后前位片和侧位片，心脏的上方均可见圆形钙化。患者有川崎病并发冠状动脉瘤史。圆形钙化是钙化的冠状动脉瘤

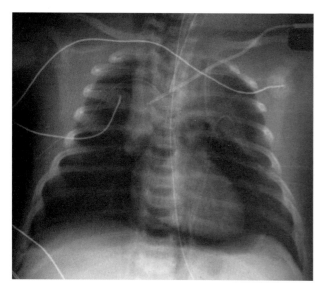

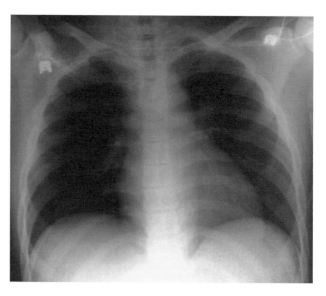

图 8.34　患者正在使用呼吸机,病情突然恶化,可能是张力性气胸。在心脏周围可见透明影,表示空气已渗入心包,称为心包积气。心包积气通常是一种严重的紧急情况,因为它导致突发性心包填塞。必须立即进行心包穿刺术。这是一个极其复杂的操作,因为它可能撕裂心脏,虽然它能暂时缓解填塞,但是更多的空气将继续积聚在心包,导致复发性填塞。由于会存在空气再聚集,使用外套管穿刺针或介入技术将塑料导管插入心包可能更有效地防止空气再聚集和填塞。如果有外科医生,心包穿刺术后立即行心包开窗手术可能更有效

图 8.35　14 岁患者,表现为严重的背部、胸部和腹部疼痛。主动脉夹层家族史需警惕对主动脉阴影增宽的观察。CT 扫描证实主动脉夹层

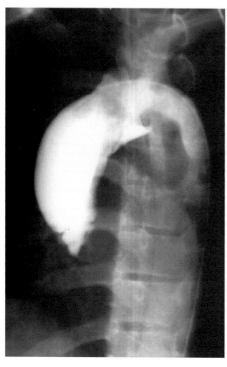
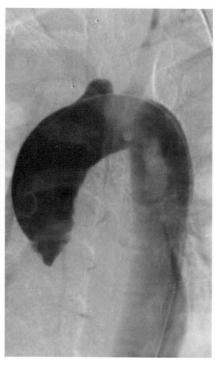

图 8.36　主动脉造影显示导管尖端位于主动脉根部。主动脉根部不规则,这是因为造影剂并没有进入颈动脉血管,推测导管在主动脉夹层的假腔内,而假腔在主动脉根部扩张。在主动脉上方可见头臂干的影像(一条未被造影剂填充的血管挤压被造影剂填充的假主动脉腔)

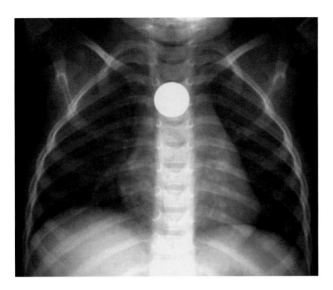

图 8.37　食管硬币。尽管很常见，但如果病史提示硬币已经在食道停留了很长一段时间，将存在硬币卡压导致食道破裂的风险。如果患者出现咯血、呕血或黑便，这表明硬币可能已通过食道侵蚀大血管。如腔静脉或主动脉，即所谓的食管主动脉综合征。如果硬币被取出，腔静脉或大动脉出血可导致失血和死亡。如果怀疑为主动脉食道综合征（即主动脉或腔静脉管壁的完整性存在问题），心血管手术小组应准备立即手术干预，以防出现大血管穿孔

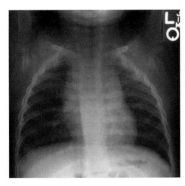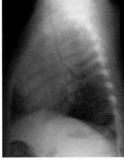

图 8.38　6 个月患儿，有频繁喘息病史。后前位片显示清晰的肺野。侧位片未见浸润，但是气管管腔狭窄。从肺门到图像顶部，气管管腔狭窄。有频繁喘息病史的婴儿，气管管腔狭窄提示可能位存在累及气管的先天性畸形。可能的病因包括气管内源性软化或气管畸形，或气管外源性压迫。食管造影（图 8.39）显示一个肿块压迫食道，高度怀疑这是大血管环压迫食道和气管

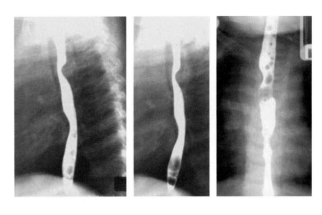

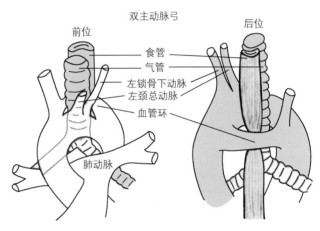

图 8.39　血管环是指主要的血管结构围绕在食道和气管周围并且压迫使之变形。这是一张双主动脉弓的图像，是常见的血管环之一。双主动脉弓时，主动脉穿过左主支气管和右主支气管，血管环结构压迫食道和气管

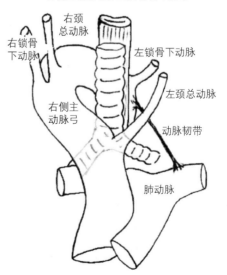

图 8.40　图示右侧主动脉弓伴左侧锁骨下静脉异常。这个"环"由右侧主动脉、动脉韧带（原动脉导管）和肺动脉构成

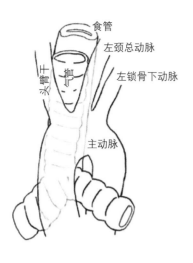

**图 8.41** 正常左侧主动脉弓(即主动脉在左主支气管上)

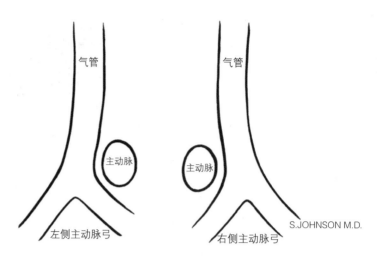

**图 8.42** 示气管偏移现象。在正常左侧主动脉弓中,远端气管稍微向右偏,有时在胸片的后前位片上很明显。然而,在右侧主动脉弓中,远端气管常向左侧偏移。这是一种异常征象并且应提示主动脉弓右位。但如果变异为双侧主动脉弓,则气管位于中线,这未必是异常。总之,提示血管环异常的胸片表现为狭窄的气管阴影(提示气管压迫)和远端气管向左偏移(如果存在右侧主动脉弓)

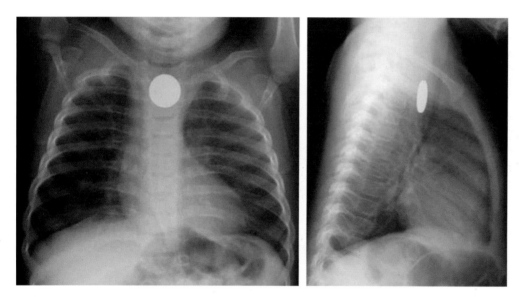

**图 8.43** 15 个月的婴儿,误吞一枚硬币。这张胸片证实硬币位于食管上部。但侧位片,气管管腔受压迫。虽然可能是由于硬币造成,但是患儿存在慢性、反复性呼吸道症状病史,提示慢性病程。进一步检查发现患儿存在血管环

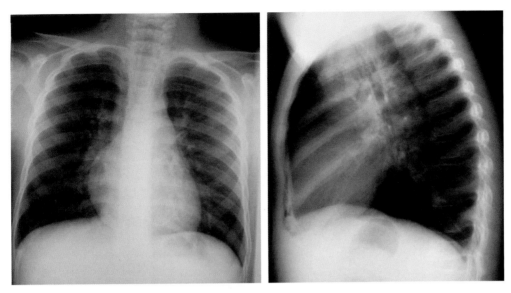

图 8.44　纵隔气肿。颈部有空气密度（皮下气肿）。侧位片显示气管的双重轮廓。正常情况下，气管管腔呈单一条管影。然而，在侧位片上，气管壁有独立的气体轮廓。这表明气管周围有空气。在胸腔前下部（心脏前）可见额外的气体密度

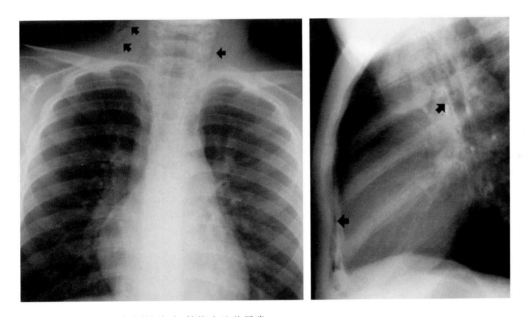

图 8.45　与图 8.44 相同的胸片，箭指出这些异常

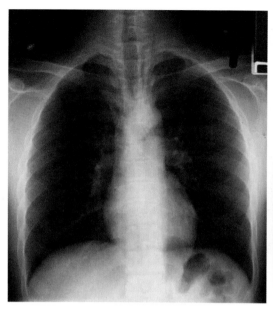
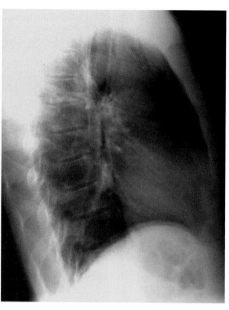

图 8.46　青少年,胸痛,滥用药物史。后前位片显示上纵隔和颈部的气体密度。主动脉弓左侧有一个三角形的气体密度影。这是由于在纵隔中的空气使得主动脉和肺动脉十分突出。侧位片显示气管的双重轮廓,如图 8.44 和图 8.45 所示。前纵隔(胸腺区域)也可以看到气体密度影。肺部积气(如纵隔气肿)的患者常有胸内压升高的病史。携带重物,弹奏乐器(如长号),或吸入非法药物(伴有 Valsalva),都会导致胸内压升高

译者注:Valsalva 试验是令患者行强力闭呼动作,即深吸气后关闭声门,再用力做呼气动作,呼气时对抗紧闭的会厌,通过增加胸内压来影响血液循环和自主神经功能状态的一种临床生理试验。

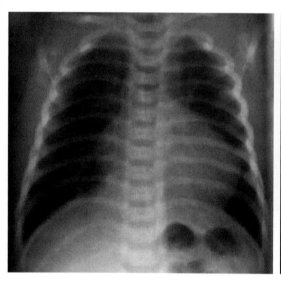
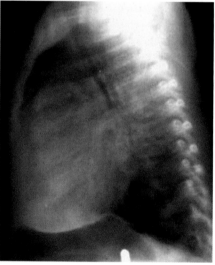

图 8.47　新生儿室诊断为室间隔缺损(VSD)的 1 例胸片。几天后出现癫痫。心脏轮廓增大(与轻度充血性心力衰竭的 VSD 相一致)。另一个重要的异常影像是胸腺影缺失,提示胸腺发育不全。"癫痫"被发现是由于低钙血症(手足搐搦)导致。患者患有 DiGeorge 综合征(胸腺发育不全伴甲状旁腺机能减退)

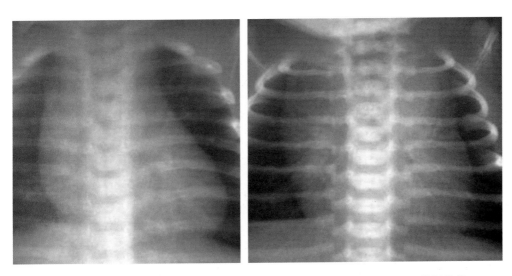

图 8.48　2 个新生儿胸片有明显的胸腺影,这是正常影像。注意到图 8.47 显示上纵隔较薄

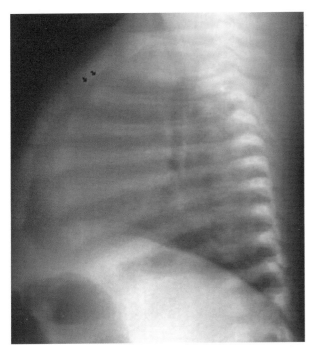

图 8.49　新生儿标准侧位胸片。正常情况下,新生儿纵隔(黑箭)充满实性成分(正常的明显胸腺)。图 8.47 侧位片显示肺组织密度(无胸腺),为年龄较大的儿童、青少年和成人的正常表现。但是新生儿在这个区域应该有胸腺,如图所示

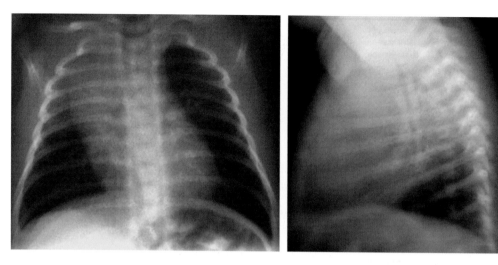

**图 8.50** 右上肺的密度影是这个年龄常见的明显的胸腺。婴儿右侧胸腺影较左侧更大。右上肺叶有密度影,但被胸腺遮掩。部分密度似乎来自肩胛骨,但仔细观察,在右上肺叶除了胸腺和肩胛骨外,还有密度影提示有浸润。胸腺和肩胛骨遮蔽了部分肺炎

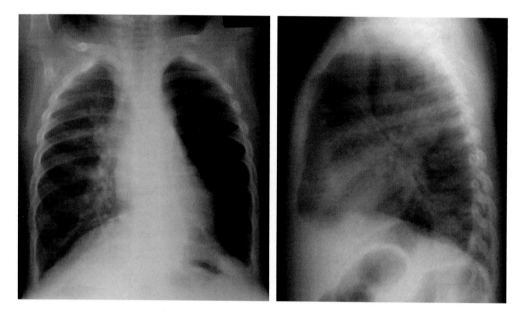

**图 8.51** 10 个月的男婴,表现为喘息和咳嗽。他有喘息的病史。后前位片显示肺血管密度降低,左肺透亮度增加。右肺显示肺血管密度增多。侧位片显示在气管下部后方有肿块,向前挤压气管并使气管弯曲,伴有气管下半部明显变窄。这些发现怀疑是纵隔巨大肿块压迫气管下段和主支气管,造成左肺阻塞性肺气肿和灌注减少。需要食管钡餐造影检查

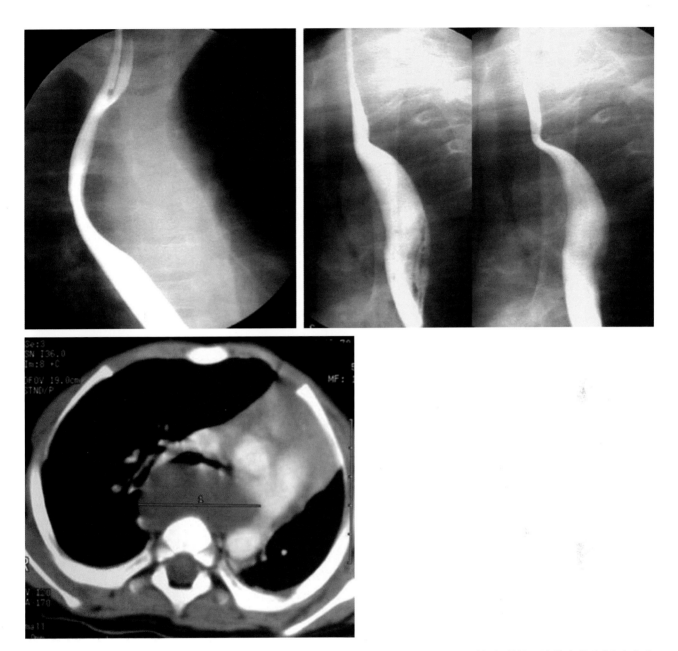

**图 8.52～图 8.53** 钡餐检查。在前后位片上,食道向侧面移位。侧位片显示肿物位于气管(气管被压缩并向前移位)和充满钡剂的食管(向后移位)之间。胸部 CT 扫描证实存在为支气管源性囊肿的纵隔肿块(图 8.53)

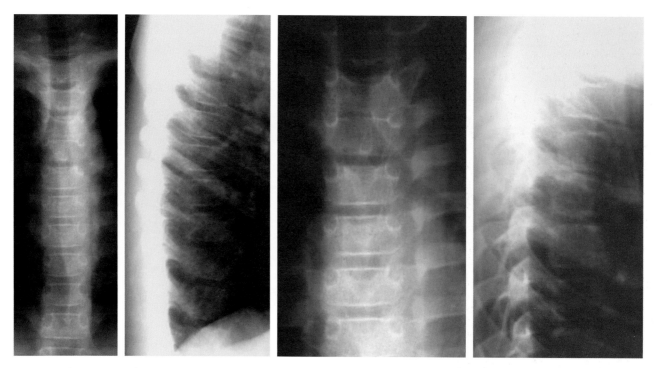

图8.54　8岁男童,出现发烧。检查时发现他的胸椎上部有局灶压痛。左侧两幅图像显示前后位和胸椎侧位。注意气管分叉处椎间隙变窄。这在侧位片上是不容易识别的。右侧两幅图像可见该区域的增大,从前后位和侧位片上看,椎间隙明显变窄。这些发现与椎间盘炎一致

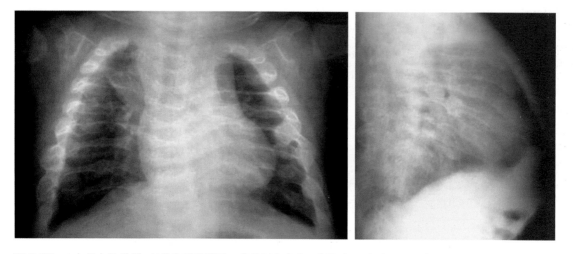

图8.55　3个月大的男婴,表现为呼吸窘迫。成骨不全病史。此胸片显示严重骨量减少、多处肋骨陈旧性骨折(肋骨呈球状畸形)和脊柱形态不规则。成骨不全症有多种类型。在新生儿时期诊断的大多数类型表现为多发骨折和明显的骨量减少。严重的类型通常是常染色体隐性遗传并且无法长期生存。更隐匿的成骨不全症类型是常染色体显性的(因此,除非患者是一个新的突变,否则通常存在一个频繁骨折的家族史),并且没有明显的骨质减少,但既往表明骨折的频率比预期的要高

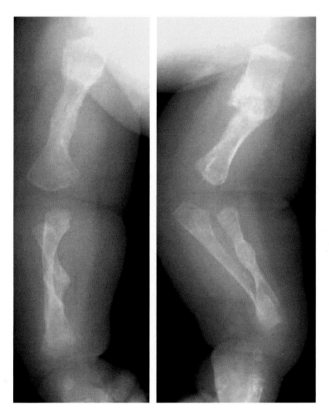

图 8.56　患者上肢表现为明显的骨质减少和多发骨折,长骨呈现出典型的"褶皱"的外观

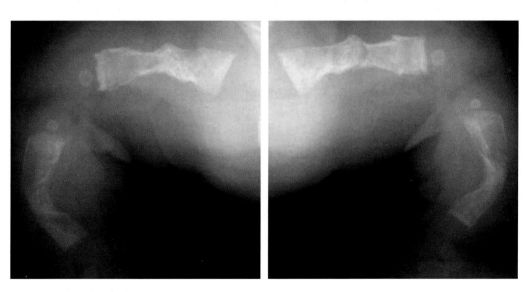

图 8.57　患者的下肢,表现为严重的骨质减少和多发骨折,长骨呈现出典型的"褶皱"的外观

（杜丽娜　译,王博　校）

# 第9章

# 儿童腹部 X 线平片

Loren G. Yamamoto

## 适应证

急诊科申请的儿童腹部平片适用于病情稳定的患者,以帮助诊断腹部疾病。腹部平片的 X 线表现通常是非特异性的。

## 诊断功能

平片利用五类组织的射线密度(金属、钙化/骨、软组织/水、脂肪和空气)的差异,帮助临床进行诊断。腹部平片包括两种基本体位:平卧(仰卧)和立位(直立)。其他体位包括俯卧位和胸部的前后(anteroposterior, AP)位。有时,为寻找金属异物、钙化性尿石症采用独特体位或其他特定的体位。KUB(kidney, ureter, bladder 简写)经常用来表示腹部 X 线平片,但实际应该避免使用这个术语来表示腹部 X 线平片,因为 KUB 是拍一个还是多个体位的要求是含糊不清的。标准的立位片对于大体观察腹部是很有用的。需要注意的是,重力会使肝脏和脾脏在这种情况下看起来比在卧位(仰卧)片下更大。因为空气-液体界面与 X 射线束平行,所以气-液平只在直位片上显示。游离气体最好在直位片下观察,因为当患者直立时,游离气体更易聚集在横膈下。平片对确定可疑病变的定位是很有用的。有气体重叠软组织结构在立位片上比平片上更易发现,这是因为气体分层次垂直于 X 射线束。

## 成像缺陷和局限性

正如第 8 章所指出的那样,平片发现异常图像是比较微小的,尤其是腹部,在这章节中,观察这些细微的影像变化有助于对异常改变的诊断。

## 腹部脏器和诊断可能性

肠道:肠麻痹(译者注:ileus,为小肠或大肠的部分或完全性的非机械性梗阻;ileus 源于拉丁语"colic")、肠梗阻(译者注:bowel obstruction,为大肠或小肠的阻塞或堵塞)、中肠扭转、肠穿孔、阑尾炎、肠套叠、肠气肿、异物

肝脏:脓肿、肝内气体、肝大

胰腺:平片显示胰腺较难,可以显示局部钙化影

脾:巨大脾脏

肾:肾结石,鹿角形结石,输尿管结石

膀胱:膨大/扩张的膀胱,膀胱破裂

腹膜:游离气体,肿瘤性肿块,脓肿

骨骼:髋关节发育不良,髋关节积液,其他髋关节病理改变,白血病,淋巴瘤,髓外造血,骨折,发育不良,骨量减少,骨软化,成骨不全,骨肿瘤

肌肉:肌内脓肿,肌内钙化

肺(常被忽视):下叶肺炎,胸腔积液

女性生殖道:最常见的非诊断性平片

## 临床图像

### 肠麻痹与肠梗阻的比较

已有几个标准把肠麻痹和肠梗阻进行区分。术语"肠麻痹(ileus)"对不同的人,如放射科医生和胃肠科医生,其含义是不同的。然而,肠麻痹共同的特征是,不理想的肠蠕动所导致的放射学异常。患者常存在腹痛或呕吐等肠麻痹遇到的腹部系列症状。

　　区分肠麻痹和肠梗阻的标准大致包括四个方面。由于其中的两个具有相似性，一些学者建议将其简化为三个。但是，本次我们还是分为四个进行讨论：

　　1. **气体分布。**是否腹部所有四个象限都显示有气体分布？气体总量的特征包括过多、正好，或几乎没有（缺少）。如图 9.1 所示的是一个"正好"的例子。如图 9.2 所示的缺少（paucity）气体的例子，提示肠梗阻。如图 9.3 所示，在哭闹的婴儿中，只要肠管没有膨胀，气体多的也可以是正常的。因此，只有缺少（paucity）气体才应该被认为是趋向小肠梗阻的阳性发现。

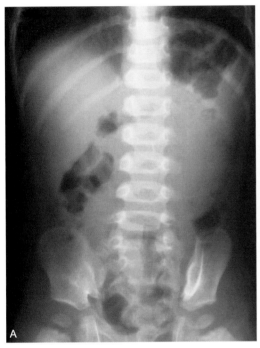
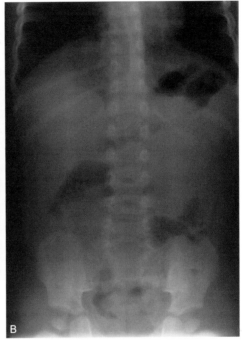

图 9.1　气体分布：不明显。平片腹部中央没有太多的气体，但立位看起来更好
肠胀：无。没有光滑的肠壁。
气 - 液平面：无。
排列：像爆米花一样杂乱无章，而不是井然有序的腊肠形。
肠梗阻：无。

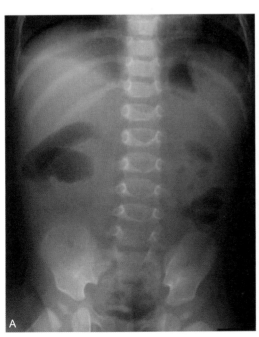
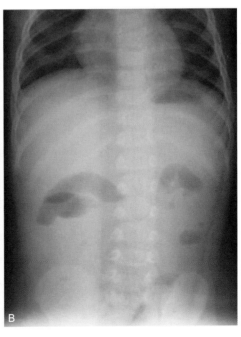

图 9.2　气体分布：最好的描述是"缺少气体"
肠胀气：可以看到的为数不多的肠段非常光滑。肠壁类似于短软管。出现异常的肠胀气。
气 - 液平面：乍一看，这可能并不明显，但请参见图 9.6 的相同 X 线平片，使用白色和黑色的线条标记了。请注意，这些气 - 液平面提示肠梗阻，因为在同一肠段看到两个气 - 液平面（J 形转弯、发夹或糖果手杖环征）。
排列：有序。看起来更像腊肠形而不是"爆米花"样。
肠梗阻：是。

2. **肠胀气**。由于儿童的大小不同,测量肠道直径没有可靠的标准。在正常肠道中,小肠中的皱襞和大肠中的肠袋形成正常的肠道形状,因此,最好的肠道形态特征是不规则。尤其是在小肠,常被描述为类似于爆米花,如图 9.3 所示。然而,当肠管膨胀时,肠壁变得光滑,这样肠道就像光滑的香肠或软管,如图 9.4 所示。扩张的肠道消除了由皱襞和皱襞引起的不规则肠道形状,使肠管看起来很顺畅。在

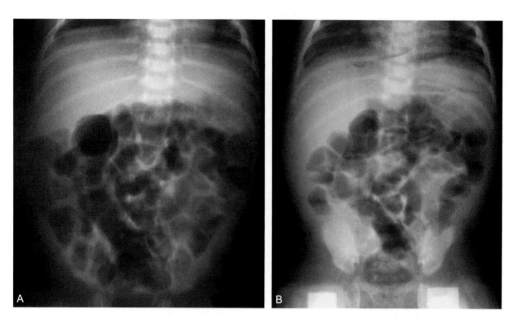

**图 9.3**　气体分布:肠道各处有大量气体
肠胀气:虽然有大量气体存在,但没有平滑的节段提示异常肠胀。
气 - 液平面:无。
排列:无序。看起来更像"爆米花"而不是"腊肠"。
肠梗阻:无。

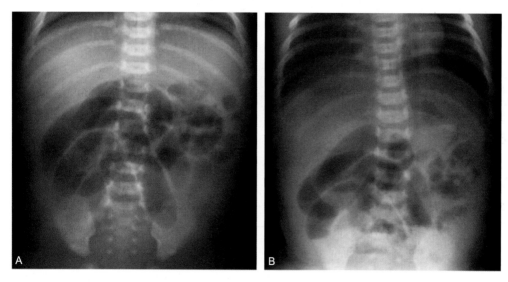

**图 9.4**　气体分布:四个象限都有气体
肠胀气:有。肠壁光滑(类似软管或腊肠样)。
气 - 液平面:有。仔细严重肠袢观察,至少在 1 个或 2 个肠袢内可以看到 1 个肠袢内有 2 个气 - 液平面。
排列:有序。看起来更像"腊肠"而不是"爆米花"。
肠梗阻:是。

儿童中,判断肠管膨胀的特征是基于肠管的外表而不是其直径。

3. **气 - 液平面**。只有在立位图上才能看到气 - 液平面。肠麻痹往往有多个小的气 - 液平面,而肠梗阻往往有较大的 J- 形回旋肠襻(也称为发夹弯和糖果手杖襻)。当能辨别出同一肠襻内的两个独立气 - 液平面时,J- 形回旋现象最能表明肠梗阻。请注意,图 9.5 中存在多个小的气 - 液平面,不同于图 9.6(与图 9.2 相同)有大的扩张的肠襻和可见的气 - 液平面(其中两个可在同一连续的肠襻中看到)。图 9.6 中的白线显示了同一肠襻中的两个气 - 液平面。图 9.6 中的黑线为另一个肠襻中的两个气 - 液平面。图 9.2 是相应没有标记线条的 X 线平片。

4. **排列有序**。这实际上是第 2 个和第 3 个标准中描述的功能组合,这就是为什么这本身可能不是一个特征。这个术语(orderliness)含糊不清,但它是用来描述在卧位(仰卧)和立位的肠道气体是随机还是杂乱无章表现。随机或无序表现的最好描述用"爆米花"形容(图 9.3)。如图 9.4 所示,整齐的表现可被描述为"阶梯状",但"腊肠"会是一个更好的描述。请看图 9.3,它看起来像"爆米花"(图 9.7)还是"腊肠"(图 9.8)?请看图 9.4,它看起来像"爆米花"(图 9.7)还是"腊肠"(图 9.8)?

肠梗阻在放射学上可能表现为气体稀少或大量气体。肠梗阻的鉴别诊断可以通过 AIM 帮助记忆,实际上是双重 AIM,或 A-A-I-I-M-M〔粘连、阑尾炎、嵌顿性疝气、肠套叠、旋转不良(伴有中肠扭转)和梅克尔憩室(伴有肠扭转或肠套叠)〕。需要注意的是,非肠梗阻的 X 线平片并不一定代表良性诊断。虽然肠麻痹最常见于胃肠炎(常见于阑尾炎),但仍是一项严重的诊断。

在 X 线平片上应用这四个标准,可以得到图 9.1~ 图 9.14 所示的诊断结果。

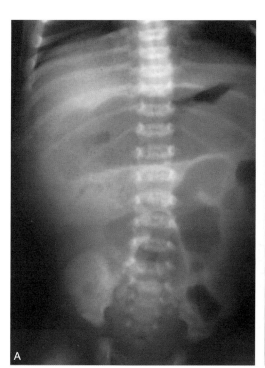
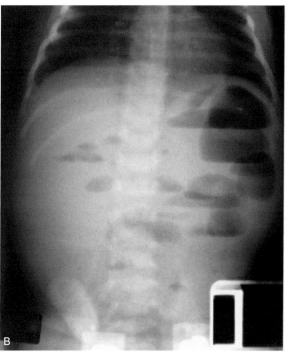

图 9.5　气体分布:所有四个象限都有气体,尽管气体含量低于平均水平
肠胀气:虽然有一段肠管直径较大,但没有一段肠壁光滑,类似软管或腊肠。
气 - 液平面:许多空气液体水平,但请注意,它们都很小,没有一个可以清楚地识别出是在同一个肠环中(没有 J- 形回旋或拐杖现象)。
排列:可疑。平卧位看起来有点儿有序,但立位图看起来无序。平面图最适合于确定这一点,它倾向于有条不紊。
肠梗阻:无。这更像是胃肠炎相关的肠麻痹。典型的多发小气 - 液平面,但未发现其他肠梗阻征象。排列的有序性也是不确定的。

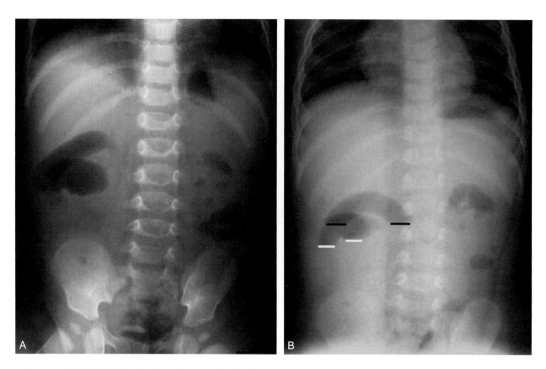

图 9.6 膨大的肠袢内可见气 - 液平面(其中同一个肠袢两个)。这张图中的白线表示同一肠袢中的两个气 - 液平面。此图中的黑线显示另一个肠袢中的两个气 - 液平面。图 9.2 为同一未画线条的 X 线平片

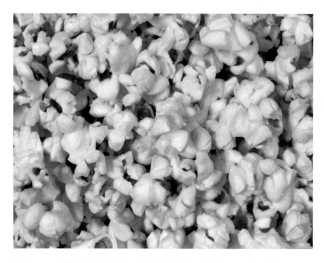

图 9.7 "爆米花"图片。当评估腹部平片是否有正常的肠气表现时,想想这个图像可能会有帮助

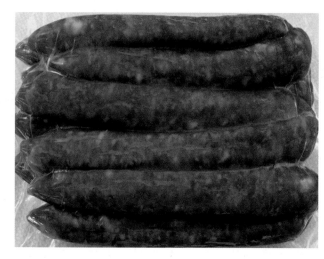

图 9.8 "腊肠样"图片。在考虑小肠梗阻时,想想这个图像可能会有帮助

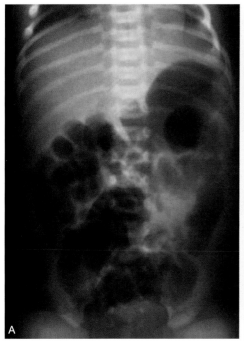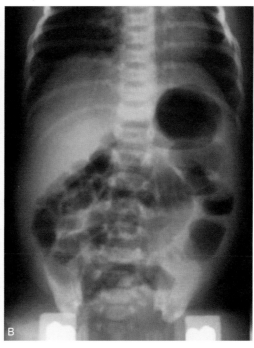

图 9.9 气体分布:四个象限充满大量气体

肠胀气:有可能,但可能性不大。"爆米花"样的外观被保留,所以在大多数情况下,肠管不会膨胀。左下象限(LLQ)的肠管可能有一小段变得很平滑,但袋状结构似乎还保留下来。

气-液平面:无。

排列:无序。看起来更像"爆米花"而不是"腊肠"样。

肠梗阻:无。

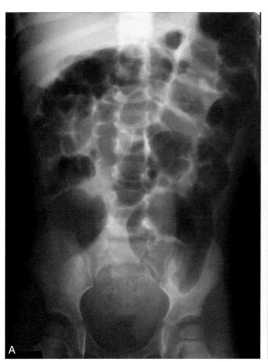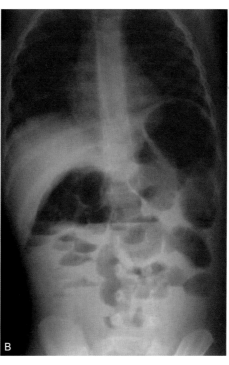

图 9.10 气体分布:四个象限充满大量气体

肠胀气:可能,但可能性不大。在某些区域,肠径较大,但这不是判断儿童肠胀的标准。当肠壁光滑(如软管和腊肠)时,才能确认肠胀气。

气-液平面:许多气-液平面,但请注意,它们都很小,没有一个可以清楚地辨别在同一个肠襻中(没有 J- 型回旋或糖果拐杖现象)。

排列:无序。看起来更像爆米花而不是腊肠。

肠梗阻:无。

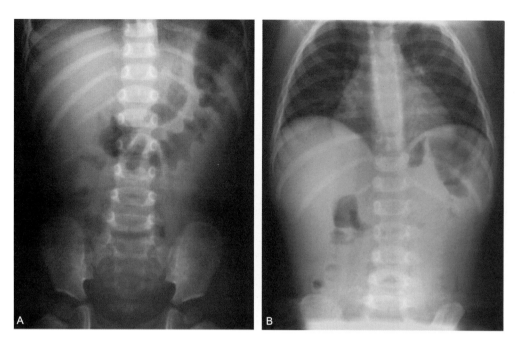

**图 9.11** 气体分布:除左下象限(LLQ)外,腹部大部分区域气体含量适中

肠胀气:无。

气 - 液平面:无。

排列:无序。看起来不像爆米花,可能是因为气体量减少了。

肠梗阻:无。

诊断结果是结肠炎。注意横结肠[大部分位于平面图的左上象限(LUQ)]有一个表现被描述为拇指指纹。结肠炎中可发现结肠中的这些凹痕。

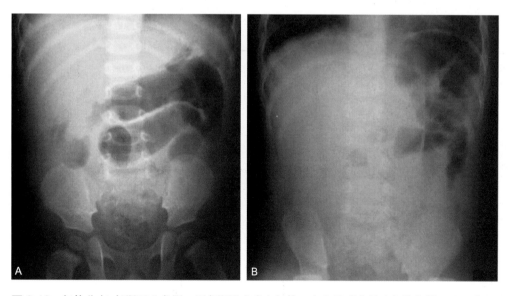

**图 9.12** 气体分布:仅限于上象限。下象限没有多少气体。直立的观点认为气体仅限于左上象限(LUQ)

肠胀气:有。肠壁很光滑。这看起来像两层腊肠样。

气 - 液平面:无。

排列:有序。看起来更像腊肠而不像是爆米花。

肠梗阻:有。

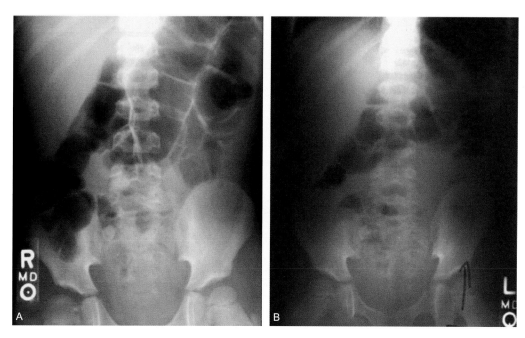

**图 9.13**　气体分布：除 LLQ 外，大部分腹部均有气体分布
肠胀气：无。
气 - 液平面：无。
排列：无序。看起来更像爆米花而不像是腊肠。
肠梗阻：无。你注意到右下腹（RLQ）的圆形阑尾粪石了吗？这是位阑尾炎患者。

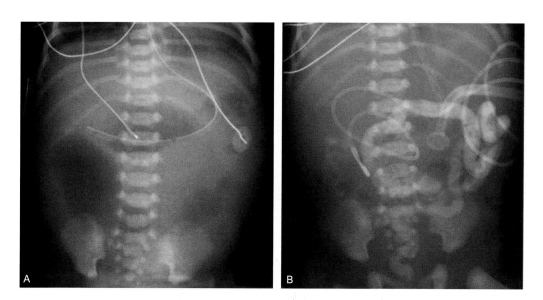

**图 9.14**　新生儿的 X 线平片。新生儿或极小婴儿的担忧之一是，他们可能患有尚未显露出来的某种先天畸形。左边的图像是卧位图，而右边的图像显示的是良好对比度的低位肠管
气体分布：很差。有四个巨大的气泡，腹部的其余部分几乎没有气体。这应该被认为是气体分布不佳，提示肠梗阻。
肠胀气：可能，但不确定。考虑到右侧的大量气体但这不太可能是胃，它太大了，不可能是正常的非扩张的肠道。
气 - 液平面：无。
排列：有序。这显然不像爆米花或腊肠样，但它是有序的，而不是随机或无序的。
肠梗阻：有。
右侧的对比剂灌肠显示细小结肠，表明妊娠期间没有肠道内容物通过结肠。在近端小肠梗阻中，通常不存在细小结肠。存在细小结肠表明远端小肠也闭锁。

## 中肠扭转和旋转不良

术语"扭转"本身用在这种情况下就不准确。乙状结肠扭转(由于乙状结肠冗长)在老年患者中更常见(图 9.15),而中肠扭转是真正的外科急症。小肠很长,但令人惊讶的是它没有频繁地扭转。正常情况下,肠道通过宽阔的肠系膜悬挂在后腹壁上。图 9.16 示意性地描述了这一点。在这种情况下,肠道很难扭曲并自行梗死。然而,在如图 9.17 所示旋转不良的构型中,小肠不是由宽阔的肠系膜悬吊,而是一根肠系膜柄悬吊起来的。术语"旋转不良"一词强调了这种胚胎学上的畸形,似乎降低了其临床后果的重要性,图 9.17 所示的旋转畸形应重新命名为"茎上肠管(gut on a stalk)"综合征,以重新关注该畸形的临床后果。gut on a stalk 容易扭曲成中肠扭转(如图 9.18)。中肠扭转可能是灾难性的,是真正的外科急症。中肠扭转累及整个小肠,如果手术复位延迟,整个小肠将发生坏死。必须尽快作出诊断,并立即安排手术复位以恢复肠道灌注。

在旋转不良时,Ladd 带也会导致肠梗阻。在图 9.17 中,肠系膜附着物(LUQ 的系带)可以在十二指肠下降时压迫十二指肠。这种压迫也可导致高位肠梗阻。然而,这并不影响血液流动,也不像中肠扭转那样急症和严重。

先天性旋转不良(gut on a stalk)的患者可能会在一生中的某个时候出现中肠扭转。约 50% 的旋转不良患者在新生儿期会出现中肠扭转。其他大多数会在儿童时期出现扭转。当然,旋转不良也可能到晚年才出现中肠扭转。任何有胆汁性呕吐的新生儿都应立即怀疑有急性中肠扭转。而在年龄较大的儿童中,诊断中肠扭转要困难得多,因为怀疑程度较低。

图 9.19 和图 9.20 显示了新生儿中肠扭转的 X 线平片。在图 9.19 中,X 线平片是完全没有气体的。再加上有胆汁性呕吐史,腹部 X 线平片检查后考虑中肠扭转应立即安排手术。在图 9.20 中,X 线平片的气体分布是相当正常的。尽管如此,新生儿胆汁呕吐仍应怀疑中肠扭转。由于中肠扭转的时间紧急,需要高级影像检查来检查证实这种可能性。

图 9.21 是一个 3 个月大的婴儿出现胆汁性呕吐。虽然不是新生儿,但婴儿还很小,胆汁呕吐应该立即怀疑中肠扭转。图 9.21 显示了糟糕的气体分布。大部分气体滞留在胃里,表明肠梗阻程度很高。LLQ 中残留的少量气体不应该让人放心,因为在中肠扭转之前,这名婴儿已经有 3 个月的时间(有足够的时间进食、排泄大便,并在结肠形成正常数量的气体)。这张 X 线平片应该高度怀疑是肠梗阻。虽然肠套

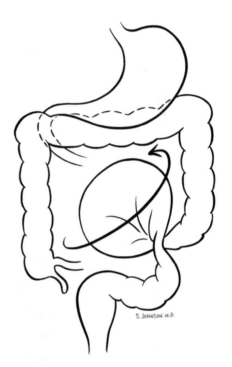

图 9.15

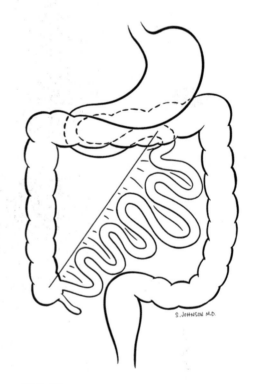

图 9.16

叠也有可能,但肠套叠多发生在回盲部(即低得多)。图示扩张的胃提示高位梗阻,如中肠扭转。

在图 9.22 中,放置鼻胃管并向胃内注入了稀钡。请注意,当钡从胃中排出时,小肠表现为"开塞钻"外观(黑箭)。如图 9.23 所示,钡餐的"开塞钻"现象是中肠扭转的部分。如果对比剂无法从胃中出来,将导致推进的对比剂突然停止。这种"喙"的外观也表明是中肠扭转。如图 9.22 和图 9.23 所示,稀薄的对比剂(如稀钡或水溶性对比剂)更容易显示"开塞钻"的外观。

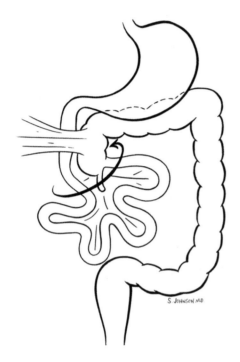

图 9.17

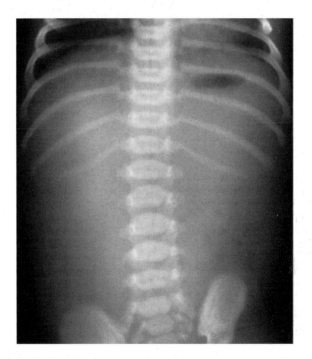

图 9.19

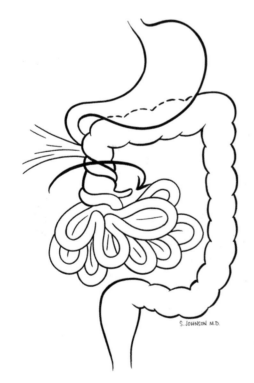

图 9.18

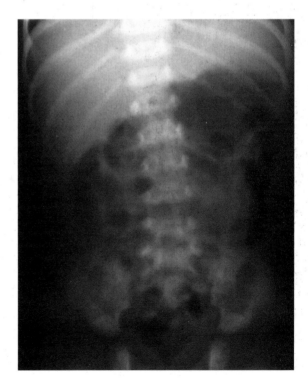

图 9.20

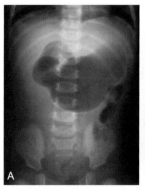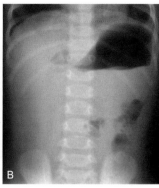

图 9.21

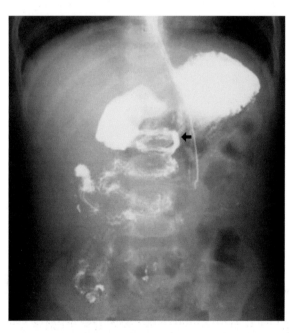

图 9.22

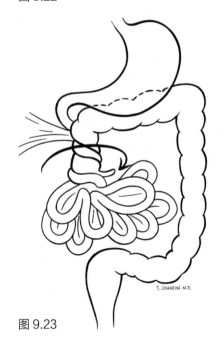

图 9.23

图 9.24 和图 9.25 是 1 例 7 岁女孩,表现为突然发作的呕吐和腹痛

图 9.24 是卧位片

图 9.25 是侧卧位片,因为患者无法站立

在这两张图中,气体的分布非常不对称,左侧肠管扩张,右侧几乎未见肠管。侧位片显示同一肠祥(J- 型回转)有一定的气 - 液平面,高度提示肠梗阻。这位患者因旋转不良而被诊断为中肠扭转。这位患者存在间歇性腹痛及呕吐。对于旋转不良的患者,结肠在任何时候都可能发生扭转(gut on a stalk)。当出现第一次扭转时,大概率会进一步扭曲(变得更紧)或自行解开。这种旋转和解旋导致"间歇性扭转",表现为疼痛和呕吐,并自行消失。有这种病史的患者应该进行影像检查,以确定他们是否有间歇性扭曲的旋转不良。

当患者出现严重急性症状时,成像策略应侧重于确认中肠扭转。如果患者临床表现良好,但有间歇性症状史,提示有间歇性扭转的可能性,则影像策略应侧重于确认间歇性扭转的存在。确认旋转不良存在的最好影像研究是上消化道造影。如图 9.16 所示,上消化道造影将显示对比剂从胃进入十二指肠,

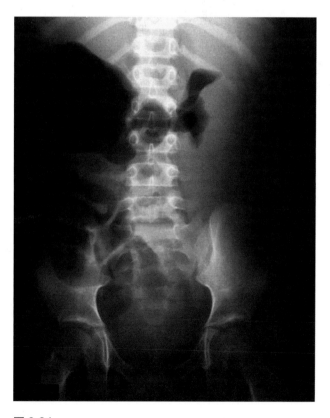

图 9.24

从右向左穿过中线。它被屈氏韧带悬挂在左边。在旋转不良时,如图9.17所示,十二指肠未能从右向左越过中线。证实存在旋转不良。如果盲肠出现在错误的位置,对比剂灌肠可能会发现旋转不良。如图9.17所示,盲肠位于右腹中段,甚至可能位于右下

腹区。如果盲肠是漂浮的,只是在进行对比剂灌肠时恰好在正确的位置,则无法识别旋转不良。腹部超声波也可以通过检查肠道的血管供应来显示旋转不良。然而,识别旋转不良的最好的还是上消化道造影。

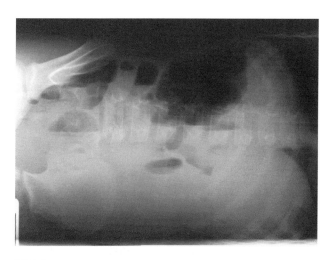

图9.25

## 阑尾炎

阑尾炎很常见。大约一半的阑尾炎患者表现不典型,诊断存在困难。平片对阑尾炎的诊断作用有限。超声、CT扫描和MRI是更先进的成像手段,更适合于确认阑尾炎的诊断。

阑尾炎最常见的平片征象是阑尾结石(有时称为粪石)。这种X线征象在急性阑尾炎中并不常见,但当它出现时,它高度提示急性阑尾炎。因为这很少见,大多数临床医生在他们的职业生涯中只会遇到很少的阑尾结石。阑尾粪石一般位于腹部的右下腹区,但其形状和外观变异度大。图9.26~图9.41显示了一系列不同的阑尾结石。

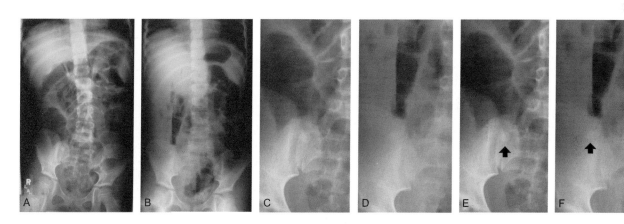

图9.26 阑尾特写:阑尾粪石

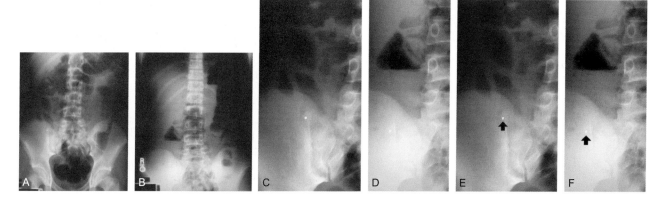

图9.27 阑尾特写:阑尾粪石

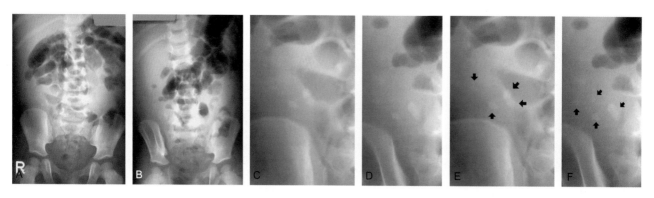

图 9.28 阑尾特写:阑尾粪石

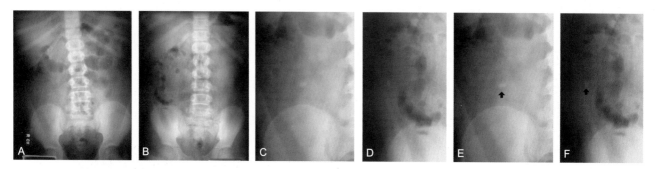

图 9.29 阑尾特写:阑尾粪石

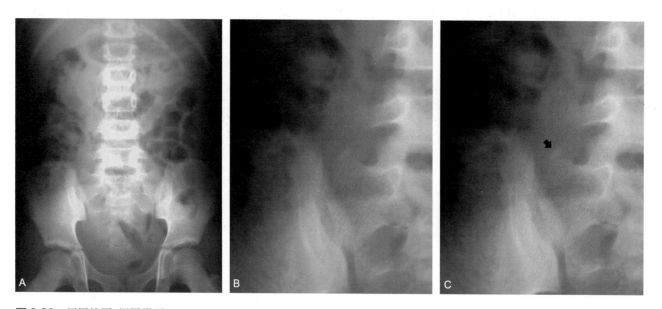

图 9.30 阑尾特写:阑尾粪石

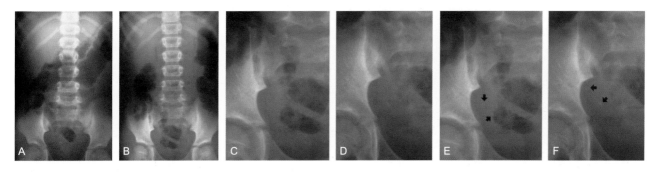

图 9.31　阑尾特写：阑尾粪石

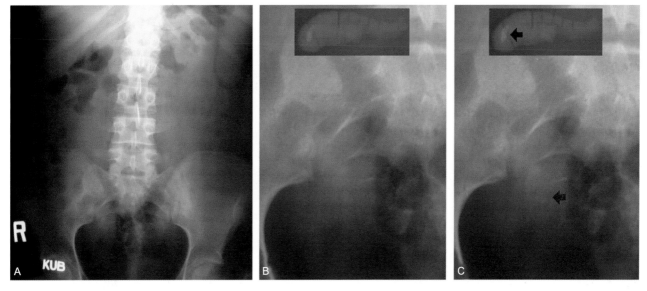

图 9.32　阑尾特写：阑尾粪石

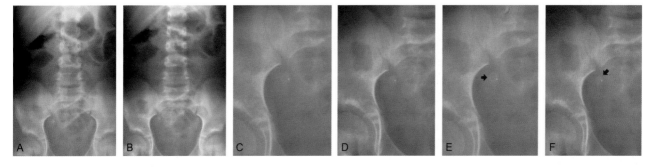

图 9.33　阑尾特写：阑尾粪石

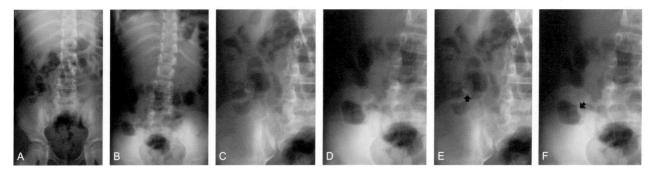

图 9.34　阑尾特写：阑尾粪石

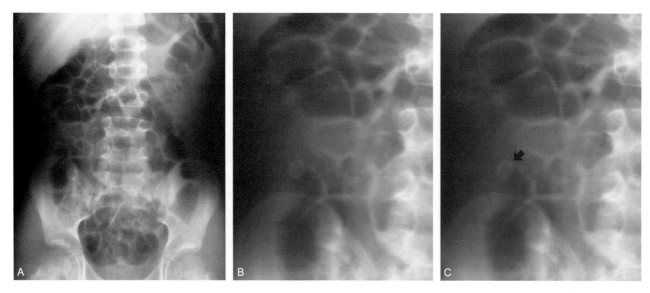

图 9.35　右下腹特写:阑尾粪石

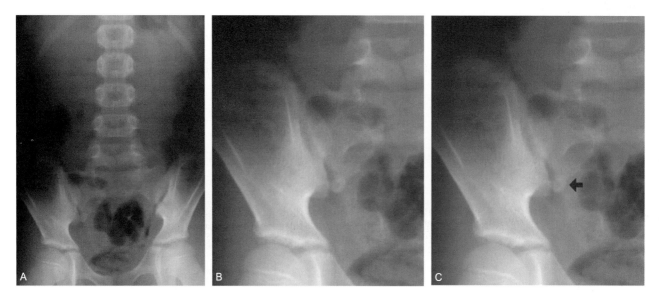

图 9.36　右下腹特写:阑尾粪石

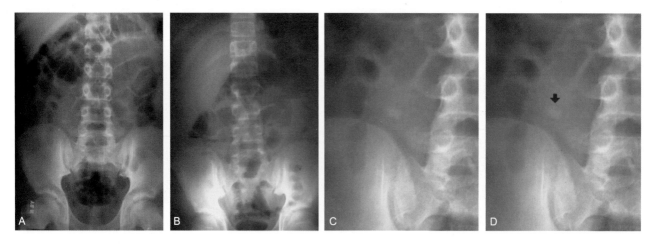

图 9.37　右下腹特写:阑尾粪石

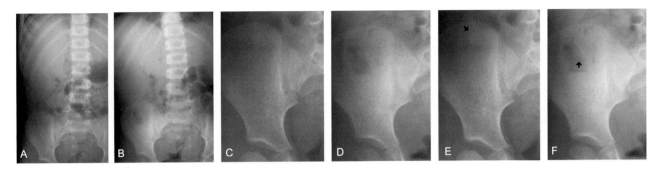

图 9.38　右下腹特写：阑尾粪石

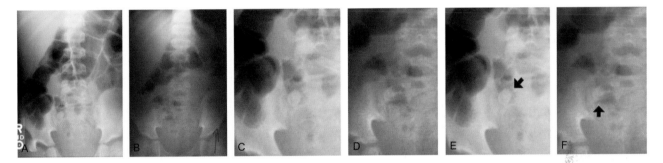

图 9.39　右下腹特写：阑尾粪石

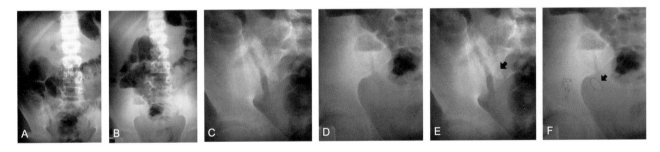

图 9.40　右下腹特写：阑尾粪石

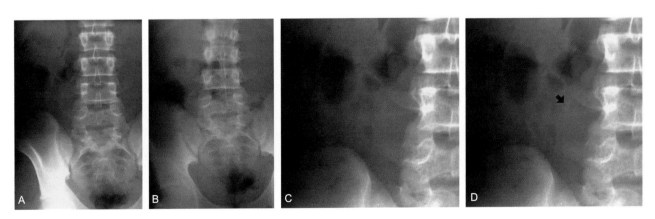

图 9.41　右下腹特写：阑尾粪石

这个病例显示的是阑尾切除时切除的阑尾标本的 X 线平片。

腹部系列显示结肠和小肠弥漫性气体扩张，与肠梗阻或早期梗阻共存。气体分布良好。隔膜下面看不到游离自由气体，看不到阑尾结石。比较左下腹区和右下腹区的 X 线平片表现，你能看到任何不同之处吗？看看左侧和右侧的腹膜脂肪条纹。一般情况下，肠管应该很平滑靠近这条粗条纹（白箭），就是在患者的左侧（图像上的右侧），但注意病灶不在患者的右侧（图像的左侧）。在右下腹区，肠距腹膜脂质条纹约 1cm。在左下腹区里，肠距脂质条纹约 1~2mm。这可以在放大的聚焦视图下腹部最好地可视化。请看两侧髂骨上方的腹膜脂质条纹（黑箭）。请注意，在患者的左侧，脂质条纹和肠道之间的间隙很窄。然而，在患者右侧，肠道离脂肪条纹较远，暗示有液体、肿块或增厚的组织推动图9.29。

## 肠套叠

大多数肠套叠病例发生在婴儿身上，也可能出现在蹒跚学步的孩子。肠套叠最常发生在回盲部。平片对肠套叠有很高的诊断率。但也有一些肠套叠患者的腹部 X 线平片是阴性的。在大多数情况下，平片上不能排除肠套叠，尽管偶尔也可以得出结论，如果升结肠充满空气或大便，就不存在回盲肠套叠。

简而言之，肠套叠的 X 线征象有靶征、新月征、肝下角缺失、肠梗阻和右下象限（RLQ）肿块效应。

如果肠套叠（肠套叠的引导点）形成一个充气口袋，就会出现新月征。如果这个充气口袋很大，形状可能看起来不像新月形。更准确地说，这应该被称

为"肠套叠伸出充气的口袋征"，但这讲起来很拗口。新月征的方向（即肠套叠的点）必须指向正确的方向，这取决于它在结肠中的位置。换句话说，它必须在升结肠中指向上方，在横结肠中指向左侧，在降结肠中指向下方。如果新月的方向颠倒，很可能这不是一个真正的新月征。如果新月征被识别出来，诊断肠套叠的可能性很高。

肠套叠的其他征象包括肝下角缺失、肠梗阻和右下腹肿块效应。这仅仅意味着看不到肝脏边缘。因为肠套叠通常发生在回盲部，右下腹中的肠道，甚至可能是右上腹区，会变得更加水肿，从而使肝缘与非充气肠道的正常界面消失。这是肠套叠的一种特异性征象。靶征几乎总是会模糊肝脏边缘，因为靶征总是在右上腹区，如图 9.43 所示。因肠套叠水肿可见右下腹区肿块效应。在图 9.43 中，右上腹区没有气体，暗示存在肿块效应。

在图 9.44 中，可见靶征和新月征。这个图像实际上可能有两个征象：一个是环形征，另一个在脊椎右侧，表现为新月征，出现在左上腹区。这张 X 线平片诊断为肠套叠。

在图 9.45 中，出现新月标志。然而，在这种情况下，新月标志不是新月形的。在肝曲处，肠套叠上方突入到充满气体的横结肠内。这就是为什么这种现象更准确地说应该被称为"肠套叠伸入充气口袋"的征像。

在图 9.46 中，肠梗阻是根据本章第一部分回顾的标准显示的。请注意，所看到的少数气液水平位于同一肠袢内，这极有可能是肠梗阻。圈出的区域为目标区，但不是很明显，因为一些肠袢覆盖在目标区上。在婴儿和幼儿中，肠套叠的肠梗阻往往在 X 光片上表现为稀少的气体，而不是大量的肠道气体。

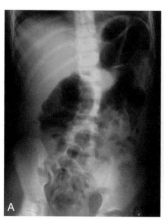
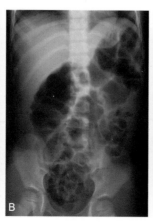
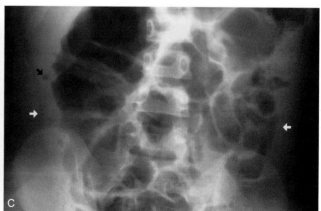

**图 9.42**　4 岁儿童出现阑尾炎的症状和体征

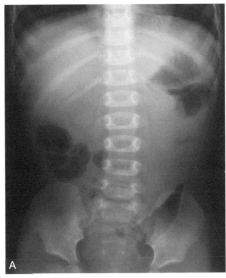
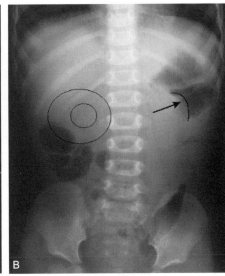

图 9.43　显示了靶征和新月征。靶征总是出现在右上象限。这是由于脂肪层和肠层交替造成的。它看起来像一个甜甜圈，但中心的洞填满了。充其量也就是非常微弱。要识别靶征，必须仔细寻找它。如果识别出靶征，发生肠套叠的可能性极高

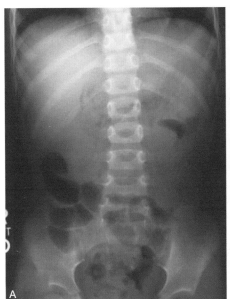
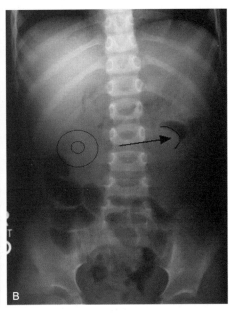

图 9.44

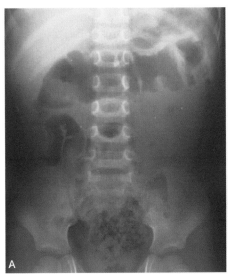
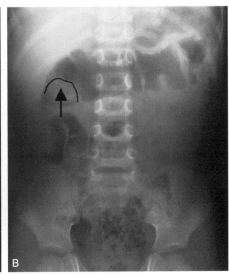

图 9.45

在图 9.47 中,右上腹可见异常密度影,气体分布欠佳。在先前的病例中,气 - 液平面并不是一个明显的征象。但进一步观察肠袢,在左上腹也存在气 - 液平面。靶征和肠袢气体少,这是肠套叠较明显征象。

图 9.48 显示了一个非常可疑的区域,但你越关注右上腹,局部病灶感觉就越明显。即使你无法想象那里有一个病灶,你也应该觉察到右上腹环形征。这一靶征象,加上气体分布不佳,高度提示肠套叠。

在图 9.49 中,右上腹出现了靶征。肠壁光滑,呈软管状,表明有肠胀气。这两个发现高度提示肠套叠。

图 9.50 显示了右上腹的靶征,显示了同一患者的 3 个不同视角。

图 9.51 显示右腹中部有一个靶征,而左上腹(LUQ)中有一个新月征。此外,新月征并不是月牙形的,因为充气口袋很大。

图 9.52 显示一个可疑的肠气。立位进一步显示可疑病灶。

图 9.53 显示了右上腹靶征和左上腹新月征。

图 9.54 右上腹显示靶征。虽然这可能看起来不像是靶征,但它代表了相同的意义,即肠套叠正在形成一团软组织,替代了脂肪组织密度。

图 9.55 显示右上腹靶征(或者至少是软组织肿块影)。

图 9.56 显示气体分布不佳,肠管扩张,气 - 液平面提示肠梗阻。在右上腹显示软组织肿块影和靶征。

图 9.57 右侧显示靶征。

## 肠壁囊样积气

肠壁囊样积气是肠壁含有气体所致的 X 线表现。肠壁通常是单一的软组织密度,但当空气进入肠壁时,肠壁内可以看到气泡,或者肠壁看起来像平行的软组织线,由一条空气线("火车轨道")隔开。更具体地说,这些是没有纽带的铁轨。肠壁

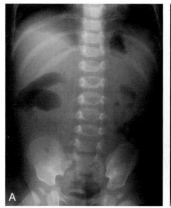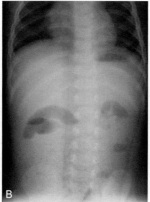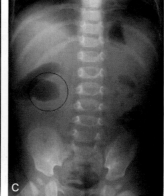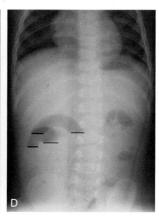

图 9.46

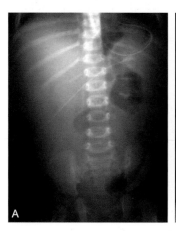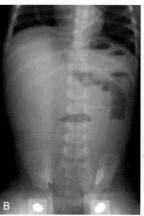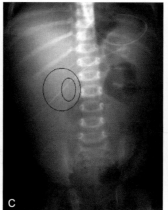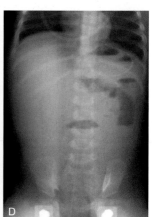

图 9.47

囊样积气是新生儿坏死性小肠结肠炎（necrotizing enterocolitis，NEC）的 X 线征象。NEC 患者几乎都是早产儿。然而，肠气肿有时会出现在婴儿、年龄较大的婴儿、甚至成年人中。慢性阻塞性肺疾病或其他易导致成人软组织气体分离术的疾病（纵隔气肿、皮下气肿等）。有时与肠气肿有关。然而，对于早产儿，肺气肿的肠道应该提示 NEC 的存在。

在图 9.58 中，白箭指向肠壁积气的多个区域。空气渗透入肠壁。平行线代表肠壁的黏膜侧，在与外肠壁之间显示空气。请注意，肝脏也有空气密度的斑点。在 NEC 中，肝内常可见空气，严重者可见胆管树。在 NEC 中，肝脏超声是识别通过肝脏循环的气泡的最灵敏的手段。

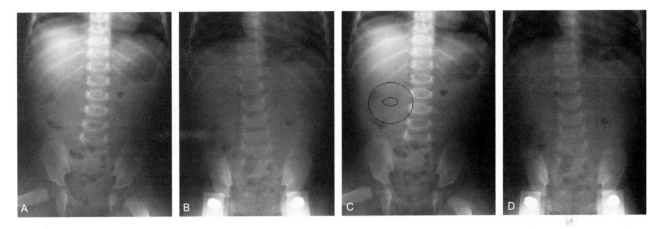

图 9.48

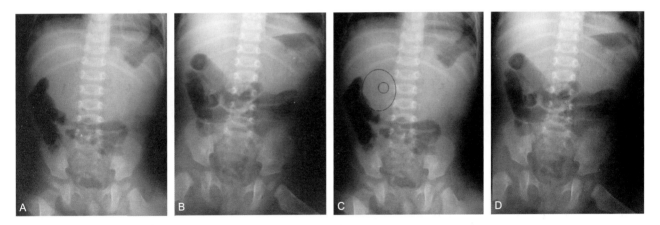

图 9.49

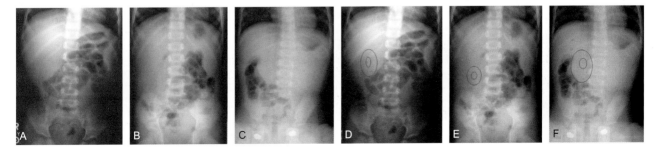

图 9.50

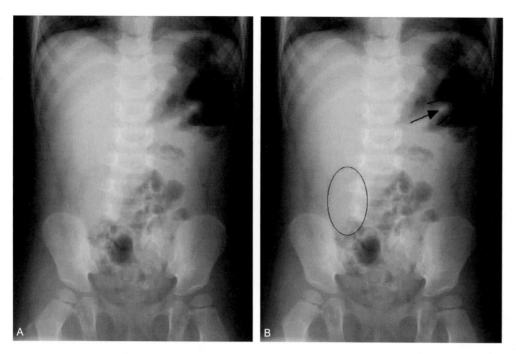

图 9.51

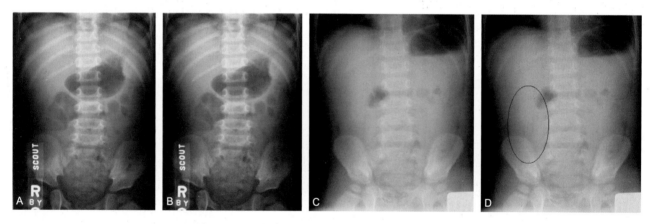

图 9.52

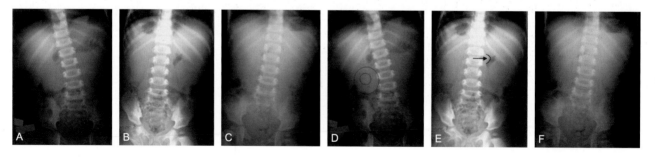

图 9.53

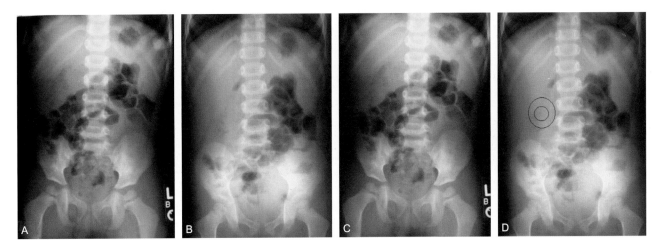

图 9.54

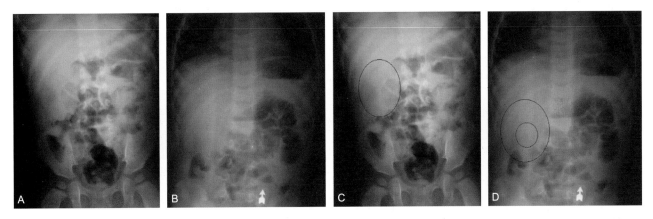

图 9.55

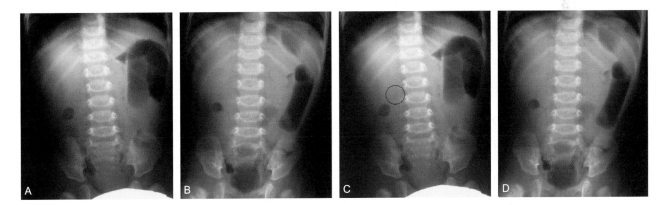

图 9.56

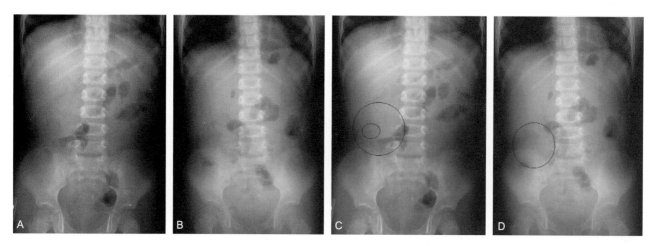

图 9.57

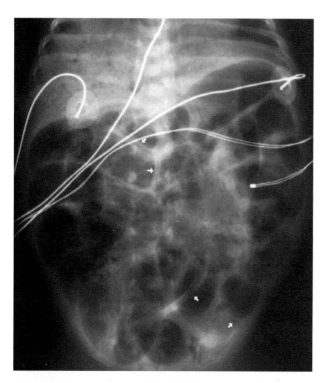

图 9.58

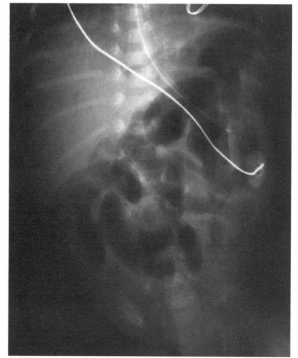

图 9.59

图 9.59 是一张质量很差的非常暗的 X 线平片。图中可见肠壁光滑,呈软管状,提示肠梗阻。在这张 X 线平片上不可能看到肠壁积气,但可以看到肝脏内的空气,这也提示是 NEC。

图 9.60 显示肠胀气和肠壁积气。肠壁(火车轨道)的双重轮廓可在多个肠段中识别。在左中腹部,雪茄形状的肠段在肠壁内显示不规则的气泡形成。

图 9.61 是一个 5 个月大的足月婴儿,他出现了血性腹泻。前两张图像显示肠壁囊样积气。第三张

图片显示肠壁有大量气体,并且肠壁呈双轨状积气。

## 异物

腹部除了金属的和钙化的异物,其他异物在平片上通常是看不到的。拍片目的是确认如不透线的硬币是在胃里而不是在食道里。

图 9.62~图 9.64 显示明显的金属异物。在图 9.62 中,它是个骰子。在图 9.63 中,它是个别针。在图 9.64 中,看起来像硬币的东西实际上是一个纽扣电

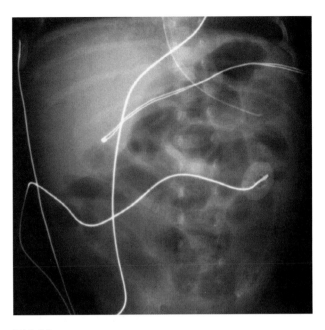

图 9.60

池,如图 9.65 中这枚"硬币"的特写所示。注意透明的电池内圈,它来自塑料绝缘体。图 9.66 显示了纽扣电池与硬币相比的一些射线照相特性。纽扣电池的侧视具有"蛋糕上的糖霜"外观,因此可以看到顶层。电池的正面图通常会从塑料绝缘体上露出一个内圈。但是,如果电池外壳中的金属非常厚,则内圈也可以看不见。如果斜着看电池,人们可能会欣赏圆柱形的轮廓(而不是扁平的圆盘)。

最近一个令人担忧的异物是高强度稀土磁铁,也被称为钕磁铁,它们有不同的形状,如圆柱形、球状、圆盘状和棒状。这些磁铁通常很小,而且很坚固,它们可以压缩磁铁对之间的组织,这可能会穿透困在两个磁铁之间的肠壁。图 9.67 显示了一串钕磁体珠。如果这些都在一条线上,如图 9.68 所示,那么它很可能穿过胃肠道。然而,如图 9.69 所示,如果磁铁位于不同的肠段,以致肠道被挤压在一串钕磁铁之间,那么它就会穿孔,因此,有必要进行手术切除以防止这种情况的发生。在检查这一长串磁铁时,孩子不太可能一次吞下所有这些磁铁。如图 9.69 所示,如果每个球体摄入之间有足够的时间间隔,这些球体可能位于不同的肠段。

图 9.70 显示了右上腹中的微弱钙化。这在腹部全景图像上很难理解,但在这张放大的、聚焦的微弱钙化图像中更容易看到。虽然不是异物,但在摄入次水杨酸铋(例如胃酸铋)时可以看到这种钙化模式。其他可能不透射线的物质包括摄入的污垢、沙子和牙齿碎片。

其他可能不透射线的试剂包括 CHIPES、水合物 / 钙、重金属(铅、砷等)、碘 / 铁(维生素丸)、吩噻嗪和精神药物、肠溶片和缓释胶囊。

## 尿路结石

肾结石在儿童中相对较少见,但确实会发生。肾结石是由沉淀的尿酸、草酸钙或其他含钙化合物组成。排钙利尿剂如速尿(呋塞米)可以增加尿钙浓度。尿酸和大多数草酸钙结石在普通胶片上是不透射线的。磷酸铵镁结石倾向于在肾盂形成"鹿角状结石",这些结石通常是不透射线的,在普通平片上可以看到。

CT 扫描通常可以识别结石,但如果进行过 CT 对比增强,输尿管中排出的对比剂就会使结石看不见。

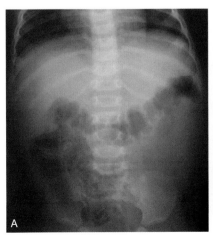
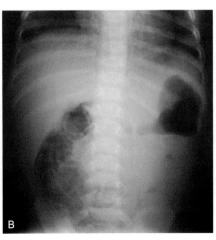
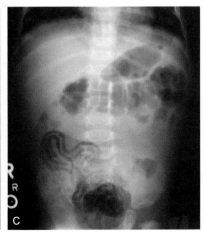

图 9.61

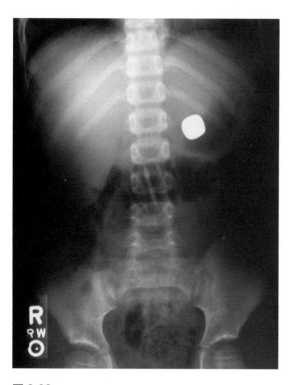

图 9.62

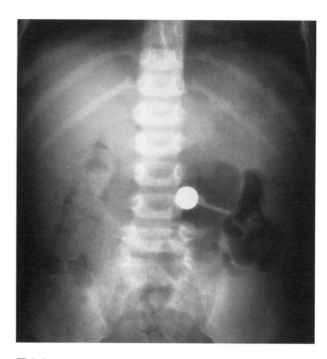

图 9.64

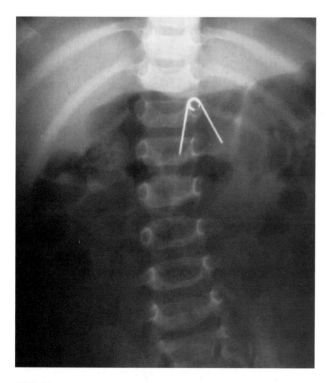

图 9.63

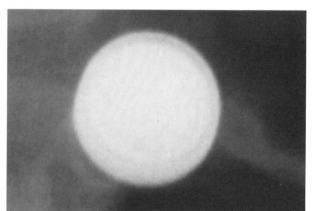

图 9.65

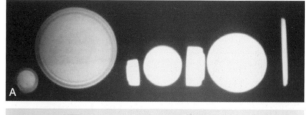
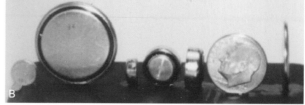

图 9.66

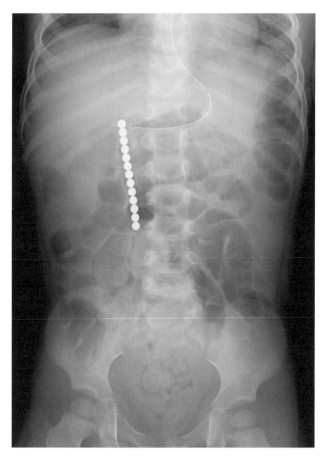

图 9.67

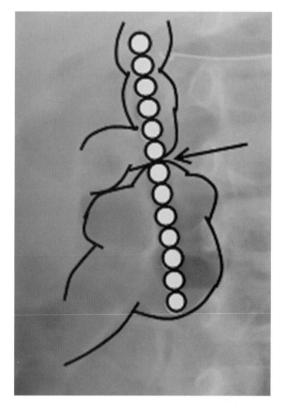

图 9.69

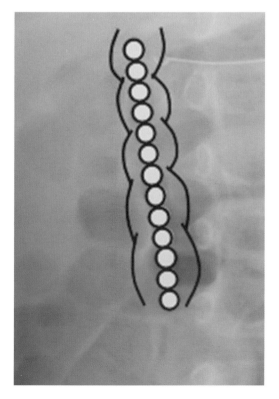

图 9.68

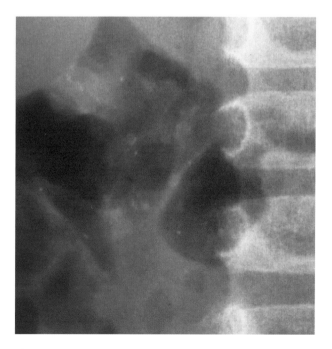

图 9.70

静脉肾盂造影术（intravenous pyelogram，IVP），也被称为尿路造影术，可以通过定位输尿管造影剂梗阻点来识别结石，而不是直接观察结石。这种类型的影像研究在很大程度上被超声和CT所取代。

当患者突然出现严重的腰部疼痛和严重的肋脊角（costovertebral angle，CVA）压痛时，通常会提出尿石症的怀疑。偶尔，出于其他原因进行平片X线平片检查会发现无症状结石（通常在肾盂）。

图9.71显示的是一位患有典型肾绞痛的青少年。腹部X先平片显示可疑肾结石（黑箭）。图9.72是患者的静脉肾盂造影（IVP）。第一张图片为早期。左肾可迅速排泄。右肾显示肾盏钝，排泄延迟。接下来的两张图片是延迟图像，显示右肾的肾盏钝化和肾积水。最后一张特写显示肾结石的位置，显示结石位于输尿管造影剂排泄狭窄区（黑箭）。

图9.73来自一名青少年，表现为发烧和CVA触

痛。腹部序列展示了覆盖在肾脏阴影之上的钙化。CT扫描证实这些肿瘤位于肾盂内。尿液培养培养出变形杆菌。这些发现表明，早期鹿角形结石由磷酸铵镁组成，通常是由变形杆菌等分解的有机体引起的肾盂肾炎引起的。CT扫描证实这些钙化位于肾盂内。尿液培养培养出变形杆菌。这些发现表明，早期鹿角形结石由磷酸铵镁组成，通常是由变形杆菌等分解的有机体引起的肾盂肾炎引起的。

图9.74来自一名患有典型肾绞痛的青少年。镇痛后，腹部X线平片右下象限显示钙化密度，正好在右侧骶髂关节的下方。输尿管结石看起来很大，所以咨询了泌尿科医生。图9.75是患者的IVP。最初的图像显示左侧排尿迅速，右侧排出延迟，与输尿管梗阻一致。延迟图像显示右侧排出延迟；然而，输尿管梗阻的位置似乎不是右下腹区钙化的位置。其他切面显示钙化不在输尿管的路径上。患者有一小块

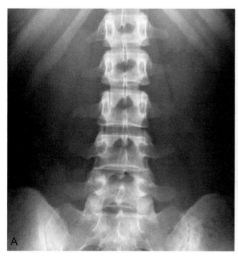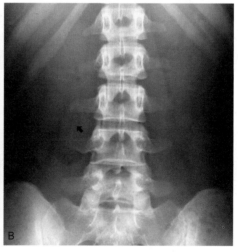

图9.71

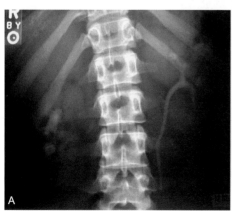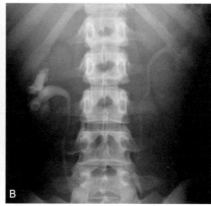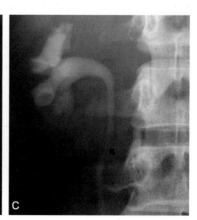

图9.72

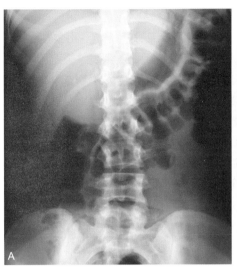
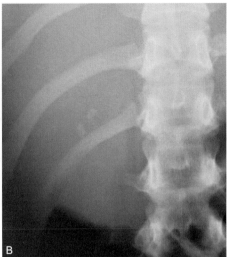

图 9.73

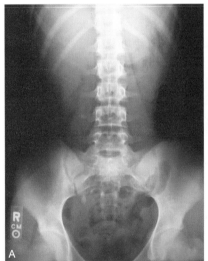
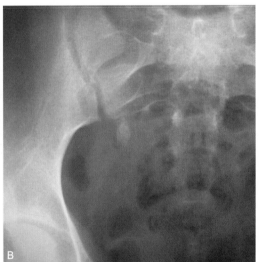

图 9.74

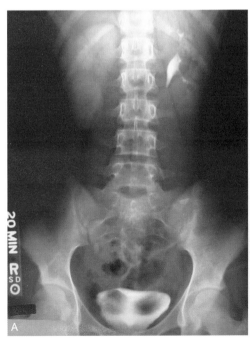
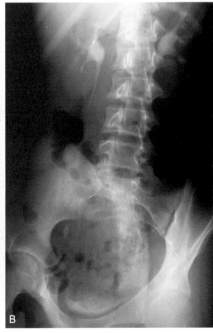

图 9.75

输尿管结石,随后便排出。右下腹区钙化是阑尾粪石,患者因急性阑尾炎接受了阑尾切除术。

## 骨性畸形

腹部也有骨性结构。这里最主要的结构是脊柱、骨盆和臀部。临床医生倾向于忽视腹部X线平片上的骨骼;然而,当出现骨骼异常时,这些往往是不应被遗漏的严重发现。

图9.76显示了患者出现腹痛时的第一张图像,被认为是非特异的。患者复诊,抱怨腹部和背部疼痛。第二张照片是在随后的检查中获得的。对椎体的仔细检查显示是被压缩的。这在侧位片上尤其明显,显示患者腰椎的多处压缩骨折。回想起来,脊椎压缩骨折在最初的腹部X线平片上是可显示的,但不是很明显。这名患者最终被诊断出患有白血病。白血病通常会在X线平片上出现骨质异常。透亮或骨边缘模糊通常也可以在恶性肿瘤中看到。

图9.77是住院第2天的腹部图像。这是一个5个月大的婴儿,在一家综合医院被诊断为肠套叠。医院的钡灌肠检查证实了肠套叠的存在,并获得了成功的整复。患者被转移到一家儿童医院整夜观察,尽管患者的症状已经解决。经过一夜留观后准备出院。这时患儿出现呕吐,无法出院。腹部检查如图9.77所示。气体分布不佳。存在一些残留的钡。患者病情好转,没有肠套叠复发。然而,在这张X光片

上偶然发现了一种不同的异常。

图9.78是患者腹部X线平片下部的放大图。发现先天性左髋关节脱位。因为股骨头在很小的时候就没有骨化,所以髋关节脱位并不明显。有很多规则可以帮助识别脱臼的髋关节,但最简单的规则是使用沈通线。这是一条穿过闭孔和股骨近端内侧的弧形(椭圆形)。注意患者右髋部正常的Shenton线,而患者左髋部的Shenton线不连续。前一家医院的放射科医生过于专注于诊断和复位肠套叠,以至于错过了脱臼的髋关节。只有有条不紊地、强制性地观察所有X线平片的骨性结构,才能作出这样的诊断。因为急诊室开了很多次腹部X线平片,所以很可能会在一张或多张X光片中发现髋关节脱臼。

## 肺(经常被忽视)

至少在腹部摄片的一个切面上可以看到肺的下部。因为腹部主诉通常会进行腹部X线平片检查,而所包括的下肺常常被忽略。然而,众所周知,下肺部疾病也可导致腹痛主诉。例如,下叶肺炎通常会引起腹痛。如果横膈被正确地包含在图像中,胸腔积液使肋膈角变钝也应该在腹部的正位面上可见。我们要注意检查图像的外围,因为这是经常会遗漏的地方。

图9.79是一个表现为腹痛的青少年的腹部系列。这个患者的左下肺有一个浸润性病变。在左边的图像上最容易看到,以三角形密度叠加在心脏和脊椎上。

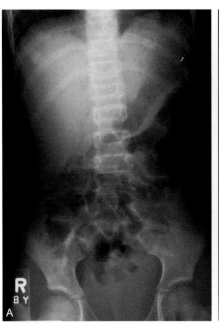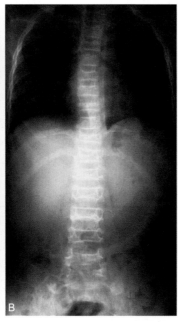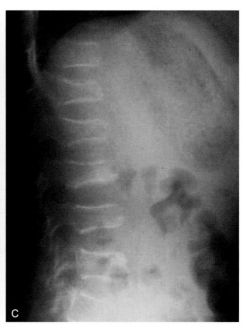

图9.76

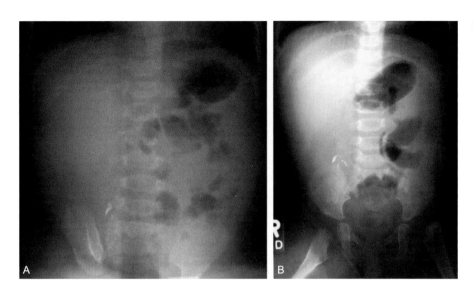

图 9.77

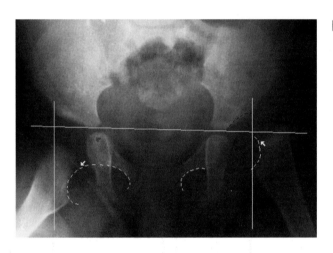

图 9.78

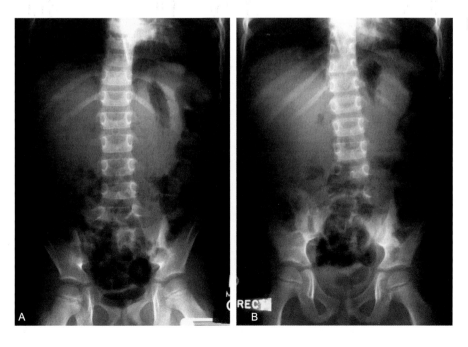

图 9.79

（计昱歧　译,姜建　校）

# 第 10 章

# 儿童虐待的 X 线平片

Kenneth T. Kwon

## 适应证

完善的骨骼 X 线片检查对于评估疑似受虐儿童是必不可少的,尤其是在婴幼儿中。30%~70% 头部受伤的受虐儿童发现有颅外的异常。婴儿摇晃综合征的经典征象是硬膜下血肿、视网膜出血和长骨骨折,并伴有轻微的外部创伤迹象。由于颅脑损伤与非意外创伤中的骨折密切相关,在任何疑似儿童虐待的病例中,头部 CT 和完整的骨骼 X 线片都应该是最基本的影像检查。

## 诊断功能

提示非意外创伤的骨折可以根据虐待的特异性进行分类:

1. 高度特异性:干骺端角部或桶柄骨折、后肋骨骨折、胸骨骨折、棘突骨折、肩胛骨骨折、急性双侧长骨骨折;

2. 中度特异性:复杂颅骨骨折、椎体骨折、不同年龄的多发性骨折;

3. 低度特异性:线性颅骨骨折、能站立年龄的长骨干骨折。

这些损伤需要根据临床病史、体格检查结果、发育年龄以及家庭和社会动态评估的背景下进行。任何被认为是中度或高度特异性的损伤都应该通知相关的政府相关机构,任何机制不清楚的低特异性损伤也应如此。

## 成像缺陷和局限性

在最初的急诊骨骼检查中可能会漏掉细微的损伤。对于那些高度怀疑但最初筛查结果为阴性的受虐儿童,可能需要在初次检查后 1~2 周再次行骨骼 X 光检查或放射性核素骨扫描。阴性的颅骨 X 线平片并不能排除疑似虐待,需要行头颅 CT 来检查是否有颅内出血或损伤。

## 临床图像

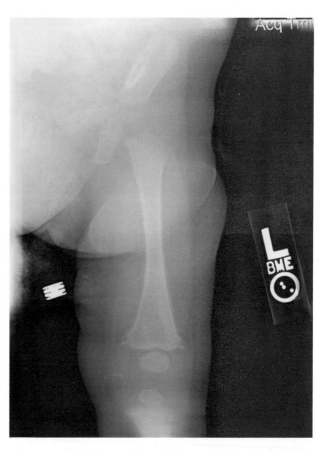

图 10.1　干骺端角和"桶柄"骨折。这名 3 个月大的婴儿出现了原因不明的瘀伤和易怒。怀疑是虐待,并进行了骨骼检查。图 10.1 显示了典型的干骺端角部骨折,在左股骨远端的内外侧都很明显。这些撕脱样骨折是由于施暴者猛烈地扭转或拉扯肢体,产生突然的牵引力或扭转力,损伤牢固地附着于正在生长发育的骨骼末端的韧带和骨膜造成的,造成这种损伤的力量在意外创伤的情况下通常是看不到的

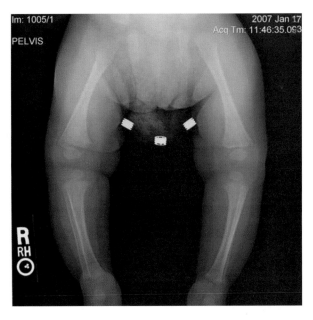

图 10.2 图 10.1 中同一患者的不同角度,显示股骨远端内侧干骺端骨折更像一个桶柄而不是一个角。当骨膜从下面的皮质被撕裂时,可能会发生骨膜下出血。由此产生的骨膜反应可以在远离皮质的地方形成一层新的外层骨骼,类似于水桶的细手柄。因为骨膜在骨干处的附着比在生长骨的生长板上更松散,所以可以看到这种骨膜新生骨层延伸到骨干。在这种情况下,要注意股骨干内侧和外侧向远端延伸的薄层新骨。干骺端角部和桶柄样骨折可能是受虐中最具特异性的影像表现。它们实际上是病理性的,但也可以在罕见的先天性或获得性骨科疾病中看到

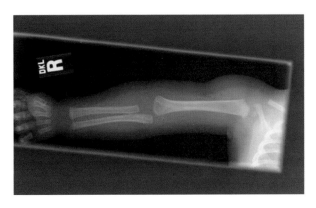

图 10.3 肱骨远端桶柄骨折

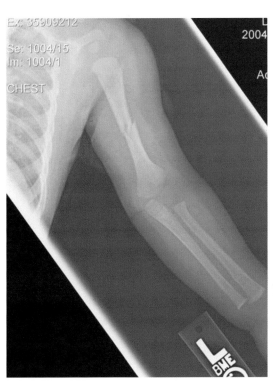

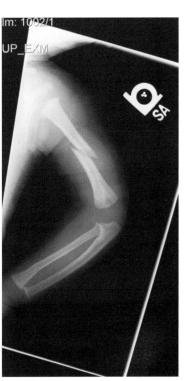

图 10.4 和图 10.5 不同年龄的多处骨折。这是图 10.1 和图 10.2 中这名 3 个月大的患者其他部位的骨骼检查。最明显的是肱骨中部的急性横向骨折,这很可能是一个没有负重甚至不会爬行的婴儿受到虐待的迹象。更细微的骨折是肱骨近端的桶柄骨折。此外,在桡骨远端和尺骨,皮质增厚,边缘略有硬化,代表骨折愈合

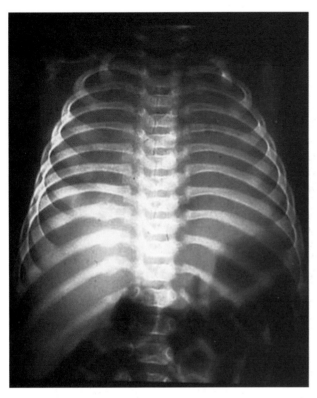

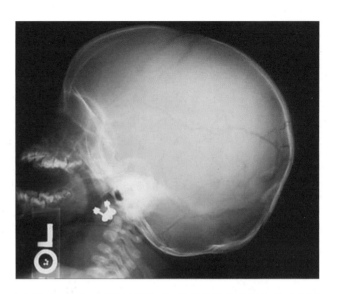

图 10.8　复杂的颅骨骨折。注意多条骨折线从枕骨正中区向前延伸至顶颞区。顶上区对称的透光区代表正常的冠状缝，枕下区的透光区代表正常的人字缝。如果有多条、星状、凹陷或颅缝交叉透亮线，认为是复杂性颅骨骨折。复杂性颅骨骨折比线性颅骨骨折在虐待伤中更具特异性，但不如干骺端角部或桶柄骨折或后肋骨骨折更具特异性。50% 非意外头部损伤的婴儿会发生颅骨骨折

图 10.6　后肋骨骨折。注意右侧第 9 肋骨 ~ 第 12 肋骨的后肋骨折愈合，并有骨痂形成。这名婴儿在出生后几周受到身体虐待。后肋骨折高度暗示有虐待行为，通常是由于手臂或手在摇晃或挤压时缠绕胸腔造成的。意外创伤导致的肋骨骨折往往发生在肋骨的前部

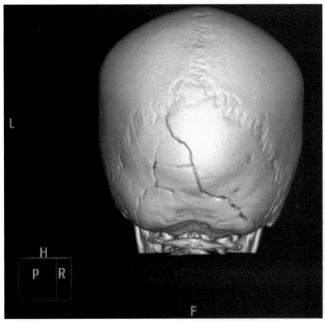

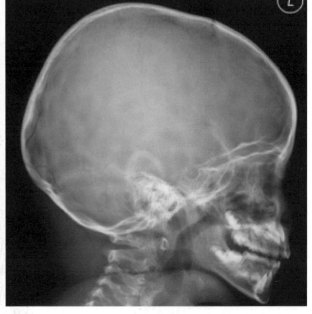

图 10.7　线性颅骨骨折。枕骨显示为单纯、线性、无移位的骨折。意外跌落或外伤造成的骨折通常是线性的，并不复杂。线性颅骨骨折对虐待儿童的特异性较低。由 Pablo Abbona 博士提供

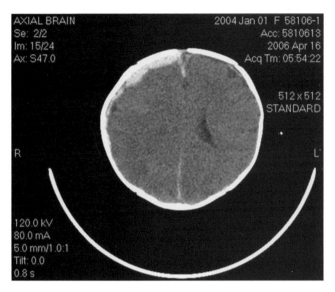

图 10.9　硬膜下血肿。这张 CT 图像来自图 10.1 所示的同一患者,证实了婴儿摇晃综合征。注意双侧硬膜下血肿,右侧大于左侧,未发现明确的颅骨骨折。虽然像这样的硬膜下血肿在虐待案例中很常见,但婴儿摇晃综合征最典型的硬膜下血肿是在大脑半球后区,大脑纵裂池内有血液分层,导致大脑镰后部比正常情况下更致密。硬膜下血肿可由直接创伤或严重的加减速力引起,例如摇晃。由于相关的不可逆脑损伤的发生率高,这些损伤与显著的发病率和死亡率有关。是摇晃综合征婴儿死亡尸检中发现的最常见的颅内出血

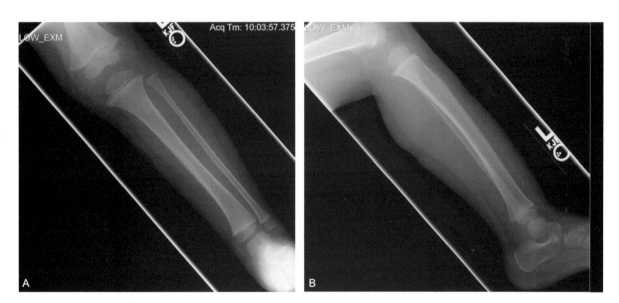

图 10.10　(同第 7 章中的图 7.25A 和图 7.25B):幼儿骨折。Dunbar 在 1964 年首次描述了这种骨折,典型的描述是胫骨远端的斜形或螺旋形无移位骨折。它最常见于 9 个月 ~3 岁的儿童,发生于固定脚的轴向负荷和扭伤,这将最大限度地增加腿部远端的力量。虽然儿童长骨的任何斜形或螺旋形骨折都会增加非意外创伤的可能性,能站立的婴儿胫骨远端的斜形骨折可以用正常的意外力量解释,比如摔倒,但更令人担忧的是胫骨中段或近端的螺旋骨折,这更有可能表明是非意外创伤,因为施暴者握住并扭曲腿的远端部分会最大限度地增加胫骨中段和近端的力量。若仅有胫骨螺旋骨折,既不能证实也不能排除虐待的可能性

(李坤瑶　译,陈琪　校)

# 老年 X 线平片

Ross Kessler and Anthony J. Dean

## 适应证

进行老年 X 线摄片的适应证受到年龄和病理的影响。老年患者特有的放射学适应证可以概括为：进行影像检查的适应证范围更广、初始要求更低。老年患者特有的影像表现一般可分为以下几类：

1. 一些常见的疾病过程和创伤机制对老年人的影响更为严重。对于 35 岁的人来说，一次导致手腕扭伤的跌倒，而对于 75 岁老年人因骨质疏松却可能会导致严重骨折的发生。在美国胸科协会肺炎评分和渥太华膝关节及踝关节共识中的基于年龄的排除标准中，反映了衰老的这种临床后果。

2. 在老年人中，对系统性损害的反应减弱很常见。因此，"典型"体征和症状在这一人群中可能不那么明显。临床检查也可能因老年人感觉或活动能力改变而受到影响。

3. 许多成人疾病随着年龄的增长而变得越来越普遍（如癌症、动脉粥样硬化、心脏病、肺部疾病）。在这种情况下，一种疾病的临床评估预测概率在年轻患者极低时，在老年人中可能得到更高的预测概率，从而需要进行进一步的诊断或影像学检查。因此，与胸部相关的体征或症状——包括疼痛、压力、咳嗽、呼吸困难和缺氧——可能都需要在这一人群中进行胸部平片检查。

4. 老龄化的体质效应使老年人误诊的后果更加严重。

## 诊断能力

一般说来，老年人放射学的诊断能力与前几章所述的能力相似。老年人的 X 线平片经常会有偶然的发现，如血管和软组织钙化、关节炎、肺结节或脊柱骨折。这些可能需要在紧急或非紧急的基础上进行随访或进一步影像检查。仔细检查骨结构可能会发现慢性但临床上重要的骨组织异常（例如溶骨性或成骨性病变）。

进一步的成像选择包括 CT、MRI 或核医学扫描，后者可用于发现代谢活跃的病变。然而，在许多情况下，拍摄平片在急诊科的广泛应用使其成为理想的初步检查，特别是那些治疗时间紧急的患者，他们需要尽快进行筛查测试以排除禁忌证从而进行治疗。

下面简要概述一些关于老年患者的特殊诊断思考和临床关注点，以此来调整平片拍摄方法。

## 脊柱平片影像

老年人平片上的许多表现都是由正常衰老、疾病或损伤引起的加速骨质改变的退行性改变。最常见的包括骨质疏松症和骨赘。骨质疏松症是一种以骨密度降低为特征的全身性骨骼疾病，在放射学上通常被认为是骨透亮度的全面增加和皮质的变薄。导致骨质疏松症的因素包括与年龄相关的总骨量丢失、绝经后骨吸收增加、外源性糖皮质激素治疗、库欣病、体力活动减少和酗酒。X 线平片对检测骨质疏松症相对不敏感，需要近 50% 的骨量丢失才能在普通 X 线平片上检测到密度改变。目前，使用密度成像技术的 DEXA（注：双能 X 线吸收测定法，Dule Energy X-Ray Absorptiometry 的简称）扫描是测量骨密度最准确和最灵敏的方法。骨赘是关节边缘的骨质生长，导致关节间隙变窄，通常是退行性关节炎的结果。

在年轻患者中，脊柱骨折大部分是创伤事件导致的，而在老年人中，即使在没有创伤的情况下也可能发生骨折，因此临床医生进行脊柱成像时应该降低成像方法选择的门槛，无论是在急诊室还是在门诊，骨折或疑似骨折可能需要额外的成像技术辅助，如 CT 或 MRI。

退行性脊柱疾病包括关节变窄、韧带钙化、硬化性骨改变、骨赘形成和融合，其中许多疾病被泛称为退行性关节病（degenerative joint disease, DJD）。终板受累,就像骨赘一样,可导致硬化症或关节狭窄的退行性改变。骨关节炎的改变是因为透明软骨减少和慢性炎症所致。一些疾病过程,如类风湿性关节炎和强直性脊柱炎,与特定的异常有关,其中最重要的包括寰枕关节不稳定和半脱位。弥漫性特发性骨质增生症(diffuse idiopathic skeletal hyperostosis,DISH)是一种相对少见的情况,其特点是颈椎前纵韧带有明显的弥漫性钙化,而颈椎前纵韧带是连接椎体的桥梁。腰椎峡部裂是由关节间部的缺陷引起的,导致腰椎滑脱,或一个椎骨在另一个椎骨上的向前滑脱。在老年人中,在没有椎板峡部裂的情况下,也可能会由于骨间成分的退化而发生滑脱,这种情况称为退行性滑脱。在大多数主诉剧烈疼痛或创伤的患者中,平片上发现的严重退行性改变可能会掩盖其他严重损伤,因此需要额外的诊断研究。

脊柱可以发生任何类型的肿瘤,但最常见的是来自肺癌、乳腺癌和前列腺癌的转移瘤。溶骨性病变导致的脊柱骨质破坏,常见于多发性骨髓瘤和转移性乳腺癌、肺癌、肾癌和甲状腺癌。前列腺癌最常见的是成骨性增生,这会导致骨骼中密度增高的 X 线表现。在某些情况下,骨性脊柱的改变可能会导致脊髓受损。在已知或怀疑有脊柱转移性病变的神经损伤的情况下,MRI 是评估脊髓的必要手段。

## 骨盆成像

进行骨盆成像最常见的原因是疼痛或创伤。除了确认骨折外,急诊医生还应该寻找髋关节或骶髂关节的肿瘤性病变和退行性改变。钙化可见于膀胱或子宫(平滑肌瘤)、血管系统和覆盖的软组织中。

最常见的累及骨盆的 Paget 病(变形性骨质疏松症)是一种老年人的慢性骨病,由骨吸收增加和骨形成异常引起的骨代谢紊乱所致。通常以其同名命名,X 线平片的发现包括皮质增厚、骨小梁增粗和受累骨骼增大。这种更致密的骨受力性低于正常骨,因此容易发生病理性骨折。

## 胸部成像

提示老年人进行胸部 X 线平片检查的考虑因素与其他成年人相似。然而,在老年患者中,摄片使高患病率的心肺疾病得到识别,这可能会促使降低这一群体的检测门槛。一份不完整的诊断项目列表将包括肺炎、肺栓塞、慢性阻塞性肺病、恶性肿瘤、胸膜疾病、主动脉疾病、心包疾病和充血性心力衰竭。在诸多病例中,胸部 X 线平片(chest radiograph,CXR)可能只提供疾病过程的间接证据(例如肺栓塞、主动脉夹层、心包积液),并且不够敏感,不能做到排除疾病。因此,除了疾病的低预测概率之外,可能还需要更复杂(也更耗时、更耗费资源)的成像研究。然而,CXR 由于简便易行、非侵入性和低成本,使其在未知胸部疾病的初步评估中具有较高的价值。

## 风湿性疾病与肢体影像学

风湿性疾病随着年龄的增长越来越常见。由于这些疾病的放射学结果千变万化,而且其诊断不是急诊医生的主要责任,所以这里提供的例子在范围和数量上都是有限的。但急诊医生应该熟悉风湿病的一些更常见的放射学表现,这样当医生在评估急性情况的平片中遇到这些症状时就可以识别出来。

## 腹部成像

在老年人和其他成年人中,平片评估腹部病变方面的能力在老年人和其他成年人中是相似的。这是因为 CT 通常是首选的成像方式,而且老年人患严重疾病的概率要高得多,辐射暴露的长期影响也越来越令人担忧。除了第 4 章中讨论的关于腹部普通成像的问题外,临床医生经常被要求更换移位的喂养饲管(g 型管、j 型管等),或确认通过鼻腔或口胃途径的置管位置。腹部影像也可以显示血管系统、腹膜、胆道、胰腺、肾脏、输尿管、膀胱或子宫的异常钙化或积气。

# 成像缺陷和局限性

老年人 X 线平片的局限性大多与其他成年人相同。骨质疏松或慢性退行性改变可能会使骨折的识别更加困难。由于患者不能配合检查,X 线平片可能会受到限制。老年患者可能由于身体(例如先前中风造成的挛缩)或神经(例如瘫痪、精神状态改变)的限制而难以定位。

# 临床图像

下面的图像描述了老年患者的 X 线表现和临床医生应该熟悉的病理表现。

# 老年人平片图像

## 脊柱成像

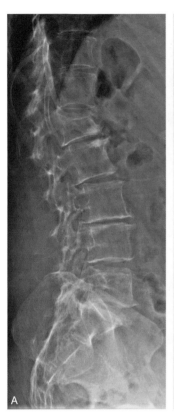
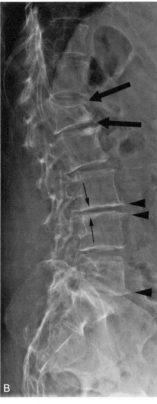

图 11.1　在一位出现背部疼痛的患者身上发现的 L1(大黑箭)骨质疏松性压缩性骨折。注意弥漫性骨密度降低,这表明骨质疏松。骨质疏松性压缩性骨折在老年人中很常见。影像学典型的表现是椎体的前部和上部受压,后部不受压,形成楔形改变。通常没有神经损伤,因为骨折不会向后延伸,而且通常不需要特殊的治疗。骨赘(黑箭头)和终板硬化(小黑箭)由于退行性关节疾病也可见

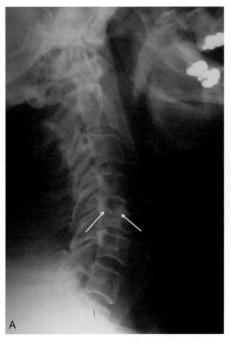
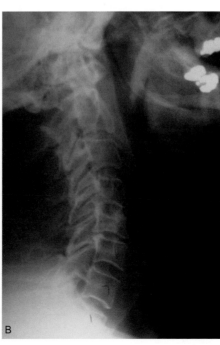

图 11.2　多发性骨髓瘤继发颈椎压缩骨折。这是一张高质量的颈椎侧位 X 线平片,显示 C1~T1 的顶部。多发性骨髓瘤继发于第 5 颈椎,形成压缩性骨折(白箭)。与骨质疏松引起的压缩骨折不同,这种病理性骨折累及整个椎体。注意病变的硬化边缘,表明它是慢性的。第 4 颈椎和第 6 颈椎也有其他病变(箭头)

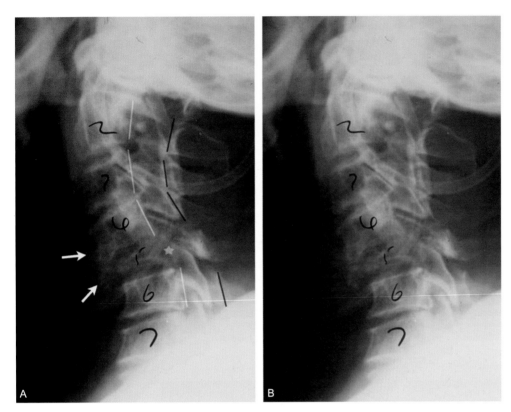

图 11.3　颈椎椎体破坏。严重颈痛患者的颈椎侧位照片。箭表示椎体骨质破坏。在检查椎体后方时，通常应该追踪的后方脊椎线(白线)在第 5 颈椎周围并没有清晰地显示出来。第 5 颈椎骨块(白色星形)与椎管内的后退有关，椎管后方由后方椎线标记，前方由椎板线(黑线)标记。这是一种不稳定的颈椎，如果不稳定，可能会导致脊髓撞击和瘫痪

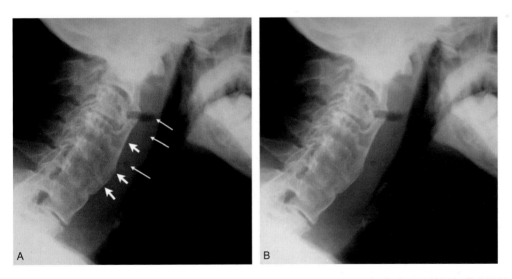

图 11.4　颈椎骨质增生症。一位发烧的老年患者从疗养院出来。颈椎侧位片显示前纵韧带弥漫性、桥性钙化(大白箭)。这种情况被称为弥漫性特发性骨质增生症(DISH)，在胸椎和腰椎较为常见，但随处可见。与退行性椎间盘疾病不同，椎间盘间隙和小关节通常表现正常。尽管椎体之间有桥接，但这通常不是疼痛的主要原因。图中还显示椎前软组织轻度增厚和椎前软组织内空气(小白箭)，这会引起对感染、食道损伤、纵隔炎或创伤

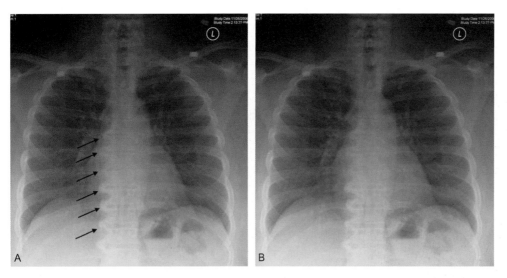

**图 11.5 和图 11.6**　为了评估是否有呼吸短促,一位 60 岁老人的正位和侧位胸片显示胸椎呈盘状突起。这些图像显示了碟状物呈巨大的桥状钙化,轮廓光滑。在较为严重情况下,部分患者会限制一些运动。尽管有明显放射学上的畸形,但这通常不会导致背部疼痛

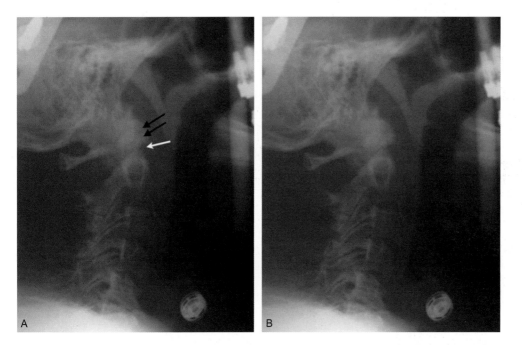

**图 11.7**　齿状突骨折。一名 75 岁的女性在 3 天前从床上摔下来后,随后出现不能行走的颈部疼痛。在第一次急诊室就诊时,颈椎报告为正常。第二次检查时,颈椎侧位片显示正常前凸消失,所有颈椎退行性改变,皮质缺损累及齿状突下部(白箭),第一颈椎前弓见线状透明影(黑箭)。后者可能是慢性的,正如皮质的边缘和没有肿胀的椎前软组织所提示的那样。然而,齿状突骨折肯定是急性和不稳定的(基于放置头颈固定器后的影像显示的运动)。除了 C3 小关节(星号)的压缩骨折外,C2 小关节也有明显的骨折,其硬化边缘可能是慢性的。这个病例证实在老年人的临床评估和放射学解释方面均存在一定的困难。在下段颈椎,多个节段同样可见硬化症和椎体高度减低

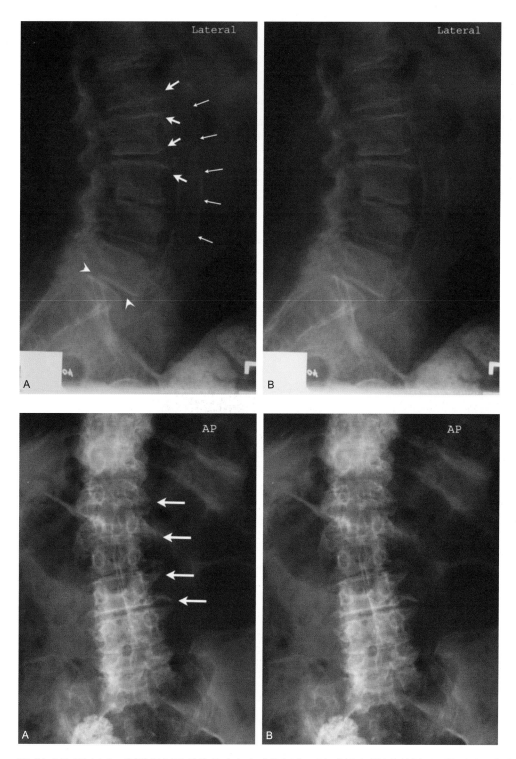

**图 11.8 和图 11.9**　腰椎退行性骨关节病和主动脉钙化。(患者)因下腰痛拍摄了腰椎平片。侧位片显示明显的主动脉钙化(小白箭),但无动脉瘤的迹象。腰椎体的前部有特征性的骨赘(大白箭),它似乎与相邻的骨赘(侧位和前位切面)相连接,大箭头指的是 S1 上 L5 滑脱,滑脱幅度 <25%。也存在与治疗建议相对应的分级标准：I 级：滑移 1%~25%,II 级：滑移 26%~50%,III 级：滑移 51%~75%,IV 级：滑移 76%~100%。对于 I 级和 II 级的治疗通常是保守的,III 级和 IV 级通常要选择手术。90% 的腰椎滑脱发生在 L4~L5 和 L5~S1 节段。正位片也显示轻度脊柱侧弯

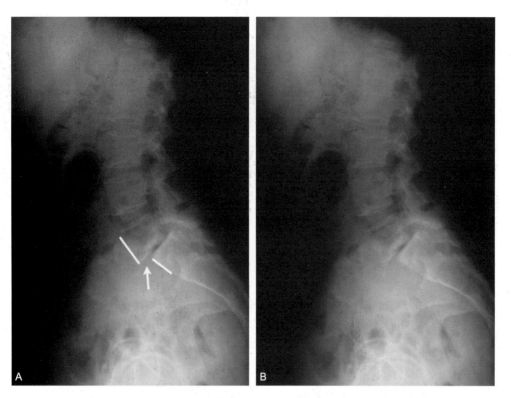

**图 11.10**    腰椎滑脱症。腰背痛的常见原因,这个侧位腰椎显示 L5 在 S1 上的前移(白箭)。检查脊柱片时,椎体前线应形成光滑连续的轮廓

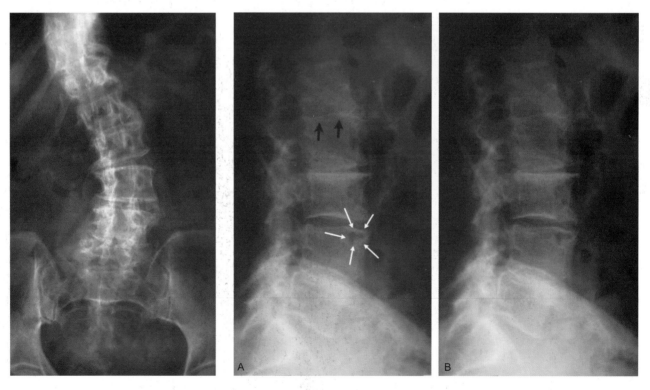

**图 11.11 和图 11.12**    腰椎侧凸合并退行性骨关节病。正位片和侧位片显示腰椎严重侧弯,退行性骨关节病(黑箭),以及上 /前 L4 的一个囊肿(白箭)和几个骨赘。覆盖在椎体上的小肠气体可能被误认为是囊肿,要注意硬化区边缘,以区分囊肿和覆盖的小肠气体

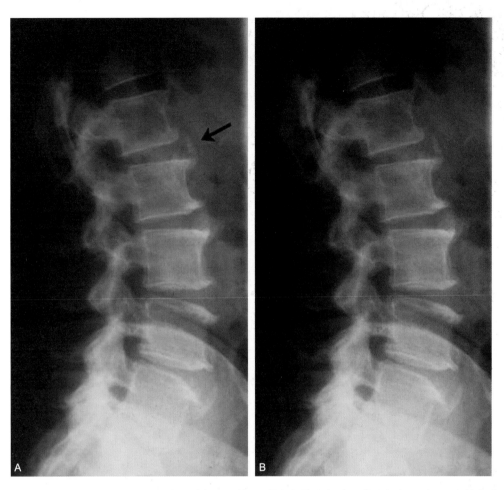

图 11.13　环状钙化。L1~L2 椎间盘钙化(黑箭)可能与椎体骨折或骨赘骨折相混淆。这些结构位于椎体前方和相邻的两个椎体之间。在 L4~L5 间隙可以看到钙化边缘清晰光滑,不与相邻椎体的任何一个终板连接。腰椎各处可见有大量的骨赘

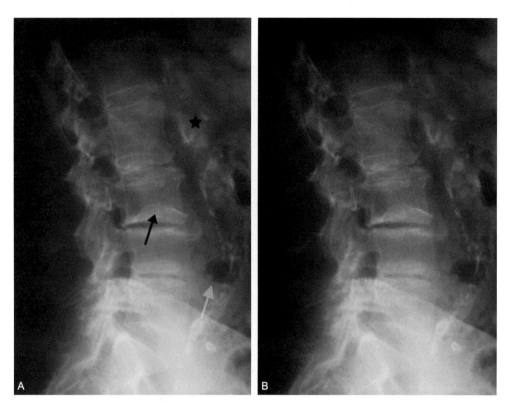

图 11.14　L3 的许莫氏结节。椎体终板凹陷最常见的是腰椎,是常见的非创伤性发现。这种凹陷被称为"许莫氏结节"(黑箭),表现为椎体的凹陷,在终板的前部或中部有硬化边缘。它被认为是由髓核突出引起的。该患者也有明显的主动脉钙化(星形),靠近腰椎前部的肠气(白箭),L4 椎体高度降低,L3~L4 和 L4~L5 椎间盘间隙塌陷

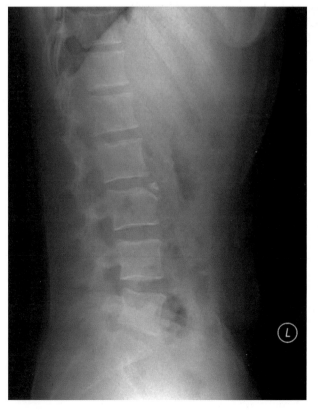

图 11.15　脊柱边缘。在 43 岁患者的腰椎侧位片上,可以看到一骨块累及 L3 的前上侧。它被认为是在椎体融合之前通过环突突出髓核所致。它孤立于椎体边缘的一小段角部,最常见的影响在前上角。需要注意的是边缘皮质良好,表明这不是一个急性的过程。还要注意的是,椎间盘间隙大致相同,毗邻的椎体并没有病理性改变,这与骨折不同。正如这张 X 线平片所显示的,这一发现可见于任何年龄的患者

## 骨盆成像

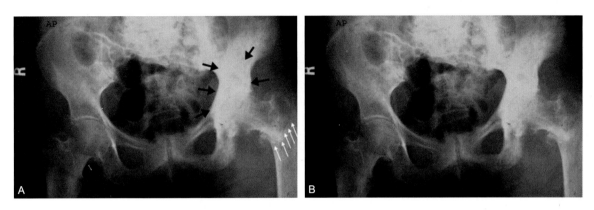

图 11.16　帕吉特氏(Paget)骨病。帕吉特氏骨病是一种慢性骨骼疾病,美国 55 岁以上人口中有 1%~2% 的人会受到影响。骨质疏松症是一种失调性骨重建障碍,其特征为溶骨性病变(早期)或致密硬化性病变(晚期)。它最常见于骨盆,但也见于颅骨、股骨近端、胫骨和肱骨。在这张图像中,左侧髋关节和股骨近端与右侧相比呈弥漫性密度增高。骨质扩张,失去了骨小梁和皮髓质分界不清(黑箭),使其力学上有缺陷,很容易骨折。左侧可见粗隆间骨折(白箭),髋关节严重退行性改变,关节间隙变窄,股骨头可能塌陷

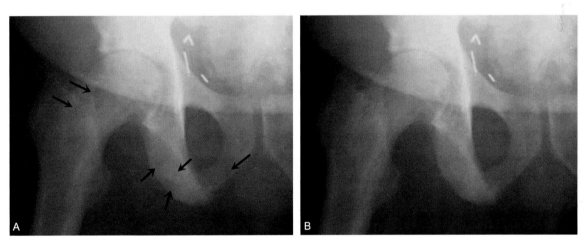

图 11.17　骨转移。65 岁男性前列腺癌患者表现为骨盆疼痛,显示骨盆和右髋部有许多小的溶骨性病变(黑箭)。手术夹子是前列腺切除术后改变

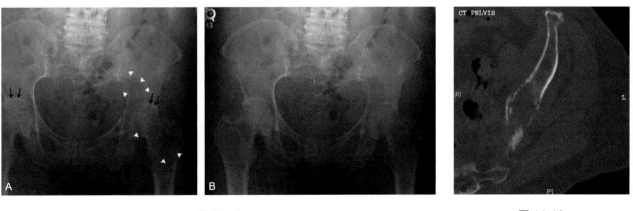

图 11.18　　　　　　　　　　　　　　　　　　图 11.19

转移性结肠癌。一位 73 岁的女性,有结肠癌病史,手术后几年出现骨盆疼痛。正位片骨盆显示弥漫性左骨盆、股骨头颈部溶解病变(白箭头)。患者双侧髋关节也有退行性硬化性改变(黑箭),双侧股骨头内侧有侵蚀和塌陷。骨盆 CT(图 11.19)显示左侧骨盆的病变

## 腹部成像

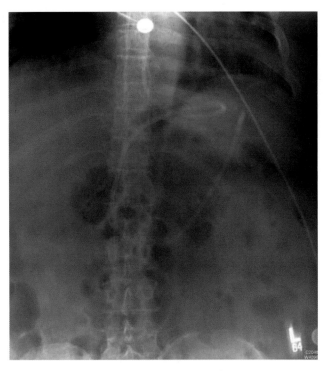

**图 11.20**　证实肠营养饲管放置中。在从鼻腔盲放肠管后,理想情况下,平片应显示小肠近端的尖端。这张正位腹部照片显示肠道气体模式是正常的。多布霍夫管穿过中线,穿过十二指肠,很可能结束于空肠近端

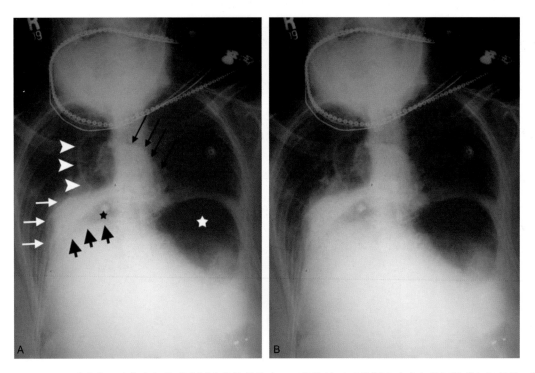

**图 11.21**　裂孔疝。这位老年患者主诉有灼热的胸痛。正位胸片显示纵隔内有充气(星形)软组织肿块,位于左横膈内侧(黑箭)上方,提示裂孔疝。这可能很难与胸主动脉瘤相区别,尽管在这个病例中,组织内含有气体,而且主动脉走行是完全正常的。侧位片显示正常的主动脉轮廓,提示隔膜内侧有裂孔疝。随后进行了 CT 检查,结果显示有较大的裂孔疝

**胸部成像**

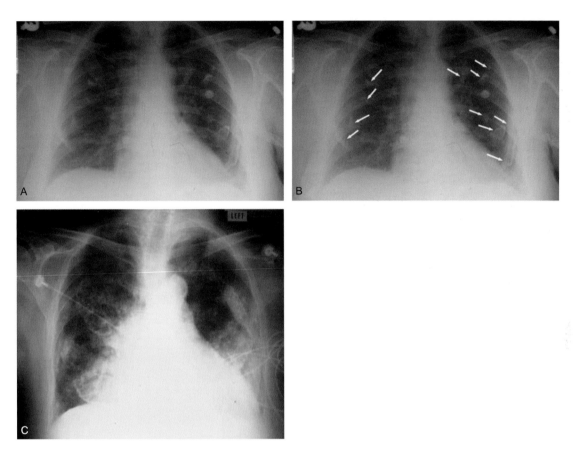

图 11.22 石棉肺。一位老年患者出现日益严重的呼吸急促和"肺部问题"病史。他有慢性咳嗽病史,咳白痰。本片显示与石棉接触有关的分散的"面纱状"胸膜斑块密度(白箭)。与石棉相关的斑块可以有多种形式,从仅当 X 射线束与胸膜相切时才能看到的细小线状钙化,到肉眼容易看到的大而杂乱的肿块,如图 11.22C 所示。这些斑块可能与广泛的胸膜增厚有关。图 11.22C 还显示肺尖部的肺纹消失,提示进展期肺气肿

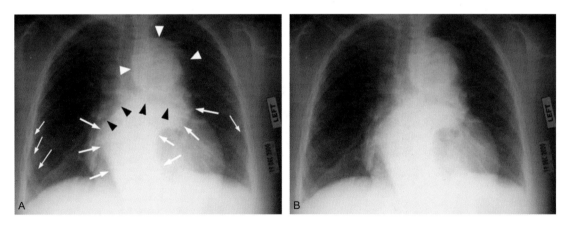

图 11.23 胸主动脉瘤。一位 83 岁的患者出现长达 1 个月的持续性干咳。他还注意到,除了液体以外,吞咽任何东西都有一些困难。这位患者有充血性心力衰竭的病史,但他说"感觉不是这样的"。尽管有收缩期和舒张期的杂音,但他的肺野是清楚的。CXR 显示了几个异常。首先,他的主动脉结节增大(箭头,长 6.3cm),并通向扩张型胸廓(大白箭,通常被称为大动脉的"伸展")。其次,心脏增大,隆突的张开(黑箭)提示左心房增大,Kerley B 线(小白箭)均提示患者慢性充血性心力衰竭。动脉瘤除了众所周知的急性不稳定综合征外,还可以表现为慢性的症状。在这个病例中,主动脉瘤在胸部产生肿块效应,导致主动脉瓣关闭不全并继发性二尖瓣关闭不全。Kerley B 线是由肺部间质液体增多引起的,检查时可无啰音

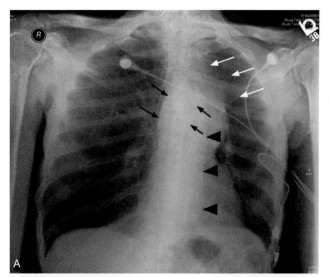

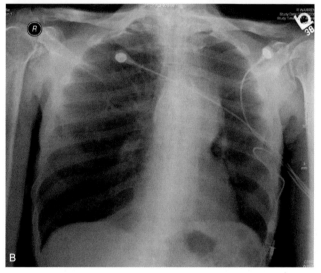

图 11.24　梗阻性肿瘤继发左上叶肺不张。一名 80 岁的男子在吸烟 60 年后于 1 周前戒烟,他表现出轻微的胸痛和些许体重减轻。他的 CXR 如图所示。最初,左上肺的大肿块可能被误认为是主动脉瘤,但升主动脉(黑箭)和降主动脉左壁(箭头)的钙化表明它并没有增大。整个纵隔向左移位,左肺野可见肺纹理变稀疏(白箭)。虽然在这种情况下可能会有肺野密度明显增高,但研究结果提示左上叶肺不张可能是由于支气管阻塞所致。CT 检查证实左侧肺门肿块,随后的支气管活检确诊为癌

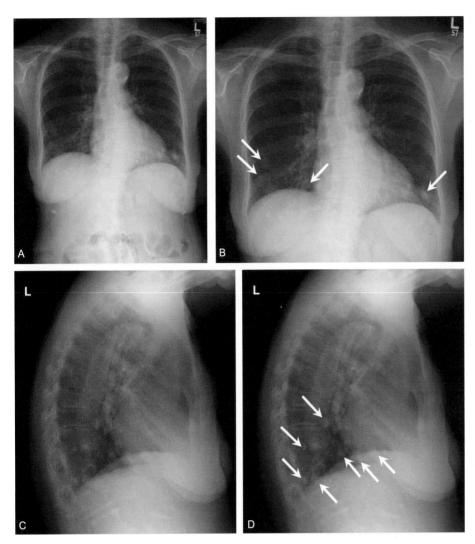

图 11.25　肺结节。一名 75 岁女子在驾车前往医院就诊途中发生车祸。她抱怨胸口痛。正位后前位(PA)和侧位 X 线片显示：没有急性损伤的证据，但在后前位及侧位片都可以看到多发性肺结节(白箭)。这些结节的鉴别包括与先前肉芽肿性疾病留下的瘢痕(如肺结核、真菌感染或结节病)或急性转移性疾病。通过比对患者的旧片，发现这些结节与以前的胸片没有变化。如果没有这些，患者将被转到门诊进行进一步的评估，可能进行 CT、组织活检或系列成像检查以监测结节的生长

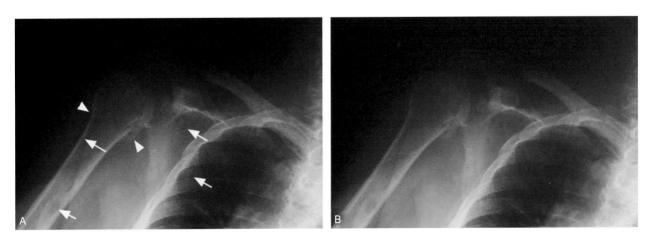

图 11.26　多发性骨髓瘤。一位 67 岁的患者在经历了 3 天的咳嗽后，自行要求检查。立位胸部 X 线平片检查并未证实存在肺部实变。然而，在左侧锁骨远端有一个大的溶解性病变(白箭)，与患者已知的多发性骨髓瘤病史相符

## 四肢成像和风湿条件下

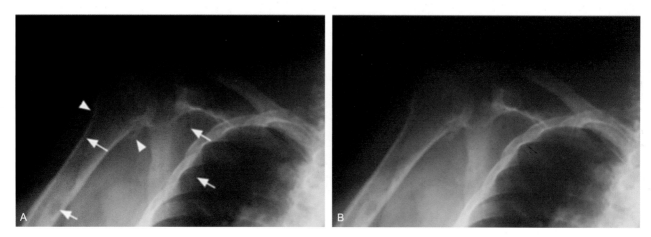

**图 11.27**　右肩病理性骨折。一名 65 岁的女性在 3 天前肩部轻微撞伤。她抱怨说："疼痛就是不能消失,我似乎不能忍受它。" 她在 5 年前接受了乳腺癌的治疗,没有复发。她的 X 线平片显示没有移位的外科颈部骨折(箭头)。此外,在肱骨和肩胛骨(白箭)有多个大小不一的溶骨性病灶。这些病变在肱骨头部汇合,使其看起来像是骨质疏松症。患者随后因乳腺癌转移复发而接受治疗

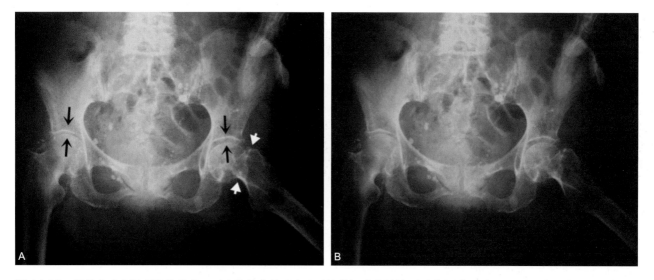

**图 11.28**　骨关节炎和脓毒性关节炎。两个髋关节的对比显示关节间隙(黑箭)不对称,左侧变宽。还要注意四肢的位置:左股骨弯曲并向外旋转。不应将粗隆间线(白箭)误认为骨折线。脓毒性关节炎必须考虑具有如此显著的关节间隙不对称性。还发现包括骨盆内的各种钙化:这些规则的、光滑的、通常与皮质密度相近的被称为静脉石。右腿近端股骨内侧也可见血管钙化

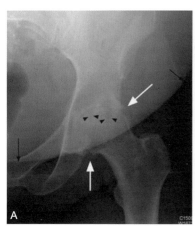
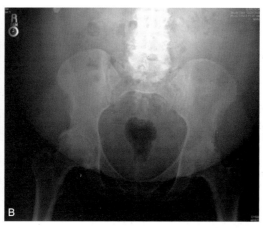

图 11.29　严重的髋关节骨关节炎。一名肥胖患者主诉左大腿后部剧烈疼痛,4 天前她从睡梦中惊醒,从那时起,疼痛就一直持续着。除了对深静脉血栓(DVT)的评估外,患者还做了骨盆平片。左侧髋部的放大摄片显示整个关节腔狭窄。髋臼边缘已形成骨赘(白箭)。关节两侧的骨骼显示硬化区(放射感应区钙沉积增加)。软骨下"囊状"(放射透明状)区域(箭头)提示骨坏死,导致骨质塌陷和股骨头扁平。骨坏死既可能是严重退行性骨关节病的原因,也可能是其后果。覆盖在薄膜上的软组织密度是患者的血管翳(黑箭)。患者在急诊检查没有发现深静脉血栓和其他软组织病变。值得注意的是,臀部损伤可能表现为背部、臀部、大腿或膝盖疼痛。患者随后接受了髋关节置换手术

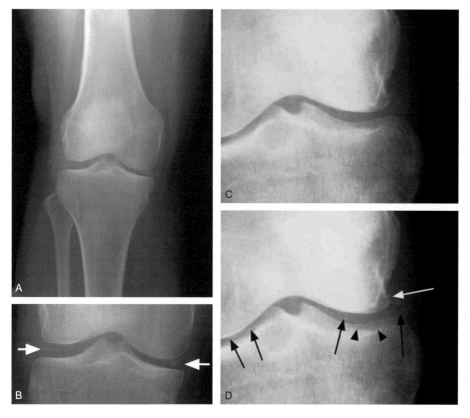

图 11.30　膝关节软骨钙素沉着症。一名 55 岁的女性在 4 天前上楼时右膝"扭伤"后出现疼痛和肿胀。她说肿胀已经不像 2 天前那么严重了。图 11.30A 显示了她膝盖的 X 光片,图 11.30B 显示了关节的详细图像。关节两侧的半月板上可见细小的高密度沉积物(白箭),这些是软骨钙化症的焦磷酸钙沉积的特征,它偏向于透明软骨和纤维软骨(如本例)。尽管它们可以引起急性疼痛、发红和肿胀(有时是由创伤引起的,如本例),也就是所谓的假性痛风,但这些沉积物大部分是无症状的,最常见的部位是手、膝盖和手腕。由于没有感染过程的迹象和相对轻微的症状,她接受了非甾体抗炎药的经验性治疗,并进行随访。图 11.30C 和图 11.30D 所示的右膝片显示了另一例进展期软骨钙质沉着症。同样,可以看到半月板的轮廓,但关节间隙也有焦磷酸钙沉积(黑箭)。关节间隙变窄,骨赘形成(白箭),软骨下囊肿区(黑箭头),这是这种关节病的特征

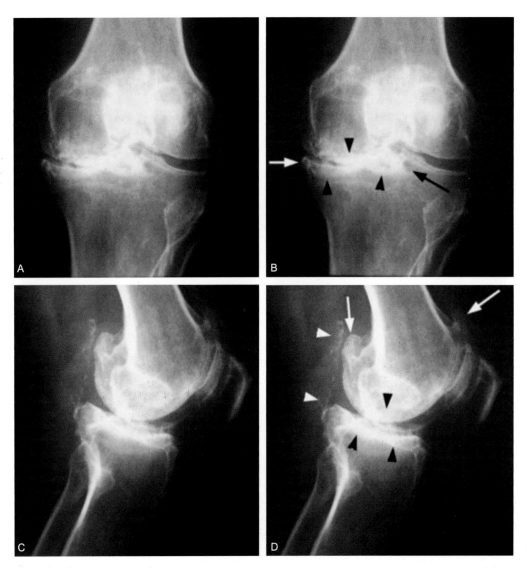

图11.31　膝关节退行性疾病。一名74岁的男性在一块冰上滑倒后抱怨左膝疼痛。他说,他的膝盖"以前总是有点吱吱作响,但这一次真的很痛"。体格检查显示轻度积液、弥漫性关节压痛和特征性骨关节炎畸形。图11.31A和图11.31B显示了他的正位膝关节片,图11.31C和图11.31D显示了侧位片。就像这里的情况一样,膝关节内侧经常受到退行性骨关节病的严重影响。所示关节间隙严重狭窄,软骨下硬化(黑箭头),骨赘和关节周围钙化(白箭),软骨下骨囊肿(黑箭)。侧位片上关节后方的软组织密度为钙化的腘动脉(白色箭头)。骨折在膝关节平片上可能是隐匿性的,这样的严重骨关节炎阻碍了我们的判断。根据临床怀疑,考虑CT或关节穿刺术,寻找脂肪小球,这将有助于识别隐匿性骨折,后一种方法还有另外的优点,那就是还可以减轻渗出性疼痛

（吴颖　译,姜建　校）

# 第12章　床边超声概论

Michael Peterson and Zahir Basrai

在过去的 20 年里,没有什么比床边超声的引入给急诊医学带来的变化更大了。为什么?因为使用这一新的影像学检查的医生意识到,它对临床实践工作的重要性以及没有它会带来多大的损失。"床边超声"是指治疗医生在患者就诊时进行的超声检查和诊断。临床问题可以立即得到解答,及时进行诊断和治疗。在一些紧急情况下,诊断耗费的时间直接影响到疗效和预后,例如穿透性心脏创伤、心包填塞、外伤或宫外孕引起的腹腔出血,或者腹主动脉瘤破裂,超声检查可能是一个关键的辅助手段。随着超声在急诊医学实践中的全新应用,超声检查的临床应用已经扩展到包括胸部、软组织、肌肉骨骼和眼部系统[1]。

超声检查还使急诊科中许多常见的手术受益。直到最近,超声检查在手术中的应用仍未得到足够的重视,但现在看来,它可能是急诊医生学习超声的主要驱动力。人们不再需要依赖不准确的临床判断来指导耗时、昂贵又具有潜在危险的手术。中心静脉置管一次穿刺成功可降低穿刺动脉或手术失败的风险;疑似脓肿在不知道是否液化的情况下是不会进行穿刺或引流;穿刺术几乎达到 100% 成功,几乎没有穿破肠系膜的风险;心包穿刺术仅在心包积液需要引流时进行,针头可恰好放在合适的位置[2,3]。在床边超声应用之前,急诊科医生只能根据通常不准确的病史和查体信息作出初始的、关键的临床诊断。现在,急诊科医生可以快速、方便、廉价、非侵入性地直接显示重要的疾病和损伤的内部体征。同样,之前以盲目经皮穿刺进行的手术也可以通过超声引导直接可视化指导。同样重要的是,超声检查可以防止进行不必要或成功率低的昂贵且危险的手术尝试。

在急诊科应用超声检查已经扩展到发展中国家和新兴经济体。正是在这些国家中,最好地体现了超声检查的价值,因为它的使用已经取代了更昂贵的诊断方式。在战场上,急诊超声已成为评估军事冲突中伤员情况的主要手段[1]。

我们现在面临的最重要的问题是,如何更好地将这些技能传递给临床医生。超声培训目前是急诊医学住院医师的一项要求。许多(不幸的是,不是所有)住院医师将完成同熟练的超声医师一样的培训,但培训需要大量的时间投入。超声技能不是通过看课本或者上一门课就能掌握的;学习超声需要在指导下进行实践。已经工作的临床医生要面对这样一个事实:他们新培训的同事中有很多人具有超声技能,并且急诊医学的诊疗标准表明许多临床情况要进行超声检查。根据美国急诊医学委员会的纵向研究,现在有一半的急诊医生进行床边超声检查,而且这个数字一直在稳步增长[4]。到目前为止,进行床边超声的能力还不是急诊室的诊疗标准,但可能不久将被纳入标准。美国急诊医师学会(American College of Emergency Physician,ACEP)超声分会目前有 500 多名会员。2000 年,急诊超声领域大约有 3 个研究基金名额,而急诊医学学术学会目前有了 61 个研究基金名额。显然,急诊医学对床边超声的需求正在迅速增长。

本章概述了医师熟练使用床旁超声检查的途径以及实施床旁超声检查所需的注意事项。尽管床旁超声检查需要对医师进行一定的培训,但这并不是决定性的。最后,医生可能会对提高超声技能所付出的努力和花费的时间感到满足,因为这对他们的临床工作和患者都有很大的帮助。

## 选择一台超声仪器

全面讨论超声仪器的差异性超出了本章的范围。为此,读者可以参考其他更全面的急诊超声教材和 ACEP 临床与实践管理资源网站[5]。然而,在考虑购买超声仪器时,有一些要点和建议值得参考。

首先是成本：一台用于急诊床边超声的常规超声检查仪的价格为 5 000~50 000 美元，这比放射科常规的检查设备便宜得多。有一些较简单的设备现在专门用于床边超声检查。标价通常会有很大的折扣，购买包括额外探头、打印设备甚至维护合同在内的套餐购买可以节省数千美元。此外，机器不是非得购买，它们也可以租借。有些科室甚至从医院其他地方借用或使用旧机器。

医院通常为急诊室购买超声仪器。医院可以收取独立于医生费用的"技术"费，以收回仪器和耗材的成本。医生应参与超声设备的购买决策，尤其是在探头的选择和功能（例如彩色血流多普勒）方面。设备的选择将决定可以进行哪些检查。

所有超声仪器都具有相同的基本控件，一旦您知道控件的位置，就可以在任何一台机器上操作。超声仪器还有许多您不太可能使用的功能，包括报告功能和复杂的计算程序包。不要因为复杂的键盘而沮丧。通过熟悉以下几项调整，您甚至可以操作最复杂的设备。"预设"或"检查类型"按钮可让您告诉机器正在进行的检查类型，以便调整得到最佳图像。增益调节可立即调节整个屏幕的亮度。时间增益补偿（time gain compensation，TGC）滑动开关可调节图像上各个深度的屏幕亮度。深度调节可缩小或放大图像，而"冻结"按钮可冻结图像，以便您查看或打印。"轨迹球"或"循环回放"调节允许您在"冻结"按钮上不够快的情况下回放查看之前的图像，而"卡尺"或"测量"功能则允许您测量屏幕上的物体。了解这些功能将使您能够执行超声仪器所需操作的 95%。

超声的重点是创建可解释的内部解剖图像，因此主要目标是选择一台能够提供最佳图像的机器。决定哪台机器具有最佳图像的最佳方法是在扫描标准患者时，同时比较两台或更多台经过最佳调试的机器。这比您想象的要容易实现，尤其是在您参加专业会议或参加正在进行超声培训或市场营销的超声课程时。这些场地通过超声仪器制造商带来设备和技术人员，以协助培训和销售；作为回报，制造商希望引起潜在买家的兴趣。通过允许超声技术人员（也称为"应用专家"）对您进行扫描来比较机器。您是标准患者，技术人员确保将机器调整为最佳图像。让技术人员演示不同类型的检查，因为同一台机器在不同的探头和不同的解剖区域可能会有不同的表现。如果您打算对心脏进行成像，则比较心脏在各种机器上的图像就显得尤为重要（心脏检查是针对

腹部的创伤性检查或快速检查的一部分）。如果您不太了解超声，请找一个可以帮助您判断图像质量的人员。如果您根据图片质量缩小了机器的选择范围后，可以开始询问功能了。为了常规的诊断，请避免使用显示器很小的机器。它们使诊断变得困难，尤其是从远处看。这样的机器可以用作特定用途的第二机器，例如血管手术，小型机器可以很容易地安装在患者旁边并且放置在托盘中。

有时会忽略的一些重要注意事项包括机器开机后准备扫描需要多长时间。机器最初被设计成停留在某一个界面，早上打开，扫描 1 天结束后关闭，因此启动时间并不重要。急诊科的机器将不断移动，并且每天将打开和关闭多次。在这种情况下，1 分钟或更长的启动时间可能让人着急。另外，由于机器需要移动，因此应考虑机器大小。机器能放置在您急诊的检查区域吗？为了舒适地扫描，必须将机器放置在患者床边，并留出足够的空间以便将机器接入电源。对于较小的机器，应平衡屏幕尺寸和机器耐用性。使用您的机器的人越多，它进行的检查越多，就越可能被粗暴地使用和损坏。

一旦将超声应用于急诊科，您将发现它迅速成为必不可少的设备。制造商支持是将机器停机时间降至最低的关键。设备故障并非罕见，通常是由于探头掉落或超声仪器滑轮损坏探头线而引起的。售后的水平因厂家而异，并且在很大程度上取决于区域的特定维修人员。了解医院或您所在地区其他医院的其他科室是否使用同一厂家的设备。如果是这样，他们的服务和维修经验是否令人满意？厂家是否会迅速进行维修？请记住，急诊科是全天候运行的，其工作时间是典型工作周时间的 4 倍。这意味着更高的超声利用率和维修需求。除非您准备间歇性支付维修服务的费用，否则请考虑购买维修合同。但是请记住，这些合同不涵盖"过度使用"行为；防止因过度使用而造成损失的最佳方法是教育并不断提醒医生有关机器维护的知识。

## 选择

您需考虑的最重要的选择是探头。基于探头的形状和频率（频率与可视化深度和图像细节有关），它们将决定您可以使用机器做什么。四种基本探头类型如下：

- 微凸阵探头——用于大龄儿童和成人的腹部

检查和创伤超声重点评估法（focused assessment with sonography for trauma，FAST）检查与心脏检查

- 阴道探头——用于评估早孕
- 高频线阵探头——用于浅表结构的高分辨率成像，如血管通路，异物检测，脓肿评估以及儿童的腹部检查
- 相控阵探头——用于高质量的心脏检查

当您购买机器时购买所需要的探头会更便宜，因为单独购买探头可能非常昂贵（5 000~10 000 美元）。但是，如果您不确定需求，也可以在以后添置探头。请确保您购买的机器可以支持您将来可能会感兴趣的探头。我建议至少购买上述的前三个探头，如果预算允许的话，购买第四个（相控阵）探头。相控阵探头将有助于减少心包积液检查的假阳性数量。

下一步考虑是否需要诸如彩色血流多普勒等选择项，这将有助于区分血管与静态流体，尽管这也可以通过在较便宜的机器上的脉冲多普勒完成。但如果您想在低血流区域（例如睾丸或卵巢）寻找血流，以排除扭转，则能量多普勒是必不可少的。即使您认为自己不会进行这些检查，我也建议若预算充足请购买这些选择项。超声在急诊医学中的应用正在迅速扩大，并且假设超声仪器的预期寿命约为 5 年，您可能在一段时间内没有升级的机会。

# 培训

超声培训的目标是使急诊医生掌握超声应用的适应证，掌握图像采集和诊断，并能够将诊断适当地整合到患者的临床治疗中[3]。2008 年，ACEP 发布了床边超声检查中使用最广泛的培训指南。该指南概述了在"有限"的急诊超声检查中能够胜任的医生需要具备的经验类型和数量[1]。毕业后医学教育认证委员会（Accreditation Council for Graduate Medical Education，ACGME）规定了所有的急诊科住院医生需掌握的急诊超声能力[6]。

"有限"检查并不是寻找所有的病变，而只是寻找某些有助于患者立即作出治疗决定的特定发现。有限检查的好处是只需要有限的训练。ACEP 还出版了《急诊超声成像标准纲要》，该纲要描述了许多有限检查的适应证和检查方法。这两份文件都可以从 ACEP 免费获得。

培训一般从课堂内容开始，包括讲课和对模型患者的实际超声操作。课后，医生在急诊室通过额外的考核和确认他们的结果（"实践培训"）来检验他们的操作技能，直到他们完成 25~50 次任何给定类型的检查。尽管一些专家建议在完成体验式培训后进行具体的能力测试，但 ACEP 指南并不要求这样做。每个单独的急诊组应制订一个计划，概述获得超声诊断能力所需的培训量要求。

特定超声应用更容易掌握，所以培训要求一般更低。根据 ACEP 特定超声培训指南，只要医生掌握超声的特定应用程序和一些其他应用，就不需要额外的经验[1]。ACEP 没有给那些只想学习特定超声而没有其他超声使用权限的医生提供具体的指导。在我们机构，除了接受一项超声诊断应用的培训外，我们还要求对每项特定超声应用进行三次监测检查。

培训的实践部分是最难完成的，因为临床医生通常在繁忙的急诊轮班期间在自己的仪器设备上独自进行临床检查。如果检查有困难，很少有更有经验的人可以提供帮助。虽然这部分培训仍然存在一些协调上的困难，但有一些方法可以帮助实践培训。你可以聘请一位专家老师；他可能是培训经验丰富的医生，他可以讲授理论也可以是兼职超声技师。还有一些服务将审查检查的准确性。一些医生可能想通过与他们医院超声科的医生一起进行检查来获得经验。一些超声培训项目提供现场"小额学习基金"，提供数天或数周的强化超声培训。一年的学习基金也适用于那些急诊住院医师学习如何优化超声检查的深入知识。ACEP 在 2011 年制定了急诊超声研究基金指南[7,8]。一旦在你的医院内培养了一批训练有素的医生，教学职责就可以移交给他们。

# 政策

一个结构良好的超声计划应该有培训和使用政策，并且应该在医院管理机构的合作和批准下创建。使用超声其他设施的政策示例可以根据您的需要进行获取和修改。开始任何培训之前，应制定以下政策：

- 培训
- 权限
- 结果报告和归档
- 质量提升
- 收费
- 设备维护

## 培训

应该为每种类型的测试制订精确的培训要求。要求应包括入门和特定应用程序教学的次数，以及每个应用培训中所需的实践考试的次数。我建议要求以最少次数的实践检查诊断出具有感兴趣的异常发现（胆结石，腹主动脉瘤等）。建议在培训后进行能力评估以确保实践能力。它可以是笔试、读片、实践操作或这些的组合。项目要求应符合或超过 ACEP 培训指南。

## 权限

权限政策应定义为满足医院床边超声检查的权限和获得临时权限和全部权限的途径。它应满足在医院接受培训的人员和以前接受过培训的人员的培训和经验要求，并且应定义具有权限的医生可以进行何种操作。每种检查类型都有单独的权限，需要向医院管理机构多次提交吗？更好的方法是规定院级的急诊有超声检查的一般权限，并根据部门的具体经验和培训对医生的检查项目进行规定。

## 结果报告与归档

该政策应概述记录病历报告结果的方法，并规定有报告资格的人。最好限制非权限者使用和报告超声结果。该策略还应定义图像存储的方法。

## 质量提升

一旦医师开始进行影响患者治疗的超声检查，就应该有一种方法来评估诊断的准确性以及医师报告书写的规范程度。质量提升项目用于识别项目中的一般问题，尤其是个别医生的问题。应向报告医生提供有关其遵守图像标签，图像质量，诊断和报告书写的特定反馈。床边超声检查结果可以与其他临床信息进行比较，以评估诊断能力。报告医生将从需要改进的地方的反馈中受益。某些报告医生可能被要求进行额外的培训。

质量提升项目包括特定案例的具体审查与案例的随机选择，最好是两者相结合。随机审查可以是针对总体质量检查的案例百分比的规定。查看检查报告、图像和患者信息，并核对是否有差异。质量提升活动的记录与检查医生的反馈应该保存。

## 收费

该政策应规定检查的收费标准。显然，由非权限者进行的检查不应向患者收费，除非在极端情况下（例如，在真正紧急的情况下，非权限者为了挽救生命使用超声检查）。从伦理上讲，只有当检查增加了患者就诊的价值时，才应该收费。有时，因为床边超声无明显的检查风险，所以需要对边缘指征进行检查。如果检查医生认为这种检查没有增加患者就诊的价值，他们应该有权要求不对这种检查收费。

## 设备维护

急诊科使用超声检查的本质——多个用户在时间紧迫的情况下频繁移动和使用设备——导致急诊超声设备的过度使用。设备保养政策应包括一些确保超声设备安全免于损坏的提示，包括探头和软线的使用和存放，以及不使用时超声仪器的放置。暴露的超声仪器很容易受到其他移动设备（包括便携式 X 光机和轮床）的撞击。探头容易掉落而损坏，探头线如遭超声仪器的滚轮碾压会断裂。

该政策还应包括清洁探头以防疾病传播的具体说明。必须注意确保清洁计划与医院感染控制政策和美国超声医学学会的探头清洁政策相一致[9,10]。为确保超声仪器保修不会失效，清洁流程必须使用超声仪器厂商认可的试剂和技术。根据医院其他科室（例如妇产科或心内科）的规定制订其他策略。

# 权限获得过程

医院管理机构拥有授予急诊科医师床旁超声检查权限的权利。医生在试图获得权限时可能会受到医院层面的阻力。当在处理这种阻力时，了解美国医学会支持个别专科医生获得使用超声的权限并且制订他们自己的标准是有帮助的[11]。ACEP 认为，超声是一项属于急诊医学实践范围的技能，医学研究生教育评审委员会也是如此，后者要求急诊医学在住院医师期间进行超声培训[1,6]。有时，医院需要或要求超声科医生（译者注：原文 radiologists，按国内实际情况译为超声科医生）协助床旁超声培训或质量提升计划。这应该被看作是一种积极的发展，也是与有价值的合作伙伴建立关系的机会。话虽如此，但没有超声科的帮助，培训计划也可以很好地运作，而且很多医院都是这样做的。

一些程序选择在没有正式的特权程序的情况下进行床边超声检查。这是一种次优的方法；至少，它使超声计划容易在没有正当程序的情况下终止，在最糟糕的情况下，它可能会将超声检查交到培训不足的医生手中，导致医疗事故。

# 诊断的记录与存档

记录床边超声检查的结果可以像在患者的病历上做笔记一样简单。许多程序已经开发了辅助记录的表格。表格的优点在于，当设计限制报告内容时，它可以防止医生诊断超出他们的专业知识和权限的检查。表格还可以包含限制检查范围的说明。在我们的机构中，我们使用电子表格将诊断存储在医院信息系统中，从而使检查结果可供医院中的所有医生使用。检查的电子文档可实现查询合规性（例如，无权限的医生是否在进行检查？）和质量提升的目的。无论采用哪种形式，都需要将有关患者治疗决策的检查结果存储在病历中。

# 图像的存档

检查图像需要记录下来，既用于培训，也用于医疗记录和收费。有多种方法可以记录图像。由于需要正确配置超声仪器，因此在购买超声仪器之前需要确定使用的方法。图像记录可以使用热成像仪（常见）或计算机打印机（少见）在纸上完成。选择一种在法律要求保留病历的时间范围内保留图像的方法。尽管最初认为热图像的降解速度相对较快，但我们发现 10 多年前拍摄的图像仍然保存下来，相对来说没有变化。

如何存档图像取决于谁需要获取它们。纸质图像可以保存在本地（在急诊室中）或放置在患者的病历中。数字图像可以保存在本地，也可以使用兼容接口上传到医院信息系统。确保您的计算机安装了正确的选件，以便为您提供所需的归档功能。

配备无线互联网功能的医院可以将超声图像直接下载到图片存档和通信系统中，以进行检查并存储到病历中。这样可以将床边超声图像更快地整合到病历中，并允许专家和其他咨询服务更快地查看图像。以这种方式存储图像时，需要适当的防火墙和安全连接，以防止违反 HIPPA（注，Health Insurance Portability and Accountability Act/1996，Public Law 104-191，无确切中文名称）。

# 继续教育

尽管 ACEP 培训指南建议医生接受超声继续医学教育（continuing medical education，CME），但没有具体建议。各个医师可以自由决定与他们获得超声相关 CME 的类型和数量。急诊医生对特定 CME 的需求不断增加，期望医生在超声相关的 CME 上花费更多的时间是不切实际的。一个例外是学习一种新的超声检查类型：医生必须接受最低限度的教学内容才能接受培训，通常包括至少 1 小时的理论教育和 1 小时的实际操作。然后必须满足考试的经验要求。

# 收费

急诊科有权为他们所做的超声波检查收费。这些检查通常为程序性或有限的诊断性检查。由急诊医生进行的有限检查并不妨碍放射科医生即使在同一天对同一器官系统或解剖区域进行完整检查的收费。急诊科医生也可以针对同一次就诊进行的同一类型的多次检查（例如连续快速检查）收取费用，只要具有临床指征。有关收费的更详细讨论，请参阅 ACEP 发布的有关超声收费的报告[12]。关于收费仍然存在一些未解决的问题，建议读者在对床边超声收费之前先咨询专业收费人员。

# 问题解决的方案与缺陷

建立和运行超声项目时存在一些可预见的困难。一些常见的问题和担忧如下：

**1. 如何获得超声仪器？** 有很多选择，包括在医院中寻找没有被人使用的超声仪器。询问妇产科和超声科是否愿意出借旧机器。超声科医生可能喜欢这个主意，以减少随叫随到的超声技术员下班后接听电话的超负荷工作。

最终,你想要的是最先进的设备。医院在评估每次检查产生的技术费用的潜在收入时,可能会发现为急诊科购买或租赁仪器的费用是一项合理的投资。努力说服医院领导层,向他们提供本章前面提到的文件,这些文件表明床旁超声正迅速成为急诊科的诊疗标准。

**2. 我们如何鼓励团队中的医生接受培训?** 这是一个普遍存在的问题,因为临床医生通常太忙而无法集中精力进行超声培训。一种建议是让医生至少在一项应用中得到快速培训。其他应用在初次学习后无需花费太多精力。特定超声非常适合作为首次应用,因为培训要求往往不那么苛刻。有希望的是,一旦进行超声检查的作用明显,医生将看到付出努力的回报。

**3. 我们医院的超声科医生不支持在急诊科进行超声检查。** 尽管有论点支持床旁超声检查,但仍有一些人对经济方面存在误解。一些超声科医生认为,进行床旁超声检查将导致超声科医生损失收入,尽管这从未得到证实。在一些机构中,超声科医生签署了超声"独家提供者"的合同。但是,可以得出这样的论据,即超声科医生没有提供急诊科所需的一些检查,无论是在检查类型方面(例如,急诊科的中心静脉穿刺引导通常不会由超声科完成),或者满足检查时间方面。超声科是否能在必要的时间范围内(通常为 5~10 分钟)提供快速检查,以便在每周 7 天,每天 24 小时的基础上作出关键的手术决策?因此,放射科应提供这些检查或允许合同的例外情况。

**4. 没有权限的医生使用超声进行患者诊疗决策。** 质量提升项目的功能之一就是识别并纠正此活动。未经培训的医生有可能因诊断经验不足而导致医疗错误;这使患者处于危险之中,并危及超声项目的完整性。

**5. 顾问正在将培训医师进行的"实践"检查与受过训练且有权限医师进行的"官方"检查混淆。** 顾问可能会假定正在急诊科中进行超声检查的任何医生都受过训练并有诊断资格。这时培训医师应知道他们没有超声检查权限。而且,培训医师不应将实践检查的解释传达给任何人,包括患者。

## 结论

在急诊医学的临床工作中,超声是非常有用的工具。尽管需要花费大量的时间来学习,但付出的努力还是值得的。一半的临床急诊科医师以及几乎

所有即将毕业的急诊科住院医师都具有超声技能。计划在急诊科工作几年以上的医生可能会面临这种临床和医疗环境,在该环境中,床旁超声的检查和诊断成为必备技能。除此之外,他们仍然有足够的时间去寻找和利用床边超声的教育机会。

(阚傲　译,胡佳　校)

## 参考文献

1. American College of Emergency Physicians (ACEP): ACEP policy statement: emergency ultrasound guidelines. Dallas, TX: ACEP, October 2008. Available at: www.acep.org/workarea/downloadasset.aspx?id = 32878

2. Squire BT, Fox JC, Anderson C: ABSCESS: applied bedside sonography for convenient evaluation of superficial soft tissue infections. *Acad Emerg Med* 2005;**12**:601–6.

3. Denys BG, Uretsky BF, Reddy PS: Ultrasound-assisted cannulation of the internal jugular vein: a prospective comparison to the external landmark-guided technique. *Circulation* 1993;**87**:1557–62.

4. American Board of Emergency Medicine: Longitudinal survey of emergency physicians. 2009. Available at: www.ABEM.org

5. American College of Emergency Physicians (ACEP): Clinical and practice management resources: ideal ultrasound machine features for the emergency medicine and critical care environment. Dallas, TX: ACEP, 2008. Available at: www.acep.org/Clinical--Practice-Management/Ideal-Ultrasound-Machine-Features-for-the-Emergency-Medicine-and-Critical-Care-Environment-2008/

6. Accreditation Council for Graduate Medical Education (ACGME): ACGME program requirements for graduate medical education in emergency medicine. September 2012. Available at: www.acgme.org/acgmeweb/Portals/0/PFAssets/2013-PR-FAQ-PIF/110_emergency_medicine_07012013.pdf

7. American College of Emergency Physicians (ACEP): ACEP policy statement: emergency ultrasound imaging criteria compendium. Dallas, TX: ACEP, April 2006. Available at: www.acep.org/workarea/downloadasset.aspx?id=32886

8. American College of Emergency Physicians (ACEP): Emergency ultrasound fellowship guidelines: an information paper. Dallas, TX: ACEP, July 2011. Available at: www.acep.org/WorkArea/linkit.aspx?LinkIdentifier=id&ItemID=80954&libID=80981

9. American Institute of Ultrasound in Medicine (AIUM): Guidelines for cleaning and preparing endocavitary ultrasound transducers between patients. Laurel, MD: AIUM, June 4, 2003. Available at: www.aium.org/officialStatements/27

10. American Institute of Ultrasound in Medicine (AIUM): Recommendations for cleaning transabdominal transducers. Laurel, MD: AIUM, June 22, 2005. Available at: www.aium.org/officialStatements/22

11. American Medical Association (AMA): H-230.960 Privileging for ultrasound imaging. Chicago: AMA, 2000. Available at: www.ama-assn.org/ssl3/ecomm/PolicyFinderForm.pl?site=www.ama-assn.org&uri=/resources/html/PolicyFinder/policyfiles/HnE/H-230.960.HTM

12. American College of Emergency Physicians (ACEP): Ultrasound section, emergency ultrasound coding and reimbursement. Dallas, TX: ACEP, 2009. Available at: www.acep.org/content.aspx?id=33280

# 第 13 章

# 超声物理学

Seric S. Cusick，Theodore J. Nielsen

超声在对急诊患者的影像学诊断方面具有独特的优势。虽然急诊医学对超声物理并没有强制要求达到全面理解的程度。然而，理解基本概念和扎实掌握系统控制的有助于改进图像的床边采集，并有利于对图像作出精准解释。

## 超声原理

超声的基本原理依赖于声波进入患者体内和反射声波的接收，接收的反射声波以数据的形式进行显示。用于超声诊断的频率一般在 2~13MHz，远超出人耳可探测到的范围（20~20 000Hz）。将超声波简单类比为声呐有助于理解：从声呐装置中发出声波，碰到物体后再返回接收设备。基于假定的行进速率，然后声呐设备可以通过声波脉冲从发射到返回的时间来确定物体的距离。

现代诊断超声的使用可以追溯到 20 世纪 50 年代。虽然这些早期系统的应用与今天急诊医学中使用的仪器有很大的不同，但几个重要的物理原理仍然是相同的。

超声波能量的产生依赖于压电效应，在压电效应中，电信号被传输到探头中，震动晶体，并产生声波发射。然后，这些声波以假定的 1 540m/s 的速度进入人体，被反射出介质，再返回换能器。返回的声波会震动晶体，晶体将能量传递给电脉冲。在早期诊断应用中使用的 A 型超声中，较强的返回信号被描绘为图形显示器 Y 轴上的较大位移。现代 B 型超声成像使用至少 256 级的灰度级来描述回声的强度，较强的信号为强回声（更亮或更白），没有回声的信号被描绘为无回声（深黑），中等强度被指定为灰度级。使用时间 - 距离关系来绘制数据点的位置，使用灰度来描述给定返回脉冲的强度，可以创建 2D 图像。回声的相对强度取决于遇到的组织的声阻抗。声阻抗高的物体（如胆结石）将大部分声波反射回换能器，只允许极少的声波传播到更深的结构（在"图像伪影"部分进一步描述）。相反，那些声阻抗低的组织——比如膀胱——允许大部分声波通过，反射很少，在 B 型超声成像上会产生低回声或无回声信号。

因此，通过每秒多次重复这一过程，就可以生成实时超声图像，让我们可以看到 11~60 帧 / 秒的运动。这里概述的基本过程可能会受到成像伪影的阻碍，并被超声诊断医师可用的系统控制所修饰。

## 系统控制

了解基本系统控制可使操作员能够获得高质量的超声诊断图像，同时减少不必要的回声信息和患者风险。本部分介绍图像采集的基本控制的操作；但是，每个制造商可能有特定的技术和调整来增强传输和返回回声信息。超声制造商的临床代表或系统手册可以为理解特定系统的特定控制提供替代手段。

操作员可以通过两个基本控制来调整返回声波信息的亮度或图像强度。虽然有些系统也允许自动调整图像强度，但使用手动调整需谨慎。

时间增益补偿（time gain compensation，TGC）是相对于超声图像内的深度调整返回的声波信息。声衰减的影响导致超声波在穿过人体时不断减弱。如果没有控制，超声图像通常会在原点附近出现高回声。TGC 控制允许操作员手动调整或补偿返回波的深度强度，因为声波从更深层次的结构返回到换能器需要额外的时间。该控件允许从屏幕顶部到底部均匀显示回声信息的强度。TGC 控制的目标是提供返回声波信息的均匀放大，而不考虑距离换能器的深度或距离。这种控制的实际操作可能因制造商而异。

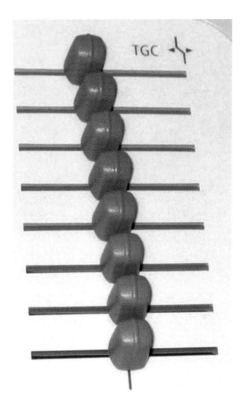

图 13.1　时间增益补偿的标准控制示例

传统上,TGC 包含多个滑动控件,这些控件对应于成像区域内的特定深度(图 13.1)。一些制造商可能会选择用两个简单标记为"near"和"far"的控件来代替滑动控件。滑动控件允许超声医师确定图像内特定深度的图像强度,而根据设计,near 和 far 设置针对的是相对的近一半(更靠近探针和屏幕顶部)和远一半(远离探针,更接近屏幕底部)。此外,一些较新的机器提供了一种功能,允许用户按下试图在整个图像中产生均匀增益的单个按钮。无论所使用的系统采用哪种设计,控制的意图或正确操作都是保持回声强度信息的均匀平衡。

## 增益(gain)

与 TGC 控制一样,增益控制允许手动调节返回声波的强度。不过,不同之处在于放大发生的位置。如上一节所定义,TGC 控件允许以特定的深度间隔或在图像显示的近、远分别放大返回的回声。相反,增益控制会同等地放大所有返回的回声,而不考虑深度。

测量单位是分贝,可以在屏幕上以分贝或数值的形式显示。这种控制可以与收音机上的音量控制相提并论。当音量或增益增加时,屏幕上将显示"更大"或"更亮"的返回回声信息。对于超声初学者来说,一个常见的错误是使用过多的增益设置,这会降低对比度分辨率和区分结构的存在以及结构回声和边界的能力。为了最大限度地减少对增加增益的需求,应创造一个光线昏暗的环境,以便进行准确的超声检查。

## 分辨率

分辨率可以简单地描述为在扫描平面上区分两个不同物体的能力。轴向分辨率指的是位于声束轴内且与频率直接相关的物体的辨别极限。横向分辨率是垂直于成像平面的点之间的分辨率,与波束宽度成反比。

### 频率

频率换能器专为各种应用而设计,有多种大小和形状可供选择。物理形状和技术由每个制造商规定,可能包含各种阵列,包括机械、相控、凸形和线性设计。发射频率仍然是所有换能器的基本特性之一。许多换能器将多个发射频率合并到一个换能器中并由超声医师选择。特定换能器中可用频率的数量由其制造商决定,并与其预期的应用有关。重要的是要记住,成像频率和多普勒频率是相互独立的。更高的成像频率将产生分辨率更高的图像,同时降低信号穿透力。

较高的频率用于成像表面结构,而较低的频率用于成像更深层次的结构。虽然频率的提高通常会提高成像分辨率,但也必须考虑其他因素,包括光束的内部聚焦和波的脉冲长度。脉冲长度取决于制造商指定的换能器特性。这可能部分解释了这一发现,即简单地增加换能器的传输频率并不总能得到更高的分辨率。选择为预期应用设计的换能器,并使用能穿透到目标感兴趣区域的最高成像频率,将有助于获得最佳分辨率。

### 波束宽度

如果我们考虑到超声束的 2D 轮廓,我们可以获得创意许可,并将其与沙漏的形状进行比较。玻璃的中心点可以被认为是声束汇聚程度最大的点。正是在这个水平上,解剖结构才能以最高的横向分辨率显示出来。图像可修改的焦域可以允许超声医师相对于深度调整超声波束的宽度，或者更简单地，其中最大程度的会聚将相对于图像内的前后深度发生。理想情况下，焦点区域应位于显示器上与目标感兴趣区域相邻的位置，因为此时超声波束轮廓将是最窄的。可以选择多个焦点区域，从而提高整个图像的分辨率。然而，由于需要额外的处理时间，多个区域将降低显示的帧速率。由此产生的图像将不会有那么"实时"的外观。对于大多数心脏和腹部检查来说，单焦点区域选择通常是足够的，尽管在换能器移动速度最小的情况下，多焦点区域对于浅层成像可能更有价值。不提供用户可选焦点区域的系统可能具有当所需解剖位于显示器中心时自动调整波束宽度以提高分辨率的技术。

## 深度、放大和缩放

深度控制允许超声医师手动调整视野，确定显示图像的深度或范围。这种调整会导致图像整体大小的变化。当选择增加深度时，所产生的解剖结构必须在屏幕上显示得更小，以便在固定的显示屏尺寸内显示更大的绝对深度。如果显示的深度较小，则图像中的目标结构将看起来更大，同时降低了组织的探查深度。以最大深度设置开始检查将确保显示所有从前到后的信息，从而允许操作员有大视野以确保不遗漏所需的解剖结构。一旦识别了感兴趣的解剖区域，就可以减小深度设置以确保观察区域聚焦在这些结构上。

缩放功能是一个附加控件，允许增大屏幕上显示的解剖结构的大小。缩放图像通常是指超声医师在图像中选择目标感兴趣区域，一旦确定了区域，缩放功能只允许放大选定的区域。根据系统的不同，变焦量可以是固定的，也可以是可调的。当试图查看图像内的小结构时，使用该功能可能更有益。有些系统可能只允许在实时扫描期间使用缩放功能，而其他系统可能允许在屏幕的静态图像上使用此功能。

## 声功率

声功率被定义为向换能器提供脉冲而合并的发射功率或幅度的量。TGC 和增益是通过放大或修改获取的信息来影响返回回声信息显示的控件。换能器发出的能量影响从图像采集到多普勒扫描的方方面面。功率的量可以在超声屏幕上显示为数值或简单地标识为百分比值。有些超声系统不允许调整声功率，每种操作模式的功率输出值由制造商内部分配。发射功率的指标通常以机械指数（mechanical index，MI）和热指数（thermal index，TI）的形式显示在超声屏幕上。多个系统控制可能会影响与 MI 和 TI 相关的计算值，包括声功率、扫描模式和脉冲重复频率等。如果允许手动调整功率，则在增加发射功率之前，超声诊断医师应尝试根据"生物效应"一节中所述的"尽可能低的合理实现"（as low as reasonably achievable，ALARA）原则修改其他参数。

## 测量和分析

基本距离测量是超声系统中最常用的计算方法之一。许多系统允许同时显示多个卡尺，具有特定形状（+ 和 ×）或按字母顺序标记（A 和 B）的卡尺端点，便于区分测量结果。当进行调整时，卡尺会自动校准，并在仪器显示器上显示距离。每种检查类型或预设中提供的附加分析包允许使用与先前研究的数据相关的标准化图表进行计算。这些参数的例子包括孕周、心排血量、膀胱容量和胎儿心率。该测量数据也可以与旨在提供关于检查结论的信息摘要的报告页面相关联。

## 多普勒

关于多普勒物理和适当应用的详细讨论超出了本章的范围和目的。下面介绍常见急诊系统中可用的多普勒模式和可能的指示。多普勒在临床影像中的应用很大程度上依赖于脉冲波技术。声波脉冲被发射到组织中并反射回探头。除了用于建立 B 型图像的强度和时间信息外，多普勒模式还评估返回声波的频率。由于超声束从移动的粒子上反射时产生的频率漂移，该装置能够通过将频率的变化带入多普勒方程来确定移动的血流方向和速度。方程中最具临床相关性的特征（这里不再详细讨论）是分子中存在的 $\cos\Theta$。当 $\cos 90° = 0$ 时，运动粒子在 90°时产生的多普勒信号为零。当在垂直角成像血管结构时，多普勒信号的缺失可以通过变换探头角度来克服。

### 彩色多普勒

放置超过标准 B 型成像的双向彩色血流信号，指示运动的存在及其相对于换能器的方向（图 13.2）。请注意，血流信号的颜色（红色或蓝色）表示朝向或远离换能器的运动，可以设置血流速度单位进行修

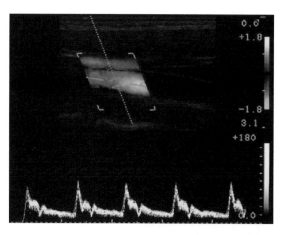

图 13.2　这张图片显示了彩色多普勒和脉冲多普勒,前者显示为血管管腔内的血流信号,后者是显示运动速度随时间变化的图像显示

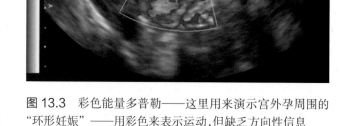

图 13.3　彩色能量多普勒——这里用来演示宫外孕周围的"环形妊娠"——用彩色来表示运动,但缺乏方向性信息

改,并且不一定符合解剖学文本建立的预期的动脉或静脉惯例(红色 = 动脉,蓝色 = 静脉)。

### 能量多普勒

使用单一颜色的范围(通常是橙色)来指示没有方向分量的移动(图 13.3)。由于该技术的特性限制了背景噪声和伪影,因此可以使用具有较高增益设置的功率多普勒,从而使得超声诊断医师能够评估具有较低流速的解剖区域。

### 频谱多普勒

允许在感兴趣的区域内放置取样门,并随后以图像表示随时间绘制的流速(图 13.2)。然后可以进行动脉和静脉波形的特征描述,从而能够分析生理状况。

## M 型超声

M 型超声是一种简单的替代实时 B 模式超声的显像,在紧急情况下应用有限。在这种情况下,灰度反射器的运动是在图像显示中随时间绘制的(图 13.4)。这可以解释和定量评估解剖和时间模式的应用,如心脏超声,胎儿心率的测定,以及肺超声在气胸检测中的意义。

## 换能器

超声诊断医师选择换能器必须考虑患者的身体体型和需要可视化的解剖,为每次检查选择一种换能器。换能器拥有不同的足迹——参与声波传播的区域,旨在与成像的表面保持接触——这可能会在某些解剖区域提供帮助。此外,每个换能器都决定了声像仪可用的频率范围,从而影响组织穿透力和分辨率。

## 机械换能器

过去,前面描述的压电效应是通过换能器内单个晶体的机械振动产生的。这在超声诊断医师的手中产生了明显的振动感,并提供了以合理的经济成本获得的良好的成像特征,但受到固定焦域的限制。通过使用环形阵列,这些探头获得了一个可调节的焦域,但这些换能器在紧急情况下仍然不太常见。

## 阵列换能器

阵列换能器按顺序以电子方式"发射"探头元件,形成单元监视器上显示的成像场。晶体的取向和探针足迹的轮廓决定了所获得的图像的形状和大小。线性阵列换能器(图 13.5)只在探头足迹正下方的区域发射和接收声波。通常,这些都是高频的,用于浅表和血管的应用。凸起或弯曲的换能器保持元件的这种形状方向,但将其沿弯曲的足迹放置。因此,声波传播到一个扇形区域并在远场产生更宽的图像。这个远场的相对宽度取决于图像的深度和足迹的弯曲程度。一个标准曲线的腹部探头(图 13.6)在一个宽阔的足底上放置了一个柔和的弧度,相反,在腔内探头(图 13.7)的一个较小的足底上放置了一个更紧密的弧度,尽管需要纤细的外形因素,但仍然保持了一个宽广的成像视野。

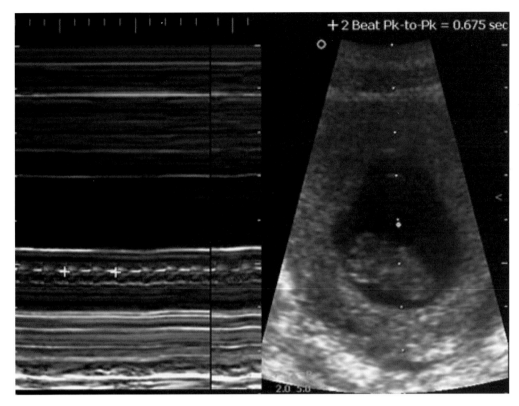

**图 13.4**　M 型超声的取样门放置在妊娠早期胎儿的心脏上,以产生运动的图像表示。使用该系统的软件包,可以通过测量两个峰值之间的距离来量化胎儿心率

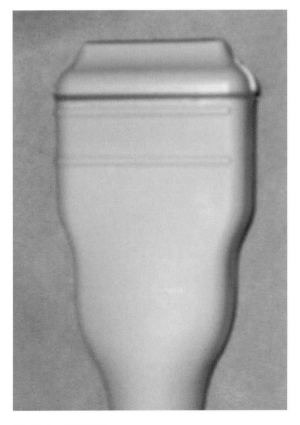

**图 13.5**　线阵探头

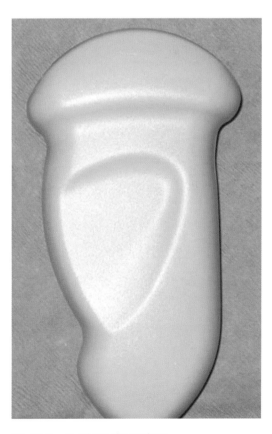

**图 13.6**　凸(曲线)阵列换能器

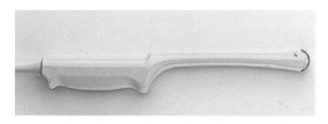

图 13.7　腔内（曲线）换能器

## 相控阵探头

不同于以线性方式排列晶体来确定扫描场，相控阵探头依赖于在精确定时下从多个元件发出的声脉冲的电子"控制"。除其他优点外，这允许占地面积小的换能器产生具有相对较宽远场的扇形图像。这是最常用的心脏探头（图 13.8），允许探头放置肋间用于超声心动图检查。

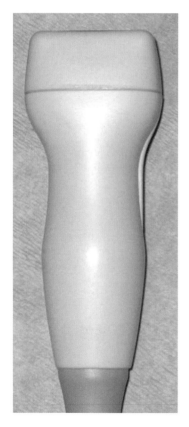

图 13.8　相控阵换能器

## 图像伪影

图像伪影可能源于换能器设计、解剖界面及其反射、身体习性和超声波束特性。理解和识别图像伪影增加了超声医师的知识，同时将解读误导性信息的风险最小化。本部分将探讨一些较常见的成像伪像。

### 衰减

衰减过程指的是声波通过介质时的能量损失。这种情况发生的速度取决于声波传播的媒介和声波的固有频率——频率越高，衰减越快。在吸收过程中，这种能量的一小部分会流失到组织中并转化为热量，而其余的衰减则是由于初始声能的反射和散射。

### 声影

声影是一种较为常见的超声成像伪影。产生声影的原因包括解剖反射、某些病理条件和相关的超声特征。当超声束与高度衰减的结构相互作用时，大部分能量被反射回换能器，很少或根本没有声能继续传播到深层结构。因为没有声波能够传播到更深的结构，所以在后面显示了一个消声区。骨骼、钙化和胆结石就是证明这种现象的例子，如图 13.9 和图 13.10 所示。

### 折射

超声波束的折射方向变化也可能与感知到的声影有关。当声波通过两种组织类型的界面时——特别是不同声阻抗的组织——可能会产生一种称为侧囊性阴影的伪影。声波在这些组织中传播速度的显著差异导致了声波路径的偏离。没有回声从该区域的深处返回到折射点，导致出现"声影"（图 13.9 和图 13.11）。

### 回声增强

与声学伪影不同，后方回声增强是当声波穿过组织时发生的。与周围的解剖结构相比，信号的衰减较小。声阻抗低的解剖结构通常会导致声学增强——被识别为紧跟在结构后面、跟随相同探查角度的高回声区域（图 13.10 和图 13.12）。这通常与充满液体的物体有关，在对囊肿、尿囊和胆囊进行成像时也常被识别到。此外，当超声束遇到任何类型的组织，而这些组织与周围结构相比没有以相同的程度衰减时，就可能发生增强。

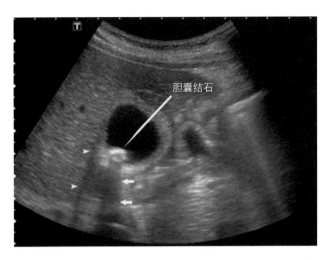

图 13.9 右上腹图像显示胆囊炎的特征。注意引起后方声影的强回声胆结石(GS)(白箭)。肝实质和胆囊壁之间的界面经常导致折射,这里可见侧方囊状阴影(箭头)

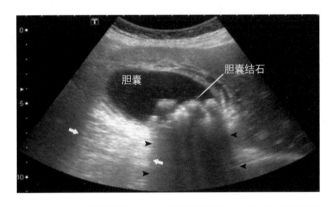

图 13.10 1 例胆囊炎患者右上腹超声检查。这里可以看到两种伪影:后部声影(黑箭头)深入到多发性胆结石,以及当声波通过胆囊腔(GB)传播时相对于周围肝组织的后方声影增强(白箭)

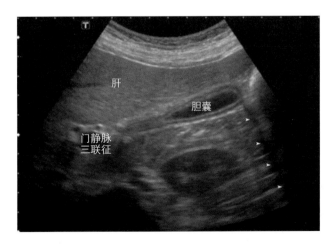

图 13.11 右上象限与门静脉三联征(P)相邻的长轴上可见收缩的胆囊(GB),显示侧方囊状阴影(箭头)

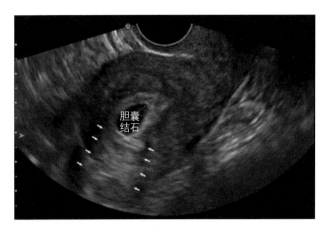

图 13.12 超声显示宫腔内妊娠囊(GS)卵黄囊和后方回声增强(白箭)

## 散射

肠气是一种常见的散射的原因——这是一种困扰腹部超声检查的伪影。部分原因是气体分子和软组织之间存在着很大的密度差异,包裹在肠道内的超声束经常以不可预测的角度散射和反射,导致很少有诊断信息返回给换能器(图 13.13)。改变探查的角度,轻微的探头压力以置换肠道气体,或重新定位患者,都可以通过另一个声学窗口改善可视化。

## 混响

混响伪影可能显示为与换能器等距离的反复出现的明亮弧线。当两个高反射物体彼此靠近时,返回的声波可能会在两个结构之间产生混响,由此产生的混响伪影将随着每次传播而损失能量。通常,混响伪影会出现在扩张的膀胱前壁或附近(图13.14),穿过胆囊的前部,甚至深到反射异物(图13.15)。换能器频率、患者位置或探查角度的变化可能会减少或最小化它们的出现。然而,混响伪影通常不会与病理情况混淆。

回声伪影是腹部成像中常见的一种混响伪影。空气和内脏结构之间的界面可能会导致紧密间隔的回声投射到这个伪影起源的深处,这是由于流体聚集中所含的气体引起的回声混响的第二个原因[1]。这可能起源于发生在肠道内的正常界面(图 13.13 和图 13.16),或非病理性的腹内情况(图 13.17)。"回声伪影"也被用来描述可能发生在金属物体的深处的伪影,例如超声探查过程中的异物或针头。

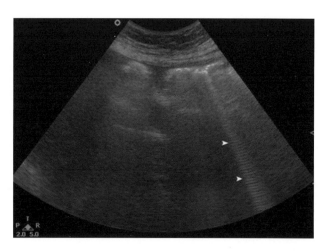

**图 13.13**　腹部超声检查受限于常见的散射伪影,使解剖结构的可视化变得模糊。还要注意混响伪影的清晰例子(箭头)

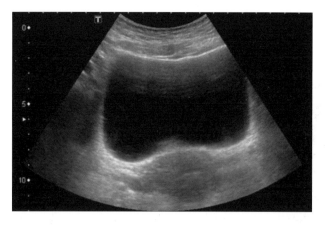

**图 13.14**　泌尿系膀胱超声以近场反射伪影为显著特征;注意重复的高回声伪影,反映探头弯曲并跨越组织边界

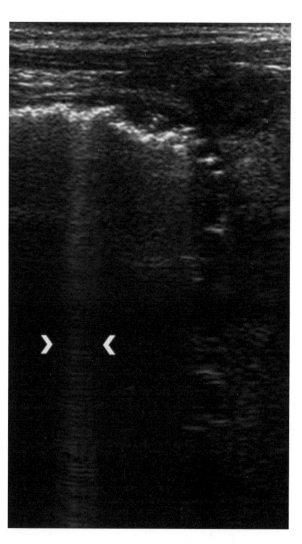

**图 13.16**　腹部超声检查中来自正常肠道的环形伪影

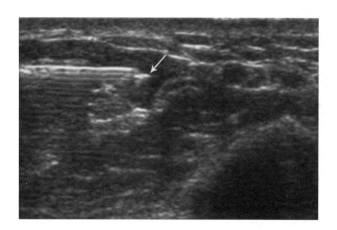

**图 13.15**　正中神经阻滞的动态超声检查。探针(由箭倾斜表示)与混响伪影有关,可以看到均匀分布的、重复的回声进入远场

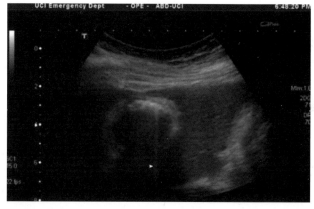

**图 13.17**　右上腹超声诊断坏疽膀胱炎。胆囊前壁气体导致彗星尾影(箭头)

彗星尾部伪影是用来描述一种特定形式的混响的另一个术语。最初对这一现象的描述与金属异物有关[2],但最近被应用于胸部超声的伪影[3-6]。胸膜界面的重复反射配准延伸至成像视野深处,当使用相控阵或曲线阵换能器进行配准时,重复反射配准会随着过程的进行而变宽,如图 13.18 所示。

## 镜像伪影

镜像伪影是指由于超声束路径的改变,在强反射体的两侧出现相同的回声——其中一个是假的。回想一下,超声系统根据组织中的声速识别反射声波的深度和位置,以及返回换能器所需的时间——所有这些都假定是一条直线。如果超声波束在其运行过程中执行多次反射,则正确的信号定时被中断,并导致该声波被放置在比实际声源更深的声场中(对该现象的解释也导致它被称为“多路径伪影”)。在更深的地方出现的重复声波是镜像声波,或“假”声波。镜像伪影通常显示在横膈周围,导致横膈两侧的肝组织出现伪影(图 13.19)。

## 旁瓣

虽然我们描述了从换能器沿平行于换能器中心轴的平面发射的频率均匀的孤立声波,但较低强度(旁瓣)的超声波束实际上可能起源于与主波束成不同角度。这些旁瓣可能导致显示的信息不准确,这些信息与高反射界面有关,可能表现为声反射的斜线,或导致回声位置不准确(图 13.20)。对旋转间角度的微小调整通常会减弱这些伪影,并确认返回的回声为旁瓣。

# 生物效应

诊断性超声通常被认为是一种安全的方式,文献报道对人体无有害的生理影响。被认为是一种非侵入性的成像方式,与各种超声模式相关的潜在风险确实存在,谨慎的使用要求超声医师在将患者风险降至最低的同时纳入对这些影响的理解。美国医学超声学会(American Institute of Ultrasound in Medicine,AIUM)采用了首字母缩写 ALARA,其目的是引导超声师将患者风险降至最低,以指

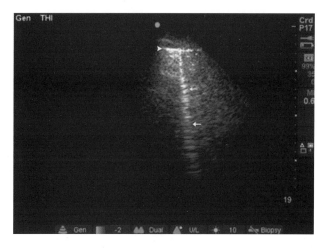

图 13.18 相控阵探头胸部超声显示胸膜(箭头)发出的单个彗星尾影(箭)

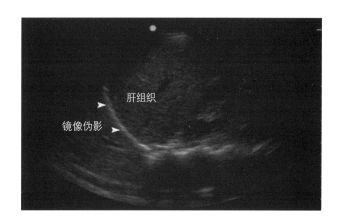

图 13.19 用超声对创伤进行聚焦评估时获得的右上腹图像(FAST)。横膈(箭头)在与正常肝相邻时形成高反射界面。肝组织的真像(H)也显示在图像的左侧——横膈上方——作为镜像伪影(M)

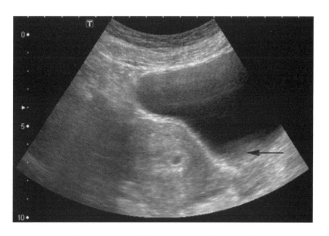

图 13.20 膀胱的纵向图像显示了两种常见的伪影。在近场,再次看到混响伪影,更清晰地显示在图 13.14 中。此外,旁瓣伪影(黑箭)位于膀胱尖附近,是高回声的集合

导超声参数的实用化。ALARA 是一种非侵入性的成像方式,其目的是引导超声医师在实践中使用超声参数,从而将患者的风险降至最低,该风险与更高的输出水平和各种超声模式时间延长的影响有关[7]。

例如,在提高声功率能力之前,应该对频率、TGC 和增益等控制进行优化,以尝试产生高质量的诊断超声图像。此外,由于多普勒技术增加了传输功率,在一般产科成像中应避免使用这些模式。MI 和 TI 值向操作员提供信息,以确定是否可以调整当前系统设置,以降低对患者产生生物效应的潜在风险。AIUM 目前的报告指出,在 MI<0.3 和 TI<2[7] 的情况下,缺乏生物效应风险的数据。

# 总结

本章主要介绍在紧急情况下使用超声诊断成像的物理基础。对于有兴趣想要更详细地了解多普勒物理原理、生物效应和成像伪像的学者,作者提供了精选的参考文献列表[8,9]。然而,理解本章中提出的概念将有助于改进图像质量的采集,有效管理系统控制,并提高图像解释的准确性。

(谢薇　译,袁新春　校)

# 参考文献

1. Avruch L, Cooperberg PL: The ring-down artifact. *J Ultrasound Med* 1985;**4**(1):21–8.

2. Ziskin MC, Thickman DI, Goldenberg NJ, et al.: The comet tail artifact. *J Ultrasound Med* 1982;**1**(1):1–7.

3. Lichtenstein D, Meziere G: A lung ultrasound sign allowing bedside distinction between pulmonary edema and COPD: the comet-tail artifact. *Intensive Care Med* 1998;**24**(12):1331–4.

4. Lichtenstein D, Meziere G, Biderman P, Gepner A: The comet-tail artifact: an ultrasound sign ruling out pneumothorax. *Intensive Care Med* 1999;**25**(4):383–8.

5. Lichtenstein D, Meziere G, Biderman P, et al.: The comet-tail artifact: an ultrasound sign of alveolar-interstitial syndrome. *Am J Respir Crit Care Med* 1997;**156**(5):1640–6.

6. Thickman DI, Ziskin MC, Goldenberg NJ, Linder BE: Clinical manifestations of the comet tail artifact. *J Ultrasound Med* 1983;**2**(5):225–30.

7. Holland CK: Mechanical Bioeffects from Diagnostic Ultrasound: AIUM Consensus Statements. *J Ultrasound Med* 2000;**19**(2):69–72.

8. Rumack CM, Wilson SR, Charboneau JW, Johnson JA: *Diagnostic ultrasound*, 3rd ed. St. Louis, MO: Mosby, 2005.

9. Middleton WD, Kurtz AB, Hertzberg BS: *Ultrasound—the requisites*, 2nd ed. St. Louis, MO: Mosby, 2004.

# 胆道超声

第 14 章

William Scruggs , Laleh Gharahbaghian

## 适应证

胆囊疾病发生率在人群中约占 8%~17%（不同性别），是急诊、住院和手术干预的常见原因[1,2]。胆系的初步影像评估的方式是胆道超声检查。虽然其他成像方式可以提供类似甚至更好的诊断，但超声在成本、时间和辐射暴露方面具有显著优势[3,4]。

胆道超声最常见的指征是与胆结石和急性胆囊炎导致的右上腹或上腹疼痛。胆道系统的超声也可用于评估黄疸患者、肝功能检查异常升高和急性胰腺炎患者，并可用于评估肝脏病变，包括可疑转移病灶和脓肿[5]。

## 诊断功能

胆结石和胆囊炎都可以通过超声进行准确诊断（表 14.1~ 表 14.3）。对超声诊断胆石症的 meta 分析研究（校正了验证偏倚）表明，其敏感性为 84%，特异性为 99%[6]。两项回顾急性胆囊炎超声检查特征的综述发现，超声的灵敏度分别为 81% 和 88%[6,7]。

其他的影像方法对急性胆囊炎有更准确的诊断。胆道造影似乎是最准确的，达到 96% 的敏感度。MRI 对急性胆囊炎的敏感性为 85%[7]，也是一种可接受的检查方法。CT 的研究很少，但通常被认为在评估急性胆道疾病方面较差[8,9]。

越来越多的文献支持急诊医生和外科医生使用超声诊断胆结石和急性胆囊炎。急诊医生使用超声诊断胆石症的资料分析发现灵敏度为 90%，特异性为 88%，尽管大多数研究由于使用放射学作为标准而受到限制[10]。与手术病理相比，超声在诊断急性胆囊炎时的准确性与放射学相当[11]。

超声可以准确地诊断肝脏脓肿和肿瘤，超声可以用来指导肝脏脓肿引流和活检。然而，CT 通常被认为是首选的影像学检查方法[12,13]。

## 成像缺陷和局限性

对肥胖患者进行胆道超声检查通常比较困难，因为腹部腰围增大使探头离检查的器官更远。然而，身体体型并不是放弃超声检查评估的理由，很多肥胖患者都能得到很好的图像。

增多的腹部气体对胆道超声的检查影响更大。肝脏下方和十二指肠（位于胆囊下后方和胰腺前方）中的气体会分散声波，使周围的结构难以或无法显示。急性病例中，局部炎症导致肠内无力性肠梗阻时，气体尤其影响较大。在进行腹部超声检查时充分的镇痛是必要的，超声医生可以缓慢、持续推动肠道气体，而未给予药物镇痛的患者可能无法忍受。改变患者的体位（左侧卧位）或患者适量饮水可以帮助排空十二指肠内气体，改善图像效果。

胆道的超声检查有明显的潜在局限性，任何超声检查的质量都取决于检查者的经验和能力。对于难以成像的患者，CT 和 MRI 可以更好地评估肝脏、胆道和胰腺的整体结构。鉴于十二指肠周围成像困难，这两种方法通常能更有效地评估胆总管相关的病变。

超声不能评估器官功能，胆道造影对胆囊管梗阻和胆囊炎评估更准确。当超声结果为阴性，但临床怀疑胆道梗阻时，临床医师应考虑使用胆道造影。

# 临床图像

## 胆囊

胆囊是一个梨形的囊性器官,储存和排泄胆汁,以助脂肪的消化和吸收。通常位于肝脏下方的胆囊窝内,但也可深陷于肝实质内。正常胆囊长径上限为 10cm,横径上限为 4cm,胆囊壁薄且光滑,厚度应 <3mm(表 14.1),通常充满胆囊的胆汁是无回声的。

## 胆道

胆道系统由胆囊、肝内胆管和肝外胆管组成。在肝内,胆管与门静脉和肝动脉被同一纤维组织鞘(Glisson 格利森鞘)包绕走行。肝内胆管形成于肝的亚段,通向肝门,汇合形成肝总管(common hepatic duct,CHD)。随后,肝总管与来自胆囊的胆囊管汇合,形成胆总管(common bile duct,CBD)。胆总管在十二指肠后进入胰腺,通常在壶腹部与主胰管相连,胆汁在此处进入十二指肠。

肝总管和胆囊管汇合是很难鉴别的。因此,我们一般将整个肝总管和胆总管统称为胆总管,并将胆总管分为近端胆总管、中段胆总管和远端胆总管。近端 CBD 在门静脉右侧的前方,中段 CBD 在十二指肠的后面,远端 CBD 位于胰腺头部,与主胰管相接。肝总管可以作为 CBD 的替代品来衡量。

CBD 从内壁到内壁进行测量。一个正常的 CBD 直径 <6mm,6~8mm 则被认为是扩张可疑的,直径 >8mm 的 CBD 为异常扩张。CBD 随着年龄的增长而逐渐扩张,经验法则是,60 岁以上每 10 年就增加 1mm。然而,考虑到这个年龄组胆囊疾病的发病率,谨慎地将 CBD 扩张仅归因于年龄是可取的。胆囊切除术后,胆总管通常会扩张到直径 1cm。

肝内胆管直径通常很细(<2mm),因此很难评估,但不应超过邻近门静脉直径的 40%。血管和胆管的不同之处在于,胆管的直径在其走行上是不同的,而动脉的直径是一致的。当胆管汇合成较大的胆管时,其汇合处倾向于形成星状图案(通常只有在扩张时才可见)。

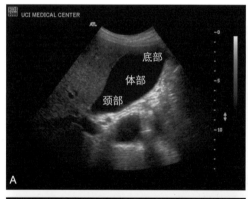
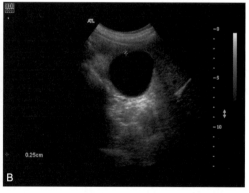
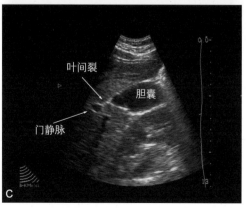

图 14.1    胆囊解剖:胆囊底部是一个盲囊,向胆囊颈部逐渐变细,并进一步狭窄至胆囊管(A,B)。在短轴上,胆囊呈圆形(B),完整的显示需要长轴和短轴切面。主叶裂(MLF)是一个重要的标志,长轴是胆囊,MLF 将胆囊与门静脉连接起来。长轴上的锥形胆囊和短轴上的门静脉构成了经典的"感叹号"形状(C)

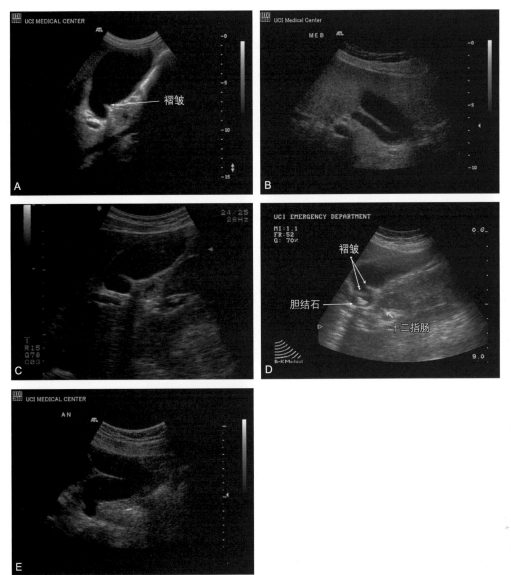

图 14.2　胆囊变异:胆囊有许多正常变异。褶皱很常见(A、B),通常在胆囊颈附近但也可能发生在任何地方(C),也可以多个褶皱同时出现(D)。"门氏帽"一词指的是胆囊底部的褶皱(E),胆囊可被分隔或重复分隔

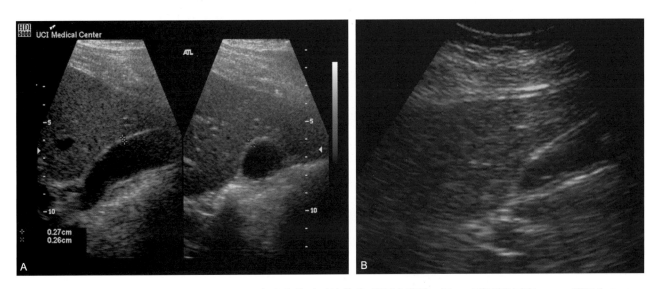

图 14.3　胆囊壁:正常胆囊壁回声均匀(A)。胆囊壁收缩时可见黏膜、肌层和浆膜三层。正常囊壁厚度 <3mm,测量为 3~4mm 是可疑的,测量 >4mm 被认为是异常的。胆囊壁增厚可能有多种原因,急性胆囊炎是最常见的原因(表 14.1)

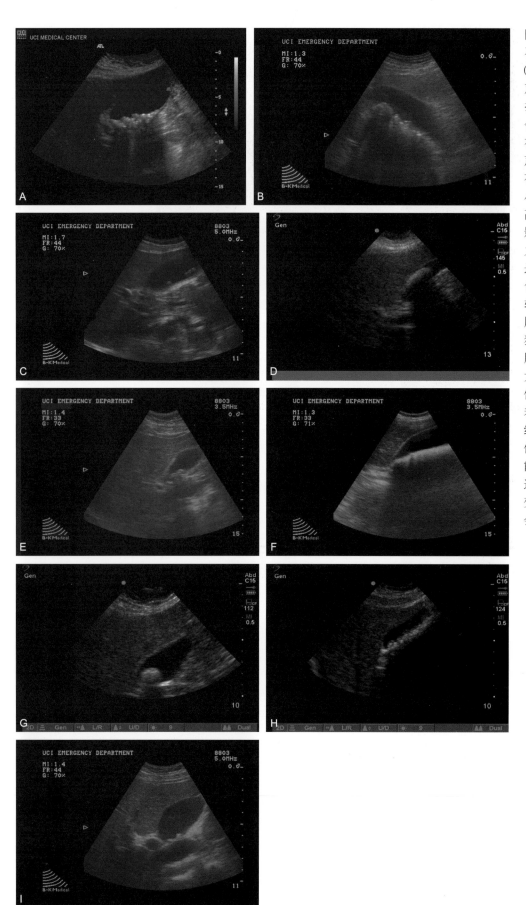

图 14.4　胆结石：胆结石很容易通过超声鉴别（A~H）。大多数是强回声，这意味着几乎所有指向胆结石的超声波都会从结石上反射出来，在结石上形成一个强回声的边缘，边缘后方伴有声影。超声可以识别小到 1~2mm 的结石，更高频率的成像提高了声影和可视化胆结石的能力。结石的类型不能通过超声来确定，然而，胆色素沉着的结石通常柔软，一般不伴有声影（I）。胆结石大小不一，可单独发生，也可多发，可在胆囊的任何位置发现。大多数结石是可移动和依赖于重力的，这意味着当患者改变体位时，结石会下降到胆囊的最低点。然而，胆结石可能会黏附在胆囊壁上，这使得鉴别结石和息肉变得困难，息肉一般不会引起声影

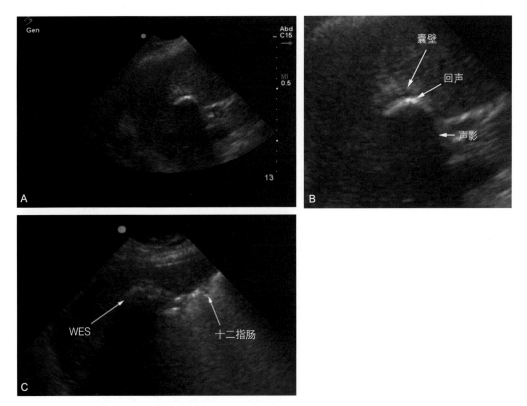

**图 14.5** WES 征：当胆囊壁被结石牵引时，结石很难被识别。囊壁 - 结石 - 声影（WES）标志是不常见的，很难识别。当胆囊在结石周围完全收缩时，就会显示胆囊结石，囊壁被识别出来，紧接着是结石的回声边缘，然后是结石浓密的声影

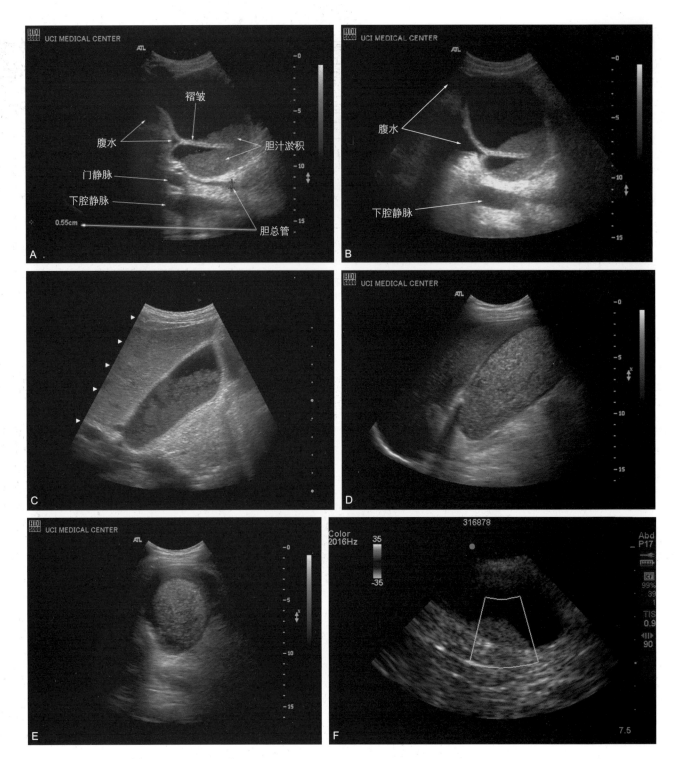

图 14.6　胆汁淤积:胆汁由胆固醇和含钙的小晶体组成。表现为胆囊内无回声或中等回声的颗粒。通常胆汁在胆囊分层时会形成半月状(A~E),管状淤积更致密,形成固定的结构,而不是分层(F)。胆汁瘀滞和软组织团块很难区分,彩色多普勒可以帮助区分两者,因为软组织肿块显示血流。虽然胆汁瘀滞被认为是与胆结石一样严重的并发症的危险因素,但其临床意义的研究很少

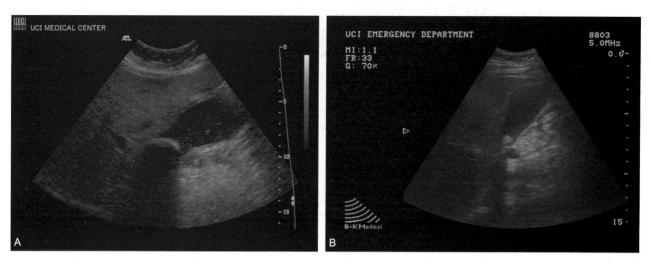

图 14.7　胆囊颈结石(SIN)征:虽然还没有得到很好的研究,但 SIN 征被认为是有症状患者急性胆囊炎的标志。SIN 提示胆结石嵌塞在胆囊颈部(A,B)[14]

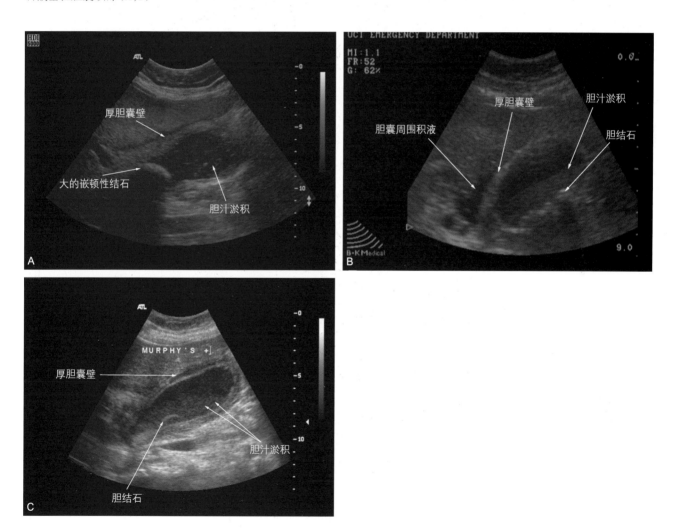

图 14.8　急性胆囊炎:是由胆囊出口梗阻引起的。最常见的情况是,胆结石或瘀滞阻碍胆汁流出,导致胆壁压力升高、炎症和缺血。息肉、肿瘤和某些系统性疾病也会导致阻塞和炎症,这一组被归为无结石性急性胆囊炎,占急性胆囊炎病例的 5%~10%

急性胆囊炎有五种超声征象,见表 14.2。急性胆囊炎的发生并没有具体数量的征象表现,相反,每一个额外的发现都将提高诊断的可能性。

超声墨菲征:当探头压迫胆囊引起最大压痛时出现超声墨菲征。胆结石合并超声墨菲征的阳性预测值为 92%[15]。

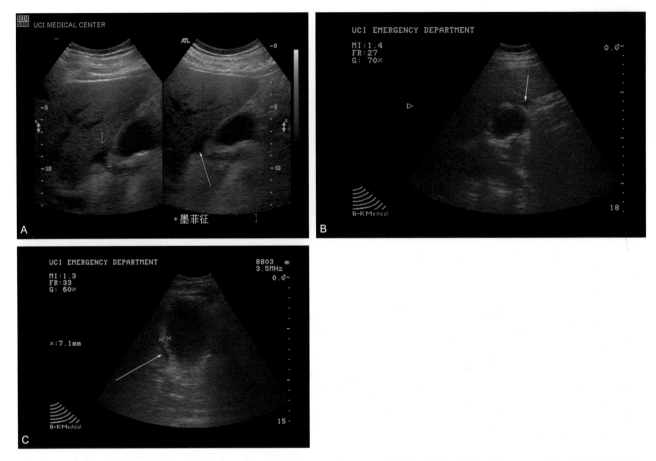

**图 14.9** 胆囊周围积液:只有 20% 的急性胆囊炎病例能发现胆囊周围的液体,但这是一个重要的发现,可预示疾病严重程度。积液的发现可以非常少(A~C)。积液起始部通常位于胆囊颈周围,但积液可延续到底部

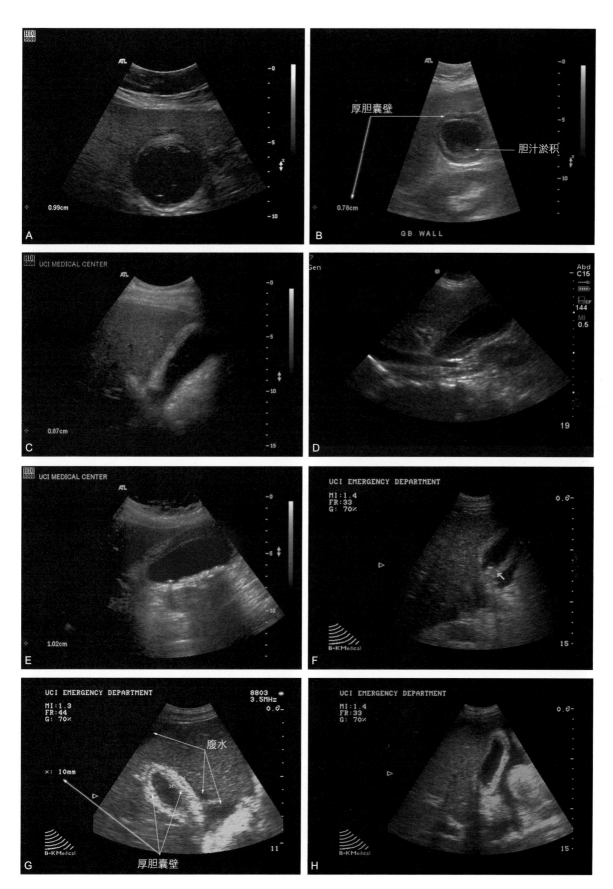

**图 14.10**　胆囊壁增厚：胆囊壁增厚（>3mm）是急性和慢性胆囊炎（A~E）的常见表现。腹水和充血性心力衰竭是系统性疾病（F~H）引起胆囊壁增厚的两种常见原因

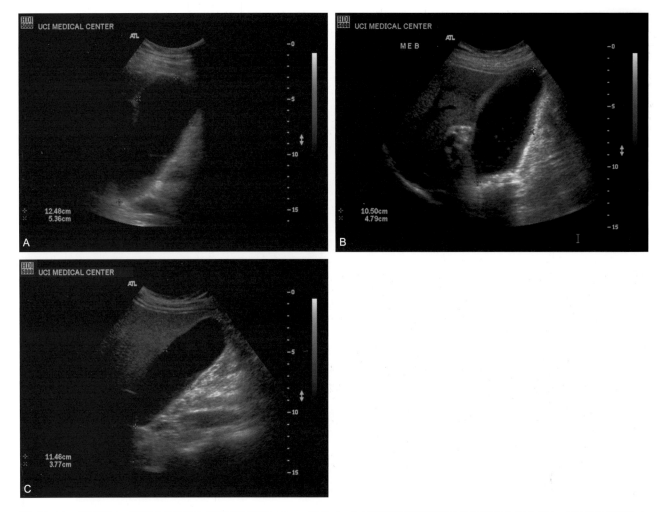

图 14.11 胆囊肿大:胆囊体积超过正常范围(长径 10cm,横径 4cm),可能表明远端梗阻引起的腔内压力增加,可导致囊壁缺血和炎症(A~C)

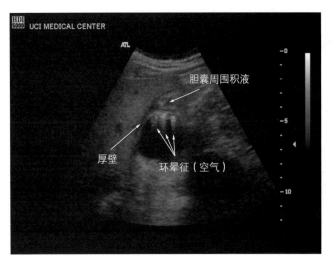

图 14.12 气肿性胆囊炎:不是胆囊炎的敏感征象,但进展性胆囊炎出现这些表现表明高的死亡率。气肿性胆囊炎伴有厌氧菌感染和胆囊壁缺血/梗死,气体存在于胆囊内,如环晕征(A)。穿孔和黏膜脱落也意味着疾病晚期(B)。这些并发症一般局限于老年人和糖尿病患者

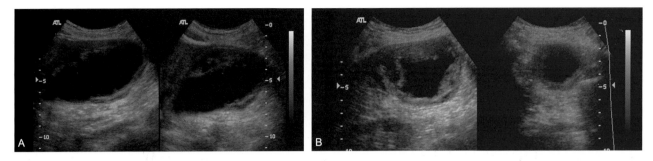

**图 14.13**　胆囊癌：一种罕见的癌症,5 年生存率很低,常表现为胆囊壁不规则增厚。它的外观与胆汁瘀滞(sludge)回声相仿,但肿瘤可以显示多普勒血流,而胆汁瘀滞则不会。胆囊癌可以表现为息肉的形态,>1cm 的息肉更容易癌变

瓷样胆囊(无图)也可能是胆囊癌的主要表现。当胆囊壁发生广泛钙化时,就使用这个术语。这一过程也与慢性胆囊炎有关,但需要转诊预防性胆囊切除术和彻底评估转移情况

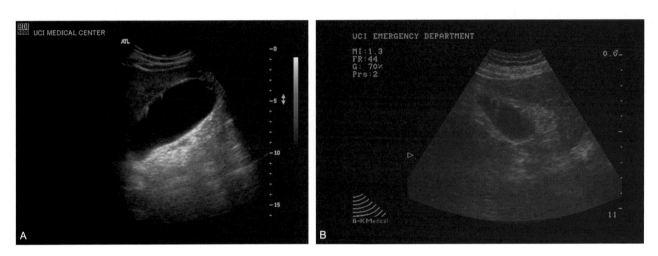

**图 14.14**　胆囊腺肌症:是一种胆囊壁肥厚的疾病。囊壁的黏膜层可以推入肌层,形成小的窦腔,其中可能充满了胆固醇结晶,这些被称为罗 - 阿(Rokitansky Aschoff)窦,当它们积聚胆固醇结晶时,它们在胆囊前壁内产生明亮的反射,显示出环晕伪影。胆囊壁也可能增厚,增厚可能是局部的,也可能是弥漫性的。胆囊腺肌症通常是良性的,无症状,但是,它会引起腹痛,可能需要胆囊切除术

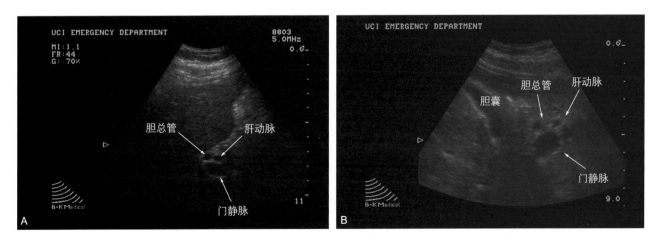

**图 14.15**　在起始处,胆总管沿着肝右动脉运行在门静脉的前面。在短轴上,这三者有一个"米老鼠"外观(A,B),右耳为中段胆总管,左耳为肝动脉,头为门静脉

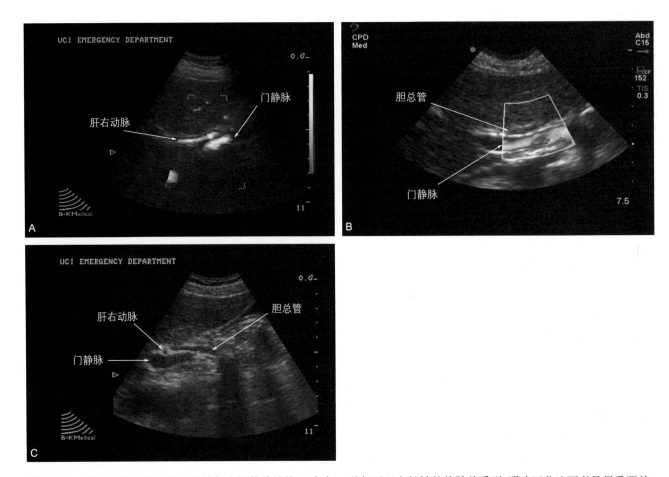

图 14.16　肝右动脉和肝中段胆总管都在门静脉的前面,任何一种可以在长轴的静脉前看到,明确区分这两者是很重要的。这可以通过两种方式之一来实现,首先,多普勒可用于识别长轴动脉内的血流,因为长轴与门静脉平行(A,B),胆总管不会显示多普勒血流。其次,肝右动脉可向与肝实质内较深的中段胆总管和门静脉垂直,它通常可以在短轴和其他两个结构(C)的长轴中被识别出来(彩图见书末彩插)

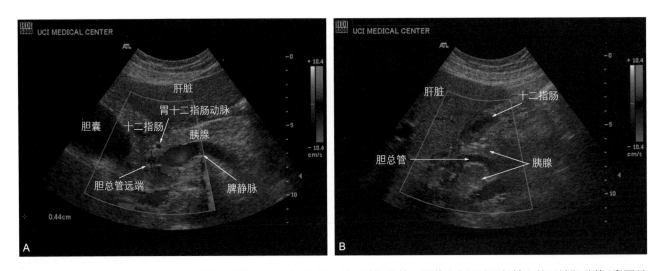

图 14.17　位于胰腺头部的远端胆总管。图像(A)显示了短轴上的远端胆总管。图像(B)显示了长轴上的远端胆总管(彩图见书末彩插)

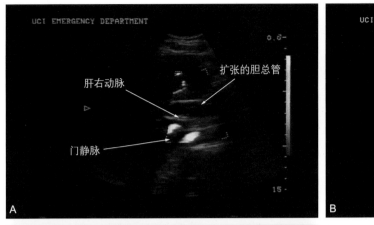

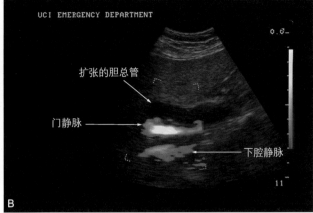

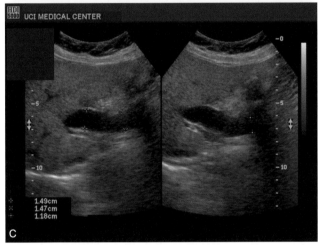

图 14.18　胆总管测量:胆总管从内壁到内壁进行测量,随着胆总管的阻塞,腔内压力增加并引起管道扩张(A~C)(彩图见书末彩插)

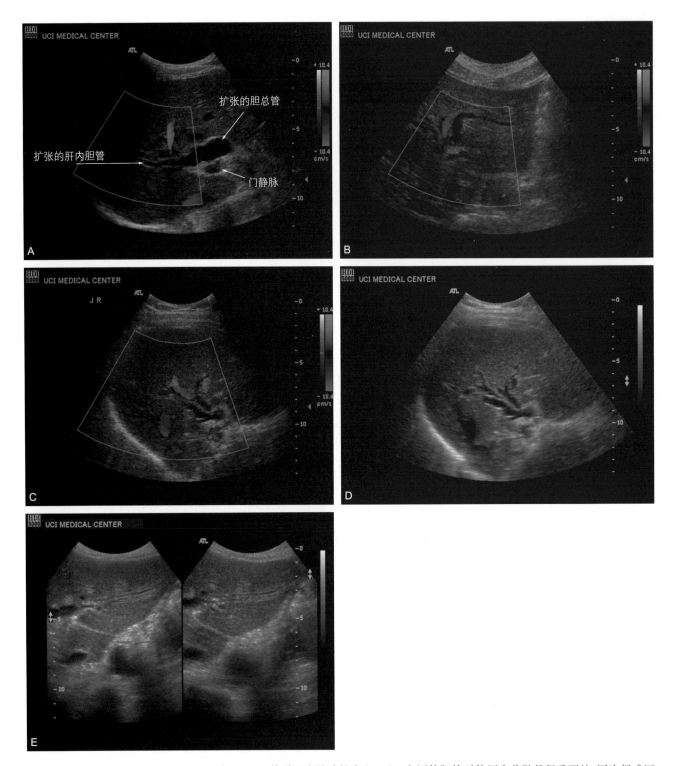

图 14.19　由于肝内胆道管径很细,通常不可见,管道阻塞导致扩张(A,B)。在评估胆管时使用多普勒是很重要的,因为很难区分血管和胆管(C,D)。在肝脏外周,扩张的胆道及其相关血管可能呈现典型的"散弹枪"外观(E)(彩图见书末彩插)

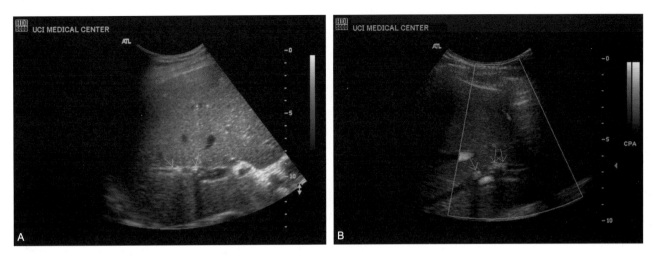

图 14.20　胆总管结石：胆道内的结石是罕见的(A,B)。胆总管内的结石几乎都起源于胆囊，但也可能在胆管内重新形成(彩图见书末彩插)

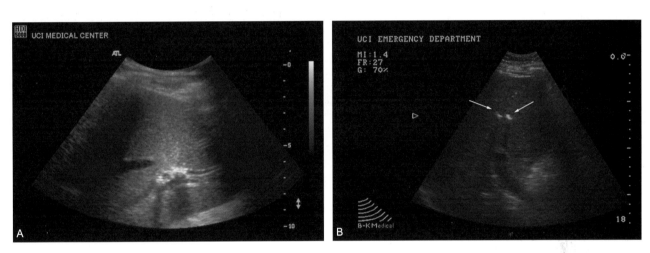

图 14.21　胆道内积气：严重感染或手术如支架放置或 ERCP 引起的胆道内气体。气体的表现是可变的，但通常出现彗星尾伪影与模糊声影(A)。图 A 中的患者最近接受了 ERCP 手术，在胆道内，我们发现气体产生的混浊声影。图(B)显示胆道积气进入肝内胆管

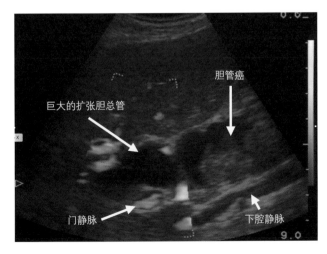

图 14.22　胆管癌是一种胆管的癌症，是一种不常见的胆管阻塞的原因(彩图见书末彩插)

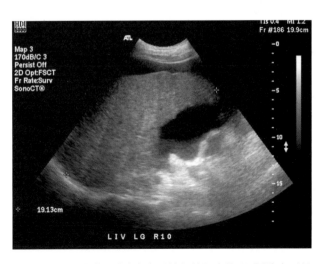

图 14.23　肝硬化：肝脏失去了均匀的超声纹理，肝脏表面呈结节状，质地不均质且粗糙，如图所示肝硬化被腹水包围

表 14.1  胆囊壁增厚的病因

| 原发性胆道疾病 |
| --- |
| 急性胆囊炎 |
| 慢性胆囊炎 |
| 胆囊腺肌瘤病 |
| **非胆源性疾病** |
| 充血性心力衰竭 |
| 肝硬化 |
| 低蛋白血症 |
| 肾衰竭 |
| 肝炎 |
| 胰腺炎 |

表 14.2  急性胆囊炎的超声征象

| 胆道结石 |
| --- |
| 结石嵌顿(胆囊颈部) |
| 胆囊壁增厚(>3mm) |
| 胆囊旁积液 |
| 胆囊肿大(长 >10cm,宽 >4cm) |

表 14.3  胆道梗阻原因

| 肝内胆管 |
| --- |
| 新发结石 |
| 寄生虫感染 |
| 肿瘤 |
| 肝外胆管 |
| 胆总管结石病 |
| Mirizzi 综合征 |
| 胆管炎 |
| 胆管癌 |
| 胰腺肿瘤 |

（吴开富　译，袁新春　校）

# 参考文献

1. Everhart JE, Khare M, Hill M, Maurer KR: Prevalence and ethnic differences in gallbladder disease in the United States. *Gastroenterology* 1999;**117**(3):632–9.

2. Go V, Everhart JE. Gallstones: In: Everhart JE (ed.), *Digestive diseases in the United States: epidemiology and impact. US Department of Health and Human Services, Public Health Service, National Institutes of Health, National Institute of Diabetes and Digestive and Kidney Diseases.* Washington, DC: US Government Printing Office, 1994.

3. Bree RL, Ralls PW, Balfe DM, et al.: Evaluation of patients with acute right upper quadrant pain. American College of Radiology. ACR appropriateness criteria. *Radiology* 2000;**215** Suppl:153–7.

4. Trowbridge RL, Rutkowski NK, Shojania KG: Does this patient have acute cholecystitis? *JAMA* 2003;**289**(1):80–6.

5. Spence SC, Teichgraeber D, Chandrasekhar C: Emergent right upper quadrant sonography. *J Ultrasound Med* 2009;**28**(4):479–96.

6. Shea JA, Berlin JA, Escarce JJ, et al.: Revised estimates of diagnostic test sensitivity and specificity in suspected biliary tract disease. *Arch Intern Med* 1994;**154**(22):2573–81.

7. Kiewiet JJS, Leeuwenburgh MM, Bipat S, et al.: A systematic review and meta-analysis of diagnostic performance of imaging in acute cholecystitis. *Radiology* 2012;**264**(3):708–20.

8. Fidler J, Paulson EK, Layfield L: CT evaluation of acute cholecystitis: findings and usefulness in diagnosis. *AJR Am J Roentgenol* 1996;**166**(5):1085–8.

9. Harvey RT, Miller WT: Acute biliary disease: initial CT and follow-up US versus initial US and follow-up CT. *Radiology* 1999;**213**(3):831–6.

10. Ross M, Brown M, McLaughlin K, et al.: Emergency physician-performed ultrasound to diagnose cholelithiasis: a systematic review. *Acad Emerg Med* 2011;**18**(3):227–35.

11. Summers SM, Scruggs W, Menchine MD, et al.: A prospective evaluation of emergency department bedside ultrasonography for the detection of acute cholecystitis. *Ann Emerg Med* 2010;**56**(2):114–22.

12. Bree RL, Greene FL, Ralls PW, et al.: Suspected liver metastases. American College of Radiology. ACR appropriateness criteria. *Radiology* 2000;**215** Suppl:213–24.

13. Saini S, Ralls PW, Balfe DM, et al.: Suspected abdominal abscess. American College of Radiology. ACR appropriateness criteria. *Radiology* 2000;**215** Suppl:173–9.

14. Nelson M, Ash A, Raio C, Zimmerman M: Stone-in-neck phenomenon: a new sign of cholecystitis. *Crit Ultrasound J* 2011;**3**(2):115–7.

15. Ralls PW, Colletti PM, Lapin SA, et al.: Real-time sonography in suspected acute cholecystitis. Prospective evaluation of primary and secondary signs. *Radiology* 1985;**155**(3):767–71.

# 创伤超声

Bret Nelson

## 适应证

在过去 30 年里,超声在急性创伤中的应用急剧增加。20 世纪 70 年代,超声首次被用于诊断腹部闭合性损伤中的腹腔积血。从那以后,超声波技术的进步使得便携式机器更小、更容易使用,并且拥有与较大的同类机器相当的图像质量。因此,适用于床边超声检查评估创伤性疾病的情况得到显著增加。床边超声适用于任何穿透性或钝性胸腹外伤患者,也可用于评估颅脑外伤、眼外伤和长骨骨折。

超声在急诊中最原始和最确定的适应证是钝性腹部创伤。创伤超声重点评估(focused assessment with sonography in trauma,FAST)中的超声聚焦评估已成为急性创伤环境中的标准成像方式,并已纳入美国外科医生学会的高级创伤生命支持指南。超声可用于评估腹腔游离积液,许多规则支持对血流动力学不稳定和腹腔积血患者做出早期手术干预的决策。腹腔积血也可以在腹部穿透伤的情况下表现出来。

首次采用 FAST 检查时,进行了简短的心脏检查,以评估心包积血和心包填塞。虽然这种评估在穿透性胸部创伤中比在钝性胸部创伤中更有用,但及时发现可以迅速改变治疗。最近提倡对钝性和穿透性胸部创伤进行更彻底的评估,并将气胸和血胸的评估纳入扩展的 FAST 检查。因此,大多数威胁生命的胸腹联合伤(腹腔积血、心包积血、心脏压塞、气胸和血胸)可以在床边超声进行无创诊断。

在急性颅脑损伤的情况下,超声可有助于检测颅内压升高。通过测量视神经鞘的直径,可以对视盘水肿进行定量评估,这可以作为颅内压的标志。眼部超声还可用于评估外伤性视网膜脱离、眼球破裂、眼内异物,以及评估眼外肌运动和瞳孔光反射。

长骨骨折的诊断可以在床边通过评估正常骨皮质轮廓的断裂来进行。这项技术已被用于胸骨,肋骨和四肢骨折,它甚至被用来指导骨折复位。

译者注:创伤超声重点评估(FAST),Rozycki 等人 1996 年提出概念,适用于非影像专业的医生如急诊和外科医生操作,目的是对腹部创伤、尤其是血流动力学状态不稳定、不适于搬运至放射科进行 CT 检查的患者进行快速的初步评估。目标是评估腹腔内有游离液体(常指积血),重点探查 4 个经典部位,如肝周、脾周、心包和盆腔周围。美国东部创伤学会 2002 年临床实践管理指南推荐 FAST 作为排除腹腔积血的初步诊断方法。

## 诊断能力

在腹部闭合性损伤的情况下,迅速排除腹腔积血至关重要。超声波显示出高阴性预测值(94%~100%)[1-3],灵敏度范围 86%~94%。一项研究指出,在钝性创伤中设置安全带标记的准确性要低得多(假阴性率为 78%)[4];在这种情况下,应注意将 FAST 检查结果置于适当的临床环境中。据报道,检测损伤的特异性高达 98%,对腹腔积血的阳性预测值为 78%~95%[1-3]。最近,静脉内注射造影剂(以稳定的微泡形式)已经在腹部闭合性损伤的环境中进行了研究,以更好地检测实体器官损伤。具体来说,与常规超声相比,它可以改善肝、肾和脾损伤的可视化和特征。该技术已证明灵敏度为 96.4%,特异性为 98%,阳性和阴性预测值分别为 98.8% 和 94.1%[5-6]。FAST 检查在腹部穿透伤中检测腹腔积血的可靠性较差,敏感性在 28%~100% 之间,阴性预测值为 60%[7-8]。因此,在具有穿透性损伤的阴性 FAST 检查环境中,建议进行其他的成像方式。然而,在穿透性创伤环境中的阳性 FAST 检查具有 94%~100% 的特异性和

90% 的阳性预测值。因此,穿透性创伤和 FAST 检验阳性的患者中,腹内损伤的发生率很高。在胸部穿透伤中检测心包积血具有较高的敏感性(100%)和特异性(97%),并已被证明可以更快地进行手术[9-10]。这强调超声应该是穿透性创伤(尤其是心前区胸部创伤)的初始筛查方式。

作为扩展 FAST 检查的一部分,血胸的胸腔评估灵敏度为 97.5%,特异性为 99.7%[11]。此外,它可以比胸片进行得更快。与胸片相比,两种方法对创伤性血胸的检测灵敏度为 96.2%,特异性为 100%,准确率为 99.6%[12]。在创伤性气胸的病例中,超声的敏感性为 98%,特异性为 99%,阴性和阳性预测值分别为 98% 和 99%[13]。最近的文献综述表明,超声是一种比仰卧位胸片更敏感的检测气胸的筛查试验,超声敏感度为 86%~98%,胸片敏感度为 28%~75%[14]。在评估疑似颅内压升高的患者时,床边测量视神经鞘直径增加的敏感性为 90%,特异性为 85%,在数据的系统回顾中汇总优势比为 51[15]。虽然床边超声对长骨骨折的检测灵敏度为 83%~92%,但检查的特异性很高(100%)[16]。一些人现在已经使用该技术来诊断和帮助前臂远端骨折的复位,其灵敏度为 94%,特异性为 56%,用于在治疗后的 X 光片上识别成功的复位[17-18]。此外,超声可以很容易地对儿童肘部骨折进行成像,并且对骨折的检测高度敏感。这可能会减少该人群对 X 光片的需求[19]。眼外伤超声可用于诊断晶状体脱位、视网膜或脉络膜脱离、玻璃体积血和眼内异物。超声评估还被提议作为外伤患者体检的辅助手段,通过评估眼外运动和瞳孔光反射,而无需人工操作眼睑[20]。

## 成像缺陷和局限性

胸腹超声检查可能会受到患者身体体型的影响。腰围较大的患者需要更长的超声波束传播距离,并且信号强度会发生显著衰减。肠气、皮下气肿、气腹和肋骨声影会阻碍对腹部深层结构的评估。膀胱充盈时,对骨盆自由液体的评估是最佳的——已排尿的患者或放置了导尿管的患者不能获得最佳的图像。因为 FAST 检查依赖于腹膜内相应区域的自由流动液体追踪,所以没有平躺或处于仰卧低头(Trendelenburg)位的患者可能会产生假阴性结果。

对心脏和胸腔的评估可能受到肋骨声影、肺气肿、气胸或皮下气肿的影响。剑突下心脏切面在腹部较大的患者中更困难,许多操作者会放弃这种扫查方法,而选择胸骨旁切面来评估心包积液。

对眼眶进行超声检查时应小心谨慎,不应该对眼睛施加压力,这可能会加重病变,导致视网膜脱离或眼球破裂。在进行超声检查之前,一定要用耦合剂充满整个眼眶。

## 院前和军事医学

超声参数的使用,更具体地说,FAST 检查已经在院前环境中进行了检查。这些图像有可能在急诊医生进行图像采集培训后由医生进行无线传输来判读,或者由院前急救人员[21-22]在现场对图像进行判读。越来越多的文献支持在这种环境下使用它,尤其是随着更多便携式笔记本电脑和手持设备的引入。

此外,现场 FAST 检查有可能对军事医学有所帮助。这些团队经常面临严峻的环境,并可以使用这些数据来帮助分诊,以排查具有可识别和可治疗条件的患者。它可以通过提醒团队人员注意患者的敏锐度来帮助人员疏散决策。

## 妊娠创伤评估

妊娠创伤患者是一个特别脆弱的人群,他们的两条生命都有潜在的危险。这一人群中,FAST 检测腹腔游离液体具有明显优势,但也有保护发育中的胎儿免受电离辐射的额外保护功能。创伤 FAST 检查在妊娠和非妊娠患者中具有相似的敏感性,并被建议作为首选的初始成像方式[23]。此外,胎儿心跳和胎动可以通过超声检查子宫内容物来评估。在罕见的创伤性子宫破裂中,描述了子宫空虚和游离的腹腔子宫[24]。

应该注意的是,创伤患者中胎儿死亡的一个常见原因是胎盘早剥。超声对胎盘早剥的诊断并非高度敏感,结合临床,应该进行进一步的评估[25]。胎儿死亡最常见的原因是母亲失去生命体征,所以最初应尽一切努力保住母亲生命。

# 临床图像

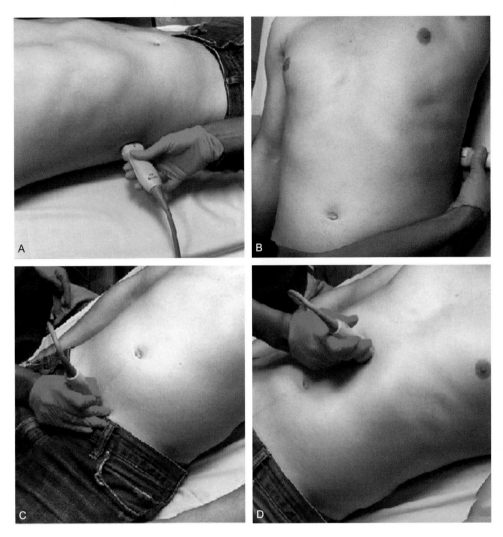

图 15.1 FAST 检查切面的探头定位显示(A)右上象限[(莫里森(Morison)陷凹],(B)左上象限(脾肾隐窝),(C)骨盆和(D)剑突下心脏切面

译者注:Morison's pouch(莫里森陷凹),又称肝右下方间隙或肝肾隐窝

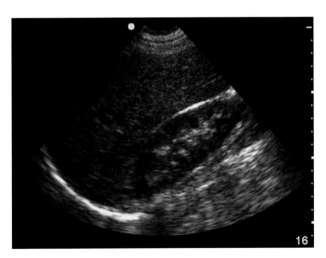

图 15.2 正常 FAST 检查,莫里森陷凹

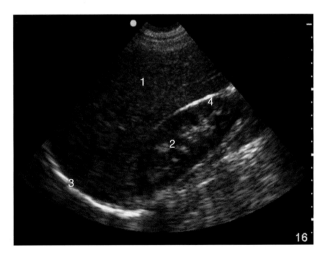

图 15.3 莫里森陷凹的示意图,显示(1)肝脏,(2)肾脏,(3)横膈膜,和(4)莫里森陷凹

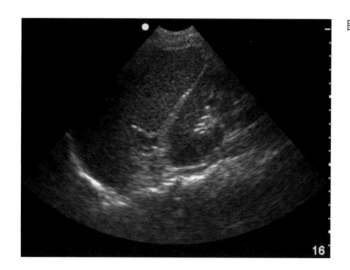

图 15.4　正常 FAST 检查,脾肾隐窝

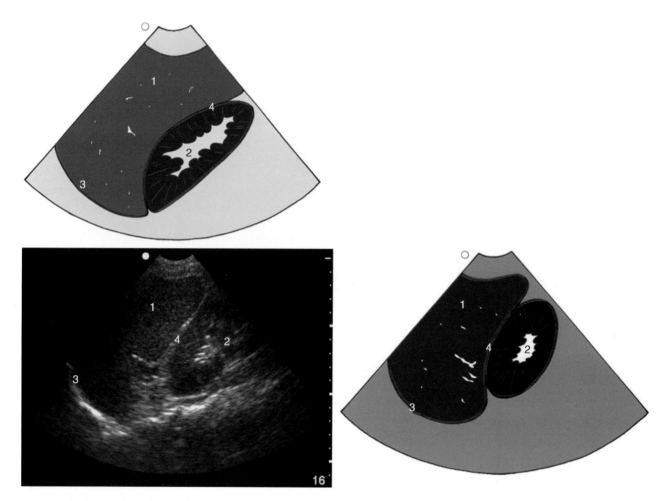

图 15.5　脾肾隐窝示意图,显示(1)脾,(2)肾,(3)膈,(4)脾肾隐窝

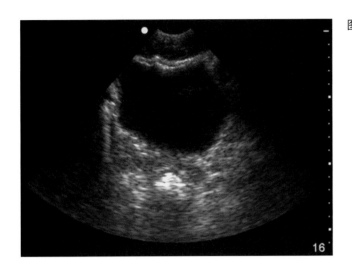

图 15.6　正常 FAST 检查,骨盆

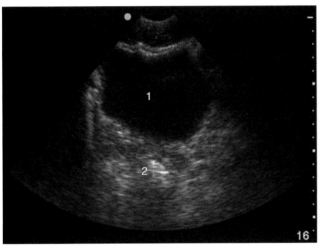
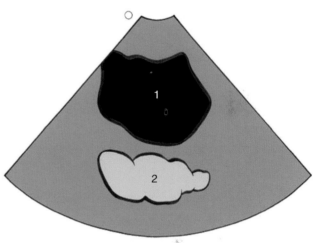

图 15.7　骨盆示意图,显示(1)膀胱和(2)直肠

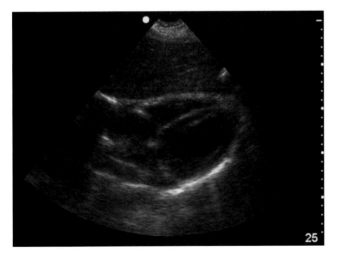

图 15.8　正常 FAST 检查,剑突下心脏切面

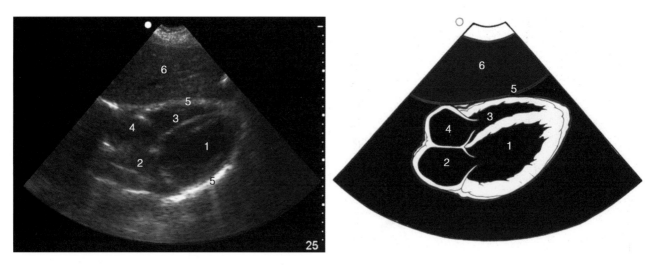

图 15.9　剑突下心脏视图切面示意图,显示(1)左心室,(2)左心房,(3)右心室,(4)右心房,(5)心包和(6)肝脏

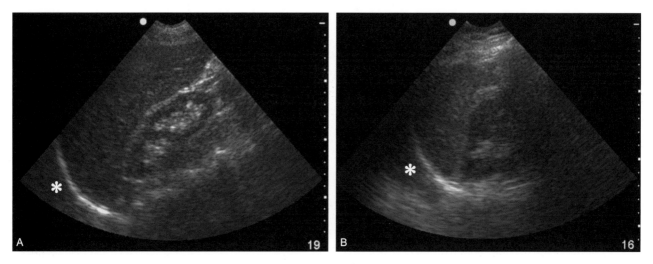

图 15.10　正常肋膈角,右(A)和左(B)。请注意,横膈膜上方的半胸廓(星号)与横膈膜下方的肝脏具有相似的回声结构。镜像伪影是正常的,表明胸腔内没有游离液体

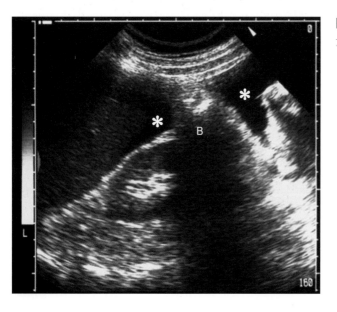

图 15.11　莫里森陷凹内可见腹腔积血。请注意腹膜中有大量液体(星号)以及来自肠道气体的声影(B)

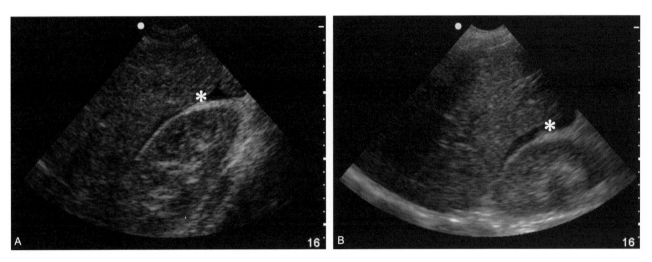

图 15.12　莫里森陷凹袋中的腹腔积血(星号),显示了少量液体存在时的发现。请注意一个薄得多的消声条纹

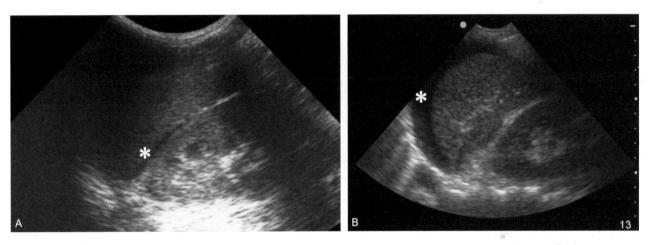

图 15.13　脾肾隐窝(A)和周围脾脏(B)中可见腹腔积血(星号)

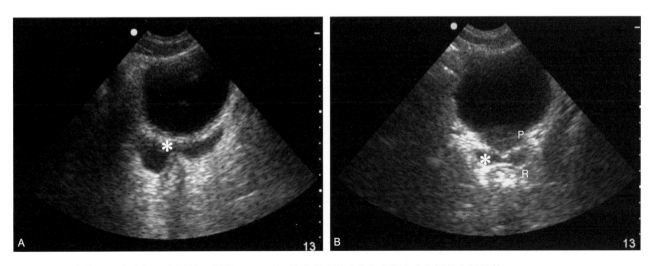

图 15.14　盆腔可见腹腔积血(星号)。在图 15.14B 中,注意前列腺(P)和直肠(R)之间的少量液体

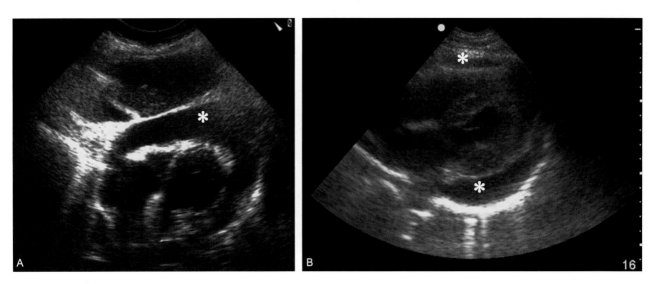

图 15.15　心包积血（星号）

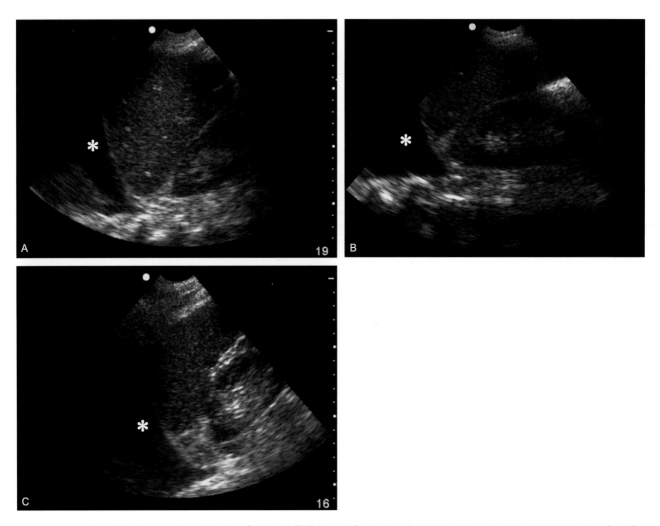

图 15.16　血胸，右侧（甲和乙）和左侧（丙）。请注意，镜像伪影不再存在，并且在光圈（星号）上方可以看到清晰的无回声区域

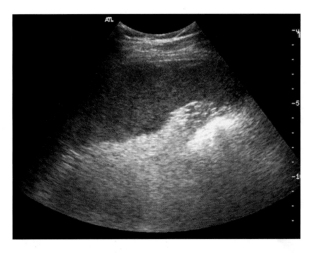

图 15.17　脾脏的非对比图像。图片由意大利博洛尼亚大学 Orsola-Malpighi 医院 Dr. Gianni Zironi，S. 提供

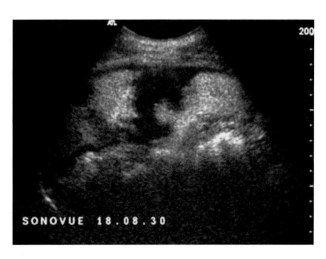

图 15.18　脾脏的对比图像，显示皮质破裂。图片由意大利博洛尼亚大学 Orsola-Malpighi 医院 Dr. Gianni Zironi，S. 提供

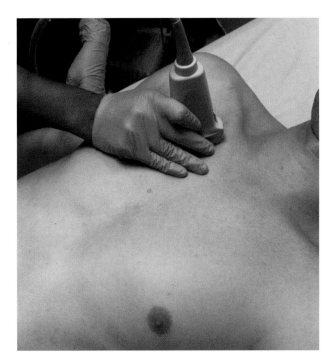

图 15.19　探头放置在第 2 肋骨~第 3 肋间隙的锁骨中线，探头标记指向尾部，用于气胸评估。相同的位置将用于左前胸壁

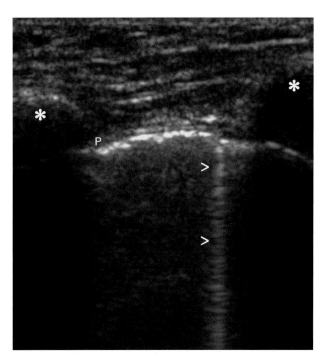

图 15.20　正常胸膜，显示肋骨阴影（星号）、胸膜线（P）和彗星尾伪影（箭）。在实时情况下，胸膜会随着每次呼吸而来回滑动（肺滑动）

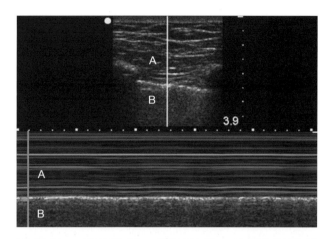

图 15.21　正常胸膜,用 M 型显示肺截面。注意明亮的胸膜线上方的平滑线条,在呼吸过程中没有发生运动(A)。在胸膜线以下,滑动导致 M 模式跟踪更粗糙(B)

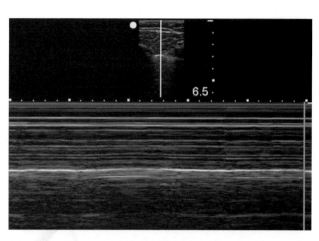

图 15.22　气胸。请注意胸膜显示缺乏 M 型肺滑动。这张照片显示了气胸。注意明亮胸膜线上下的平滑线条;呼吸过程中没有发生运动

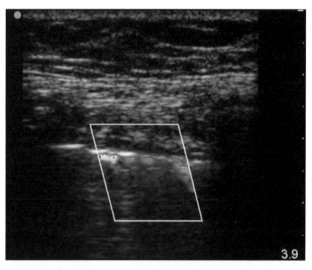

图 15.23　正常胸膜,用能量多普勒显示肺滑动。注意显示胸膜运动的颜色

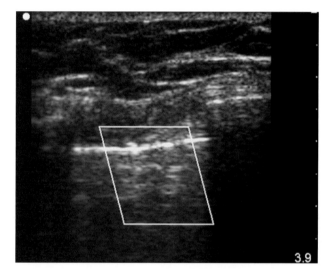

图 15.24　气胸。能量多普勒检测不到肺滑动

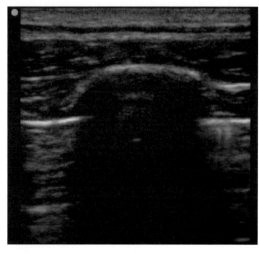

图 15.25　气胸:肺的点位,实时,左侧(上)看不到滑动,右侧(下)可以看到彗星尾的滑动。这是胸膜失去附着的准确位置

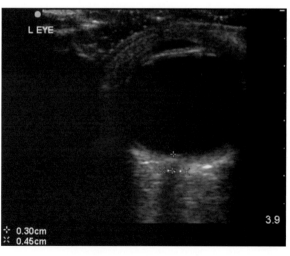

图 15.26　正常视神经。请注意,测量是垂直于神经鞘的长轴进行的,距离眼底 3mm

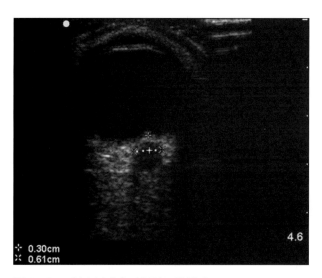

图 15.27　颅内压升高时视神经鞘扩张

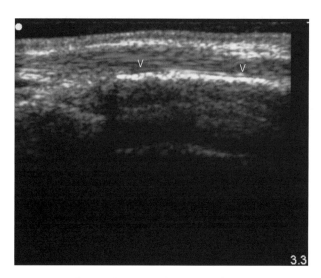

图 15.28　桡骨远端,显示正常的骨骼轮廓

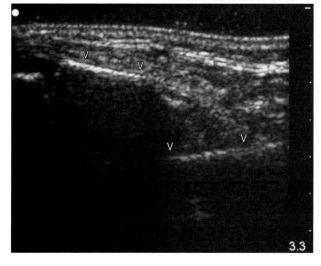

图 15.29　桡骨远端骨折,显示皮质线回声中断

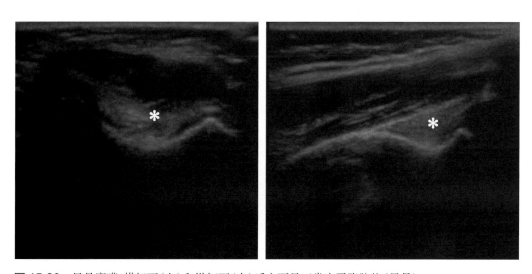

图 15.30　尺骨鹰嘴,横切面(左)和纵切面(右)后方可见正常扁平脂肪垫(星号)

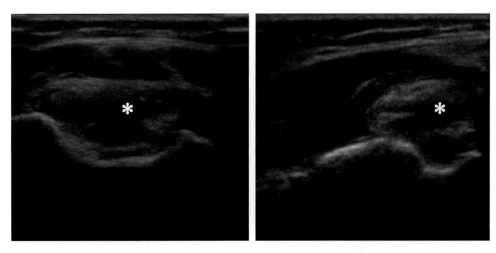

图 15.31　鹰嘴脂肪垫升高（星号），在横向（左）和纵向（右）切面中都可以看到，这表明肘部骨折

（刘仙　译，袁新春　校）

# 参考文献

1. Dolich MO, McKenney MG, Varela JE, et al.: 2,576 ultrasounds for blunt abdominal trauma. *J Trauma* 2001;**50**(1):108–12.

2. Lingawi SS, Buckley AR: Focused abdominal US in patients with trauma. *Radiology* 2000;**217**(2):426–9.

3. Natarajan B, Gupta PK, Cemaj S, et al.: FAST scan: is it worth doing in hemodynamically stable blunt trauma patients? *Surgery* 2010;**148**(4):695–700; discussion 700–1.

4. Stassen NA, Lukan JK, Carrillo EH, et al.: Abdominal seat belt marks in the era of focused abdominal sonography for trauma. *Arch Surg* 2002;**137**:718–23.

5. Valentino M, Serra C, Zironi G, et al.: Blunt abdominal trauma: emergency contrast-enhanced sonography for detection of solid organ injuries. *AJR Am J Roentgenol* 2006;**186**(5):1361–7.

6. Valentino M, Ansaloni L, Catena F, et al.: Contrast-enhanced ultrasonography in blunt abdominal trauma: considerations after 5 years of experience. *Radiol Med* 2009;**114**(7):1080–93.

7. Udobi KF, Rodriguez A, Chiu WC, Scalea TM: Role of ultrasonography in penetrating abdominal trauma: a prospective clinical study. *J Trauma* 2001;**50**(3):475–9.

8. Quinn AC, Sinert R: What is the utility of the focused assessment with sonography in trauma (FAST) exam in penetrating torso trauma? *Injury* 2011;**42**(5):482–7.

9. Meyer DM, Jessen ME, Grayburn PA: Use of echocardiography to detect occult cardiac injury after penetrating thoracic trauma: a prospective study. *J Trauma* 1995;**39**(5):902–7.

10. Rozycki GS, Feliciano DV, Ochsner MG, et al.: The role of ultrasound in patients with possible penetrating cardiac wounds: a prospective multicenter study. *J Trauma* 1999;**46**(4):543–51.

11. Sisley AC, Rozycki GS, Ballard RB, et al.: Rapid detection of traumatic effusion using surgeon-performed ultrasonography. *J Trauma* 1998;**44**(2):291–6.

12. Ma OJ, Mateer JR: Trauma ultrasound examination versus chest radiography in the detection of hemothorax. *Ann Emerg Med* 1997;**29**(3):312–5; discussion 315–6.

13. Blaivas M, Lyon M, Duggal S: A prospective comparison of supine chest radiography and bedside ultrasound for the diagnosis of traumatic pneumothorax. *Acad Emerg Med* 2005;**12**(9):844–9.

14. Wilkerson RG, Stone MB: Sensitivity of bedside ultrasound and supine anteroposterior chest radiographs for the identification of pneumothorax after blunt trauma. *Acad Emerg Med* 2010;**17**(1):11–7.

15. Dubourg J, Javouhey E, Geeraerts T, et al.: Ultrasonography of optic nerve sheath diameter for detection of raised intracranial pressure: a systematic review and meta-analysis. *Intensive Care Med* 2011;**37**(7):1059–68.

16. Dulchavsky SA, Henry SE, Moed BR, et al.: Advanced ultrasonic diagnosis of extremity trauma: the FASTER examination. *J Trauma* 2002;**53**(1):28–32.

17. Chinnock B, Khaletskiy A, Kuo K, Hendey GW: Ultrasound-guided reduction of distal radius fractures. *J Emerg Med* 2011;**40**(3):308–12.

18. Chern TC, Jou IM, Lai KA, et al.: Sonography for monitoring closed reduction of displaced extra-articular distal radial fractures. *J Bone Joint Surg Am* 2002;**84A**(2):194–203.

19. Rabiner JE, Khine H, Avner JR, et al.: Accuracy of point-of-care ultrasonography for diagnosis of elbow fractures in children. *Ann Emerg Med* 2013;**61**(1):9–17.

20. Harries A, Shah S, Teismann N, et al.: Ultrasound assessment of extraocular movements and pupillary light reflex in ocular trauma. *Am J Emerg Med* 2010;**28**(8):956–9.

21. Song KJ, Shin SD, Hong KJ, et al.: Clinical applicability of real-time, prehospital image transmission for FAST (focused assessment with sonography for trauma). *J Telemed Telecare* 2013;**19**(8)450–5.

22. Heegaard W, Hildebrandt D, Spear D, et al.: Prehospital ultrasound by paramedics: results of field trial. *Acad Emerg Med* 2010;**17**(6):624–30.

23. Goodwin H, Holmes JF, Wisner DH: Abdominal ultrasound examination in pregnant blunt trauma patients. *J Trauma-Injury Infect Crit Care* 2001;**50**:689–93.

24. Ma OJ, Mateer JR, DeBehnke DJ: Use of ultrasonography for the evaluation of pregnant trauma patients. *J Trauma* 1996;**40**(4):665–8.

25. Mirza FG, Devine PC, Gaddipati S: Trauma in pregnancy: a systematic approach. *Am J Perinatol* 2010;**27**(7):579–86.

# 第16章

# 四肢深静脉血栓形成

Eitan Dickman，David Blehar，Romolo Gaspari

四肢深静脉血栓形成（deep venous thrombosis，DVT）是一种极其常见的疾病，据估计，在美国每年有超过30万名患者[1]。相当数量的下肢深静脉血栓患者随后会发展成肺栓塞。因此，强调及时诊断和早期治疗的重要性。虽然诊断深静脉血栓的方法很多，但超声检查是首选的影像学检查方法。目前的诊断由超声技师操作、医师解读，和临床医生操作和解读两种方式。研究表明，急诊医生可以准确有效地使用超声诊断急性近端深静脉血栓[2-5]。

一项完整的下肢血管成像包括从腹股沟到脚踝的腿部静脉。超声诊断检查通常不涉及完整的血管成像，因为只成像下肢近端血管，即股静脉和腘静脉，而不成像小腿静脉。关于诊断和治疗小腿深静脉血栓的临床重要性仍有争议[6,7]。大多数小腿深静脉血栓会自发溶解，即使它们真的产生栓塞，影响也往往很小，通常不会引起大的肺栓塞[8]。然而，许多专家认为，单纯的小腿DVT需要抗凝，因为患者有血栓扩散、肺栓塞和发展成血栓后疼痛综合征的风险[7]。

表 16.1 深静脉血栓的危险因素

| 既往深静脉血栓形成 |
| --- |
| 近期手术 |
| 手术创伤 |
| 活动性恶性肿瘤 |
| 老年人 |
| 长途旅行 |
| 长期卧床 |
| 妊娠 |
| 口服避孕药 |
| 荷尔蒙替代疗法 |
| 中心静脉置管 |
| 蛋白 S 缺乏 |
| 蛋白 C 缺乏 |
| 抗凝血酶缺乏症 |
| Factor V Leiden |
| 抗磷脂综合征 |

## 适应证

对四肢进行超声检查以检测是否存在深静脉血栓是一种常见的检查方法。某些症状——如单侧肢体肿胀、疼痛或四肢红斑，通常与血栓的存在有关。然而，深静脉血栓患者也可能没有症状。深静脉血栓形成的危险因素包括血液高凝状态和静脉淤滞状态（表16.1）。各种临床因素结合病史、体检结果和 D- 二聚体试验来确定是否需要成像。尽管 D- 二聚体升高与血栓形成有关，但在这种情况下，仍需要对肢体进行超声检查。此外，浅静脉血栓形成的患者也可能有血栓扩散的风险，应该考虑评估这些患者是否存在深静脉血栓[9]。

## 诊断能力

奇怪的是，在与急性深静脉血栓相一致的体征和症状中，只有25%的患者最终被诊断出患有这种疾病[10]。由于体检结果既不敏感也不特异，因此有必要进行诊断试验。静脉加压超声成像是可能出现深静脉血栓情况的首选检查。多项研究表明，对近端深静脉血栓[11,12]的诊断既有高度的敏感性（97%~100%），又有较高的特异性（98%~99%）。在被证实没有深静脉血栓的患者中，使用超声检查的另一个好处是检测可能导致患者症状的其他疾病，包括蜂窝组织炎、脓肿、浆液瘤、淋巴结病变、贝克氏囊肿（腘窝囊肿）破裂、肌肉撕裂、血肿、浅表性静脉炎、筋膜炎和水肿[2]。

虽然超声检查是检测近端深静脉血栓的一种很好的方法,但在检测远端血栓形成方面却不那么可靠。据报道,诊断远端深静脉血栓的灵敏度和特异度分别为 70%~93% 和 60%~99%[10,13]。根据以前的研究,估计在未经治疗的小腿深静脉血栓中,0%~30% 会扩散到近端静脉[14-17]。由于近端血栓较易栓塞至肺部,对于近端血管超声检查阴性的患者,谨慎的治疗方法是在 4~7 天内进行超声检查随诊。通过重复的超声检查,超声医师可以确定潜在的远端深静脉血栓是否已经扩散并变成近端的血块。这种方法已被确定为 DVT 高危患者的一种安全做法[18]。

# 技巧

患者的体位应使腿部静脉扩张。对于病情危重的患者,这可能需要将床头抬高到 30°,或者患者可以仰卧,然后将担架放在反向头低脚高位(Trendelenburg 位)。在病情稳定的患者中,患者可以坐在担架的一侧,双腿伸展。双腿应该向外旋转,在膝关节处弯曲。加压成像是下肢静脉超声的基石,是通过用探头施加压力使薄壁静脉变形来完成的。缺乏可压缩性是深静脉血栓形成的主要特点。

使用高频线性探头,成像开始于腹股沟区域的横向扫查(图 16.1)。股总静脉(common femoral vein,CFV)和大隐静脉(greater saphenous vein,GSV)的汇合处位于股总动脉(common femoral artery,CFA)的内侧(图 16.2)。一旦识别出这些血管,就用探头施加压力,使这两条静脉被压瘪。静脉血管壁的粘连应在中等压力下容易发生(图 16.3)。尽管 GSV 是浅层血管,但如果在股隐交界处 2cm 内发现血栓,患者应进行抗凝治疗,因为血栓扩散和栓塞的风险很高(图 16.2)[19]。

将探头向远端移动,CFA 和 CFV 都将分叉(图 16.4)。股深动静脉深入大腿近端肌群,迅速消失,股浅动脉和股静脉(femoral vein,FV)实际上是要成像的深层血管结构(许多专家主张将"股浅静脉"简称为"股静脉",以消除对深层血管解剖的混淆[20,21])。从这里继续检查 FV,每隔 1~2cm 压迫血管一次,沿着大腿继续扫描,股静脉将从其内侧位置过渡到动脉,再到动脉的后方,在超声图像上显示在动脉的下方(图 16.5)。在亨特氏管内,由于大腿肌肉的存在,通过反向压迫静脉结构变得更容易。探头保持稳定,另一只手用于加压探头(图 16.6 和图 16.7),而不是将探头压入腿部(图 16.6 和图 16.7)。

腘静脉(popliteal vein,PV)检查是在患者髋关节外旋,膝关节轻微屈曲的情况下进行的(图 16.8)。探头横向放置在腘窝的后方。这使得静脉比动脉更靠近探头,使静脉看起来在动脉的"上方"。静脉在这个位置被压迫,然后每隔 1~2cm 被压迫一次,直到它分叉进入胫前、胫后和胫周静脉(图 16.9)。尽管大多数急诊医生不是经常操作,但可以通过观察血管不可压缩性来评估小腿静脉是否有血栓形成。如前所述,识别血管,特别是小腿上的浅静脉,通过扩张血管是很容易的。评估远端静脉的另一种方法是在内踝水平定位血管,然后在近端追踪这些血管。

彩色多普勒和频谱多普勒有时可以辅助 DVT 的检查,尽管这些不是检查的必要组成部分。这些检查方法可能对病态肥胖患者或解剖结构异常的患者有帮助。频谱和彩色多普勒均可用于鉴别动脉血流。彩色多普勒显示动脉为搏动性血流,静脉为连续血流。使用频谱多普勒可以将动脉波形与静脉的期相性模式区分开来(图 16.10 和图 16.11)。频谱或彩色多普勒记录血流信号的增强,指的是当静脉的远端受到挤压时,该静脉近端的血流增加,这是一种正常的表现。缺乏增强是压迫点和超声探头之间有血栓的间接证据。然而,有证据表明,只有在极少数情况下,下肢隆起术才会增加灰阶成像无法获得的相关信息[22]。

在评估上肢血管是否有血栓形成时,患者的头应该背对着被成像的手臂。与下肢血管相似,可以评估颈内静脉、腋静脉和肱静脉的可压缩性。评估头臂静脉、上腔静脉和锁骨下静脉的某些节段可能更具挑战性,因为这些血管很难压迫,因为上面有胸骨。对于这些特定的血管,可以评估彩色血流和血流信号是否增强。吸气性锁骨下静脉塌陷是静脉通畅的另一个指标[23,24],这是由于胸腔内负压增加引起的。

各种深静脉血栓的例子见图 16.12~ 图 16.15。

# 成像缺陷和局限性

2012 年发表的一项研究表明,在相当数量的深静脉血栓患者中可以看到异常回声(25 例)。然而,超声未能显示静脉管腔内的血块并不能排除深静脉血栓的存在。静脉不可压缩是血栓形成的主要标志。

病态肥胖、严重的水肿以及因疼痛而缺乏合作的患者可能都会影响超声医师获得满意的图像。一名患者的身体体型不允许超声医师使用高频探头获得适当的分辨力,为能显示静脉结构,只能选择改用低频探头。虽然可能会降低图像质量,但增加的穿透力可能会提高 DVT 的检出率。如上所述,静脉必须被充分压瘪,以评估该区域是否有血凝块(图 16.16)。

淋巴结病变有时可能表现为类似血管结构。然而,肿大的淋巴结有一个特征性的表现,中心为高回声,边缘为低回声(图 16.17)。此外,与血管不同的是,当移动探头时,无论是头端还是尾端,淋巴结都会消失。

区分急性和慢性深静脉血栓可能需要很长时间。慢性血栓倾向于更高的回声,再通可能会引起注意。彩色多普勒可能有助于可视化通过有组织血凝块的流动。然而,这些发现可能很难让人鉴别(图 16.18)。

PV 是相当表浅的,它受到轻微的作用力很容易被压瘪。当对这一区域进行成像时,如果只看到一条血管,超声诊断师应该尝试减小探头的压力,因为 PV 可能被无意中压缩了。

当浅静脉被误认为深静脉时,就会出现潜在的误诊。由于近端深层血管是成对出现的,需要确认正在成像的静脉与动脉相邻。

在四肢剧烈肿胀的患者中,床旁超声检查是有限的,不能排除下腔静脉、髂静脉或盆腔静脉是否存在深静脉血栓。如果血栓存在于这些静脉中的一条或多条,频谱多普勒可以显示 CFV 中呼吸相血流的消失。如果怀疑这些腹部血管有血栓,也应该考虑进一步的超声检查。

虽然超声诊断四肢深静脉血栓的敏感性和特异性很高,但对远端血栓的诊断率并不是 100%。如果急性深静脉血栓持续存在,即使超声没有显示血栓的存在,进一步的检查也是有必要的。这可能包括 CT,MRI,静脉造影,或在 4~7 天内重复超声检查,这取决于患者的临床情况。

当膝关节积液进入腓肠肌 - 半膜肌囊时,就会发生腘窝囊肿。患者可表现为腘窝和小腿疼痛,以及远端肢体肿胀。超声检查有利于区分这个肿物和深静脉血栓(图 16.19)。

四肢蜂窝组织炎的患者可能表现为患处肿胀、疼痛和红斑。由于该症状与深静脉血栓的症状相同,临床鉴别可能具有一定困难[25,26]。超声检查受累区域的间质液体,表现为软组织内的低回声或无回声区域(图 16.20)。脓肿患者也可能出现肿胀、疼痛和红肿,超声表现为卵圆形,伴有后方回声增强。在内部,脓肿可以是无回声、低回声或高回声(图 16.21)。

## 总结

在四肢疼痛肿胀的患者中,床旁超声检查有助于诊断深静脉血栓形成。这项检查最重要的部分是确定静脉的可压缩性。下肢的床旁超声检查一般只涉及近端静脉,但在某些患者中可能包括整个下肢的成像。

## 临床影像

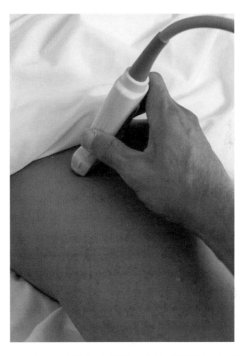

图 16.1　内部探头位置。在适当覆盖之后,探头的位置正好在腹股沟韧带的下方。超声波凝胶广泛应用于腿部内侧,从大腿到膝盖

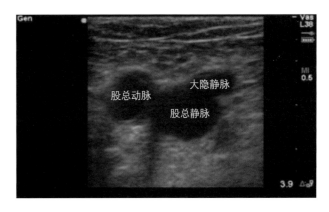

图 16.2　原始视图。图示股总静脉(CFV)与股总动脉(CFA)和大隐静脉(SV)的关系

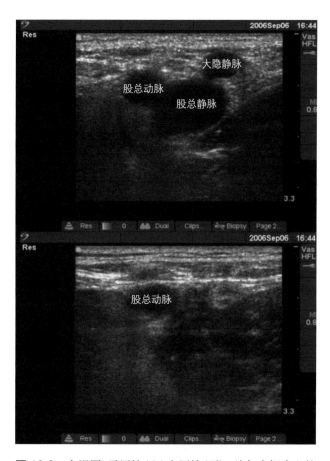

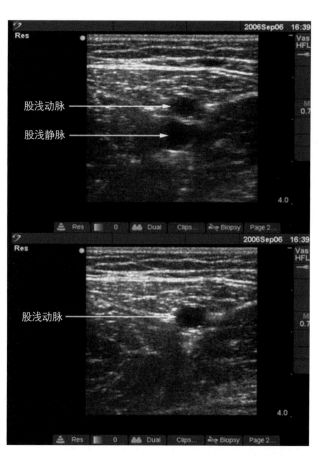

图 16.3　内视图,无压缩(上)和压缩(下)。施加在探头上的压力会导致大隐静脉和股总静脉变形。由于管壁较厚,压力较高,动脉仍然通畅

图 16.5　股浅动脉和股浅静脉。探头在大腿中部,股浅静脉深至股浅动脉。顶部:未受压,两条血管可见。下部:压迫导致静脉塌陷,只剩下股浅动脉可见

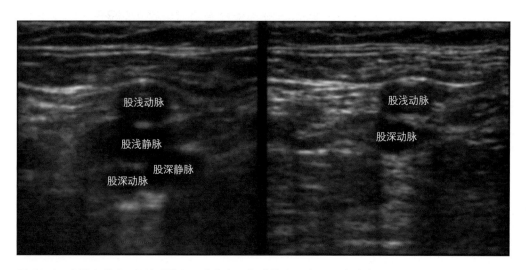

图 16.4　女性血管左:股总动脉(CFA)分为股深动脉(DFA)和股浅动脉(SFA),而股总静脉(CFV)分为股深静脉(DFV)和股静脉(FV)。右:压迫时,只有动脉保持通畅

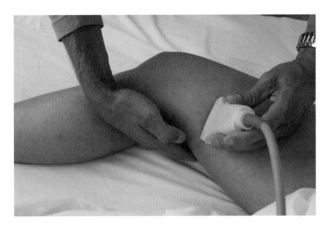

图 16.6　反向压缩。探头固定到位，不扫描的手放在大腿后面，然后加压探头

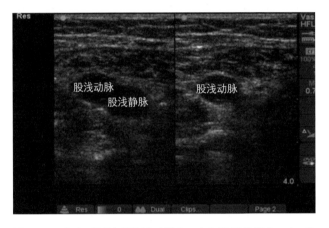

图 16.7　有和无压缩的股浅动脉（SFA）和股浅静脉（SFV）。分屏在屏幕左侧显示未压缩的股浅动脉（SFA）和股浅静脉（SFV）。右边的图像是压缩的，只剩下 SFA 的成像

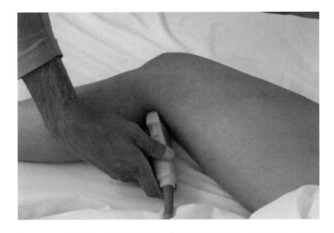

图 16.8　腘窝探头放置位置。腿在膝关节处略微弯曲，在臀部向外旋转。图像由 Dr. Paul Sierzenski 提供

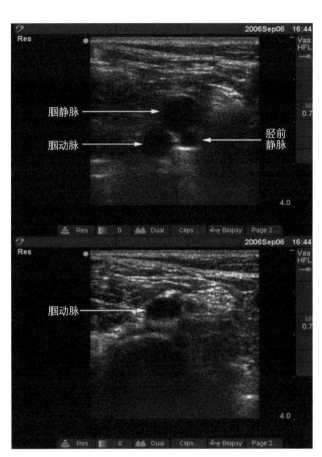

图 16.9　上图：除了胫前静脉（TV）外，还可以看到腘动脉（PA）和腘静脉（PV）。底部：受压时，只能看到 PA

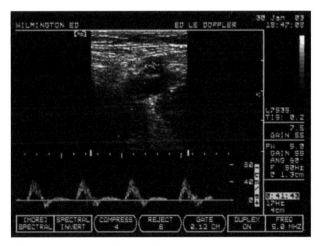

图 16.10　频谱多普勒动脉波形。经典的动脉高阻力波形有三相表现。收缩期开始急剧上升，紧随其后的是一段舒张早期的短暂反向血流，随后是一段舒张中、晚期的前向低速血流

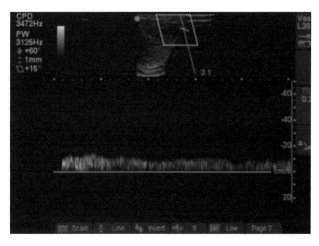

图16.11　频谱多普勒静脉波形。近端静脉连续流动,呼吸模式平缓起伏

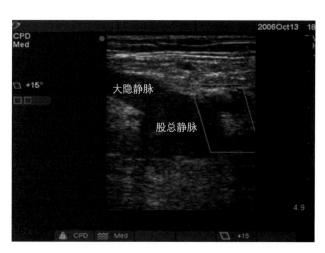

图16.12　近端深静脉血栓(DVT)。血栓回声见于深-股静脉交界处。即使有压迫,静脉也不会被压瘪。动脉血管中可见血流

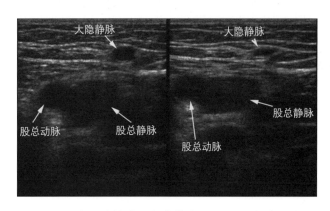

图16.13　右股总静脉和大隐静脉DVT。左:未受压时,股总动脉、股总静脉和大隐静脉均可见。右:股总静脉和大隐静脉缺乏可压缩性

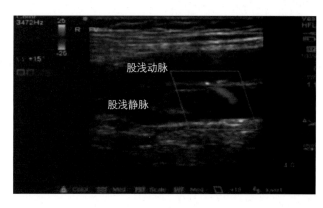

图16.14　纵切DVT。股动脉和股静脉的纵向切面,静脉内可见血凝块。深静脉血栓周围可见"回流"

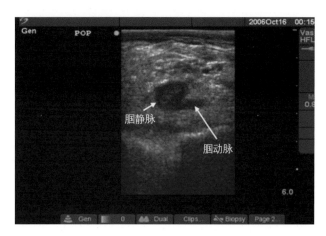

图16.15　静脉DVT。腘静脉内可见血栓回声。受压时,腘静脉不可被压缩

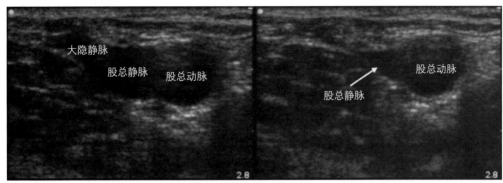

**图 16.16**　不完全压缩。为了排除深静脉血栓的存在,静脉的管腔必须完全压缩。不完全压缩表明存在深静脉血栓

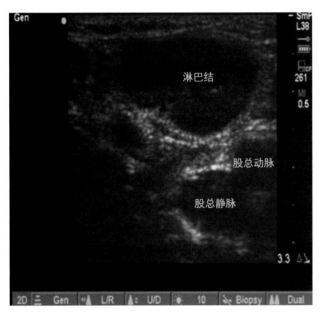

**图 16.17**　淋巴结。通常,肿大的淋巴结中心为高回声和边缘为低回声

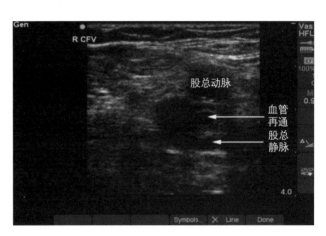

**图 16.18**　慢性股深静脉血栓形成。注意血管再通(RC)已经开始,可视化为血栓内的无回声通道

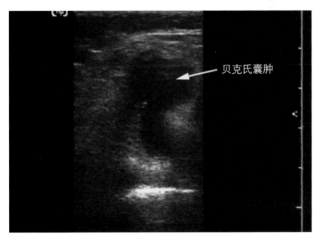

**图 16.19**　贝克氏囊肿(腘窝囊肿)。在腘窝发现的腘窝囊肿可能是完全无回声的。或者包含内部回声或间隔,或具有不规则的壁。图像由 Dr. Paul Sierzenski 提供

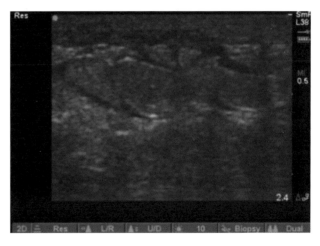

**图 16.20**　蜂窝织炎。这张图片展示了软组织内组织间质液体的经典"大理石纹"外观。继发于充血性心力衰竭或妊娠的间质积液会有相似的灰色鳞片外观

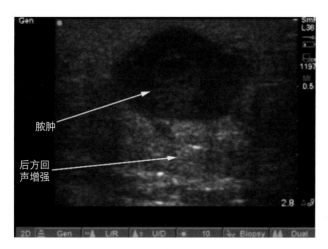

图 16.21 脓肿。絮状回声位于卵圆形脓肿内。注意后方回声增强（PAE）

脓肿

后方回声增强

（谢薇　译，袁新春　校）

# 参考文献

1. Centers for Disease Control and Prevention: Venous thromboembolism (blood clots): data & statistics. 2015. Available at: www.cdc.gov/ncbddd/dvt/data.html

2. Blaivas M, Lambert MJ, Harwood RA, et al.: Lower-extremity Doppler for deep venous thrombosis—can emergency physicians be accurate and fast? *Acad Emerg Med* 2000;7(2): 120–6.

3. Theodoro D, Blaivas M, Duggal S, et al.: Real-time B-mode ultrasound in the ED saves time in the diagnosis of deep vein thrombosis (DVT). *Am J Emerg Med* 2004;22(3):197–200.

4. Crisp JG, Lovato LM, Jang TB: Compression ultrasonography of the lower extremity with portable vascular ultrasonography can accurately detect deep venous thrombosis in the emergency department. *Ann Emerg Med* 2010 Dec;56(6):601–10.

5. Pomero F, Dentali F, Borretta V, et al.: Accuracy of emergency physician-performed ultrasonography in the diagnosis of deep-vein thrombosis: a systematic review and meta-analysis. *Thromb Haemost* 2013 Jan;109(1):137–45.

6. Righini M: Is it worth diagnosing and treating distal deep vein thrombosis? No. *J Thromb Haemost* 2007;5(suppl. 1):55–9.

7. Masuda EM, Kistner RL, Musikasinthorn C, et al.: The controversy of managing calf vein thrombosis. *J Vasc Surg* 2012 Feb;55(2):550–61.

8. Hirsh J, Hoak J: Management of deep vein thrombosis and pulmonary embolism. *Circulation* 1996;93:2212–45.

9. Binder B, Lackner HK, Salmhofer W, et al.: Association between superficial vein thrombosis and deep vein thrombosis of the lower extremities. *Arch Dermatol* 2009 Jul;145(7):753–7.

10. Patel RK, Lambie J, Bonner L, Arya R: Venous thromboembolism in the black population. *Arch Intern Med* 2004;164:1348–9.

11. Lensing AW, Prandoni P, Brandjes D, et al.: Detection of deep-vein thrombosis by real-time B-mode ultrasonography. *N Engl J Med* 1989;320:342–5.

12. Quintavalla R, Larini P, Miselli A, et al.: Duplex ultrasound diagnosis of symptomatic proximal deep vein thrombosis of lower limbs. *Eur J Radiol* 1992;15:32–6.

13. Gottlieb RH, Widjaja J, Tian L, et al.: Calf sonography for detecting deep venous thrombosis in symptomatic patients: experience and review of the literature. *J Clin Ultrasound* 1999 Oct;27(8):415–20.

14. Macdonald PS, Kahn SR, Miller N, Obrand D: Short-term natural history of isolated gastrocnemius and soleal vein thrombosis. *J Vasc Surg* 2003;37(3):523–7.

15. Lohr JM, Kerr TM, Lutter KS, et al.: Lower extremity calf thrombosis: to treat or not to treat? *J Vasc Surg* 1991;14(5): 618–23.

16. Deitcher SR, Caprini JA: Calf deep venous thrombosis should be treated with anticoagulation. *Med Clin North Am* 2003;87: 1157–64.

17. Wang CJ, Wang JW, Weng LH, et al.: Outcome of calf deep-vein thrombosis after total knee arthroplasty. *J Bone Joint Surg Br* 2003;85B(6):841–4.

18. Bernardi E, Camporese G, Büller HR, et al.: Serial 2-point ultrasonography plus D-dimer vs whole-leg color-coded Doppler ultrasonography for diagnosing suspected symptomatic deep vein thrombosis: a randomized controlled trial. *JAMA* 2008 Oct 8;300(14):1653–9.

19. Chengelis DL, Bendick PJ, Glover JL, et al.: Progression of superficial venous thrombosis to deep venous thrombosis. *J Vasc Surg* 1996 Nov;24(5):745–9.

20. Thiagarajah R, Venkatanarasimha N, Freeman S: Use of the term "superficial femoral vein" in ultrasound. *J Clin Ultrasound* 2011 Jan;39(1):32–4.

21. Caggiati A, Bergan JJ, Gloviczki P, et al.: International Interdisciplinary Consensus Committee on Venous Anatomical Terminology. Nomenclature of the veins of the lower limbs: an international interdisciplinary consensus statement. *J Vasc Surg* 2002 Aug;36(2):416–22.

22. McQueen AS, Elliott ST, Keir MJ: Ultrasonography for suspected deep vein thrombosis: how useful is single-point augmentation? *Clin Radiol* 2009 Feb;64(2):148–55.

23. Grant JD, Stevens SM, Woller SC, et al.: Diagnosis and management of upper extremity deep-vein thrombosis in adults. *Thromb Haemost* 2012;108:1097–1108.

24. Rumack C, Wilson SR, Charboneau JW, Levine D: *Diagnostic Ultrasound*, 4th ed. Philadelphia: Elsevier, 2011, 1034–7.

25. Mehta N, Schecter J, Stone M: Identification of intraluminal thrombus in emergency department patients with acute deep venous thrombosis. *J Emerg Med* 2012 May;42(5):566–8.

26. Rabuka CE, Azoulay LY, Kahn S: Predictors of a positive duplex scan in patients with a clinical presentation compatible with deep vein thrombosis or cellulitis. *Can J Infect Des* 2003 Jul–Aug;14(4):210–4.

# 心脏超声检查

Chris Moore and James Hwang

## 适应证

心脏超声,又名超声心动图,是临床医生在紧急情况下用于危重或潜在危重患者最有用的无创性检查工具之一[1-4]。

当患者出现无脉搏性电活动或严重低血压时,最重要的超声心动图征象是"低回声"或"近低回声"[5,6]。超声心动图检查可迅速判断是否存在明显的左室(left ventricular,LV)功能障碍、严重的心力衰竭、心脏压塞及严重的右室(right ventricular,RV)流出道梗阻。当心电图检查显示心脏停搏时,超声心动图检查也可以确认心跳停止或显示心室纤颤的征象[7,8]。超声心动图是创伤综合评估(快速评估)的一个组成部分,在胸部穿透性损伤中尤为重要[9]。

心包积液会引起孤立性胸痛、心动过速、低血压或呼吸困难等,任何表现为心包积液迹象或症状时,都应考虑超声心动图检查[10,11]。对于有急性并发症或积液危险因素的患者(如恶性肿瘤或肾脏衰竭),应首先考虑超声心动图检查。

在许多紧急情况下,超声心动图检查可能是一种有用的工具,但不应单独使用。超声心动图检查对急性冠状动脉综合征、肺栓塞、胸主动脉瘤或夹层不敏感,但在正确的临床应用场景下,它可能对这些情况具有一定的特异性[12-14]。因此,在超声心动图检查中发现这些情况可以迅速作出诊断,但没有发现这些情况也不能完全排除诊断。

急性瓣膜病变并不常见,但超声心动图检查在诊断中至关重要。床边超声检查可增加心脏听诊的准确性,在某些情况下比体格检查更准确[15]。当晕厥、胸痛或呼吸困难的患者存在严重的瓣膜反流或狭窄病变时,超声心动图检查可为其治疗提供关键信息。虽然血培养和体格检查仍是诊断心内膜炎的

主要手段,但在适当的临床环境中,经胸或经食管超声心动图能够观察到瓣膜赘生物。

最近研究建议使用超声心动图检查作为脓毒血症无创评估的辅助手段,特别是评估心脏前负荷和左室功能(left ventricular function,LVF),以帮助指导液体复苏和升压药的选择[16,17]。在肺栓塞患者中,超声心动图检查有助于对其进行风险分层,提供预后信息,并有助于决定是否进行溶栓治疗[12,18-21]。LVF 也可以提供总体的预后信息[22]。

总的来说,床边急诊超声正在从孤立的、由超声医生进行的检查转向目标导向超声,目的是回答一些特定症状问题。例如,对于不明原因低血压的患者,床边超声可与体格检查相结合,作为关键的干预措施。在获取通路的同时,临床医生可以检查心脏以明确是否心包填塞、左室衰竭、右心室流出道梗阻、下腔静脉(inferior vena cava,IVC)前负荷下降的迹象,也可以检查腹部是否有腹腔内出血或腹主动脉瘤[23,24]。同样,对于不明原因呼吸困难患者,可以进行超声心动图评估、双侧胸部评估及下肢血管超声检查评估近端深静脉血栓形成[25]。通过实践,可以准确、快速地进行这些综合检查[16,24,26]。

除了诊断用途外,超声心动图检查在床边心脏手术中也很有用,特别是在心包穿刺和经皮或经静脉起搏器植入术中[27-29]。

## 诊断功能

重要的是要区分临床医生进行的床边超声检查和专业超声医生执行的检查(通常由超声医师进行,由心脏病专家解释),这两者之间存在三个主要区别:

1. 获得影像和解释影像表现的经验
2. 检查所需时间
3. 调节和使用仪器的能力

　　尽管有例外,由超声医生进行检查通常具有如下优势:超声医生进行检查的时间更长,对于声像图的表现及超声检查仪器的使用更具有经验。患者通常需要离开病房而不是由临床医生直接在床边进行超声检查。此外,临床医生可能更了解患者的病史及其他辅助检查的信息。

　　理论上,每个有潜在心血管疾病的患者都应进行专门的超声检查,但实际上,这是不一定能做到的。在 2004 年,不到 1/3 的社区医生报告说由专业医生进行的超声心动图检查"很容易获得",超过 1/4 的报告说根本没有[30]。即使经常进行专业的超声心动图检查,也无法在有穿透性胸外伤的患者中或紧急情况下立刻进行超声心动图检查。由于这些原因,急诊医师必须具有操作和解释床边超声图像的基本知识。这并不是要降低超声医生进行超声心动图检查的作用,因为正常超声心动图检查是在排除了威胁生命的因素后进行的。

　　不同专业协会对心脏超声检查所需的经验值有不同的建议,从最少的 25 次到超过 450 次。值得注意的是,对于特定情况(如心包积液)评估,超声医生的经验应该与综合超声不同[31-35]。获取和解读心脏图像的医生必须了解自己的能力和不足,并在检查报告及患者和护理人员的沟通中适当反映出来,这一点非常重要。

　　本章介绍经胸超声心动图与经食管超声心动图(transesophageal echocardiogram,TEE)的区别。尽管 TEE 提供了更为清晰的图像并提高的诊断能力,但它需要更先进的设备、更熟练的操作人员、患者麻醉以及对气道的管理。虽然它可能在诊断心内膜炎或主动脉夹层中发挥作用,但这超出了急诊医生的能力范围之外。

　　在开展床边超声教学时,我们建议主要关注以下三个方面:

1. 有无心包积液及程度
2. 左心的整体功能
3. 右室负荷

　　确定是否有明显的心包积液可能是超声心动图检查最直接的应用,如本章后面所讨论的那样,这并非没有缺陷。心包积液应具有程度分级,按舒张末期心包腔最大液体深度进行分级。少量:<1cm;中量积液:1~2cm;大量:>2cm。当右心因外在压迫而不能充盈时,就会发生心包填塞。虽然填塞是一种临床诊断,但超声心动图检查可显示右心房或心室的舒张性衰竭,以及二尖瓣血流频谱随呼吸变化增加(奇脉)。

　　左心功能通常通过射血分数(ejection fraction,EF)来衡量。EF 的"金标准"是核医学检查或心导管检查。尽管可以根据超声检查测量值计算 EF,大多数心脏病专家用视觉评估 EF。我们建议将左心功能分为三类:正常 / 高动力(EF>50%)、轻度至中度减低(EF 30%~50%)和重度减低(EF<30%)。通过以目标为导向的培训,医生可以明确地对 LVF 进行分类[17,36]。

　　RV 负荷对危重患者很重要,因为它可能表明存在严重的肺栓塞[12,19,21]。右心室超负荷的征象包括右心室扩张、右心室运动减退、室间隔矛盾运动和三尖瓣反流。经房室瓣的心尖面测量正常右心室比 <0.7∶1。急性流出道梗阻时,右心室扩张,并可能超过 LV 的大小。我们建议使用 1∶1 或更高的临界值。换句话说,如果右心室的大小超过左心室的大小,说明右心室明显超负荷。在特定的条件下,这可能提示肺栓塞。但是,也会有许多慢性疾病可能导致右心室扩张,通常伴有右心室肥厚[ 如肺动脉高压、慢性阻塞性肺疾病(chronic obstructive pulmonary disease,COPD)]。

　　在急诊心脏超声中,发现其他的异常表现也很重要,临床图像可详细说明临床医生和超声医生诊断能力的差别。

## 成像注意事项

　　与普通 X 线和 CT 成像相比,临床医生需要使用超声机器来获取图像。尽管对超声成像设备的使用进行全面的阐述超出了本章的范围,但对于超声心动图检查还有一些注意事项。

　　首先,检查者和超声仪器相对于患者的位置很重要。当心脏病专家或超声医生进行超声检查时,通常是检查者的左手握着探头,在患者的左侧进行。虽然这在一定程度上是合理的(因为心脏在患者的左侧),但它与其他急诊超声检查的方向相反,而且我们经常对同一患者同时进行心脏和腹部检查(快速检查)。我们发现超声波回声方向和检查方向一致时更容易学习理解,通常建议所有的超声检查都从患者的右侧进行,当患者体位不便和特殊护理时可能需要在另一侧检查。

　　其次,与其他超声检查相比,了解超声在心脏病学中的成像原理很重要。当检查者拿起探头开始检查时,应该找到"指示器"(通常是一个凸起或凹槽),

并将其与屏幕的一侧相对应。在腹部和其他急诊超声应用中,屏幕左侧有一个指示器或标识,显示器与之相对应。当选择心脏病学应用程序时,指示器通常会切换到屏幕右侧对应的位置。对于同时做腹部和心脏超声的医生,我们建议采用一致的方法,以腹部方向进行心脏超声检查,当观察时,指示器对应于屏幕的左侧。不同机构使用的成像习惯可能不同,了解使用的是哪种惯例非常重要。本章的文字和图像使用腹部或急诊超声方向。

探头的选择和设备是获取高质量图像的关键。相控阵换能器——扫描线从单个点发射,声束被电子控制——可以在肋骨之间进行最佳成像。如果没有这样的换能器,小体积或微凸曲线传感器可能是最好的选择。当组织谐波成像可用时,组织谐波成像将通过增强对比度进一步改善图像,使其能够更准确地识别心内膜边界。

临床医生进行超声检查有三个基本切面:胸骨旁(长轴和短轴),剑突下或肋下,和心尖。当获得这些图像时,应该了解心脏的"轴":长轴从基部(瓣膜)到心尖,主要是从患者的右肩到左缘;短轴与左肩到右肋缘连线垂直90°。因此,当探头朝向患者的右肩时,它是沿着心脏的长轴。

通过将探头置于胸骨外侧,并将指示器指向患者的右肩,可获得腹部方向的胸骨旁长轴[37]。这个视图提供的图像是顶点在屏幕的右边,心脏的底部在左边。注意,这与典型的心脏超声检查方向相反,后者可以通过反转机器上的屏幕方向或将探头指向患者的左肋缘来获得。胸骨旁长轴应显示左心房、二尖瓣、左室、左室流出道、右室、室间隔。短轴是通过顺时针旋转探头90°获得的,提供了一个 LV 的"环圈"视图。

将探头置于肋缘下方,并将指示器指向患者右侧,即可获得肋下四腔心切面。通过将探头放在腹部并让患者吸气,图像将得到改善。下腔静脉应该进入右心房,该切面应包括 RA、RV、LA 和 LV,心尖位于屏幕右侧。值得注意的是,这个方向位于胸骨下,与胸骨旁长轴相似,但位置较低(通常看不到主动脉根部)。

将探头置于心尖搏动处(通常男性仅位于乳头外侧下方,女性位于乳房下方),探头指向患者右侧,即可获得心尖四腔切面。患者采取左侧卧位可改善图像。在屏幕的顶部可以看到心尖,室间隔垂直延伸。LV、LA、RV 和 RA 均可见。

这里有许多其他辅助视图,其中一些显示在"临床图像"部分。

## 成像缺陷和局限性

患者身体体型和并发症可能会影响成像。让患者左侧卧位,可以让心脏更靠近胸壁,改善图像。对于肥胖、腹部创伤或腹胀的患者,胸骨旁图像可能是最清楚的,而对于肺气肿(COPD 或插管)的患者,剑突下可能是唯一可用的透声窗。尽管很少有患者拥有三种高质量的透声窗(胸骨旁,剑突下或心尖),但大多数患者将至少拥有一个适当的透声窗。

最常见的超声误区是生理性心包液或心外膜脂肪可能被误解为心包积液。很大一部分的患者心脏周围会有一些低回声(暗)区,通常在胸骨旁长轴切面图像的前部最为明显,不应被误认为是积液。正确识别的关键是内部回声的存在和心脏舒张间隙的消失。如果在胸骨旁长轴切面上没有看到液体,就不太可能有明显的心包积液,因为大多数液体都是在心脏后壁和下壁发现的。患者常规定期检查并注意这个空间的存在是很重要的,尤其是在穿透性创伤的情况下[38]。心包积液不应与胸腔积液混淆,胸腔积液可能出现在左胸腔积液患者的心脏附近。如果看到心脏周围有液体,则应查看胸腔的左外侧(冠状面)以确定是否有左侧胸腔积液。液体相对于降主动脉的位置可能有助于进一步区分心包积液和胸腔积液。

心脏节段性室壁运动异常可能会使心脏在某些切面上看起来比其他切面看起来更正常。获得尽可能多的视图,特别是通过增加一个胸骨旁的短轴切面,可能有助于避免这种情况。虽然节段性室壁运动异常有时是明显的,但细微的异常往往难以识别,而且观察者之间经常存在显著的差异,即使在经验丰富的检查者中也是如此。

当确定右心室相对于左心室扩张时,重要的是尽量调整视图中左心室,因为某些斜切可能会使左心室看起来更小,即使在正常心脏中也是如此。特别是,肋下切面可能会过度显示右心室的大小,因为它从下观察心脏。尝试从胸骨旁和心尖部获得更多的图像。

伪影在超声中很常见,亦可在心脏超声中看到。"旁瓣"伪影常出现在心房或心室的高回声处。这些可以通过减少增益或通过获得替代视图来确定伪影是否持续存在。乳头肌也应被识别,因为它们可能被误解为心内肿块或赘生物。

# 临床图像

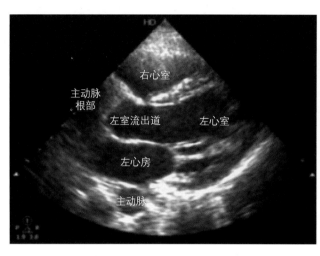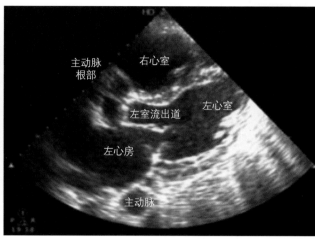

**图 17.1** 胸骨旁长轴视图,显示右心室(RV)、左心房(LA)、二尖瓣(MV)、左心室(LV)、左室流出道(LVOT)、主动脉(AO)根部和降主动脉。注意,这是腹部方向,心尖指向屏幕右侧(从胸骨旁左室长轴视图反转)

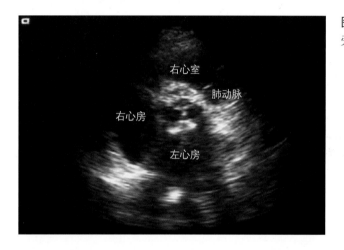

**图 17.2** 主动脉瓣水平的胸骨旁短轴切面(从心脏病学胸骨旁短轴切面反转)。主动脉瓣是三叶瓣,展示着"奔驰"的标志

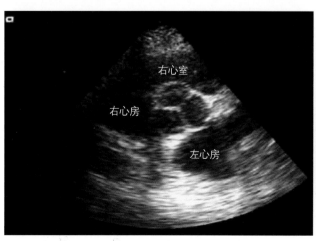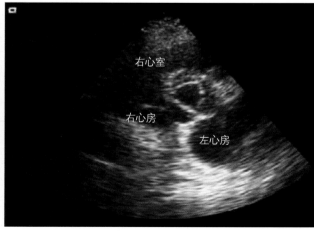

**图 17.3** 胸骨旁短轴视图,主动脉瓣关闭和开放水平。在这个水平(顺时针方向)围绕主动脉(AO)瓣膜的是左心房(LA)、右心房(RA)和显示右心室(RV)(未看到肺动脉)

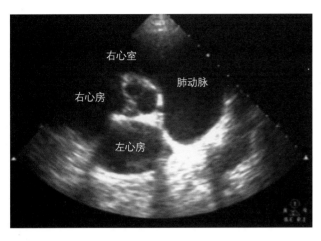

图 17.4　胸骨旁主动脉瓣水平的短轴切面（关闭）。肺动脉扩张（CT 测量 5cm），病理上因肺动脉高压而增大

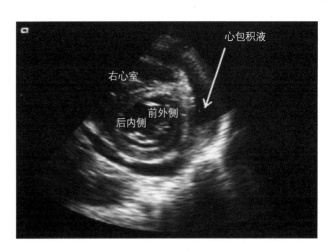

图 17.6　胸骨旁乳头肌水平短轴切面。鉴别出前外侧（AL）和后内侧（PM）乳头肌。此图显示了心室中间段水平的心肌，因此有助于评估左室功能。还可发现环绕性心包积液

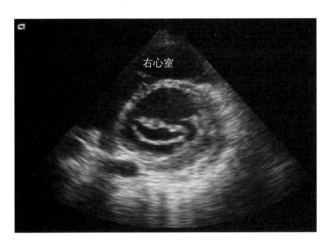

图 17.5　二尖瓣水平的胸骨旁短轴切面（从心脏病学胸骨旁短轴切面反转）。当二尖瓣打开时，它会产生一个"鱼嘴"的外观

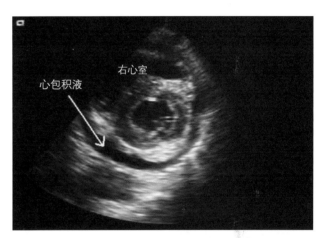

图 17.7　胸骨旁心尖水平短轴视图。这是典型的左心室"环圈"视图，但是当左心室腔逐渐向下时，顶部会变小。还可发现环绕性心包积液

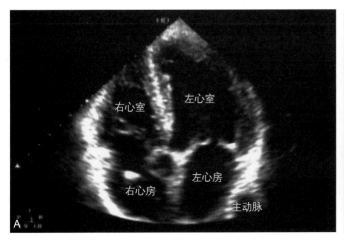

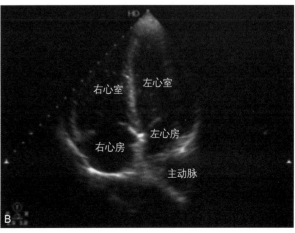

图 17.8　A：心尖四腔切面。左室和左室之间可见二尖瓣。可以看到主动脉的一部分。B：心尖四腔切面。左房室和右房室之间可见二尖瓣叶和三尖瓣叶。向下的主动脉（AO）也可以看到

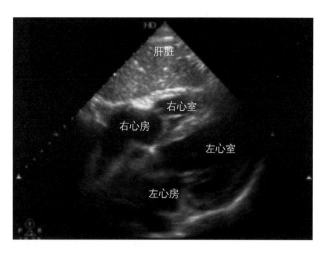

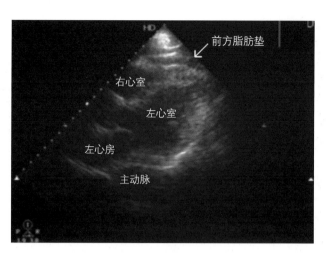

**图 17.9** 剑突下切面四腔心:右心房(RA)、右心室(RV)、左心房(LA)和左心室(LV)。三尖瓣和二尖瓣也可见。对于慢性阻塞性肺疾病患者来说,这是一个非常好的视角,因为过度扩张的肺会使心脏向下移动。但是,如果剑突下切面在斜面上横切 RV,则可能会过度强调 RV 的相对大小

**图 17.10** 胸骨旁长轴切面显示心包前方脂肪垫。心包前方脂肪垫是正常变异,典型的有内部回声。注意没有心包积液。前房心包积液并不常见,但可能发生在心脏手术后

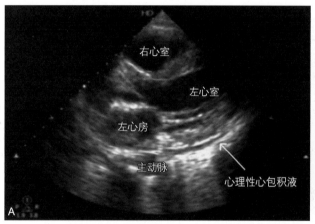

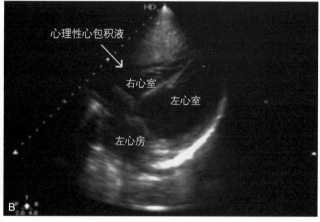

**图 17.11** A:胸骨旁长轴切面显示生理性心包积液。心包积液的特征是小、中、大。如果后壁渗出液 <10mm,则认为渗出液较小,如果 10~15mm 为中度,如果 >15mm 为较大。剑突下切面显示生理性心包积液。右心室被看作是一个楔入肝脏的小楔子

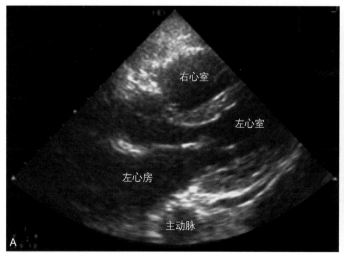

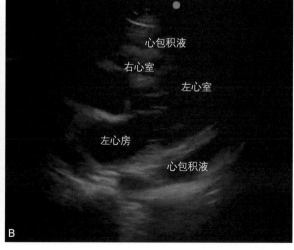

**图 17.12** A:胸骨旁长轴切面显示少量的心包积液(沿左室后壁测量 <10mm)。胸骨旁长轴切面显示中量心包积液(沿左室后壁量 10~15mm)

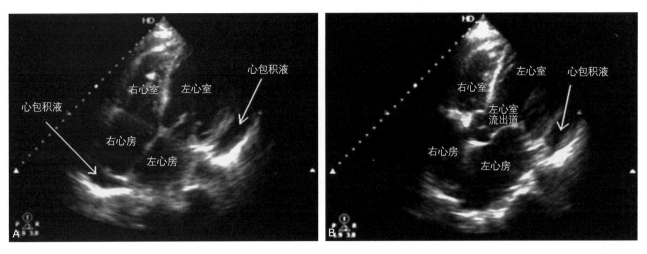

图 17.13　A：心尖四腔切面（探头在心尖稍微中间），有中等量的心包积液。B：心尖五腔切面，包括左室流出道。可见中等量的心包积液

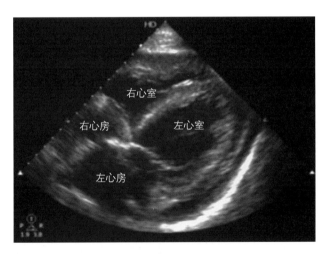

图 17.14　剑突下显示中等大小的心包积液。剑突下切面是显示积液的理想切面，因为心脏周围的液体倾向于向下聚集。还可以看到一根起搏线导丝穿过右心房（RA）和三尖瓣并向右心室（RV）的顶端移动

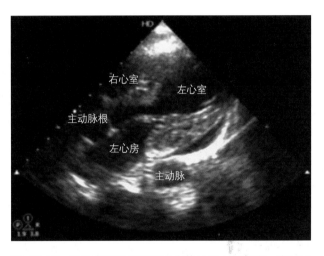

图 17.15　胸骨旁长轴切面显示中等量的心包积液。为了区分心包和胸腔积液，先确定积液相对于降主动脉的位置。心包积液出现在降主动脉（AO）前，而胸腔积液则在降主动脉（AO）后

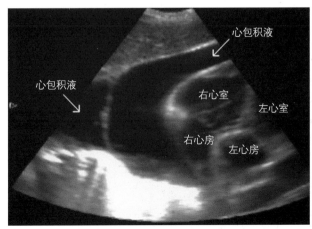

图 17.16　剑突下显示胸腔积液和心包积液。在右侧胸腔积液和大量心包积液之间可以清楚地看到心包

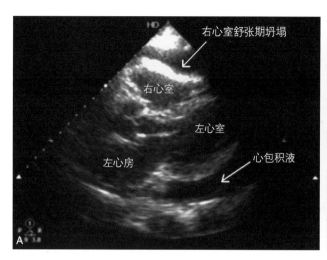
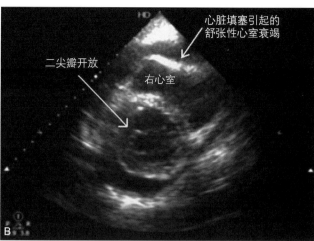

**图 17.17**　A:胸骨旁长轴切面,在心室舒张期有大量心包积液和右心室游离壁反向运动,这一发现是心包填塞的证据。注意打开的二尖瓣,这与心室舒张有关。B:二尖瓣水平的胸骨旁短轴切面(从心脏胸骨旁短轴切面旋转)。注意由于大量周围性心包积液引起的右室游离壁倒置。这一发现与心包填塞一致

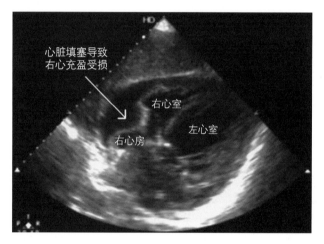
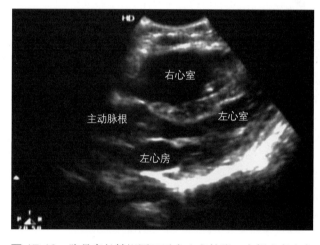

**图 17.18**　剑突下显示中到大量心包积液,并有右心房内翻的迹象。重要的是不要混淆心房收缩和舒张期塌陷,它发生在心房收缩期间

**图 17.19**　胸骨旁长轴视图显示右心室扩张。本例患者右房比 >0.7:1,甚至超过 1:1(偶然发现有较大的房间隔缺损)

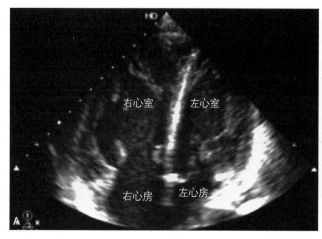
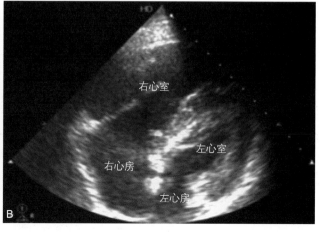

**图 17.20**　A:右心室(RV)扩张患者的心尖四腔心切面。RV 比和左心室(LV)大。这位患者患有慢性肺动脉高压。注意右心室游离壁的肥大。右心室游离壁厚度超过 5mm 提示右心室壁肥厚和慢性病因。B:RV 扩张患者的心尖部四腔心切面。RV 比 LV 大。这个视图略偏中间——间隔不垂直,心尖也看不见

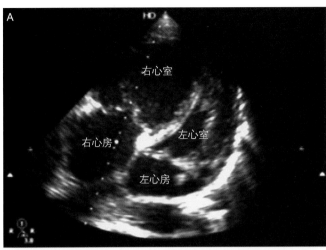

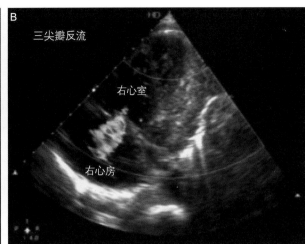

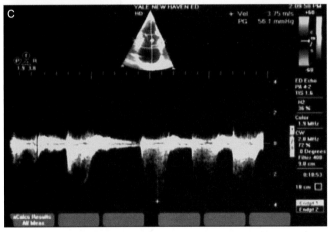

图 17.21　A:心尖四腔切面(稍向内侧 - 间隔不垂直)显示右心室扩张。彩色多普勒显像可用于评估三尖瓣反流(TR)。如果有 TR 存在,则可使用连续波谱多普勒来估计肺动脉压。B:彩色多普勒显像显示三尖瓣反流。一旦彩色多普勒识别出 TR 射流,就可以利用连续波多普勒光谱计算 TR 射流的最大速度。C:测量 TR 射流的最大速度。速度 >2.7m/s 是显著的。使用修改后的伯努利方程($\Delta P=4 \times V^2$),肺动脉压力的估计计算。在这种情况下,右心室(RV)的压力比右心房(RA)的压力大 56mm 汞柱,这是用机器上的软件使用修正的伯努利方程计算出来的。通过增加估计的 RA 压力(通常假设为 10mm 汞柱),可以得到一个准确的 RV 压力

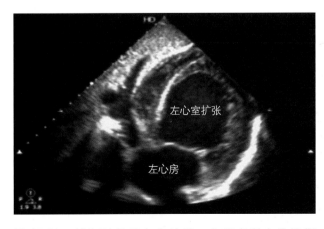

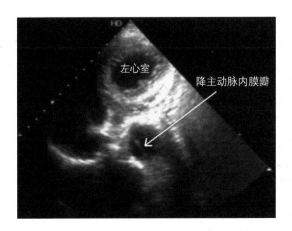

图 17.22　剑突下显示左室扩张。左室直径在收缩期 >3.9cm,舒张期 >5.2cm 均为异常,与左室增大一致

图 17.23　胸骨旁切面显示降主动脉与剥脱的内膜,虽然经胸超声心动图可见,但是经食管超声对主动脉夹层的评估更为敏感

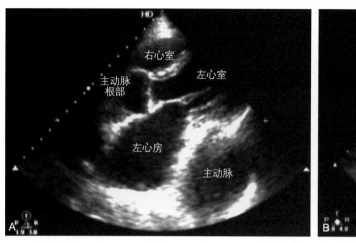
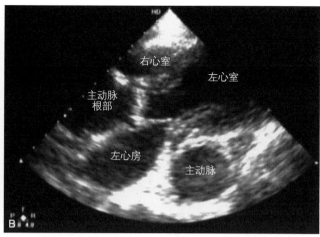

**图 17.24** 胸骨旁长轴切面显示胸主动脉瘤。B：主动脉根部扩张（>4cm）。在 A、B 两张图中，都能看到心脏后方扩张的降主动脉

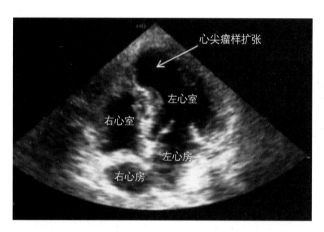

**图 17.25** 心尖四腔切面显示左心尖室壁瘤。实时观察，心尖的薄壁部分在心室收缩时表现为运动异常

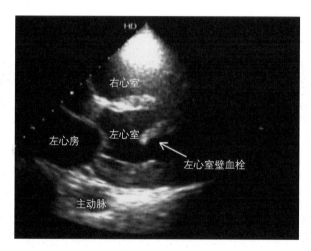

**图 17.26** 胸骨旁长轴切面显示左心室壁血栓。近期有心肌梗死、心室壁运动异常或室壁瘤的患者有发生心室血栓的风险。注意不要将乳头肌与血栓混淆。在这个例子中，在心脏活动过程中可以看到这个结构来回摆动。最初认为是乳头肌破裂，但腱索和瓣膜运动完好无损

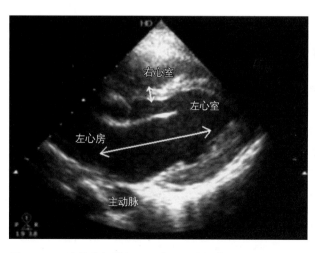

**图 17.27** 胸骨旁长轴切面。为了准确评估左室肥厚（LVH），应该在舒张期（二尖瓣开放时）进行测量。测量时应垂直于左心室（LV）长轴（长箭），避免过高估壁厚

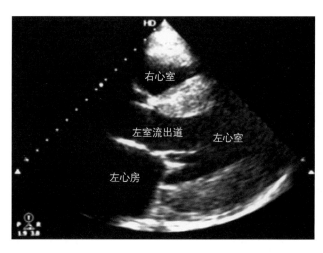

**图 17.28** 左室肥厚(LVH)患者胸骨旁长轴视图。室间隔厚度在心室舒张期 >1.1cm 符合 LVH

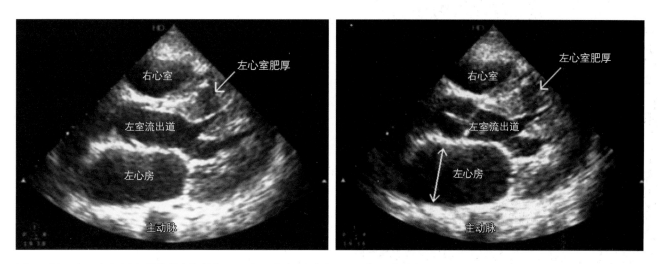

**图 17.29** 左心室肥厚患者胸骨旁长轴切面。左心房(LA)直径 >4cm 与左房增大(LAE)一致

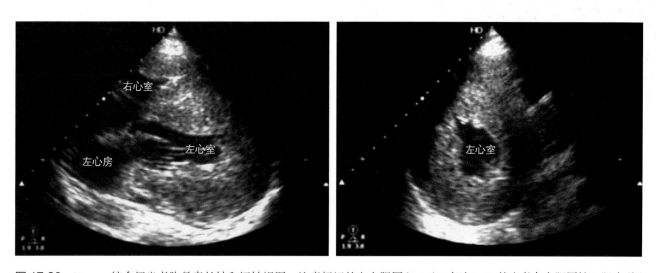

**图 17.30** Noonan 综合征患者胸骨旁长轴和短轴视图。注意标记的左室肥厚(LVH)。高达 30% 的患者存在肥厚性心肌病(梗阻性和非梗阻性)

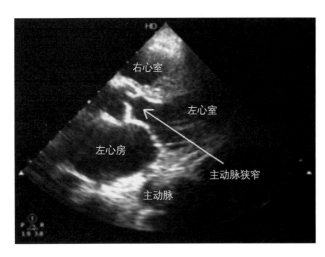

图 17.31　胸骨旁长轴视图显示主动脉流出道直径减小。这位患者患有主动脉狭窄

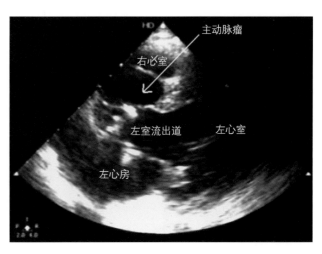

图 17.32　胸骨旁长轴显示主动脉瘤。患者有主动脉瓣置换史

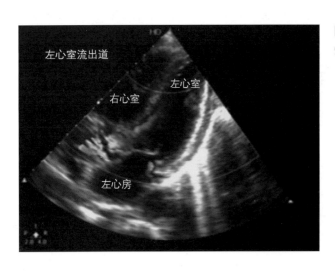

图 17.33　描绘左心室流出道的彩色多普勒成像,还注意到二尖瓣关闭不全

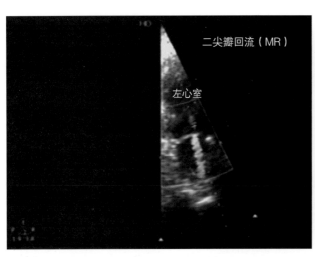

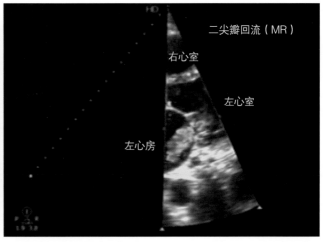

图 17.34　彩色多普勒成像显示二尖瓣返流。利用彩色多普勒识别出的 MR 射流,利用连续波谱多普勒对 MR 射流的严重程度进行表征和量化

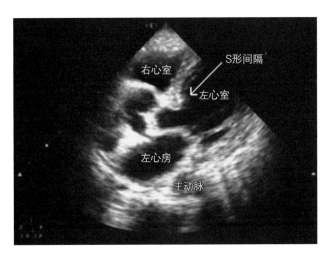

图 17.35 老年心脏的胸骨旁长轴视图。老年患者可出现 S 形的室间隔,导致 LVH 被过高估计。另一个常见的发现是主动脉瓣硬化。其他常见的表现(图中未见)包括二尖瓣环钙化、轻度主动脉瓣关闭不全、轻度二尖瓣返流和主动脉根部增大(继发于长期高血压)

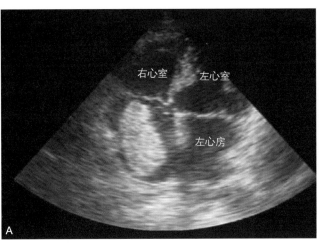
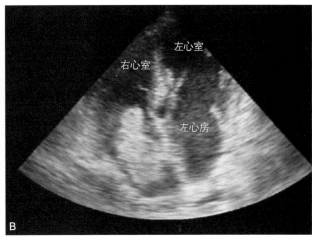

图 17.36 右心房肿物的心尖四腔切面。三尖瓣和二尖瓣先关闭后开放(A、B)

(邬莺莺 译,袁新春 校)

# 参考文献

1. Cardenas E: Limited bedside ultrasound imaging by emergency medicine physicians. *West J Med* 1998;**168**(3):188–9.

2. Chizner MA: The diagnosis of heart disease by clinical assessment alone. *Curr Prob Cardiol* 2001;**26**(5):285–379.

3. Hauser AM: The emerging role of echocardiography in the emergency department. *Ann Emerg Med* 1989;**18**(12):1298–303.

4. Kimura BJ, Bocchicchio M, Willis CL, Demaria AN: Screening cardiac ultrasonographic examination in patients with suspected cardiac disease in the emergency department. *Am Heart J* 2001;**142**(2):324–30.

5. Bocka JJ, Overton DT, Hauser A: Electromechanical dissociation in human beings: an echocardiographic evaluation. *Ann Emerg Med* 1988;**17**(5):450–2.

6. Tayal VS, Kline JA: Emergency echocardiography to detect pericardial effusion in patients in PEA and near-PEA states. *Resuscitation* 2003;**59**(3):315–18.

7. Amaya SC, Langsam A: Ultrasound detection of ventricular fibrillation disguised as asystole. *Ann Emerg Med* 1999;**33**(3):344–6.

8. Blaivas M, Fox JC: Outcome in cardiac arrest patients found to have cardiac standstill on the bedside emergency department echocardiogram [comment]. *Acad Emerg Med* 2001;**8**(6):616–21.

9. Plummer D, Brunette D, Asinger R, Ruiz E: Emergency department echocardiography improves outcome in penetrating cardiac injury. *Ann Emerg Med* 1992;**21**(6):709–12.

10. Blaivas M: Incidence of pericardial effusion in patients presenting to the emergency department with unexplained dyspnea. *Acad Emerg Med* 2001;**8**(12):1143–6.

11. Shabetai R: Pericardial effusion: hemodynamic spectrum. *Heart* 2004;**90**(3):255–6.

12. Nazeyrollas P, Metz D, Jolly D, et al.: Use of transthoracic Doppler echocardiography combined with clinical and electrocardiographic data to predict acute pulmonary embolism. *Eur Heart J* 1996;**17**:779–86.

13. Peels CH, Visser CA, Kupper AJ, et al.: Usefulness of two-dimensional echocardiography for immediate detection of myocardial ischemia in the emergency room. *Am J Cardiol* 1990;**65**(11):687–91.

14. Roudaut RP, Billes MA, Gosse P, et al.: Accuracy of M-mode and two-dimensional echocardiography in the diagnosis of aortic dissection: an experience with 128 cases. *Clin Cardiol* 1988;**11**:553–62.

15. Kobal SL, et al: *Am J Card* 2005;**96**(7):1002.

16. Jones AET, Vivek S, Sullivan MD, Kline JA: Randomized controlled trial of immediate vs. delayed goal-directed ultrasound to identify the etiology of nontraumatic hypotension in emergency department patients. *Acad Emerg Med* 2004;**11**(5): 445–6.

17. Moore CL, Rose GA, Tayal VS, et al.: Determination of left ventricular function by emergency physician echocardiography of hypotensive patients. *Acad Emerg Med* 2002;**9**(3):186–93.

18. Grifoni S, Olivotto I, Cecchini P, et al.: Utility of an integrated clinical, echocardiographic, and venous ultrasonographic approach for triage of patients with suspected pulmonary embolism. *Am J Cardiol* 1998;**82**:1230–5.

19. Johnson ME, Furlong R, Schrank K: Diagnostic use of emergency department echocardiogram in massive pulmonary emboli. *Ann Emerg Med* 1992;**21**(6):760–3.

20. Kasper W, Konstantinides S, Geibel A, et al.: Prognostic significance of right ventricular afterload stress detected by echocardiography in patients with clinically suspected pulmonary embolism. *Heart* 1997;**77**:346–9.

21. Ribiero A, Lindmarker P, Juhlin-Dannfelt A, et al.: Echocardiography Doppler in pulmonary embolism: right ventricular dysfunction as a predictor of mortality rate. *Am Heart J* 1997;**134**(3):479–87.

22. Sabia P, Abbott RD, Afrookteh A, et al.: Importance of two-dimensional echocardiographic assessment of left ventricular systolic function in patients presenting to the emergency room with cardiac-related symptoms. *Circulation* 1991;**84**(4):1615–24.

23. Jones AET, Vivek S, Sullivan MD, Kline JA: Randomized controlled trial of immediate vs. delayed goal-directed ultrasound to identify the etiology of nontraumatic hypotension in emergency department patients. *Crit Care Med* 2004;**32**:1703–8.

24. Rose JS, Pershad J, Tayal V, et al.: The UHP ultrasound protocol: a novel ultrasound approach to the empiric evaluation of the undifferentiated hypotensive patient [comment]. *Am J Emerg Med* 2001;**19**(4):299–302.

25. Moore CL, Chen J, Lynch KA, et al.: Utility of focused chest ultrasound in the diagnosis of patients with unexplained dyspnea. *Acad Emerg Med* 2006;**13**(5):S201.

26. Pearson AC: Noninvasive evaluation of the hemodynamically unstable patient: the advantages of seeing clearly. *Mayo Clin Proc* 1995;**70**:1012–14.

27. Aguilera PA, Durham BA, Riley DA: Emergency transvenous cardiac pacing placement using ultrasound guidance. *Ann Emerg Med* 2000;**36**(3):224–7.

28. Callahan JA, Seward JB, Nishimura RA, et al.: Two-dimensional echocardiographically guided pericardiocentesis: experience in 117 consecutive patients. *Am J Cardiol* 1985;**55**(4):476–9.

29. Ettin D, Cook T: Using ultrasound to determine external pacer capture. *J Emerg Med* 1999;**17**(6):1007–9.

30. Moore CL, Molina AA, Lin H: Ultrasonography in community emergency departments in the United States: access to ultrasonography performed by consultants and status of emergency physician-performed ultrasonography. *Ann Emerg Med* 2006;**47**(2):147–53.

31. Stahmer SA: Correspondence: the ASE position statement on echocardiography in the emergency department. *Acad Emerg Med* 2000;**7**:306–7.

32. American Medical Association (AMA): H-230.960 Privileging for ultrasound imaging. Chicago: AMA, 2000. Available at: www.ama-assn.org/apps/pf_new/pf_online?f_n=browse& doc=policyfiles/HnE/H-230.960.HTM

33. DeMaria AN, Crawford MH, Feigenbaum H, et al.: Task force: training in echocardiography. *J Am Coll Cardiol* 1986;**7**(6): 1207–8.

34. Mateer J, Plummer D, Heller M, et al.: Model curriculum for physician training in emergency ultrasonography. *Ann Emerg Med* 1994;**23**(1):95–102.

35. American College of Emergency Physicians (ACEP). ACEP policy statement: emergency ultrasound guidelines. Available at: acep.org/webportal/PracticeResources/PolicyStatements/

36. Jones AE, Tayal VS, Kline JA: Focused training of emergency medicine residents in goal-directed echocardiography: a prospective study. *Acad Emerg Med* 2003;**10**(10):1054–8.

37. Moore C: Current issues with emergency cardiac ultrasound probe and image conventions. *Acad Emerg Med* 2008;**15**:278–84.

38. Blaivas M, DeBehnke D, Phelan MB: Potential errors in the diagnosis of pericardial effusion on trauma ultrasound for penetrating injuries. *Acad Emerg Med* 2000;**7**(11):1261–6.

# 肾脏和泌尿系统的急诊超声检查

Anthony J. Dean and Ross Kessler

## 适应证

肾脏超声检查的主要适应证是诊断输尿管结石,如果结石造成输尿管梗阻,会引起肾盂积水。较少见的是,腹膜后突起(肿瘤、纤维化)或起源于前列腺,卵巢或膀胱的盆腔病变也可能导致肾积水。泌尿系统急诊超声检查的适应证如下:

1. 急性腰部或背部疼痛
2. 血尿
3. 尿潴留
4. 急性肾衰竭

肾脏超声可以识别肾脏内直径 >5mm 的结石。然而,这些结石不会引起梗阻症状,只有在它们成为感染病灶或进入输尿管时才具有临床意义。除非输尿管扩张,否则很少能看到从肾盂到髂嵴的输尿管,用超声来检查这段输尿管到输尿管膀胱交界(ureterovesical junction,UVJ)处的几厘米输尿管是有难度的。因此,输尿管结石通常是通过肾积水的存在来诊断的。结石本身很难发现,除非在 UVJ 段。有些结石不会造成完全性输尿管梗阻,所以它们可能不会导致肾积水,仅用急诊超声检测肾结石的敏感度和特异度分别为 83% 和 92%[1]。一些研究人员通过结合腹部平片和超声检查,提高了诊断的准确性,并且灵敏度达到了 90% 以上。这种方法可以诊断出 95% 的直径 >3mm 的结石(依据肾积水的存在,或者在 X 线片上发现结石,或者两者同时存在)。这种方法具有双重优势。这种方法可以识别不太可能自发排出的结石(那些直径 >6mm 的结石,在平片上很容易辨认出来),并首选于那些有肾积水但在平片上无法辨认出结石的患者(要么超声检查是假阳性,要么结石很小,很可能会自发排出)。

近来,CT 的实用性越来越强,它能够提供腹部其他病变的信息,再加上患者希望得到明确的诊断,这在很大程度增加了 CT 的使用,并导致超声在输尿管结石急诊评估中的使用减少。有趣的是,CT 的这一趋势并没有改变被诊断为肾结石的患者的比例、被诊断为有意义的替代诊断的患者比例,还有那些因肾绞痛而住院的比例[2]。这些发现表明,增加 CT 的使用对尿石症的诊断或治疗没有显著影响。最近,一项研究对急诊室分别使用了 CT、平片、超声或床旁超声对肾绞痛患者进行评估,并进行了 6 个月随访期,结果显示,在并发症和干预方面,每组患者的结果相似,但那些最初接受超声评估的患者的辐射暴露明显较低。这些发现,再加上人们日益认识到辐射暴露增加有致癌风险,重新激起了人们对超声在急诊肾绞痛评估中的作用的兴趣。在评估有输尿管结石病史(通常是多次结石病史)的患者和先前做过 CT 扫描的患者时,超声检查的结果特别令人信服。

## 诊断能力

### 操作方法和正常的声像解剖学

尽管肾脏位置易受呼吸和个体差异的影响,但大都与腰大肌外侧的肋骨平行,位于肩胛中线和腋后线之间,以及在第 8 肋骨和第 12 肋骨之间。相比于左肾,右肾更容易被肝压迫移位而较低。肾脏能直接通过侧面成像,或将肝脏作为透声窗,使用更靠侧方或更靠前方的途径观察右肾。患者可取仰卧位,也可以取侧卧位、俯卧位或坐位。为了扩大肋间隙,可以要求患者将同侧手臂放至其头部上方,并向对侧胸部弯曲(例如,在检查左肾时,患者将被告知"将右肩靠近右臀部")。当患者取仰卧位时,可以通过在患者下方放置一个枕头来增宽肋间隙。呼吸运动的控制可能有助于检查：嘱患者"深吸气并屏住"，可以获得肋骨下方的视野，或嘱患者"慢慢地深吸一口气，再呼气"，则可以从上到下扫描肾脏。

正常肾脏长约 10~12cm。太大、太小或轮廓不规则都有可能是先天性的或病理性的。肾被膜具有高度反射性，因此在超声上表现为高回声。有些患者肾脏周围有脂肪，故会产生点状的不均质等回声。肾"皮质"比邻近的肝脏或脾脏回声低。肾"髓质"是由肾锥体（比皮质更低回声）和肾柱（肾锥体之间的皮质延伸）组成的区域。它位于皮质内侧和肾窦周围。后者由集合系统、肾血管和脂肪组织组成。肾窦脂肪表现为强回声。在正常情况下，由于输尿管频繁而有规律地蠕动，集合系统中没有尿液，因此在超声上显示不清。因此，肾窦内的低回声结构是血管。彩色超声多普勒可将其与可疑肾积水区分开来。

接受肾积水评估的患者应充分摄入水，但不应过度（因为可能导致肾积水），使膀胱充盈而不过度膨胀。探头的频率范围应在 2.0~5.0MHz 之间；低频超声可能会有助于检查。评估单侧腹痛通常是对双侧肾脏和膀胱进行超声检查，以排除双侧肾积水、先天性肾缺如、异位肾或其他泌尿系病变。

## 肾积水和输尿管结石

肾积水表现为肾窦脂肪内非血管性的无回声区域。它可以分为无积水、轻度积水（Ⅰ级）、中度积水（Ⅱ级）或重度积水（Ⅲ级）。超声表现与肾盏扩张的程度相对应。在轻度（Ⅰ级）肾积水中，肾盏充满液体，同时保持正常的解剖结构。在实时扫描时，可以看到这些正常结构连接在一起（与肾囊肿不同）。60% 的正常志愿者在强力的水合作用致膀胱充盈后，出现肾积水；20% 的志愿者表现为Ⅱ级肾积水[3]。有趣的是，在这项研究中，8% 的正常志愿者在排尿前有轻度肾积水。而且，在大量摄入水后出现肾积水并伴有膀胱充盈的患者，排尿后肾积水并未立即消失。在中度（Ⅱ级）肾积水时，肾盏扩张，在超声图像上融合呈"熊掌"状。重度（Ⅲ级）肾积水的特征是肾髓质和肾皮质因肾盏极度扩张而消失。有时，结石的通过会破坏肾盂的完整性导致尿性囊肿，在超声上表现为肾脏周围的无回声团。

在综合研究中，超声诊断输尿管结石的灵敏度

为 45%[4]。在实际操作中，想要清楚地显示从肾盂到髂嵴的输尿管是比较困难的，因为从这一段到 UVJ，输尿管的声波被后方的骨盆和前方的多层肠管阻挡。然而，如果发现肾积水，超声医生应该尽量尝试找到输尿管结石，因为评估结石的大小对结石的通过有预后意义。一个大研究显示，<4mm 的结石有 80% 可自发通过，4~6mm 的结石有 60% 可自发通过，而 >6mm 的结石只有 20% 可自发通过[5]。如果出现肾积水，应实时追踪无回声的集合系统进入近端输尿管。肾盂输尿管交界处是输尿管结石滞留的常见部位。输尿管应该尽可能在侧腹部追踪。

如果腰部未发现结石，应该观察 UVJ（输尿管结石最常见的部位）。在前列腺水平横切面上扫描膀胱，UVJ 位于膀胱后方和侧方几厘米处。继续扇形探测，扩张的输尿管看起来像一个无回声的圆形结构，在膀胱后方横向移动。彩色血流多普勒可用于确认该结构不是血管。向相反方向扫描输尿管，可以看到它在 UVJ 处突然终止。虽然结石本身是可以辨认出来的，但是在许多情况下，只有通过声影才能判断出来。彩色多普勒可通过结石后方的"闪烁伪影"和"彩色彗星尾征"显示结石的存在。由于 <4mm 的结石在超声分辨的临界值上，所以应该使用尽可能高的穿透频率，并调整增益，使膀胱中的尿液呈现真正的黑色。由于后方回声增强，远场增益也可能需要调低。焦点区域应位于感兴趣区域的水平或略低于该水平。在输尿管结石的诊断中，通常要获得显示扩张的输尿管和梗阻交界处的纵切面图像。

评估输尿管射流在输尿管结石的诊断中并没有明确的用途。该评估要求膀胱中有少量到中等的尿量。使用低流量标度（低脉冲重复频率）将彩色血流多普勒窗口放置在 UVJ 的横段面上，并调整彩色血流增益，使得其恰好低于膀胱内自发彩色增益伪影的临界值。这项评估采用了不同的时间，然而由于输尿管通常每分钟蠕动几次，2 分钟似乎比较合理。在一些患者中，特别是那些摄入水分不足的患者，即使输尿管无梗阻，在这段时间内也可能看不到射流。射流的强度和体积大致对称。常可以在部分梗阻的一侧看到一股缓慢的、持续不断的射流。在已确诊的肾积水侧出现液体流动可以在一定程度上让临床医生放心，因为患者为不完全梗阻。相反，肾积水侧液体流动完全消失可能促使临床医生采取更保守的治疗方法或泌尿外科紧急会诊。

## 肾囊肿和肾肿块

单纯性肾囊肿相当常见。30 岁以下患者的发病率约为 5%,50 岁以上患者的发病率约为 25%~50%,其中 2/3 的患者的病灶直径 ≤ 2cm。超声发现肾实质肿块(包括囊肿和癌)的敏感度约为 80%。肾细胞癌的声像图表现各异,可表现为低回声肿块或内见分隔、边缘不规则的复杂囊肿。血管平滑肌脂肪瘤在超声上回声较强,偶尔可被鉴别,但其超声表现可能会与肾细胞癌相似。明确鉴别不同类型的肾囊肿和肿块超出了急诊超声的范围;然而,良性肾囊肿往往是光滑的,边界清楚,呈圆形或椭圆形,内部回声不明显,并有后方回声增强的超声伪像。符合这些标准的囊肿不需要特殊的随访。而复杂囊肿和其他肾脏肿块应进行进一步的影像检查或转诊。

## 尿潴留和膀胱评估

超声可以识别或确诊疑似尿潴留的膀胱扩张,也可以用来估计排尿后的残余尿。在这两种情况下,超声都免去了更耗时、更具侵入性的插管。有许多方法可以用来估计膀胱体积,但最简单的(已证明精确度不亚于其他任何一项)是在三个垂直平面(长 × 宽 × 高)上测量膀胱体积,以得到一个粗略的估计。一些人主张将这个乘积乘以 0.75。总体而言,由于膀胱形状各异,误差范围在 15%~35% 之间。正常情况下,排尿时膀胱是完全排空的,所以任何排尿后的尿液残留都代表某种程度的出口梗阻或逼尿肌功能障碍。成人膀胱内 250ml 的剩余容量不太可能产生显著的逆行压力,但由于膀胱的排空机制发生故障,它们增加了感染的风险。应该对膀胱壁进行扫描,看是否有不规则增厚之处。弥漫性管壁增厚提示慢性膀胱炎、痉挛性膀胱或长期出口梗阻,具体取决于临床情况。其他膀胱异常包括结石、憩室、囊肿、血块、沉淀物、真菌球(免疫功能受损)和肿瘤。如本章前面所述,在肾积水或原因不明的肾功能衰竭的情况下,输尿管射流的彩色多普勒可以评估 UVJ 区域,排除完全性梗阻。

## 前列腺肥大和前列腺癌

前列腺的最大直径可达 4cm。前列腺异常可在评估尿潴留或评估腰部疼痛或创伤时偶然发现。前列腺弥漫性肥大,边缘清晰,解剖结构正常,很可能是良性肥大,而恶性肿瘤可能会导致严重畸形。然而,超声检查不能排除肥大腺体内的早期癌或等回声的恶性肿瘤,因此发现前列腺异常应转诊作进一步评估。

# 注意事项和局限性

肾脏超声检查可能受到获取图像的技术挑战或检测本身固有特性的限制。解剖学、患者体型、损伤或压痛区域、患者体位和操作技能可能会影响检查的质量。

除了已经提到的肾积水的非梗阻性原因外,肾盏扩张还可能会由使用利尿剂、梗阻病史、返流和怀孕引起。在怀孕期间,最严重的肾盏扩张发生在怀孕 38 周左右,右肾比左肾所受的影响更大。分娩后扩张可能会持续存在。

尽管实时扫描可以进行区分,但多发单纯性肾囊肿仍可能会被误诊为肾盂积水,囊肿周围没有窦性脂肪,即使在严重的肾盂积水中也能看到较薄的回声带。肾积水通常影响整个集合系统,而在多囊肾病或获得性肾囊性疾病中,囊肿往往大小不一。

肾积水的假阴性发生在有实际梗阻但没有肾盏扩张的情况下,这种情况很少见,除非肾脏已经失去功能了。然而,输尿管结石的假阴性更为常见,因为许多结石是无梗阻的或只是部分梗阻的。如前所述,超声检查常常无法发现肾结石。肾脏肿瘤的诊断不在急诊超声的标准范围之内。超声在鉴别肾脏肿块方面受到其大小和超声表现的影响。<5mm 的肿瘤是看不见的,较大的病变也很容易被忽视,尤其是当它们的回声与周围肾实质的回声相似时。专业知识和超声技术在准确识别肾肿块方面起着重要作用。由于这些原因,急诊超声医师不太可能排除肾肿瘤,尽管发现它可能可以被定性。

# 临床图像

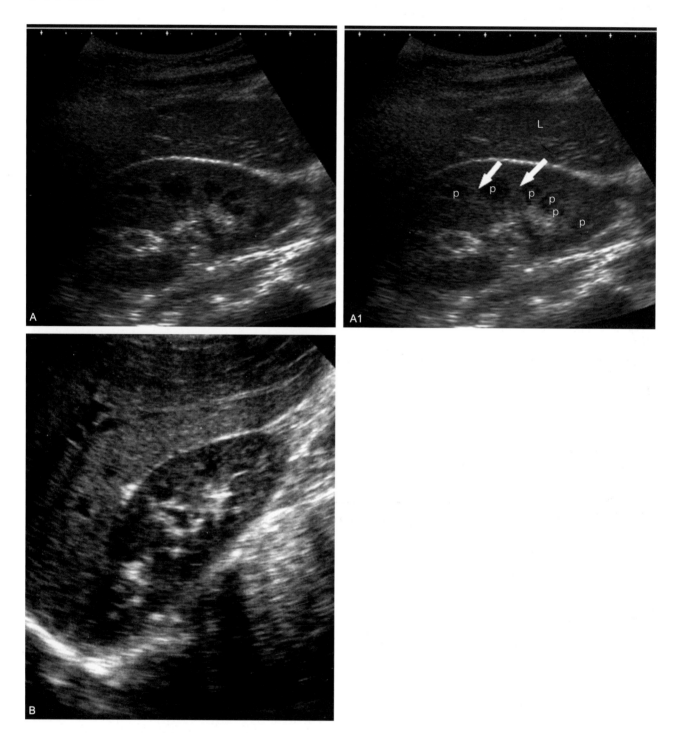

**图 18.1**　以上是几个正常肾脏图像的例子。图 18.1A~ 图 18.1D 显示了右肾的纵切图。肾周包膜是强回声。相对于邻近的肝（L）（或左侧的脾），肾皮质回声稍低。肾锥体（p）回声更低，除了在解剖学上正常的位置外，可能会被误认为是囊肿，尤其是年轻人。在肾锥体外部有一条假想线是皮质和髓质之间的边界。肾柱（箭）是肾锥体之间的皮质延伸。图 18.1E 显示肾动脉（RA）和肾静脉（RV）进入肾门的横切面。图 18.1C 显示了肾窦内的肾血管，以及位于双肾内侧的腰大肌（p）。所有图像均可见高回声肾窦，如部分图内（箭头）所示

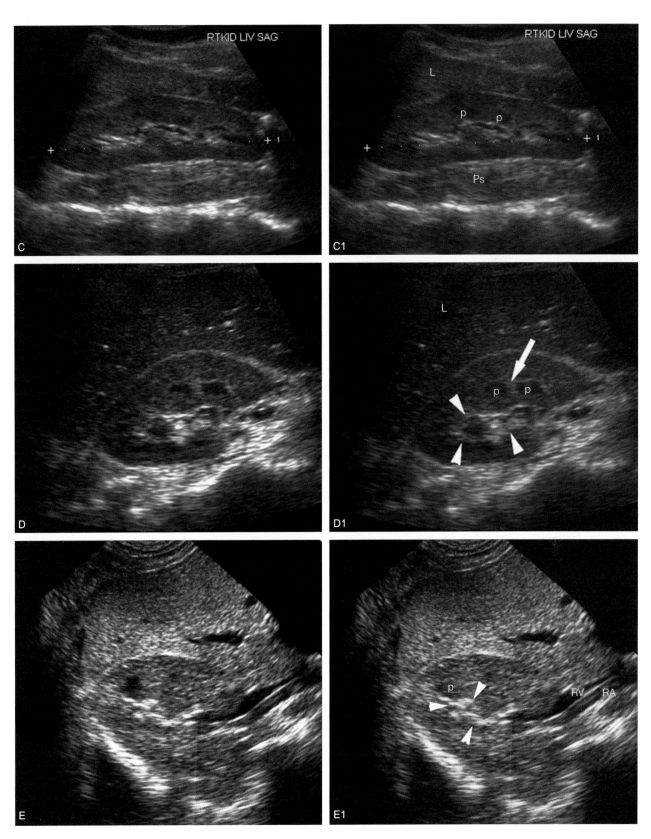

图 18.1（续）

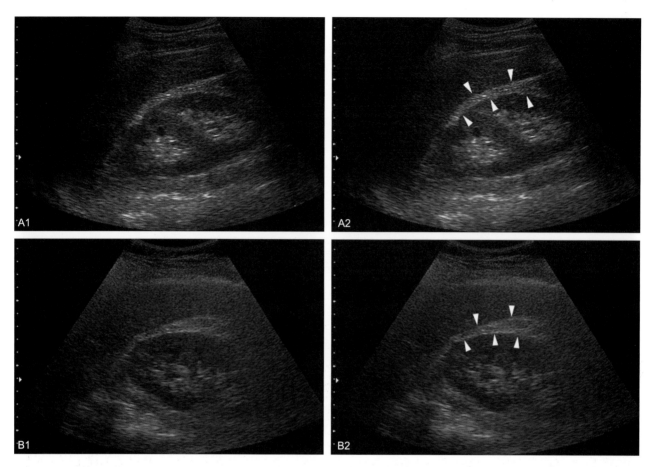

图 18.2　肾周脂肪和创伤。一名 35 岁男性,从梯子上摔下来后出现右腰部疼痛。图 18.2A1 和图 18.2A2 显示他的肾脏超声表现为右肾形态正常,内可见单纯性小囊肿。肾周高回声脂肪可能会被误认为是腹膜内血凝块。它们的不同之处在于肾周脂肪的厚度均匀(不像游离液体那样"尖")、双侧对称、呈典型的脂肪弥漫的细小不均匀的声像图,以及它不会受到患者体外改变的影响。图 18.2B1 和图 18.2B2 显示了肾周脂肪的另一个例子。肾脏超声不是检测肾实质损伤的敏感工具

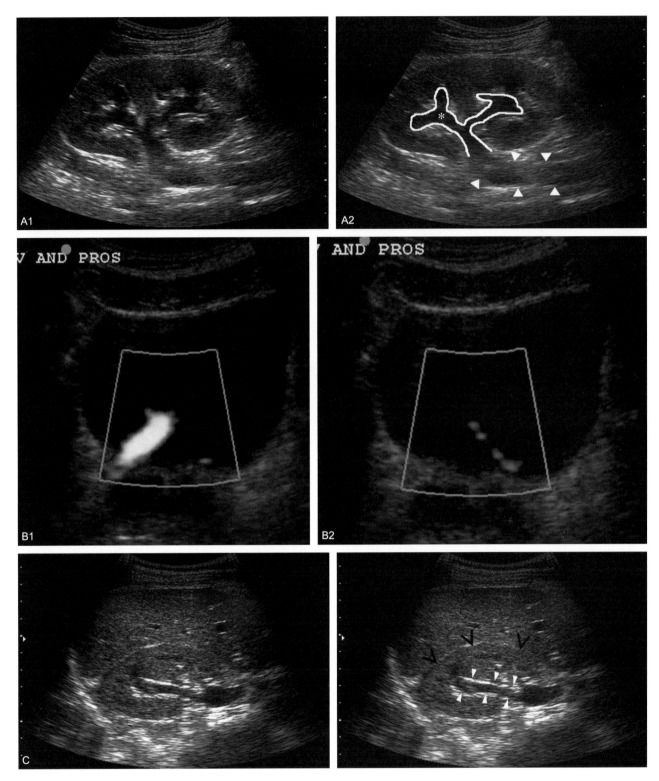

**图 18.3**　轻度肾积水。一名 46 岁男性，左侧耻骨上疼痛，起病急。尿液分析显示大量血细胞，没有白细胞酯酶或亚硝酸盐。床边超声（图 18.3A1 和图 18.3A2）显示左肾轻度（Ⅰ级）肾积水，伴有近端输尿管积水（箭头）。膀胱彩色血流评估显示右侧输尿管口（图 18.3B1）有强烈的尿液射流，左侧 UVJ（图 18.3B2）有持续尿液的射流。腹部 / 盆腔 CT 平扫证实左侧输尿管一个 4mm 结石。肾横切面显示另一例Ⅰ级肾积水（图 18.3C，白箭头）。在这种情况的超声检查中，肾脏的包膜很难辨认（黑箭头）（彩图见书末彩插）

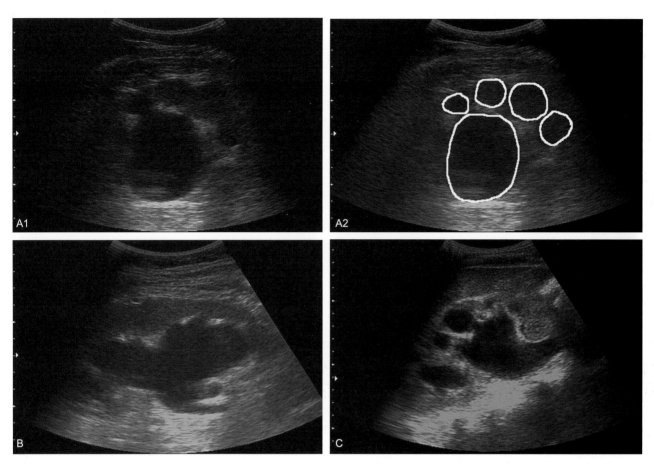

**图 18.4**　中度肾积水。一名 44 岁女性,左腰部疼痛伴加重 1 周。3 天前,其主治医生诊断她患有尿路感染,并开始给她使用左氧氟沙星。床边超声检查显示中度(Ⅱ级)肾积水。请注意图 18.4A1 和图 18.4A2 中标记的无回声区,这让人联想到熊掌征。肾皮质未消失,意味着肾积水不是很严重。患者因需要静脉注射抗生素和手术治疗结石感染而住进泌尿外科。图 18.4B 和图 18.4C 同样显示中度肾积水

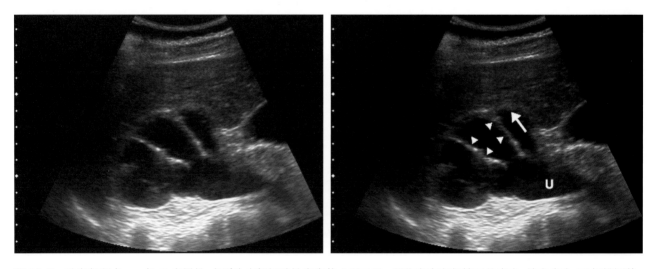

**图 18.5**　重度肾积水。一名 43 岁男性,主诉为右侧间歇性疼痛伴血尿 3 天。既往有多发肾结石的病史,并有多次 CT 扫描评估。急诊床边超声显示右肾严重积水。整个肾窦声像图可见广泛的肾盏扩张(箭头)。肾皮质消失(箭),诊断为严重(Ⅲ级)肾积水。肾窦充满液体的区域有后方回声增强。近端输尿管的扩张(U)也很明显。在如此明显的肾积水的情况下,进行了 CT 平扫。发现了一块直径约 7mm 的结石。咨询泌尿外科后,放置输尿管支架,然后在膀胱镜下取出结石

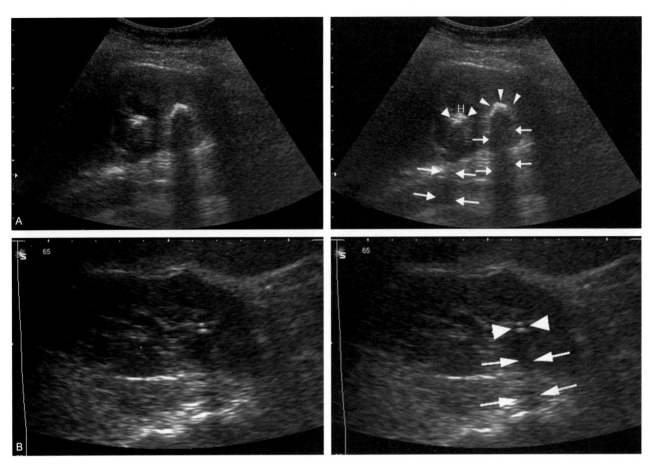

图 18.6　肾结石。一名 32 岁的患者出现"疑似肾结石"的症状。他的尿检没有红细胞,也没有感染的迹象。急诊床边超声(图 18.6A)显示两个有声影(箭)的强回声结石(箭头)。肾积水(H)也可见。肾结石具有与肾窦脂肪相同的强回声,因此它们的存在通常只能通过它们后方的声影来推断。另一个例子可以在图 18.6B 中看到,图中肾脏超声图像显示肾脏结构欠清晰,在肾窦处有一个细小但清晰的强回声结石(箭头)和声影(箭)。肾结石通常不会引起疼痛(除非结石进入输尿管)。因此,急性症状应考虑肾盂肾炎或输尿管结石

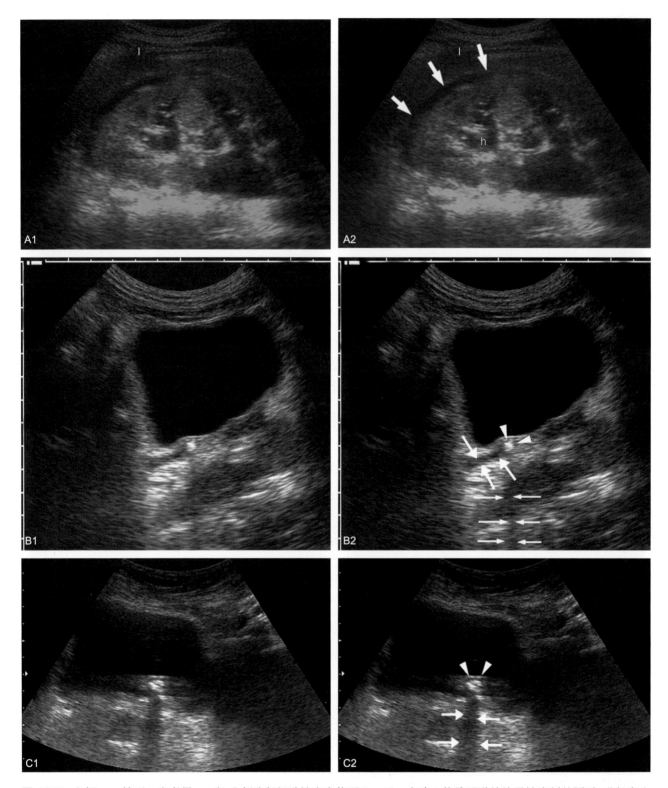

图 18.7　左侧 UVJ 结石。患者男，54 岁，左侧腹部间歇性疼痛伴恶心 1 天。在建立静脉通道并给予镇痛剂的同时，进行床边超声检查。左肾（图 18.7A1 和图 18.7A2）显示轻度肾积水（H），伴有尿性囊肿（白箭）。没有进一步的影像显示时，矢状面（图 18.7B1 和图 18.7 图 B2）和横切面（图 18.7C1 和图 18.7C2）上的膀胱扫描对诊断 UVJ 中有声影（水平白箭）的结石（箭头）和相应的输尿管扩张（大白箭）有重要意义。<3mm 的结石通常不会被超声检测到。在这种情况下，不会测量结石大小，而是估算约为 6mm（使用屏幕上的厘米刻度）

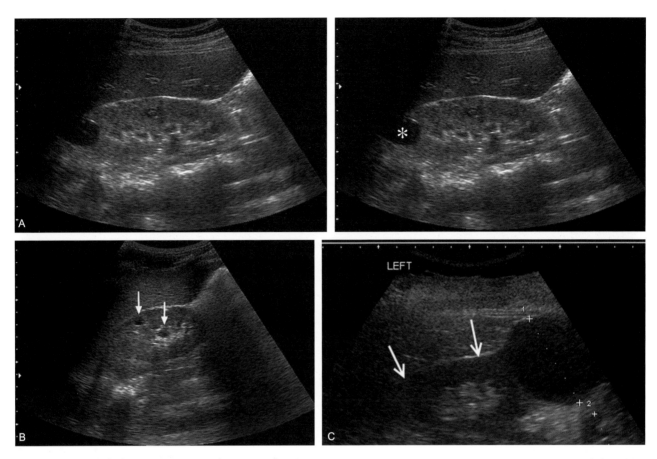

**图 18.8**　单纯性肾囊肿。一名 17 岁的女性,右上腹(RUQ)疼痛伴恶心和呕吐 3 天。没有泌尿系统症状。在急诊床旁超声检查 RUQ 中,偶然发现右肾单纯性囊肿(图 18.8A,星号)。值得注意的是,囊肿是圆形的,边界清楚,边缘规则,完全无回声。但是没有发现后方回声增强,这个囊肿与患者的症状无关。图 18.8B(箭)显示了另一位患者的两个单纯性肾囊肿。图 18.8C 显示了一个与肾下极(箭)相连的巨大的包膜下囊肿(星形)。这样的囊肿直径可以长到 10cm 或更大

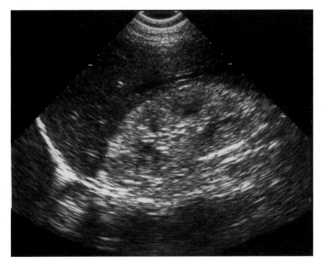

**图 18.9**　肾衰竭。一名 52 岁女性接受透析治疗,肾脏呈明亮回声,这是典型的内科肾病。在健康患者中,肾脏相对于肝或脾(分别为右肾和左肾)呈低回声。在慢性病的背景下,肾脏也可能很小,在本例中并不明显

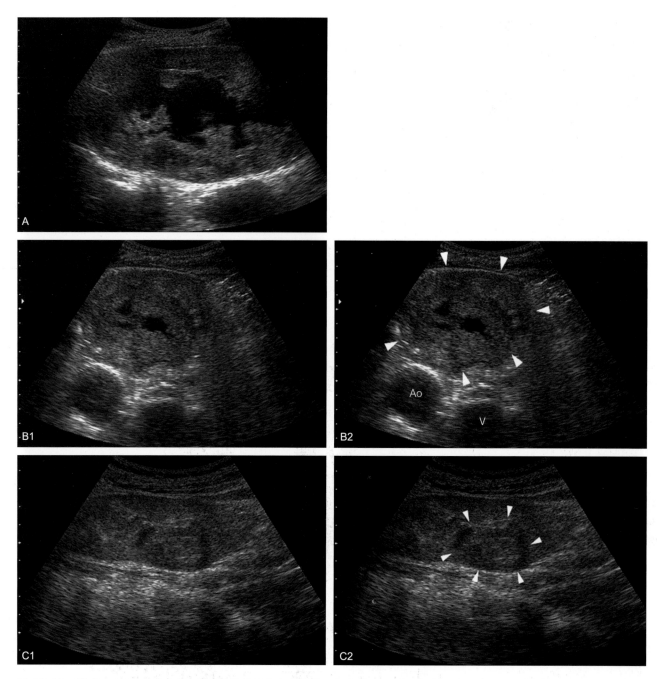

**图 18.10** 肾癌。一名 83 岁女性，有轻微的背部疼痛和血尿。超声检查显示左肾有一个巨大的不规则囊性肿块（图 18.10A、图 18.10B1 和图 18.10B2）。与良性肾囊肿（图 18.8A～图 18.10C）不同的是，该肿块边缘不规则，边界模糊，内部有回声。对侧肾脏扫描显示一个较小的肿块，大小约 3cm×4cm×5cm（图 18.10C1 和图 18.10C2）。患者入院后，左肾活检显示为肾癌。胸部和腹部的 CT 显示肺部转移。患者拒绝进一步治疗

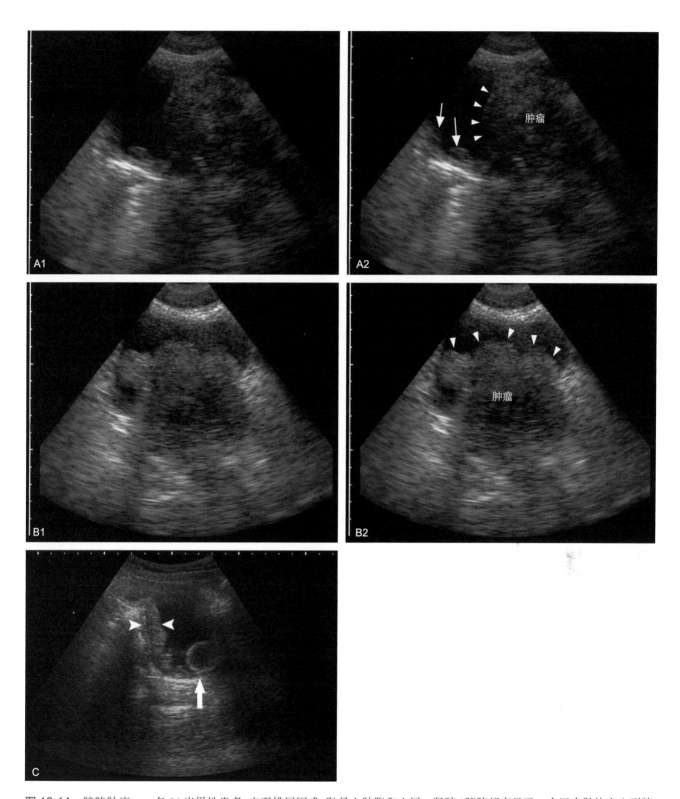

**图 18.11**　膀胱肿瘤。一名 84 岁男性患者,出现排尿困难、耻骨上肿胀和血尿。肾脏/膀胱超声显示一个巨大肿块突入到膀胱内(图 18.11A 和图 18.11B)。肿块的位置与前列腺或膀胱来源一致,尽管膀胱壁不规则提示可能是后者(图 18.11A2,白箭)。在本例中,活检显示为移行细胞癌。慢性尿潴留导致患者出现膀胱壁增厚(白箭头),这可能表现为肿瘤,特别是在 Foley(箭)减压术后(图 18.11C)。这些不能通过急诊床旁超声进行可靠的鉴别诊断,这样的患者应该转诊到泌尿科随访

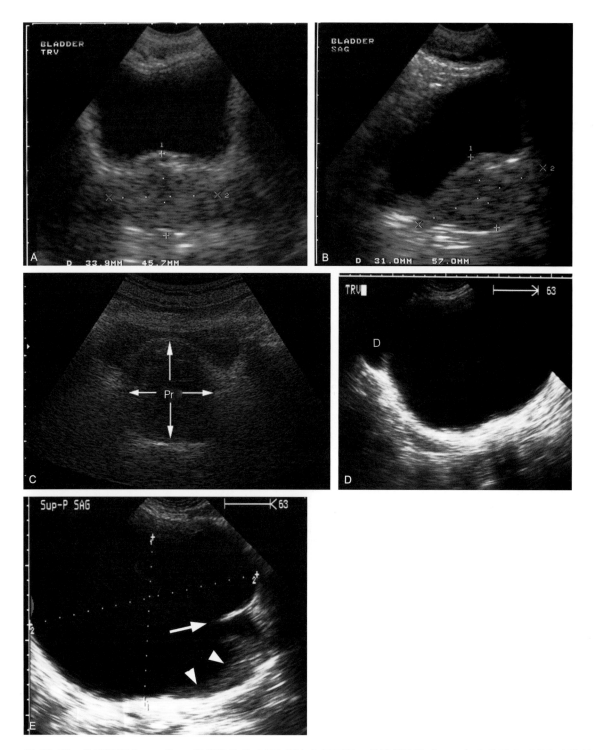

图 18.12　前列腺肥大。一名 85 岁男性患者,尿频、尿急和尿不尽。他的肌酐值为 1.3,与之前检查时的肌酐值持平。超声检查提示膀胱大小为 6.0cm×8.3cm×7.5cm(相当于容量约为 350ml 膀胱的大小)。图 18.12A(横切图)和 B(矢状图)中的箭头标记了肥大的前列腺。正常前列腺通常是一个核桃大小的器官,最大直径 <4cm,体积 <30ml[通过垂直测量估计(a×b×c)/2]。良性前列腺肥大在超声上表现为均匀的团块,边缘光滑,起始于膀胱底(与图 18.11A~图 18.11C 相比较)。另一例前列腺肥大如图 18.12C 所示。慢性膀胱扩张(图 18.12E,箭)可导致膀胱憩室形成(图 18.12D,D)和钙盐沉积(图 18.12E,箭头)。患者放置了 Foley 导尿管,放了 1 300ml 的尿液。最后转诊到泌尿科进行治疗

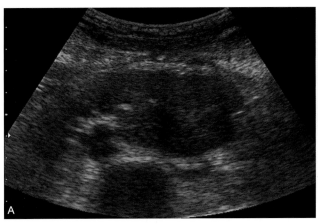
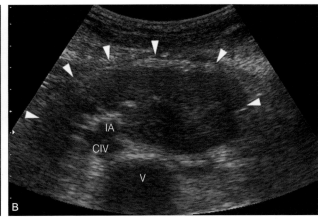

图 18.13　马蹄肾。一名 65 岁的患者，腹痛。在接受超声检查以排除腹主动脉瘤时，偶然发现了"马蹄肾"。腰椎（V）前面的肾脏形态结构（箭头）清晰可见。可见右侧髂总动脉（IA）和髂总静脉（CIV）。左边的血管受压，向外侧移位，本图未显示。应该提醒患者肾脏位置异常，因为位置异常容易出现并发症，包括反复感染和创伤风险增加

（曾亚萍　译，袁新春　校）

# 参考文献

1. Gaspari RJ, Horst K: Emergency ultrasound and urinalysis in the evaluation of flank pain. *Acad Emerg Med* 2005;**12**(12):1180–4.

2. Westphalen AC, Hsia RY, Maselli JH, et al.: Radiological imaging of patients with suspected urinary tract stones: national trends, diagnoses, and predictors. *Acad Emerg Med* 2011;**18**(7):699–707.

3. Morse JW, Hill R, Greissinger WP, et al.: Rapid oral hydration results in hydronephrosis as demonstrated by bedside ultrasound. *Ann of Emerg Med* 1999;**34**(2):134–40.

4. Ray AA, Ghiculete D, Pace KT, Honey RJ: Limitations to ultrasound in the detection and measurement of urinary tract calculi. *Urology* 2010;**76**(2):295–300.

5. Ueno A, Kawamura T, Ogawa A, Takayasu H: Relation of spontaneous passage of ureteral calculi to size. *Urology* 1977;**10**:544–6.

# 腹主动脉超声

Deepak Chandwani

## 适应证

主动脉急诊超声检查的主要目的是诊断是否存在腹主动脉瘤(abdominal aortic aneurysm,AAA)。AAA 进展缓慢可能没有症状或者会出现危及生命的破裂。在美国,每年有超过 1 万人死于 AAA 破裂[1]。早期误诊很常见,因为 AAA 有多种表现形式。用 Sir William Osler 的话说:"没有什么疾病能比主动脉瘤更有助于让临床保持谦逊了"[2]。AAA 破裂可以表现为腹痛、腰痛、晕厥、下肢感觉异常或外周血栓形成[3,4]。由于体格检查对 AAA 的判断仅具有中等敏感性,因此通常需要进行影像学进一步评估[5]。

## 诊断能力

当怀疑腹主动脉瘤破裂或渗漏时,超声检查有许多独特优点。特别是对于血流动力学不稳定的患者,床旁超声检查能够提供及时、准确的诊断。即使是经验不太丰富的人,也可以快速地进行主动脉超声检查,并能在 95%~98% 的病例中检查到动脉瘤的存在[6-8]。此外,超声可以在床边进行,不同于其他检查,如 CT、MRI 和血管造影术患者必须离开急诊室。最后,它还有一个优点,就是不需要造影剂或暴露在辐射中。

## 解剖学

腹主动脉是位于脊柱左前方的腹膜后结构。它从第 12 节胸椎水平进入腹腔,与前方的剑突相对应。随着主动脉的下降,腹主动脉依次发出 5 个主要分支,并逐渐变细。第一支是腹腔干,然后是肠系膜上动脉,随后是 2 条肾动脉,最后是肠系膜下动脉。腹主动脉于第 4 腰椎水平分出髂总动脉,与前方的脐相对应[9,10]。

动脉瘤是指血管壁的三层结构:内膜、中膜和外膜的异常扩张。正常主动脉直径 <2cm。当主动脉直径 >3cm 或比近端未受累段内径大 1.5 倍时,被认为是动脉瘤[9]。值得注意的是,动脉瘤可能累及到主动脉的任何部分,包括较小分支及髂动脉。

## 技术

腹主动脉应该在纵向和横向两个切面上使用曲线或凸阵探头进行整体成像。该探头应先横切放在剑突的正下方,首先应确定椎体的前部,这是个极好的标记,既可以记录大动脉的位置,又可以在机器上进行图像优化调整(如深度和增益)。腹主动脉位于脊柱前方,呈圆形、厚壁高回声结构。腹主动脉右侧是下腔静脉,壁较薄,呈卵圆形,形态可随呼吸而变化。腹主动脉在横膈膜通过分叉处成像,同时显示髂总动脉,并在纵向重复进行。腹主动脉测量应当由外壁到外壁,并在两个平面上进行[10]。

床旁主动脉超声检查中可能会遇到主动脉夹层,因为 1/3 的主动脉夹层可能会延伸到腹主动脉中[11]。夹层是指内膜撕裂,导致血液在中膜内流动,并形成真假管腔。夹层在超声检查上显示为血管腔内的一种薄的、高回声的结构,并可以随着脉搏跳动而移动。

通常,主动脉在因肠道气体的干扰而难以显示,导致超声成像质量较差。在大约 10% 的急诊科病例中,约 1/3 以上的主动脉都被遮挡了[12,13]。对超声探头施加一定的压力排开气体会更利于成像。有时,个人体型或肠道气体会让医生很难获得清晰的图像。在这种情况下,可以使用斜冠状切面,即患者置于左侧卧位,将肝脏用作声学窗口,从右侧纵向扫描,向前或向后调整探头位置以优化成像。同样也可以让患者取右侧卧位,从左侧获得图像。

## 成像缺陷和局限性

虽然超声是诊断腹主动脉瘤的良好手段,但它不能有效地识别是否发生腹主动脉破裂或渗漏。腹主动脉瘤破裂的诊断是在超声检查基础上再结合患者的临床表现进行诊断的。但很少能通过超声发现破裂,例如腹膜后血肿(可能压迫同侧肾)或腹膜内游离液体(如果发生腹膜间隙渗漏)[6,9],如果患者病情稳定,通常需要做进一步的 CT 检查(见第33 章)。

## 临床图像

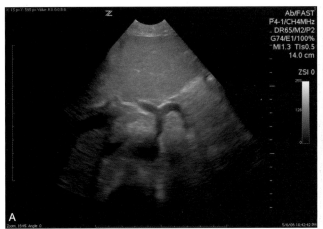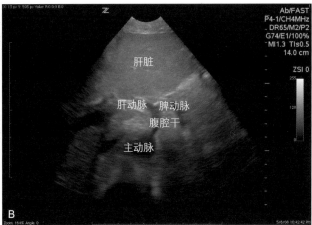

图 19.1　A:正常腹主动脉,腹主动脉水平的横切面显示"海鸥征",对应肝、脾动脉。B:示意图

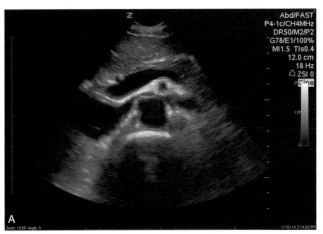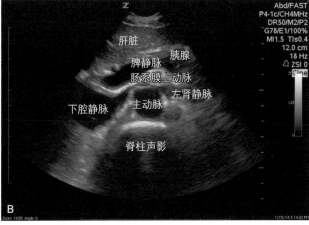

图 19.2　A:正常的腹主动脉,肠系膜上动脉水平的横切面。B:正常腹主动脉横切面示意图

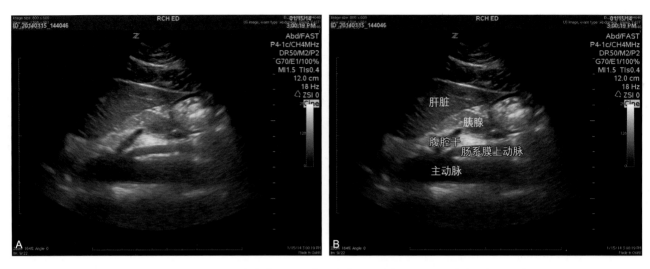

图 19.3    A:正常的腹主动脉,纵切面,显示腹腔动脉和肠系膜上动脉的起始部。B:腹主动脉纵切面示意图

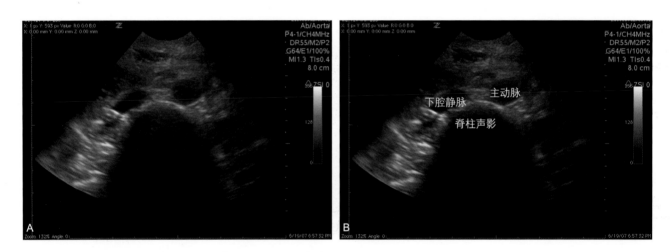

图 19.4    A:正常的腹主动脉,近分叉处横切面。B:主动脉横切面示意图

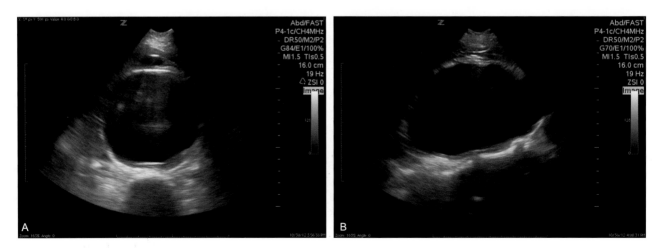

图 19.5    A:腹主动脉瘤(AAA)横切面。B:纵切面

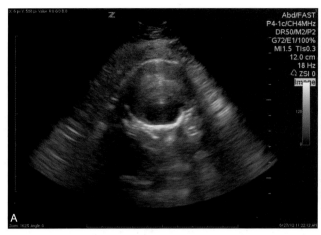
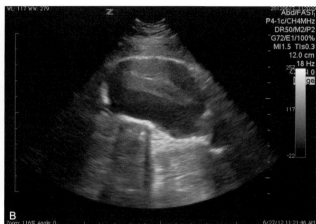

图 19.6　A:AAA 横切面。B:纵切面

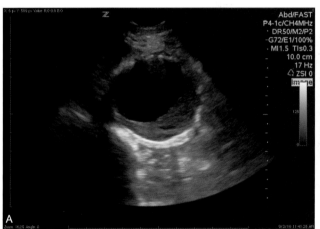
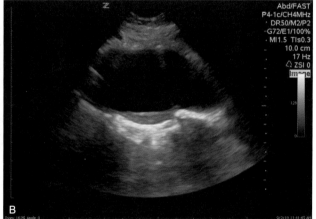

图 19.7　A:AAA 横切面。B:纵切面

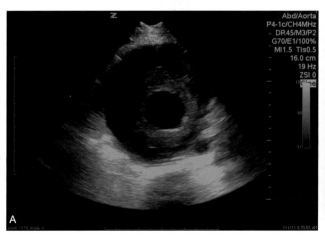
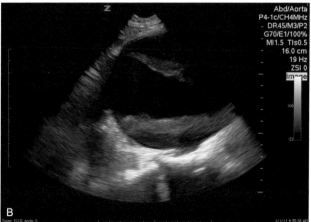

图 19.8　A:AAA 横切面。B:纵切面

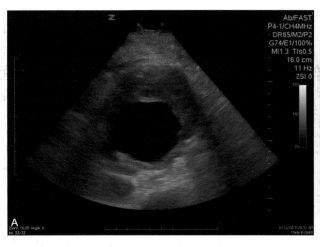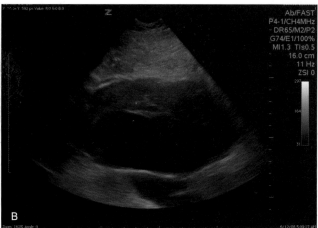

图 19.9　A：AAA 横切面。B：纵切面

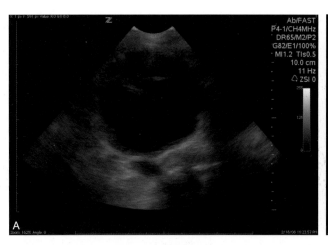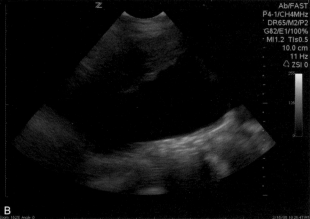

图 19.10　A：AAA 横切面。B：纵切面

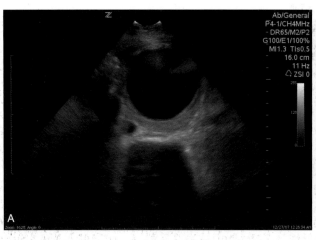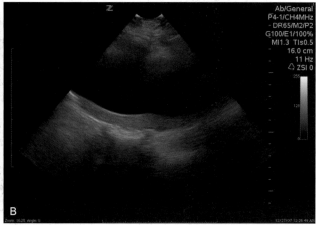

图 19.11　A：AAA 横切面。B：纵切面

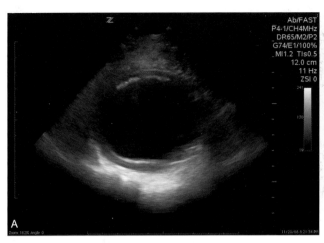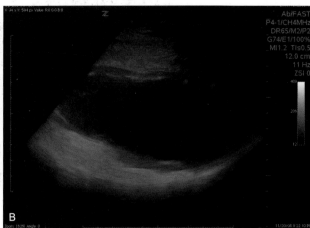

图 19.12　A：AAA 横切面。B：纵切面

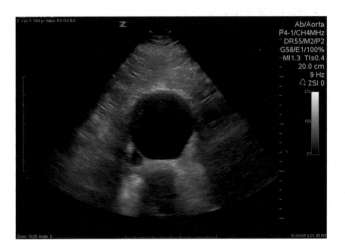

图 19.13　AAA 横切面

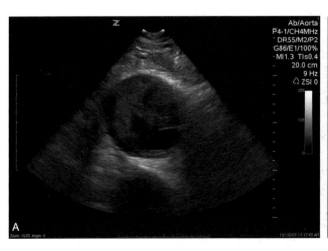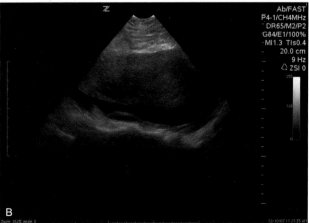

图 19.14　A：AAA 横切面。B：纵切面

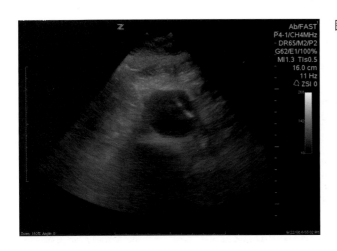

图 19.15　主动脉夹层,横切面

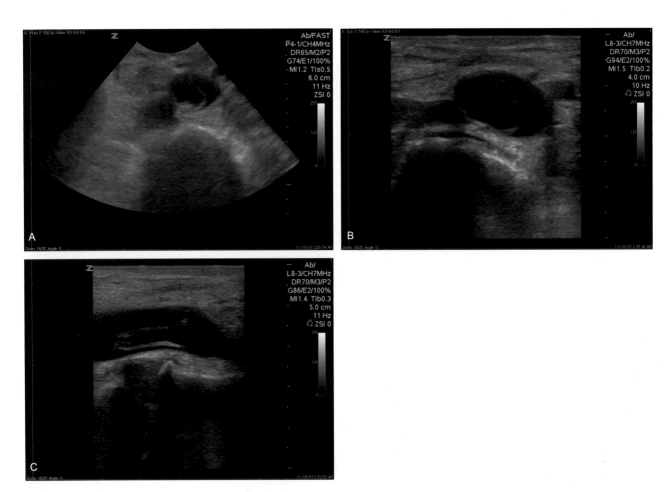

图 19.16　A:主动脉夹层,横切面。B,C:使用高频血管探头对同一患者的横向和纵向图像

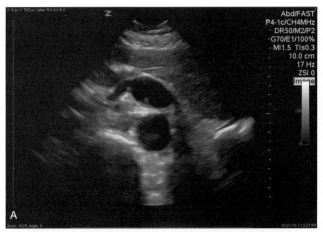
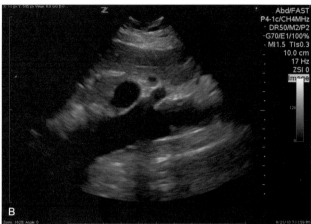
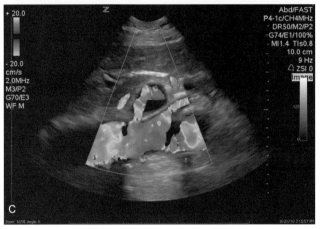

图 19.17　A：腹腔动脉瘤，横切面。B：纵切面。C：彩色多普勒的纵切面（彩图见书末彩插）

（李盼梅　译，袁新春　校）

# 参考文献

1. Gillum RF: Epidemiology of aortic aneurysm in the United States. *J Clin Epidemiol* 1995;**48**:1289–98.

2. Verma S, Lindsay T: Regression of aortic aneurysms through pharmacologic therapy? *N Engl J Med* 2006;**354**:2067–8.

3. Rogers RL, McCormack R: Aortic disasters. *Emerg Med Clin North Am* 2004;**22**(4):887–908.

4. Marston WA, Ahlquist R, Johnson G, Meyer A: Misdiagnosis of ruptured abdominal aortic aneurysms. *J Vasc Surg* 1992;**16**:17–22.

5. Fink HA, Lederle FA, Roth CS, et al.: The accuracy of physical examination to detect abdominal aortic aneurysm. *Arch Intern Med* 2000;**160**:833–6.

6. Miller J, Grimes P: Case report of an intraperitoneal ruptured abdominal aortic aneurysm diagnosed with bedside ultrasonography. *Acad Emerg Med* 1999;**6**:662–3.

7. Johansen K, Kohler RT, Nicholls SC, et al.: Ruptured abdominal aortic aneurysms: the Harborview experience. *J Vasc Surg* 1991;**13**:240–7.

8. Shuman WP, Hastrup W Jr, Kohler TR, Nyberg KY: Suspected leaking abdominal aortic aneurysm: use of sonography in the emergency room. *Radiology* 1988;**168**:117–9.

9. Zwiebel WJ, Sohaey R: *Introduction to ultrasound*. Philadelphia: Saunders, 1998.

10. Simon BC, Snoey ER: *Ultrasound in Emergency and Ambulatory Medicine*. Mosby, 1997.

11. Fojtik JP, Costantino TG, Dean AJ: The diagnosis of aortic dissection by emergency medicine ultrasound. *J Emer Med* 2007;**32**:191–6.

12. Blaivas M, Theodoro D: Frequency of incomplete abdominal aorta visualization by emergency department bedside ultrasound. *Acad Emerg Med* 2004;**11**:103–5.

13. Pardes JC, Aum YH, Kneeland JB, et al.: The oblique coronal view in sonography of the retroperitoneum. *Am J Roentgenol* 1985;**144**:1241–7.

# 超声介入方法

Daniel D. Price, Sharon R. Wilson

# 耻骨上膀胱导管插入术

## 引言

在评估与治疗可疑尿路感染或复杂性尿脓毒血症患者时,尿常规检查起关键作用。导尿术是取得尿液样本的标准方法,但该方法不一定总是可行。相较于盲穿,超声评估膀胱容积可以显著提高儿童导尿术成功率[1,2]。出现泌尿系梗阻时(如前列腺增生、尿道狭窄),导尿术不一定可行,发生泌尿系创伤(如可疑尿路损伤)后,禁用导尿术。在这些情况下,需要行耻骨上膀胱导管插入术予以膀胱减压。超声引导下的耻骨上膀胱导管插入术被证实可以提高插管成功率,减少尝试次数及减少并发症发生[3-9]。

## 解剖因素

膀胱被成年人及大龄儿童的骨盆所保护。幼儿的膀胱可能会延伸至腹部。无回声的尿液作为绝佳的透声窗,使包绕着尿液的膀胱壁很容易显现(图20.1)。未充盈的膀胱较难显示,超声医生应使用探查收缩的胆囊(见第14章)类似的方法,找到包绕少许尿液的收缩的膀胱壁(图20.2)。肠道内气体可能会影响探查膀胱。当进行膀胱导管插入术时应避开腹壁下动脉(图20.3和图20.4)。

## 方法

超声在膀胱导管插入术中用于确认膀胱内尿液量及标记穿刺点。扫查膀胱时推荐使用2~5MHz的腹部探头或相控阵探头。大多数儿童及体型瘦的成年人,使用5MHz的探头成像更好。对于肥胖的儿童或成年人,低频率的探头设定如3.5MHz或2MHz可达到足够的穿透力。探头应紧挨耻骨联合,超声声束应指向骨盆和腹腔为膀胱提供一个良好的扫查范围。虽然矢状扫查(图20.5)可完整地扫查膀胱,但轴位扫查可更准确地评估尿量。膀胱的体积可用卡尺进行测量或者用屏幕右侧括号的内容进行估量(图20.6)。

为评估成功导尿所需的尿量,进行了一项随机对照实验。经超声检查膀胱横径<2cm的患者需额外等待30分钟再进行膀胱导管插入术。相比于传统的非超声引导置管组,只有68%的患者有足够的尿量,超声引导置管组中94%的患者尿量充足[2]。

如果膀胱横径<2cm,耻骨上膀胱导管插入术的成功率将减低。这些患者应进行液体复苏30分钟内,或膀胱直径至少3.5厘米时进行导管插入术。超声引导下的耻骨上膀胱导管插入术可通过超声标记最佳穿刺点或直接在实时超声引导下可视化操作。最佳穿刺点是最靠近探头且具有最多尿量的位置,同时应避开如肠祥(图20.7)及腹壁下动脉(图20.3和图20.4)等重要结构。标记穿刺点之后,膀胱导管插入术其余步骤照常进行。

当尿量少时,超声实时引导比标记穿刺点更为有用。在超声扫查膀胱确定穿刺点后,自该点注射麻醉药至表皮及腹壁。对该区域进行消毒,并将探头表面覆盖无菌膜。使用连接着注射器的18G或21G细针。探头应相对于患者的横轴方向放置,但为了使穿刺针在操作过程中始终可被观察到,穿刺针应始终被包含在超声声束中,故穿刺针应朝着探头的长轴方向前进(图20.8)。在屏幕上方即近场区域可立即识别穿刺针尖(图20.9),调整进针角度和深度以插入膀胱。注射器抽吸尿液予以送检。如需进行膀胱减压,可像腹腔穿刺或胸腔穿刺一样予以连接引流装置。

## 经验及教训

1. 如果只有少量尿液,除非尿液分析对患者的处理至关重要,否则避免进行膀胱穿刺抽吸。尿量少时强烈推荐进行液体复苏并等待 30 分钟。

2. 当尿量少时,为避免针穿重要结构,应运用超声实时引导并使穿刺针沿着探头长轴方向进行穿刺(图 20.8 和图 20.9)。

3. 通过肠道的蠕动性及高回声的肠道内气体予以区分充满液体的肠袢和膀胱(图 20.10)。尿液为均匀的无回声。

4. 为避免出现血尿,应丢弃第一次抽吸的尿液,将第二次抽吸的尿液送以尿常规检查。

## 临床图像

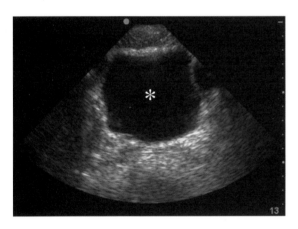

图 20.1　一个圆形的充满均匀的、无回声的尿液(星号)正常的膀胱的横断面声像图

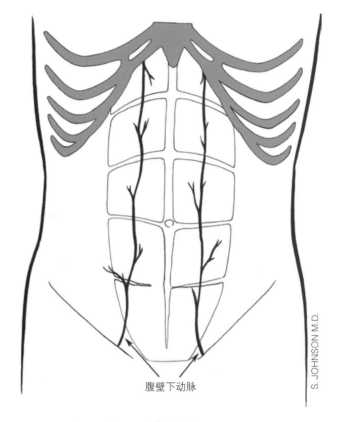

腹壁下动脉

图 20.3　典型的腹壁下动脉走行路径

S. JOHNSON M.D.

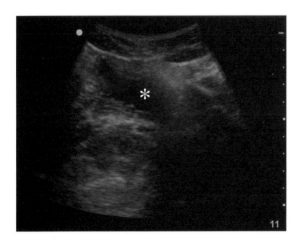

图 20.2　一个包含少量无回声尿液(星号)的空虚膀胱的横断面声像图

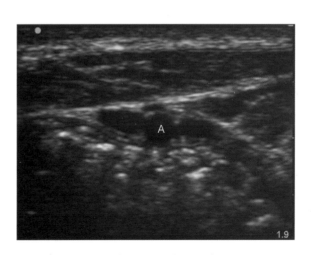

图 20.4　腹壁下动脉(标 A)横断面声像图

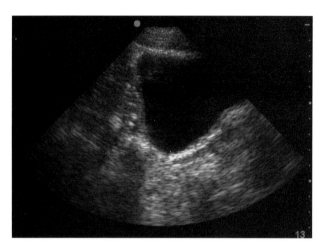

图 20.5　膀胱的矢状面声像图,可用于膀胱的 3D 显示

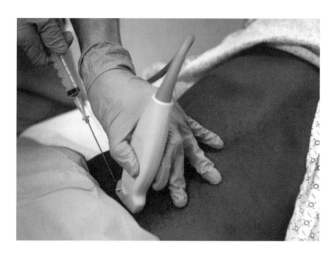

图 20.8　穿刺针沿着探头纵轴方向前进。探头相对于患者横轴方向放置。这种方法可使整个穿刺过程在超声下持续化可视,包括针尖的深度

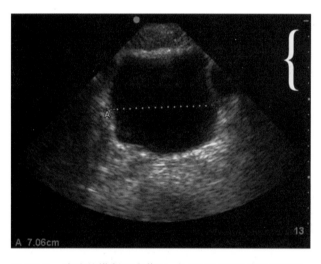

图 20.6　膀胱的横断面声像图,卡尺用于测量膀胱的宽径,屏幕右侧的括号内标尺可运于标记膀胱深度

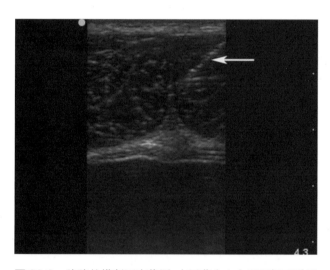

图 20.9　膀胱的横断面声像图,在屏幕右上方即近场可看见表浅的针尖(箭)

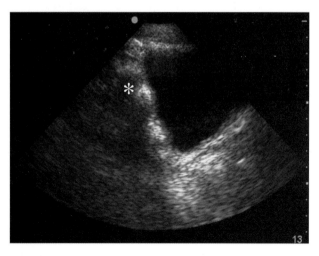

图 20.7　膀胱的纵向声像图,邻近肠袢呈特征性的星云状灰色声影(星号),干扰图像清晰度

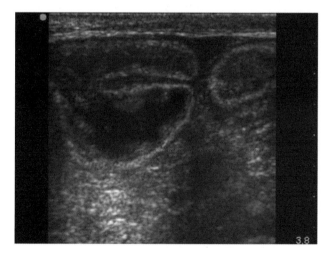

图 20.10　充满液体的肠袢的声像图。膀胱内的尿液为均匀的无回声(除了输尿管口喷尿时表现不同外),其也不具有肠道的蠕动性

# 中心静脉导管置入

## 引言

超声引导下的中心静脉导管(central venous catheter,CVC)置入是超声在临床最重要的应用之一。在美国,医生每年要放置超过 500 万根 CVC[10],经常是在紧急需要血管通路的情况下。单纯依靠解剖学标志进行操作是困难且危险的,尤其是面对那些肥胖、低血容量、休克状态或因注射药物、手术或放疗而局部有瘢痕的患者时。超声引导可以让医生清楚地看见静脉,引导导管进入管腔,避开周围的神经血管结构。

超声引导可以显著提高操作成功率,并降低并发症的风险。据报道,超过 15% 的 CVC 置入术可产生并发症[11]。严重的并发症包括气胸、神经损伤、穿刺至动脉伴有潜在的动静脉畸形和出血等。病理性或治疗性凝血障碍的患者发生并发症的风险较高[12]。治疗这些并发症可能会延迟医疗干预。

一个针对成人颈内静脉(internal jugular vein,IJV)CVC 置入的临床随机对照试验的荟萃分析中,超声引导下置管使导管放置失败的相对风险降低 86%,并发症风险降低 57%,初次放置失败率减少 41%[13]。一个针对儿科患者的临床试验结果更加引人注目。并发症的风险降低了 73%,置管平均尝试次数减少了两次。超声引导下置管成功的时间平均快了 349 秒[13]。

这些结果使得相关机构建议尽可能 CVC 置入时使用超声引导。在美国国家医学院关于医源性失误的具有里程碑意义的报告中,超声介入被提倡为一种减少并发症的重要方式[14]。美国医疗研究与质量局(the Agency for Healthcare Research and Quality)回顾了 79 项患者安全措施。作者将超声引导下 CVC 置入列为十大安全建议之一[15]。在广泛的评估中,英国国家临床技术优化研究所(the British National Institute for Clinical Excellence)将超声引导下 CVC 置入成人及儿童的 IJV 定为首选方法[16]。最后,在一项有关 CVC 的封闭式医疗事故索赔的研究中,近半数的索赔被判定为可通过超声引导预防[17]。

## 解剖因素

颈内静脉位于胸锁乳突肌胸骨头和锁骨头分叉处的深面(图 20.11)。颈动脉通常位于 IJV 的深处和内侧(图 20.12)。上述血管间的关系可随头部位置的变化而改变。建议将患者头部朝 CVC 放置的对侧转 30°。除了体位外,IJV 也可通过其可受压变扁、不均匀的圆形形状、很弱的搏动性及典型的多普勒频谱与颈动脉区别开来(图 20.13)。置管通常首选右侧 IJV,因为它更直通于上腔静脉。

## 方法

本节重点介绍超声在 CVC 置管中的应用及 CVC 置管标准技术的经验。作者参阅了近期新英格兰医学期刊中一篇关于中心静脉插管术的综述[18]。虽然超声引导下锁骨下静脉 CVC 置入的技术已经被提出,但它们更难操作,鲜有使用,支持证据也更少[19]。有研究表明在股动脉搏动可能不存在的情况下,超声引导股静脉置管是有用的[20]。股静脉 CVC 置管与 IJV 置管相似,遵循同样的原则(图 20.14)。6~13MHz 的线阵探头为表浅的 IJV 提供高分辨率的图像。探查位于更深部的股静脉需使用低频率的线阵探头(如 7.5MHz)。超声可通过静态或动态的方式引导 CVC 的放置。在静态方法中,超声用于确认血管解剖结构,以准备其他的标准解剖标志物技术。如果需要的话,可用无菌手术笔(图 20.15)或在皮肤上留下凹痕以标记 IJV 的位置。该方法易于单人操作而且不需要在探头上覆盖无菌膜。然而,一旦患者移动头部,颈部的解剖位置将发生明显的变化。

超声动态引导可由 1 位或 2 位操作者执行(图 20.16 和图 20.17)。在双人操作中,辅助医师或护士负责操作超声机器。该操作需要使用探头无菌套和耦合剂。助手将探头中心位置置于 IJV 所在处,使其显示于图像中央,并指导医生推针。单人操作时,医生用非优势手控制探头,优势手推针。为了在屏幕中看到针,操作者应使针位于声束面(图 20.18)。高回声的穿刺针明显反射声波,可能会产生"振铃"伪像(图 20.19)。尽管我们建议穿刺时跟随高回声针尖观察,但周围软组织的运动和血管壁的变形可间接显示针的存在。该表现足以引导 CVC 的放置。

一旦发现血流信号,确认针位于 IJV 内,便可移开探头,之后按照插管的标准方法进行导管插入术。动态引导方法的优点是它更加可靠,并且可以实时引导。

超声波也可用于从两个相互垂直的切面扫查感兴趣区的结构。CVC 置管时一般运用轴位因为医生可通过其从 IJV 外侧或内侧进针进而避开颈动脉(图 20.20)。在长轴面,穿刺针始终位于声束方向因此整个进针轨迹都可在屏幕中展示(图 20.21)。长轴面可以显示进针深度,但它无法显示针是否穿出血管。长轴面也有助于在使用静态方法时展示 IJV 的走行路径(图 20.15 和图 20.22)。

## 避免声像图缺陷的方法

**探头标记点**——当操作者站在患者床头进行 IJV 置管时,探头标记点应朝向患者的左侧,超声机器屏幕的标记点也定于左侧。这样,如果在屏幕上判定需往左或往右移动针尖时,操作者也可自然地在实际进针时进行相同方向的移动。

**深度**——调节超声机器的深度设置使目标 IJV 和邻近的颈动脉显示清晰。

**手法或体位**——多个研究表明头低足高位,正压通气,按压肝脏,Valsalva 动作均可对 IJV 的管径产生影响[21-23]。上述方法均可增加 IJV 管径,其中 Valsalva 动作对管径影响最大[24]。另有研究表明 IJV 的管径与能否一次性成功置管存在相关性[25]。

**用力按压**——探头用力按压 IJV 很容易压扁,尤其是面对低血容量的患者时。这使得穿刺针很容易穿出扁平的 IJV 继而进入深部的颈动脉。将操作者的小鱼际或手指置于患者锁骨可尽量减少对血管的压力。

**无法定位穿刺针**——穿刺针必须通过探头声束方可在屏幕上显示穿刺针。周围软组织的移动也可辅助判定穿刺针的位置。

**无法区别动脉与静脉**——在进针前必须明确目标 IJV 的位置(详情参阅本章早前解剖分节)。

## 临床图像

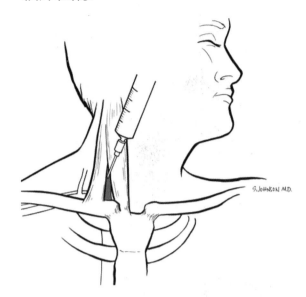

图 20.11　颈部解剖图。右颈内静脉置管典型位置位于右侧胸锁乳突肌胸骨头与锁骨头分叉处

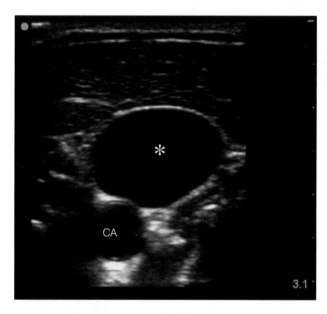

图 20.12　右侧胸锁乳突肌胸骨头与锁骨头分叉处的横断面声像图,可以显示右颈内静脉(星号)及右颈动脉(CA)

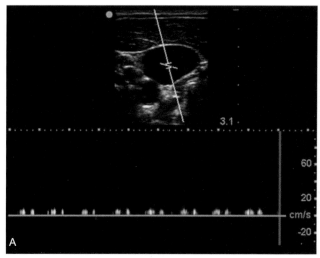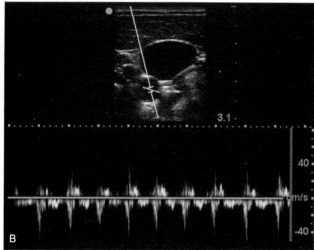

图 20.13　颈内静脉（A）和颈动脉（B）的多普勒频谱

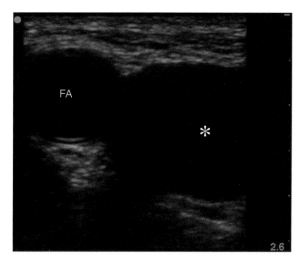

图 20.14　股动脉（FA）与股静脉（星号）的横断面声像图

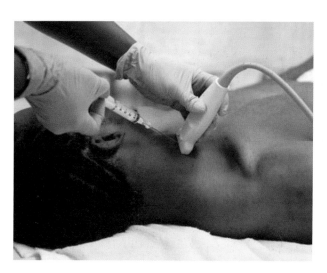

图 20.16　单人操作法对右侧颈内静脉进行中心静脉导管置入

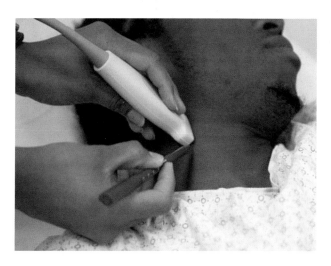

图 20.15　手术笔描绘右侧颈内静脉路径

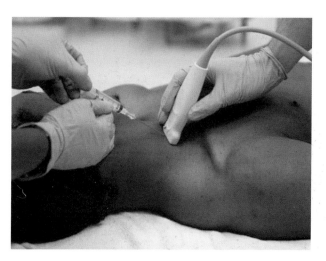

图 20.17　双人操作法对右侧颈内静脉进行中心静脉导管置入

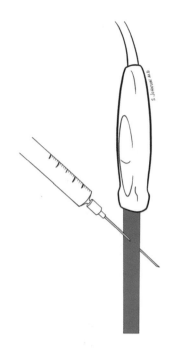

图 20.18　穿刺针横穿超声声束。只有当穿刺针通过超声声束时,屏幕上才能显示穿刺针

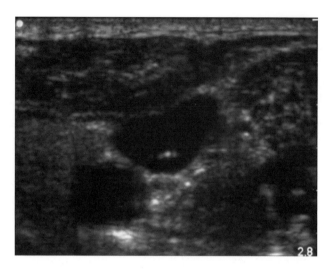

图 20.20　颈部横断面声像图,可见穿刺针位于右侧颈内静脉内

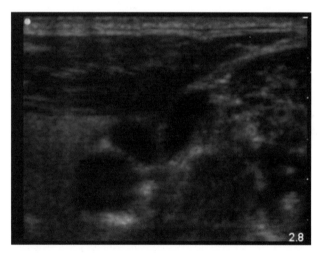

图 20.19　右侧颈部横断面声像图,可见穿刺针产生典型"振铃"伪像

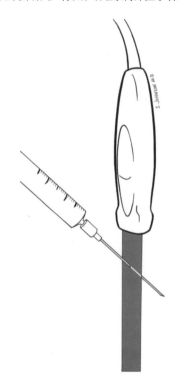

图 20.21　穿刺针通过声束面。该角度可显示穿刺深度,但无法显示针是否穿出静脉

# 异物的发现与取出

## 引言

在急诊初诊时未能发现的异物可能会导致各种并发症,如炎症反应、感染、伤口延迟愈合、预后美容效果差等,少数情况下可能会危及生命[26-31]。这是导致急诊医师出现医疗诉讼的主要原因之一[32,33]。

过往经验表明,平片对发现和清除不透射线的异物是有帮助的。但超声可以准确地观测到小至 1mm 的软组织内异物,并且它比其他成像技术更易于确定异物位置[27-30,34-42]。金属、塑料、木材、仙人掌、植物的刺、鱼骨头、海胆刺、碎石和沙砾均可在超声下发现并取出,但其可能在 X 线下漏诊。

异物的大小、位置、深度、三维方向及与周围解剖结构的关系均可通过超声展示[28,32]。超声应作为急诊科发现和取出软组织内异物(尤其是位于手和

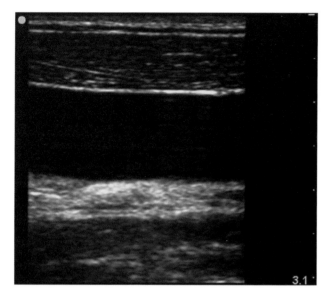

图 20.22　右侧颈内静脉长轴面声像图

脚的异物）的首选影像学检查[28,36,38,43,44]。

## 解剖学

　　超声引导下检测、定位及取出异物要求熟悉被扫查区域的解剖结构。肌肉声像图表现为均匀的内呈条纹状的低回声，而筋膜表现为薄的线状高回声。肌腱横断面声像图表现为圆形的高回声，纵轴面表现为线状结构，内呈特征性的纤维样表现[45]。骨骼表面呈典型的强回声伴有远场声影（图 20.23）。

　　所有软组织内异物均为高回声，且多数具有特征性[27,34,36,46-49]。回声反射的程度与异物和周围组织交界面的声阻抗差成正比[27,34-36,44]。受异物邻近的解剖结构和两者交界面物质不同的影响，可产生混响伪影和声影。

　　某些异物可有独特的声像表现。玻璃和金属在超声上可有彗星尾状伪影（图 20.24）。木材、塑料和仙人掌的刺为高回声，但远场声影不明显（图 20.25）。沙砾和卵石有明显的声影[29,32,40,47,50]。异物出现低回声边缘通常继发于周围软组织的炎症反应，这通常发生在异物存在超过 24 小时后（图 20.26）[27,28,30,38]。

## 步骤

　　由于异物的位置和其特性不同，最适宜的探头频率和类型也不一样。6~13MHz 的高频线阵探头可提供良好的分辨率和浅焦区，用于小的表浅的异物

成像。2~5MHz 的低频探头适用于深部软组织异物成像[27-32,34-40,42-47,50-56]。

　　探头垂直放置于皮肤表面，并于多切面扫查异物。为扫查不同深度的软组织，应调整探头的频率、深度和增益。一旦发现异物，应调节探头使异物于探头中心位置呈现，并用笔标记其位置[27,32]。超声医师应兼顾异物的横断面及长轴面，并记录其所处深度及其与邻近解剖结构的关系。使用超声定位异物的一个重要的优点是其有机会发现异物周围的异常，如神经血管损伤、肌腱断裂、骨折或周围积液等[27]。发现异物后应决定异物是否适合取出。惰性的、无症状的、无明显反应的异物不需要取出[31]。

　　异物取出可用局部浸润或神经阻滞的方式进行麻醉。如果异物位于伤口附近，无需经过很长距离即可取出的话，建议通过伤口取出异物。如需要，伤口可适当延长。虽然非必要，但也可使用实时超声引导的方式钝性分离取出异物。鳄牙钳易于操作，推荐用于异物取出（图 20.27）。如果没有发现实质性的伤口、无法通过伤口接触异物或者存在非贯通伤时，可能需要直接切开异物所在位置处以取出异物。如果为方便取出异物需做一个新的切口或者需要在创口处超声扫查时，应采用无菌操作即在探头表面覆盖无菌膜并在膜两侧分别涂耦合剂。

　　事实证明，采取直接切开取出异物的方法是有效的。在超声引导下用 20G 的穿刺针朝异物推进直至针尖接触到异物（图 20.28、图 20.29 和图 20.30）。在针尖的位置做一个切口。钝性分离周围软组织，继而取出异物[32]。深处的异物可使用穿刺针定位并开放性取出[35,38,57,58]。在超声引导下，两根消毒后的针以互呈 90° 角的方式向异物进针（图 20.31 和图 20.32）[57]。以这两根针为标记，利用实时超声成像引导切开皮肤并朝着两根针交叉点方向钝性分离软组织。

## 经验与教训

　　1. 嵌入骨骼内的异物可能无法使用超声探查。

　　2. 高回声的异物可能会被误认为是骨骼或肌腱。

　　3. 体积小的异物可能受探头分辨率限制无法被探测，此外低频探头可能无法探查到表浅位置的异物。

　　4. 受瘢痕组织形成、软骨钙化、软组织钙化、籽骨、血管壁钙化或出血等情况影响，可能会出现假阳性诊断。对对侧结构进行扫查可能有助于识别正常解剖结构。

## 临床图像

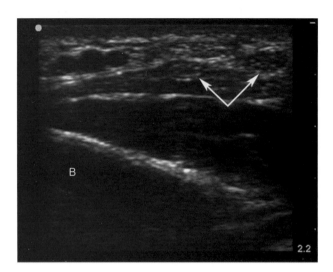

图 20.23　手腕部横断面声像图。B:骨骼,箭:肌腱

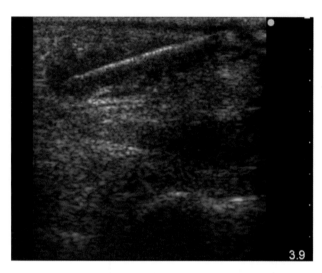

图 20.26　由于周围组织炎症反应,异物可见低回声边缘

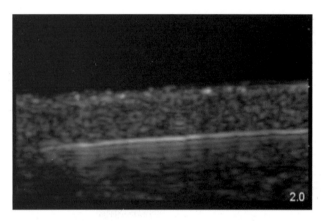

图 20.24　位于远端下肢内的一根金属针的声像图,可见典型的彗星尾状伪影

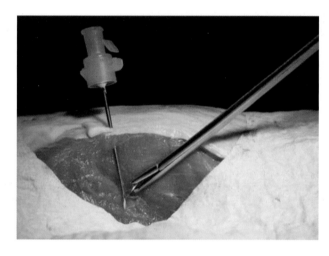

图 20.27　用鳄牙钳钝性分离一条腌羊腿,以取出玻璃异物

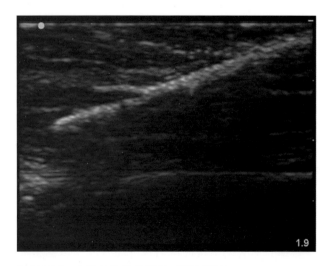

图 20.25　木质异物的声像图,声影不明显

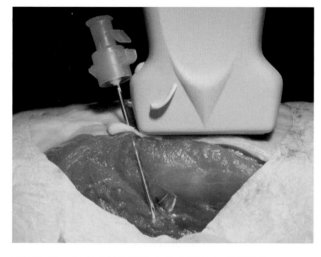

图 20.28　超声引导穿刺针定位羊腿上的玻璃异物

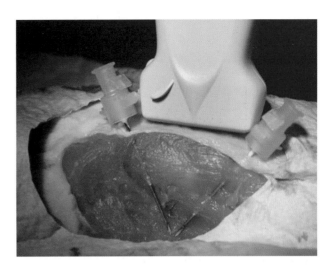

图 20.29 穿刺针针尖接触羊腿的玻璃异物的声像图

图 20.31 在羊腿上用超声引导双针法定位异物

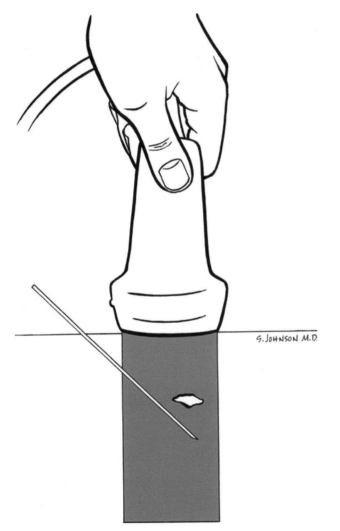

图 20.30 超声引导单针法定位异物

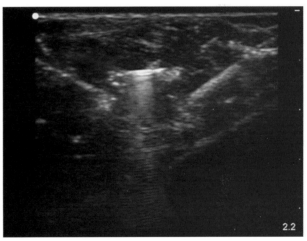

图 20.32 超声引导双针法定位羊腿的异物的声像图

# 胸腔穿刺术

## 引言

当胸腔积液病因不明时,可进行诊断性胸腔穿刺术。当患者因胸腔积液出现相关症状时,可进行治疗性胸腔穿刺术。超声有助于诊断胸腔积液并指导治疗方案[59]。它也有助于确定胸腔穿刺针进针的最佳位置[60]。

胸腔穿刺术最常见的并发症为气胸。在没有超声引导的情况下,因胸腔穿刺术导致的气胸发生率为 4%~30%[61-64]。有文献表明使用超声引导的胸腔穿刺术,气胸发生率可低至 1.3%~2.5%[65,66]。相比于 CT,超声在排除气胸方面具有更高的敏感性[67]。

## 解剖学

当患者直立时或当患者床头升高时,受重力影响,胸腔积液聚集在膈肌上方。肝脏和脾脏为扫查胸腔积液提供一个良好的透声窗。创伤的超声重点评估法(the standard focused assessment with sonography for trauma,FAST)为 左(图 20.34)右(图 20.33)侧胸腔的检查提供熟悉的解剖标志(图 20.35 和图 20.36)。呼气时,膈肌上升至胸腔,因此,在选择胸腔穿刺术穿刺点时应考虑呼吸带来的影响。血管神经束沿着每根肋骨的下缘走行,穿刺时应避开(图 20.37)。为避开心脏的位置,禁止从患者左前方及左外侧方进针。

## 方法

患者面朝前坐直。如果患者无法坐直,应将床头稍升起。2~5MHz 的腹部探头或相控阵探头纵向放置于患者左侧胸腔或右侧胸腔,声束应自胸腔指向头部,查找胸腔积液(图 20.33 和图 20.34)。然后,探头可移至患者背部,并转为横向以适应肋骨间的位置。下至膈肌上至所能观察到的肺边缘间标记胸腔积液的位置(图 20.38)。两个标志物内胸腔积液最深处即为穿刺点。胸腔积液为黑色的无回声区,而膈肌为高回声,胸腔积液覆于膈肌外侧(图 20.39)。胸腔积液里如果有蛋白质碎片则可出现高回声(图 20.40)。空气散射声波,使得肺在超声声像图上呈现为灰色模糊的图像(图 20.41)。近场的肩胛骨和肋骨为强回声,伴有远场出现典型的声影(图 20.42)。一旦确定了穿刺点,还应在患者呼吸过程中观察该区域以确保肺、肝脏和脾脏移动到理想的位置。

用无菌笔标出位于肩胛中线的穿刺点,用局部麻醉或肋间神经阻滞的方式在无菌条件下进行胸腔穿刺术。穿刺时应牢记胸腔积液的深度,推针时只需深达可以获取胸腔积液即可。穿刺针应靠肋骨的上缘进针以避免损伤肋间神经血管束。建议使用塑料导管将发生气胸的风险降到最低。

虽然可以使用实时超声引导,但其操作较困难

而且非必要。如果胸腔积液量较少(图 20.43),医生应重新考虑是否一定要对胸腔积液进行取样。

## 经验与教训

1. 标记胸腔积液及观察呼吸引起的变化。
2. 找到一个远高于肝脏或脾脏水平的胸腔穿刺点。
3. 沿肋骨的上缘进针以避免损伤血管神经束。
4. 小心避开肺部,因为气胸是胸腔穿刺最常见的并发症。
5. 胸腔积液量少时,避免进行穿刺。

## 临床图像

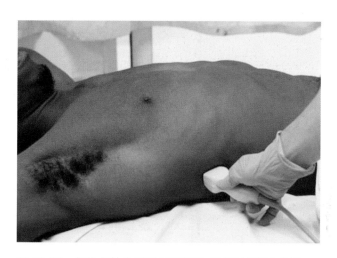

图 20.33　探头长轴位置于右侧胸腔,超声声束朝向胸腔

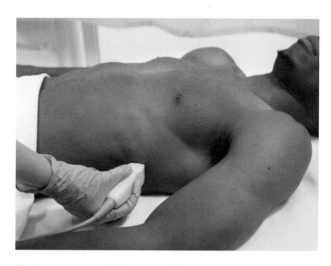

图 20.34　探头长轴位置于左侧胸腔,超声声束朝向胸腔

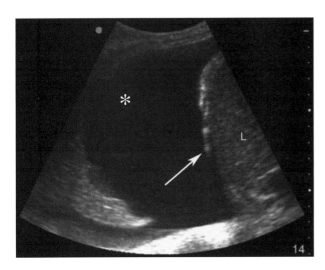

图 20.35　右侧胸腔积液声像图。星号:胸腔积液,箭:膈肌, L:肝脏

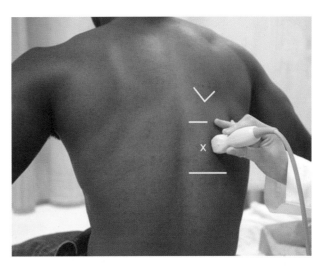

图 20.38　于患者背部进行超声检查,标出肩胛骨下缘为上端, 膈肌为下端,探头横向放置,胸腔穿刺的最佳穿刺点以 X 标记

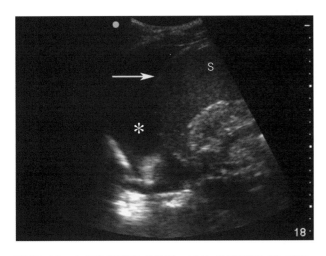

图 20.36　左侧胸腔积液声像图。星号:胸腔积液;箭:膈肌; S:脾脏

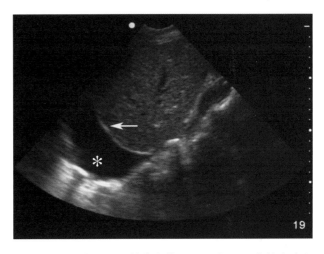

图 20.39　右侧胸腔长轴位声像图。星号:无回声的胸腔积液;箭:高回声的膈肌

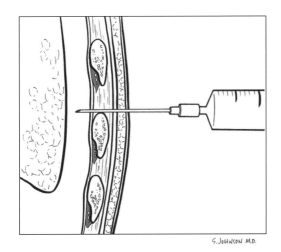

图 20.37　胸腔穿刺针为避开肋骨下缘的血管神经束,沿肋骨上缘直向进针

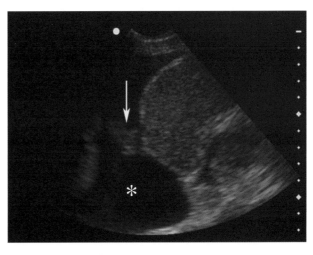

图 20.40　右侧胸腔长轴位声像图,星号:无回声胸腔积液;箭:高回声的蛋白质碎片

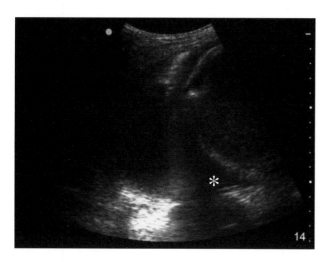

图 20.41　右侧胸腔长轴位声像图,肺呈灰色的模糊的回声,深处可见少量无回声的胸腔积液(星号)

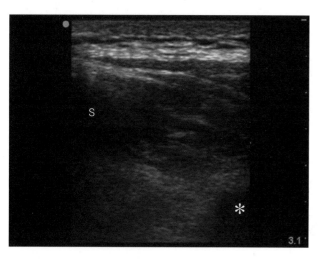

图 20.42　背部的长轴位声像图。S:肩胛骨;星号:肋骨;骨骼声像表现为强回声伴有远场声影

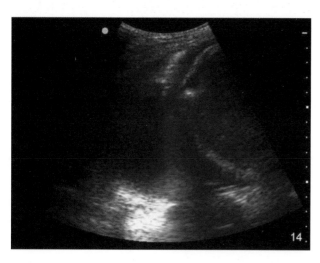

图 20.43　声像图示右侧膈肌外侧有少量胸腔积液,像这样少量的积液不建议进行胸腔穿刺

# 腰椎穿刺

## 引言

　　腰椎穿刺(lumbar puncture,LP)是在紧急医疗过程中最常执行的医疗程序之一。所取得的脑脊液(cerebrospinal fluid,CSF)样本是诊断中枢神经系统感染或蛛网膜下腔出血的关键。依靠解剖学标志该操作可以成功施行。当遇到肥胖患者或当多次尝试穿刺不成功时,超声或许可为腰椎穿刺确定合适的穿刺点。急诊医师、影像医师及麻醉医师均发表过超声有助于识别脊柱解剖结构的报道[68-73]。近来一个随机对照试验指出超声的使用显著减少了腰椎穿刺的失败率并简化了其在肥胖患者上操作的难度[74]。

## 解剖学

　　超声用于确认腰椎穿刺针自后棘突间进入蛛网膜下腔的最佳位置(图 20.44)。当无法准确触及解剖学标志时,可使用超声找到棘突,辨别中线及椎间隙。致密结构通常具有高声阻抗,因此棘突反射了大部分的声波在近场呈现强回声。很少有声波可深入传导,因而骨骼表面下即可出现声影(图 20.45)。

## 方法

　　针对儿童或体型瘦的成年人,7.5MHz 的线阵探头可提供分辨率更高的图像。然而,超声引导更多使用于肥胖患者。3.5~5MHz 的腹部探头、微凸探头或相控阵探头可向更深部探查。为了准确测量压力,患者应侧卧。根据图像质量和操作者偏好不同,探头可横向放置也可纵向放置。长轴位放置时,探头上的标记应指向患者头部,相邻的两个棘突可显示于图像上。椎间隙(通常为 L4~L5)应位于屏幕中间(图 20.45)。在探头两端标记中线,在探头长径中间两侧标记椎间隙所在位置(图 20.46)。于横断面放置时,探头应在脊柱上下移动以确认邻近棘突的位置(图 20.47)。在探头两端标记椎间隙,在探头长径线两侧标记中线(图 20.48)。

　　一旦穿刺点标记好后,便可按照常规方法在无菌条件下进行腰椎穿刺。超声可用于估算穿刺针到达蛛网膜下腔所需的进针深度。实时超声引导于技术层面难以操作并不推荐,因为棘突间隙小而且棘突间的角度小。某些患者可以通过超声观察脊柱的其他解剖结构,但它们难以辨认,并且对于辨认椎间隙及中线无明显帮助。

## 经验与教训

　　1. 不要在患者坐姿的时候标记椎间隙的位置继而直接穿刺,因为皮肤和软组织的位置在侧卧位后可能会发生移动。

　　2. 凭借超声估算进针深度时,可能需要更长的腰椎穿刺针。

## 临床图像

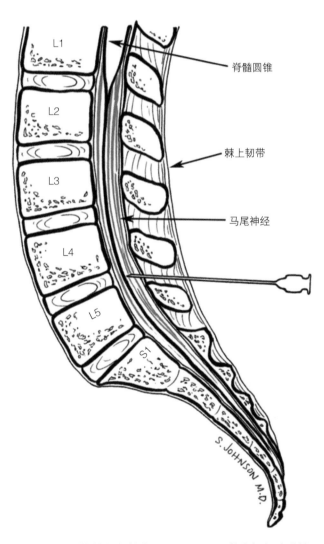

图 20.44　腰骶椎的矢状位观,经 L4 及 L5 棘突间间隙进针

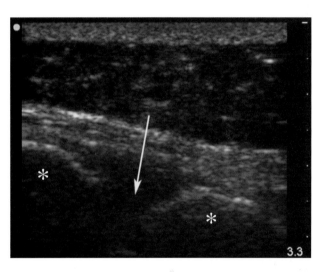

图 20.45　腰椎长轴声像图,星号为腰椎棘突,箭示为目标椎间隙

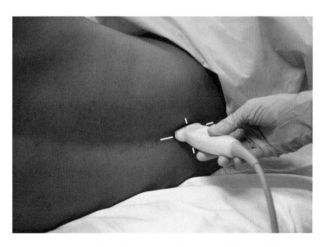

图 20.46　沿脊柱长轴方向放置探头以根据超声辨认 L4/L5 椎间隙。在皮肤上标记探头的两端及中间位置

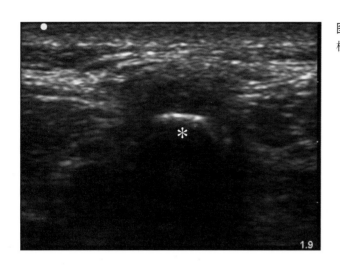

图 20.47　棘突横轴位声像图,可见其远场声影。探头应沿脊柱方向上下移动以明确棘突间间隙的位置

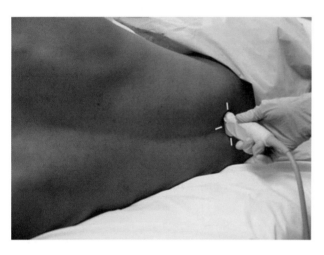

图 20.48　横轴位放置探头在超声下辨认及标记 L4/L5 椎间隙,并在皮肤上做相应标记

# 腹腔穿刺

## 引言

需进行治疗性穿刺的患者的腹水量可能多到不需要超声检查。然而,使用腹部体格检查检测腹水往往是不准确的,灵敏度低至 50%,总体准确度低至 58%[75]。一项近期研究表明,疑似腹水的患者中,有 25% 的患者并没有足够的腹水量可经腹腔穿刺安全排出[76]。超声可帮助医师量化腹水量,并在必要时引导穿刺术,以避免肠道或膀胱穿孔等并发症。超声引导的腹腔穿刺术对那些因针穿腹壁或腹腔内结构而有较高出血风险的凝血功能异常患者尤其有益。

对 100 例疑似腹水的患者进行了一项随机对照试验,将超声引导腹腔穿刺术与传统盲穿法进行了对比。相较于传统方法(61%),超声引导下的腹腔穿刺术的成功率明显提高(95%)。盲穿法失败时,使用超声引导方法再次穿刺,87% 的患者穿刺成功[76]。

## 解剖学

除了确定是否有腹水外,超声最常用来确定腹腔穿刺术的最佳穿刺点。当腹水并没有像一般情况下充分积聚在左下腹时,超声引导是很重要的。一项针对腹水积聚方式的研究表明,肝周有最多位置积聚腹水,其次是膀胱周围、右侧结肠旁沟及左侧结肠旁沟。有研究表明,8 例腹水位于左侧结肠旁沟的患者中,在 6 例患者的预期盲穿路线中可见肠袢,它们位于腹壁与腹水间[77]。

传统上,穿刺前会要求患者排空膀胱或经尿管引流尿液以最小化膀胱穿孔的风险。超声引导可以区分并避开膀胱。腹壁下血管也是应避开的解剖结构,尤其是针对凝血障碍的患者(图 20.49~

图 20.51）。原作者正在研究使用超声以分辨该血管结构。

## 方法

通常使用 2~5MHz 的腹部探头探查腹水。抬高床头有助于腹水向下腹部聚集更利于穿刺。最初的腹部超声检查不需要无菌操作和覆盖探头套。确定好穿刺点后，用无菌手术笔在体表进行标记。该穿刺点应位于可获取大量腹水处，同时应避开重要的解剖结构，如肠管、膀胱和腹壁下血管等（图 20.52）。如果患者没有变动体位的话，探头在确定好穿刺点后便可放置一旁，照常继续穿刺步骤（图 20.53）。如果患者在确定穿刺点后改变了体位，应重新确定穿刺点。

也可在实时超声引导下进行腹腔穿刺术，但这只有在腹水量较小或腹水周围有易受损的解剖结构时才是必需的（图 20.54）。超声引导在上述情况下特别重要，应仔细权衡是否需要穿刺，以避免并发症的风险。在无菌准备下，使用覆盖探头套的 6~13MHz 线阵探头以便实时超声下引导穿刺。线阵探头最适于鉴别腹壁下动脉，并可运用彩色多普勒及频谱多普勒进一步阐明（图 20.51）。

和其他超声引导针穿术一样，只有当穿刺针经过超声束平面时，才能在屏幕上观察到针。在横轴面（详见中心静脉置管术分节的图 20.18），探头应居中于穿刺点上方。穿刺针应从探头中间位置以一个与探头较小的角度进针。针尖会出现在屏幕上方即近场位置，并可根据需要重新定向至屏幕中间或侧边。横轴位时，探头应随着穿刺针推进一起向前推进，以确保针尖始终显示于屏幕上，避免进针过深（图 20.55）。典型的振铃伪像可帮助确定针尖的位置（图 20.56）。

长轴位时，可以看到针进入腹腔的全过程（图 20.57）。然而，由于长轴位声束较窄，比较难保持针始终显示在屏幕上。超声医师保持针尖始终屏幕上可视的能力随着经验的提高而提高，当难以解剖

学上辨别时，超声引导是推荐方法。实时超声引导腹腔穿刺法通常单人操作时使用（图 20.58）。尽管也可由一人操作超声机器，另一人集中精力于穿刺术。

## 经验与教训

1. 如果只有少量腹水，避免行腹腔穿刺术，除非腹水的诊断评估对患者的治疗是至关重要的。

2. 当少量腹水下进行穿刺时，为避免针穿重要结构，应于针的长轴位放置探头进行实时超声引导。

3. 为避免充盈膀胱延伸至穿刺区，应嘱患者排空膀胱或者经导尿管引流尿液。

## 临床图像

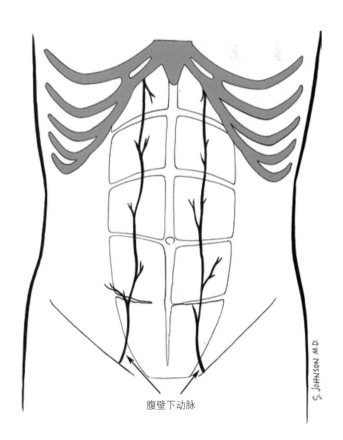

腹壁下动脉

图 20.49　腹壁下动脉的典型位置

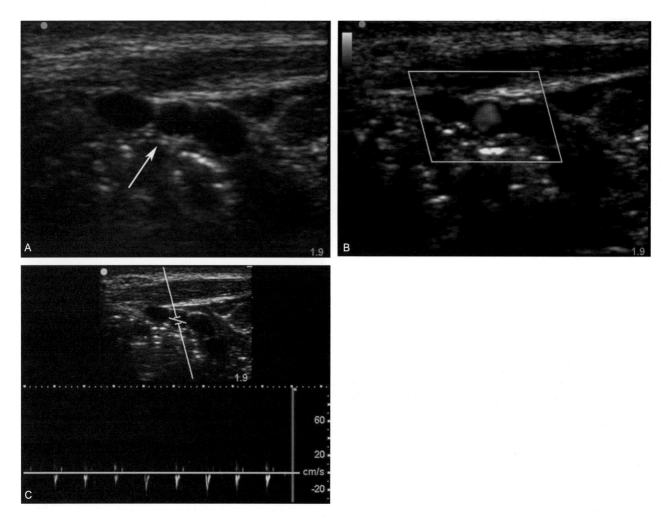

**图 20.50**　B 型超声(图 A)、彩色多普勒(图 B)及频谱多普勒(图 C)模式下的腹壁下动脉声像图

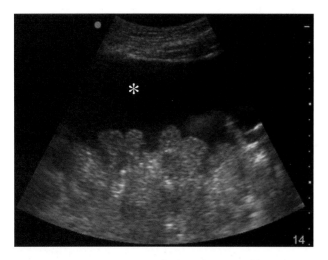

**图 20.51**　图示有大量腹水(星号)的穿刺点处声像图,该处避开了重要的解剖结构,如肠祥、膀胱和腹壁下动脉等

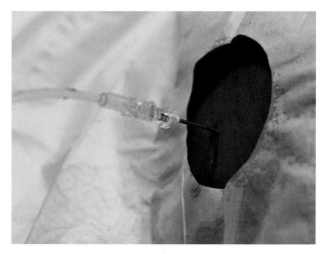

**图 20.52**　腹腔穿刺针引流腹水

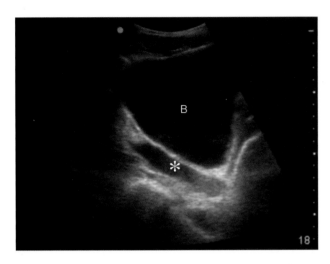

图 20.53　膀胱长轴面声像图。B:膀胱;星号:少量腹水

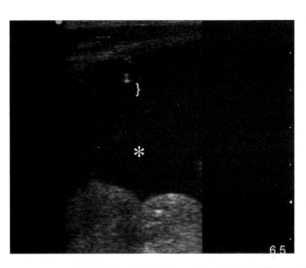

图 20.56　穿刺针进入有腹水(标星号)的腹腔的横轴位声像图。可见来自针尖的典型的振铃伪像

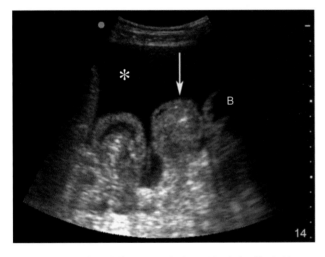

图 20.54　长轴位声像图。B:膀胱;星号:腹水;箭:肠袢

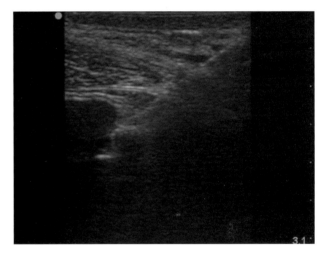

图 20.57　长轴位示穿刺针进入腹腔的声像图。如果腹水量很少并且腹水样本对患者的治疗至关重要时,实时超声引导腹腔穿刺是最安全的方法,因为针在整个穿刺过程中都是可视化的

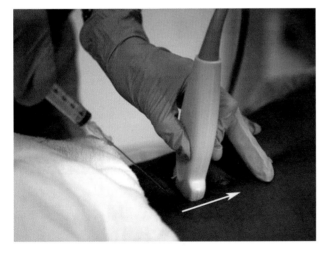

图 20.55　横轴位放置探头,为保持针尖在屏幕始终可见,随着针尖推进,探头应朝相同方向移动

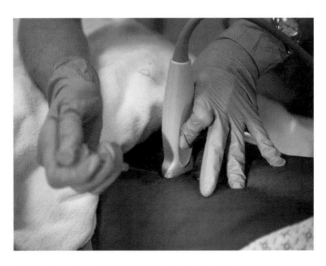

图 20.58　单人操作腹腔穿刺术,于探头长轴方向进针

# 心包穿刺术

## 引言

未被识别的心包填塞是医学上最快致命的情况之一。幸运的是,超声可在几秒内准确作出诊断并指导进行心包穿刺术,这是一种挽救生命的干预措施。超声自 20 世纪 60 年代中期以来一直被认为是诊断心包填塞的"金标准"[78]。已有文献指出[79]可由非心脏专科医师对心包填塞进行精准扫查并将其纳入 FAST 检查(详见第 15 章)和高级创伤生命支持[80]中。

外伤性心包填塞的经典手术方法是开胸或心包开窗。非创伤性心包填塞的急性治疗方法是心包穿刺术。当超声检查发现有心包积液(图 20.59),当患者血压下降或很快有变成低血压的风险时,就应考虑行心包穿刺术。

传统的盲穿心包穿刺术需要通过较长的剑突下入路进针(图 20.60)。超声剑突下切面(图 20.61)显示该入路需穿过肝脏。此外,随着心脏快速收缩,针头可能每分钟无意间刺入右心房、右心室或冠状动脉超过 100 次。气胸是经剑突下盲穿心包积液的另一已知并发症[81,82]。

有关剑突下盲穿心包积液的研究指出,其可有高达 50% 的并发症发生率和高达 6% 的死亡率[82-89]。一个针对 1 127 例心包穿刺术的回顾性研究指出,超声引导心包穿刺可以使并发症发生率和死亡率分别降低至 4.3% 及 0.1%。这个大型研究总体穿刺成功率为 97%,其中 89% 的病例一次穿刺成功[90]。儿科患者使用超声引导心包穿刺更为成功及安全[91]。

超声可引导从心包积液最靠近探头的体表位置穿刺进入并避开重要解剖结构,从而为心包穿刺术提供了新的更安全的方法[92,93]。1 127 例超声引导心包穿刺术中,79% 的病例首选心尖(图 20.62)或胸骨旁(图 20.63 和图 20.64)入路,只有 15% 的病例选择肋下入路。

## 解剖

当心包腔聚积了足够量的液体以抑制心脏舒张期放松心肌及充血的能力时,就会发生心包填塞。声像图显示舒张期右心房或右心室壁凹陷或弯曲(图 20.59)。这些患者多为低血压,持续的积液会导致进一步的血流动力学不稳定继而死亡[94-98]。

心包穿刺针必须避开多个重要的解剖结构。肝脏,位于高回声的膈肌下,为均质的灰色回声,如果选择剑突下入路穿刺很容易受损伤(图 20.60 和图 20.61)。声像图中灰色的心肌被无回声(黑色)的积液和高回声的心包包绕而突出显示(图 20.65)。空气散射超声波,使得肺脏在声像图中表现为朦胧的灰色(图 20.66)。操作医师应该选择一条避开纵向走行于胸骨缘外侧 3~5cm 的左侧胸廓内动脉(图 20.64)以及避开每根肋骨下缘的肋间神经血管束(图 20.37)的入路进行操作。

第 17 章全面回顾了心脏基本切面。为减少肋骨声影,应使用 1~5MHz 的相控阵探头或微凸探头(也可用腹部探头),从剑突下、胸骨旁长轴、胸骨旁短轴以及心尖四腔心切面探查心包积液以决定最适合心包穿刺的入路。

剑突下切面,探头直接放置于剑突下方,探头的标记点指向患者右侧(图 20.67)。为了获得正确的心脏冠状位切面(图 20.61),声束应指向患者的头侧并稍微偏向患者左侧,探头与人体的夹角应较小。当患者肥胖或腹部有压痛时较难获得该切面。声束应从心脏前部扇形扫查至心脏后部,以早期发现位于心脏后方的心包积液。但大多数导致心包填塞的心包积液都是环向充满心包腔的(图 20.65)。急性形成的积液可以致使心包填塞。

胸骨旁长轴切面,探头于乳头水平的胸壁垂直放置,探头标记点指向患者右肩(图 20.68)。探头左右扫查以探查整个心脏(图 20.69)。图示心包积液首先于远场发现(图 20.70 和图 20.59)。

于胸骨旁长轴切面顺时针旋转探头 90° 即可获得胸骨旁短轴切面,探头标记点应指向患者左肩(图 20.71)。探头以心脏横断面方向做扇形扫查(图 20.72)。心包积液最初可于远场发现(图 20.73)。

心尖四腔心切面,探头放置于搏动最明显处,探头标记点指向患者右侧(图 20.74)。声束以类似剑突下切面的较浅的角度指向患者头部并稍偏向患者右侧(图 20.75)。声束应自前向后扇形扫查心脏以发现较后方的心包积液(图 20.76)。

## 方法

　　超声检查的目的是确定心包穿刺的穿刺点及穿刺入路。上述的四个切面都应使用,以便确定距离体表最近且远离重要解剖结构的具有最大积液量的位置。使用实时超声引导心包穿刺是困难的。一般来说最好的方法是用手术笔在体表标记最佳进针点,根据声束的角度标出最佳进针角度。进针深度可通过超声机器测量或根据屏幕右侧的刻度尺估计。一旦确定了穿刺点和进针角度,患者不能再移动,否则心脏的解剖位置会发生变化。

　　患者做好无菌准备后,探头应置于无菌探头套中,于术前再次确认进针点、进针角度及深度,确保操作者掌握进针轨迹。如果时间允许,应麻醉进针点。市售的心包穿刺装置包已包含这些必需品。将充满盐水的注射器连接在 16G 或 18G 的带护套的穿刺针上,沿着预定入路使其进入心包积液腔中。液体中的闪烁声像提示穿刺针已位于心包内。如果不明确位置,可使用超声查找针尖。自注射器打入盐水可产生液体湍流,继而可在 B 超和彩色多普勒上观察到(图 20.77 和图 20.78)。

　　将一个装有生理盐水的 5ml 注射器及一个空的 5ml 注射器连接至医用三通阀,并在两个注射器间来回快速注入,可形成生理盐水造影剂(图 20.79)。将搅动后的盐水快速注入穿刺针内并在 B 超下观察(图 20.80)。如果针头位于心包内,穿刺可以继续进行。如果针头不在心包内,则应稍退针重新定位,或者完全退针,超声重新确定进针入路并再次尝试穿刺[93]。

　　一旦确定针头在心包内的位置,针头向前推进约 2mm,自穿刺针推进套管,退出针芯。抽出积液,直到心功能足以使血流动力学稳定。固定导管,覆盖敷料。即使在搬运过程中,套管也应保持原位,以便引流再次积聚的积液。再次积聚的积液应间歇性抽出而不是连续抽出,为避免套管堵塞,可用生理盐水冲管[93~98]。对于恶性积液[99]或术后心包积液[100],推荐使用猪尾导管。

## 经验与教训

　　1. 盲穿心包积液有较大风险导致气胸,使用超

声引导可避免。肺内空气散射声波,产生典型的灰色的朦胧声像表现(图 20.66)。

　　2. 如果沿肋骨下缘进针,可能会刺破肋间血管(详见"胸腔穿刺术"的图 20.37)。

　　3. 避开冠状动脉的方法是始终保持针头在积液腔内,并远离心脏。

　　4. 左侧胸廓内动脉纵向走行,位于胸骨旁 3~5cm,应避开它(图 20.64)。损伤该血管是极为罕见的并发症。

## 临床图像

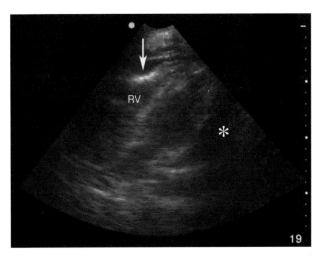

图 20.59　胸骨旁长轴切面心脏声像图。星号:心包积液;RV:右心室;箭:凹陷的右室壁

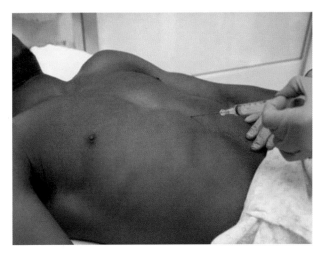

图 20.60　剑突下入路心包穿刺术

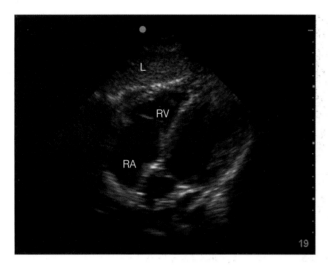

图 20.61　剑突下切面心脏声像图,可见位于近场的肝脏(L)和典型的剑突下进针入路(RA,右心房;RV,右心室)

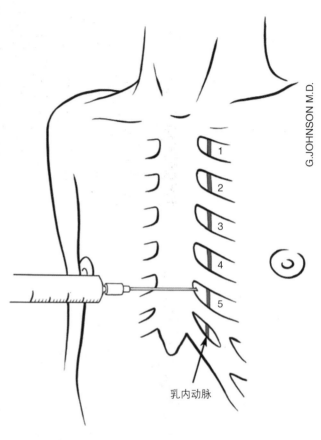

图 20.64　胸骨旁入路的心包穿刺术。图示左侧内乳动脉的走行路径

乳内动脉

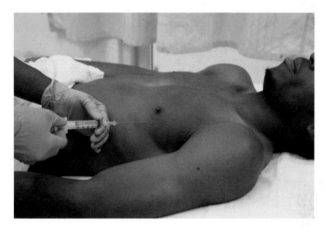

图 20.62　心尖入路的心包穿刺术

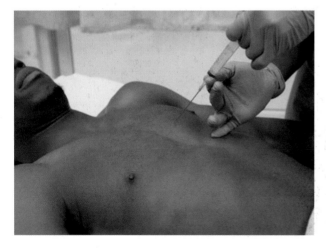

图 20.63　胸骨旁入路的心包穿刺术

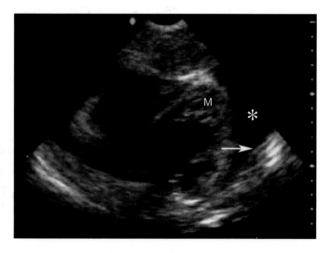

图 20.65　剑突下切面心脏声像图。星号:心包积液;箭:心包;M:心肌

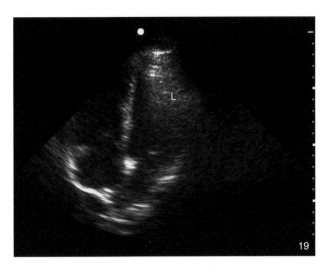

图 20.66　心尖四腔心切面心脏声像图。L:肺脏

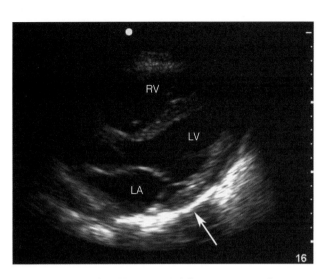

图 20.69　胸骨旁长轴切面心脏声像图。LA:左心房;LV:左心室;RV:右心室;箭:心包

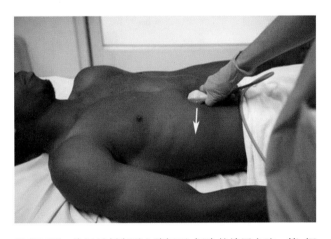

图 20.67　为显示剑突下心脏切面,探头的放置方法。箭:探头标记点指向患者右侧

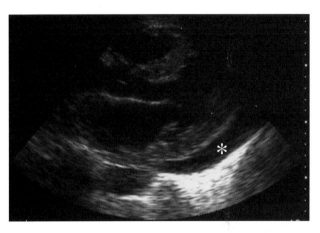

图 20.70　胸骨旁长轴切面心脏声像图。星号:少量心包积液。积液量虽少,但如果急性发作并扩大,该积液可能会导致心包填塞

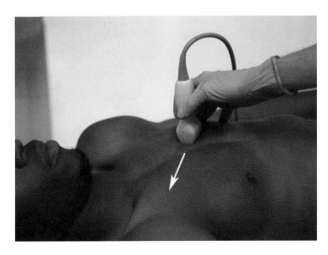

图 20.68　为显示胸骨旁长轴切面,探头的放置方法。箭:探头标记点指向患者右肩

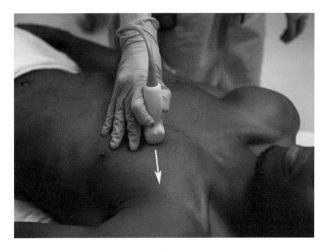

图 20.71　为显示胸骨旁短轴切面,探头的放置方法。箭:探头标记点指向患者左肩

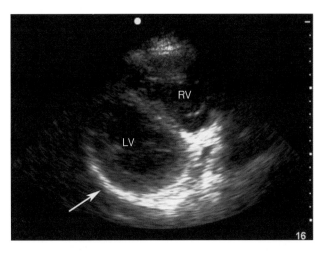

图 20.72　胸骨旁短轴切面心脏声像图。LV:左心室;RV:右心室;箭:心包

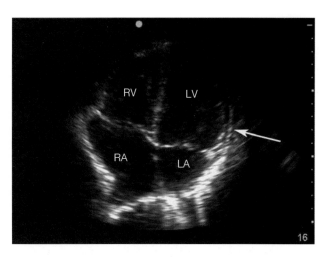

图 20.75　心尖四腔心切面心脏声像图。LA:左心房;LV:左心室;RA:右心房;RV:右心室;箭:心包

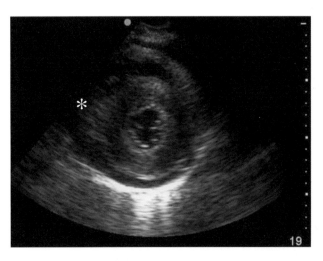

图 20.73　胸骨旁短轴切面示环形的心包积液(星号)

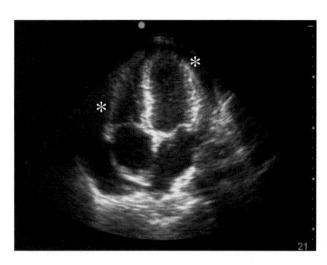

图 20.76　心尖四腔心切面示环形的心包积液(星号)

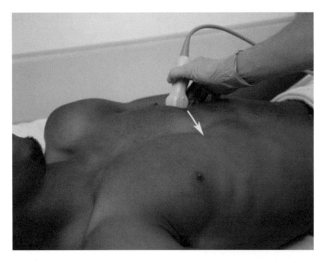

图 20.74　为显示心尖四腔心切面,探头的放置方法。箭:探头标记点指向患者右侧

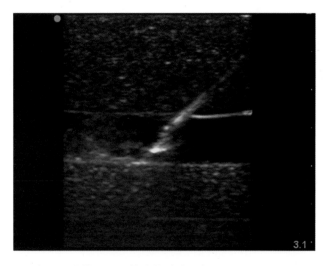

图 20.77　声像图示血管内的湍流现象

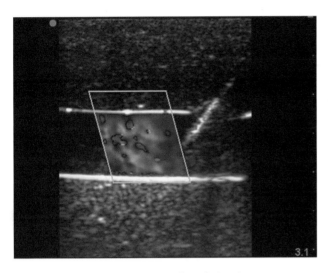

图 20.78　彩色多普勒模式下血管的湍流现象

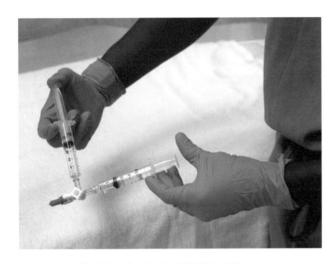

图 20.79　搅动生理盐水超声造影剂的过程

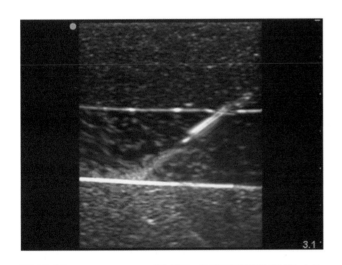

图 20.80　phantom vessel（译者注：找不到该词的译名）内生理盐水造影剂的声像图

# 关节穿刺术

## 引言

关节穿刺术的适应证可分为两类：①从关节腔引流液体；②向关节腔注入液体。超声引导下的关节穿刺术已被证实能够提高上述适应证的穿刺成功率并减少并发症。

对于红斑狼疮性关节炎患者，诊断性关节穿刺术是必要的。积液应被取出并送检，以和需要使用抗生素和可能需要手术冲洗的脓毒性关节炎或痛风性关节炎区分开。由于关节剧烈的疼痛及压痛，脓毒性关节炎和痛风性关节炎的患者可能较难进行诊断性关节穿刺术。已有文献表明相比于传统的基于解剖学标志的关节穿刺术，超声引导的关节穿刺术可提高准确性[101-103]，增加抽出的积液量[104-106]，减轻穿刺过程的痛苦[104-106]，缩短穿刺时间[105]，改善预后[102,104,106,107]。如果是因为积液使关节腔压力增加而引起疼痛的话，经关节穿刺术抽取积液可能具有治疗意义。除了改善症状外，抽出关节腔积液（如肩关节）可增加关节活动度，预防关节粘连以促进康复。

经关节穿刺术向关节内注入液体可能有诊断意义。例如，生理盐水关节造影可以显示关节的完整性或外伤性破坏。向发炎或受伤的关节注入药物可能有治疗意义。例如，向受关节炎影响的发炎关节注入糖皮质激素药物已被证实有疗效。滑膜衬里有阿片受体。关节腔内联合注射阿片类药物和局部麻醉药（如布比卡因或利多卡因）可起长效阵痛作用从而成功复位脱位关节。

## 解剖学因素

了解正常解剖结构的超声表现对能成功穿过关节间隙并避免损伤重要结构至关重要。骨骼反射绝大部分声波，表现为明亮的强回声伴有后方的声影。关节囊类似于心包，表现为高回声，常因积液而凸显。血管为圆形或卵圆形的壁环绕中央无回声的腔，多普勒超声下可以显示血流（图 20.50）。神经呈蜂窝状，根据解剖位置不同可呈高回声或低回声。肌腱类似于神经和肌肉，光滑走行，内呈叠层状。滑膜囊,充满液体或胶质,一般为低回声。滑膜囊为独立的卵圆形,这可通过两个相互垂直的切面扫查证实。发生滑囊炎时,滑囊在彩色多普勒下因炎性充血而出现彩色。

异常的关节解剖主要指在关节间隙探查到液体回声。根据渗出液密度的不同,积液可为无回声、黑色或深灰色。

## 步骤

大多数关节位于浅表,因此高频线阵探头可为关节穿刺术提供最合适的超声图像。髋关节是个例外,针对它,低频 curvilinear(译者注:无官方翻译)探头可能是最合适的。调节增益以改善图像质量。血液和积液为黑色,骨皮质为白色。调节深度,使屏幕上关节显示最大化,同时保证深部重要解剖结构在远场可见。

为了掌握 3D 解剖,应对感兴趣区进行两个相互垂直切面的扫查。在制订进针入路时,应注意重要解剖结构如神经、肌腱和血管等的位置。多普勒超声可帮助识别血管,尽管这通常是不必要的。多普勒超声可用于判别当关节受压时,不明原因的积液是否有血流信号。这类似于当关节受压时判别脓肿的脓液是否有血流信号。注意积液的深度,并估计在穿刺过程中进针的距离。一般来说,进针的入路应朝向积液最多的位置同时应避开重要的邻近结构。

大多数情况下,关节穿刺术是在没有实时超声引导下进行的。超声用于确定最佳穿刺点及其进针的路径。调整探头使穿刺点示于屏幕中央,这相当于探头的中央位置。手术笔在探头中间位置及探头两端处皮肤做标记,经过这几点画出交叉线并做标记,在该区域做无菌准备。在标记的穿刺点进针,进针直至针尖位于关节内并可抽出滑液时。取一些滑液以备送检。为减轻关节腔压力过高引起的疼痛并改善关节活动,应尽可能抽出关节积液。当抽液完成后,可将装有镇痛药或糖皮质激素的注射器连接至针头上并向关节内注射以缓解症状。

当积液量较小然而诊断性关节穿刺术至关重要时,比如需排除化脓性关节炎时,可使用实时超声引导以便于穿刺术进行。无菌准备后,在探头尾端进针,整个操作过程穿刺针均应位于声束面中。这可使超声医师在操作全程均可在屏幕中看见穿刺针并引导其在关节腔中做适当调整。一旦针尖进入了关节腔,可移开探头并照常继续穿刺步骤。

## 经验与教训

1. 治疗创伤患者时,在关注关节损伤之前,应先完成对原发性和继发性创伤的相关检查。

2. 实时超声引导的"平面内"技术可能会改善穿刺的安全性。

3. 注意无菌操作,可减少关节穿刺术中感染的风险。

4. 在穿刺操作前复习相关关节解剖可减少损伤周围结构的风险。

5. 进行所有注射操作前均要先抽吸。

6. 如果不注意无菌操作可能会因此导致关节感染。

7. 通过探查关节腔或关节囊内的液体避免干抽。

8. 谨慎操作,避免药物注射进血管或神经结构。

9. 如果缺乏对周围解剖结构及超声表现的了解,很容易在穿刺时对周围结构造成损伤。

10. 在关节药物灌注时,过度灌注会产生关节不适及关节活动度下降。

## 致谢

作者想要感谢本章的模特 David E. LaTouche 和提供图像的 Alfredo Tirado,MD;Arun Nagdev,MD;and Michael Stone,MD,RDMS。

(李丹　译,李丹　校)

## 参考文献

1. Chen L, Hsiao AL, Moore CL, et al.: Utility of bedside bladder ultrasound before urethral catheterization in young children. *Pediatrics* 2005;**115**(1):108–11.

2. Witt M, Baumann BM, McCans K: Bladder ultrasound increases catheterization success in pediatric patients. *Acad Emerg Med* 2005;**12**(4):371–4.

3. Chu RW, Wong YC, Luk SH, Wong SN: Comparing suprapubic urine aspiration under real-time ultrasound guidance with conventional blind aspiration. *Acta Paediatr* 2002;**91**(5):512–16.

4. Garcia-Nieto V, Navarro JF, Sanchez-Almeida E, Garcia-Garcia M: Standards for ultrasound guidance of suprapubic bladder aspiration. *Pediatr Nephrol* 1997;**11**(5):607–9.

5. Gochman RF, Karasic RB, Heller MB: Use of portable ultrasound to assist urine collection by suprapubic aspiration. *Ann Emerg Med* 1991;**20**(6):631–5.

6. Goldberg BB, Meyer H: Ultrasonically guided suprapubic urinary bladder aspiration. *Pediatrics* 1973;**51**(1):70–4.

7. Kiernan SC, Pinckert TL, Keszler M: Ultrasound guidance of suprapubic bladder aspiration in neonates. *J Pediatr* 1993;**123**(5):789–91.

8. Ozkan B, Kaya O, Akdag R, et al.: Suprapubic bladder aspiration with or without ultrasound guidance. *Clin Pediatr (Phila)* 2000;**39**(10):625–6.

9. Sagi EF, Alpan G, Eyal FG, et al.: Ultrasonic guidance of suprapubic aspiration in infants. *J Clin Ultrasound* 1983;**11**(6):347–8.

10. Raad I: Intravascular-catheter–related infections. *Lancet* 1998;**351**(9106):893–8.

11. Merrer J, De Jonghe B, Golliot F, et al.: Complications of femoral and subclavian venous catheterization in critically ill patients: a randomized controlled trial. *JAMA* 2001;**286**(6):700–7.

12. Gallieni M, Cozzolino M: Uncomplicated central vein catheterization of high risk patients with real time ultrasound guidance. *Int J Artif Organs* 1995;**18**(3):117–21.

13. Hind D, Calvert N, McWilliams R, et al: Ultrasonic locating devices for central venous cannulation: meta-analysis. *BMJ* 2003;**327**(7411):361.

14. Kohn L, Corrigan J, Molla S, Donaldson M: *To err is human: building a safer health system*. Washington, DC: Committee on Quality of Health Care in America, Institute of Medicine, 1999.

15. Shojania KG, Duncan BW, McDonald KM, Wachter R, eds: *Making health care safer: a critical analysis of patient safety practices. Evidence report/technology assessment no. 43.* Rockville, MD: Agency for Healthcare Research and Quality, 2001. AHRQ Publication No. 01-E058.

16. Grebenik CR, Boyce A, Sinclair ME, et al.: NICE guidelines for central venous catheterization in children: is the evidence base sufficient? *Br J Anaesth* 2004;**92**(6):827–30.

17. Domino KB, Bowdle TA, Posner KL, et al.: Injuries and liability related to central vascular catheters: a closed claims analysis. *Anesthesiology* 2004;**100**(6):1411–18.

18. McGee DC, Gould MK: Preventing complications of central venous catheterization. *N Engl J Med* 2003;**348**(12):1123–33.

19. Terai C, Anada H, Matsushima S, et al.: Effects of mild Trendelenburg on central hemodynamics and internal jugular vein velocity, cross-sectional area, and flow. *Am J Emerg Med* 1995;**13**(3):255–8.

20. Lobato EB, Florete OG Jr, Paige GB, Morey TE: Cross-sectional area and intravascular pressure of the right internal jugular vein during anesthesia: effects of Trendelenburg position, positive intrathoracic pressure, and hepatic compression. *J Clin Anesth* 1998;**10**(1):1–5.

21. Mallory DL, Shawker T, Evans RG, et al.: Effects of clinical maneuvers on sonographically determined internal jugular vein size during venous cannulation. *Crit Care Med* 1990;**18**(11):1269–73.

22. Armstrong PJ, Sutherland R, Scott DH: The effect of position and different manoeuvres on internal jugular vein diameter size. *Acta Anaesthesiol Scand* 1994;**38**(3):229–31.

23. Gordon AC, Saliken JC, Johns D, et al.: US-guided puncture of the internal jugular vein: complications and anatomic considerations. *J Vasc Interv Radiol* 1998;**9**(2):333–8.

24. Gualtieri E, Deppe SA, Sipperly ME, Thompson DR: Subclavian venous catheterization: greater success rate for less experienced operators using ultrasound guidance. *Crit Care Med* 1995;**23**(4):692–7.

25. Hilty WM, Hudson PA, Levitt MA, Hall JB: Real-time ultrasound-guided femoral vein catheterization during cardiopulmonary resuscitation. *Ann Emerg Med* 1997;**29**(3):331–6.

26. Yanay O, Vaughan DJ, Diab M, et al.: Retained wooden foreign body in a child's thigh complicated by severe necrotizing fasciitis: a case report and discussion of imaging modalities for early diagnosis. *Pediatr Emerg Care* 2001;**17**(4):354–5.

27. Boyse TD, Fessell DP, Jacobson JA, et al.: Ultrasound of soft-tissue foreign bodies and associated complications with surgical correlation. *Radiographics* 2001;**21**(5):1251–6.

28. Hung YT, Hung LK, Griffith JF, et al.: Ultrasound for the detection of vegetative foreign body in the hand – a case report. *Hand Surg* 2004;**9**(1):83–7.

29. Graham DD: Ultrasound in the emergency department: detection of wooden foreign bodies in the soft tissues. *J Emerg Med* 2002;**22**(1):75–9.

30. Soudack M, Nachtigal A, Gaitini D: Clinically unsuspected foreign bodies: the importance of sonography. *J Ultrasound Med* 2003;**22**(12):1381–5.

31. Lammers RL, Magill T: Detection and management of foreign bodies in soft tissue. *Emerg Med Clin North Am* 1992;**10**(4):767–81.

32. Schlager D: Ultrasound detection of foreign bodies and procedure guidance. *Emerg Med Clin North Am* 1997;**15**(15):895–912.

33. Trautlein JJ, Lambert RL, Miller J: Malpractice in the emergency department – review of 200 cases. *Ann Emerg Med* 1984;**13**(9 pt 1):709–11.

34. Gilbert FJ, Campbell RS, Bayliss AP: The role of ultrasound in the detection on non-radiopaque foreign bodies. *Clin Radiol* 1990;**41**(2):109–12.

35. Shiels WE, Babcock D, Wilson J, Burch R: Localization and guided removal of soft-tissue foreign bodies with sonography. *AJR Am J Roentgenol* 1990;**155**(6):1277–81.

36. Rockett MS, Gentile SC, Gudas CJ, et al.: The use of ultrasonography for the detection of retained wooden foreign bodies in the foot. *J Foot Ankle Surg* 1995;**34**(5):478–84; discussion 510–11.

37. Crawford R, Matheson AB: Clinical value of ultrasonography in the detection and removal of radiolucent foreign bodies. *Injury* 1989;**20**(6):341–3.

38. Blankstein A, Cohen I, Heiman Z, et al.: Localization, detection and guided removal of soft tissue in the hands using sonography. *Arch Orthop Trauma Surg* 2000;**120**(9):514–17.

39. Jacobson JA, Powell A, Craig JG, et al.: Wooden foreign bodies in soft tissue: detection with ultrasound. *Radiology* 1998;**206**(7):45–8.

40. Bradley M, Kadzombe E, Simms P, Eyes B: Percutaneous ultrasound guided extraction of non-palpable soft tissue foreign bodies. *Arch Emerg Med* 1992;**9**:181–4.

41. Heller M, Jehle D: *Ultrasound in emergency medicine*. Oxford, UK: WB Saunders, 1995.

42. Lyon M, Brannam L, Johnson D, et al.: Detection of soft tissue foreign bodies in the presence of soft tissue gas. *J Ultrasound Med* 2004;**23**(5):677–81.

43. Gooding GA, Hardiman T, Sumers M, et al.: Sonography of the hand and foot in foreign body detection. *J Ultrasound Med* 1987;**6**(8):441–7.

44. Banerjee B, Das RK: Sonographic detection of foreign bodies of the extremities. *Br J Radiol* 1991;**64**(758):107–12.

45. Schlager D, Johnson T, Mcfall R: Safety of imaging exploding bullets with ultrasound. *Ann Emerg Med* 1996;**28**(13):183–7.

46. Turner J, Wilde CH, Hughes KC, et al.: Ultrasound-guided retrieval of small foreign objects in subcutaneous tissue. *Ann Emerg Med* 1997;**29**(5):731–4.

47. Schlager D: Ultrasound detection of foreign bodies and procedure guidance. *Emerg Med Clin North Am* 1997;**15**(15):895–912.

48. Oikarinen KS, Neiminen T, Makarainen H, Pyhtinen J: Visibility of foreign bodies in soft tissue in plain radiographs, computed tomography, magnetic resonance imaging, and ultrasound: an in vitro study. *Int J Oral Maxillofac Surg* 1993;**22**(2):119–24.

49. Scanlan KA: Sonographic artifacts and their origins. *AJR Am J Roentgenol* 1991;**156**(6):1267–72.

50. Hill R, Conron R, Greissinger P, Heller M: Ultrasound for the detection of foreign bodies in human tissue. *Ann Emerg Med* 1997;**29**(10):353–6.

51. Fornage BD: The hypoechoic normal tendon: a pitfall. *J Ultrasound Med* 1987;**6**(1):19–22.

52. Leung A, Patton A, Navoy J, Cummings RJ: Intraoperative sonography-guided removal of radiolucent foreign bodies. *J Pediatr Orthop* 1998;**18**(2):259–61.

53. Orlinsky M, Knittel P, Feit T, et al.: The comparative accuracy of radiolucent foreign body detection using ultrasonography. *Am J Emerg Med* 2000;**18**(6):401–3.

54. Nelson AL, Sinow RM: Real-time ultrasonographically guided removal of nonpalpable and intramuscular Norplant capsules. *Am J Obstet Gynecol* 1998;**78**(12):1185–93.

55. Frankel DA, Bargiela A, Bouffard JA: Synovial joints: evaluation of intraarticular bodies with US. *Radiology* 1998;**206**(16):41–4.

56. Manthey DE, Storrow AB, Milbourn JM, Wagner BJ: Ultrasound versus radiography in the detection of soft-tissue foreign bodies. *Ann Emerg Med* 1996;**28**(11):7–9.

57. Teisen HG, Torfing KF, Skjodt T: Ultrasound pinpointing of foreign bodies: an in vitro study. *Ultraschall Med* 1988;**9**(3):135–7.

58. Blankstein A, Cohen I, Heiman Z, et al.: Ultrasonography as a diagnostic modality and therapeutic adjuvant in the management of soft tissue foreign bodies in the lower extremities. *Isr Med Assoc J* 2001;**3**(6):411–13.

59. Tayal VS, Nicks BA, Norton HJ: Emergency ultrasound evaluation of symptomatic nontraumatic pleural effusions. *Am J Emerg Med* 2006;**24**(7):782–6.

60. Diacon AH, Brutsche MH, Soler M: Accuracy of pleural puncture sites: a prospective comparison of clinical examination with ultrasound. *Chest* 2003;**123**(2):436–41.

61. Bartter T, Mayo PD, Pratter MR, et al.: Lower risk and higher yield for thoracentesis when performed by experienced operators. *Chest* 1993;**103**(6):1873–6.

62. Collins TR, Sahn SA: Thoracocentesis: clinical value, complications, technical problems, and patient experience. *Chest* 1987;**91**(6):817–22.

63. Grogan DR, Irwin RS, Channick R, et al.: Complications associated with thoracentesis: a prospective, randomized study comparing three different methods. *Arch Intern Med* 1990;**150**(4):873–7.

64. Seneff MG, Corwin RW, Gold LH, Irwin RS: Complications associated with thoracocentesis. *Chest* 1986;**90**(1):97–100.

65. Jones PW, Moyers JP, Rogers JT, et al.: Ultrasound-guided thoracentesis: is it a safer method? *Chest* 2003;**123**(2):418–23.

66. Mayo PH, Goltz HR, Tafreshi M, Doelken P: Safety of ultrasound-guided thoracentesis in patients receiving mechanical ventilation. *Chest* 2004;**125**(3):1059–62.

67. Blaivas M, Lyon M, Duggal S: A prospective comparison of supine chest radiography and bedside ultrasound for the diagnosis of traumatic pneumothorax. *Acad Emerg Med* 2005;**12**(9):844–9.

68. Coley BD, Shiels WE II, Hogan MJ: Diagnostic and interventional ultrasonography in neonatal and infant lumbar puncture. *Pediatr Radiol* 2001;**31**(6):399–402.

69. Cork RC, Kryc JJ, Vaughan RW: Ultrasonic localization of the lumbar epidural space. *Anesthesiology* 1980;**52**(6):513–16.

70. Currie JM: Measurement of the depth to the extradural space using ultrasound. *Br J Anaesth* 1984;**56**(4):345–7.

71. Peterson MA, Abele J: Bedside ultrasound for difficult lumbar puncture. *J Emerg Med* 2005;**28**(2):197–200.

72. Sandoval M, Shestak W, Sturmann K, Hsu C: Optimal patient position for lumbar puncture, measured by ultrasonography. *Emerg Radiol* 2004;**10**(4):179–81.

73. Wallace DH, Currie JM, Gilstrap LC, Santos R: Indirect sonographic guidance for epidural anesthesia in obese pregnant patients. *Reg Anesth* 1992;**17**(4):233–6.

74. Nomura JT, Leech SJ, Shenbagamurthi S, et al.: A randomized controlled trial of ultrasound-assisted lumbar puncture. *J Ultrasound Med* 2007;**26**(10):1341–8.

75. Cattau EL Jr, Benjamin SB, Knuff TE, Castell DO: The accuracy of the physical examination in the diagnosis of suspected ascites. *JAMA* 1982;**247**(8):1164–6.

76. Nazeer SR, Dewbre H, Miller AH: Ultrasound-assisted paracentesis performed by emergency physicians vs the traditional technique: a prospective, randomized study. *Am J Emerg Med* 2005;**23**(3):363–7.

77. Bard C, Lafortune M, Breton G: Ascites: ultrasound guidance or blind paracentesis? *CMAJ* 1986;**135**(3):209–10.

78. Feigenbaum H, Waldhausen JA, Hyde LP: Ultrasound diagnosis of pericardial effusion. *JAMA* 1965;**191**:711–14.

79. Mazurek B, Jehle D, Martin M: Emergency department echocardiography in the diagnosis and therapy of cardiac tamponade. *J Emerg Med* 1991;**9**(1–2):27–31.

80. American College of Surgeons (ACS) Committee on Trauma: *Advanced trauma life support course for doctors: student course manual*, 7th ed. Chicago: ACS, 2004.

81. Guberman BA, Fowler NO, Engel PJ, et al.: Cardiac tamponade in medical patients. *Circulation* 1981;**64**(3):633–40.

82. Wong B, Murphy J, Chang CJ, et al.: The risk of pericardiocentesis. *Am J Cardiol* 1979;**44**(6):1110–14.

83. Vayre F, Lardoux H, Pezzano M, et al.: Subxiphoid pericardiocentesis guided by contrast two-dimensional echocardiography in cardiac tamponade: experience of 110 consecutive patients. *Eur J Echocardiogr* 2000;**1**(1):66–71.

84. Ball JB, Morrison WL: Cardiac tamponade. *Postgrad Med J* 1997;**73**(857):141–5.

85. Bishop LH Jr, Estes EH Jr, McIntosh HD: The electrocardiogram as a safeguard in pericardiocentesis. *JAMA* 1956;**162**(4):264–5.

86. Buzaid AC, Garewal HS, Greenberg BR: Managing malignant pericardial effusion. *West J Med* 1989;**150**(2):174–9.

87. Hingorani AD, Bloomberg TJ: Ultrasound-guided pigtail catheter drainage of malignant pericardial effusions. *Clin Radiol* 1995;**50**(1):15–19.

88. Krikorian JG, Hancock EW: Pericardiocentesis. *Am J Med* 1978;**65**(5):808–14.

89. Suehiro S, Hattori K, Shibata T, et al.: Echocardiography-guided pericardiocentesis with a needle attached to a probe. *Ann Thorac Surg* 1996;**61**(2):741–2.

90. Tsang TS, Enriquez-Sarano M, Freeman WK, et al.: Consecutive 1127 therapeutic echocardiographically guided pericardiocenteses: clinical profile, practice patterns, and outcomes spanning 21 years. *Mayo Clin Proc* 2002;**77**(5):

429–36.

91. Tsang TS, El-Najdawi EK, Seward JB, et al.: Percutaneous echocardiographically guided pericardiocentesis in pediatric patients: evaluation of safety and efficacy. *J Am Soc Echocardiogr* 1998;**11**(11):1072–7.

92. Callahan JA, Seward JB, Tajik AJ: Cardiac tamponade: pericardiocentesis directed by two-dimensional echocardiography. *Mayo Clin Proc* 1985;**60**(5):344–7.

93. Tsang TS, Freeman WK, Sinak LJ, Seward JB: Echocardiographically guided pericardiocentesis: evolution and state-of-the-art technique. *Mayo Clin Proc* 1998;**73**(7): 647–52.

94. Appleton CP, Hatle LK, Popp RL: Cardiac tamponade and pericardial effusion: respiratory variation in transvalvular flow velocities studied by Doppler echocardiography. *J Am Coll Cardiol* 1988;**11**(5):1020–30.

95. Armstrong WF, Schilt BF, Helper DJ, et al.: Diastolic collapse of the right ventricle with cardiac tamponade: an echocardiographic study. *Circulation* 1982;**65**(7):1491–6.

96. Burstow DJ, Oh JK, Bailey KR, et al.: Cardiac tamponade: characteristic Doppler observations. *Mayo Clin Proc* 1989;**64**(3):312–24.

97. Feigenbaum H, Zaky A, Grabhorn LL: Cardiac motion in patients with pericardial effusion: a study using reflected ultrasound. *Circulation* 1966;**34**(4):611–19.

98. Kronzon I, Cohen ML, Winer HE: Diastolic atrial compression: a sensitive echocardiographic sign of cardiac tamponade. *J Am Coll Cardiol* 1983;**2**(4):770–5.

99. Tsang TS, Seward JB, Barnes ME, et al.: Outcomes of primary and secondary treatment of pericardial effusion in patients with malignancy. *Mayo Clin Proc* 2000;**75**(3):248–53.

100. Tsang TS, Barnes ME, Hayes SN, et al.: Clinical and echocardiographic characteristics of significant pericardial effusions following cardiothoracic surgery and outcomes of echo-guided pericardiocentesis for management: Mayo Clinic experience, 1979–1998. *Chest* 1999;**116**(2):322–31.

101. Im SH, Lee SC, Park YB, et al.: Feasibility of sonography for intra-articular injections in the knee through a medial patellar portal. *J Ultrasound Med* 2009;**23**(11):1465–70.

102. Cunnington J, Marshall N, Hide G, et al.: A randomized, double-blind, controlled study of ultrasound-guided corticosteroid injection into the joint of patients with inflammatory arthritis. *Arthritis Rheum* 2010;**62**(7): 1862–9.

103. Raza K, Lee CY, Pilling D, et al.: Ultrasound guidance allows accurate needle placement and aspiration from small joints in patients with early inflammatory arthritis. *Rheumatology* 2003;**42**(8):976–9.

104. Sibbitt W, Kettwich L, Band P, et al.: Does ultrasound guidance improve the outcomes of arthrocentesis and corticosteroid injections of the knee? *Scand J Rheumatol* 2012;**41**(1):66–72.

105. Wiler JL, Constantino TG, Filippone L, et al.: Comparison of ultrasound-guided and standard landmark techniques for knee arthrocentesis. *J Emerg Med* 2010;**39**(1):76–82.

106. Sibbitt WL, Peisajovich A, Michael AA, et al.: Does sonographic needle guidance affect the clinical outcome of intraarticular injections? *J Rheumatol* 2009;**36**(9):1892–1902.

107. Soh E, Li W, Ong KO, et al.: Image-guided versus blind corticosteroid injections in adults with shoulder pain: a systematic review. *BMC Musculoskelet Disord* 2011;**12**:137.

# 腹盆腔超声

Mike Lambert

## 适应证

在急诊室进行的腹盆腔超声检查可用于诊断可能危及生命、需要紧急手术的产科或妇科疾病。不管有没有阴道流血，任何有下腹部疼痛的孕妇都需要超声检查以排除子宫外妊娠（异位妊娠）。非妊娠的女性若出现下腹痛，盆腔出现疼痛或经双手检查有压痛，也可进行盆腔超声检查以排除卵巢扭转或输卵管脓肿。盆腔超声还能够帮助指导急诊医师处理其他非紧急的产科或妇科疾病，例如子宫嵌顿，异常宫内妊娠，不确定性妊娠和卵巢囊肿破裂。

## 诊断能力

下列疾病可以用腹盆腔超声轻易地诊断出来：
1. 宫外孕
2. 子宫嵌顿
3. 活胎宫内妊娠（live intrauterine pregnancy，LIUP）
4. 宫内妊娠（intrauterine pregnancy，IUP）
5. 异常宫内妊娠（abnormal intrauterine pregnancy，abnIUP）
6. 不确定性宫内妊娠（no definitive intrauterine pregnancy，NDIUP）
7. 卵巢扭转
8. 输卵管卵巢脓肿
9. 卵巢囊肿（ovarian cyst，OC）
10. 子宫肌瘤
11. 妇科癌症

## 成像缺陷和局限性

腹盆腔超声有一些潜在的局限性：
- 经腹超声成像——肥胖经常会通过增加探头和感兴趣区域之间的距离影响显示图像的质量。未充盈或充盈欠佳的膀胱使肠管位于腹膜和子宫之间，导致声波束散射，从而引起图像质量下降。
- 阴道内超声成像——膀胱充盈通常会使正常前倾的子宫离探头更远，降低了这种高频探头的成像质量。它还会产生旁瓣伪影，这通常会扭曲子宫底部及其内容物的成像。

## 临床图像

本节分为三个部分。第一部分包括子宫、卵巢和膀胱在矢状面和冠状面的妇科正常图像。第二部分包括子宫和卵巢在矢状面和冠状面的产科正常图像。第三部分包括子宫、卵巢和附件在矢状面、冠状面和一些斜面上的病理图像。

第一部分：以下图像是正常的妇科超声图像或子宫（UT）、卵巢（OV）和膀胱（BI）在矢状面和冠状面上的正常变异图像。

第二部分：以下图像是子宫（UT）、卵巢（OV）和附件在矢状面和冠状面的产科超声图像。当通过尿液或血清妊娠试验确定怀孕时，超声可以记录妊娠的位置。超声描述妊娠的位置主要有三种：①在子宫内膜回声内；②在子宫内膜回声外；③不能明确定位。

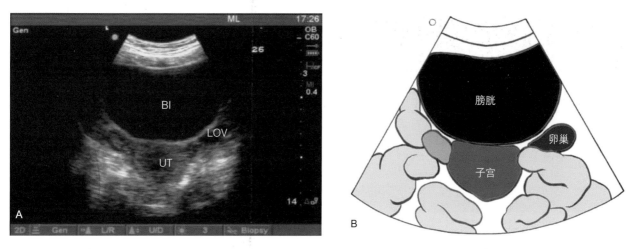

图 21.1　A：子宫(UT)、卵巢(OV)和膀胱(BI)的经腹轴向(横向)切面。B：子宫、卵巢和膀胱的经腹轴向(横向)切面

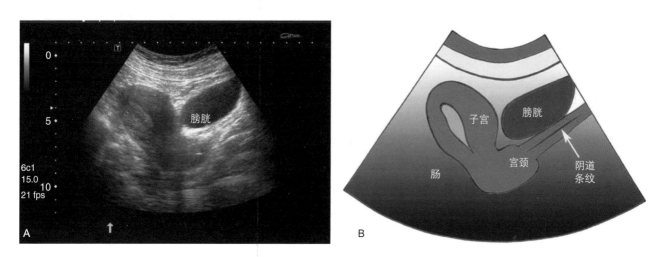

图 21.2　A：子宫、阴道和膀胱(BI)的经腹矢状(纵向)切面。B：子宫、阴道和膀胱的经腹矢状切面

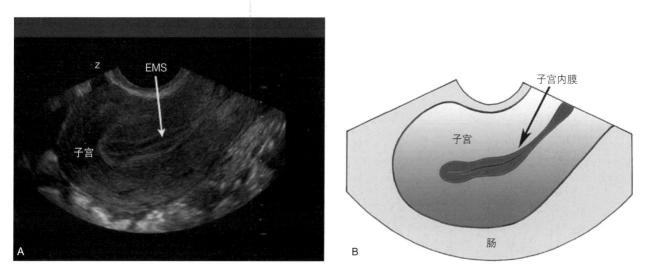

图 21.3　A：子宫和子宫内膜(EMS)三层结构的阴道内矢状切面。B：子宫和子宫内膜三层结构的阴道内矢状切面的示意图

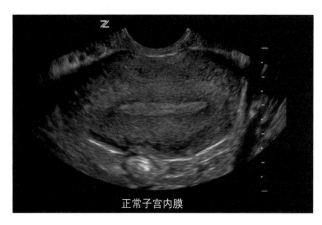

图21.4　子宫和子宫内膜三层结构的阴道内冠状切面

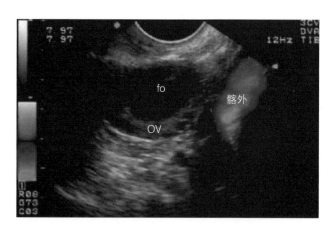

图21.7　左侧卵巢(OV)的阴道内矢状切面。卵巢的中心有一个大卵泡(fo),周围有一些小卵泡。在长轴上,髂外血管位于卵巢下方

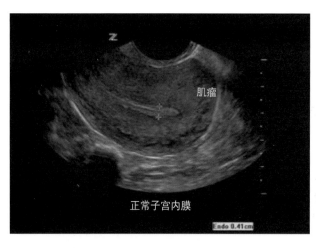

图21.5　后倾子宫的阴道内矢状切面。请注意,宫底是朝向图像的右侧

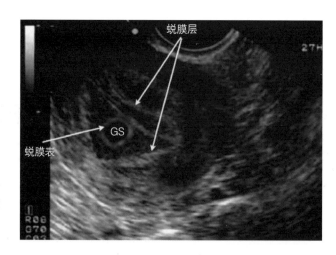

图21.8　宫内妊娠的阴道内矢状切面。图像显示一直径约8mm的无回声妊娠囊(GS),有一个较厚的圆形高回声边缘。在怀孕期间,子宫内膜的高回声内膜(也叫蜕膜层)也包裹着妊娠囊(也叫蜕膜囊),称"双重蜕膜征"

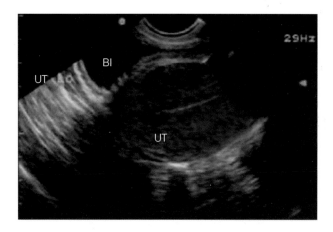

图21.6　子宫(UT)的阴道内纵向切面。膀胱(BI)位于子宫前上方

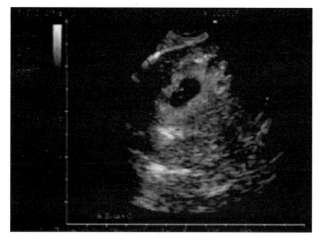

图21.9　宫内妊娠的经腹矢状(纵向)切面。妊娠囊内可见YS。宫内妊娠的一个安全标准是妊娠囊直径(MSD)>5mm,内可见YS或FP。虽然"双泡"征是怀孕的最早迹象,但它可能被误认为是假妊娠囊(PGS)

第 1 节：妊娠位于子宫内膜回声内。超声对位于子宫内的妊娠有三种不同的诊断：宫内妊娠（IUP）、活胎妊娠（LIUP）和异常妊娠（abnIUP）。超声判断宫内妊娠的标志是子宫内膜回声内的妊娠囊，直径≥5mm，有环状高回声晕，有双重蜕膜征（DDS）、卵黄囊（YS）或胎芽（FP）。

第 2 节：妊娠位于子宫内膜回声之外。这种宫外孕（EUG）通常被称为异位妊娠。这一类型要求子宫内膜回声外的妊娠囊直径≥5mm，有环状高回声晕，有卵黄囊（YS）或胎芽（FP）。

第 3 节：妊娠不能明确定位。这一类型要求子宫内无妊娠囊回声，或者有一个妊娠囊回声，但是不符合宫内妊娠的标准，存在 3 种诊断可能性：①怀孕是在正确的位置，但现在下结论说是宫内妊娠还为时过早；②妊娠是宫外孕，但没有明确的证据可归类为异位妊娠（EUG）；③自然流产已经发生。当我们不能明确定位妊娠时，它通常被称为 NDIUP。一个更简单的术语是"不确定性妊娠（NDP）"

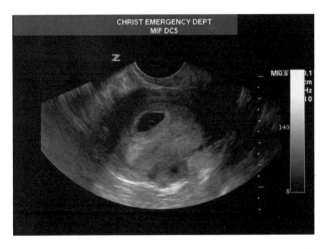

图 21.10 子宫的阴道内超声纵向切面。早孕的一个明确标志是妊娠囊内可见卵黄囊（YS）。超声判断活胎妊娠的标志是在子宫内膜内发现妊娠囊，内可见有原始心管搏动的胎芽

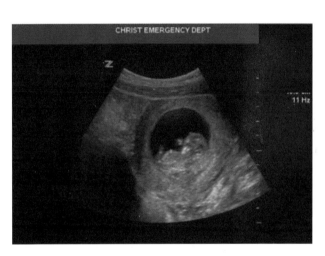

图 21.12 子宫的横向纵向切面。一个明显的胎儿，有胎头、上肢和下肢

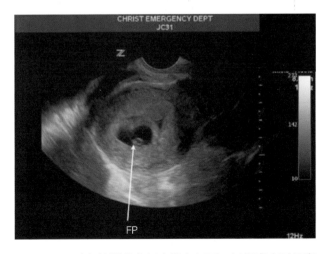

图 21.11 子宫的阴道内超声纵向切面。妊娠囊内可见卵黄囊，左侧边界的高回声为有原始心管搏动的胎芽（FP）

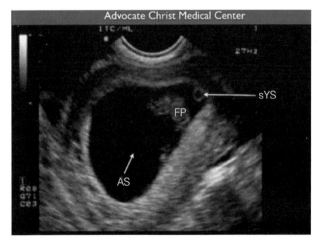

图 21.13 子宫的阴道内超声纵向切面。可见明显的胎儿（FP）和羊膜囊（AS），羊膜囊通常在妊娠第 9 周和第 12 周之间出现。卵黄囊（sYS）位于胎儿后方

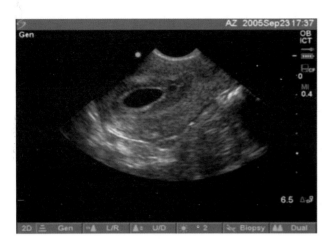

图 21.14　异位妊娠（abnIUP）。子宫的阴道内矢状切面显示一个大的空妊娠囊。妊娠囊直径 >10mm，未见卵黄囊

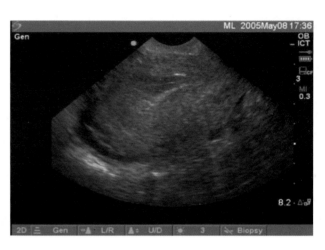

图 21.17　子宫的阴道内中线矢状切面。子宫内膜回声内未见妊娠囊回声

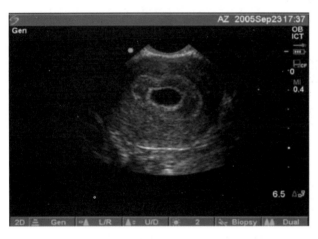

图 21.15　异位妊娠（abnIUP）。子宫的阴道内冠状切面显示一个大的空妊娠囊

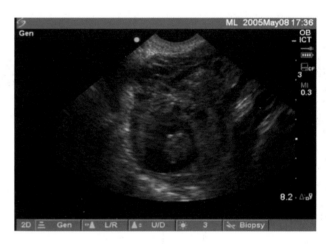

图 21.18　子宫的阴道内右矢状切面。在子宫内膜回声外有妊娠囊和胎芽。可见三个高回声团

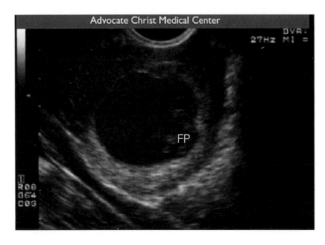

图 21.16　异位妊娠（abnIUP）。子宫的阴道内冠状切面显示一个很大的妊娠囊，有明显的胎芽（FP），但没有胎心

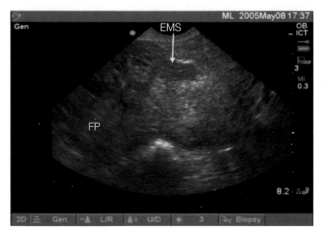

图 21.19　子宫的阴道内冠状视图切面。子宫内膜（EMS）回声内未见妊娠囊回声。右附件似可见胎芽（FP），较图 20.18 的图像显示更佳

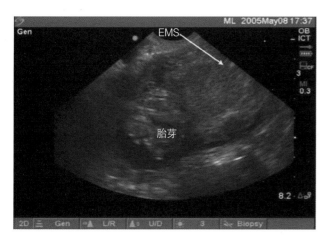

图 21.20 子宫的阴道内冠状切面,子宫内膜(EMS)回声未见妊娠囊回声

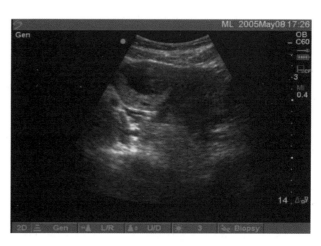

图 21.23 与图 21.21 中是同一个患者。经腹矢状面中线左侧,子宫前上方可见妊娠囊和胎芽

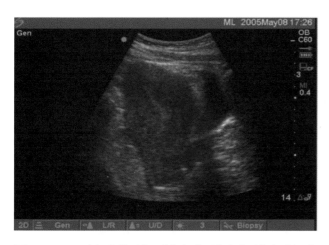

图 21.21 经腹探查的子宫,子宫内膜回声内未见妊娠囊回声

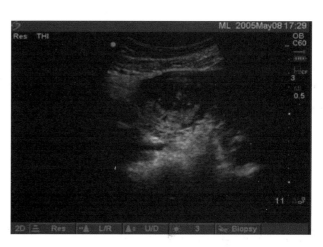

图 21.24 与图 21.21 中是同一个患者。经腹超声检查的子宫,子宫内膜回声内未见妊娠囊回声

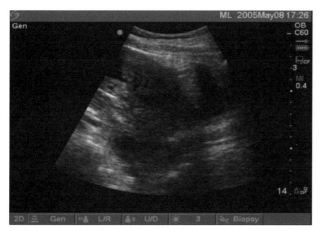

图 21.22 与图 21.21 中是同一个患者。经腹矢状面中线左侧,子宫前上方可见可疑团块

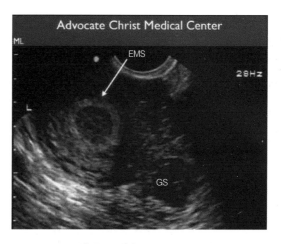

图 21.25 子宫的阴道内冠状切面,子宫内膜(EMS)回声内未见妊娠囊。靠近子宫右侧边界的是一个有胚芽的妊娠囊(GS)

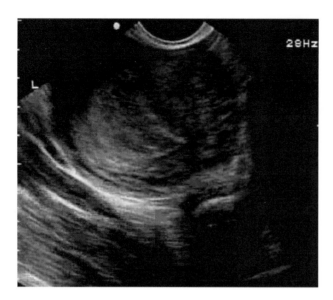

图 21.26 子宫内膜（EMS）朝向子宫右侧。这通常被称为"子宫内膜线征"

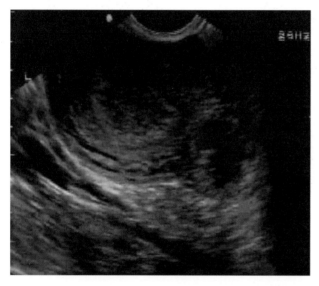

图 21.27 与图 21.26 中是同一个患者。子宫内膜指向右侧附件。这通常被称为"子宫内膜线征"。请注意，部分妊娠囊位于子宫肌层内。这种妊娠是在输卵管内，因为它穿过子宫肌层。这通常被称为"角状"或"间质性异位"妊娠

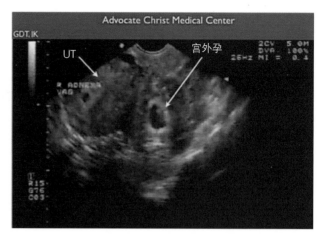

图 21.28 盆腔的阴道内矢状切面，显示子宫（UT）后方有活体妊娠囊。子宫内囊状结构无双重蜕膜囊（DDS）征，也不符合宫内妊娠标准。这通常被称为假妊娠囊（PGS）

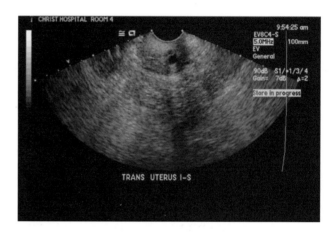

图 21.29 不确定性妊娠（NDP）。盆腔的阴道内矢状切面，无明确宫内妊娠证据。盆腔内显示亦未见异位妊娠

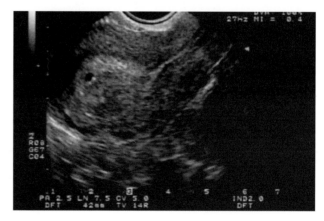

图 21.30 不确定性妊娠（NDP）。盆腔的阴道内矢状切面，无明确宫内妊娠证据。盆腔内显示亦未见异位妊娠

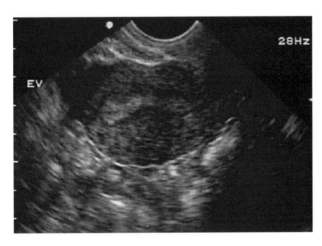

图 21.31 宫颈纳什囊肿。阴道内纵向切面的子宫颈水平，近子宫颈管处可见两个圆形无回声团。常见于已生育女性

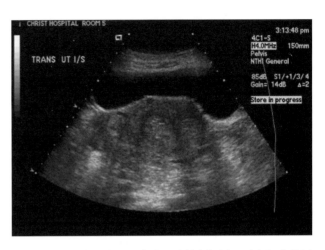

图 21.34 子宫肌瘤。子宫的经腹轴向视图。子宫肌瘤的回声可能不同。在这张图片中，肌瘤为稍高回声

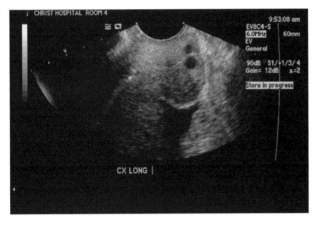

图 21.32 宫颈纳氏囊肿。阴道内横切面子宫颈水平，显示与图 21.31 所示的同一患者的纳氏囊肿

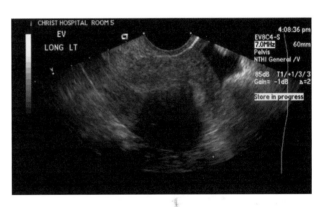

图 21.35 子宫的阴道内矢状切面，显示子宫肌瘤后方声影

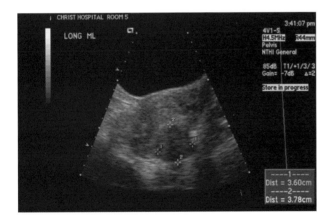

图 21.33 子宫肌瘤。子宫的经腹轴向切面。子宫肌瘤在超声上最常见的表现为低回声包块

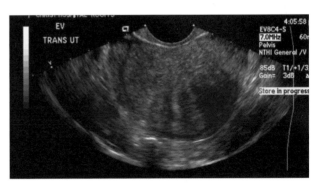

图 21.36 与图 21.35 所示为同一患者，阴道内冠状切面显示子宫肌瘤后方声影

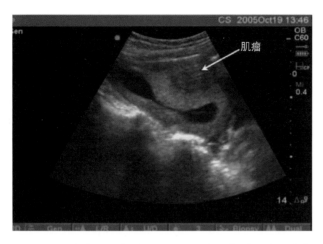

图 21.37　黏膜下肌瘤,相对罕见的子宫肌瘤,向子宫内膜管生长可导致妊娠并发症

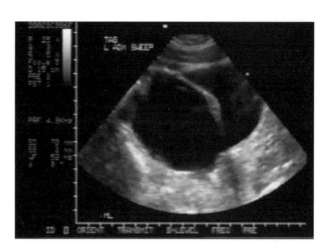

图 21.40　与图 21.39 所示为同一患者,经腹矢状面显示的左侧附件可见一个大的出血性卵巢囊肿(OC)

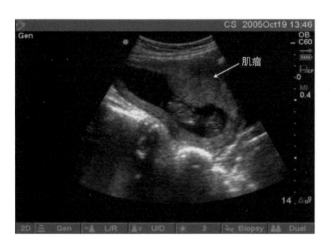

图 21.38　黏膜下肌瘤,相对罕见的子宫肌瘤,向子宫内膜管生长可导致妊娠并发症

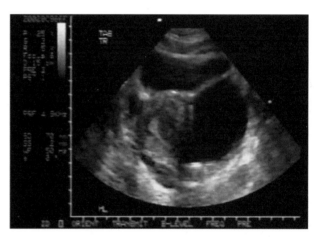

图 21.41　与图 21.39 所示为同一患者,经腹横切面显示的左侧附件可见一个大的出血性卵巢囊肿(OC)

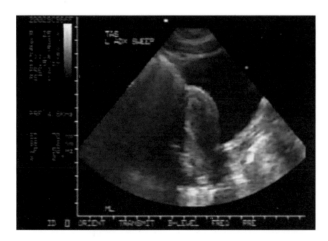

图 21.39　1 例患有腹痛、低血压和严重贫血的 11 岁女孩,经腹部正中矢状切面的子宫

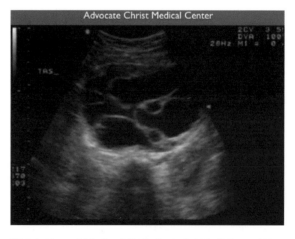

图 21.42　1 例腹痛、腹胀患者,经腹部矢状切面可见一巨大卵巢囊肿(OC)

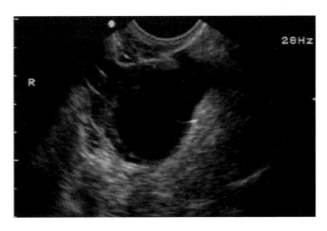

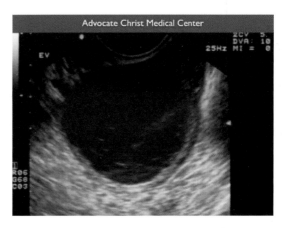

图 21.43 卵巢囊肿(OC)。阴道内矢状面显示右侧卵巢,可见典型的卵巢囊肿,呈圆形无回声,壁薄,后方回声增强

图 21.44 出血性卵巢囊肿(OC)。阴道内矢状面显示右侧卵巢,可见一巨大的卵巢囊肿,内部有分隔,后方回声增强

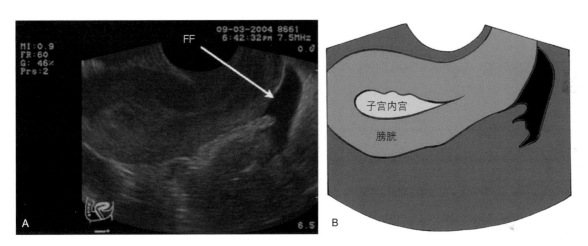

图 21.45 A:子宫的阴道内纵向切面,显示道格拉斯腔有积液(FF),道格拉斯腔中有少量积液是正常现象。B:子宫的阴道内纵切面显示道格拉斯窝有积液

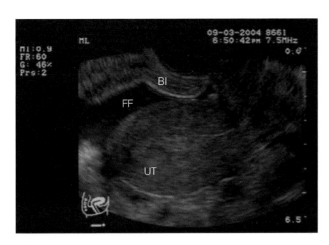

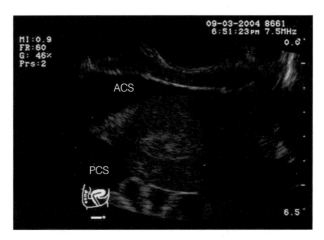

图 21.46 阴道内纵向切面显示子宫(UT)前方积液(FF)。注意前方的未充盈膀胱(BI)

图 21.47 阴道内冠状切面显示子宫前方(ACS)和道格拉斯腔中的积液(PCS)

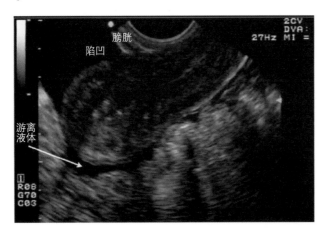

图21.48   子宫的阴道内纵切面显示子宫前方及道格拉斯腔中积液

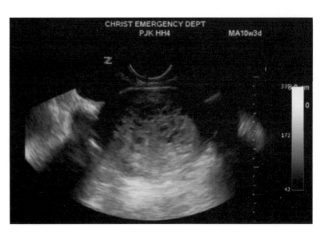

图21.51   葡萄胎妊娠。子宫的阴道内冠状视图显示了典型的"葡萄串"或"雪人"征

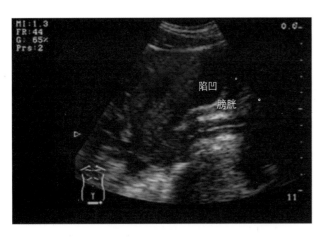

图21.49   子宫的经腹部纵切面显示道格拉斯腔中积液。注意前面的未充盈膀胱

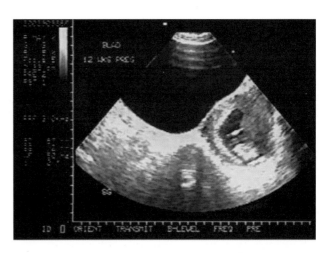

图21.52   子宫嵌顿。一种罕见的妊娠并发症,通常发生在妊娠中期。急性尿潴留出现在该患者妊娠约12周时排尿后

（袁小入　译,黄梅凤　校）

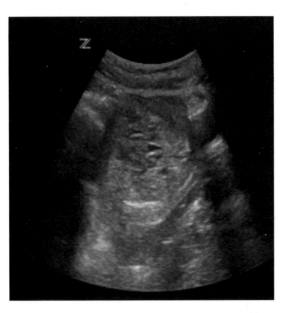

图21.50   葡萄胎妊娠("葡萄胎")。子宫的经腹纵切面显示一孕妇的子宫内膜回声内有多个非典型囊性结构

# 第22章

## 眼部超声

Viet Tran and Zareth Irwin

## 引言

长期以来,超声一直是眼科医生评估眼睛和眼眶的重要组成部分。实际上,眼部超声的使用最早是在 1956 年[1],此后广泛使用 A 超,B 超,多普勒超声和最近的 3D 超声方法。

事实证明,其中的许多应用对急诊科医生也有用。眼部超声可用于门诊眼科常见的眼部疾病(eye disease,ED),例如视网膜脱离[2,3,24],眼异物[4-8]和视神经炎[9]等。最近的研究表明,眼部超声的使用范围更加广泛,例如早期诊断颅内压增高(increased intracranial pressure,ICP)[10-17]。

因此,眼部超声与急诊的进一步结合不仅是对急性眼部疾病患者的分类的改进,而且对基于系统的危重患者评估和治疗的改进。眼部区域非常适合超声检查。无回声的前房和玻璃体腔可以很好地显示眼睛的结构,而球体的运动与超声换能器相结合可以方便地显示眼睛几乎所有的部分。由于对深度穿透的需求很小,眼部超声允许使用高频率的高分辨率的探头。此外,与传统的成像技术,如需要将患者运送出急诊科室的 CT 或 MRI 相比,超声具有明显的优势。这在多发伤或病情不稳定的患者尤为重要。

## 诊断能力

眼科使用的超声设备通常使用较高频率的探头,因此比大多数急诊科使用的设备具有更好的分辨率,尽管如此,但眼科文献支持使用带有小部件探针的标准眼科设备来诊断许多紧急情况[18]。超声对于体格检查中难以发现的病情非常有用,例如视网膜脱离和视神经炎,并且当前段混浊时,例如在前房

积血或白内障的情况下,超声可能是对后眼部病变进行床边检测的唯一手段。此外,超声波在识别非磁性眼内异物方面,如木材,优于 X 线平片检查[4]。

在外伤情况下,当眼底镜检查因眼睑水肿或前部结构混浊而受阻时,超声提供了一种独特的方法来观察眼球和眼外肌肉的完整性。在这种情况下,通过评估视神经鞘直径来识别颅内压增高更有益处,支持其用于这种适应证的文献正在迅速增加。在患者病情不太稳定而无法进行 CT 扫描或 CT 扫描仪不容易获得的情况下,如在大规模伤亡情况下或在农村和野外情况中,可以对患者进行快速诊断及分诊。

## 超声解剖

眼睛的正常超声解剖包括一个清晰的前房、一个高回声晶状体、一个清晰的后房和一个与底层脉络膜分界欠清的光滑视网膜(图 22.1 和图 22.2)。视神经的头部应紧靠视网膜,不突出入后房。视神经鞘直径在球体后方 3mm 处进行测量,健康成年人的视神经鞘直径不应超过 5.0~5.7mm[15,16]。视网膜中央凹和黄斑区位于视神经出口(视神经盘)的稍外侧(颞侧)(图 22.1 和图 22.2)。

## 超声波技术

使用超声波对眼睛和眼眶进行评估,需要应用大量的润滑凝胶,以减少组织 - 空气界面的信号损失。这有时会导致患者不适,因为凝胶可能会渗入他们的眼睛。为此,一些临床医生使用较少的超声凝胶;然而,这可能会导致图像质量下降或对眼球施加太大压力。已有研究表明,使用透明敷料(tegaderm)有助于减少超声凝胶渗漏引起的眼睛不

适[19]。它还能保持眼睛清洁,清洁过程更加方便。在急诊科对眼部进行超声评估时,通常让患者取仰卧位,并使用 7.5MHz 线性探头,其频率较高,分辨率亦更高(图 22.3A 和图 22.3B)。

在急诊科对眼睛和眼眶进行超声检查,常用的有横向、轴向和纵向法。使用横向法(最常用),将探头放置在被检查眼球的子午线对面,探头的平面与角膜缘相切,对于 3 点和 9 点方向的扫描,探头标记点朝向头部,对于 6 点和 12 点方向的扫描,探头标记点朝向鼻子。

使用横向法时,声束绕过晶状体,垂直于视神经。这是通过患者轻微的鼻侧固定来实现的,探头放置在颞侧水平子午线上(即右眼眶 3 点子午线和左眼眶 9 点子午线的横向扫描,图 22.4)。这种方法避免了晶状体的衍射和视盘的声影,因此可以提供更精确的视神经鞘直径测量值。然而,迄今为止,很少有研究将两种方法的视神经鞘直径相关联[20],并且目前也没有普遍首选的方法。

对于轴向方法,患者注视主视线,探头位于角膜中心,声波通过晶状体传向视神经。这通常是通过将线性探头直接放置在水平平面上的闭合眼睑上来完成的,探头标记指向鼻侧。这种方法可以通过在垂直(矢状)平面进行附加成像来增强,其中探头标记指向头部(图 22.3)。在检查过程中,配合检查的患者可以通过移动眼球的活动范围来帮助超声医生获得眼部内容物的完整视图。

纵向方法,使用更合适的眼部超声探头,使得我们可以检测病变的前后范围。通过这种方法,患者朝指定的区域看,探头放置在指定区域的子午线的对面,探头的平面垂直于角膜缘,探头标记指向瞳孔。视神经的声影总是在扫描切面的底部(图 22.5)。这种方法可以对眼睛病变(视网膜脱离)进行更详细的检查和描述;因此,眼科医生经常使用它来检查小的视网膜脱离。然而,这种方法在急诊室使用体积庞大的超声探头时并不可行。

## 特殊应用

对于初学者来说,最大的应用可能是评估可疑的视网膜脱离。虽然眼底镜检查很难发现视网膜脱离,但眼部超声检查很容易识别。而在正常眼睛中,视网膜与下面的脉络膜相邻(图 22.2 和图 22.5),视网膜脱离导致脉络膜前部出现明显的高回声线,在脉络膜和脱离的视网膜之间可见无回声区的玻璃体(图 22.6)。在某些情况下,通过详细的眼部超声评估,临床医生可区分黄斑在位(mac-on)与黄斑脱离(mac-off)的视网膜脱离,这表示不同程度的紧急情况。黄斑是一个椭圆形区域,位于视盘的侧面(颞侧),是视力最敏锐的地方。通过仔细检查,临床医生通常可以确定视网膜是否仍然拴在黄斑区的脉络膜上,或者它是否已经分离(图 22.6A 和图 22.6B)。在 mac-on 脱离的情况下,需要在 24 小时内进行紧急的(手术)治疗,因为大部分患者的视力是可以挽救的。mac-off 视网膜脱离也需要手术干预,但不太紧急,在 7~10 天内[21]。

由于急诊科重视对紧急危及生命的情况的识别,眼科超声在急诊医学文献中研究最广泛的应用是通过评估视神经鞘直径来识别颅内压升高[10-17]。虽然人们普遍认为颅内压升高会导致视神经盘水肿,但这一现象在检眼镜下可能难以发现。在超声上,成人视神经盘水肿被定义为用轴向方法测量时,在眼球后 3mm 处视神经鞘直径 >5.0~5.7mm(图 22.7A 和图 22.7B)。

如前所述,当患者不配合导致眼睛及其内容物的直接观察受阻时,超声在眼外伤中可能具有特殊价值,如眼睑水肿及前房、晶状体或玻璃体腔的混浊。在这种情况下,由于存在眼球破裂的可能性,所以需要使用大量的无菌凝胶和细致的检查,以最大限度地减少进一步伤害和眼球内容物挤压的风险。

超声很容易识别晶状体脱位、异物、玻璃体积血和眼球破裂以及其他创伤情况[2]。晶状体脱位时,晶状体不再在前部中心,而可能会在玻璃体内或视网膜附近游离(图 22.8)。同样,异物也可能表现为玻璃体内高回声游离物(图 22.9)。玻璃体积血表现为无回声的玻璃体内的高回声区。血液可能在眼球的非独立部分分层,也可能在玻璃体游离(图 22.10)。玻璃体脱离,即玻璃体膜与视网膜分离,在超声检查中可能与视网膜脱离非常相似(图 22.11)。后眼球破裂常伴有出血性化学反应和玻璃体积血[22],但破裂本身可能不明显,压力可能是正常的[2]。超声容易识别玻璃体积血,不仅可以表现为巩膜形态不规则、增厚或回声减低外,还可能表现为眼球体积减小[23](图 22.12)。

在视神经炎的诊断中,急诊超声检查也可能被证实是有用的。虽然在急诊,很少不使用磁共振成像也能得到明确诊断,但通过床边超声可以很容易地看到,如视神经盘突出到后段(图 22.13)。这可能是一种有益的工具,有助于临床医生在眼部和神经系统检查异常的患者中选择其他的诊断成像模式（CT 与 MRI）。

## 总结

眼部超声是一种相对较新的急诊成像方式，正迅速被急诊临床医生接受。与其他超声波应用一样，由于其便携性、易用性、无电离辐射和诊断能力，它非常适合这种环境。尽管急诊科的眼部超声不能替代眼科医生的评估或头部的 CT 扫描，但随着眼部超声新应用的发现和完善，该技术将越来越多地用于急诊科，以改善急性眼部疾病的诊断和对头部损伤患者的评估。

## 临床图像

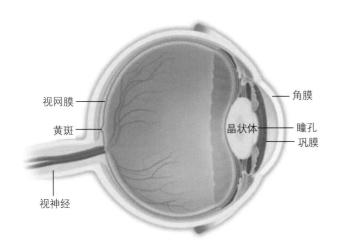

图 22.1　正常眼睛的冠状切面示意图

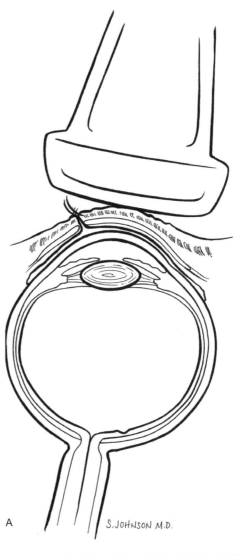

图 22.3A　通过闭合眼睑对眼睛和视神经进行超声评估的示意图

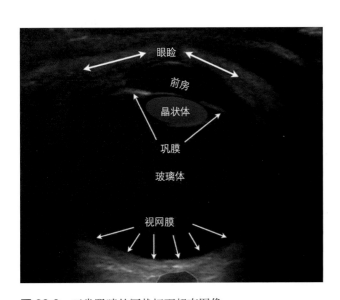

图 22.2　正常眼睛的冠状切面超声图像

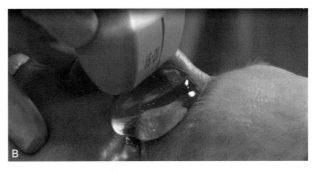

图 22.3B　使用高频探头，通过闭合眼睑和使用透明的敷料（tegaderm）对眼睛进行超声评估

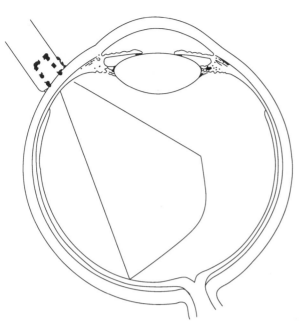

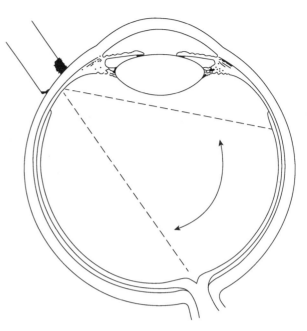

图 22.4 使用横向法对眼睛和视神经进行超声评估的示意图。尾部 - 头部朝向的右眼横切图。请注意,探头标记远离尾部(朝向头部),探头平面与眼睛的角膜缘相切

图 22.5 使用纵向法对眼睛和视神经进行超声评估的示意图。探头标记指向瞳孔,在标记的另一端可以看到视神经声影

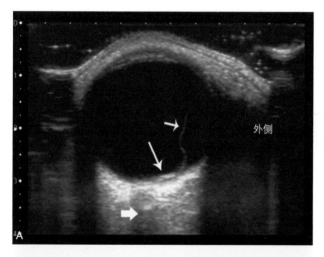

图 22.6A Mac-on 视网膜脱离。请注意,在 2 例视网膜脱离患者中,脱离的高回声视网膜被无回声玻璃体与下层脉络膜隔开。还要注意视神经和它旁边的黄斑区,视网膜仍然与脉络膜相连

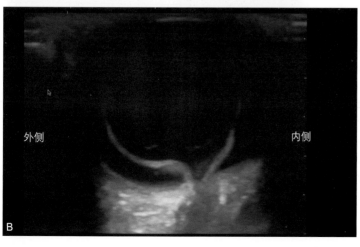

图 22.6B Mac-off 视网膜脱离。请注意视盘侧面的黄斑区(视网膜仍被拴住),在这里视网膜与脉络膜完全分离

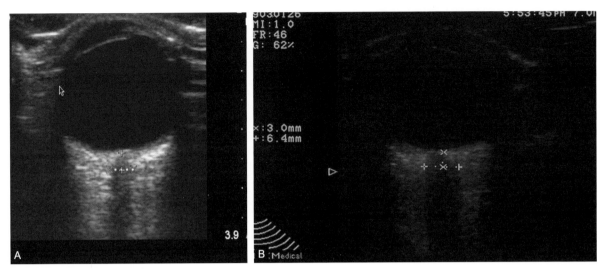

图 22.7　A:测量正常患者的视神经鞘直径。B:颅内压升高患者的视神经鞘扩大(6.5mm)

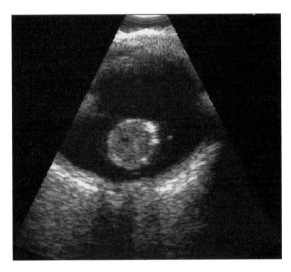

图 22.8　晶状体脱位的超声图像。注意眼睛后部玻璃体内的晶状体

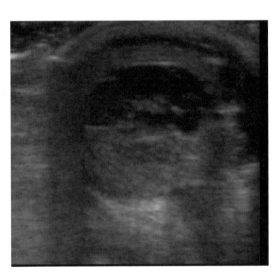

图 22.10　玻璃体积血。眼外伤后,患者仰卧位发现眼睛后部视网膜附近的高回声出血层

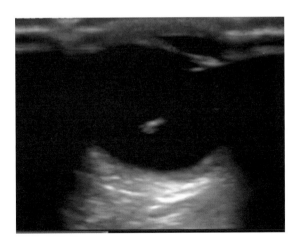

图 22.9　眼内异物(foreign body,FB)的超声图像。注意在眼睛后部的玻璃体内游离的高回声 FB

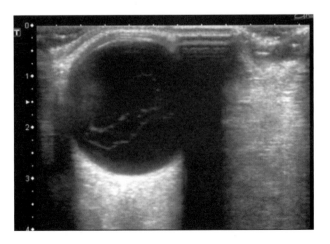

图 22.11　玻璃体脱离的超声图像。注意它看起来和视网膜脱离非常相似

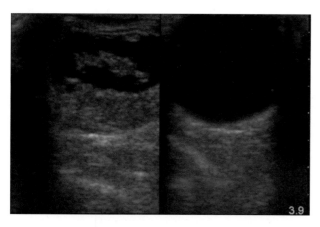

图22.12  比较破裂的球体(左)和正常的球体(右)的超声图像。注意左侧图像中玻璃体内的异常轮廓和出血

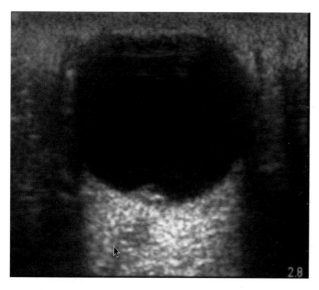

图22.13  视神经炎。注意在视神经鞘直径未增宽的情况下,视神经头突出到后段

（万天意  译，黄梅凤  校）

# 参考文献

1. Mundt GH, Hughes WF: Ultrasonics in ocular diagnosis. *Am J Ophthalmol* 1956;**42**:488–98.

2. Byrne SF, Green RL: *Ultrasound of the eye and orbit*, 2nd ed. St. Louis, MO: Mosby, 2002.

3. Hughes JR, Byrne SF: Detection of posterior ruptures in opaque media. In: Ossoinig KC (ed.), *Ophthalmic echography*. Dordrecht, The Netherlands: Dr W Junk, 1987:333.

4. Fledelius HC: Ultrasound in ophthalmology. *Ultrasound Med Biol* 1997;**23**(3):365–75.

5. Green RL, Byrne SF: Diagnostic ophthalmic ultrasound. In: Ryan SJ (ed.), *Retina*. St. Louis, MO: Mosby, 1989:191.

6. Ossoinig KC, Bigar F, Kaefring SL, McNutt L: Echographic detection and localization of BB shots in the eye and orbit. *Bibl Ophthalmol* 1975;**83**:109.

7. Reshef DS, Ossoinig KC, Nerad JA: Diagnosis and intraoperative localization of a deep orbital organic foreign body. *Orbit* 1987;**6**:3.

8. Skalka HW: Ultrasonography in foreign body detection and localization. *Ophthalmic Surg* 1976;**7**(2):27.

9. Dutton JJ, Byrne SF, Proia AD: *Diagnostic atlas of orbital diseases*. Philadelphia: WB Saunders, 2000.

10. Blaivas M, Theodoro D, Sierzenski P: Elevated intracranial pressure detected by bedside emergency ultrasonography of the optic nerve sheath. *Acad Emerg Med* 2003;**10**(4):376–81.

11. Girisgin AS, Kalkan E, Kocak S, et al.: The role of optic nerve ultrasonography in the diagnosis of elevated intracranial pressure. *Emerg Med J* 2007;**24**:251–4.

12. Ahmad S, Kampondeni S, Molyneux E: An experience of emergency ultrasonography in children in a sub-Saharan setting. *Emerg Med J* 2006;**23**:335–40.

13. Ashkan AM, Bavarian S, Mehdizadeh M: Sonographic evaluation of optic nerve diameter in children with raised intracranial pressure. *J Ultrasound Med* 2005;**24**:143–7.

14. Newman WD, Hollman AS, Dutton GN, Carachi R: Measurement of optic nerve sheath diameter by ultrasound: a means of detecting acute raised intracranial pressure in hydrocephalus. *Br J Ophthalmol* 2002;**86**:1109–13.

15. Geeraerts T, Launey Y, Martin L, et al.: Ultrasonography of the optic nerve sheath may be useful for detecting raised intracranial pressure after severe brain injury [serial online]. *Intensive Care Med* 2007;**33**(10):1704–11.

16. Tayal VS, Neulander M, Norton HJ, et al.: Emergency department sonographic measurement of optic nerve sheath diameter to detect findings of increased intracranial pressure in adult head injury patients. *Ann Emerg Med* 2007;**49**:508–14.

17. Kimberly H, Shah S, Marill K, Noble V: Correlation of optic nerve sheath diameter with direct measurement of intracranial pressure. *Acad Emerg Med* 2007;**14**(5 Suppl 1):98.

18. Kwong JS, Munk PL, Lin DTC, et al.: Real-time sonography in ocular trauma. *AJR Am J Roentgenol* 1992;**158**:179–82.

19. Roth K, Gafni-Pappas G: Unique method of ocular ultrasound using transparent dressing. *J Emerg Med* 2011 Jun;**40**(6):658–60.

20. Shah S, Kimberly H, Marill K, Noble V: Measurement of optic nerve sheath diameter using ultrasound: is a specialized probe necessary? *Acad Emerg Med* 2007;**14**(5 Suppl 1):98.

21. Lang, GK: *Ophthalmology: a short textbook*. New York: Thieme Stuttgart, 2000.

22. Liggett PE, Mani N, Green RE, et al.: Management of traumatic rupture of the globe in aphakic patients. *Retina* 1990;**10**(Suppl 1):59.

23. Fielding JA: The assessment of ocular injury by ultrasound. *Clin Radiol* 2004;**59**:301–12.

24. Mowatt L: Macula off retinal detachments. How long can they wait before it is too late. *Eur J Ophthalmol* 2005;**15**(1):109–17.

# 第 23 章

# 睾丸超声

Paul R. Sierzenski，Gillian Baty

睾丸超声已成为任何以睾丸或阴囊问题为主诉的患者首选的影像学检查方式[1]。三联超声——三种超声模式的组合，包括灰阶超声、彩色多普勒成像（color doppler imaging，CDI）和频谱多普勒成像（spectral doppler imaging，SDI）——已证明在检测急性和慢性睾丸疾病方面具有高度的敏感性、特异性和可重复性[2]。

## 适应证

睾丸超声的主要适应证是急性阴囊或睾丸疼痛。急性阴囊疼痛最常见的原因是附睾炎、睾丸炎、睾丸扭转和阴囊损伤[1]。急诊睾丸超声的其他适应证包括但不限于血尿、排尿困难，以及可触及的睾丸或阴囊肿块。与以人体其他器官系统症状为主诉的诊断方法一样，相关病史有助于临床医生根据患者的年龄、风险因素、症状发作、持续时间和程度对疾病进行鉴别诊断。

大多数睾丸疾病的状态都是急性的，包括附睾炎、睾丸炎、睾丸扭转和睾丸损伤。睾丸扭转和睾丸破裂对诊断时间的要求最为严格，因为从发病到手术修复的时间与睾丸及生育能力的保存率成反比。一般来说，如果在症状出现后 6 小时内进行手术，睾丸的功能就能够恢复[1]。睾丸扭转的发生率以 6~15 岁最高，25 岁以后明显下降。睾丸扭转的并发症包括睾丸梗死和睾丸萎缩，这两种情况都可以通过超声诊断。

## 诊断能力

对于有急性、复发或慢性睾丸和阴囊症状的患者，睾丸超声既是首次就诊的影像检查选择，也是最佳的随访手段。阴囊超声使用的是线性高频探头，超声频率在 5~12MHz 之间。当出现明显的水肿和肿胀时，也可使用腹部探头。三联超声对急性炎症性疾病的敏感性为 100%，特异性高达 97%[2]。然而，由于超声检测睾丸扭转的灵敏度为 90%，手术探查仍然是目前诊断睾丸扭转的"金标准"[3]。与其他阴囊影像学检查相比，超声具有无创、快速、廉价的特点，而且不需要注射造影剂或暴露在电离辐射中。当前的睾丸超声已经发展为包括灰阶成像、彩色多普勒成像和频谱多普勒成像，包含频谱形分析在内的超声成像方法。频谱分析既是为了验证静脉和动脉血流是否存在，也是为了患侧和健侧睾丸动脉波形的阻力指数。

睾丸疾病的超声学表现可分为以下几类：血流量增加、血流量减少、睾丸内或睾丸外异常（积液、集合物和肿块）。附睾炎伴或不伴睾丸炎代表一系列睾丸炎症，这是表现为睾丸疼痛、肿胀或肿块的患者最常见的诊断[4]。阴囊和睾丸的放射性核素成像目前仍在使用，但由于需要静脉注射和避免辐射暴露的缘故，其检查的应用频率低于超声检查。

## 超声解剖学

阴囊有一个双层隔室，隔室又被中缝进一步分开。每侧阴囊内通常包括睾丸、附睾、输精管和精索。卵圆形的睾丸约 3cm×3cm×5cm，垂直平躺于阴囊内。睾丸纵隔把睾丸分成睾丸小叶。睾丸纵隔是结缔组织的致密带，为睾丸内的血管和导管提供内部支持。白膜形成睾丸的外囊，而阴囊的内壁由鞘膜覆盖[5]。

睾丸的回声一般是均匀同质的，与甲状腺的回声相似。附睾沿着睾丸的长径向后向外延伸，包括头、体和尾三部分。正常的附睾头 <1cm。

# 基本技术

阴囊超声检查的最佳方法是在患者两腿之间用毛巾"悬吊"固定阴囊。阴茎置于腹部,用另一条毛巾覆盖(图23.1)。通常睾丸也必须用非惯用手来稳定。扫描应该从健侧睾丸开始,先进行灰阶超声成像,然后进行CDI和频谱多普勒成像。切面应包括矢状面和横断面,最好是睾丸的横断面,以便使用双图像或更大覆盖面积的探头进行比较。测量应包括睾丸的长径、厚径、宽径以及附睾头。某些患者的附睾头可能很难显示轮廓出来。CDI和PDI是睾丸超声的基础。在正常状态下,应识别睾丸内动脉和静脉的血流[6]。睾丸内动脉血流通常为"低阻力",且舒张期仍有血流(图23.3A)。

这与精索等睾丸外部血管的高阻力血流形成鲜明对比。CDI的增益和频率应该在健侧和患侧之间进行比较。睾丸内的静脉血流很少或没有(图23.3B)。识别中心静脉和动脉波形对于排除睾丸扭转和缺血是至关重要的。应初始化多普勒设置,并使用健侧获得基线测量值。

# 成像缺陷和局限性

睾丸超声检查的误区可以分为几类。为了避免误诊或延误治疗,医生或超声操作者必须熟悉这些检查方法的误区。

最关键的扫描误区与对使用CDI、能量多普勒成像(power Doppler imaging,PDI)或SDI所需的技能和知识的误解有关。对多普勒物理现象的理解和超声仪器的实际优化是必不可少的。多普勒脉冲重复频率、滤波器和尺度的优化必须加以强调和实践。睾丸缺血状态时可能会出现具有迷惑性的超声表现。扭转、压迫性鞘膜积液、血肿或脓肿均可导致睾丸缺血。睾丸外周血流(充血)并且睾丸中央血流相对不足或缺失是一个必须认识到的缺陷。睾丸扭转的诊断并不是超声未探及任何血流,而是血液循环不足[7]。为了避免这种潜在的缺陷,超声操作者应该首先扫描无症状的睾丸。如果周围血管出现血流增加,但睾丸中心彩色信号和光谱信号难以辨认时,这可能表明存在睾丸扭转、间歇性扭转或局灶性梗死。

# 临床图像

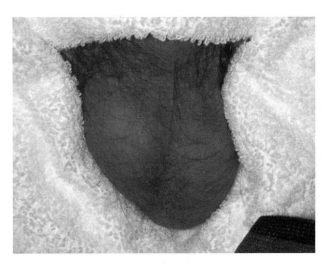

图23.1　患者的遮盖物

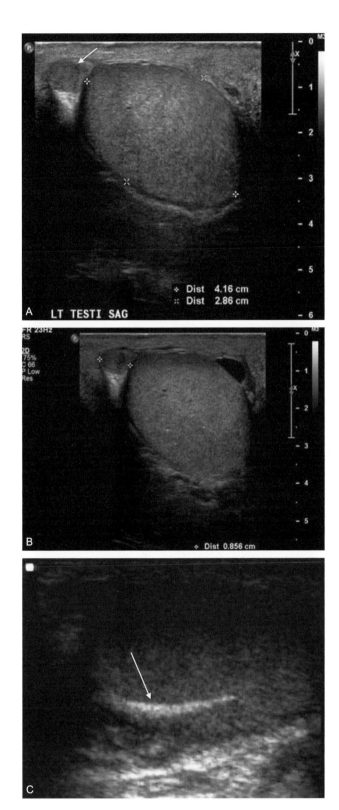

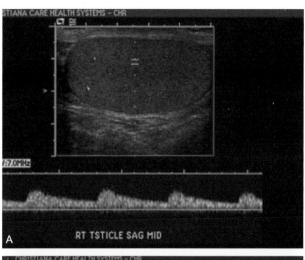

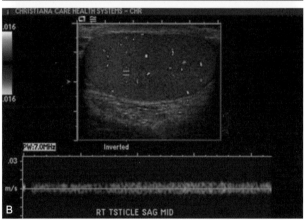

图 23.3　多普勒成像。A：睾丸内低阻力动脉血流，显示舒张期前向血流。B：如图所示，睾丸内的静脉血流显示很少或没有显示

图 23.2　正常睾丸。A：正常均匀同质的睾丸回声。B：测量附睾头。如图所示，通过寻找"边缘伪影"，有助于区分附睾和睾丸上极。C：回声图像中显示的曲线（箭头）为睾丸纵隔

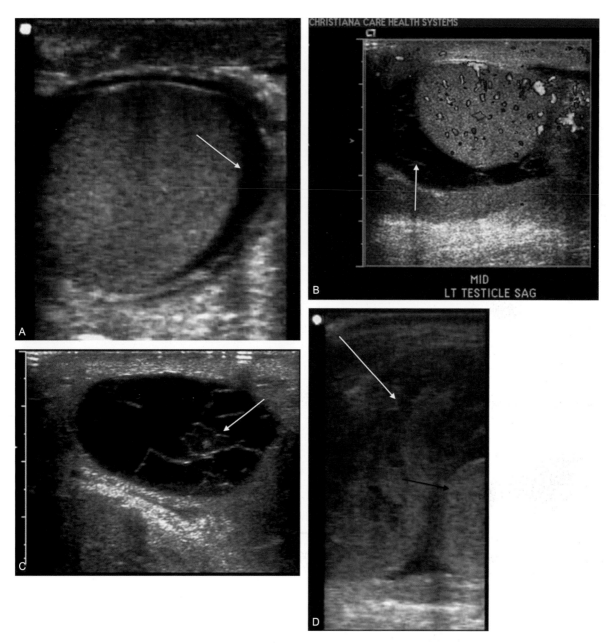

**图 23.4**  睾丸外液体。A:鞘膜积液是睾丸周围的积液(箭)。鞘膜积液可以是先天性的,也可以是后天性的,由附睾炎、睾丸炎、睾丸扭转或肿瘤引起。从声学角度看是无回声的。如果积液很少,它将依附在睾丸边缘,可能不会完全包围睾丸。B 和 C:如果睾丸周围的液体被感染,则称为"脓肿",超声图像上可能表现为条带或分隔(箭)。D:围绕睾丸的血液定义为血肿。这可以在外伤或手术之后发生,也可以是自发的。创伤时的血肿增加了睾丸破裂的可能性,睾丸破裂是外科急症。通常血肿(白箭)>睾丸(黑箭),如图所示[8]

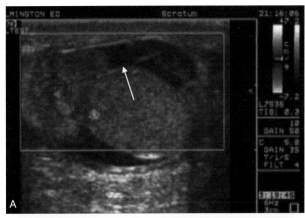

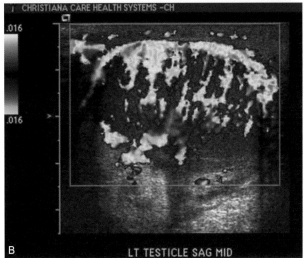

图 23.5 炎症状态。A：附睾炎通常是下尿路感染引起的。最常见为细菌性感染，但也可能是病毒感染引起的[9]。声像图上表现为附睾增大（最常见的是头部或体部增大），彩色多普勒血流信号增加。发炎的附睾通常 >1cm，常伴有反应性鞘膜积液（箭），如图所示。B：睾丸炎通常伴随附睾感染而来。腮腺炎病毒仍然是导致睾丸炎的最常见病毒因素。睾丸增大和多普勒血流信号增加是睾丸炎的特征。与附睾炎一样，常可发现反应性鞘膜积液或脓肿。阻力指数低于 0.5 与睾丸炎症状态有关[7]

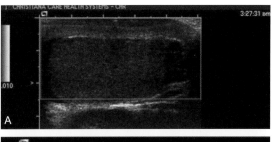

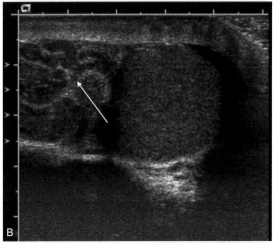

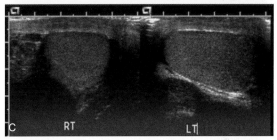

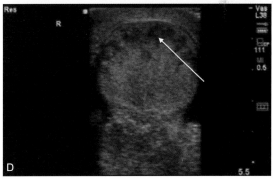

图 23.6 睾丸扭转。A：睾丸扭转是睾丸超声中最具时间敏感性、对器官最具威胁的疾病。由于使用非定向 PDI 的多普勒血流阈值较低，这种超声模式对睾丸扭转的诊断非常有用。超声表现扭转的特点是，与健侧的睾丸相比，受影响睾丸的血流减少。血流减少的程度取决于精索扭转的程度。相关表现包括睾丸肿胀、外周充血和回声降低。B：如这幅超声图像所示，精索（箭）可能存在扭转。C：睾丸扭转的临床特征包括睾丸位置异常；但由于疼痛和肿胀，这可能很难评估。这张双屏矢状图显示了右睾丸扭曲的位置异常。D：该患者表示症状出现 2 天后的超声图像。注意睾丸萎缩和不均匀回声（箭）。睾丸扭转治疗不及时将导致睾丸梗死[10]

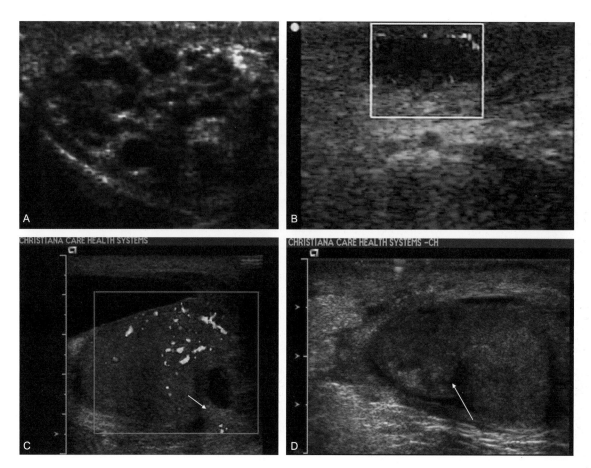

图 23.7 良性睾丸肿块。睾丸肿块是患者第二常见的主诉。睾丸肿块既有良性,也有恶性。像囊肿和脓肿这样的良性肿块很常见。A:精索静脉曲张是由蔓状静脉丛扩张引起的,由于左右静脉引流的解剖差异,精索静脉曲张在左侧睾丸更为常见[11]。B:声像图上,这些扩张的静脉常见于上极。通过让患者执行 Valsalva 动作来观察 CDI 反流信号。阴囊脓肿的发病率随着耐甲氧西林金黄色葡萄球菌等细菌的增加而升高。大多数阴囊脓肿发生在睾丸鞘膜外。注意脓肿边缘的反应性充血。C:睾丸脓肿通常是附睾炎的并发症。在超声图像上,睾丸脓肿常含有液体,有些可能还有分隔,很难与睾丸肿瘤相鉴别。如图所示,睾丸脓肿通常表现为后方回声增强(箭),并伴有反应性鞘膜积液。D:睾丸及阴囊血肿通常由阴囊损伤引起。注意该患者创伤后附睾炎合并血肿(箭)的超声表现。在有睾丸血肿 / 创伤的背景下,必须高度怀疑睾丸破裂[12-15]

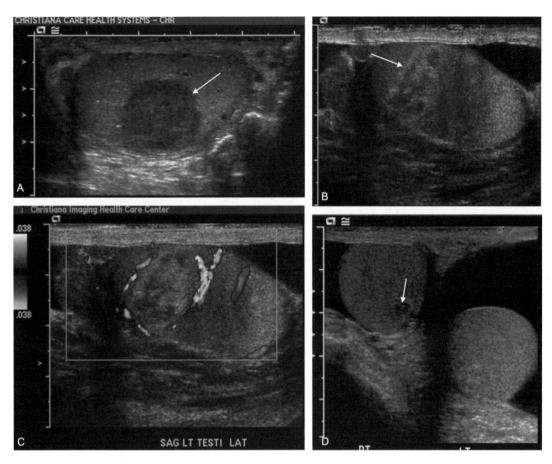

图 23.8　恶性睾丸肿块。A:该患者在自我检查中发现睾丸肿块(箭)。绝大多数恶性睾丸肿瘤与正常睾丸相比呈低回声。超过 90% 的睾丸肿瘤患者表现为一侧睾丸上的无痛性肿块[11]。B:注意这个睾丸肿块回声增强(箭)及形态不规则。C:CDI 有助于划分肿块边界。回声性质不是鉴别良恶性实性肿块的敏感或特异性特征。出血、自体梗死("燃烬肿瘤")和感染会改变肿瘤的形态,因此,恶性肿瘤仍然是大多数实体睾丸肿块的排除诊断。D:小肿块,如这幅图像右后下极的肿块(箭),既可能是良性的表皮样囊肿,也可能是这个案例所示的精原细胞瘤,一种成人最常见的睾丸肿瘤

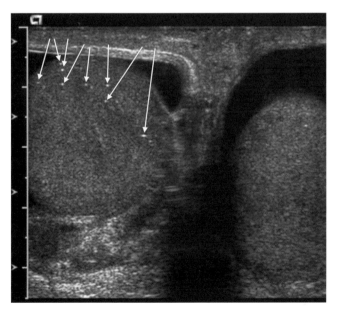

图 23.9　钙化。图中所示数量超过 5 个的多发睾丸内钙化(箭)见于生精小管"微石症"患者。有几项研究随访了患有微石症的患者,结果发现高达 40% 的微石症患者发展为原发生殖细胞肿瘤。根据每张超声图像中出现 5 个以上钙化点的情况对微石症进行分级,并要求每 6 个月超声复查一次[4]

（郭宇　译,夏青青　校）

# 参考文献

1. Patriquin HB, Yazbeck S, Trinh B, et al.: Testicular torsion in infants and children: diagnosis with Doppler sonography. *Radiology* 1993;**188**:781–5.

2. Baker LA, Sigman D, Mathers RI, et al.: An analysis of clinical outcomes using color Doppler testicular ultrasound for testicular torsion. *Pediatrics* 2000;**105**:604–7.

3. Burks DD, Markey BJ, Burkhard TK, et al.: Suspected testicular torsion and ischemia: evaluation with color Doppler sonography. *Radiology* 1990;**175**:815–21.

4. Ragheb D, Higgins JL: Ultrasonography of the scrotum: technique, anatomy, and pathologic entities. *J Ultrasound Med* 2002;**21**:171–85.

5. Dogra VS, Gottlieb RH, Oka M: Sonography of the scrotum. *Radiology* 2003;**227**:18–36.

6. Dogra VS, Rubens DJ, Gottlieb RH: Torsion and beyond: new twists in spectral Doppler evaluation of the scrotum. *J Ultrasound Med* 2004;**23**:979–81.

7. Yazbeck S, Patriquin HB: Accuracy of Doppler sonography in the evaluation of acute conditions of the scrotum in children. *J Pediatr Surg* 1994;**29**(9):1270–2.

8. Having K, Holtgrave R: Trauma induced testicular rupture.

9. Dambro TJ, Stewart RR, Carroll BA: Scrotum. In: Rumack C, Wilson S, Charboneau J (eds), *Diagnostic ultrasound*, 2nd ed. St. Louis, MO: Mosby, 1998:791–821.

*J Ultrasound Med* 2003;**19**:379–81.

10. Rozauski T: Surgery of the scrotum and testis in children. In: Walsh PC, Retik AB, Vaughan ED, Wein AJ (eds), *Campbell's urology*, 7th ed. Philadelphia: WB Saunders, 1998:2200–2.

11. Sanders RC: Scrotum. In: *Exam preparation for diagnostic ultrasound: abdomen and OB/GYN*. Baltimore: Williams & Wilkins, 2002:32.

12. Hricak H, Lue T, Filly RA, et al.: Experimental study of the sonographic diagnosis of testicular torsion. *J Ultrasound Med* 1983;**2**:349–56.

13. Middleton WD, Middleton MA, Dierks M, et al.: Sonographic prediction of viability in testicular torsion: preliminary observations. *J Ultrasound Med* 1997;**16**:23–7.

14. Cohen HL, Shapiro ML, Haller JO, Glassberg K: Sonography of intrascrotal hematomas simulating testicular rupture in adolescents. *Pediatr Radiol* 1992;**22**:296–7.

15. Blaivas M, Batts M, Lambert M: Ultrasonographic diagnosis of testicular torsion by emergency physicians. *Am J Emerg Med* 2000;**18**(2):198–200.

# 腹部超声

Shane Arishenkoff

## 适应证

腹部超声在急诊医学中的应用不断发展。目前，在某些应用领域，超声的诊断特性与其他成像方式（如 CT）不相上下，甚至超过其他成像方式。此外，超声有许多特点，使得它对急诊科遇到的环境和临床情况更具优势。首先，超声使用便携，这使得对行动不方便的患者的床旁评估成为可能。其次，它能够在检查过程中与患者互动，从而使得超声医师结合临床信息来帮助指导图像采集。最后，它不依赖于有潜在毒性的对比剂，那是有可能产生损害的并且排泄十分缓慢。

腹部超声的许多适应证——包括右上腹疼痛、腹主动脉评估及创伤——在不同的章节中都有介绍。本章重点介绍其他地方未涉及的各种其他重要领域。

## 诊断功能

### 胃肠道

#### 急性阑尾炎

对于疑似阑尾炎的儿童，超声应该被认为是首选的影像检查方法[1,2]。基于 2004 年的荟萃分析，超声诊断阑尾炎的灵敏度和特异度保守估计分别为 86% 和 81%[3]。然而，这份报告包括了可以追溯到 20 世纪 60 年代的研究。更多的现代文献报道超声的灵敏度和特异度分别高达 91% 和 98%[4]。考虑到有利的检查特点，美国放射学会推荐超声检查，然后根据需要进行 CT 检查[1]。美国急诊医师学会

（American College of Emergency Physicians，ACEP）提出了类似的建议，建议如果超声检查后诊断仍然不确定，应该使用 CT。目前的证据支持这种分阶段的方法，即首先进行超声检查，当结果不明确时，然后进行 CT 检查[5,6]。Krishnamoorei 和他的同事发现，这种方法可以准确地识别阑尾炎患者，并使 CT 的扫描次数减少了 50% 以上[5]。尽管减少了对 CT 的依赖，但研究表明，当建立分阶段超声和 CT 方案时，穿孔率和阴性阑尾切除率显著降低[7]。

图 24.1 显示右下腹部一个形态正常的阑尾。ACEP 提出阑尾炎的诊断标准为阑尾直径 >6mm、阑尾不能被压扁以及阑尾压痛[2]。图 24.2 和图 24.3 显示了一个增大的且不能被压扁的阑尾，其长轴和短轴与阑尾炎的诊断一致。附加的相关特征包括"火环征"，即当使用多普勒超声从短轴方向观察时，阑尾周围的血流增加（图 24.4），右下腹有游离液体（图 24.5），阑尾粪石（图 24.6 和图 24.7）和局限性麻痹性肠梗阻的征象[8]。此外，阑尾的形状似乎也很有帮助。据报道，阑尾炎在横断面上呈圆形而不是卵圆形，其阴性预测值达到 100%（图 24.3）[9]。

#### 成像缺陷和局限性

在选择初始成像方式时，考虑超声的局限性也很重要的。局限性与超声医师的专业水平和潜在的患者体征有关，包括肥胖、因疼痛而无法忍受检查以及阑尾的定位。与疼痛控制不佳相关的局限性通常可以通过积极的止痛方法来缓解。盲肠后位阑尾可能使阑尾更难显示[2]。然而，研究表明，在阑尾炎没有次要体征表现的情况下，检查发现阑尾不显影仍然与良好的阴性预测值相关[10]。最终，如果体位不佳或临床仍然高度可疑，尽管超声检查无法诊断，通常还是建议进行 CT 扫描。

#### 婴幼儿肥厚性幽门狭窄

一般来说，婴幼儿肥厚性幽门狭窄（infantile

hypertrophic pyloric stenosis,IHPS) 是 指 既 往 健 康 的婴儿,在 2~8 周大的时候出现喷射性的无胆汁的呕吐。临床医生越来越无法成功识别与 IHPS 相关的体格检查结果,因此,更多地依赖于成像来进行诊断[11]。如果怀疑有 IHPS,应对婴儿进行超声检查[11]。超声是诊断 IHPS 最简便的检查方法,其灵敏度为 97%~100%,特异度接近 100%[12-14]。图 24.8 显示了一个形态正常的幽门。超声可以通过显示幽门长度或肌层厚度的增加来作出 IHPS 的诊断。具体数字在文献中有所不同,诊断范围为幽门长度 >15~18mm 或幽门肌层厚度 >3~4mm(图 24.8 和图 24.9)[14-16]。其他的发现包括幽门腔被多余的黏膜和胃蠕动活动所堵塞,使得幽门无法扩张[13]。

## 肠套叠

6 个月至 2 岁儿童出现间歇性、突发性的腹痛应考虑肠套叠。虽然一些机构继续使用透视作为最初的诊断方法,但现在许多机构主张选择超声作为主要的诊断方式[17]。与肠套叠相关的超声表现包括"甜甜圈征""靶征"和"假肾征"(图 24.10)[18]。超声诊断肠套叠的灵敏度为 98%~100%,特异度为 88%~100%[18]。此外,超声还可以识别病理原发灶,包括梅克尔憩室,或肿块如淋巴瘤等[18]。非手术的气压或液压减压术可在透视或超声引导下进行。虽然缺乏直接比较,但使用超声引导的复位成功率似乎可与透视方法相媲美[19]。如果初次尝试不成功,在考虑到无辐射和与减少重复检查的优势,超声是可行的。

## 腹壁疝

超声是诊断腹壁疝的一种有用的成像手段。腹壁疝可以根据位置进行分类,可以是由先前的手术继发的切口引起的,也可能是自发性的,就像腹股沟疝(最常见的腹壁疝)一样。病史和体格检查通常就足以作出诊断。然而,体格检查没有提供详细的疝气内容物。超声可以鉴别液体、肠系膜、脂肪和肠管。当病史仍提示有疝气而体格检查毫无帮助时,影像检查也是有用的。体格检查时遗漏的隐匿性疝气可能会使患者出现包括绞窄和破裂在内的并发症风险[20]。一项 2013 年的 meta 分析显示,(超声诊断)腹股沟疝的

综合灵敏度为 96.6%,特异度为 84.4%[21]。作者得出结论,当临床评估后诊断仍不清楚时,超声是有帮助的[21]。

超声可以实时成像,无论是在动态操作(如 Valsalva),还是在患者处于直立位置时,都可以显示出在休息时本可以回纳的疝气[20]。此外,超声有助于评估与腹壁疝相关的并发症,并为患者的症状找到其他解释。疝囊内游离液体被认为是嵌顿的敏感而特殊的征象[22]。其他提示嵌顿的征象包括疝气的肠壁厚度 ≥4mm,疝出的肠管内积液,以及腹部扩张的肠管。一份研究报告显示,证明其中 2 个或 2 个以上的发现的灵敏度和特异度均达到 100%[22]。图 24.11 和图 24.12 显示腹内内容物的典型表现,通过腹壁缺损突出的蒂连接。

## 胰腺

图 24.13 和图 24.14 显示了超声所见的正常胰腺及其相关解剖结构。虽然急诊科并不会经常要求进行专门的胰腺超声检查,但在急诊科经常遇到的某些胰腺疾病的检查中,这项检查确实起到了一定的作用。例如,美国胃肠病学会关于急性胰腺炎的治疗指南强烈建议进行超声检查以评估胆石症[23]。不幸的是,胰腺炎经常与动力性肠梗阻有关,这使得超声很难看到整个胰腺。因此,如果最初不清楚的话,CT 仍然是确诊胰腺炎的首选方法,也可以用来确定急性胰腺炎相关的早期并发症。

在出现一般腹痛或怀疑为梗阻性黄疸的患者,超声通常是最初的影像检查方式。在这种情况下可以识别的胰腺疾病包括急性和慢性胰腺炎(图 24.15 和图 24.16)、假性囊肿(图 24.17 和图 24.18)、胰管扩张(图 24.19)和胰腺肿瘤。经腹超声诊断胰腺肿瘤的准确率为 50%~70%[24]。

## 脾脏

除外伤外,急诊科通常不会进行急诊脾脏超声检查。然而,与胰腺一样,腹部的常规影像学检查也可发现意外的表现。图 24.20 所示为正常脾脏。脾大(图 24.21)、脾脏肿瘤(图 24.22)、囊肿、梗死、脓肿、副脾(图 24.23)和脾动脉瘤可被发现。脾脏的最长径通常 <12cm[25]。

## 临床图像

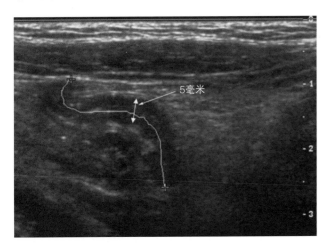

图 24.1　使用高频线性探头,阑尾外形正常。请注意,这是右下腹部的盲端管状结构。在实时情况下,这个结构具有可压缩性,并且不会蠕动。在这个正常阑尾的管腔内人工画了一条线

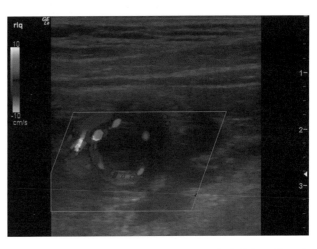

图 24.4　急性阑尾炎可见"火环"征。彩色多普勒或能量多普勒显示炎症阑尾充血

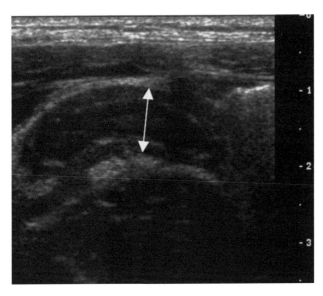

图 24.2　阑尾炎在长轴切面显示 1.1cm 的炎症阑尾。请注意,它是盲端管状结构,并且在真实情况缺乏可压缩性和蠕动性

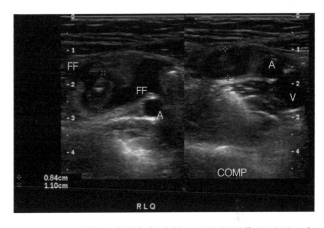

图 24.5　右下腹疼痛的年轻女性。左边的图像显示了一个 1.1cm 的不可蠕动的结构。请注意,管状结构与游离液体(FF)的边界相邻。右侧的图像是同一窗口;但是,使用的是压缩(COMP)成像。大小由 11.0mm 变为 8.4mm,显示炎性阑尾不能被压缩。同时注意髂动脉(A)和髂静脉(V)

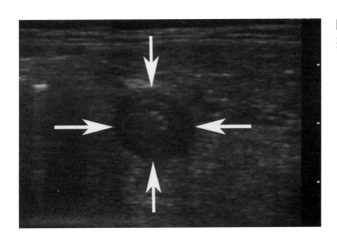

图 24.3　短轴上的急性阑尾炎。阑尾的外缘用箭头表示。散列标记的增量为 1cm

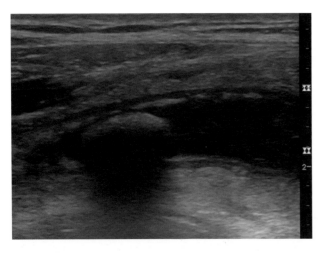

图24.6　急性阑尾炎可见粪石。阑尾的纵轴视图显示阑尾腔内有一个圆形结构。注意粪石造成的阴影

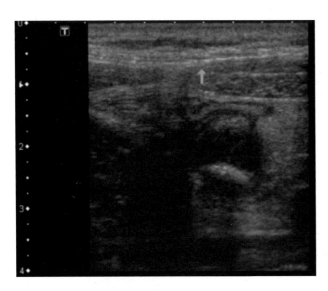

图24.7　阑尾腔短轴上见粪石

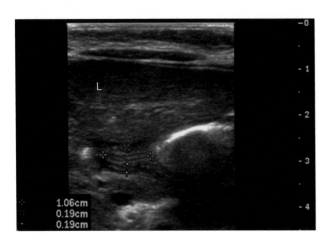

图24.8　正常幽门。请注意,用(+)卡尺表示的长度<14mm,而用(x)卡尺表示的壁厚<2mm。幽门总厚度<10mm。"L"是邻近的肝脏

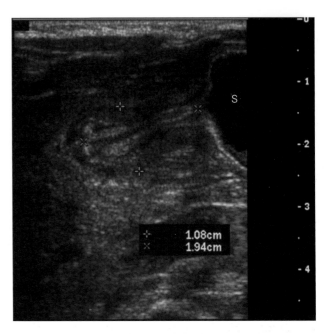

图24.9　婴幼儿肥厚性幽门狭窄。用(x)卡尺表示的长度>14mm。用(+)卡尺表示的直径>10mm。胃在图像的右侧,用"S"表示,它显示了一个充满液体的膨胀的胃

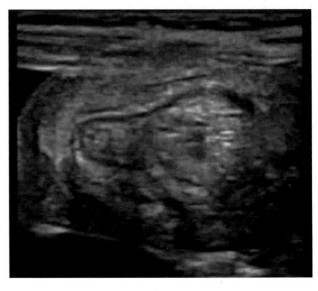

图24.10　"甜甜圈征"图像显示了肠套叠特有的多层外形

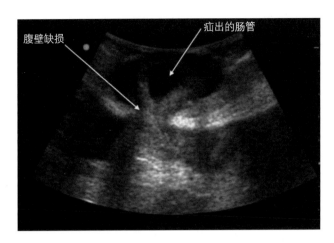

图 24.11　腹壁疝伴肠嵌顿。注意腹壁缺损,充满液体的肠管通过缺损突出,疝囊内有邻近的游离液体。在实时超声检查中,注意到缺乏蠕动

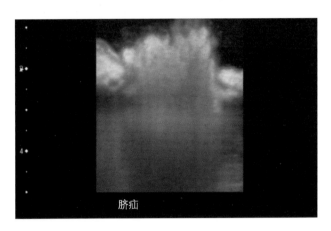

图 24.12　脐疝,腹内脂肪通过腹壁缺损突出。还要注意疝囊中的无回声液体

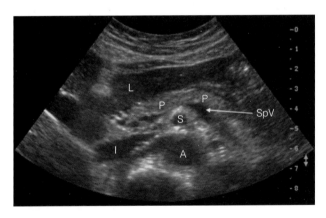

图 24.13　正常胰腺的横断面(P)。胰腺的回声质地是均匀的,相对于邻近的肝脏(L)是稍高回声;然而,它也可以呈现与肝脏非常相似的回声。还要注意下腔静脉(I)、肠系膜上动脉(S)、脾静脉(SpV)和主动脉(A)

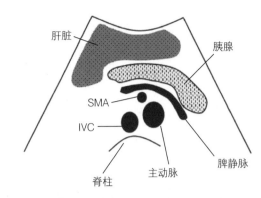

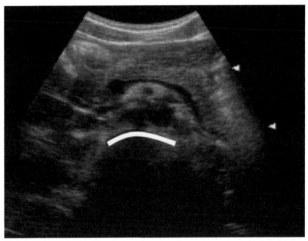

图 24.14　右侧是胰腺的超声图像,左侧是相应的示意图。请注意,胰腺可能很难成像,这说明了为什么邻近的解剖学知识对识别这个器官至关重要。同时注意肠系膜上动脉(SMA)和下腔静脉(IVC)

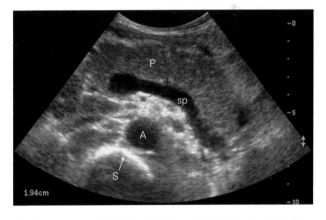

图 24.15　急性胰腺炎。胰腺增大且不均匀(P),它不像图24.13 所示的正常胰腺那样均匀。还要注意脾静脉(sp)、主动脉(A)和脊椎阴影(S)

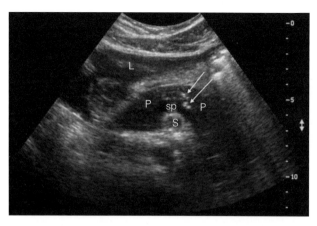

图 24.16　慢性胰腺炎,以胰体高回声结构(箭)表示(P)。还要注意肝脏(L)、肠系膜上动脉(S)和脾静脉(sp)

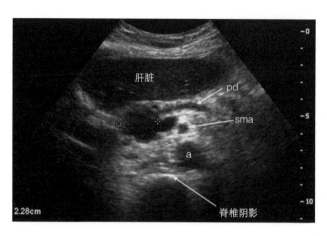

图 24.18　位于胰头的 2.28cm 胰腺假性囊肿。请注意,胰管远端也可能有扩张。胰腺组织不能很好地显示,然而,病理的识别有赖于邻近解剖学的知识,包括胰管(pd)、主动脉(a)和肠系膜上动脉(sma)

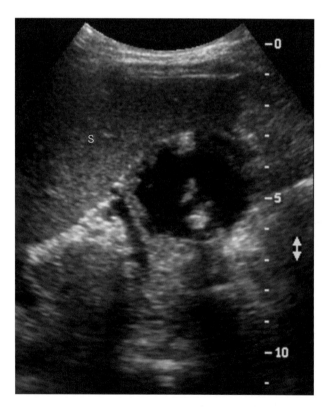

图 24.17　靠近脾门的胰腺假性囊肿。请注意,脾脏(S)显示在图像的左上角,假性囊肿与脾脏是分开的

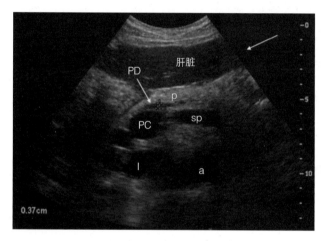

图 24.19　胰管扩张(PD)。正常胰管直径一般为 2~2.5mm[25]。注意邻近胰腺(p)、门静脉汇合(PC)、脾静脉(sp)、下腔静脉(I)和主动脉(a)

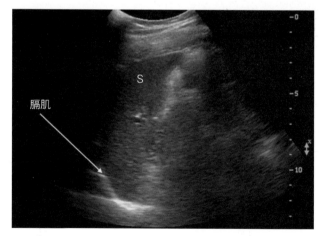

图 24.20　正常脾脏(S)。请注意,脾脏的回声质地与肝脏相似

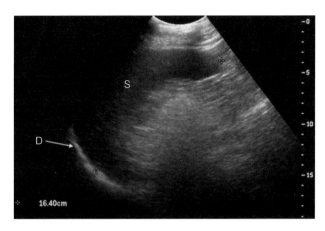

图 24.21　脾大，如长度为 16.5cm 的脾脏(S)所示。脾脏一般 <12cm[25]。"D"是相邻的膈肌

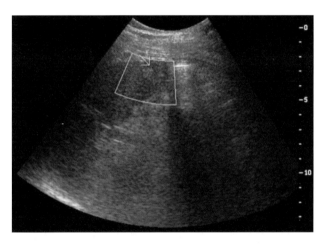

图 24.22　脾脏血管瘤。注意脾脏实质内边界清楚的圆形病变(箭)，相对于周围组织呈高回声

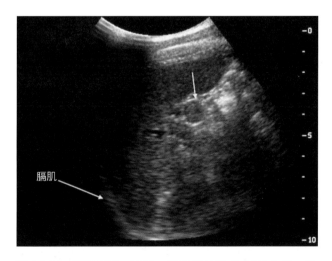

图 24.23　副脾(箭)。这是一种常见的发现，被认为是一种正常的变异，也被称为副脾结节。小而圆的肿块，回声质地与脾脏相似，通常 <5cm[25]

（王磊　译，夏青青　校）

## 参考文献

1. Rosen MP, Ding A, Blake MA, et al.: ACR Appropriateness Criteria right lower quadrant pain – suspected appendicitis. *J Am Coll Radiol* 2011 Nov;**8**(11):749–55.

2. Howell J, Eddy O, Lukens T, et al.: ACEP clinical policy: critical issues in the evaluation and management of emergency department patients with suspected appendicitis. *Ann Emerg Med* 2010;**55**:71–116.

3. Terasawa T, Blackmore CC, Bent S, Kohlwes RJ: Systematic review: computed tomography and ultrasonography to detect acute appendicitis in adults and adolescents. *Ann Intern Med* 2004;**141**(7):537–46.

4. Toorenvliet B, Wiersma F, Bakker R, et al.: Routine ultrasound and limited computed tomography for the diagnosis of acute appendicitis. *World J Surg* 2010;**34**:2278–2285.

5. Krishnamoorthi R, Ramarajan N, Wang NE, et al.: Effectiveness of a staged US and CT protocol for the diagnosis of pediatric appendicitis: reducing radiation exposure in the age of ALARA. *Radiology* 2011 Apr;**259**(1):231–9.

6. Hernandez JA, Swischuk LE, Angel CA, et al.: Imaging of acute appendicitis: US as the primary imaging modality. *Pediatr Radiol* 2005;**35**(4):392.

7. Peña BM, Taylor GA, Fishman SJ, Mandl KD: Effect of an imaging protocol on clinical outcomes among pediatric patients with appendicitis. *Pediatric* 2002;**110**(6):1088.

8. Hahn H, Hoeppner F, Kalle T, et al.: Sonography of acute appendicitis in children: 7 years experience. *Pediatr Radiol* 1988;**28**:147–51.

9. Rettenbacher T, Hollerweger A, Macheiner P, et al.: Ovoid shape of the vermiform appendix: a criterion to exclude acute appendicitis-evaluation with US. *Radiology* 2003;**226**:95–100.

10. Pacharn P, Ying J, Linam L, et al.: Sonography in the evaluation of acute appendicitis: are negative sonographic findings good enough? *J Ultrasound Med* 2010;**29**:1749–55.

11. Hernanz-Schulman M: Infantile hypertrophic pyloric stenosis. *Radiology* 2003 May;**227**:319–31.

12. Godbole P, Sprigg A, Dickson J, Lin P: Ultrasound compared with clinical examination in infantile hypertrophic pyloric stenosis. *Arch Dis Chi* 1997;**75**(4):335–7.

13. Hernanz-Schulman M, Sells L, Ambrosino M, et al.: Hypertrophic pyloric stenosis in the infant without a palpable olive: accuracy of sonographic diagnosis. *Radiology* 1994;**193**(3):771–6.

14. Niedzielski J, Kobielski A, Sokal J, Krakós M: Accuracy of sonographic criteria in the decision for surgical treatment in infantile hypertrophic pyloric stenosis. *Arch Med Sci* 2011;**7**(3):508–11.

15. Rohrschneider WK, Mittnacht H, Darge K, Tröger J: Pyloric muscle in asymptomatic infants: sonographic evaluation and discrimination from idiopathic hypertrophic pyloric stenosis. *Pediatr Radiol* 1998;**28**(6):429.

16. Lund Kofoed PE, Høst A, Elle B, Larsen C: Hypertrophic pyloric stenosis: determination of muscle dimensions by ultrasound. *Br J Radiol* 1988;**61**(721):19.

17. Ko HS, Schenk JP, Tröger J, Rohrschneider WK: Current radiological management of intussusception in children. *Eur Radiol* 2007;**17**(9):2411.

18. Applegate KE: Intussusception in children: evidence-based diagnosis and treatment. *Pediatr Radiol* 2009;**39**(Suppl 2): S140–3.

19. Sanchez T, Potnick A, Graf J, et al.: Sonographically guided enema for intussusception reduction: a safer alternative to fluoroscopy. *J Ultrasound Med* 2012;**31**:1505–8.

20. Jamadar D, Jacobson J, Morag Y, et al.: Sonography of inguinal region hernias. *AJR* 2006;**187**:185–90.

21. Robinson A, Light D, Nice C: Meta-analysis of sonography in the diagnosis of inguinal hernias. *J Ultrasound Med* 2013;**32**(2):339.

22. Rettenbacher T, Hollerweger A, Macheiner P, et al.: Abdominal wall hernias: cross- sectional imaging signs of incarceration determined with sonography. *AJR* 2001 Nov;**177**(5):1061–6.

23. Tenner S, Baillie J, DeWitt J, Swaroop Vege S: American College of Gastroenterology guideline: management of acute pancreatitis. *Am J Gastroenterol* 2013 July;**108**:1400–15.

24. Tumala P, Junaidi O, Agarwal B: Imaging of pancreatic cancer: an overview. *J Gastrointest Oncol* 2011 Sep;**2**(3).

25. Rumack C: *Diagnostic ultrasound*, 2nd ed. St Louis, MO: Mosby, 1998.

# 第25章

## 急诊肌肉骨骼超声检查

Tala Elia, JoAnne McDonough

使用床边超声处理肌肉骨骼损伤在急诊室中的作用越来越大，应用范围也越来越广。诊断用途包括对不稳定创伤患者的长骨骨折进行快速成像，发现肌腱断裂或关节积液，或在胸部 X 线片检查结果为阴性的患者中确诊肋骨骨折。超声在儿童关节置换或骨折复位等手术过程中也很有用。本章讨论了在急诊室中使用肌肉骨骼超声的技术、病理和潜在的陷阱。

## 技术注意事项

除了少数例外，肌肉骨骼超声检查的结构相对较浅，却很精细。这需要在几乎所有肌肉骨骼应用中使用高频(7~11MHz)线性探头。对于分辨率不那么重要的一些较深的结构(例如，股骨骨折或髋关节成像)，可以使用频率范围为 2~5MHz 的普通腹部探头。

通常情况下，有问题的结构位于皮肤表面的厘米范围内。由于距体表 1~2cm 的图像分辨率较低，应使用固定垫或水浴将探头表面与被评估的结构保持距离，从而将该结构放置在分辨率较高的区域。有商业制造的防护垫，可以放置在皮肤上并将探头从皮肤表面抬起，同时提供声学窗口来代替凝胶。还存在其他更容易获得的选项。例如，你可以在两层超声波凝胶之间使用一个 250ml 的盐水袋作为临时的防护垫。冷凝胶也是有用的，因为它具有更坚固的稠度，允许探头保持一定的距离，并且施加在检查区域上的压力较小。还可以使用水浴，在这项技术中，区域或感兴趣区被放置在一个水盆中，探头悬挂在皮肤表面上方 1~2cm 的水中。超声医师应该确保探头的绳索(连接线)完好无损，并且不被水淹没。这项技术对于有轮廓的区域特别有用，例如手和足，在这些区域，探头表面和皮肤之间很难保持良好的接触。

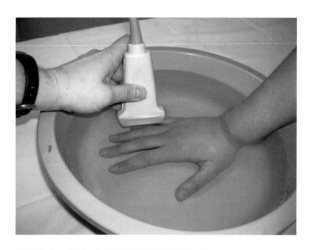

图 25.1 在水浴中对手指进行超声检查

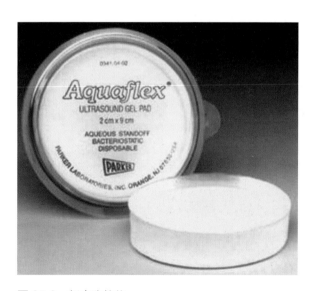

图 25.2 超声防护垫

## 超声解剖学

在讨论超声波在急诊科肌肉骨骼疾病中的应用之前，回顾相关结构的超声特征和特定的成像技术是有帮助的。

## 肌腱

正常肌腱由多个紧密的纤维束组成,从长轴上看,这些纤维束呈高回声,呈线性腓骨状外观。当沿短轴扫描时,它们表现为一簇清晰勾勒出的高回声斑点。对这些结构来说,肌腱的评估涉及特殊的挑战。肌腱纤维需要在探头和换能器光束与肌腱纤维成 90° 的情况下进行成像。当垂直于超声束观察时,纤维呈现强回声。然而,如果超声束与肌腱成斜角或 <90°,纤维就会出现低回声。这种现象被称为"各向异性",超声医师必须意识到这一点,因为它很容易被误解为肌腱异常。肌腱的有效成像要求超声波束严格垂直于肌腱的轴线[1]。

## 肌肉

和肌腱一样,肌肉也是由多种纤维组成的。然而,肌纤维不如肌腱紧密,排列成一组。这些纤维囊呈低回声,但被高回声的结缔组织包裹。肌肉本身由许多这样的纤维组成,整体外观将是一组带有高回声间隔的低回声纤维组。

## 骨

骨皮质具有很强的反射性,超声能很好地显示它。正常骨皮质表现为光滑的线性或曲线回声结构。在骨皮质之外,超声束几乎没有穿透,该区域呈低回

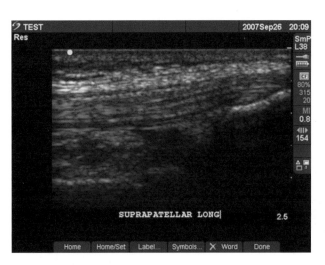

图 25.3　正常肌腱纵轴方向的超声图像

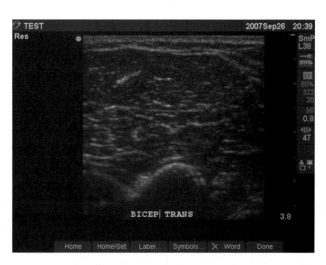

图 25.5　横轴方向正常肌肉的超声图像

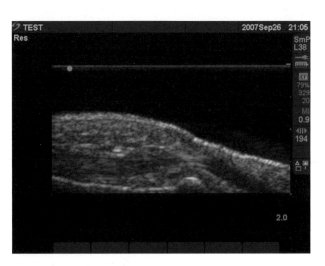

图 25.4　各向异性的超声图像

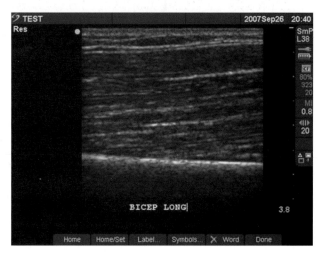

图 25.6　肌肉纵轴方向的超声图像

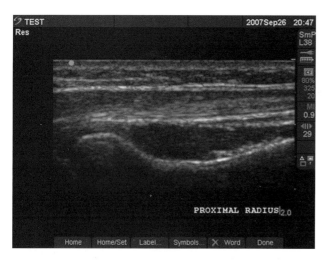

图 25.7　正常骨骼的超声图像

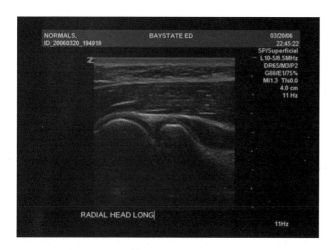

图 25.8　关节间隙的超声图像

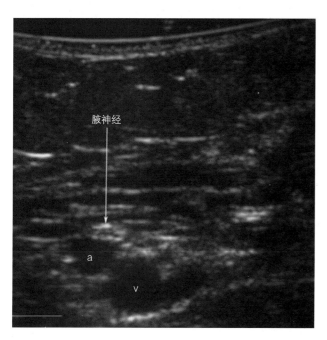

图 25.9　腋神经的超声图像

声。这是高衰减伪影或后部声影的结果,阻碍了骨皮质深处任何结构的成像。

## 关节

在对关节进行成像时要识别的重要结构是骨皮质、肌腱和韧带,以及任何积液。有关关节的基本解剖学的工作知识对于识别肌腱和滑囊是必不可少的。关节骨骼的曲线曲面使得诸如支撑垫之类的距离技术对于正确观察关节空间特别有用。

## 韧带和神经

韧带在外观和回声方面与肌腱相似,但韧带内的纤维往往比肌腱的纤维更紧密。韧带也会受到各向异性的影响。因为韧带运行的角度不同,所以在超声上很难看到它们。

神经回声较弱,神经束比肌腱束更多。它们通常是神经血管束的一部分,因此它们可以在靠近血管结构的地方被识别出来。

# 适应证

## 骨折

虽然急诊科的骨折通常是通过放射诊断的,但超声在诊断骨折方面也有一定的作用。在农村或野外环境中,超声波比 X 线摄片更便携、更方便[2-4]。早期床边超声识别骨折可以指导早期治疗和撤离的决策。在电离辐射不适用的患者中,例如儿童和孕妇,超声检查也有作用。在需要多次行 X 片检查的情况下尤其有用,例如在骨折复位期间。超声诊断骨折的准确性是不确定的,这取决于超声医师的技能、患者的身体状态和检查的区域。

单纯性骨折,如儿童无并发症的前臂骨折和锁骨骨折,可能会通过超声来检查,而不是放射。除了可减少辐射照射外,超声检查还可以有效地缩短住院时间和降低成本[5-7]。超声在诊断一些平片不容易辨别的骨折(如肋骨、胸骨)时也很有用,同时还可以评估邻近结构的损伤情况。

要评估是否有骨折,应该识别骨骼,将探头沿其长轴对准。然后,探头应沿骨骼沿长轴移动。应该

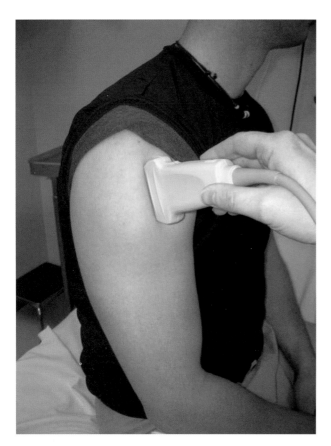

图 25.10　经三角肌探测肱骨近端的探头

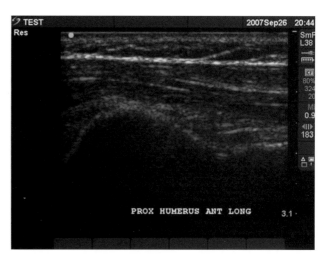

图 25.11　肱骨近端的超声图像

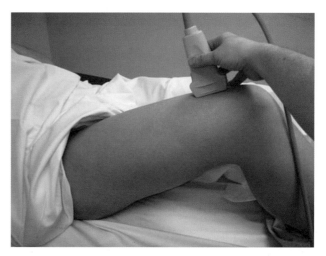

图 25.12　股骨远端的探头

注意明显的不连续和不规则或积液，因为它们也可能是骨折的细微迹象。一旦观察到骨折或可疑区域，还应该做横断面扫查以确认骨折。横断面很重要，因为如果断裂线与探头平行，则可能看不到该断裂线。在大多数情况下，可以扫描对侧肢体以进行比较并对异常进行验证。骨折通常被认为是连续的骨皮质回声线的不规则或阶梯状，最常伴有无回声的血肿。

超声仪器甚至能够检测出非常小的骨折[8]。在使用尸体骨头的研究中，超声显示了骨折小至 1mm 的骨折[9]。很小的骨折可能仅表现为背侧声影的干扰，而较大的骨折（2.7mm 或更大）可清楚地显示为皮质不连续[9]。在骨折成像中必须谨慎调节增益设置，因为一个小的骨折可以被过度增益的图像掩盖。

## 长骨骨折

超声检查在检测肱骨、股骨中段、桡骨/尺骨和胫骨/腓骨骨折方面非常准确。一项研究表明，超声在检测肱骨和股骨干中段骨折方面敏感度为 100%[3]。另一项研究对检测上肢（肱骨、桡骨、尺骨）骨折的敏感度为 92%，对下肢（股骨、胫骨、腓骨）的敏感度为 83%[10]。超声对股骨粗隆内线近端骨折的准确性最低[3,10]。但在一项前瞻性研究中，所有长骨检查的特异性均为 100%[3]。

### 肱骨

为了评估肱骨，探头应该放在肱骨远端前方。骨头有时在横断面上更容易辨认，然后探头就可以旋转 90°。探头应逐渐沿肱骨纵向移动至大结节。查看肱骨头时，请将探头放在肩胛骨肩峰突的远侧。

### 股骨

股骨成像应从股骨远端开始，将探头放在大腿外侧髌骨上方。股骨应该首先在横向平面上可视化，以确保正确识别，然后探针应该旋转 90°，并通过向近端移动探头来扫描股骨长度。探头应与股骨颈成角度，探头朝向耻骨联合，以显示股骨颈、头部和骨

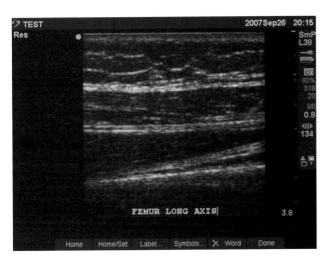

图 25.13　股骨远端的超声图像

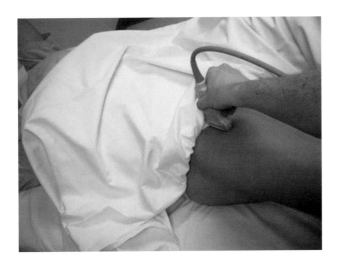

图 25.14　股骨头的探头位置

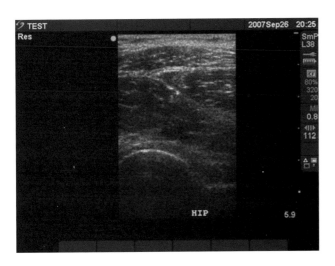

图 25.15　正常股骨头和髋臼的超声图像

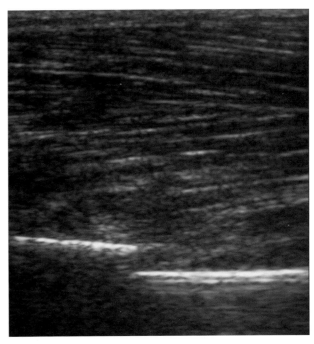

图 25.16　长骨骨折的纵向切面

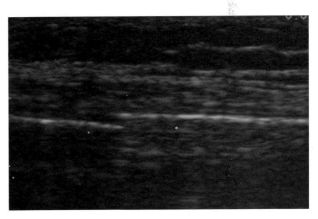

图 25.17　肋骨骨折的超声图像

盆髋臼。这通常需要扫描到腹股沟韧带的中部,尽管股骨的这一近端部分可能由于身体习惯的原因而受到限制。

### 其他长骨

桡骨、尺骨、胫骨和腓骨的成像方式类似。从远端开始,骨头首先在横断面上被识别。然后,探头在骨的纵向平面上近距离移动,以便将其移动到骨的纵向平面上。

重要的是要注意,每根骨头都应该单独扫查,以便更准确地评估损伤情况。同样,损伤部位的横切面将有助于骨折的确认。

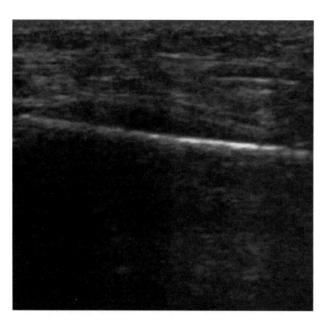

图 25.18　正常的胸骨

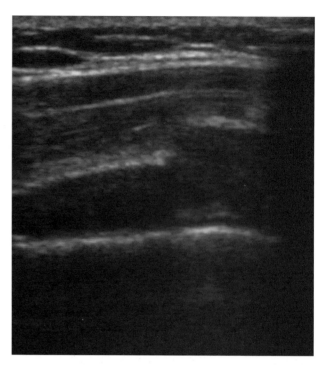

图 25.20　锁骨骨折

同样,胸骨骨折,在平片上并不总是很明显,它也可以通过超声来识别[14]。超声对肋骨和胸骨骨折的评估还具有能够同时评估邻近器官和识别相关损伤(如气胸)的优点。

## 锁骨

锁骨骨折很容易通过 X 线片和超声来识别。然而,在某些情况下,超声可能更有利。因为这些骨折大多发生在儿童身上,所以在床边快速诊断而不暴露于电离辐射是可取的。事实上,在一项临床怀疑锁骨骨折的新生儿的研究中,超声被证明与 X 射线一样准确,并被推荐为首选检查[6]。

当怀疑锁骨骨折时,应对两个锁骨进行影像检查以作比较。正常的锁骨应该表现为一条连续的 s 形回声线条。骨折将表现为这条线的断裂,在某些情况下,人们可能会看到碎片随着呼吸而移动。检查时可能需要防护垫,这取决于患者的身体习惯。

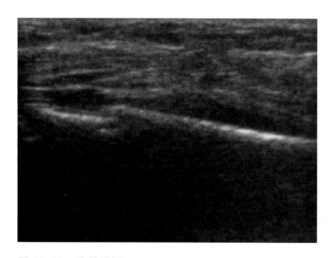

图 25.19　胸骨骨折

## 肋骨和胸骨

肋骨骨折通常很难在 X 线片上发现。在疑似肋骨骨折的情况下,可以使用超声波来确诊。与平片不同的是,平片上覆盖的肺、心脏和肠道阴影会遮盖肋骨阴影并隐藏骨折,而超声探头可以直接放在压痛区。需要注意的是,患者需要足够的止痛剂才能耐受探头对急性骨折的压力。另一种技术是使用冷却的超声凝胶,因为这种凝胶具有更好的相容性,需要施加的压力更小。通过超声识别肋骨骨折可以帮助患者准确诊断,在某些情况下,可以省去为排除其他疼痛原因而进行的大量检查[11~13]。

## 小骨头

有一些证据支持使用超声来检查手足骨折。然而,初步研究发现,与长骨相比,超声使诊断手和足骨折的敏感度降低[2,15,16]。因为手和足的表面积小,轮廓不规则,所以应使用水浴或防护垫。为了评估足部,超声诊断医师应该对足部进行前方、内侧、外侧和后方进行扫查,评估每一块骨头是否有骨皮质畸形。这项研究在技术上是困难的,初步数据显示超声诊断手足骨折的敏感性为 50%[17]。尽管如此,有证据表明超声可以用来检测在 X 线片上看不到的隐匿性足部和踝部骨折[18]。在这些情况下,有针对性的床边超声检查可能很有效,因为它可以使临床医生将注意力集中在最可疑的区域。超声还可以检查出骨折的继发征象,如血肿或骨痂形成,而这些征象在放射学上可能并不容易被发现。然而,有一项

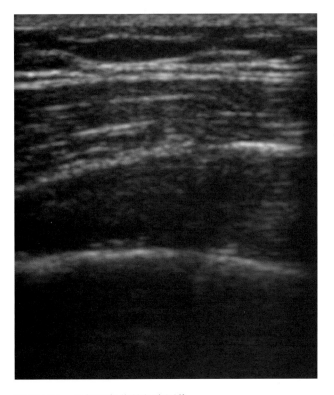

图 25.21　骨折预复位的超声图像

研究表明超声检查骨折继发征象存在较高的假阳性率,这方面还需要更多的研究[19]。

## 面部骨折

在怀疑有面部骨折的患者中,超声可以用来检测骨折并评估移位程度。特别是,使用超声可以轻松地对鼻骨和颧弓骨折进行成像。这可以为患者提供诊断,并让患者放心,不会让他们受到 X 射线或 CT 成像的不必要的辐射。

## 隐匿性骨折

尽管在大多数骨折的初始诊断中,X 线仍是首选的方法,但在某些情况下,超声可以检测出疼痛和软组织肿胀但 X 线阴性患者的骨折。在大多数情况下,床边超声应该用来判定放射学检查为阴性的可疑骨折,而不是排除骨折。超声检查发现隐匿性骨折的病例报告包括 1 例儿童股骨螺旋骨折和 1 例婴儿锁骨骨折,这两者均在 6~8 天后经重复延迟 X 线片证实[8]。

在 X 射线阴性的患者中,也有一些通过超声检查舟骨骨折的研究。超声诊断腕舟骨骨折在技术上具有挑战性,只有中等敏感性[17,20]。考虑到腕舟骨骨折的潜在高风险,目前不太可能通过床边超声改变疑似腕舟骨骨折的常规治疗方法。

## 骨折复位

在急诊室复位骨折可能意味着需要多次前往放射摄片室来评估患者的骨骼是否正确对齐。床边超声波可以加快骨折复位的速度,并最大限度地减少患者暴露在电离辐射中。

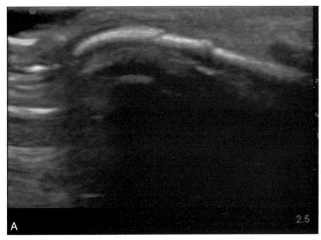
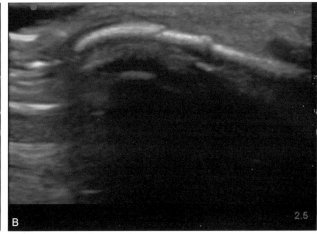

图 25.21　鼻骨骨折

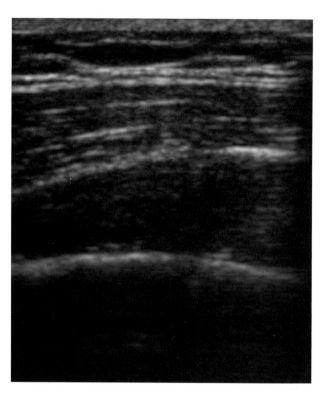

图 25.22　骨折复位后的超声图像

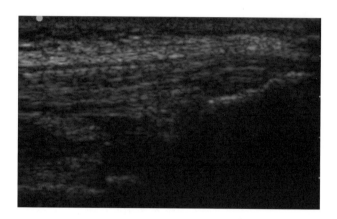

图 25.23　正常的膝关节

首先应该使用高频线阵探头在长轴和短轴上对骨折进行检查。它在明亮的线状皮质表面会出现断裂和移位,复位前应注意分离程度和移位情况。首次尝试复位后,应该扫描相同的区域以确定复位是否成功。明亮的回声皮质线应该更紧密地对齐,缝隙变窄或缺失。如果仍然有明显的分离或移位,可以立即进行另一次复位尝试,并重新评估是否充分对齐。床边超声可以实时显示骨折节段的对齐情况,并允许在固定前进行调整,而不是放置石膏或夹板并送患者进行复位后 X 光检查。

## 关节积液

超声检查在识别和协助抽取关节积液方面也有作用。虽然一些关节积液在临床上可能很容易诊断,但有些关节(如髋关节)则更难评估。此外,身体状态不好的患者可能不适合接受临床检查;超声检查可以帮助这些病例的诊断和抽液[21]。超声只能确定是否有积液,不能区分感染性或炎性积液。虽然超声波不能确定积液的性质,但它对有穿刺抽液化验有帮助。在个病案中,在急诊医生和骨科医生多次尝试盲穿失败后,超声引导成功帮助实施了髋关节穿刺术[22]。

## 表现

单纯关节积液表现为关节囊内的无回声区。与积液相关的液体与骨皮质本身紧密对齐。正常滑囊要么看不见,要么看起来是一个稀薄的低回声空间。然而,在滑囊炎的情况下,滑囊内增加的液体可能是无回声的,类似于积液。通过了解所述关节中滑囊的解剖位置,并认识到积液通常直接位于骨骼附近,超声诊断医师应该能够区分这两个过程[18]。复杂的积液,如血液已开始凝结的关节积血,与单纯积液相比,可表现为低回声,或是稍高回声。

## 关节穿刺术

超声引导下穿刺使用与传统关节穿刺相似的方法,但有更高的准确性。针头的实际插入位置与传统技术没有什么不同,但超声图像可以帮助更准确地将针引导到积液中。探头应保持在不干扰针头插入但允许观察针尖的位置,每个关节有相应不同的位置。例如,如果试图抽取肘部积液,可以将探头横向固定在肘前窝中,同时尝试进行侧面抽取积液。在决定最佳方法之前,应该首先在多个平面上对有问题的关节进行成像。

## 髋部积液

多项研究和病例报告证实了超声在识别髋关节积液和指导关节穿刺术中的作用[22-28]。髋关节周围的液体通常位于前隐窝,呈低回声。在髋关节抽吸中,为了识别积液和引导,探头应该放置在矢状位,指示器朝向耻骨联合。体型较大的患者可能需要使

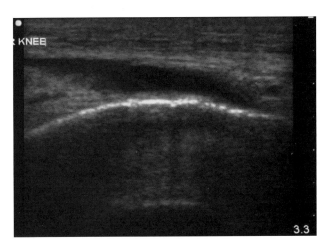

图 25.24　膝关节积液

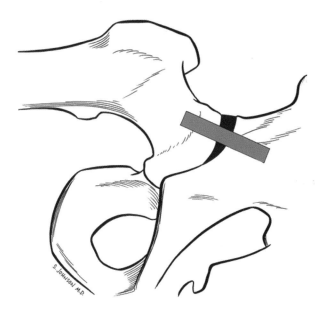

图 25.25　探头指向髋关节的示意图

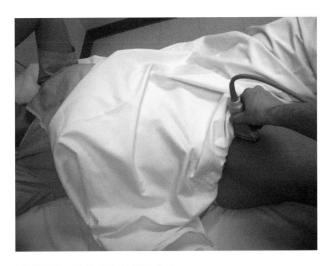

图 25.26　髋关节上的探头方向

用较低频率的探头才能达到合适的深度。正常的液体确实存在于前隐窝中,通常成人为 3.5~5.5mm,儿童为 3.5~4.5mm。当试图确定是否存在临床上有意义的髋关节积液时,应该对两个髋关节进行扫描,将有症状的一侧与对侧关节进行比较。如果差异 >1~3mm,或者如果症状侧 >6mm,则存在积液。一个有用的标志是髂股韧带,它在股骨皮质前面显示为高回声结构。积液会使髂股韧带从股骨颈移位,形成低回声或无回声带。存在的误区是有可能将粗隆滑囊炎误认为关节内积液。然而,与粗隆滑囊炎相关的低回声积液通常更偏向外侧,并不直接靠近股骨皮质。

### 膝关节积液

在难以确定是否有积液或是否需要超声引导进行关节穿刺术的情况下,膝关节积液可以通过超声成像。直线探头应该保持在矢状面内,刚好在髌骨上方,腿部伸展。这将允许对膝关节进行充分的可视化,如果有需要,还可以在超声引导下采用外侧途径进行关节穿刺术。也可以获得横切面,以确定积液的程度。

### 肘部积液

有两种方法可以对肘部积液进行成像。横切面通常是通过将肘部保持 90° 屈曲,并将线性探头放在肘前窝中来获得。矢状图是通过将探头放在关节的外侧获得的,同样将肘部弯曲 90°。

## 肌腱损伤

有些表现可肌腱撕裂。在部分撕裂的情况下,通常高回声的肌腱组织线性结构中可能存在低回声不规则性。需要通过调整探头使声束垂直于感兴趣区域来区分部分厚度撕裂和各向异性撕裂,以确定不规则是伪影还是真正的损伤。超声在检测全层撕裂时更敏感,尽管它们的外观可能更加多变。当肌腱不可见,特别是与正常侧相比,提示肌腱完全断裂。在某些情况下,缩回的肌腱的末端可能看起来是钝的或块状的结构。损伤部位也可能出现积液或低回声阴影,有助于诊断。细微异常的诊断可以通过扫描对侧和在关节运动期间进行扫描来辅助。

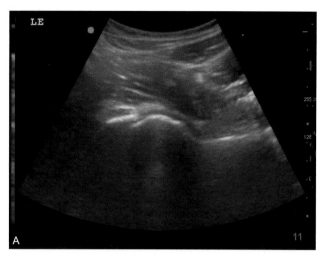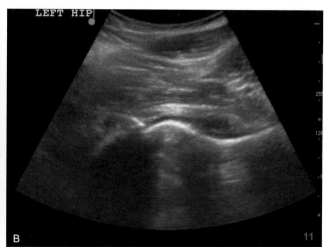

图 25.27　髋关节积液的超声图像(A)和正常髋关节的超声图像(B)

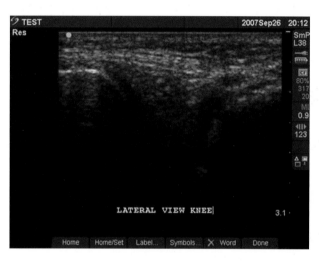

图 25.28　正常膝关节外侧的超声图像

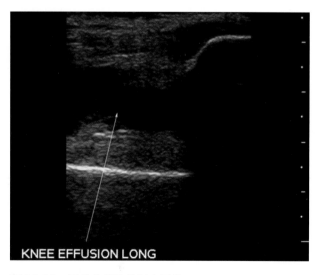

图 25.29　膝关节积液的超声图像

与体格检查相比,超声被认为可以确定 97% 的肌腱损伤患者,而体格检查(只能)确定 86% 的损伤[29]。当体格检查仅限于肿胀、疼痛或患者合作时,超声波也可以是一个有用的辅助工具[29-31]。

### 腱鞘炎

腱鞘炎的临床表现可以通过直接观察腱鞘周围的液体来证实。当面对手指肿痛的患者时,区分蜂窝组织炎和感染性腱鞘炎可能意味着治疗上的显著差异。感染性腱鞘炎的临床表现,称为卡纳维尔征(指梭形肿胀、手指屈曲、被动伸展疼痛和沿腱鞘压痛),这可能是模棱两可或难以评估的。超声可以直接观察腱鞘。在手指感染的情况下,超声发现腱鞘内的液体有助于诊断。腱鞘内的液体或脓液呈无回声,并且可以清楚地看到肌腱轮廓。由于手指的轮廓不规则,而且肌腱非常浅,因此将患者的手在水浴中并将探头悬挂在手指表面以上 3~4cm 是有用的,可以最佳地显示肌腱腱鞘。让患者弯曲和伸展手指,观察肌腱的运动也有助于识别肌腱和周围的任何异常[32]。

## 成像缺陷和局限性

- 就像在所有成像中一样,体型非常大的患者将更难成像,特别是当涉及髋关节等更深层次的结构时。

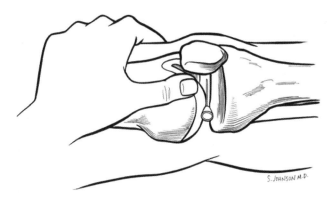

图 25.30　膝关节穿刺示意图

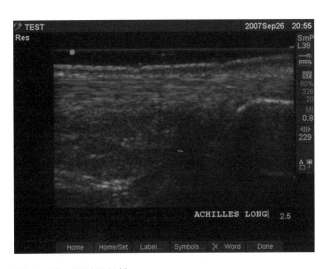

图 25.33　跟腱的长轴

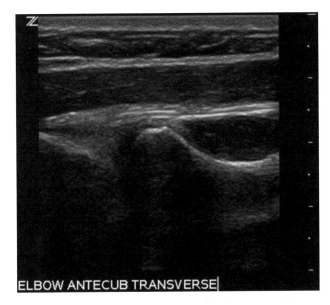

图 25.31　正常肘部的超声检查

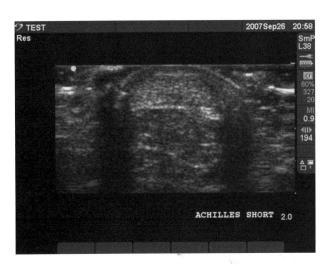

图 25.34　跟腱短轴

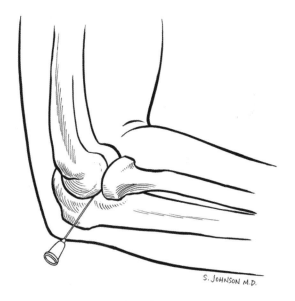

图 25.32　肘关节穿刺示意图

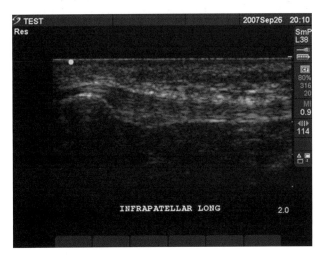

图 25.35　正常髌腱的超声图像

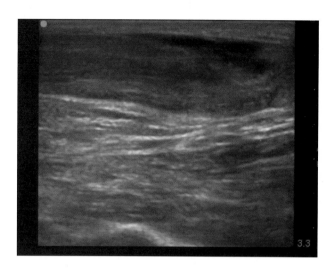

图 25.36 跟腱断裂

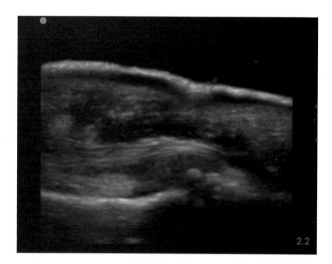

图 25.37 腱鞘炎——长轴

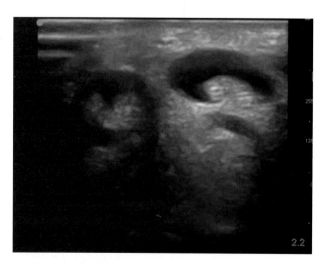

图 25.38 腱鞘炎——短轴

- 一定要使用最高频率的探头,这样才能充分渗透到感兴趣的区域。
- 根据需要调整增益;如果图像增益过高,可能会遗漏细微的骨折。
- 当对肌腱成像时,确保声束方向垂直于肌腱的轴线。否则,肌腱的一部分可能由于各向异性而出现低回声,并可能被错误地解释为肌腱断裂。

(何婷 译,胡佳 校)

## 参考文献

1. Jacobson JA: Ultrasound in sports medicine. *Radiol Clin North Am* 2002;**40**:363–86.

2. Brooks AJ, Rice V, Simms M, et al.: Handheld ultrasound diagnosis of extremity fractures. *J R Army Med Corps* 2004;**150**(2):78–80.

3. Marshburn TH, Legome D, Sargsyan A, et al.: Goal-directed ultrasound in the detection of long-bone fractures. *J Trauma* 2004;**57**:329–32.

4. Legome E, Pancu D: Future application for emergency ultrasound. *Emerg Med Clin North Am* 2004;**22**:817–27.

5. Durston W: Ultrasound guided reduction of pediatric forearm fractures in the ED. *Am J Emerg Med* 2000;**18**(1):72–7.

6. Katz R, Landman J, Dulitzky F, Bar-Ziv J: Fracture of the clavicle in the newborn. An ultrasound diagnosis. *J Ultrasound Med* 1988;**7**:21–3.

7. Williamson D, Watura R, Cobby M: Ultrasound imaging of forearm fractures in children: a viable alternative? *J Accid Emerg Med* 2000;**17**:22–4.

8. Graif M, Stahl V, Ben Ami T: Sonographic detection of occult bone fractures. *Pediatr Radiol* 1988;**18**:383–7.

9. Grechenig W: Scope and limitations of ultrasonography in the documentation of fractures – an experimental study. *Arch Orthop Trauma Surg* 1998;**117**:368–71.

10. Dulchavsky SA: Advanced ultrasonic diagnosis of extremity trauma: the FASTER examination. *J Trauma* 2002;**53**:28–32.

11. Hunter JD, Mann CJ, Hughs PM: Fibular fracture: detection with high resolution diagnostic ultrasound. *J Accid Emerg Med* 1998;**15**:118–24.

12. Kilpatrick AW, Brown R, Diebel LN, et al.: Rapid diagnosis of an ulnar fracture with portable hand-held ultrasound. *Mil Med* 2003;**168**(4):312–3.

13. Mariacher-Gehler S, Michel BA: Sonography: a simple way to visualize rib fractures. *AJR Am J Roentgenol* 1994;**163**:1268.

14. Hendrich C, Finkewitz U, Berner W: Diagnostic value of ultrasonography and conventional radiography for the assessment of sternal fractures. *Injury* 1995;**26**:601–4.

15. Chau CLF, Griffith JF: Musculoskeletal infections: ultrasound appearances. *Clin Radiol* 2005;**60**:149–59.

16. Christiansen TG, Rude C, Lauridsen KK, Christensen OM: Diagnostic value of ultrasound in scaphoid fractures. *Injury* 2001;**22**(5):397–9.

17. Munk B, Boliva L, Kronier K, et al.: Ultrasound for the diagnosis of scaphoid fractures. *J Hand Surg* 2000;**25**(4):369–71.

18. Wang S, Chhem R, Cardinal E, Cho K: Musculoskeletal ultrasound: joint sonography. *Radiol Clin North Am* 1999;**3**(4):653–68.

19. Wang CL, Shieh JY, Wang TG, Hsieh FJ: Sonographic detection of occult fractures in the foot and ankle. *J Clin Ultrasound* 1999;**27**:421–5.

20. Senall JA, Failla JM, Bouffard JA, Van Holsbeeck M: Ultrasound for the early diagnosis of clinically suspected scaphoid fracture. *J Hand Surg* 2004;**29**(3):400–5.

21. Grassi E, Farina A, Filippucci E, Cervinin C: Sonographically guided procedures in rheumatology. *Semin Arthritis Rheum* 2001;**30**(5):347–53.

22. Smith SW: Emergency physician-performed ultrasonography-guided hip arthrocentesis. *Acad Emerg Med* 1999;**6**(1):84–6.

23. Mayekawa DS, Ralls PW, Kerr RM, et al.: Sonographically guided arthrocentesis of the hip. *J Ultrasound Med* 1989;**8**:665–7.

24. Miralles M, Gonzales G, Pulpeiro JR, et al.: Sonography of the painful hip in children: 500 consecutive cases. *AJR Am J Roentgenol* 1989;**152**(3):579–82.

25. Shavit I: Sonography of the hip-joint by the emergency physician: its role in the evaluation of children presenting with acute limp. *Pediatr Emerg Care* 2006;**22**(8):570–3.

26. Bialik V: Sonography in the diagnosis of painful hips. *Int Orthop* 1991;**15**(2):155–9.

27. Foldes K, Gaal M, Balint P, et al.: Ultrasonography after hip arthroplasty. *Skeletal Radiol* 1992;**21**(5):297–9.

28. Harcke HT, Grissom LE: Pediatric hip sonography: diagnosis and differential diagnosis. *Radiol Clin North Am* 1999;**37**(4):787–96.

29. Wu TS, Roque PJ, Green J, et al.: Bedside ultrasound evaluation of tendon injuries. *Am J of Emerg Med* 2012 Oct;**30**(8):1617–21.

30. Secko J, Diaz M, Paladino L: Ultrasound diagnosis of quadriceps tendon tear in an uncooperative patient. *J Emerg Trauma Shock* 2011 Oct-Dec;**4**(4):521–2.

31. Adhikari S, Marx J, Crum T: Point-of-care ultrasound diagnosis of acute Achilles tendon rupture in the ED. *Am J of Emerg Med* 2012;**30**:634.e3–e4.

32. Bomann JS, Tham E, McFadden P, et al.: Bedside ultrasound of a painful finger: Kanavel's fifth sign? *Acad Emerg Med* 2009 Oct;**16**(10):1034–5.

# 软组织超声

Seric S. Cusick，Katrina Dean

利用超声评估软组织结构有许多潜在的应用。使用得当时，软组织超声可提高临床诊断的准确性，进行更恰当的治疗，并提高患者在诊断和治疗过程中的舒适度。这种方式作为临床医生的体格检查的扩展，并允许在不使用电离辐射的情况下进行实时动态观察。随着床旁超声在急诊医学中应用的增加，超声在软组织疾病中的作用不断扩大。本章重点介绍文献中有充分记录的三种适应证：软组织感染，异物和扁桃体周围脓肿。

## 皮肤和软组织感染

### 适应证

出现与软组织感染一致的体征或症状的患者，需要明确诊断，以进行适当的治疗。越来越多的软组织感染需要临床多学科评估，特别是那些与社区获得性耐甲氧西林金黄色葡萄球菌相关的感染[1-4]。传统上，体格检查发现波动或肿胀突起被作为皮肤脓肿的指标。在不明确诊断的情况下，可以使用针吸来鉴别脓性区域。然而，超声的使用提供了一种非侵入性的方式来区分蜂窝织炎和脓肿。在某些临床情况下，通过床旁超声获得的信息还可以确定其他诊断，如深静脉血栓形成、淋巴结炎、浅静脉炎、血肿，甚至绞窄性疝。

### 诊断能力

使用急诊超声评估软组织感染在文献中已有很多报道[5-17]。一项前瞻性分析表明，在确定脓肿或蜂窝组织炎方面，临床医师经验法与床边超声的准确性比较显示，超声更优，且作为切开引流术的"金标准"[6]。参与本研究的 100 例患者中，临床医生经

验法和超声检查结果之间有 18 例不同；其中 17 例的超声检查是准确的。2007 年的另一项研究表明，床边软组织超声的使用可能对治疗产生深远的影响。在那些被认为不太可能需要切开引流的患者中，超声检查改变了 48% 患者的治疗方法。当临床医生认为患者需要进行引流时，急诊超声改变了 73% 的患者的治疗方法[7]。相对准确性和对患者护理产生潜在深远影响，几乎要求在未分化软组织感染的患者中使用床旁超声检查。

除了在蜂窝织炎和脓肿的鉴别诊断中发挥了良好的作用外，还有一些关于在复杂的软组织感染的治疗中使用床旁超声的报道。最近，有超声在诊断坏死性筋膜炎的报道[8]。在这个 62 例疑似坏死性筋膜炎患者的单中心研究中，与组织学诊断相比，超声对于发现弥漫性皮下增厚和沿深筋膜层至少有 4mm 积液具有良好的敏感性和特异性。事实上，2014 年的一份病例报告描述了一位女性患者临床疑似坏死性筋膜炎[9]。该患者的超声显示深筋膜增厚，积液跟踪和液体袋测量深度 6mm，与坏死性筋膜炎一致。然后，她进行了 CT 和 MRI 检查，结果认为是蜂窝组织。这导致手术治疗被推迟，患者在被送往手术室后发现有坏死性筋膜炎，在此之前出现了败血性休克和多系统器官衰竭。其他作者也报道了床旁超声在治疗直肠周围脓肿[16]、复杂性乳腺脓肿[10]和头颈部脓肿[5-17]中的应用。

虽然超声在治疗软组织感染方面已经被证明有很大的实用性，但某些临床情况需要进一步的影像学研究。X 线片可用于评估潜在的骨骼病变、组织内气体或残留异物。同样，评估可疑感染的位置、严重程度或范围，即便是由床边超声检查发现，也可能需要使用 CT 或 MRI 进行断层成像[7]。

超声在这些患者的治疗中的使用可以扩展到提供手术指导。皮肤脓肿的切开和引流可以在静态或动态引导下进行，在某些困难的情况下被证明是特

别有用的。直接看到针或手术刀进入积液区可以增加患者舒适度,同时可以避免损伤周围重要的结构。术后评估可以确定持续的积液,尤其是局部积液。

## 成像注意事项

当超声评估软组织感染时,考虑这几个关键原则将增加成功获取图像的可能性。在尝试这项研究之前,应该确保有效的镇痛。在大多数情况下,使用高频线阵探头(7~13MHz)可以提高表面结构的分辨率。在特别深的采集的特殊情况下,曲面或较低频率(3~5MHz)相控阵探头可以提供更好的可视化效果和更宽的视野。无论使用何种探头,超声医师都应按照遵循这样的惯例,即在横向图像中将指示器指向患者的右侧,在纵向图像中将指示器指向头部。由于对图像的准确解释依赖于回声强度的差异,超声检查应在昏暗的房间进行,以提供最小的总增益。适当地使用图像深度将提高感兴趣结构的可视化,最大限度地提高帧率,并允许准确地评估组织累及度和任何后续操作的预期深度。彩色、功率或频谱多普勒可用来验证相关血管结构的位置。对于特殊疼痛或表面感染,如手部,可使用商业可用的隔垫或水浴,通过最小化近场伪像的影响来提高患者的耐受性和提高图像质量[18]。或者,也可以用乳胶手套填充水或 250ml 静脉输液袋。

在获取图像时,应首先评估周围(或对侧)正常组织,以了解正常组织平面和相关解剖结构。然后在正交平面上评估受影响的区域,观察皮下组织回声的变化、水肿的存在,以及任何积液的位置和大小。蜂窝织炎的特征是皮下组织增厚,与正常组织相比具有较高的回声。当感染及伴随的肿胀严重时,低回声水肿中可见高回声脂肪小球,表现为鹅卵石征。脓肿的典型特征是球形、无回声到低回声,常含有回声碎片。然而,不典型的积液可能接近等回声,并有复杂的囊腔和分隔。在这些复杂的集合物上施加适当的压力,通常可以通过实时的 B 模式(B-mode)成像鉴别自由流动的化脓性物质。

## 成像缺陷和局限性

在软组织感染的扫描中常见的错误包括探头选择不当、深度和增益使用不当、未能识别相关结构和患者镇痛能力不足。最大限度地加强超声系统的控制和适当的患者准备和定位可以减少许多障碍。

虽然床旁超声在软组织感染的管理中有许多优点,但它也不是没有局限性的。某些解剖部位和患者情况可能不适合超声检查,尽管采取了前面提到的措施并真正尝试止痛。此外,对于超声检测到的小而不明确的皮下积液的患者,最佳的处理方法还有待确定。对于坏死性筋膜炎,之前参考的报告[8]描述了使用超声评估这种危重情况的令人鼓舞的结果。然而,需要进一步的研究确定超声作为坏死性筋膜炎的主要诊断工具和实施方案[19]。

# 软组织异物

## 适应证

软组织异物对急诊医生来说是个棘手的问题。它们经常在识别和移除方面构成显著的临床挑战,并且是针对急诊医生的医疗事故索赔的重要组成部分[20-22]。对这些患者的传统治疗方法通常包括平片摄影和在床边局部伤口探查相结合。然而,伤口探查有潜在的缺点,包括患者不适、对附近结构的破坏和增加感染的可能性疑难病例可能需要使用横断面成像、外科会诊或透视。床旁超声的应用可以促进这些患者的有效诊断和适当的治疗。

## 诊断能力

在评价超声检测异物的使用时,必须考虑其他可用的成像方式。平片对金属、玻璃和矿物类异物具有极好的灵敏度,但对木质、塑料和有机材料的灵敏度一般较差。CT 和 MRI 互补可以一起使用。这两种横断面成像方式都能精确定位与邻近解剖结构相关的异物,在深度嵌入的物体中可能特别有用。它们的主要限制包括时间、成本和电离辐射(CT)。此外,据报道,CT 检测异物,特别是那些具有辐射性质的异物的敏感度很低,在 0%~70% 之间[23-26]。Peterson 和他的同事们发现,检测木质异物的最佳方法是超声波,尽管它没有得到充分开展[27]。

超声在评估、定位和切除软组织异物方面具有许多优点,并且已经在多个学科中被报道[28-32]。虽然 X 线对不透射线的异物有极好的敏感性,但超声已成为诊断透射线异物的首选方法。在组织模型和临床研究中,超声显示是准确的。一项来自放射学文献的研究表明,在48例X线片阴性且临床怀疑有异物的患者中,超声的敏感性为95.4%,特异性为89.2%[33]。两组超声检测手部和足部木质异物的灵敏度为95%~100%,超声可显示小至2mm的颗粒[29-30]。在急诊医学的病例报告描述了它在急诊患者中的应用和在床边的应用[34-35],组织模型的研究报告了不同的测试特征[21,34,36-38]。缺乏临床结果和相关的炎症反应可能是这些组织模型表现出低敏感性的部分原因[35,39]。尽管有利用前景,进多的前瞻性评估急诊医生进行的超声异物检测也是有必要的,以确定这一模型的准确性。

除了在检测异物方面的作用外,床边超声的使用还可以在切除过程中进行精确定位,并同时识别和避免相关结构。已经描述了几种便于定位和移除的技术,包括静态[29,31]和动态[28,29,31,40]超声引导和超声引导下的针定位[31,32,40-42]。

## 成像注意事项

如前所述,大多数软组织超声最好使用高频(7~13MHz)线阵探头进行。然而,使用带隔离垫的腔内探头已经被报道[34],对于较深的异物,可能需要使用低频探头以充分穿透组织。由于许多异物的表面性质,可能需要使用水浴或隔离垫,来避免探头的死角,并且最好将感兴趣的结构放置在焦点区域附近。

一旦获得了合适的探测和扫描条件,缓慢有序的图像采集将使成功最大化。对许多超声医师而言,软组织超声提供了对未常规评估的解剖区域进行定位的机会。因此,通过与对侧进行比较,可以了解正常解剖结构的超声表现。在切除过程中,识别相关结构是避免医源性损伤的关键。通常,皮肤和皮下组织呈相对高回声,皮下肌肉呈低回声、有组织的条纹状外观。肌腱可表现为中度回声并呈线性组织,而筋膜平面则为明亮的反射性线性回声。血管结构可识别为具有特征多普勒信号的无回声结构,如本文其他部分所述。

软组织异物的外观已被很好地描述[27,33,36,39]。这些物体中大多数都是高回声的,并与投射到远场的伪影有关。金属物体是强回声,并可引起混响(均匀分布的强回声线)或彗星尾(紧密间隔或连续混响)到远场的伪影。以木材和矿物为基础的异物(岩石,砾石)通常是反射强烈,后部阴影浓密。塑料和橡胶具有类似的高回声,但后部阴影可变,因为塑料有时会引起混响。玻璃具有最广泛的超声表现范围,具有不同的回声特性,并有可能产生阴影和基于混响的远场伪影。当局部组织发生反应时,异物会出现特征性的低回声晕征[43],表明周围有炎症和水肿。

超声引导下的异物取出术可以估计异物的深度和与邻近解剖结构的关系。静态或间接引导允许使用视觉标志或外科皮肤标记来识别较大的浅表结构,以便在随后的手术中回忆位置。动态的或直接的指导能实时观察整个过程。临床医生可以观察针头,通过在局部麻醉剂渗透过程中观察指向对象进行。常用无回声液体勾画出高回声异物,以提高其可视性。然后可以在超声直接引导下使用适当的仪器取出物体。或者,可以将取器针放置在直接可视化下。Teisen等[42]描述了使用两个以彼此成90°角放置在物体两侧的针。在不伴随动态超声引导的情况下,用这些针引导将异物取出。在动态引导的操作中应使用探头鞘,超声医师应确保探头指示器指向左侧,以避免对图像的误读,便于操作。

## 成像缺陷和局限性

对初学超声的人来说,发现异物可能是困难的。形状不规则的表面解剖区域,广泛的探查范围和不熟悉的超声图像的组合带来了技术上的挑战。如前所述,使用防护垫或水浴可以消除其中一些障碍,并提高检测的灵敏度。此外,对空气、钙化和瘢痕组织的误读可能降低特异性。鼓励使用对侧作为正常解剖对照,可能有助于理解不熟悉的影像。

# 扁桃体周围脓肿

## 适应证

仅根据临床表现很难鉴别扁桃体周围蜂窝织炎和脓肿。咽喉痛、吞咽痛和声音沙哑的特征,结合牙关紧闭、肿胀、红斑和单侧软腭肿胀的检查结果可以提示但具有非特异性。传统上,盲针抽吸一直被常规用作诊断干预,尽管报告的测试特征不佳。超声可用于床旁使用,以促进诊断这些患的准确诊断和治疗这些患者。

## 诊断能力

如前所述,扁桃体周围脓肿的诊断常常是通过临床或穿刺确定的。不幸的是,这种做法可能会使扁桃体炎患者接受不必要的手术,并存在一定的风险,这个风险与其 10%~24% 的假阴性率有关[44-47]。近年来,CT 已成为诊断的"金标准",灵敏度接近100%[48-49]。超声为临床医生提供了一种非侵入性床边工具,既经济有效,又无辐射,但灵敏度为89%~100%[49-53]。一项将超声诊断和 CT 诊断与临床结果进行对比的前瞻性分析显示,超声的敏感度和特异性分别为 89% 和 100%,而 CT 的敏感度和特异性分别为 100% 和 75%[49]。之后,Lyon 和 Blaivas[51]回顾了 43 例疑似扁桃体周围脓肿的急诊超声检查结果,其中 35 例为真阳性,1 例为假阳性,0 例为假阴性。除了使用超声作为诊断方式外,临床医师还可以在超声的引导直接下对脓肿进行穿刺。耳鼻喉科文献首次提出使用超声辅助引流[54],之后急诊科医师对此进行了充分描述[50,51]。这就确定了床旁超声作为进行该手术的唯一可用工具。

## 成像注意事项

与许多软组织超声一样,适当的患者准备工作将提高患者检查的耐受性和图像采集能力。如果怀疑是扁桃体周围脓肿,使用全身和局部药物可减轻疼痛和牙关紧闭,并提供局部麻醉。在探头上放置足够的超声凝胶以确保声音有效传导后,可以使用腔内探头(4~8MHz),并在商业可用的护套或无润滑的避孕套套住探头。然后在矢状面和横切面探查扁桃体周围和软腭。确定是否有积液和积液的范围,以及附近解剖结构的位置。颈内动脉应位于扁桃体后外侧,并可使用多普勒验证其邻近关系。虽然脓肿有不同的表现,但多数表现为中央低回声,通常回声不均匀[45,50,53]。根据 O'Brien 和 Summers[53] 的研究,与周围组织相比,约 30% 的脓肿可能是等回声的,但是不同表现的脓肿后方回声增强的表现是一致的。利用这些特征和对侧的对比,超声医生能够容易地识别和定位脓肿和关键的相关结构。

可在动态超声引导下进行穿刺,以确定积液的最大范围,并能看到进入该区域的针头。使用穿刺针进行超声动态引导穿刺活检可能有助于精确定位[54],

但也不是没有缺点;穿刺针是额外的费用,并且在口腔内工作时可能操作会很麻烦。

## 成像缺陷和局限性

超声诊断疑似扁桃体周围脓肿的主要影响因素是患者的耐受性。对于一种以局灶性疼痛和肿胀为特征并伴有相关牙关紧闭症的疾病,临床医生在试图获取图像之前必须确保患者感到舒适。超声医师应记得在放置鞘之前要有效润滑探头,最小化深度设置,并在需要时使用多普勒以最大限度提高图像质量。对扁桃体周围和软腭进行彻底的检查,识别等回声脓肿的后方增强回声,并与未受影响的一侧进行比较,将最大限度地提高敏感性和特异性。

## 临床图像

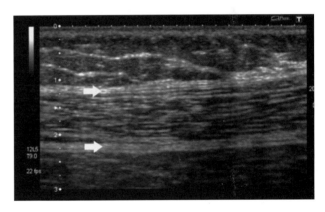

图 26.1 上肢超声显示正常皮下组织(上方的箭的上方),可见最浅筋膜平面。在纵切面上可以看到肌肉的正常横纹图(两箭之间)

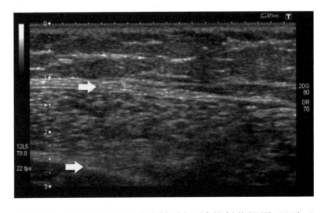

图 26.2 通过与图 26.1 相同解剖区域的斜位视图,显示正常的皮下组织、筋膜平面(箭)和肌肉横纹肌

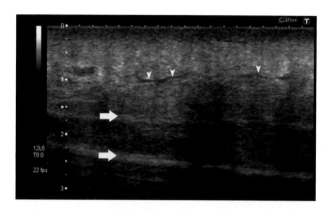

图 26.3　图 26.1 和图 26.2 所示的同一患者的对侧上肢。可见最浅筋膜平面上方的皮下组织的相对高回声(上方箭),该组织内可见微小的无回声水肿区域(箭头)

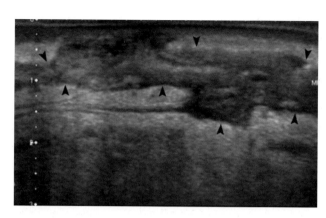

图 26.6　非典型脓肿(箭头),在某些区域接近等回声,形状复杂,呈小腔状。用探头轻轻施加压力,可以看到自由流动的化脓性物质

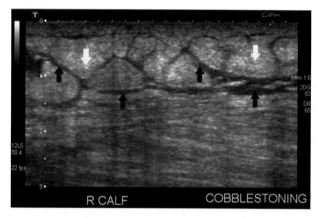

图 26.4　下肢超声图像显示高回声皮下组织伴无回声水肿(黑箭)及高回声脂肪滴(白箭),呈典型的蜂窝织炎的鹅卵石征

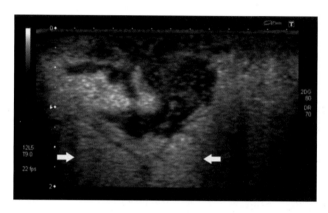

图 26.7　复杂的皮肤脓肿表现为低回声,后方回声增强(两箭之间)

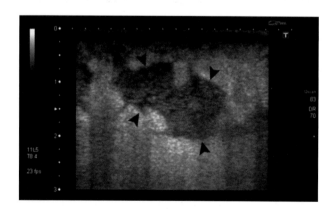

图 26.5　软组织超声显示典型的皮下脓肿(箭头),边界清楚,锐利,低回声或无回声积液,有或无回声

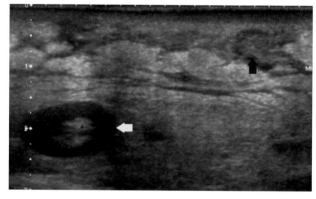

图 26.8　大腿的软组织超声检查发现一个大的局部脓肿(黑箭)。这张图像显示了远处肿大淋巴结的典型表现(白箭),>1cm 的卵圆形结构,中心呈高回声,边缘呈低回声

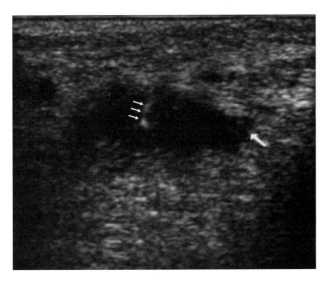

图 26.9　超声引导下的皮肤脓肿引流术。超声确定了最大积液的精确位置,并在麻醉浸润过程中用一根针(白箭)指向积液腔,便于切开和引流

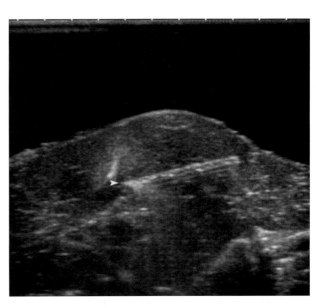

图 26.11　金属异物(针)在水浴中的软组织超声显像。注意异物的高回声特性(箭头)和远场的混响伪影

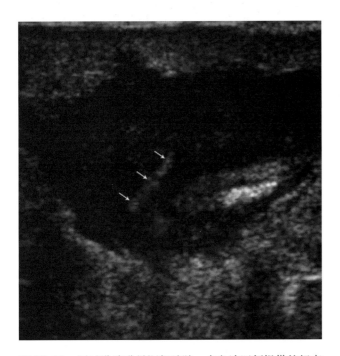

图 26.10　图示乳腺乳晕深部脓肿。在急诊医师提供的超声引导下,整形外科医生在将皮肤内侧穿刺到乳晕后,将 18 号针(箭)插入脓腔,然后用手术刀沿该路径引导手术刀切开脓腔

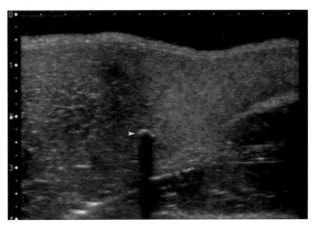

图 26.12　木质异物(牙签,箭头),具有特征性的高回声和后方声影。这些图像是在水浴中获得的

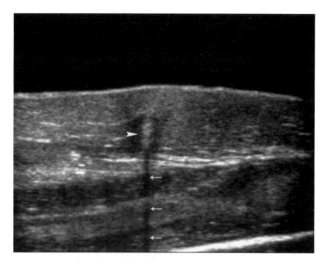

图 26.13　一大块玻璃碎片(箭头),见高回声伴后方声影(箭),用 250ml 的生理盐水袋作为导声垫进行成像。玻璃异物的超声声像图差别很大,远场也可能出现伪像

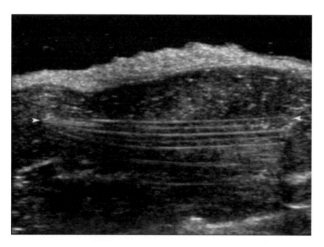

图 26.14　这幅图像是在水浴中获得的,显示了一个塑料异物(箭头之间),呈高回声和混响伪像

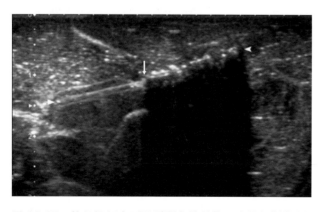

图 26.15　软组织超声可识别混杂的异物。大的塑料块(右边箭头)产生后方声影,可能是由于异物内的空气造成的,在箭头的左边,可以看到薄薄的金属异物(延伸到左边的箭头),产生细微的混响伪影

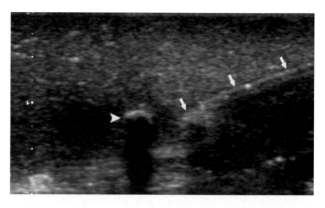

图 26.16　超声引导下取出异物。超声发现木质异物(箭头),动态引导下用针(箭)引导针以渗透局部麻醉药并精确定位

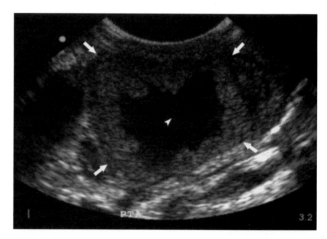

图 26.17　使用带鞘的腔内探头对左扁桃体周围脓肿进行成像。可见炎症反应的程度(箭),并确定积液最多的精确位置(箭头)

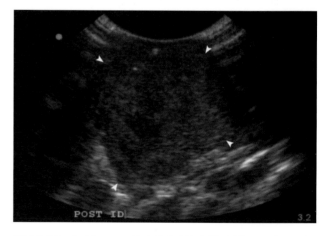

图 26.18　与图 26.17 所示的患者相同解剖位置,随后进行切口引流术。软组织感染的范围仍然清晰可见(箭头),但没有无回声的积液

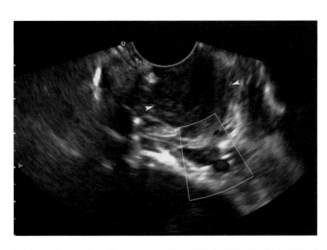

图 26.19　彩色多普勒显示左侧扁桃体周围脓肿后外侧的颈内动脉和邻近程度（箭头）

（张娟　译，胡佳　校）

# 参考文献

1. Hasty MB, Klasner A, Kness S, et al.: Cutaneous community-associated methicillin-resistant Staphylococcus aureus among all skin and soft-tissue infections in two geographically distant pediatric emergency departments. *Acad Emerg Med* 2007;**14**(1):35–40.

2. Frazee BW, Lynn J, Charlebois ED, et al.: High prevalence of methicillin-resistant Staphylococcus aureus in emergency department skin and soft tissue infections. *Ann Emerg Med* 2005;**45**(3):311–20.

3. Moran GJ, Krishnadasan A, Gorwitz RJ, et al.: Methicillin-resistant S. aureus infections among patients in the emergency department. *N Engl J Med* 2006;**355**(7):666–74.

4. Jarvis WR, Jarvis AA, Chinn RY: National prevalence of methicillin-resistant Staphylococcus aureus in inpatients at United States health care facilities. *Am J Infect Control* 2012;**40**:194–200.

5. Yusa H, Yoshida H, Ueno E, et al.: Ultrasound-guided surgical drainage of face and neck abscesses. *Int J Oral Maxillofac Surg* 2002;**31**(3):327–9.

6. Squire BT, Fox JC, Anderson C: ABSCESS: applied bedside sonography for convenient evaluation of superficial soft tissue infections. *Acad Emerg Med* 2005;**12**(7):601–6.

7. Tayal VS, Hasan N, Norton HJ, Tomaszewski CA: The effect of soft-tissue ultrasound on the management of cellulitis in the emergency department. *Acad Emerg Med* 2006;**13**(4):384–8.

8. Yen ZS, Wang HP, Ma HM, et al.: Ultrasonographic screening of clinically-suspected necrotizing fasciitis. *Acad Emerg Med* 2002;**9**(12):1448–51.

9. Kehri, T: Point of care ultrasound diagnosis of necrotizing fasciitis missed by computed tomography and magnetic resonance imaging. *J Emerg Med* 2014;**47**(2):172–5.

10. Blaivas M: Ultrasound-guided breast abscess aspiration in a difficult case. *Acad Emerg Med* 2001;**8**(4):398–401.

11. Bureau NJ, Ali SS, Chhem RK, Cardinal E: Ultrasound of musculoskeletal infections. *Semin Musculoskelet Radiol* 1998;**2**(3):299–306.

12. Cardinal E, Bureau NJ, Aubin B, Chhem RK: Role of ultrasound in musculoskeletal infections. *Radiol Clin North Am* 2001;**39**(2):191–201.

13. Cardinal E, Chhem RK, Beauregard CG: Ultrasound-guided interventional procedures in the musculoskeletal system. *Radiol Clin North Am* 1998;**36**(3):597–604.

14. Chao HC, Lin SJ, Huang YC, Lin TY: Sonographic evaluation of cellulitis in children. *J Ultrasound Med* 2000;**19**(11):743–9.

15. Craig JG: Infection: ultrasound-guided procedures. *Radiol Clin North Am* 1999;**37**(4):669–78.

16. Chandwani D, Shih R, Cochrane D: Bedside emergency ultrasonography in the evaluation of a perirectal abscess. *Am J Emerg Med* 2004;**22**(4):315.

17. Gaspari RJ: Bedside ultrasound of the soft tissue of the face: a case of early Ludwig's angina. *J Emerg Med* 2006;**31**(3):287–91.

18. Blaivas M, Lyon M, Brannam L, et al.: Water bath evaluation technique for emergency ultrasound of painful superficial structures. *Am J Emerg Med* 2004;**22**(7):589–93.

19. Castleberg, E, Jenson N, Dinh VA: Diagnosis of necrotizing fasciitis with bedside ultrasound: the STAFF exam. *West J Emerg Med* 2014;**15**(1):111–3.

20. Anderson MA, Newmeyer WL III, Kilgore ES Jr: Diagnosis and treatment of retained foreign bodies in the hand. *Am J Surg* 1982;**144**(1):63–7.

21. Schlager D: Ultrasound detection of foreign bodies and procedure guidance. *Emerg Med Clin North Am* 1997;**15**(4):895–912.

22. Karcz A, Holbrook J, Auerbach BS, et al.: Preventability of malpractice claims in emergency medicine: a closed claims study. *Ann Emerg Med* 1990;**19**(8):865–73.

23. Bodne D, Quinn SF, Cochran CF: Imaging foreign glass and wooden bodies of the extremities with CT and MR. *J Comput Assist Tomogr* 1988;**12**(4):608–11.

24. Ginsburg MJ, Ellis GL, Flom LL: Detection of soft-tissue foreign bodies by plain radiography, xerography, computed tomography, and ultrasonography. *Ann Emerg Med* 1990;**19**(6):701–3.

25. Mizel MS, Steinmetz ND, Trepman E: Detection of wooden foreign bodies in muscle tissue: experimental comparison of computed tomography, magnetic resonance imaging, and ultrasonography. *Foot Ankle Int* 1994;**15**(8):437–43.

26. Oikarinen KS, Nieminen TM, Makarainen H, Pyhtinen J: Visibility of foreign bodies in soft tissue in plain radiographs, computed tomography, magnetic resonance imaging, and ultrasound: an in vitro study. *Int J Oral Maxillofac Surg* 1993;**22**(2):119–24.

27. Peterson JJ, Bancroft LW, Kransdorf MJ: Wooden foreign bodies: imaging appearance. *AJR Am J Roentgenol* 2002;**178**(3):557–62.

28. Bradley M, Kadzombe E, Simms P, Eyes B: Percutaneous ultrasound guided extraction of non-palpable soft tissue foreign bodies. *Arch Emerg Med* 1992;**9**(2):181–4.

29. Crawford R, Matheson AB: Clinical value of ultrasonography in the detection and removal of radiolucent foreign bodies. *Injury* 1989;**20**(6):341–3.

30. Rockett MS, Gentile SC, Gudas CJ, et al.: The use of ultrasonography for the detection of retained wooden foreign bodies in the foot. *J Foot Ankle Surg* 1995;**34**(5):478–84; discussion 510–11.

31. Shiels WE II, Babcock DS, Wilson JL, Burch RA: Localization and guided removal of soft-tissue foreign bodies with sonography. *AJR Am J Roentgenol* 1990;**155**(6):1277–81.

32. Yiengpruksawan A, Mariadason J, Ganepola GA, Freeman HP: Localization and retrieval of bullets under ultrasound guidance. *Arch Surg* 1987;**122**(9):1082–4.

33. Gilbert FJ, Campbell RS, Bayliss AP: The role of ultrasound in the detection of non-radiopaque foreign bodies. *Clin Radiol* 1990;**41**(2):109–12.

34. Dean AJ, Gronczewski CA, Costantino TG: Technique for emergency medicine bedside ultrasound identification of a radiolucent foreign body. *J Emerg* 2003;**24**(3):303–8.

35. Graham DD Jr: Ultrasound in the emergency department: detection of wooden foreign bodies in the soft tissues. *J Emerg Med* 2002;**22**(1):75–9.

36. Hill R, Conron R, Greissinger P, Heller M: Ultrasound for the detection of foreign bodies in human tissue. *Ann Emerg Med* 1997;**29**(3):353–6.

37. Manthey DE, Storrow AB, Milbourn JM, Wagner BJ: Ultrasound versus radiography in the detection of soft-tissue foreign bodies. *Ann Emerg Med* 1996;**28**(1):7–9.

38. Schlager D, Sanders AB, Wiggins D, Boren W: Ultrasound for the detection of foreign bodies. *Ann Emerg Med* 1991;**20**(2):189–91.

39. Jacobson JA, Powell A, Craig JG, et al.: Wooden foreign bodies in soft tissue: detection at US. *Radiology* 1998;**206**(1):45–8.

40. Blankstein A, Cohen I, Heiman Z, et al.: Localization, detection and guided removal of soft tissue in the hands using sonography. *Arch Orthop Trauma Surg* 2000;**120**(9):514–17.

41. Jones R: Ultrasound-guided procedures. *Crit Decisions Emerg Med* 2004;**18**:11–17.

42. Teisen HG, Torfing KF, Skjodt T: Ultrasound pinpointing of foreign bodies: an in vitro study. *Ultraschall Med* 1988;**9**(3):135–7.

43. Davae KC, Sofka CM, DiCarlo E, Adler RS: Value of power Doppler imaging and the hypoechoic halo in the sonographic detection of foreign bodies: correlation with histopathologic findings. *J Ultrasound Med* 2003;**22**(12):1309–13; quiz 1314–16.

44. Buckley AR, Moss EH, Blokmanis A: Diagnosis of peritonsillar abscess: value of intraoral sonography. *AJR Am J Roentgenol* 1994;**162**(4):961–4.

45. Kew J, Ahuja A, Loftus WK, et al.: Peritonsillar abscess appearance on intra-oral ultrasonography. *Clin Radiol* 1998;**53**(2):143–6.

46. Snow DG, Campbell JB, Morgan DW: The management of peritonsillar sepsis by needle aspiration. *Clin Otolaryngol Allied Sci* 1991;**16**(3):245–7.

47. Spires JR, Owens JJ, Woodson GE, Miller RH: Treatment of peritonsillar abscess: a prospective study of aspiration vs incision and drainage. *Arch Otolaryngol Head Neck Surg* 1987;**113**(9):984–6.

48. Friedman NR, Mitchell RB, Pereira KD, et al.: Peritonsillar abscess in early childhood: presentation and management. *Arch Otolaryngol Head Neck Surg* 1997;**123**(6):630–2.

49. Scott PM, Loftus WK, Kew J, et al.: Diagnosis of peritonsillar infections: a prospective study of ultrasound, computerized tomography and clinical diagnosis. *J Laryngol Otol* 1999;**113**(3):229–32.

50. Blaivas M, Theodoro D, Duggal S: Ultrasound-guided drainage of peritonsillar abscess by the emergency physician. *Am J Emerg Med* 2003;**21**(2):155–8.

51. Lyon M, Blaivas M: Intraoral ultrasound in the diagnosis and treatment of suspected peritonsillar abscess in the emergency department. *Acad Emerg Med* 2005;**12**(1):85–8.

52. Miziara ID, Koishi HU, Zonato AI, et al.: The use of ultrasound evaluation in the diagnosis of peritonsillar abscess. *Rev Laryngol Otol Rhinol (Bord)* 2001;**122**(3):201–3.

53. O'Brien VV, Summers RL: Intraoral sonography of peritonsillar abscesses: feasibility and sonographic appearance. *Ann Emerg Med* 1999;**34**:S26.

54. Haeggstrom A, Gustafsson O, Engquist S, Engstrom CF: Intra-oral ultrasonography in the diagnosis of peritonsillar abscess. *Otolaryngol Head Neck Surg* 1993;**108**(3):243–7.

# 第27章 超声在复苏中的应用

Anthony J. Weekes，Resa E. Lewiss

## 适应证

超声在复苏领域是一种重要的临床诊断成像工具，它可用于评估急诊科及重症监护室的紧急情况或病情不稳定患者。复苏超声并不局限于某个解剖区域或系统，它整合了临床上公认的几种重点应用领域，主要目的是了解患者的即时血液动力生理学情况。在针对低血压、呼吸困难和休克状态下，已经提出了多种联合超声应用方法。这些方法大多是相似的，只是顺序和侧重点略有不同。本章重点阐述的是复苏超声在急诊情况下如何提高鉴别诊断能力的规范化方法。本章所叙述的诊治策略适用于常规的成年患者，可能并不完全适用于儿科患者或重症监护病房的患者。本章将重点讨论心脏超声的应用及心脏超声如何帮助理解休克生理学和心脏骤停期复苏，同时也将讨论胸部和腹膜超声的应用和急诊超声操作指南。

## 概念

急诊床旁超声用于不明原因呼吸困难、低血压、休克[1-8]和心脏骤停期状态[9-12]的一些超声方案已发布。并且大多数的方案都是应用在非创伤性的医疗复苏场景中。

- 所有的方案均聚焦于心脏超声
- 即使没有怀疑有外伤的情况，但在创伤超声重点评估（focused assessment of sonography in trauma，FAST）的原则是检测游离液体
- 胸部超声重点检查的是有无胸腔积液、气胸及肺水肿的征象
- 评估腹主动脉判断有无主动脉瘤或主动脉夹层[13,14]
  - 胸主动脉夹层比腹主动脉夹层更关键

- 评估下腔静脉和颈内静脉
  - 近右房侧静脉可为心脏容量状态和流出道梗阻提供间接征象

一项随机对照试验显示，当利用超声提供的信息治疗不明原因的低血压患者时，可提高急诊医师的准确性，同时可缩小鉴别诊断范围[5]。另一项前瞻性研究表明，在对接受心肺复苏或休克的患者进行院前评估的204例患者中，有78%的诊治管理受到超声（主要是回声）方案的影响[15]。但上述方案中仅有少量进行了临床疗效和结局研究。

然而，超声引导已被广泛研究并可明显提高安全性，增加了急诊操作的成功率，例如中心静脉导管插管、静脉起搏器植入、心包穿刺。

基本的仪器设备包括带有宽频线阵和相控阵探头的超声仪。常规需要进行二维超声成像，多普勒技术（彩色多普勒、脉冲多普勒、连续多普勒）和M型超声可以增加某些情况下的诊断信心。

## 心脏超声

对心脏的评估需先从四腔心切面开始。通常，在时间紧急的外伤和心脏骤停期复苏中，剑突下四腔心切面是最容易获得和最可行的，其他常用的切面包括胸骨旁长轴切面和和心尖四腔切面。而胸骨旁短轴切面对于评估右心室（right ventricle，RV）游离壁运动、RV大小和室间隔运动十分重要。

心脏超声需要评估的重点包括：
- 检查是否有心包积液
- 评估左心室的整体收缩力和大小
- 检查RV是否有扩大
- 评估容量状态
其他的重要特征：
- 主动脉根部的评估
  - 内径增宽 >4.0cm 应提示近端主动脉瘤

- 评估内膜以排外主动脉夹层
- 降主动脉的评估
- 内径是否增宽

## 心包积液

心包是纤维状的,并且在超声下十分菲薄。其包绕着心脏的大部分,但在降主动脉附近的左房室区域逐渐收缩。正常量的心包液通常在超声下是无法探查的。但是当合并有心包积液时,心腔内可见一层薄的无回声区,量较大时则充满整个心脏周围。当从胸骨旁切面观察时,较大量的心包积液可探及较宽的无回声区,但不会延伸到降主动脉的后方。近期有心脏外科手术史、有心包积液病史和引流史的患者可能会引发局限性的积液。局限性的心包积液可能需要在多个切面上进行观察。心包积液回声一般为均质的无回声,但当其中合并有分隔、碎屑、化脓或血凝块时,回声则表现为不均匀。

当发现有心包积液时,则应该进一步评估是否有心包填塞的迹象。心包积液的临床意义取决于心内压是否损害心功能。心包腔内的压力会随着积液的快速积聚或时间的推移大量积聚而增加。

- 由于近端主动脉夹层破裂或穿透性心脏损伤,心包内积液可能在数秒至数分钟内迅速积聚
- 由于亚急性或慢性疾病(例如,癌症、感染、肾脏疾病或自身免疫性疾病),心包积液可在数天至数周内发展为中量至大量

当心包积液降低了心脏的充盈和心排血量时,病情不稳定的患者可发生心包填塞[16-18]。相对于左心,右心腔室壁更薄,后负荷阻力更小。所以,积液引起的心包压力升高可能超过右心房和心室内的压力,从而导致右心房壁向内弯曲或右室游离壁塌陷。当心动过速难以观察 RV 室壁运动时,可选择:

- 使用电影回放功能逐帧评估 RV 室壁运动
- 结合多个切面观察 RV 室壁运动(胸骨旁长轴、胸骨旁短轴、剑突下和四腔心切面)
- 在剑突下或胸骨旁切面使用 M 型超声探查左室(left ventricle,LV)和 RV 波群,观察舒张期右心室是否向内(异常)运动

右心充盈和排空不足最终会影响 LV 输出量。不同于低血容量休克状态,心包填塞是梗阻性休克状态。下腔静脉是充血性改变,表现为内径增宽、随呼吸无或很小的变化。

特殊的情况包括:

- 在没有心包积液但合并有大量胸腔积液的情况下可发生心包填塞
- 当存在 RV 增大或肥厚时,心包填塞可延迟发生(比如慢性肺动脉高压可表现为心包积液、RV 增大、RV 肥厚、不伴有右房或右室壁塌陷的下腔静脉淤血)

## 左心室的整体收缩性

在病情不稳定患者的超声检查过程中,定量测量是不必要的或者是不可行的。定性估计左心室收缩性以及由舒张期到收缩期心室大小变化的百分比即可提供准确且对临床有用的信息。整体心脏腔室的大小和室壁厚度为心脏的整体功能提供了重要信息。在复苏的超声心动图检查过程中通常仅局限于使用 2D 图像评估心脏整体收缩功能。此时基础性的心脏超声检查并不关注舒张功能、局部室壁运动或瓣膜病变。

LV 收缩功能的主要类别有:

- 正常
- 高动力性
- 轻度减低
- 严重减低

医生必须根据患者的临床情况来解释 LV 收缩功能,而不是简单地根据正常的数值范围。例如:服用肌力性药物的患者有轻度收缩功能减低(非高动力性)时,提示可能有潜在的或之前就存在的心功能障碍。

多项研究表明,急诊科和重症监护室医生对 LV 收缩功能的整体视觉评估与心脏科医生的评估一样准确[19-21]。

评估 LV 收缩功能的指标包括:

- LV 室壁收缩增厚
- 沿左室短轴方向 LV 室壁运动(向内的运动)
- 沿左室长轴方向二尖瓣环的运动(向心尖的运动)
- 二尖瓣前叶与室间隔的距离

正常的 LV 收缩功能指标包括:

- 收缩期 LV 室壁增厚约 50%
- 从收缩期到舒张期,LV 内径减小约 50%
- 二尖瓣前叶与室间隔的距离 <6mm

高动力性 LV 收缩功能的 LV 内径相对较小,在收缩末期心腔几乎完全排空而消失(前后壁心内膜相接触)。因需要代偿不佳的心输出量,高动力性 LV

功能常伴有心动过速。高动力性 LV 常出现在充盈状态受损的患者中,包括血管内低血容量、由 RV 充盈和排空受损引起的心包积液导致的填塞等梗阻性现象。分布性休克所致的血管扩张(脓毒症的早期)也引起高动力性 LV 收缩功能。LV 肥厚、严重二尖瓣反流和大剂量肌力性药物治疗的患者也可表现为高动力性 LV 功能。

严重的心功能减低心腔的大小在收缩和舒张期间变化很小(<30%);LV 室壁的增厚和二尖瓣瓣环变化很小;二尖瓣前叶的运动并不靠近室间隔;沿左室长轴方向二尖瓣环的运动很小。此外,慢性扩张性心功能不全患者 LV 室壁通常会变薄。

在急诊患者中严重的 LV 收缩功能障碍可能是急性的、慢性的或慢性的急性发作。当存在严重的左室射血分数(LVF)减低时,需考虑到心源性休克的可能。心肌功能障碍有多种可能的原因,包括败血症、非缺血性心肌病、中毒和严重的电解质紊乱。

## 右心室评估

右心室评估的重点是 RV 的内径增大、RV 游离壁运动和 RV 收缩功能。RV 的正常内径约为 LV 的 60%。正常 RV 心尖部仅占整个心尖的 1/3 左右,且它的室壁更薄。RV 的收缩运动部分是同心的,但大部分是纵向的。正常 RA 和 RV 的血很容易经上、下腔静脉回流充盈,并由 RV 将血液射入阻力较低的肺血管床。急性或慢性的 RV 后负荷增加,首先会导致 RV 内径增大。

RV 内径增大应该在多个声窗切面下观察:
- RV 心尖部变得更圆钝而非锐利
- RV 心尖部向 LV 心尖水平延伸
- 在心尖四腔心切面 RV 内径等于或者超过 LV 内径(比值≥1)
  - 胸骨旁长轴切面 RV 前后径超过正常主动脉流出道或左心房内径
  - 胸骨旁短轴切面
    - 正常的 RV 呈半月形
    - RV 增大后内径增大且形状发生改变
    - 在部分或全部心动周期中,室间隔会变平
    - 室间隔可凸向左室侧

RV 室壁运动减低或收缩功能减低可表现为收缩期三尖瓣瓣环运动减低、右室游离壁运动减低。

显著增大的 RV 可改变 LV 形状:
- 胸骨旁短轴切面可见室间隔呈 "D" 字形改变

- LV 容积变小

如果发现 RV 内径扩大,需要进一步观察室间隔是否扁平或者凸向左室侧,这表明 RV 压力增加了。RV 扩大的最常见原因是 LV 功能不全和扩张。另一个重要原因是急性和慢性肺流出梗阻。慢性 RV 流出道梗阻通常伴有 RV 肥大(游离壁厚度 >5mm)及 RA 增大。RV 急剧增大的重要原因包括但不限于明显的肺栓塞。导致慢性和急性 RV 扩大的其他大部分原因与下腔静脉淤血有关。

因心肺失代偿、疾病进展和治疗干预措施的影响,血流动力学情况可发生突然改变。超声可以评估前负荷、液体状态、左右心功能以及心包和胸部梗阻后的心输出量情况。超声的优势是可以实现无创的、可重复的实时监测血流动力学变化。近期治疗败血症的专家指南强调了早期中心静脉压(central venous pressure,CVP)检测和液体复苏的重要作用。

## 下腔静脉

对下腔静脉(inferior vena cava,IVC)的超声评估有时有助于确定容量状态。IVC 评估是上述心脏评估的补充。IVC 主要是在剑突下纵轴和短轴切面观察下腔静脉的近心端,重点评估 IVC 内径及其在自主或机械辅助呼吸期间的变化。

IVC 内径及呼吸变化受到以下因素影响:
- 血管内血容量增加
- 右心压力增加
  - 心肌病
  - 瓣膜功能障碍
  - 伴有右心受损的急性肺栓塞
  - 肺动脉高压
  - 急性呼吸窘迫综合征
  - 心包积液伴心包填塞
  - 右室功能不全
  - 机械通气,呼气末正压力
  - 慢性阻塞性肺疾病和哮喘

下腔静脉的评估应在心包、心室收缩功能和腔室大小的评估之后。IVC 评估容量状态的准确性尚有争议。IVC 内径的正常范围尚未明确定义。一些关于无症状受试者的研究显示 IVC 内径和呼吸变异度存在较大的变化范围[22,23]。IVC 内径增宽、呼吸变化率小通常提示右心压力增高。但是,内径小、坍陷率高的 IVC 会在容量复苏过程中逐渐增大内径并减小其呼吸坍陷率。

心脏和 IVC 的综合评估可对患者低血压或休克的生理类别进行分类。但在复苏中使用超声的医生应该意识到此方法的重要局限性：首先，患者的病情可能存在交叉共存，这导致不能简单地将其分到休克或症状性低血压的某一类别中；其次，不同患者的生理机能紊乱程度可能有不同，本章程所描述的征象通常是典型的、严重的休克状态。

在危重患者中确定容量状态是极具挑战性的。容量的变化可以增加心排血量，改善血流动力生理学。有这种反应的患者称为"容积反应型"。相反，容量无反应的患者血流动力学状况无明显改善，或者由于容量过负荷，其临床症状可能会发生恶化。可以通过监测心排血量和左室充盈量的增加来评估液体负荷的有效性。被动抬腿动作可以安全地检测液体负荷反应，且无外源性液体挑战的风险。超声心动图在急诊科的主要作用是快速筛查出对液体负荷低耐受的患者，并确定是否需要采取特定的紧急干预措施，如肌力性或溶栓药物、胸腔造瘘、胸腔穿刺、心包穿刺。

液体负荷低耐受的征象有：
- RV 明显扩大
- LV 收缩功能显著降低
- 无心包填塞的 IVC 淤血

# 休克状态的心脏超声分类

## 低容量性

这类患者需要大量的液体负荷。严重的低血容量表现为高动力性 LV 空虚（低的 LV 收缩功能和较小的舒张期内径）和低前负荷（IVC 或 IJ 内径较小和较高的塌陷率）。

## 梗阻性

这类患者可能得益于特异性诊断的治疗，所以液体负荷可能无效。梗阻性休克的生理改变主要是急性肺源性心脏病（急性右心损伤）和心包填塞引起的。心包填塞主要由心包疾病（以积液为最常见）引起，少数由缩窄性心包炎（心包增厚）引起。其他不太常见的因素还包括大量胸腔积液和张力性气胸。

## 心源性

收缩功能差常常表现为 LV 扩大。大多数缺血性或非缺血性心肌病患者 LV 扩张且室壁薄。RV 扩张、心功能不全的扩张型心肌病预后较差，且不能耐受液体负荷。此类患者需强心支持及减轻后负荷，同时可能合并瓣膜功能不全。

## 分布性

分布性休克最常见是由脓毒症引起，少数由过敏反应引起。脓毒症是一个复杂的病理生理状态。在脓毒症的临床表现中可发生三种典型的生理状况：
- 低血容量
- LV 心肌功能不全和 RV 心肌功能不全（单独或伴有 LV 功能不全）
- 血管舒张
  - 如果容量负荷和正常 / 高动力性 LV 的低血压持续存在，那么血管舒张可能是一个重要原因
  - 此时可能需要使用升压药物

这三种状况可在不同程度上共存，使得脓毒症难以控制。

## 特别说明

以下情况可能会错误地诊断血容量不足：
- IVC 压迫：对探头施加一定压力可推移肠内气体有利于观察腹主动脉。如果用同样的压力来观察相邻的 IVC，IVC 会因为手的压力而很难找到或者变窄。所以建议使用轻柔的压力并利用肝脏这一良好的声窗来观察近心端的 IVC
- 平面外扫查 IVC：偏离长轴中心的扫查会导致 IVC 和主动脉的内径测量偏窄。所以可以在短轴面或者使用扇形扫查来获得 IVC 或主动脉的最大前后径
- 平面外扫查心脏：偏离轴心（倾斜）的扫查会导致心脏腔室的测量偏小。应该尽可能地使腔室打开至最大状态，并使用不同的声窗切面来对比腔室大小
- 未熟悉患者的临床情况：心脏充盈不佳并不一定意味着循环容量低。还应考虑到限制性（舒张功能障碍但收缩功能正常）和缩窄性（心包硬化）心肌病的可能

表 27.1　超声检查和休克分类

| 超声评估 | 休克分类 | | | |
| --- | --- | --- | --- | --- |
| 评估标准 | 心源性 | 低容量性 | 梗阻性 | 分布性 / 血管舒张性 |
| 心包积液 | 无 | 无 | 有 / 评估 RA 和 RV 是否塌陷(心包填塞) | 无 |
| 整体左室收缩功能 | 严重低下 | 正常及高动力性 | 正常及高动力性 | 高动力性的;中度至重度低下(脓毒症心肌功能障碍) |
| LV 腔大小 | 扩大 | 缩小 | 正常或缩小 | 正常或扩大 |
| 整体 RV 大小 | ± 扩大,但 RV:LV 比 <0.7 | 正常或缩小 | 填塞:舒张期 RV 降低;疑似 RV 应变;RV 扩大:评估是否共存 LV 舒张功能障碍 | 正常的;可增加(若脓毒性心肌功能障碍) |
| 相对 RV 大小 | 正常(<LV) | 正常或降低 | 填塞:从正常到减少;应变:增加;RV:LV 直径 >0.9 | 正常或降低 |
| IVC 特征 | 淤血 | 减小并伴随呼吸变化率增加 | 淤血 | 正常大小和呼吸变化,除非以低血容量或心肌损伤为主 |
| 腹主动脉直径评估 | 正常 | 扩张的解剖皮瓣:评估主动脉根部、主动脉弓和胸降主动脉 | 正常:有心包积液?如果动脉瘤剥离延伸,腹主动脉可能异常 | 正常 |
| 腹腔游离液体评估 | 阴性,但可能是阳性,如果严重右心衰竭 | 阳性(考虑肝硬化、延迟创伤性出血、破裂异位妊娠、AAA、卵巢癌等) | 阴性 | ± 游离液体(疑细菌性腹膜炎或肠损伤化脓) |
| 胸腔评估 | + 胸膜滑动 + 彗星尾 | + 胸膜滑动 + 怀疑血胸 | 气胸:无胸膜滑动,无 B 线;大量胸腔积液 | + 胸膜滑动 + 疑似肺炎或感染性胸腔积液 |
| DVT 评估 | 正常的可压缩性 | 正常 | 没有压缩性的 CFV PV 或 IJ | 正常 |

RV= 右室;DVT= 深静脉血栓;LV= 左室;LVF= 左室收缩功能;RA= 右房
CFV= 股总静脉;PV= 腘静脉;IJ= 颈内静脉;AAA= 腹主动脉瘤

## 肺栓塞评估的局限性

经胸超声心动图对肺栓塞的诊断敏感性较差[24-26]。若要明确诊断还需要经食道超声心动图或者胸部 CTA 检查。经胸超声心动图检查可检测出 IVC、右心房、右心室或肺流出道内的血栓[27-29]。但此种情况比较少见。血栓本身并不能作为溶栓治疗的指征。

低血压、呼吸衰竭或 RV 衰竭(合并 LV 功能损害)等重要临床发现是溶栓干预或手术取栓的常用临床指标。超声心动图检测肺栓塞的敏感性和特异性较低。在怀疑或确诊的肺栓塞病例中,超声心动图的主要和有限的作用是发现与急性和慢性发病率和死亡率相关的急性右心受损的征象[24,30]。RV 超声心动图正常提示预后良好。McConnell 征是心脏超声提示肺栓塞十分特异性的征象。所谓 McConnell 征指的是肺栓塞时 RV 游离壁运动减弱而心尖部运动增强或正常[26,31]。

总之，如果心脏超声未显示 RV 明显扩大，则提示患者不大可能发生较大面积或大面积肺栓塞。

## 心脏骤停

心脏骤停复苏超声检查的重点是心脏评估。超声评估是十分紧急的，必须快速实施。在无脉搏活动和心搏停止复苏中应用超声的原则是避免对正在进行的高级生命支持造成任何干扰。复苏小组组长必须给予明确的指令以保持心脏按压，然后由指定的医护人员立即进行超声检查。超声检查应在脉搏检查期间的短暂 5 秒内进行（同时停止胸外按压）[9]。评估时应该在床旁迅速进行。需要对胸外按压、容量扩张、药物治疗和手术干预的反应进行一系列心脏评估监测。在血液循环恢复后的复苏期，可继续应用非心脏的超声检查或其他的影像学诊断与检查手段。

在骤停期间心脏超声需要评估各种类型休克的极端或严重状况。病情的严重程度应可以解释患者骤停期间处于何种状态的原因。

- 心室停顿
  - 没有心脏组织的运动
  - 其他可能的发现包括血液凝固的云雾状回声，尤其是在右心腔内（缗钱状凝集）
  - 导致预后不良和死亡[32-34]
  - 在下一个脉搏检查期间重复观察，以检查心脏是否持续停跳
- 严重的心肌功能不全或心肌顿抑
  - 可由冠状动脉疾病引起
  - 是可逆的（如果是由中毒、电解质紊乱等引起的）
- 严重的低血容量
  - 心脏空虚状态
  - 高动力性心脏（可由使用肌力性药物引起）
  - 内径小，完全塌陷的 IVC
  - 考虑隐匿性快速出血可能
  - 检查一侧胸腔积液或腹主动脉瘤破裂（abdominal aortic aneurysm，AAA）、宫外孕破裂引起的游离腹腔积液
- 心包填塞
  - 如果心包积液量在复苏期间增加，需考虑

  主动脉夹层的可能
  - 积液回声不是无回声时，需提示血凝块形成
- 大面积肺栓塞
  - RV 明显增大且 >LV
  - 室间隔凸向左室侧
  - 可能是慢性疾病的结果，例如肺动脉高压或急性 RV 梗死（除了下壁心肌梗死，通常 LV 功能正常）
  - 如果没有禁忌证，可以考虑使用溶栓药物治疗大面积肺栓塞
- 张力性气胸
  - 胸膜无滑动征，无 B 线[35,36]
  - 一侧胸腔无侧向滑动延伸提示大面积气胸[35]

心脏超声可以发现在心脏监护仪上无法显示或看起来像是心搏停止的细微室颤。

### 肺部超声

#### 复苏期间寻找胸腔疾病的病因

气胸、肺水肿和胸腔积液等胸部病变可损害心排血量或引起呼吸困难。这些情况可由床旁肺部超声进行诊断。传统上认为有害的肺内伪影现被证实可以帮助确定肺实质是否充满液体。

气胸是胸膜分离而引起的肺萎缩。当肺部膨胀并且和胸膜表面紧贴一起时，在肋骨下方，超声上可发现胸膜滑动的征象。结合胸膜滑动征和 B 线可准确的反应肺部充气良好，证明该扫描部位不存在气胸。肺部超声的胸膜滑动征象对气胸的评估比仰卧位胸部平片更敏感（敏感性和特异性均为 99%）。

胸腔积液积聚于仰卧患者的后胸腔，紧邻膈肌的头侧，可以用中等频率的超声探头准确地检测到。肺泡水肿（湿肺）在肺部超声表现为肋间隙内从胸膜线突出的许多 B 线征象。

## 主动脉的评估

## 腹主动脉评估

### 动脉瘤

床旁超声可准确地评估是否存在腹主动脉瘤。

正常的主动脉内径 <3cm 且在远端逐渐变细。大多数主动脉瘤呈梭形。这种纺锤形的形状在长轴切面上最好观察。主动脉内径的增宽也可以在近端或中端腹主动脉的短轴切面来观察。黏附于主动脉壁的血栓会导致对实际主动脉管腔的错误低估。所以测量内径需要从一侧的外侧壁量到对侧的外侧壁。囊状动脉瘤是主动脉壁一段向外膨大而形成。如果在长轴或短轴切面探查时囊状动脉瘤均不在扫查平面内，则可漏诊囊状动脉瘤。所以在长轴切面上应从左到右，在短轴切面上应从头侧到尾侧扫查，这样可以提高囊状动脉瘤的检出率。而探查囊状动脉瘤内的血栓较为困难。

腹主动脉的出血大部分进入腹膜后。超声检查不易发现腹膜后血肿。相反，当腹主动脉瘤出血进入腹膜时出血不易控制，其出血十分迅速并很快可引起失血性休克。

大多数情况下，床旁超声无法判断 AAA 壁是否完整，或者主动脉壁是否有渗漏或破裂。超声一旦发现 AAA，医生就需要警惕低血压或休克的原因是否由 AAA 渗漏或破裂引起。CT 或 MRI 可以确定动脉瘤的范围、是否出血以及出血的位置。当 AAA 出现低血容量或腹腔内游离液体的超声特征后，提示 AAA 破裂的可能性增加。紧邻动脉瘤旁的无回声区提示腹主动脉积液。

### 夹层

主动脉夹层是另一种急性主动脉病变，通常导致急性的严重症状。"夹层"一词是指主动脉内膜和外膜分离，血液进入主动脉壁中层并逐渐扩大。

主动脉夹层患者的主动脉内径可能是正常的。其主要征象是发现剥脱的内膜片。内膜片是主动脉内的松散片状回声。内膜片的运动有时与主动脉壁的运动不平行。内膜片的探查需要结合主动脉的短轴和长轴切面才能充分地了解。彩色多普勒有助于区分主动脉的真腔和假腔（主动脉壁中层）。

当存在腹主动脉夹层时，需要对邻近的胸主动脉进行评估以排外胸主动脉夹层。涉及主动脉根部和升主动脉的夹层通常需要紧急的心胸外科手术处理。经胸超声心动图可以查看胸主动脉有限的几个部分。经食道超声心动图检查可显示胸主动脉更好的成像细节和更开阔的视野。

不同的经胸超声心动图可以评估胸主动脉的不同部分。胸骨旁长轴和短轴切面可评估：

- 主动脉根部扩张
- 主动脉根部剥脱的内膜片
- 主动脉瓣反流（彩色多普勒）
- 心包积液
- 降主动脉剥脱的内膜片

右胸骨旁和改良的左胸骨旁长轴切面（从标准位置向头侧平移 1~2 个肋间）可以评估主动脉根和近端升主动脉。胸骨上窝和改良的心尖两腔切面还可以分别检测到主动脉弓和降主动脉段的剥脱内膜片。

FAST 原则：寻找胸腔和腹腔内积液。腹膜内的游离液体一般出现在仰卧患者的胃后方、脾周或肝肾隐窝内。改良的侧切面（从头侧向膈肌）可以检测侧胸腔中非分隔的积液。与外伤一样，探查到游离液体并不能确定液体渗漏或出血的来源，它仅仅能提示腹腔内是否存在游离液体。在非创伤性情况下，游离液体可以是 AAA 破裂、黄体或宫外孕破裂出血，也可以是其他液体，如肝病、充血性心力衰竭或卵巢癌引起的腹水。

## 操作指南

超声有助于复苏中的各类操作，例如血管通道建立、静脉起搏器放置[37]，心包穿刺术、气管插管、穿刺抽液术和胸腔穿刺术。本节将详细讨论中心静脉导管（central venous catheter，CVC）置管、心包穿刺和气管内插管。

### 中心静脉导管置入

中心静脉定位在一些患者中可能具有一定难度，特别是在复苏时解剖学标志不是十分可靠。在安全性、成功插管的时间、减少并发症和失败率方面，超声引导的中心静脉定位优于解剖标志性引导定位。在超声的引导下可以提示医生由于血栓、血管内径或不稳定的解剖关系等因素某些特定的位置或入路不是最佳选择。

#### 针和导丝插入

超声引导可准确地识别和区分经股静脉 CVC 的邻近股总动脉和静脉，以及经颈静脉 CVC 的邻近颈总动脉和颈内静脉[38]。这样可以提高成功率，减少穿刺尝试的次数[39-42]。通过超声探头的施压查看静脉有无压瘪,超声可以帮助识别静脉内的血栓(更多关于超声对深静脉血栓的评估,详见第 16 章)。为了确定理想的穿刺位置,可以比较左右静脉的大小及静脉与动脉的重叠程度。应选择与动脉重叠最少的部位。超声可帮助调整进针角度以降低误穿后方动脉的风险。

### 中心静脉导管尖端放置

经 IJ 和锁骨下静脉入路的中心静脉导管可能发生远端 CVC 的尖端位置异常。复苏过程中不慎将 CVC 插入股动脉可能不能立即意识到,并可能对患者造成严重后果。

#### 操作中
- 锁骨下入路或 IJ 入路:
  - 在将导管通过导丝并将其固定到位之前,需要查看右房和右室附近或内部的远端导丝[43]
  - 股静脉入路:
    - 需要寻找下腔静脉内的导丝

#### 操作后
- 可以通过生理盐水冲洗 CVC 口并通过超声心动图动态观察进入右房后到达右室的湍流来验证 CVC 的位置[44-46]
- 生理盐水冲洗回声试验可准确区分股动脉与股静脉导管置入术[47]
- 心脏内延迟或无湍流需要考虑 CVC 尖端错位的可能
  - 其他超声方法检测异常 CVC 尖端位置包括
    - 在锁骨下静脉和 IJ 内直接观察异常导管
    - 生理盐水冲洗 CVC 口后观察 IJ 或锁骨下静脉内的湍流[48]

医源性气胸可能是 IJ 和锁骨下 CVC 的并发症。仰卧位观察一侧胸腔的胸膜滑动征可准确识别或排除气胸。

### 心包穿刺

心包穿刺术可用于在如心包积液和心包填塞的临床情况恶化时[49-51]。但当怀疑为穿透性外伤或 A 型夹层所致心包积液时,则不宜行心包穿刺。在这种情况下,最好进行心包切开或心脏外科手术治疗。

#### 操作
- 获得显示最深心包积液的透声窗
- 将穿刺针对准积液最多区域
- 入针部位可以是心尖、剑突下或胸骨旁
- 探头引导的部位可以是入针点附近或无菌区外附近

超声可以确定针尖的位置:
- 直接显示
- 注入生理盐水后心包腔内的湍流
- 观察心包腔内的导丝

操作结束后,再次观察:
- 心包积液量减少
- 右心房和右心室再次扩张充盈
- LV 充盈及血流动力学的改变

### 气管内插管

入院前或急诊科需要开放气道的患者可能会偶尔需要气管插管。颈前扫查可识别和区分气管内有无气管插管。食管位于气管后外侧。超声可以区分正常的食管和气管插管误入食管。机械通气患者的双侧胸膜滑动征象提示气管插管位置正确[52]。

## 成像缺陷和局限性

超声在应用过程中通常存在空间限制(例如呼吸机、仪器推车、床边的众多人员都在争夺空间)。

一些可能的解决方案包括:
临床医护人员担任超声检查医生
为复苏区域配备专用超声仪
仪器的准备
- 基本探头:线性探头、心脏探头或腹部探头
- 如果得到专业的理论知识和培训可以使用经食道探查
- 选用便携且成像质量高的仪器
- 为仪器配备移动式电池
- 使用可伸缩的电源线

急诊复苏超声检查通常是从一个解剖部位移动到另一个解剖部位。切换心脏和腹部探头设置和标记会导致混乱。然而,尤其是心尖切面时,RV 和 LV 的大小、形态和功能的比较是至关重要的,知道"左"

和"右"的解剖方位是很重要的。我们建议在用腹部探头进行心尖切面观察时，使用指向患者右侧的定位标记器。在仪器上显示的更大、更厚的心室并不总是 LV。在使用腹部探头设置时，应将探针定位标记分别旋转到左侧胸骨旁长轴切面的 4 点钟和短轴切面的 7 点钟位置。

在急诊患者中成像的技术局限性包括：

- 患者可能会表现出不耐受或无法按指示屏住呼吸或呼气
- 优化 CVC 置管的乏氏动作仅限于清醒和可配合的患者
- 一些患者可能无法平躺或左侧卧位（如颈椎固定术、肋骨损伤、胸部手术）
- 可能的合并症或既往疾病，包括腹部压痛、肠气、肺部过度充气和肥胖，可能会使超声扫查变得十分困难
- 心脏骤停时必须在短暂的脉搏检查间隙迅速进行心脏超声检查。但在复苏过程中可以查看保存的视频图像

经食道超声心动图（transesophageal echocardiography，TEE）比经胸超声心动图（transthoracic echocardiography，TTE）有优势，它能提供更好的心脏细节图像，甚至可以在胸外按压时进行。尽管在 TEE 扫查时左主支气管遮挡了主动脉弓的部分视野，但 TEE 绕过了肺部干扰，并为升主动脉和主动脉弓胸段的观察提供了最佳分辨率。TEE 还可清晰地显示主肺动脉。

## 临床解释

尽管有多项研究试图对休克患者按照病因进行分类，但是超声确定病情的能力才是最有帮助的。脓毒症常表现为低血容量。1/3 的脓毒症患者可发生心肌损害。高动力性反应可通过药物（主动脉瓣结阻断剂）来降低。

超声检查阳性的结果必须在临床背景下仔细解释。超声检查结果阳性可能不是患者病情的原因。例如，在左侧胸部穿透伤后发现小范围心包积液，也应需要立即会诊创伤外科医生。而中量的心包积液可能对心悸患者的处理没有什么影响。

## 对策

- 允许来自各种以目标为导向的应用程序信息相互补充
- 结合使用 IVC 内径、呼吸变化、心腔大小、收缩和舒张功能以及心包外观作为一个整体
- 当发现低血容量时，应立即检查腹腔动脉瘤的血管破裂、腹部或胸腔的游离液体，甚至在适当的情况下检查脓毒症来源

### 其他临床适应证

我们介绍了超声在复苏中的两个临床应用。超声在复苏中的其他紧急临床应用还包括呼吸困难和胸痛。这些情况可因应用心脏超声和肺部超声而受益，但必须认识到它们的局限性。综合应用超声心动图可评估舒张功能障碍和瓣膜功能障碍（两者对充血性心力衰竭的评估尤其重要）和区域性（节段性）室壁运动异常。专业的超声心动图可评估儿童和成人患者的先天性心脏异常。此外，综合性应用超声心动图可使用多种不同的超声技术对心肌功能进行定量评估。在某些情况下，呼吸困难可能需要 DVT 评估。DVT 评估通常应用于下肢，可局限性的压迫大腿近端和腘窝的静脉。全面的肢体静脉评估包括长轴和短轴的 2D 图像观察、直接压迫和加压动作以及频谱和彩色多普勒的使用。

临床图像

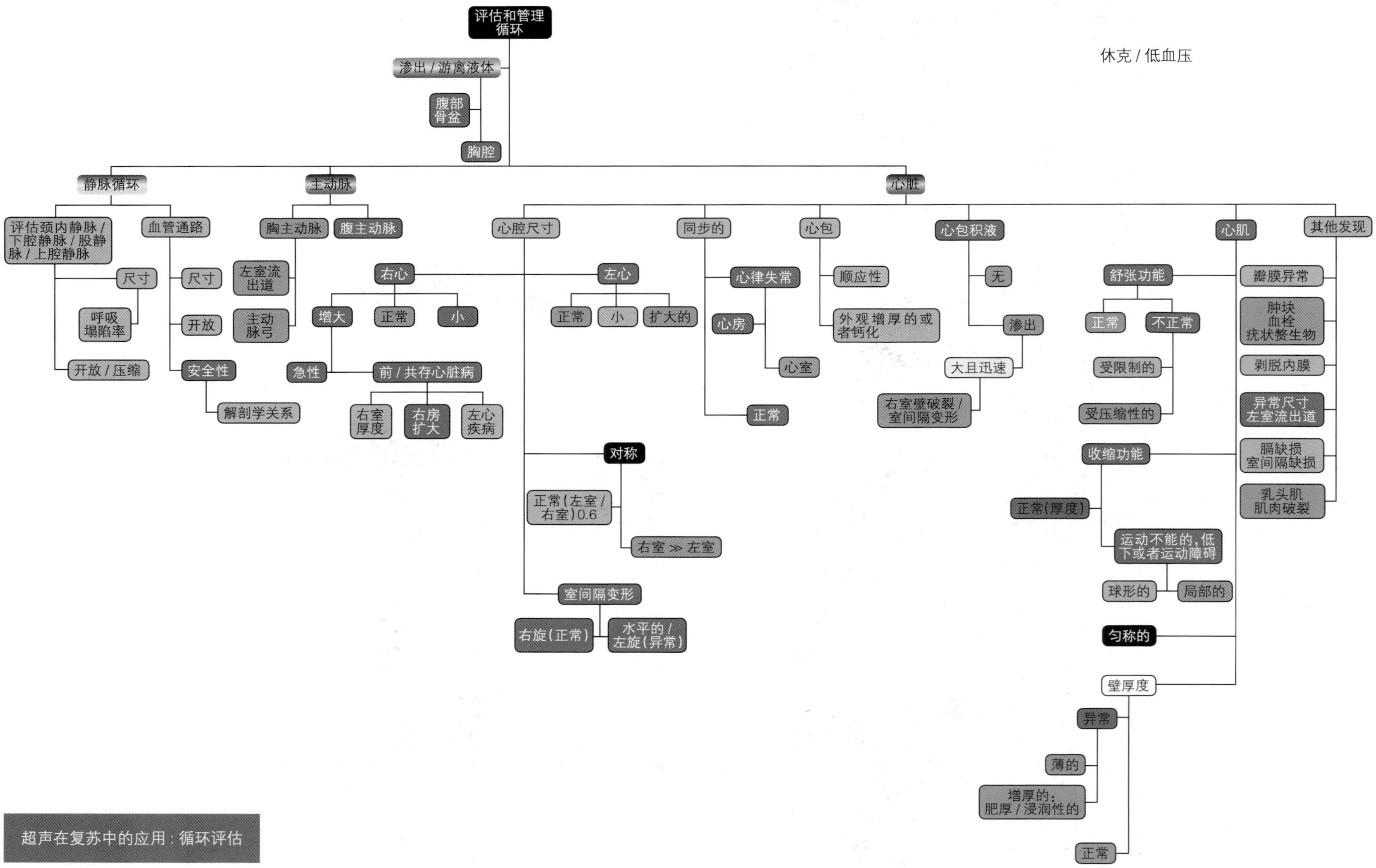

休克/低血压

图 27.1　休克/低血压流程图

超声在复苏中的应用：循环评估

| 心脏超声 | 临床诊断 |
|---|---|
| 充盈良好的高动力性心脏 | 分布性休克 - 脓毒症,过敏反应 |
| 充盈良好的低动力性心脏 | 心源性休克:过敏反应,代谢性 / 缺血性,中毒性 |
| 充盈不好的高动力性心脏 | 血容量不足 / 出血,脱水 |

图 27.2 诊断与心脏超声检查结果相一致

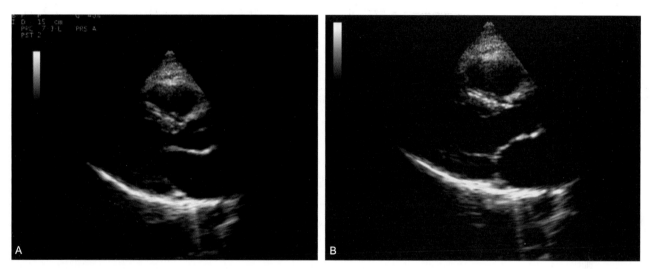

图 27.3 A 和 B。(A)正常心脏[胸骨旁长轴视图(parasternal long-axis,PLA)]。二尖瓣叶是开放的,与左室舒张早期相符合。注意室间隔轮廓(向右室突出),以及右心室相对于左室的大小和左心室流出道(left ventricular outflow tract,LVOT)的窦管状外观。(B)正常心脏(PLA 收缩期)。心室心肌增厚,心内膜向心腔移动。注意正常右室腔和室间隔壁的外观,以及随舒张期出现室间隔的变化

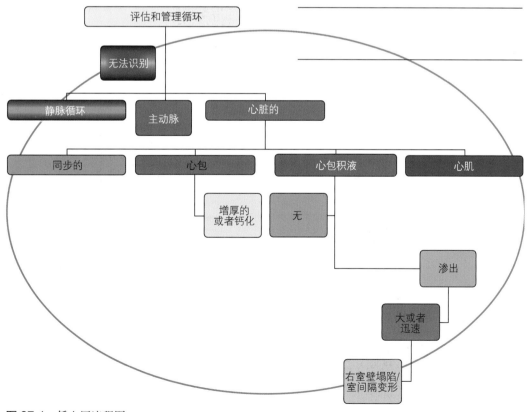

图 27.4 低血压流程图

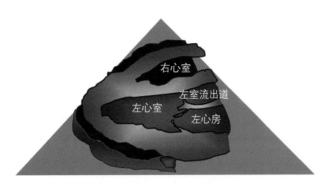

图 27.5　PLA 心脏示意图显示降主动脉、心包（黑色）和左侧胸腔（灰色）积液

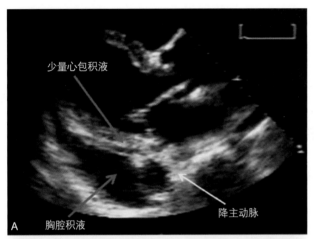

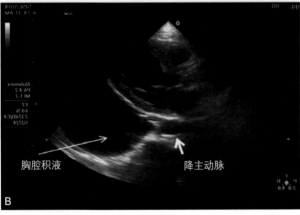

图 27.6A 和 B　胸腔积液与心包积液。区分心包内在上面堆积并受到降主动脉的限制的积液和延伸到降主动脉以下的胸腔内积液

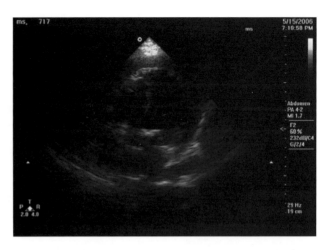

图 27.7　心包积液［心尖四腔心切面（A4）］。在动态影像上，这个心脏呈球形，心肌收缩减弱。该患者有华法林使用史并放射到背部的胸痛及血容量不足。腹部和主动脉弓检查不能确定患者体征和症状的原因

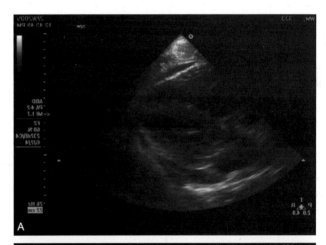

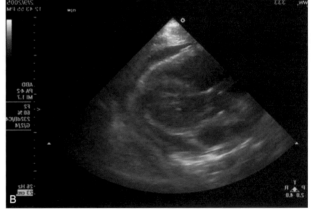

图 27.8　A 和 B。（A）心包积液（PLA）。当 RV 扩大时，LV 充盈欠佳。动态影像显示心排血量差。同一患者服用华法林后出现胸痛和血容量不足。（B）心包积液（PLA 收缩期）。厚壁的 LV 几乎是空的。RV 保持扩张状态。有心包积液。同一患者服用华法林后出现胸痛和低血压

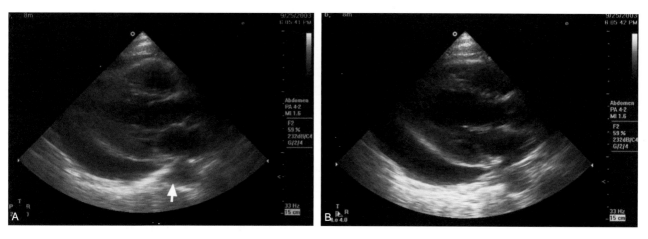

图 27.9　A 和 B。(A)心包积液(PLA)。液体在心脏周围延伸,但在降主动脉(短箭)房室沟附近处变窄。(B)心包积液(PLA 舒张期)。右心室和左心室扩张,心肌壁收缩期相对更薄(图 27.9A)。心脏在心包内摆动。心电图上没有交替电或低压 QRS 复合体的迹象

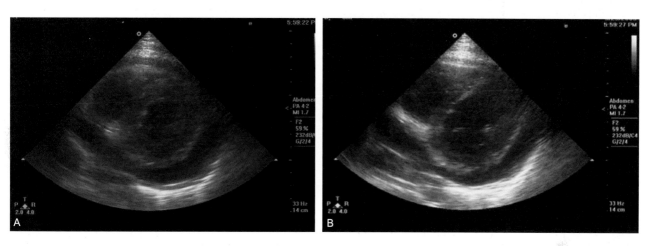

图 27.10　A 和 B。(A)心包积液(胸骨旁短轴切面)(PSA)收缩期。(B)心包积液(PSA 舒张期)。RV 呈正常的半月形。生理上无明显心包填塞的征象。室间隔心肌向右心室弯曲——与图 27.9 相比,这是正常的(同一心脏)

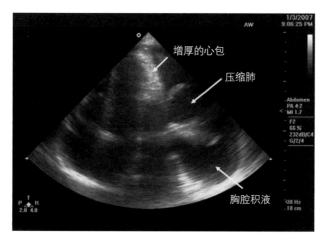

图 27.11　心包钙化(A4)。发现心包膜厚且钙化。中度至较大左侧胸腔积液导致左肺被液体压迫。注意无心包积液:未扩张的右心室。患者表现为心肺骤停,颈部静脉扩张,呼吸音下降。心脏难以充盈不是因为低血容量,而是因为收缩的厚钙化心包引起的舒张功能障碍

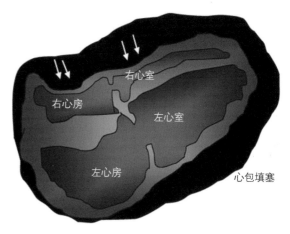

图 27.12　右心室舒张性塌陷示意图

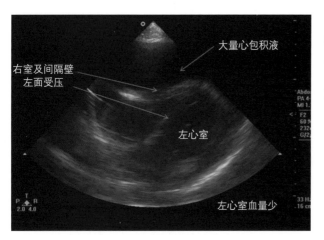

图 27.13　肺癌化疗后心包积液并填塞 1 例。患者连续一周频繁呕吐,表现为虚弱和低血压。心电图显示低电压。左室显示运动明显,但几乎没有充盈。下腔静脉很平,表明严重的低血容量(尽管有填塞),以及胃肠丢失和液体摄入量不足加速了填塞的发展。渗出液的量表明它是慢慢累积形成

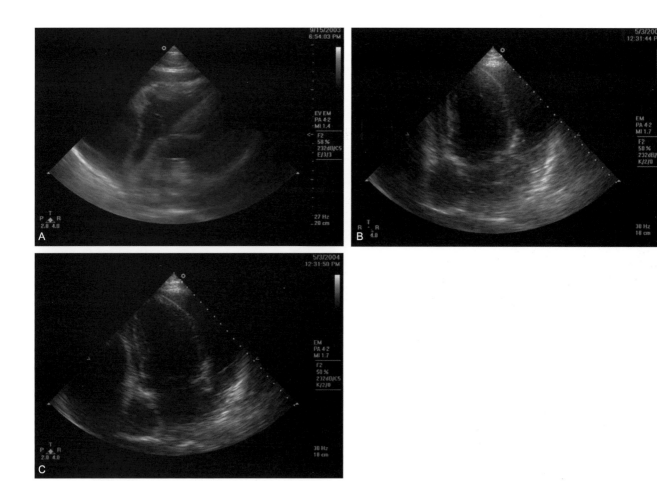

图 27.14　A~C。(A)心包积液和填塞[ 剑突下(肋下)(SX)]。发现右室低容积和右房壁扁薄。(B)心包积液伴填塞(A4 舒张期)。尽管门诊使用了抗生素,这位患者仍然呼吸急促和咳嗽数周。胸部 X 片显示心脏增大并轻微肺充血。经检查,患者为低血压,无缺氧。无颈静脉扩张,肺部有啰音。专科医生排出了超过 3L 的液体。(C)心包积液和填塞(A4 收缩期)。左心室射血分数差

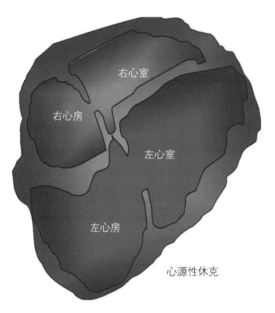

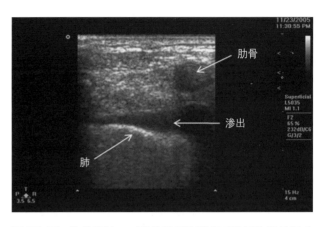

图 27.17　胸腔积液。正常肺壁层胸膜相对脏层胸膜的滑动消失

图 27.15　图示心源性休克时心脏扩张的示意图

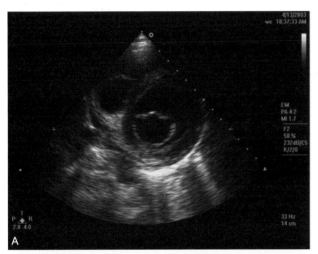

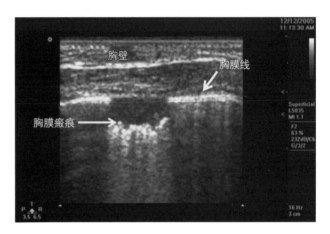

图 27.18　胸膜瘢痕。彗星尾征在没有瘢痕的区域依然存在

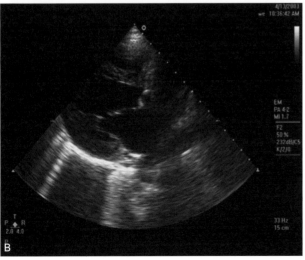

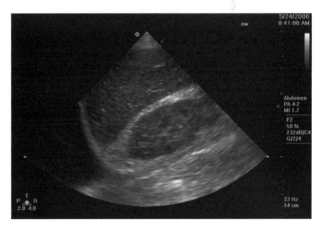

图 27.19　胸腔积液。肝肾间隙正常，Morison 囊或肾下极无明显液体

图 27.16　A 和 B。胸骨旁长轴切面显示心肌病（PSLA）。左心室射血分数（LVEF）估计为 40% 至中度低下（正常至高动力左室射血分数：55%~75%；中度降低 LVEF：30%~55%；低下 LVEF：<30%）

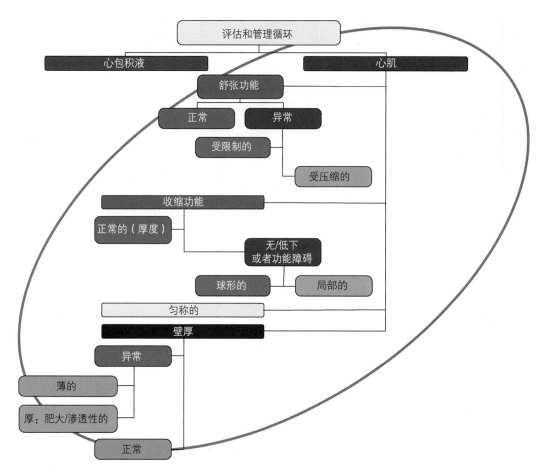

图 27.20　评估心脏相关低血压原因的流程

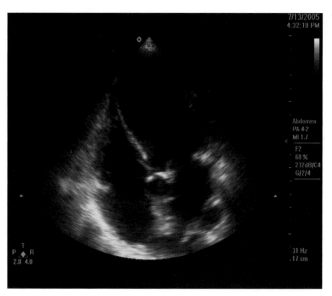

图 27.21　心肌梗死（A4）。心尖窗的心尖段和间隔段显示左室的心尖和间隔壁薄而不动的节段。该区域也有向右凸起的弧形。结果与陈旧性心肌梗死后心室壁瘤形成一致。左室有血栓。右心室大小和轮廓正常，通常向心尖逐渐变细。这位患者主诉头晕，气短，发现低血压和缺氧，双侧肺啰音。心电图显示胸导联 ST 段升高 4mm

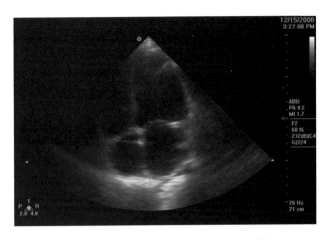

图 27.22　扩张性心肌病（A4）。无右心室应变模式（右心室比左心室小），心脏收缩左心室功能非常差。没有心包积液。腔室大小既不扩张也不增厚或无充盈。患者表现为呼吸困难和低血压

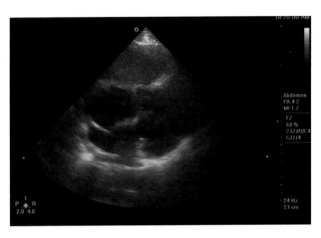

图 27.23　肺炎（SX）。右房明显增大，右心室大小正常，左心室大小和功能较低。此患者一到医院急诊科就因为严重呼吸窘迫和严重缺氧插管。胸部 CT 排除了严重 PE。肺气肿与慢性阻塞性肺疾病是一致的

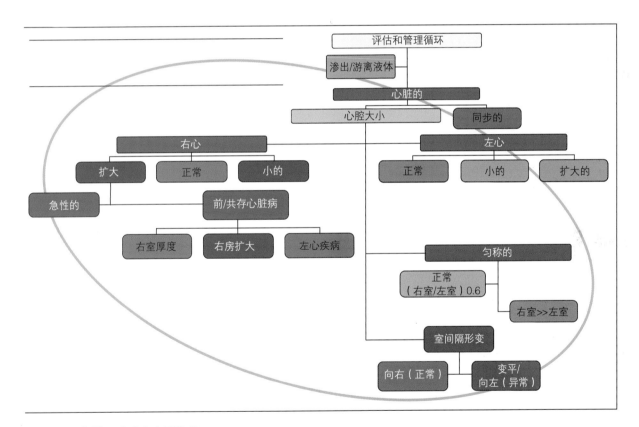

图 27.24　评估心脏腔大小的流程

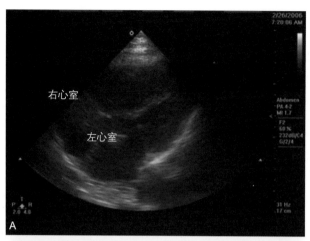

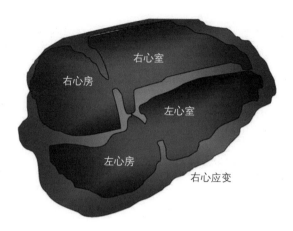

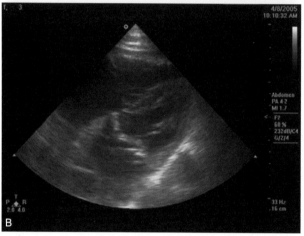

图 27.25 A 和 B。(A)右室扩张。室间隔移位,可见室间隔中段向左室弯曲。1)先前梗死的室间隔壁运动障碍,2)已存在右心室受损的室间隔壁梗死,或 3)急性严重右心室梗死。既往或慢性右心室受损常导致右心室肥厚和室间隔壁左移。正常心脏左心室:右心室 <0.6。本次图像的右心室 > 左心室(右心室:左心室直径比)在心脏舒张期 >1.0。右心室受损的超声表现:右心室扩张,左隔移位,右心室无肥厚,左心室收缩良好,下腔静脉直径大,呼吸变异率差(下腔静脉淤血)。(B)右室受损(SX)。左室厚,右室大,右室宽。左室的节段性收缩异常导致心排血量不足。患者表现为心房纤颤。充分的抗凝已经存在,心率控制可以改善临床情况。即使发现的是右室受损,也要检查左室是否有疾病或功能障碍

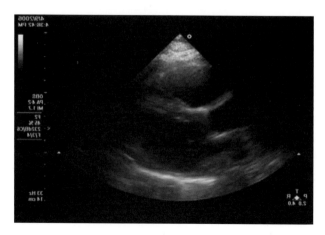

图 27.26 肺栓塞。舒张期右室扩张(PLA)。整个左心房(LA)和左室大小外观正常。室间隔右侧的右心室室压不足以克服左侧压力。室间隔没有向左室偏。右室很薄

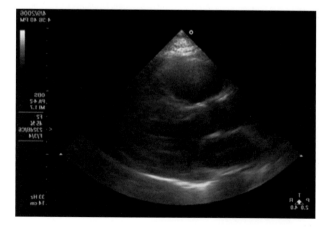

图 27.27 右室扩张(PLA 收缩期)。比较右心室和左心室的大小(在二尖瓣瓣叶附着处测量)。右心室扩张并比左心室大

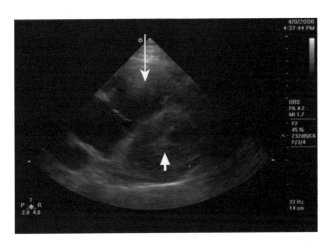

图 27.28　肺栓塞伴有显著的右室扩张(长箭头)(PSA)视图。左室明显压缩(短箭),这是由于室间隔向左室膨出。注意室间隔的右侧比图 27.27 平坦。患者表现为严重呼吸困难、缺氧、心动过速和低血压。胸部 CT 显示大面积肺栓塞

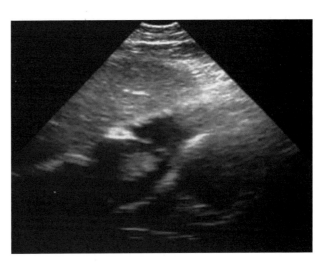

图 27.29　右房血栓(SX)。肿块可能是肿瘤,但在急性呼吸困难、低血压和缺氧的情况下,循环中的血凝块更有可能。这是一个不常见的超声发现。注意右心室未见扩张。来源:Chris Moore,Yale University,New Haven,CT

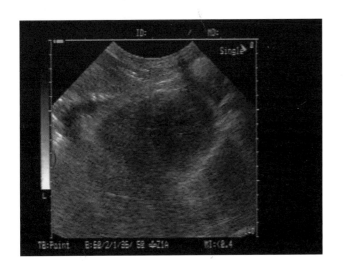

图 27.30　血容量减少(SX)。心腔很难区分,因为心内膜紧贴在一起。心脏变得高动力性,但充盈量差导致心排血量非常低。这个患者表现为由于华法林毒性导致严重的胃肠道出血

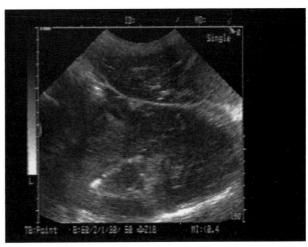

图 27.31　心室停顿(SX)。凝结的血液呈漩涡状,烟雾状。心室内血液具有与心室心肌相同的回声性。虽然心室停顿,但可能由于瓣膜的存在而导致旋流运动。心室停顿有 100% 的死亡率。在静态图像上,凝固的血液可能与心肌相似

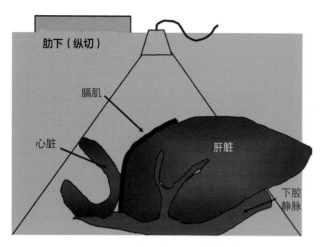

图 27.32　图示肋下四腔切面膈肌、心、肝的关系

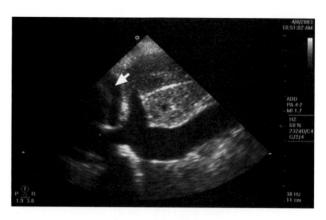

图 27.33　下腔静脉淤血(SX 纵切视图)。下腔静脉内径具有最小的呼吸变化率。注意在右房和膈肌之间的心包积液(短箭)，以及扩张的肝静脉分支汇入近端下腔静脉。吸气或乏式动作时，气道未发生塌陷，说明中心静脉压升高。这可能在单纯心包填塞、大面积肺栓塞、右室梗死和充血性心力衰竭的病例中发现

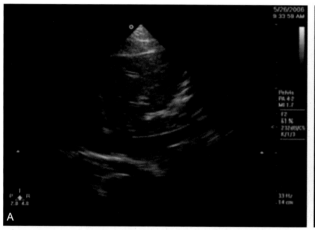

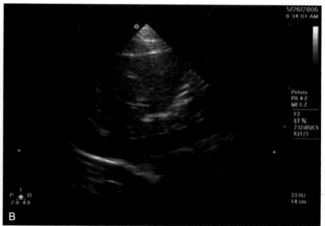

图 27.34　A 和 B。(A)下腔静脉(SX 吸气阶段纵切视图)。注意呼吸内径的变化。正常的下腔指数约为 40% 或 0.4。过大的探头压力会导致静脉变窄甚至完全压平。(B)下腔静脉(SX 呼气相纵切视图)。比较常规吸气时的直径。下腔静脉内径 <1.5cm 并且吸气塌陷率 >50% 时，中心静脉压为 0~5mmHg。下腔静脉直径 1.5~2.5cm 并且呼吸塌陷率 >50% 时，中心静脉压为 5~10mmHg。下腔静脉直径 1.5~2.5cm 并且呼吸塌陷率 <50% 时，中心静脉压为 10~15mmHg。下腔静脉淤血：直径 <2.5cm 并且呼吸塌陷率很小时，中心静脉压为 15~20mmHg

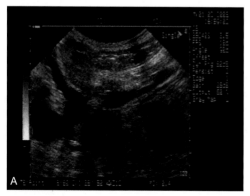

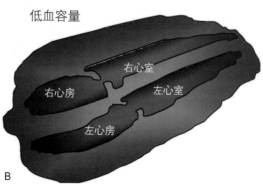

图 27.35　A 和 B。低血容量(SX 纵切视图)。测量位置在下腔静脉和膈肌接合处以下 2~3cm。近端下腔静脉最大直径 0.5cm，患者吸气时完全塌陷。下腔指数接近 1，提示低右房压或低中心静脉压

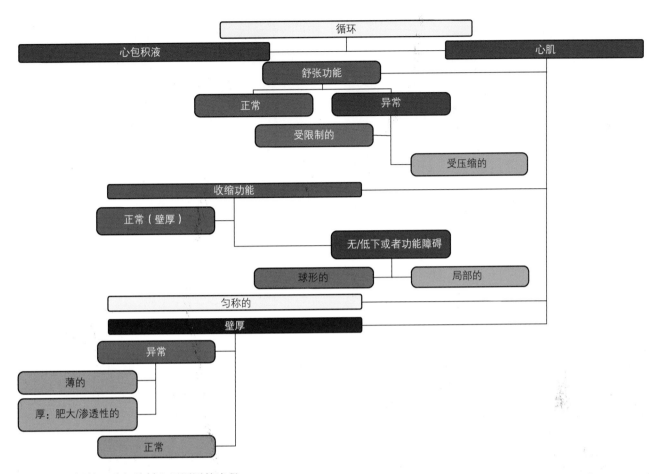

图 27.36　评估心脏相关低血压原因的流程

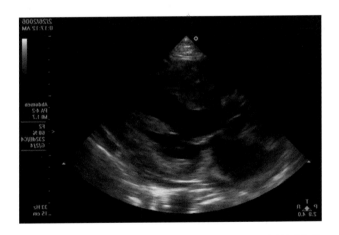

图 27.37　左室肥厚（PLA 舒张期）。室间隔和后壁的厚度均超过 2cm

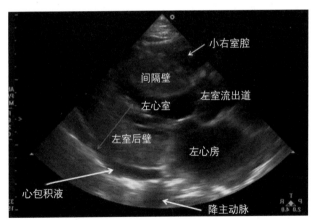

图 27.38　与之前的图像相比，此心脏有更明显的心肌病，更厚的壁和更明显的间隔肥厚，因此，左心室流出道阻塞。注意小左室腔。少量的心包积液临床症状不显著。有多种类型的心肌病可表现为胸痛、心悸、心律失常、晕厥和呼吸困难。左室弥漫性肥厚、主动脉隔下壁增厚和扩张的薄壁只是心肌病的几个例子。该患者存在前负荷依赖性，胸痛心律失常的治疗可能需要入量更多液体，也可能需要使用 β 受体拮抗剂、心导管检查、心脏复律、或避免使用硝酸盐。这取决于临床情况和实时动态二维扫查所见

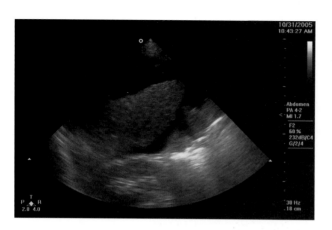

图 27.39    腹部游离液体。右上腹部可见游离液体包裹着大部分缩小的肝脏,肠袢呈分叶状,肾下极间有液体。多种患者可出现这种图像,包括腹部钝挫伤患者,腹痛及近乎晕厥的育龄期女性,以及腹部疼痛放射至背部的老年男性。肝脏缩小提示临床医生可能存在门静脉高压和腹水。游离液体可能不是腹腔内出血导致

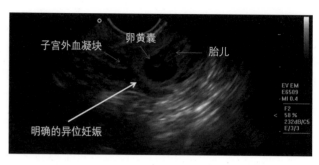

图 27.40    异位妊娠。经阴道冠状位切面确认右附件子宫外有一个带有卵黄囊的胎儿

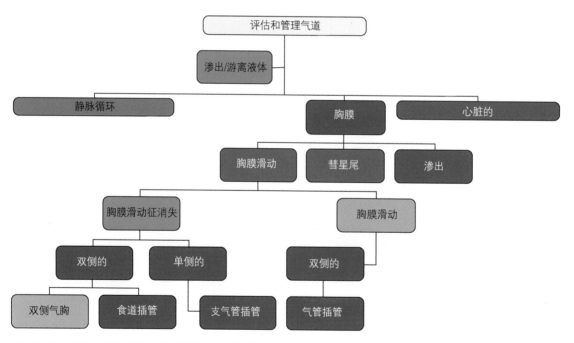

图 27.41    评估与气胸相关的肺部不稳定性原因的流程

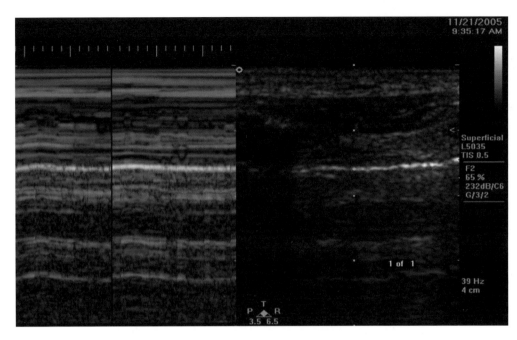

图 27.42　正常肺 M 型特征海岸征。实时显示肺滑动征和彗尾伪影。A 线存在

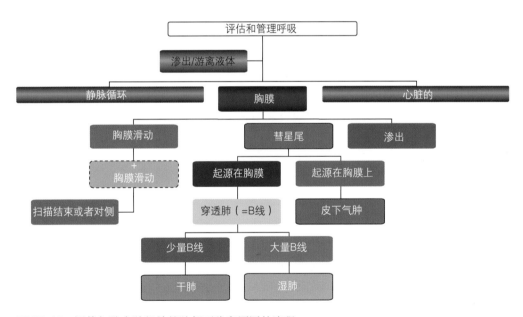

图 27.43　评估与肺水肿相关的肺部不稳定原因的流程

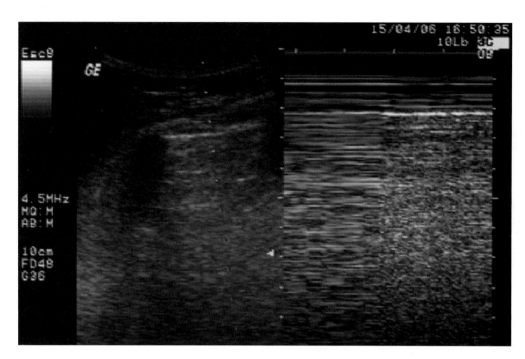

图27.44 M型显示肺点征象,是介于滑动胸膜表面的颗粒状波浪(海岸征)与在气胸、主气管插管、胸膜粘连及其他疾病中可见的分离胸膜表面的平滑线状之间的一种征象

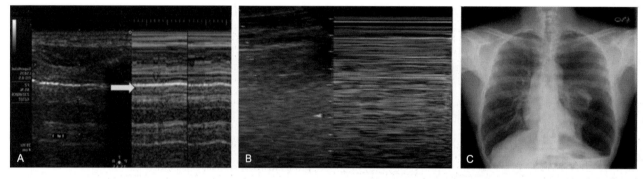

图27.45 A~C。(A)右前胸扫描胸膜线M型显示海岸征。(B)左侧前胸M型扫描未见明显胸膜滑动。(C)胸部X光片显示左侧巨大气胸。超声检查无肺点征

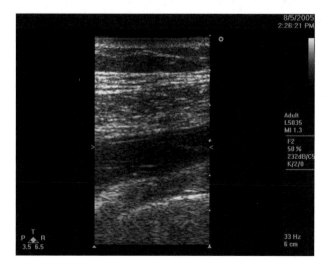

图27.46 胸腔线上方有液体,但在前胸壁内。胸膜线滑动。这是一个冠状动脉旁路移植术后出现并发症的患者

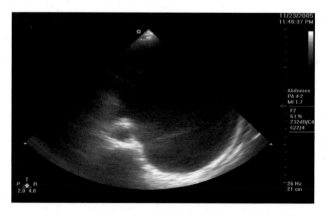

图27.47 大量胸腔积液。置于前胸壁的探头显示出异常良好的透声窗。心脏在右侧胸骨旁透声窗被发现。值得注意的是,胸腔积液的深度在前后平面测量为20cm。椎体显示在后中线。肺和心脏移位至右侧半胸。患者接受扫描的原因有:心电图低压、左肺野无呼吸音、缺氧和低血压

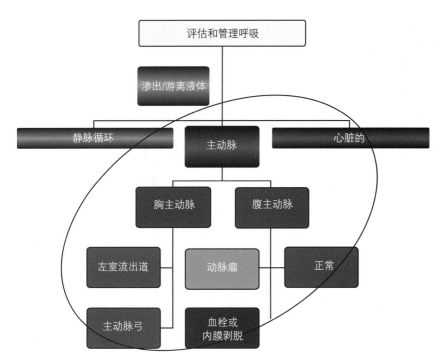

图 27.48　评估主动脉相关不稳定原因的流程

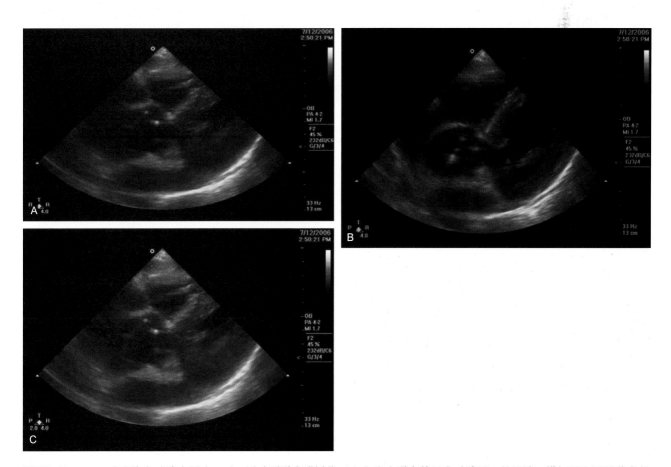

图 27.49　A~C。(A) 胸主动脉夹层 (TAD)。活动剥脱内膜瓣位于左室流出道窦管区主动脉开口的远端。横切面上可见分离的主动脉层,松散的剥脱内膜呈细线回声。中膜层与内膜层分离形成假腔 (无回声区)。假腔变宽变平,其运动与主动脉瓣的正常开闭不同。在右房和肝脏之间可见小的心包积液。患者表现为休克,突然胸痛放射到腹部和左腿,没有脉搏。(B)TAD。从胸主动脉到腹主动脉及左髂动脉的顺行剥离,并阻塞左股动脉。心包积液提示在逆行性 TAD 时血液从撕裂外膜渗出

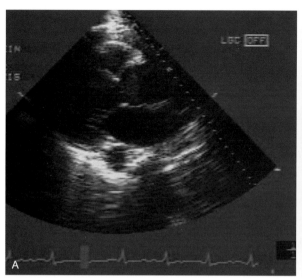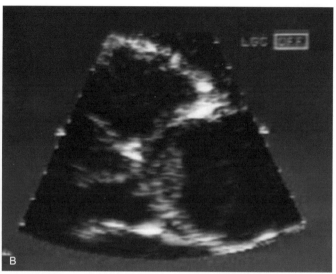

图 27.50    A 和 B。（A）胸主动脉夹层（TAD）。左室流出道近端活动内膜片。内膜撕裂部位和松散的内膜片表面形成突起的片状物，看起来像一张组织薄片。（B）左室流出道的近距离放大显示，主动脉剥脱内膜片向上翘起朝向观察者。内膜片在主动脉瓣的远端

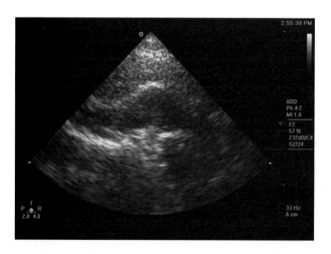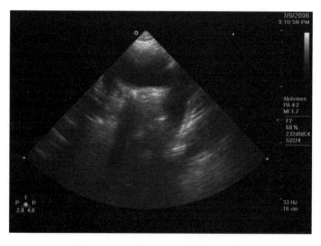

图 27.51    正常胸主动脉弓（纵切视图）。弓形的顶部回声为弯曲回声带。升主动脉（AAO）和降主动脉的直径相似（见图 27.52、图 27.53 异常主动脉弓）

图 27.52    胸主动脉瘤（TAA）。主动脉在上升时扩张，包括拱形的顶部。胸主动脉从弓下降时逐渐变细至正常。患者表现为胸痛，但心电图正常。胸部 CT 证实动脉瘤从左室延伸至主动脉弓

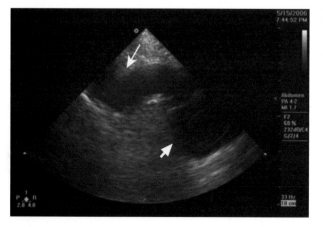

图 27.53    远端胸主动脉瘤（TAA）（胸骨上切面视图）。正常升主动脉和主动脉弓（长箭头）。降主动脉突然扩张（短箭）。这位患者走进急诊室，说自己胸痛和背痛后昏倒。其症状可能是由于 TAA 破裂导致

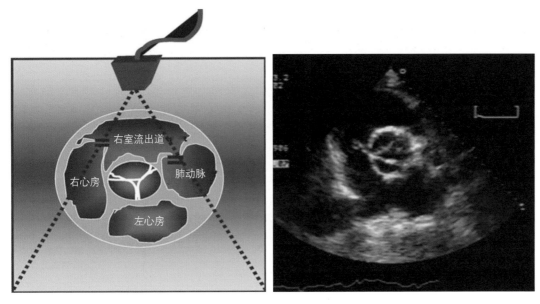

图 27.54 探头位于胸骨上切迹的示意图。正常的主动脉瓣及左室流出道(PSA)

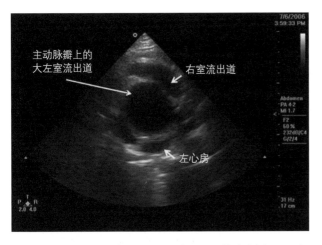

图 27.55 胸主动脉瘤(TAA)。注意 LVOT 扩张(内径 >4cm)。右心室流出道和左房分别位于中间的左室流出道和主动脉瓣前面及后面。患者出现突然腰痛,胸痛轻,精神状态恶化

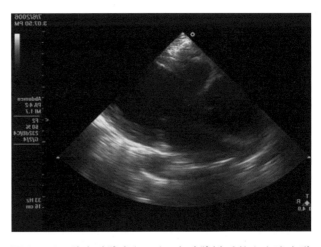

图 27.56 胸主动脉瘤(TAA)。主动脉瓣后的左室流出道迅速扩大(>6cm)。经胸心脏扫描左室流出道正常不能排除 TAD 或 TAA

图 27.57 主动脉横切面显示真腔和假腔之间的内膜片。来源:Leslie Davidson,Consultant Histopathologist,The General Infirmary,Leeds,England

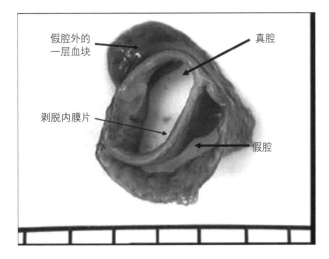

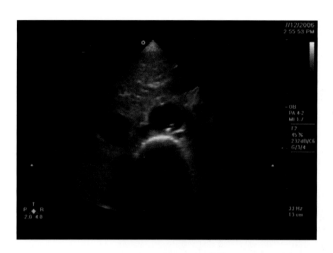

图 27.58　腹主动脉夹层（横切面）。内膜瓣的运动不同于主动脉瓣的搏动。主动脉在这个水平没有扩张。这名患者在突然发作的放射到腹部和左腿的胸痛后出现休克症状。虽然患者的腿无脉且疼痛是主要问题，但心包积液和近端升主动脉剥脱内膜片的存在促使紧急手术干预

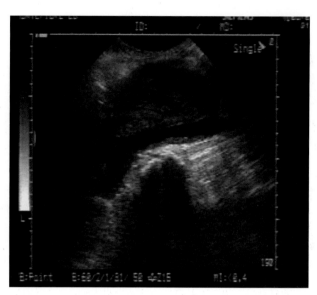

图 27.60　腹主动脉瘤（AAA）并血栓（纵切视图）。真正的主动脉腔的 75% 充满了血栓。剩下的管腔可能被误认为是整个主动脉

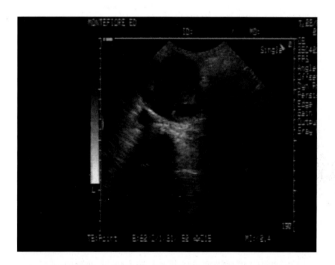

图 27.59　腹主动脉瘤（AAA）伴血栓（横切面）。有大血栓并占据大部分主动脉腔（5 点和 7 点位置）。主动脉直径 >5cm。下腔静脉位于主动脉和明显的椎体阴影之间

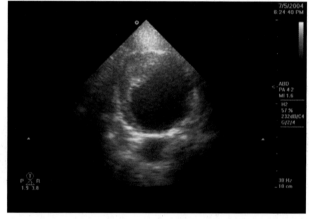

图 27.61　腹主动脉瘤（AAA）并血栓（横切面）。血栓附着在内、前壁和外壁上。患者突然出现腹痛、出汗和近晕厥。心脏超声显示心脏部分空虚，心脏正常收缩，心包、胸膜和腹膜腔无液体

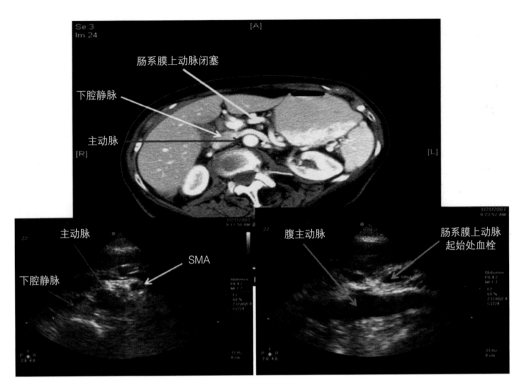

图 27.62　主动脉和肠系膜上动脉(SMA)长视图可见血栓。在横切面上也可以看到下腔静脉血栓。患者严重的腹痛,但没有腹部压痛是由于肠系膜缺血。在进入手术室前,她没有腿部肿胀、疼痛、胸痛或呼吸困难。由于误诊,其停止服用治疗房颤的华法林

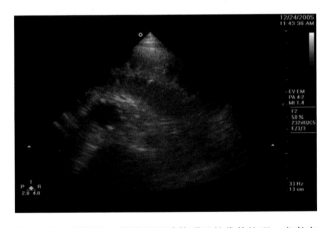

图 27.63　肠梗阻。扩张的肠袢伴明显的袋状纹理。患者表现为低血压、腹痛和嗜睡。腹部膨胀、腹肌紧张和弥漫性压痛

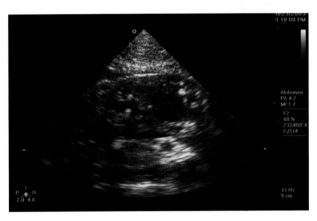

图 27.64　胰腺炎。胰腺明显增大且不均匀:内部可见钙化和小囊肿

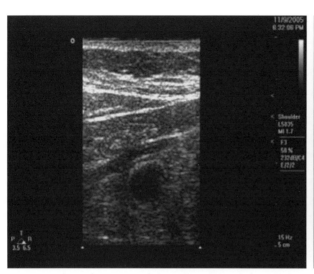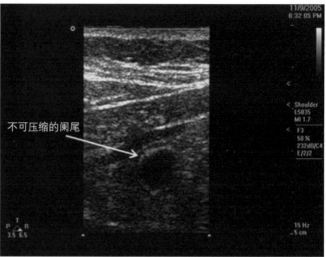

图 27.65　阑尾炎。连接盲肠和远端回盲瓣。特点:无蠕动(与邻近肠管比较),水肿壁增厚约 3mm,直径 >6mm,不可压缩,并可具有带有阴影的粪石

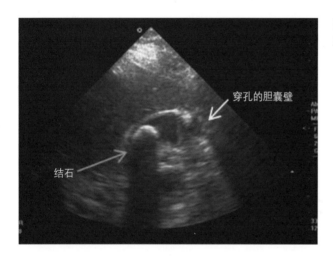

图 27.66　急性胆囊炎。胆囊壁增厚,有气体和结石。患者出现低血压,实验室白细胞计数为 38 000

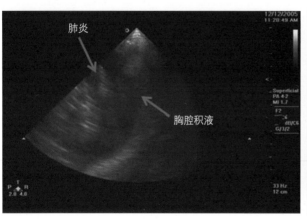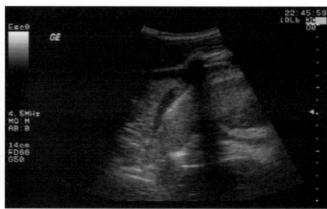

图 27.67　肺炎和积液。舌状肺组织呈楔形,被少量的低回声积液包围

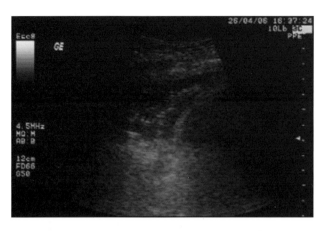

图 27.68　肺炎。肺实质内的不均匀回声是 2D 模式肺炎的典型表现

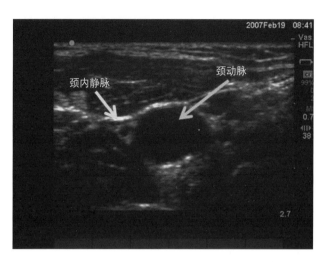

图 27.71　颈内静脉插管 / 通路不太可能在颈内静脉平坦的患者身上成功，即使采用乏氏动作和头低脚高位。颈内静脉是难以察觉和难以接近的。在此部位的尝试将导致颈动脉穿孔

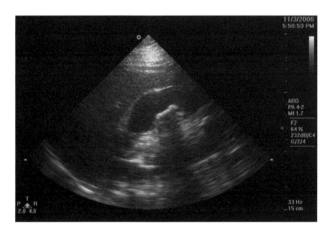

图 27.69　肾结石伴肾盂积水。单侧肾脏增大和伴宽阴影的大结石与鹿角结石和泌尿道引起的脓毒症一致。患者有高热、尿毒症休克和极度嗜睡

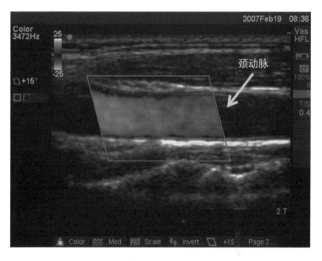

图 27.72　正常颈动脉（纵切视图）

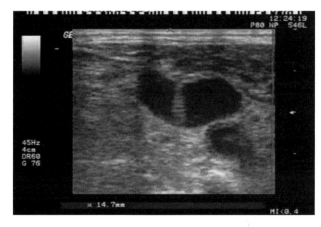

图 27.70　中心入路（横切面，右侧颈内静脉）。注意隆起的静脉血管壁和入针后形成的环形伪影。颈动脉（CA）壁厚且不可压缩，位于内侧较深处

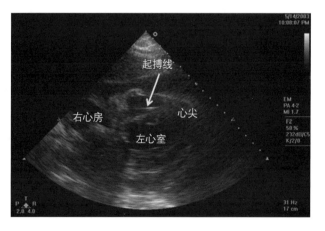

图 27.73　经静脉起搏器导线置入是一条进入右心室并触及右心室心内膜尖部的回声线

（徐盼　译，胡佳　校）

# 参考文献

1. Atkinson PR, McAuley DJ, Kendall RJ, et al.: Abdominal and cardiac evaluation with sonography in shock (ACES): an approach by emergency physicians for the use of ultrasound in patients with undifferentiated hypotension. *Emerg Med J* 2009;**26**:87–91.

2. Bahner DP: Trinity: a hypotensive ultrasound protocol. *J Diagn Med Sonography* 2002;**18**:193–8.

3. Carr BG, Dean AJ, Everett WW, et al.: Intensivist bedside ultrasound (INBU) for volume assessment in the intensive care unit: a pilot study. *J Trauma* 2007;**63**:495–500; discussion 500–2.

4. Gunst M, Ghaemmaghami V, Sperry J, et al.: Accuracy of cardiac function and volume status estimates using the bedside echocardiographic assessment in trauma/critical care. *J Trauma* 2008;**65**:509–16.

5. Jones AE, Tayal VS, Sullivan DM, Kline JA: Randomized, controlled trial of immediate versus delayed goal-directed ultrasound to identify the cause of nontraumatic hypotension in emergency department patients. *Crit Care Med* 2004;**32**:1703–8.

6. Perera P, Mailhot T, Riley D, Mandavia D: The RUSH exam: rapid ultrasound in shock in the evaluation of the critically ill. *Emerg Med Clin North Am* 2010;**28**:29–56, vii.

7. Pershad J, Myers S, Plouman C, et al.: Bedside limited echocardiography by the emergency physician is accurate during evaluation of the critically ill patient. *Pediatrics* 2004;**114**:e667–71.

8. Rose JS, Bair AE, Mandavia D, Kinser DJ: The UHP ultrasound protocol: a novel ultrasound approach to the empiric evaluation of the undifferentiated hypotensive patient. *Am J Emerg Med* 2001;**19**:299–302.

9. Breitkreutz R, Walcher F, Seeger FH: Focused echocardiographic evaluation in resuscitation management: concept of an advanced life support-conformed algorithm. *Crit Care Med* 2007;**35**:S150–61.

10. Hernandez C, Shuler K, Hannan H, et al.: C.A.U.S.E.: cardiac arrest ultra-sound exam–a better approach to managing patients in primary non-arrhythmogenic cardiac arrest. *Resuscitation* 2008;**76**:198–206.

11. Lanctôt J-F, Valois M, Beaulieu Y: EGLS: Echo-guided life support. *Crit Ultrasound J* 2011;**3**:123–9.

12. Robson R: Echocardiography during CPR: more studies needed. *Resuscitation* 2010; **81**:1453–4.

13. Blaivas M, Sierzenski PR: Dissection of the proximal thoracic aorta: a new ultrasonographic sign in the subxiphoid view. *Am J Emerg Med* 2002;**20**:344–8.

14. Tayal VS, Graf CD, Gibbs MA: Prospective study of accuracy and outcome of emergency ultrasound for abdominal aortic aneurysm over two years. *Acad Emerg Med* 2003;**10**:867–71.

15. Breitkreutz R, Price S, Steiger HV, et al.: Focused echocardiographic evaluation in life support and peri-resuscitation of emergency patients: a prospective trial. *Resuscitation* 2010;**81**:1527–33.

16. Blaivas M: Incidence of pericardial effusion in patients presenting to the emergency department with unexplained dyspnea. *Acad Emerg Med* 2001;**8**:1143–6.

17. Tayal VS, Beatty MA, Marx JA, et al.: FAST (focused assessment with sonography in trauma) accurate for cardiac and intraperitoneal injury in penetrating anterior chest trauma. *J Ultrasound Med* 2004;**23**:467–72.

18. Tayal VS, Kline JA: Emergency echocardiography to detect pericardial effusion in patients in PEA and near-PEA states. *Resuscitation* 2003;**59**:315–8.

19. Moore CL, Rose GA, Tayal VS, et al.: Determination of left ventricular function by emergency physician echocardiography of hypotensive patients. *Acad Emerg Med* 2002;**9**:186–93.

20. Randazzo MR, Snoey ER, Levitt MA, Binder K: Accuracy of emergency physician assessment of left ventricular ejection fraction and central venous pressure using echocardiography. *Acad Emerg Med* 2003;**10**:973–7.

21. Weekes AJ, Tassone HM, Babcock A, et al.: Comparison of serial qualitative and quantitative assessments of caval index and left ventricular systolic function during early fluid resuscitation of hypotensive emergency department patients. *Acad Emerg Med* 2011;**18**:912–21.

22. Moreno FL, Hagan AD, Holmen JR, et al.: Evaluation of size and dynamics of the inferior vena cava as an index of right-sided cardiac function. *Am J Cardiol* 1984;**53**:579–85.

23. Weekes AJ, Lewis MR, Kahler ZP, et al.: The effect of weight-based volume loading on the inferior vena cava in fasting subjects: a prospective randomized double-blinded trial. *Acad Emerg Med* 2012;**19**:901–7.

24. Jaff MR, McMurtry MS, Archer SL, et al.: Management of massive and submassive pulmonary embolism, iliofemoral deep vein thrombosis, and chronic thromboembolic pulmonary hypertension: a scientific statement from the American Heart Association. *Circulation* 2011;**123**:1788–830.

25. Jackson RE, Rudoni RR, Hauser AM, et al.: Prospective evaluation of two-dimensional transthoracic echocardiography in emergency department patients with suspected pulmonary embolism. *Acad Emerg Med* 2000;**7**:994–8.

26. Dresden S, Mitchell P, Rahimi L, et al.: Right ventricular dilatation on bedside echocardiography performed by emergency physicians aids in the diagnosis of pulmonary embolism. *Ann Emerg Med* 2014;**63**:16–24.

27. Brodmann M, Stark G, Pabst E, et al.: Pulmonary embolism and intracardiac thrombi – individual therapeutic procedures. *Vasc Med* 2000;**5**:27–31.

28. Fisman DN, Malcolm ID, Ward ME: Echocardiographic detection of pulmonary embolism in transit: implications for institution of thrombolytic therapy. *Can J Cardiol* 1997;**13**:685–7.

29. Madan A, Schwartz C: Echocardiographic visualization of acute pulmonary embolus and thrombolysis in the ED. *Am J Emerg Med* 2004;**22**:294–300.

30. Kline JA, Steuerwald MT, Marchick MR, et al.: Prospective evaluation of right ventricular function and functional status 6 months after acute submassive pulmonary embolism: frequency of persistent or subsequent elevation in estimated pulmonary artery pressure. *Chest* 2009;**136**:1202–10.

31. Unluer EE, Senturk GO, Karagoz A, et al.: Red flag in bedside echocardiography for acute pulmonary embolism: remembering McConnell's sign. *Am J Emerg Med* 2013;**31**:719–21.

32. Blaivas M, Fox JC: Outcome in cardiac arrest patients found to have cardiac standstill on the bedside emergency department echocardiogram. *Acad Emerg Med* 2001;**8**:616–21.

33. Salen P, Melniker L, Chooljian C, et al.: Does the presence or absence of sonographically identified cardiac activity predict resuscitation outcomes of cardiac arrest patients? *Am J Emerg Med* 2005;**23**:459–62.

34. Salen P, O'Connor R, Sierzenski P, et al.: Can cardiac sonography and capnography be used independently and in combination to predict resuscitation outcomes? *Acad Emerg Med* 2001;**8**:610–5.

35. Blaivas M, Lyon M, Duggal S: A prospective comparison of supine chest radiography and bedside ultrasound for the diagnosis of traumatic pneumothorax. *Acad Emerg Med* 2005;**12**:844–9.

36. Lichtenstein DA, Menu Y: A bedside ultrasound sign ruling out pneumothorax in the critically ill. Lung sliding. *Chest* 1995;**108**: 1345–8.

37. Aguilera PA, Durham BA, Riley DA: Emergency transvenous cardiac pacing placement using ultrasound guidance. *Ann Emerg Med* 2000;**36**:224–7.

38. Troianos CA, Hartman GS, Glas KE, et al.: Guidelines for performing ultrasound guided vascular cannulation: recommendations of the American Society of Echocardiography and the Society of Cardiovascular Anesthesiologists. *J Am Soc Echocardiogr* 2011;**24**:1291–318.

39. Denys BG, Uretsky BF, Reddy PS: Ultrasound-assisted cannulation of the internal jugular vein. A prospective comparison to the external landmark-guided technique. *Circulation* 1993;**87**:1557–62.

40. Hind D, Calvert N, McWilliams R, et al.: Ultrasonic locating devices for central venous cannulation: meta-analysis. *BMJ* 2003;**327**:361.

41. Randolph AG, Cook DJ, Gonzales CA, Pribble CG: Ultrasound guidance for placement of central venous catheters: a meta-analysis of the literature. *Crit Care Med* 1996;**24**:2053–8.

42. Milling TJ Jr, Rose J, Briggs WM, et al.: Randomized, controlled clinical trial of point-of-care limited ultrasonography assistance of central venous cannulation: the Third Sonography Outcomes Assessment Program (SOAP-3) Trial. *Crit Care Med* 2005;**33**: 1764–9.

43. Bedel J, Vallee F, Mari A, et al.: Guidewire localization by transthoracic echocardiography during central venous catheter insertion: a periprocedural method to evaluate catheter placement. *Intensive Care Med* 2013;**39**:1932–7.

44. Vezzani A, Brusasco C, Palermo S, et al.: Ultrasound localization of central vein catheter and detection of postprocedural pneumothorax: an alternative to chest radiography. *Crit Care Med* 2010;**38**:533–8.

45. Weekes AJ, Johnson DA, Keller SM, et al.: Central vascular catheter placement evaluation using saline flush and bedside echocardiography. *Acad Emerg Med* 2014;**21**:65–72.

46. Cortellaro F, Mellace L, Paglia S, et al.: Contrast enhanced ultrasound vs chest x-ray to determine correct central venous catheter position. *Am J Emerg Med* 2014;**32**:78–81.

47. Horowitz R, Gossett JG, Bailitz J, et al.: The FLUSH study – flush the line and ultrasound the heart: ultrasonographic confirmation of central femoral venous line placement. *Ann Emerg Med* 2014;**63**(6):678–83.

48. Rath GP, Bithal PK, Toshniwal GR, et al.: Saline flush test for bedside detection of misplaced subclavian vein catheter into ipsilateral internal jugular vein. *Brit J Anaesthesia* 2009;**102**:499–502.

49. Drummond JB, Seward JB, Tsang TS, et al.: Outpatient two-dimensional echocardiography-guided pericardiocentesis. *J Am Soc Echocardiogr* 1998;**11**:433–5.

50. Maggiolini S, Bozzano A, Russo P, et al.: Echocardiography-guided pericardiocentesis with probe-mounted needle: report of 53 cases. *J Am Soc Echocardiogr* 2001;**14**:821–4.

51. Price S, Via G, Sloth E, et al.: Echocardiography practice, training and accreditation in the intensive care: document for the World Interactive Network Focused on Critical Ultrasound (WINFOCUS). *Cardiovascular Ultrasound* 2008;**6**:49.

52. Weaver B, Lyon M, Blaivas M: Confirmation of endotracheal tube placement after intubation using the ultrasound sliding lung sign. *Acad Emerg Med* 2006;**13**:239–44.

# 急诊 CT：特殊注意事项

Tarina Kang and Melissa Joseph

从 20 世纪 80 年代 ~21 世纪，由影像诊断成像带来的年人均辐射暴露量从 0.5mSv 增加到 3.0mSv，增加了 6 倍，这不仅带来了致癌风险，且因为静脉内（intravenous，IV）注射对比剂还带来了对比剂肾病（radiographic contrast-induced neprothpathy，RCIN）的风险[1]。急诊医师通常通过 CT 扫描来评估日常工作中各种类型的患者，如腹痛、神经系统症状或胸痛患者。本章重点介绍日常工作中的一些特殊情况，如对比剂对潜在肾功能不全患者肾脏的影响、应对对比剂过敏患者的系统方案及指导孕妇和小儿患者影像检查的选择。

## 对比剂诱发的肾病

RCIN 是静脉注射对比剂高危患者的重要并发症。它是除外科手术和低血压之外医院获得性肾衰竭最常见的原因[2]，并且与住院时间延长、出院时肾功能恶化和死亡率增加有关。一项研究发现，RCIN 患者在 <28 天的随访中死亡的可能性是 2.7 倍[3-6]。

在急诊环境中连续进行肌酐清除率测定（肾小球滤过率）不实用也不划算，因此对于大多数接受 CT 扫描的急诊患者，可用分离的血清肌酐水平测量肾功能。一般而言，文献将 RCIN 定义为静脉注射对比剂后 48 小时内血清总肌酐增加 25% 或 0.5mg/dl[7-9]。通常，RCIN 中的肌酐在 3~5 天内达到峰值，大约在给药后第 10 天回到基线水平[10]。

## 流行病学和危险因素

一些研究已经描述了有 RCIN 风险的患者。这些研究大多数是针对接受心脏插管而不是针对急诊就诊的患者。在平均 CT 评估中，动脉内注射对比剂

（如心脏插管）比静脉给药更具肾毒性[11]。这些差异使得难以归纳出急诊患者的风险。在 Mitchell 及其同事于 2010 年进行的一项研究中发现，连续 633 例做增强 CT 扫描的急诊患者中，RCIN 的总风险为 11%[12]。

潜在的肾功能不全和长期糖尿病是 RCIN 发展的最重要的危险因素。其他危险因素如高龄和低血容量等见表 28.1[13,14]。如果患者有 1 个以上的危险因素，或者在 72 小时内注射大剂量或多次注射对比剂，风险就会增加[8,9,11,15]。在没有危险因素的患者中，RCIN 风险 <1%[13,14]。

表 28.1　易发生 RCIN 的危险因素[8,9,15]

- 肾功能不全
- 长期存在糖尿病
- 低血容量或贫血
- 年龄超过 55 岁
- 蛋白尿
- 多发性骨髓瘤
- 服用二甲双胍或肾毒性药物的患者
- 肝病
- 心力衰竭

## 静脉注射对比剂的特殊情况

### 妊娠和哺乳期妇女

需要静脉注射对比剂的孕妇或哺乳期妇女需特别注意，因为对比剂可以通过胎盘，理论上存在胎儿和新生儿甲状腺抑制的风险，因此建议如果在怀孕期间注射了含碘对比剂，应在第 1 周内检查新生儿甲状腺功能[16,17]。尽管对怀孕患者进行增强扫描时需考虑临床的必要性，但所有妊娠患者[17-19]使

用对比剂并无禁忌证。对比剂也可以通过母乳排出，有中心指导孕妇在静脉注射对比剂后 12~24 小时内丢弃母乳，但这种预防措施不是美国妇科学院（American College of Gynecology，ACOG）规定的[19,20]。

## 多发性骨髓瘤患者

多发性骨髓瘤和潜在肾功能不全的患者可能特别容易发生 RCIN[18,21]。文献列出了一些多发性骨髓瘤患者易患 RCIN 病的特定因素，包括 β2 微球蛋白水平、脱水、高钙血症、感染和 Bence-Jones 蛋白尿[21,22]。肌酐正常的多发性骨髓瘤患者，RCIN 总发病率为 5%~15%[22]。如果患者在注射对比剂前已经进行了静脉水化，并进行密切随访和重复肾功能检测，患 RCIN 的风险可能会降低。

## 服用二甲双胍的糖尿病患者

服用二甲双胍的非胰岛素依赖型糖尿病患者在接受对比剂后发生 RCIN 的风险很高。二甲双胍是一种主要由肾脏排泄的双胍类药物，可促进小肠中葡萄糖转化为乳酸，并抑制乳酸在糖异生中的作用[23,24]。服用二甲双胍的患者很少因乳酸过量而出现导致肾功能不全的乳酸性酸中毒[20]。美国放射学院（American College of Radiology，ACR）目前的建议是，如果患者有一种或多种影响乳酸产生或清除的疾病，注入对比剂后 48 小时内应暂停服用二甲双胍（表 28.2）。对于肌酐正常且无合并症的患者，不需要停用二甲双胍。对于已知肾功能不全的患者，二甲

双胍应禁止使用，直到肾功能恢复至安全水平[18]。

表 28.2　服用二甲双胍的患者发生乳酸性酸中毒的危险因素[18]

| 肝功能不全 |
| --- |
| 酗酒 |
| 心力衰竭 |
| 肌肉缺血（包括心脏缺血） |
| 败血症或严重感染 |

## 对比剂

对比剂的特殊性质会增加发展 RCIN 的风险。具有高离子性和渗透压浓度（>1 500mM/kg）的第一代对比剂、大剂量和重复注射的对比剂都与较高的 RCIN 发生率相关[11,25]。最近，非离子低渗溶液取代了早期对比剂（表 28.3）[11,14]。

## 对比剂肾病的预防

识别高危患者、在 CT 检查中合理使用对比剂、停止使用肾毒性药物、充分预水化、使用低或等渗对比剂以及避免静脉对比剂的重复注射是临床医生可以采取的预防对比剂引起的肾功能不全的最重要步骤。当患者必须使用对比剂时，可以用以下药物来预防 RCIN 的发生，包括水合疗法、透析、N-乙酰半胱氨酸、利尿剂、内皮素拮抗剂、腺苷、钙通道阻滞

表 28.3　不同对比剂的离子型和渗透压浓度

| | 名称 | 类型 | 碘含量 | 渗透压 | |
| --- | --- | --- | --- | --- | --- |
| 离子型 | 泛影酸盐（泛影钠 50） | 离子单体 | 300 | 1 550 | 高 |
| | 甲泛影钠（埃索培克寇罗那 370） | 离子 | 370 | 2 100 | 渗透的 |
| | 碘克酸（低渗显影葡胺） | 离子二聚体 | 320 | 580 | 低渗的 |
| 非离子型 | 碘帕醇（碘帕醇注射剂 370） | 非离子单体 | 370 | 796 | |
| | 碘苯六醇（三碘三酰苯 350） | 非离子 | 350 | 884 | |
| | 安射力 | 非离子 | 350 | 741 | |
| | 碘普罗胺 | | | | |
| | 碘克沙醇 | 非离子二聚体 | 320 | 290 | 等渗的 |

Courtesy of the Beth Israel Deaconess Medical Center, Department of Radiology, Boston.

剂、前列腺素 E1 和抗坏血酸[26,27]。

## 水化疗法

尽管还没有一个被广泛接受的有效方案,但已证明在需要 CT 增强扫描的高危患者中,用静脉液进行预水化是预防对比剂引起的肾病最有效的干预措施[26,28]。仅口服补水可能不够[29]。尽管文献不支持等渗生理盐水和碳酸氢钠的水合作用具有好的疗效,但已经证明在预防 RCIN 中,生理盐水的效果比半张生理盐水好[28,30-35]。尽管在注射对比剂之前或之后更长时间的水合作用可降低 RCIN 发生的可能性,但长时间的水合方案在急诊患者中并不实用[32,33]。也有一些文献显示静脉预水化在较短的时间内也有保护作用,例如下一段中列出的碳酸氢钠方案[32,33]。

欧洲泌尿生殖系统放射学学会(European Society of Urogenital Radiology,ESUR)针对高危患者给出以下建议:注射对比剂前后以 1.0~1.5ml/kg/h 的速度给予等渗生理盐水至少 6 小时,或等渗碳酸氢钠(154mEq/L 于 5% 葡萄糖水溶液中):注射对比剂之前 1 小时的速度为 3ml/kg/h,注射对比剂之后 6 小时的速度为 1ml/kg/h[36]。

## N- 乙酰半胱氨酸

研究表明 N- 乙酰半胱氨酸(N-acetylcysteine,NAC)的保护作用机制为它能够减少引起肾毒性的氧自由基的产生[37]。然而,NAC 在预防对比剂肾病中的功效尚不清楚[38,39]。由于不良反应少,成本低,口服 NAC 是合理的。美国红十字会(American Red Cross,RCA)的建议是在使用对比剂之前 12 小时开始口服 NAC。但是,该方案在急诊时不受用[18]。

## 血液透析和肾脏替代疗法

研究还关注了非终末期肾病(end stage renal disease,ESRD)患者的预防性血液透析(hemodialysis,HD)和血液滤过对 RCIN 的预防[40]。然而,这种疗法即使在注射对比剂后立即进行,也未显示出可降低 RCIN 的发生率,因此目前不推荐使用[41]。血液透析对 4 或 5 期 CKD 患者可能有益,但这在文献中并没有得到很好的支持[41]。有人提出肾脏替代疗法

(renal replacement therapy,RRT)或 HD 缺乏益处可能是由于本身会释放有毒性的炎性介质,或者是继发于静脉对比剂的损害很早(在对比剂注射后的几分钟内发生)[28]。在对比剂给药之前行肾脏替代疗法可能是有帮助的,因为它可以使有液体超负荷风险的患者大量进水,但这需要进一步的研究[28]。正在接受透析的患者,除非患者注射了大量对比剂或有心脏疾病的高风险因素,否则无需进行打药后的紧急透析[18]。

## 对比剂过敏和类过敏反应

许多患者报告过对比剂过敏反应,这些不良反应从轻微的皮肤反应到伴有支气管痉挛和血管性水肿等严重的类过敏反应都可发生[42]。以前,这些反应被视为“过敏型”反应,而不是真正的过敏,因为对比剂分子太小而不能充当激活 IgE 反应的真正抗原[20]。然而,最新文献表明,在一些患者中出现了皮肤试验阳性,证实这些患者对对比剂产生了即时超敏反应(过敏反应)[43,44]。

有遗传性过敏症的患者(如哮喘,食物过敏等)或有过敏反应史的患者对比剂过敏的风险为一般人的 3 倍[18,20]。活动性哮喘的患者在静脉注射对比剂后出现支气管痉挛,使用 β 激动剂可以迅速缓解。

人们普遍认为,对贝类过敏的患者不应接受静脉注射对比剂,因为贝类富含碘。但碘是人体必需元素,对其产生过敏反应极为困难[20]。对贝类过敏的患者其实是对贝类中发现的肌肉蛋白过敏,例如小白蛋白(在有鳞的鱼中)和原肌球蛋白(在甲壳类动物中)。美国风湿病学会(American college of rheumatology,ACR)建议在注射对比剂之前,医务人员应注意引起患者严重过敏反应的所有原因,不一定是海鲜或贝类[18]。此外,对碘伏和其他外部使用碘的溶液过敏不会增加患者发生对比剂过敏的风险[18]。

使用非离子或低渗透压对比剂大约可将过敏反应的风险降低 80%[18,45]。在高危患者中,例如有静脉对比剂过敏史、既往有严重的过敏反应史或哮喘史的患者,注射对比剂前应用糖皮质激素或抗组胺药可能是有益的[18]。建议的方案如表 28.4 所示。请注意,在急诊检查中,糖皮质激素并不可行,因为糖皮质激素必须在注射对比剂前 4~6 小时给予。

表 28.4　ACR 推荐的预处理方案

1. 紧急预防用药(按优先顺序递减)
    a. 每隔 4h 静脉注射 1 次泼尼松龙琥珀酸钠 40mg 或氢化可的松琥珀酸钠 200mg,直到进行开始注射对比剂为止;在注射对比剂之前 1h,静脉注射苯海拉明 50mg
    b. 对上述药物、非甾体抗炎药或阿司匹林过敏的患者,在注射对比剂前每 4h 静脉注射地塞米松硫酸钠 7.5mg 或倍他米松 6mg,哮喘患者,注射对比剂前 1h 静脉注射苯海拉明 50mg
    c. 完全省略糖皮质激素,静脉注射苯海拉明 50mg。在注射对比剂前 4~6h 内给予糖皮质激素类药物无效
2. 选择性预防用药(针对所有接受的人)
    a. 注射对比剂前 13h、7h 和 1h 分别给予泼尼松 50mg PO,注射对比剂前 1h 时加苯海拉明 50mg IV/IM/PO
    b. 注射对比剂前 12h、2h 分别给予甲基泼尼松龙 32mg PO,并且与上面注射或没注射苯海拉明的进行对比

尽管静脉对比剂过敏反应的总发生率较低(低渗透压对比剂约为 0.2%~3%),但它们可能很严重,甚至可能危及生命,如果发生此类反应,可使用 β 激动剂,糖皮质激素和抗组胺药治疗[46]。

# 辐射和 CT 扫描

## 辐射剂量

X 射线是一种具有足够的能量使物质发生电离的电磁辐射。与非电离辐射相反,电离辐射可以置换轨道电子并在物质中产生带电离子。电离辐射剂量通常以辐射吸收剂量(rad)为单位,它的定义是每千克组织吸收的能量。辐射剂量的其他度量包括有效剂量(rem),该剂量考虑了辐射的生物学效应和所暴露器官的敏感性。在国际单位制(Systeme International d'Unite,SI)分类系统中,1 灰度(Gy)=100rads,1 sievert(Sv)=100rem(表 28.5)[19]。

表 28.5　辐射剂量

| 测量 | 单位 | 国际单位 |
|---|---|---|
| 暴露 | 伦琴(R) | 库仑 |
| 剂量 | 拉德 | 戈瑞 |
| 有效剂量 | 雷姆 | 西弗 |

## 孕妇风险

电离辐射的主要风险是直接损伤 DNA。具有快速分裂和分化细胞的胎儿对放射线影响更为敏感,大剂量的辐射可能会导致流产、出生缺陷、严重的智力低下、子宫内发育迟缓或儿童癌症[47]。美国妇产科医师学会(American College of Gynecology,ACOG)已发布委员会公告声明,总结了有关妊娠期影像学诊断指南。总之,胎儿暴露于 <5rads 的环境不会增加胎儿异常或流产风险[19,47]。当前的诊断成像研究远低于该阈值,CT 腹部的平均辐射暴露为 3.5rads[48]。表 28.6 列出了其他常见的辐射暴露。美国放射学院得出的结论是,单一的诊断 X 射线程序导致的辐射暴露不会威胁发育中的前胚胎、胚胎或胎儿的健康[19,48]。因此,怀孕期间暴露于单一 X 射线并不是治疗性流产的指征。

胎儿辐射会增加儿童期患癌症的风险。Goldberg-Stein 及其同事估计,暴露于单个腹部或骨盆 CT 的胎儿儿童白血病患病率增加 1.5~2 倍[48]。怀孕期间禁止使用碘的放射性同位素,限制使用透视[19]。

通常,在可行的情况下,超声和 MRI 比 CT 更可取[49]。但患者遭受严重创伤时,首选 CT。不能仅因辐射问题而延误 CT 扫描,因为延迟诊断创伤的风险远远超过发育中胎儿的辐射风险[49,50]。

表 28.6　胎儿放射线照射的常见诊断测试

| 类型 | 胎儿暴露 |
|---|---|
| 胸部 X 射线 | 0.02~0.07mrad |
| 腹部 X 射线(单视图) | 100mrad |
| 腰椎 X 射线(单视图) | 50~150mrad |
| 臀部 X 射线(单视图) | 200mrad |
| 肢体 X 射线 | 0.05mrad |
| 头 / 胸 CT | <1rad |
| 腹部 / 腰椎 CT | 3.5rad |
| 骨盆 CT | 250mrad |

## 儿童患者的风险

在小儿人群中应谨慎使用 CT。因儿童组织和器官持续发育,其更容易受到电离辐射的有害影响,

且儿童预期寿命更长,患恶性肿瘤的概率越高[51]。

因腹部和骨盆 CT 扫描造成实体癌风险估计为 1/760[51]。头颅 CT 平扫产生白血病的风险估计为每 1.9/10 000,具体取决于年龄[51]。总体而言,CT 扫描电离辐射所致癌症风险大约为 1%~10%[52]。年龄小、女性、以及腹部和骨盆的照射使患癌风险增高[51,52]。

辐射防护最优化(as low as reasonably achievable,ALARA)或低至合理水平,是在 1980 年制定的,旨在减少小儿人群的电离辐射暴露[51,53]。在过去的 20 年中,还制定了其他一些实践指南,其中最著名的是儿科急诊应用研究网络(Pediatric Emergency Care Applied Research Network,PECARN)。PECARN 的一些出版物描述了儿童使用 CT 的参考因素,并提供了一些决策规则,例如一项用于识别儿童颅内出血低风险的方法,可以减少使用 CT[54-56]。最后,目前正在研究在特定儿科人群中使用低剂量 CT 扫描的安全性和可行性,并提供其他更安全的成像替代方案[57]。

## 结论

肾功能不全、糖尿病、对对比剂过敏或易敏体质的患者使用对比剂需特别注意。此外,应特别考虑孕妇和儿童是否应在 CT 扫描之前应用其他检查方法(例如 MRI 或超声检查),以避免暴露于电离辐射。

(孔令红 译,陈琪 校)

## 参考文献

1. Crownover BK, Bepko JL: Appropriate and safe use of diagnostic imaging. *Am Fam Physician* 2013;**87**(7):494–501.

2. Tublin ME, Murphy ME, Tessler FN: Current concepts in contrast media-induced nephropathy. *AJR Am J Roentgenol* 1998;**171**(4):933–9.

3. Pannu N, Wiebe N, Tonelli M: Alberta Kidney Disease Network. Prophylaxis strategies for contrast-induced nephropathy. *JAMA* 2006;**295**(23):2765–79.

4. Gruberg L, Mehran R, Dangas G, et al.: Acute renal failure requiring dialysis after percutaneous coronary interventions. *Catheter Cardiovasc Interv Off J Soc Card Angiogr Interv* 2001;**52**(4):409–16.

5. McCullough PA, Wolyn R, Rocher LL, et al.: Acute renal failure after coronary intervention: incidence, risk factors, and relationship to mortality. *Am J Med* 1997;**103**(5):368–75.

6. Hoste EAJ, Doom S, De Waele J, et al.: Epidemiology of contrast-associated acute kidney injury in ICU patients: a retrospective cohort analysis. *Intensive Care Med* 2011;**37**(12):1921–31.

7. Morcos SK, Thomsen HS, Webb JA: Contrast-media-induced nephrotoxicity: a consensus report. Contrast Media Safety Committee, European Society of Urogenital Radiology (ESUR). *Eur Radiol* 1999;**9**(8):1602–13.

8. Jakobsen JA, Lundby B, Kristoffersen DT, et al.: Evaluation of renal function with delayed CT after injection of nonionic monomeric and dimeric contrast media in healthy volunteers. *Radiology* 1992;**182**(2):419–24.

9. Cochran ST, Wong WS, Roe DJ: Predicting angiography-induced acute renal function impairment: clinical risk model. *AJR Am J Roentgenol* 1983;**141**(5):1027–33.

10. De Freitas do Carmo LP, Macedo E: Contrast-induced nephropathy: attributable incidence and potential harm. *Crit Care Lond Engl* 2012;**16**(3):127.

11. Gleeson TG, Bulugahapitiya S: Contrast-induced nephropathy. *AJR Am J Roentgenol* 2004;**183**(6):1673–89.

12. Mitchell AM, Jones AE, Tumlin JA, Kline JA: Incidence of contrast-induced nephropathy after contrast-enhanced computed tomography in the outpatient setting. *Clin J Am Soc Nephrol* 2010;**5**(1):4–9.

13. Parfrey PS, Griffiths SM, Barrett BJ, et al.: Contrast material-induced renal failure in patients with diabetes mellitus, renal insufficiency, or both. A prospective controlled study. *N Engl J Med* 1989;**320**(3):143–9.

14. Rudnick MR, Goldfarb S, Wexler L, et al.: Nephrotoxicity of ionic and nonionic contrast media in 1196 patients: a randomized trial. The Iohexol Cooperative Study. *Kidney Int* 1995;**47**(1):254–61.

15. Traub SJ, Kellum JA, Tang A, et al.: Risk factors for radiocontrast nephropathy after emergency department contrast-enhanced computerized tomography. *Acad Emerg Med* 2013;**20**(1):40–5.

16. Atwell TD, Lteif AN, Brown DL, et al.: Neonatal thyroid function after administration of IV iodinated contrast agent to 21 pregnant patients. *AJR Am J Roentgenol* 2008;**191**(1):268–71.

17. Webb JAW, Thomsen HS, Morcos SK: Members of Contrast Media Safety Committee of European Society of Urogenital Radiology (ESUR). The use of iodinated and gadolinium contrast media during pregnancy and lactation. *Eur Radiol* 2005;**15**(6):1234–40.

18. American College of Radiology: Manual on contrast media, version 10. 2015. Available at: www.acr.org/~/media/37D84428BF1D4E1B9A3A2918DA9E27A3.pdf

19. ACOG Committee on Obstetric Practice: ACOG Committee Opinion. Number 299, September 2004 (replaces No. 158, September 1995). Guidelines for diagnostic imaging during pregnancy. *Obstet Gynecol* 2004;**104**(3):647–51.

20. Bettmann MA: Frequently asked questions: iodinated contrast agents. *Radiogr Rev Publ Radiol Soc N Am Inc* 2004;**24** Suppl 1:S3–10.

21. McCarthy CS, Becker JA: Multiple myeloma and contrast media. *Radiology* 1992;**183**(2):519–21.

22. Pahade JK, LeBedis CA, Raptopoulos VD, et al.: Incidence of contrast-induced nephropathy in patients with multiple myeloma undergoing contrast-enhanced CT. *AJR Am J Roentgenol* 2011;**196**(5):1094–101.

23. Bailey CJ, Wilcock C, Day C: Effect of metformin on glucose metabolism in the splanchnic bed. *Br J Pharmacol* 1992;**105**(4):1009–13.

24. Sirtori CR, Pasik C: Re-evaluation of a biguanide, metformin:

mechanism of action and tolerability. *Pharmacol Res Off J Ital Pharmacol Soc* 1994;**30**(3):187–228.

25. Barrett BJ, Carlisle EJ: Metaanalysis of the relative nephrotoxicity of high- and low-osmolality iodinated contrast media. *Radiology* 1993;**188**(1):171–8.

26. Briguori C, Airoldi F, D'Andrea D, et al.: Renal insufficiency following contrast media administration trial (REMEDIAL): a randomized comparison of 3 preventive strategies. *Circulation* 2007;**115**(10):1211–7.

27. Ludwig U, Riedel MK, Backes M, et al.: MESNA (sodium 2-mercaptoethanesulfonate) for prevention of contrast medium-induced nephrotoxicity – controlled trial. *Clin Nephrol* 2011;**75**(4):302–8.

28. Ellis JH, Cohan RH: Prevention of contrast-induced nephropathy: an overview. *Radiol Clin North Am* 2009;**47**(5): 801–11.

29. Trivedi HS, Moore H, Nasr S, et al.: A randomized prospective trial to assess the role of saline hydration on the development of contrast nephrotoxicity. *Nephron Clin Pract* 2003;**93**(1): C29–34.

30. From AM, Bartholmai BJ, Williams AW, et al.: Sodium bicarbonate is associated with an increased incidence of contrast nephropathy: a retrospective cohort study of 7977 patients at Mayo Clinic. *Clin J Am Soc Nephrol* 2008;**3**(1):10–8.

31. Gomes VO, Lasevitch R, Lima VC, et al.: Hydration with sodium bicarbonate does not prevent contrast nephropathy: a multicenter clinical trial. *Arq Bras Cardiol* 2012;**99**(6):1129–34.

32. Merten GJ, Burgess WP, Gray LV, et al.: Prevention of contrast-induced nephropathy with sodium bicarbonate: a randomized controlled trial. *JAMA* 2004;**291**(19):2328–34.

33. Adolph E, Holdt-Lehmann B, Chatterjee T, et al.: Renal insufficiency following radiocontrast exposure trial (REINFORCE): a randomized comparison of sodium bicarbonate versus sodium chloride hydration for the prevention of contrast-induced nephropathy. *Coron Artery Dis* 2008;**19**(6):413–9.

34. Mueller C, Buerkle G, Buettner HJ, et al.: Prevention of contrast media-associated nephropathy: randomized comparison of 2 hydration regimens in 1620 patients undergoing coronary angioplasty. *Arch Intern Med* 2002;**162**(3):329–36.

35. Weisbord SD, Palevsky PM: Prevention of contrast-induced nephropathy with volume expansion. *Clin J Am Soc Nephrol* 2008;**3**(1):273–80.

36. Stacul F, van der Molen AJ, Reimer P, et al.: Contrast induced nephropathy: updated ESUR Contrast Media Safety Committee guidelines. *Eur Radiol* 2011;**21**(12):2527–41.

37. Tepel M, van der Giet M, Schwarzfeld C, et al.: Prevention of radiographic-contrast-agent-induced reductions in renal function by acetylcysteine. *N Engl J Med* 2000;**343**(3):180–4.

38. Bagshaw SM, Ghali WA: Acetylcysteine for prevention of contrast-induced nephropathy after intravascular angiography: a systematic review and meta-analysis. *BMC Med* 2004;**2**:38.

39. Traub SJ, Mitchell AM, Jones AE, et al.: N-acetylcysteine plus intravenous fluids versus intravenous fluids alone to prevent contrast-induced nephropathy in emergency computed tomography. *Ann Emerg Med* 2013;**62**(5):511–520.e25.

40. Cruz DN, Perazella MA, Ronco C: The role of extracorporeal blood purification therapies in the prevention of radiocontrast-induced nephropathy. *Int J Artif Organs* 2008;**31** (6):515–24.

41. Cruz DN, Goh CY, Marenzi G, et al.: Renal replacement therapies for prevention of radiocontrast-induced nephropathy: a systematic review. *Am J Med* 2012;**125**(1): 66–78.e3.

42. Morcos SK, Thomsen HS, Webb JA: Contrast Media Safety Committee of the European Society of Urogenital Radiology. Prevention of generalized reactions to contrast media: a consensus report and guidelines. *Eur Radiol* 2001;**11**(9): 1720–8.

43. Dewachter P, Laroche D, Mouton-Faivre C, et al.: Immediate reactions following iodinated contrast media injection: a study of 38 cases. *Eur J Radiol* 2011;**77**(3):495–501.

44. Brockow K: Immediate and delayed reactions to radiocontrast media: is there an allergic mechanism? *Immunol Allergy Clin North Am* 2009;**29**(3):453–68.

45. Caro JJ, Trindade E, McGregor M: The risks of death and of severe nonfatal reactions with high- vs low-osmolality contrast media: a meta-analysis. *AJR Am J Roentgenol* 1991;**156**(4): 825–32.

46. Katayama H, Yamaguchi K, Kozuka T, et al.: Adverse reactions to ionic and nonionic contrast media. A report from the Japanese Committee on the Safety of Contrast Media. *Radiology* 1990;**175**(3):621–8.

47. Nguyen CP, Goodman LH: Fetal risk in diagnostic radiology. *Semin Ultrasound CT MR* 2012;**33**(1):4–10.

48. Goldberg-Stein SA, Liu B, Hahn PF, Lee SI: Radiation dose management: part 2, estimating fetal radiation risk from CT during pregnancy. *AJR Am J Roentgenol* 2012;**198**(4):W352–6.

49. Masselli G, Derchi L, McHugo J, et al.: Acute abdominal and pelvic pain in pregnancy: ESUR recommendations. *Eur Radiol* 2013;**23**(12):3485–500.

50. Sadro C, Bernstein MP, Kanal KM: Imaging of trauma: part 2, abdominal trauma and pregnancy–a radiologist's guide to doing what is best for the mother and baby. *AJR Am J Roentgenol* 2012;**199**(6):1207–19.

51. Miglioretti DL, Johnson E, Williams A, et al.: The use of computed tomography in pediatrics and the associated radiation exposure and estimated cancer risk. *JAMA Pediatr* 2013;**167**(8):700–7.

52. Journy N, Ancelet S, Rehel J-L, et al.: Predicted cancer risks induced by computed tomography examinations during childhood, by a quantitative risk assessment approach. *Radiat Environ Biophys* 2014;**53**(1):39–54.

53. Winkler NT: ALARA concept – now a requirement. *Radiol Technol* 1980;**51**(4):525.

54. Lyttle MD, Crowe L, Oakley E, et al.: Comparing CATCH, CHALICE and PECARN clinical decision rules for paediatric head injuries. *Emerg Med J* 2012;**29**(10):785–94.

55. Kuppermann N, Holmes JF, Dayan PS, et al.: Identification of children at very low risk of clinically-important brain injuries after head trauma: a prospective cohort study. *Lancet* 2009;**374** (9696):1160–70.

56. Garcia M, Taylor G, Babcock L, et al.: Computed tomography with intravenous contrast alone: the role of intra-abdominal fat on the ability to visualize the normal appendix in children. *Acad Emerg Med* 2013;**20**(8):795–800.

57. Morton RP, Reynolds RM, Ramakrishna R, et al.: Low-dose head computed tomography in children: a single institutional experience in pediatric radiation risk reduction: clinical article. *J Neurosurg Pediatr* 2013;**12**(4):406–10.

# 脊柱 CT

Michael E. R. Habicht，Samantha Costantini

脊柱 CT 已成为现代急诊中最常见的检查之一。通常情况下，对于许多疾病而言，CT 比 X 线平片更敏感，比磁共振检查更便宜且更快速，并且在全天任何时间点都可以进行检查。随着多层螺旋 CT 在急诊检查中的使用，大多数情况下都是在 15 分钟的时间内完成多部位扫描，这比起同时要进行头部、颈部、胸部、脊柱、腹部等多部位 X 线摄片检查来说优势更为明显。尽管 CT 检查费用更高，但一次 CT 扫描相比多次平片检查可以节省时间，并且降低护理和技术人员的成本[1]。更重要的是，CT 可以更快更准确地进行诊断，从而提高患者的安全性和满意度。

## 临床适应证

创伤是急诊最常见的情况之一，运用脊柱 CT 可以排除、证实或进一步评估损伤。在影像学诊断评估损伤之前，应严格按照规范化的扫描方案进行扫描。美国国家急诊 X 线放射研究（National Emergency X-Radiography Utilization Study，NEXUS）对创伤患者一旦出现疑似脊柱损伤时需要做的影像学检查评估进行推荐[2]。该大型多中心研究中使用临床评估标准来判断颈椎损伤的可能性，部分患者可能需要进行颈椎 X 线平片检查来评估。研究发现，如果患者符合其中某种标准，无须进行进一步的放射学检查。另一项研究加拿大颈椎脊柱法则（Canadian C-spine Rule）[3]目标相似但临床标准有所不同。两者都很容易遵循，并指导临床医生选择下一步影像学检查方法（请参见第 5 章，表 5.2 和表 5.3）。

过去，患者如果不符合以上标准，颈椎平片推荐拍摄三个方位：张口位、侧位、前后位。但是，最新的检查方案推荐 CT 扫描，尤其是对于颈椎。东部创伤外科手术协会（Eastern Association for the Surgery of Trauma，EAST）已经正式推荐 CT 作为颈椎的初始评

估方法，并引用了几项研究结果表明 X 线平片劣于 CT，甚至漏诊了许多明显的损伤[4-7]。多项研究表明，CT 在发现临床意义显著的骨折方面比平片更为敏感，并建议用 CT 代替平片检查。在某些研究中，X 线平片的诊断敏感性仅为 70%，而 CT 的诊断敏感性高于 99%，而且 X 线平片易遗漏一些不稳定性骨折，导致预后不良[1,8-11]。尤其是 CT 在显示嵌入椎管内的骨碎片、翻转的小骨块、韧带及椎间盘损伤方面比 X 线平片更敏感，并且在为临床治疗方案制订时能提供更多更好的信息。少数研究甚至表明，通过在螺旋 CT 扫描后进行适当的重建，可以一次性查看胸部、腹部、胸椎和腰椎，避免多部位 X 线平片投照和重复 CT 检查，从而降低检查成本及放射线暴露剂量[12]。

除创伤外，CT 对于脊柱其他疾病的评估也是较好的检查方法。腰痛是急诊室常见的症状，仅少数患者会进行 CT 扫描。近 95% 的下腰部疼痛来源于肌肉骨骼，通常可以通过物理疗法、休息和消炎药物来缓解。非特异性的下腰痛常不需要进行影像学检查，常规的 X 线或更进一步的影像学检查方法对改善预后、提高满意度并没有很大帮助[13]。

但是，剩余 5% 的情况应接受包括脊柱 CT 在内的检查[14]，包括马尾综合征、椎管狭窄、椎旁感染或脓肿、神经根病和转移瘤。脊柱影像学检查的绝对适应证是具有肿瘤病史的患者出现腰痛[14]。相对适应证包括骨质疏松或注射药物使用病史引起的背痛。非卒中的突发神经系统障碍的急诊患者也都推荐进行包括脊柱 CT 成像在内的检查。

当需要对脊柱细节进行成像，但患者体内有铁磁材料或灵敏的电子设备（例如钢植入物或起搏器）等 MRI 禁忌证时，也应使用 CT。铅没有磁性，所以枪伤不是 MR 检查的绝对禁忌证。但是，与金属相似的不明材质异物是 MR 检查的相对禁忌证。在这种情况下，一种选择是 CT 椎管造影。由于现代 MR 的应用，造影检查开展的越来越少。通过在 CT 扫描之

前将造影剂注入硬膜下腔,就能显示脊髓、神经根和马尾神经的轮廓。CT 椎管造影的过程类似于腰椎穿刺,两者风险相似,且仅在下腰椎有用,因为它受限于安全注射部位、并需要尽可能避免造影剂进入颅内。

# 诊断能力

CT 检查最大的优势在于清晰显示骨病变。CT 图像上骨骼与周围软组织对比度高,并且通过计算机对容积数据进行冠状位、矢状位甚至 3D 重建,可以非常清晰地显示在 X 线平片上显示不清楚的内容。呈低密度的病变在 CT 上表现相对细微、隐匿,但是有经验的放射科医生应能够以与 MRI 有大致相同的敏感性发现或诊断椎间盘突出症、椎管狭窄、感染引起的骨质破坏或肿瘤[14]。韧带损伤、脊髓损伤、椎间盘炎或椎旁感染等以及肌肉拉伤或扭伤最佳的检查方法是 MR 检查。如果患者明确表现出局限性神经功能障碍,例如反射丧失、感觉或运动功能障碍,则应同时选择 MR 及 CT 检查作为初步评估方法,以显示软组织和脊髓受累范围和程度以及受累的骨病变[14,15]。表 29.1 显示了不同成像方式对腰椎病

**表 29.1　不同影像学检查的敏感性和特异性**

| 技术 | 敏感性 | 特异性 |
| --- | --- | --- |
| X 线平片 | | |
| 癌症 | 0.6 | 0.95~0.995 |
| 感染 | 0.82 | 0.57 |
| 强直性脊柱炎 | 0.26~0.45 | 1 |
| CT | | |
| 椎间盘突出 | 0.62~0.9 | 0.7~0.87 |
| 椎管狭窄 | 0.9 | 0.8~0.96 |
| MRI | | |
| 癌症 | 0.83~0.93 | 0.90~0.97 |
| 感染 | 0.96 | 0.92 |
| 强直性脊柱炎 | 0.56 | 1 |
| 椎间盘突出 | 0.6~1.0 | 0.43~0.97 |
| 椎管狭窄 | 0.9 | 0.72~1.0 |
| 放射性核素 | | |
| 癌症 | | |
| 平面显像 | 0.74~0.98 | 0.64~0.81 |
| SPECT | 0.87~0.93 | 0.91~0.93 |
| 感染 | 0.90 | 0.78 |
| 强直性脊柱炎 | 0.26 | 1.0 |

变诊断的灵敏性和特异性[14]。

# 成像缺陷和局限性

在如今较为紧张的医疗环境中,临床医生需给患者开检查单来确诊疾病,需要注意的是,CT 并不是完全无害的检查,为了确诊,放射线带来的患癌风险常常会被忽略。一次完整的脊柱扫描的放射线剂量,可能会提高与放射线相关的甲状腺癌的风险[2,16]。如果患者病情稳定并且可以等待其他检查,例如 MRI、X 线平片或临床评估,就可以降低患者的辐射暴露并减少医院和患者的费用。

时间对于创伤患者至关重要,通常需迅速将患者送至检查机房,同时准备好手术室、复苏室。对于生命体征不稳定的患者,需使用可移动影像检查设备,因为搬动危重患者到检查床上可能会导致失代偿而产生不良预后。CT 扫描还要求患者在一段时间内保持不动,这对于受伤的患者来说可能难以配合。为避免使用镇静剂带来的其他风险,可以采用其他检查比如床旁摄片来替代。在进行影像学检查前,需要进行适当的临床查体等进行评估[16]。

CT 是一种以 X 射线围绕患者旋转时探测得到的多种密度的数字近似值。如果输入到方程中的数据有很大的间隙,则近似值的准确性会降低,并且可能会漏掉骨折。大多数机构对脊柱扫描都有特定的标准,其中包括脊柱扫描最大层厚为 2~3mm,5mm 层厚的图像骨折遗漏率高达 75%[4]。这一点很重要,尤其是在使用胸部/腹部图像来观察胸椎/腰椎时,因为通常情况,胸部和腹部扫描会使用更大的层厚,当然现代螺旋 CT 扫描可以将胸腹部检查数据进行容积重建,再用以观察胸腰椎[12]。

当病史没有明确的创伤或典型的脊柱损伤时,患者症状容易被忽视。但是,对于某些特殊患者,即使是轻微的外伤或隐匿骨折也可能导致严重的脊柱病变。肿瘤患者合并背痛症状是进行脊柱检查的绝对指征。临床工作中,常常存在患者自觉不自觉地隐瞒病史的情况,诸如"忘记"早年的肿瘤史、认为肿瘤已经"治愈"不需要提及或患有慢性病(如骨质疏松症)等,临床医生有责任在任何情况下都需要完善详细病史以确定是否需要影像学检查。相反,针对临床症状,行脊柱 CT 检查结果为阴性,可能导致错误的安全感,例如背痛可能是腹主动脉瘤、肾盂肾

炎、肾结石和胰腺炎的早期表现,但针对脊柱的影像学检查为阴性结果,就可能导致漏诊。对于仅累及脊髓的病变,例如脊柱休克或多发性硬化症,通常在CT是阴性的而在MRI上很明显。吉兰-巴雷综合征可能在CT和MRI上均呈阴性,需要临床医生根据详细的病史和临床表现等进行诊断[14,15]。

临床医生在对儿童患者进行脊柱评估时,需要注意避免掉进陷阱。总体而言,儿科患者的脊髓损伤模式与成年人不同,通常需要选择不同的影像学检查。脱位和韧带损伤在小儿中更为常见,因此在CT上表现非常细微,更多需要进行MR检查。小儿脊柱损伤还常表现为多节段累及,因此如果在任何水平的脊柱上发现了损伤,都需要进行全脊柱成像[17]。

由于NEXUS标准主要是针对成年人制定的,因此在将其运用于儿童患者时都应十分小心。一项最新研究表明,只要患者能够配合回答问题,就可以将NEXUS标准用于儿科群体,并且敏感性100%,但2岁以内的患者除外[18]。

无放射学异常的脊髓损伤(spinal cord injury without radiological abnormality,SCIWORA),顾名思义,是指平片或CT阴性的脊髓损伤,在儿童群体中更为常见。通常在创伤后24~48小时内出现,并伴有广泛的神经功能障碍,这认为与脊髓及其周围结构之间的可变拉伸有关。SCIWORA只能在MRI上被发现,可以使用糖皮质激素治疗,因此对临床医生的要求较高、不能遗漏任何可疑的神经功能异常[19]。

## 结论

脊柱CT已经广泛应用在急诊检查中。CT除了对一些软组织或脊髓病变的诊断不敏感之外,可以说是成像最快、性价比最高的脊柱检查方法,并且可以提供最准确的诊断信息,尤其是对于需要在短时间内进行多部位检查的创伤患者。但是,当临床医生可以选择使用的影像学检查方法广泛如大铁锤时,而每位患者的异常表现就细微得如绣花针,因此,最重要的是临床医生在将患者送往检查机房之前进行准确的临床判断,以避免患者多花钱、多吃射线或因延迟送入手术室而导致不利后果。

东方创伤外科协会(Eastern Association for the Surgery of Trauma,EAST)最近认定在颈椎检查中,X线平片不如颈椎CT。有证据表明,对于临床上无法排除的疑似脊柱损伤,应选择颈椎CT检查[4-11]。

# 临床图像

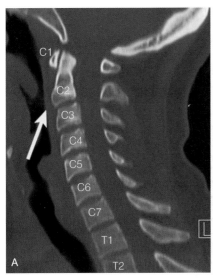
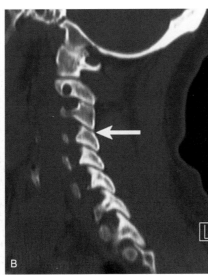
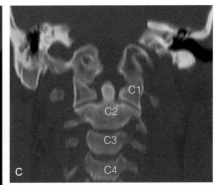

图29.1 A:36岁女性的正常颈椎矢状位图。箭号所指为正常的椎前软组织厚度,介绍一种简单记忆方法:C2~6,C6~22,即在C2椎体水平椎前软组织厚度为6mm以内、在C6水平椎前软组织为22mm以内是正常的,大于数值的为异常。B:在该矢状位中,右侧椎小关节对位正常(箭)。C:显示正常枕骨髁、C1、C2齿状突的正常关系。大部分的脊柱损伤发生在C1/C2或C6/C7节段,具体取决于受伤的类型和患者的年龄

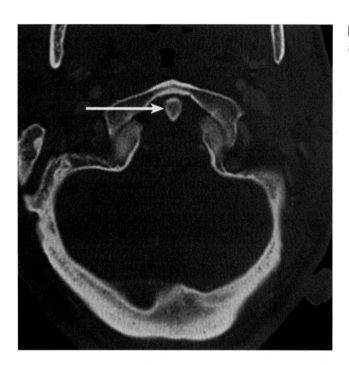

图 29.2    正常颅骨轴位图显示 C1 和齿状突正常关系，箭号指向 C2 的齿状突

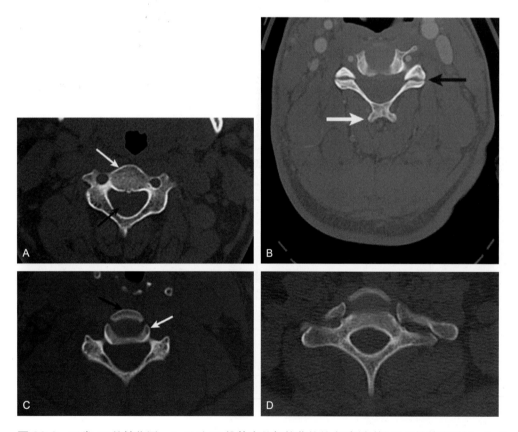

图 29.3    正常 C3 的轴位图。A：显示 C3 椎体完整但较薄的骨皮质（白箭）以及椎管（黑箭）。B：C2~C6 棘突呈分叉状改变（白箭）。C1 没有棘突，C7 棘突最粗大，通常无分叉。轴位像显示正常的椎小关节（黑箭）。C：轴位像显示正常 C6 椎体上部（白箭）和 C5 椎体下部的一小部分（黑箭），两者之间更低密度为椎间盘。D：正常 T1 的轴位像，双侧可见肋骨。显示该检查为从颅底到 C7/T1 交界区

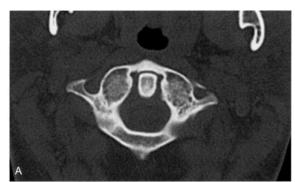

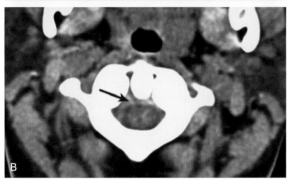

图 29.4　A:软组织算法下正常 C1 和齿状突层面轴位骨窗图像。和 MRI 不同,CT 仅需要进行一次轴位扫描,然后计算机可以在此基础上进行各种处理得到多种图像(B 图软组织窗)。需要注意的是对重要结构横韧带(箭)的观察,和其他韧带一样,在 CT 软组织窗或骨窗中对韧带的显示欠佳。B:正常C1/C2 水平轴位软组织窗图像。请注意,椎旁和其他软组织显示良好,而骨骼在软组织窗上呈完全高密度,缺乏细节显示

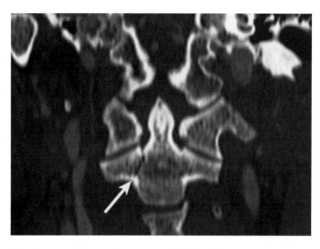

图 29.6　女性,30 岁,2 型 C2 齿状突骨折。这是一种不稳定的损伤,骨折线延伸到 C2 基底部。1 型齿状突骨折是齿状突尖端的撕脱骨折,2 型骨折是齿状突基底部的横行骨折。非手术治疗可采用 Halo 外架固定。1 型骨折通常为稳定性骨折,而 2 或 3 型骨折需要牵引或内固定

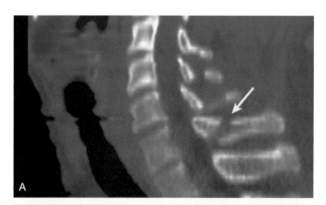

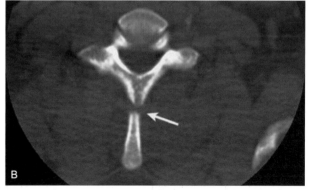

图 29.7　A 和 B:铲土工骨折。男性,20 岁患者,在跌倒时撞到后枕部,导致颈部突然屈曲,造成这种“铲土工骨折”。损伤发生时,棘突会受到棘上韧带牵拉产生的强大外力,通常发生在C7 水平。骨折(箭)在轴位和矢状位均可见。CT 最重要的是明确患者仅有棘突骨折,而未累及其他结构,这是一种稳定型骨折

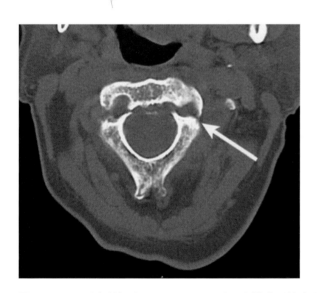

图 29.5　缢死者骨折(hangman's fracture)。这是典型的发生在上吊损伤时累及 C2 双侧椎弓根或后弓的骨折,创伤中也可以出现过伸和屈曲性损伤,例如,车祸外伤时撞上挡风玻璃的乘客,头部不固定,既发生向后过伸、同时也屈曲压缩。这是一种高度不稳定的损伤。骨折线(箭号)累及双侧椎动脉穿行的横突孔。该患者进行了血管造影

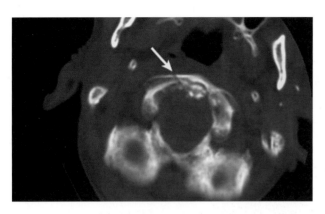

图 29.8　Jefferson 骨折,累及 C1 右侧前弓的无移位的稳定型骨折。此类骨折一般为累及 C1 双侧前弓或双侧后弓的骨折。此例中骨折仅累及右侧前弓(箭)。这种损伤通常与颅骨受到轴向负荷有关,多见于潜水或头顶部遭受打击时

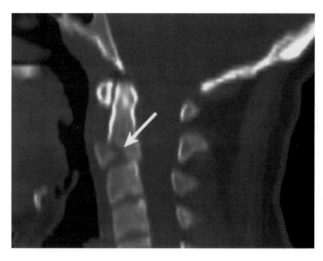

图 29.9　泪滴骨折。男性,32 岁,从摩托车上摔下来,出现 C2 骨折(箭)。这种类型的损伤与颈椎极度伸展有关,过伸时,前纵韧带保留在原位并牵拉撕脱椎体的前下角,也可见于屈曲型损伤。MRI 可用于观察韧带损伤的情况

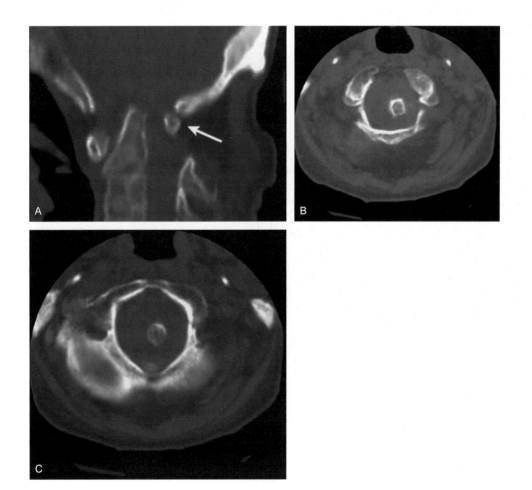

图 29.10　A:男性,69 岁,既往有类风湿关节炎病史,跌倒后出现 C1/C2 半脱位,可以看到 C1 后弓(箭)向前向上移位。B:齿状突与 C1 前弓距离增大,约为 6mm。C:可以看到齿状突进入枕骨大孔,提示损伤的严重性。不合并骨折的齿状突移位提示横韧带损伤,在 CT 上唯一征象就是 C1/C2 脱位。这类韧带损伤在类风湿关节炎和唐氏综合征患者中更为常见,是一种剪切伤。该患者行 MR 扫描,显示韧带和脊髓损伤

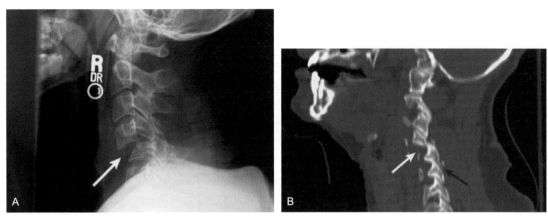

图 29.11　36 岁的创伤患者。A：体位不佳，X 线平片对 C7/T1 交界区显示不清，但显示 C4/C5 半脱位明确，患者需要立即行 CT 检查。B：显示 C4 下关节突完全位于 C5 上关节之前。C4/C5 椎小关节错位（白箭），对比下方正常的 C5/C6 水平椎小关节结构（黑箭），这种损伤是双侧椎小关节脱位或椎小关节交锁

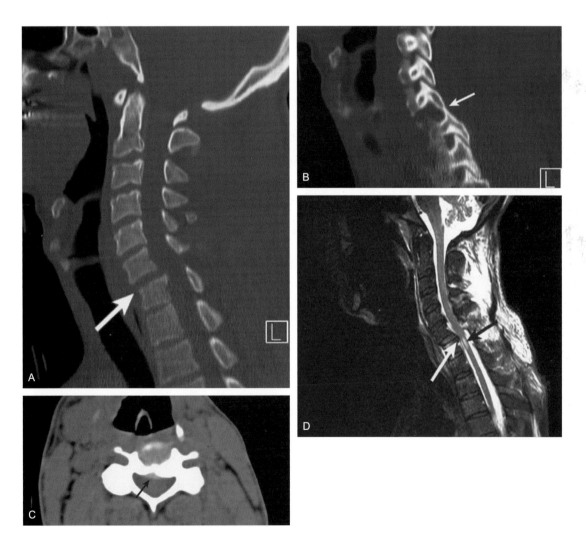

图 29.12　男性，40 岁，醉酒后骑滑板摔倒。A：矢状位重建清楚地显示了 C5~C7 水平椎前软组织肿胀，以及 C6 相比 C7 椎体前移 4mm（白箭）。B：C6 下关节突前移，坐于 C7 上关节突顶部（白箭）。C：显示 C6/C7 椎间盘突出，提示受伤的严重程度（黑箭）。D：相同区域的 MRI 明确显示突入到椎管内的软组织信号（白箭），并且在 C6/C7 水平脊髓内可见水肿信号（黑箭）。棘突周围伸肌群有明显的水肿 / 出血。患者行很长一段时间的牵引治疗后，椎小关节复位

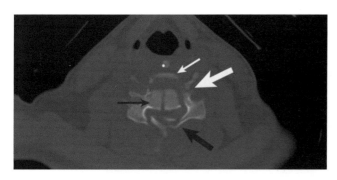

图 29.13　图中显示多种异常征象。C4 椎体下部（白细箭）位于 C5 椎体前方 12mm，移位超过了椎体前后径的 50%。相邻两椎体滑脱≥25%、<50% 时提示单侧椎小关节脱位，滑脱>50% 提示双侧椎小关节脱位有关（如本例所示）。C4 合并左侧椎弓根骨折（白粗箭），C5 椎体爆裂型骨折（黑细箭），合并双侧椎板附件多处骨折（黑粗箭）。每处骨折及异常都提示在创伤中椎体所受到的强大暴力。爆裂型骨折与轴向平面上暴力相关，例如在跌落或钝物撞击时头顶部的受力。椎小关节脱位与极度屈曲和剪切力有关。这种受伤是一种极其不稳定的损伤，患者可出现肩膀以下四肢瘫痪

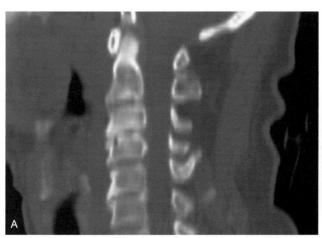

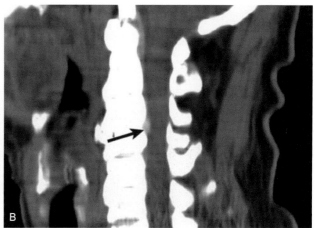

图 29.14　52 岁的男性创伤患者。A 图上无任何急性骨质异常，但在 B 图软组织窗显示 C3/C4 椎间盘突入椎管，很可能导致该水平急性脊髓损伤

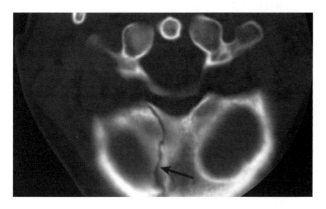

图 29.15　34 岁男性患者，从 3.6m 高跌落后头部着地。颈椎 CT 规范化扫描的范围应包括从枕骨髁到 C7/T1 交界区的区域。像该例病例中，通过颈椎 CT 检查发现了颅底骨折

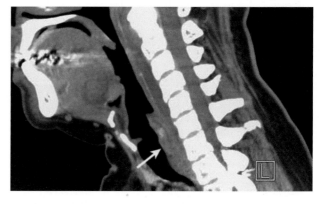

图 29.16　57 岁女性患者，颈部明显肿胀，因怀疑颈部脓肿行 CT 检查。CT 显示椎前软组织肿胀，但未见明确液体积聚

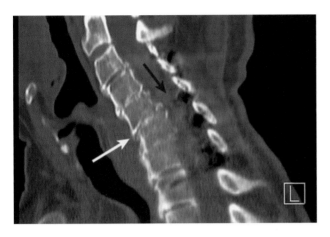

图 29.17 66 岁的女性主诉颈部疼痛。CT 可见颈椎退行性改变，C5/C6 水平半脱位、轻度后凸畸形，且造成颈椎管狭窄（黑箭）。注意多个椎间盘几乎完全塌陷、椎体边缘骨赘形成（白箭）

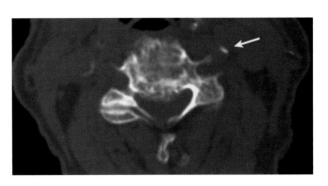

图 29.18 80 岁的男性患者，主诉颈部疼痛。CT 横轴位显示 C5 的退行性改变，椎体边缘骨质增生突入椎管，可能导致其症状。这种骨质改变可以与骨髓炎表现相似，但该病例软组织没有明显肿胀。且注意到椎旁软组织内与年龄相关退变相符合的钙化（白箭）

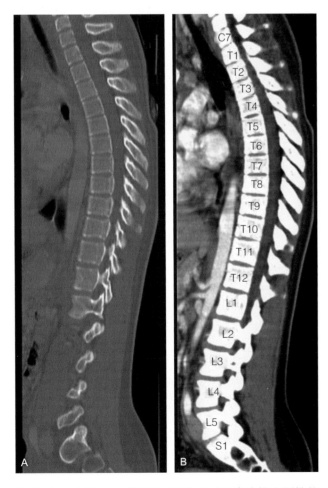

图 29.19 A 和 B：骨窗和软组织窗显示正常胸椎和腰椎的曲度。这是年轻患者的脊柱图像，无任何衰老相关的慢性改变，保持了腰椎正常的前凸、胸椎后凸和颈椎的前凸的生理性曲度。由于该患者在检查床上没有躺直，使得同一层面图像上显示上脊柱中线层面和下脊柱的轻微偏侧层面

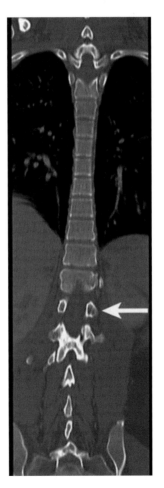

图 29.20 正常 CT 冠状位图像。脊柱生理性曲度的存在，使冠状位重建图像每个层面显示脊柱的不同部位。图中显示胸椎的均为椎体，而显示 L1 的椎弓根（箭）以及 L4 和 L5 的棘突。注意图像上右侧膈肌的运动伪影，提示患者在此扫描过程中呼吸配合不佳

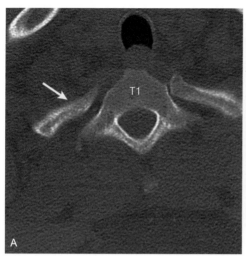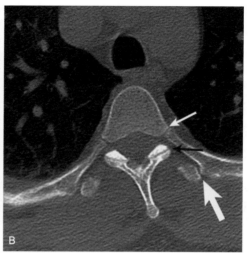

图 29.21　A：正常的 T1 椎体，显示同层面的第一肋骨（白箭）。B：正常的 T5 椎体层面，显示多个关节：T5 肋椎关节（白细箭）、T5/T6 椎小关节（黑细箭）和肋横突关节（黑粗箭头）。胸椎结构非常复杂，每个椎体上都有 12 个关节，T1 和 T12 除外（无上 / 下肋关节）

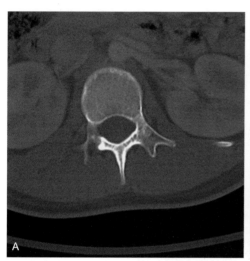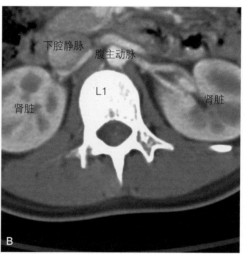

图 29.22　A 和 B：腹部 CT，放大显示脊柱区域，可以很好地观察腰椎。分别为骨窗和软组织窗显示 L1 水平的轴位图像。在腹部扫描中对脊柱结构的观察亦十分重要，工作中要养成全面观察的习惯，才能尽量避免漏诊

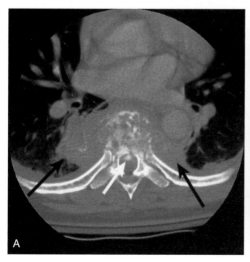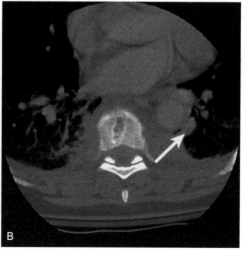

图 29.23　48 岁女性，主诉肠鸣音下降、尿潴留以及轻微外伤后无法行走。A：骨窗显示 C6 椎体密度减低，脊柱两侧椎旁软组织肿胀（黑箭）。骨皮质的破坏并突入椎管（白箭）。B：T6/T7 脊椎 - 椎间盘炎。注意低密度的椎间盘中央有更低密度区，局部淋巴结肿大（箭）。这是一例 Pott 病 / 脊柱结核

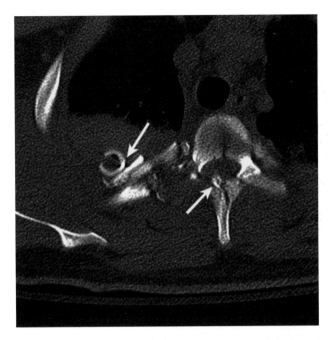

图 29.24 14 岁的男性枪击受害者,主诉乳头连线水平以下截瘫。CT 显示 T2 多发骨折,且骨碎片突入椎管(黑箭)。注意半圆形结构的高密度(白箭)为胸腔引流管,引流中等密度物质或血胸

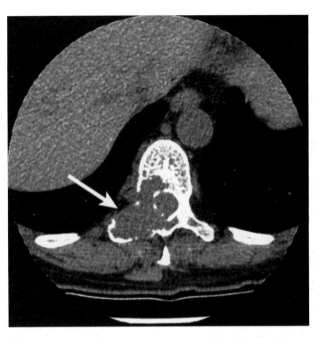

图 29.25 67 岁的女性,有胰腺癌病史,伴有胸椎溶骨性破坏病变。A:冠状位清楚地显示出椎间盘内低密度气体影,这可能是年龄相关的退变征象,称为"真空征"。B:T7 椎体高度减低,伴有椎前肿胀或肿块(箭)。这些都可能是退变的征象,但鉴于该患者肿瘤病史,需要和转移瘤引起的病理性骨折进行鉴别

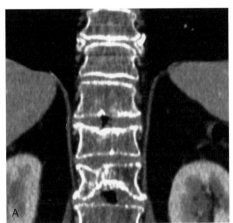
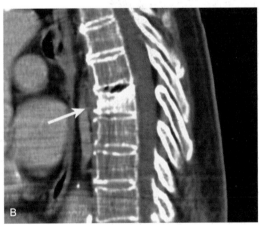

图 29.26 44 岁的女性,有子宫平滑肌肉瘤史,脊柱转移瘤累及 T10 椎体右后部及附件,皮层多处破坏不连续不完整。同样,在原发性肿瘤基础上出现的脊柱破坏,转移瘤要优先考虑

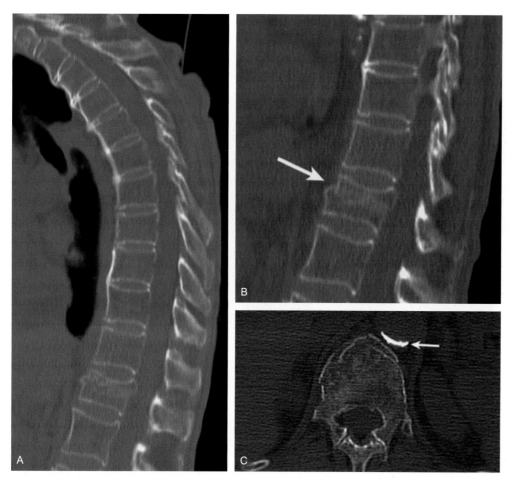

图 29.27　A：一位患有严重驼背的 87 岁女性。B：T12 椎体急性压缩（白箭）。C：未累及椎管的爆裂性骨折。前缘弧形的高密度影（箭）不是骨折片，而是主动脉壁的钙化。这种类型的损伤在骨质疏松症或脊柱转移瘤患者中很常见，好发在 T12 或更低的节段，因为这些区域承重较大。通常发生在轻微外伤或拎重物时

图 29.28　56 岁男性患者，主诉双下肢麻木。CT 显示 L3 水平双侧黄韧带肥大（箭的尖端），并引起椎管狭窄和马尾综合征。还显示了 L4 椎体压缩性骨折（急性 / 慢性不明确）。

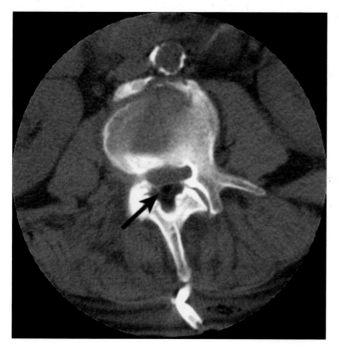

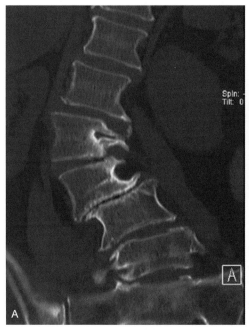

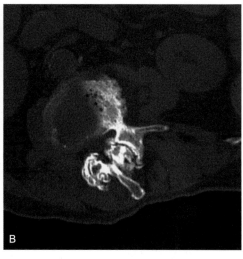

图 29.29　A 图冠状位显示患者明显的腰椎向右侧弯畸形,这种侧弯临床视诊显而易见,除此之外,B 图轴位图像显示脊柱由于压力不均匀引起的左侧的骨赘形成导致了椎管狭窄和马尾综合征

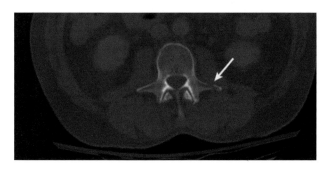

图 29.30　50 岁的外伤患者,腹部钝器伤,超声检查阳性结果,行脾切除后,做了腹部 CT,可观察脊柱情况,显示该患者有多个横突骨折以及左侧第 12 肋骨骨折,这是脾裂伤的常见原因。有证据表明,胸部和腹部 CT 在检测骨病变方面与脊柱检查一样敏感,并且具有一次性获得所需图像的优势,与多次脊柱检查相比,具有扫描速度更快、对患者的辐射剂量更少的优势

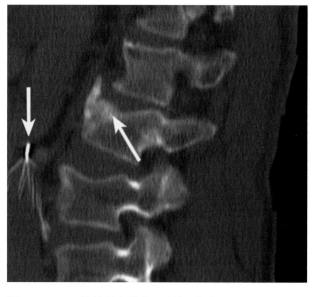

图 29.31　L1 椎体前部的楔形骨折(白箭)。这种骨折由严重的屈曲压缩损伤引起,被认为是不稳定的损伤。局部高密度影为 IVC 过滤器(左侧白箭)

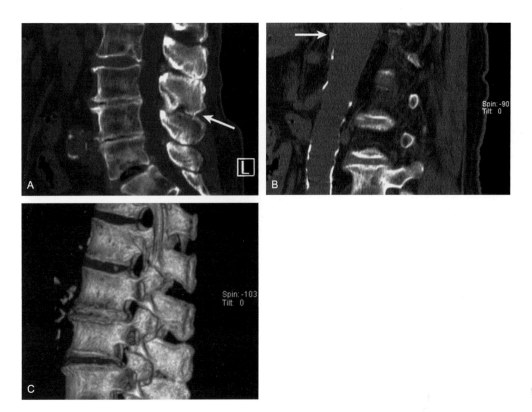

图 29.32　72 岁女性,主诉背部疼痛。A:CT 显示严重的退行性改变,包括多个椎间隙狭窄、多发骨赘形成。发生在 L2~L5 棘突间的骨关节炎可称为 Baastrup 病或"kissing 棘突"(箭),为背部疼痛的少见原因。但是,该患者可能还有另一个更常见导致背痛原因,即主动脉扩张(B,箭)。腰椎扫描上偶然发现的主动脉扩张,不能被忽视被漏诊,尤其是在出现背痛症状的患者,日常工作中需要养成全面观察的习惯。C:3D 重建的脊柱图像,可以直观显示患者广泛的关节炎以帮助进行手术。这种计算机后处理图像在复杂的骨科手术方案制订中非常有价值,但在急诊中意义不大,比如该患者在进行任何手术前都需要完整的主动脉图像

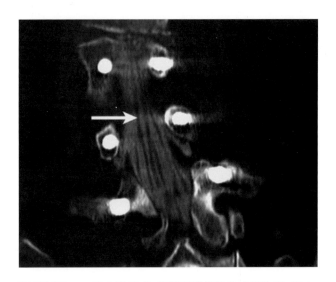

图 29.33　87 岁女性患者,背部疼痛伴神经功能缺损,行 CT 脊髓造影。急诊检查很少使用脊髓造影,但对于有 MRI 禁忌证的患者(例如腰椎术后体内有螺钉、体内有电子或磁性材料植入)脊髓 CT 造影成像非常有用。通过在所需区域的硬膜下腔内注入对比剂,可以明显地勾勒出脊髓轮廓。箭号所指清晰显示马尾神经的轮廓

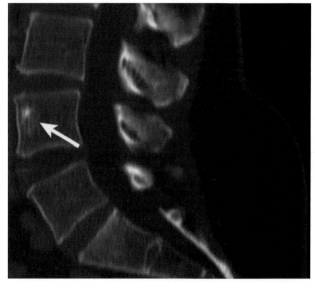

图 29.34　骨岛,常见于胸椎、腰椎,椎体或附件区出现的骨性致密影。骨岛常常需要和成骨性转移瘤进行鉴别,可以使用骨扫描或根据临床是否有原发肿瘤病史来进行区分。如果在随访中发现病灶增大,则需要进行活检来定性

(赵国舒　译,张宁　校)

# 参考文献

1. Antevil JL, Sise MJ, Sack DI, et al.: Spiral computed tomography for the initial evaluation of spine trauma: a new standard of care? *J Trauma-Injury Infect Crit Care* 2006;**61**(2):382–7.

2. Hoffman JR, Mower WR, Wolfson AB, et al.: Validity of a set of clinical criteria to rule out injury to the cervical spine in patients with blunt trauma. National Emergency X-Radiography Utilization Study Group. *N Engl J Med* 2000;**343**(2):94–9.

3. Stiell IG, Wells GA, Vandemheen KL, et al.: The Canadian C-spine Rule for radiography in alert and stable trauma patients. *JAMA* 2001;**286**:1841–8.

4. Harris JH Jr, Harris WH: *The radiology of emergency medicine*, 4th ed. Philadelphia: Lippincott Williams & Wilkins, 2000: 307–8.

5. Barrett T, Mower W, Zucker M, Hoffman J: Injuries missed by limited computed tomographic imaging of patients with cervical spine injuries. *Ann Emerg Med* 2006;**47**(2):129–33.

6. Griffen MM, Frykberg ER, Kerwin AJ, et al.: Radiographic clearance of blunt cervical spine injury: plain radiograph or computed tomography scan? *J Trauma* 2003;**55**:222–7.

7. Diaz JJ, Gillman C, Morris JA Jr, et al.: Are five-view plain films of the cervical spine unreliable? A prospective evaluation in blunt trauma patients with altered mental status. *J Trauma* 2003;**55**: 658–64.

8. Brown CVR, Antevil JL, Sise MJ, Sack DI: Spiral computed tomography for the diagnosis of cervical, thoracic, and lumbar spine fractures: its time has come. *J Trauma-Injury Infect Crit Care* 2005;**58**(5):890–6.

9. Brohi K, Healy M, Fotheringham T, et al.: Helical computed tomographic scanning for the evaluation of the cervical spine in the unconscious, intubated trauma patient. *J Trauma-Injury Infect Crit Care* 2005;**58**(5):897–901.

10. Gale SC, Gracias VH, Reilly PM, Schwab CW: The inefficiency of plain radiography to evaluate the cervical spine after blunt trauma. *J Trauma-Injury Infect Crit Care* 2005;**59**(5):1121–5.

11. Holmes JF, Akkinepalli R: Computed tomography versus plain radiography to screen for cervical spine injury: a meta-analysis. *J Trauma-Injury Infect Crit Care* 2005;**58**(5):902–5.

12. Sheridan R, Peralta R, Rhea J, et al.: Reformatted visceral protocol helical computed tomographic scanning allows conventional radiographs of the thoracic and lumbar spine to be eliminated in the evaluation of blunt trauma patients. *J Trauma-Injury Infect Crit Care* 2003;**55**(4):665–9.

13. Chou R, Qaseem A, Snow V, et al.: Diagnosis and treatment of low back pain: a joint clinical practice guideline from the American College of Physicians and the American Pain Society. *Ann Intern Med* 2007 Oct;**147**(7):478–91.

14. Jarvik JG, Deyo RA: Diagnostic evaluation of low back pain with emphasis on imaging MPH. *Ann Intern Med* 2002;**137**: 586–97.

15. Agency for Healthcare Research and Quality: American College of Radiology appropriateness criteria. 2016. Available at: http s://www.guideline.gov/content.aspx?id=37931

16. Berne JD, Velmahos GC, El-Tawil Q, et al.: Value of complete cervical helical computed tomographic scanning in identifying cervical spine injury in the unevaluable blunt trauma patient with multiple injuries: a prospective study. *J Trauma-Injury Infect Crit Care* 1999;**47**(5):896.

17. Martin BW, Dykes E, Lecky FE: Patterns and risks in spinal trauma. *Arch Dis Child* 2004;**89**:860–5.

18. Viccellio P, Simon H, Pressman BD, et al.: NEXUS Group: A prospective multicenter study of cervical spine injury in children. *Pediatrics* 2001;**108**(2):e20.

19. Veena K, Sheffali G, Mahesh K, Ajay G: SCIWORA – spinal cord injury without radiological abnormality. *Ind J Pediatr* 2006;**73**(9);829–31.

# 头部 CT 成像

Marlowe Majoewsky, Stuart Swadron

## 适应证

头部 CT 是急诊科最常见的影像学检查之一,它能够用于评估头部创伤和非创伤性表现患者。

在大多数美国医疗中心,创伤患者想要做一个头部 CT 还是很容易的。虽然已有加拿大头部 CT 检查[1]、国家 X 射线利用调查[2]和新奥尔良小组[3]制定的 3 种临床决策规则,用于确定低风险患者,避免不必要的成像,但这些规则并没有得到广泛推广使用。这些决策规则列于表 30.1。考虑到 CT 辐射暴露风险,在儿童中使用头部 CT 尤其令人关注。儿童比成年人对辐射更加敏感,发展成癌症的可能性更大。据估计,单次儿童头部 CT 造成恶性肿瘤死亡的终生风险,从婴儿的 1∶2 000 到大龄儿童的 1∶5 000 不等[4]。针对儿童头部 CT 辐射曾提出过多种临床预测规则,但由于缺乏验证和异质性变量,这些规则的使用受到限制[5]。表 30.2 总结了 PECARN 研究的推荐建议[6]。

头部 CT 也用于评估头痛、精神状态改变、疑似卒中或其他急性神经系统异常状况。与头部创伤患者一样,在美国急诊中头部 CT 使用也相当广泛。尽管有一些使用指南,但它们通常是由共识小组协商制订,而不是由随机对照试验获得的结果。对精神状态改变或急性神经系统异常的患者进行急诊头部 CT 扫描几乎没有争议。而对头痛患者,一般急诊 CT 建议适用于某些具有高风险特征的患者[7]。表 30.3 包含了美国急诊医师学院(American College of Emergency Physician, ACEP)关于急性头痛急诊 CT 适应证的最新建议。

在急诊头部 CT 也适用于其他情况。例如,对恶性肿瘤病史患者在使用纤溶药物之前,头部 CT 可帮助确定是否有颅内转移病灶,避免治疗风险。头部 CT 可以帮助评估免疫力低下的发烧患者确定进行腰穿是否安全。往往这类患者可发现颅内占位性病变,可能会是腰穿的禁忌证。

## 诊断能力

目前 CT 扫描对头部损伤两种重要病理变化:急性出血和骨损伤的检测非常敏感。在急诊中,由于对疾病诊断具有高灵敏性、扫描时间短和容易操作的优点,CT 使用仍然优于其他昂贵的成像技术,如 MR[8,9]。但应该注意的是,CT 在检测亚急性出血(如损伤时间 >6 小时)、轴索损伤、后颅窝病变方面的敏感性远低于 MR。然而,这些不应削弱 CT 在急性头部损伤决策过程中的主导作用。

在头部损伤的患者中,CT 可以有效诊断骨折,尽管横断面扫描可能会漏掉颅底骨折。对颅外如血肿和软组织水肿等病变显示也很明显。急性出血在 CT 上表现为高密度(白色)。头部 CT 对所有颅内血液聚集性病变非常敏感:比如硬膜外和硬膜下出血、蛛网膜下腔出血、脑实质内和脑室内出血。虽然 CT 对轴突损伤和细胞损伤的早期征象相对不敏感,但这种损伤所产生的占位效应可以被清楚地看到,以便于临床决策。颅内积气也能很好地显示出来,通常代表骨折导致硬脑膜损伤。

在精神状态改变和其他神经异常的患者中,头部 CT 诊断对需要急诊干预的病变非常有价值。虽然 CT 不足以显示出所有占位性病变,但在急诊中也会因为病变本身大小或周围水肿引起的占位效应而被诊断出来。有时 CT 不确定占位性病变是感染性(例如脓肿)、血管性(例如动静脉畸形)还是肿瘤性(例如转移瘤)来源时,须进行进一步的检查。无论占位性病变病理结果如何,急诊时应对其占位效应给予处理。急性出血性脑卒中在头部 CT 上很容易识别。CT 也很容易诊断由脑动脉瘤或动静脉畸形自发破

表 30.1　不同国家对头部外伤患者头部 CT 扫描适应证推荐标准

| 加拿大头部 CT 调查[1] | 轻度头部损伤的患者可以分为两个风险级别 |
|---|---|
| | 1）患者满足以下 5 个表现中的任何一个都有很大的风险需要神经外科干预。在这些情况下头部 CT 扫描是强制性的 |
| | ● 伤后 2h GCS 评分 <15 分 |
| | ● 疑似开放性或凹陷性颅骨骨折 |
| | ● 任何颅底骨折的迹象（鼓室积血、脑脊液耳 / 鼻漏、巴特尔氏征） |
| | ● 呕吐发作 >2 次 |
| | ● 年龄 >65 岁 |
| | 2）具有以下 2 个特征的患者可能合并有严重的临床病变但无须神经外科干预。使用 CT 扫描还是密切观察取决于当地医疗资源 |
| | ● 撞击前失忆 >30min |
| | ● 危险因素（行人被机动车辆撞击，乘员从机动车辆弹出，从高处坠落 >0.9m 或 5 层楼梯） |
| 国家 X 射线使用调查[2] | 不符合以下 8 项标准中的钝性颅脑外伤患者，CT 扫描可能不会发现明显的病变，不推荐 CT 检查 |
| | ● 明显颅骨骨折的征象 |
| | ● 头皮血肿 |
| | ● 神经功能缺损 |
| | ● 警觉性改变 |
| | ● 异常行为 |
| | ● 凝血障碍 |
| | ● 持续呕吐 |
| | ● 年龄 ≥65 岁 |
| 新奥尔良集团[3] | 轻微头部损伤的患者若出现以下 7 个临床表现中的 1 个或多个，需进行 CT 检查 |
| | ● 头疼 |
| | ● 呕吐 |
| | ● 年龄超过 60 岁 |
| | ● 毒品或酒精中毒 |
| | ● 短期记忆缺失 |
| | ● 锁骨上方外伤表现 |
| | ● 癫痫发作 |

裂引起的蛛网膜下腔出血。然而，在一些新的、突然发作的头痛患者中，小部分 CT 未检测出的出血者，CT 检查后应辅助腰穿以排除出血[10-13]。

在缺血性脑卒中（以及短暂性脑缺血发作）后的最初几个小时，头部 CT 对病变诊断缺乏敏感性。然而，首次 CT 对于排除出血、肿块和其他病变至关重要。CT 可以发现脑水肿影像表现，表明患者在来到急诊前就已经发生脑卒中，此时进行纤溶治疗更有可能导致严重的出血。增强 CT 扫描（例如灌注 CT）和 MR 对于将卒中患者分层到各种干预措施中具有更大的应用前景。

## 成像缺陷和局限性

绝大多数在急诊科中进行的头部 CT 都是平扫。

静脉注射对比剂影响急性出血诊断。在增强扫描前，首先应进行 CT 平扫。增强扫描可以增加亚急性出血检出能力，发现占位性病变，但由于 MR 对诊断这些情况具有优越性，增强 CT 扫描可能仅限于 MR 不适用的情况下。在头部损伤和非创伤性 CT 适应证中，急性病理改变往往伴随疾病发生动态改变，急性脑挫伤或急性缺血性脑卒中的 CT 表现将随着时间的推移而变化，因此在治疗的初始阶段，重复成像往往是必要的。

伪影是头部 CT 扫描中一个重要的考虑因素。在大脑的周围或边缘有一定程度的线性条纹伪影，这些区域被厚厚的、不规则的骨头包围。这些区域包括后颅窝、额底和颞极。若是这些地方发生出血，可能会出现误诊或是漏诊。其他可能难以与血液区分的结构包括增厚的大脑镰、小脑幕和硬脑膜静脉窦的区域，所有这些都在 CT 上显示为

表 30.2　儿童钝性头外伤头部 CT 适应证推荐建议

A. 2 岁以下

- GCS=14 或其他精神状态改变的迹象
- 颅底骨折迹象

→ 是 → 推荐 CT

↓否

- 1. 枕、顶、颞头皮血肿
- 2. 曾失去意识>几秒
- 3. 严重伤害机制*
- 4. 行为异常

→ 是 → CT 与观察

↓否

不推荐
使用CT

B. 2 岁或以上

1. GCS=14或其他精神状态改变的迹象
2. 颅底骨折的迹象

→ 是 → CT 推荐

↓否

1. 意识丧失史
2. 呕吐史
3. 严重伤害机制*
4. 严重头痛

→ 是 → CT 与观察

↓否

不推荐
使用CT

 * 严重伤害机制的定义是：机动车辆碰撞伴患者弹射，另一名乘客死亡，侧翻，戴头盔的行人或骑自行车者被机动车辆击中，坠落超过 0.9m(2 岁以下)或 1.5m(2 岁或以上)，或头部被高处撞击物体击中

表 30.3　ACEP 推荐头痛患者头部 CT 扫描适应证

**哪些头痛患者需要急诊行神经影像检查?**
**患者管理建议**

**A 级建议**

无具体说明

**B 级建议**

1. 患者以头痛急诊就诊，神经查体发现新的异常神经功能改变(如局灶性缺损、精神状态改变、认知功能改变)，推荐紧急的 *头部 CT 平扫
2. 患者出现新的、突然发作的、严重头痛，应行紧急的 * 的头部 CT 检查
3. HIV 阳性患者出现新的头痛应行紧急的 * 神经成像

**C 级建议**

年龄 >50 岁并表现为新类型头痛但神经查体正常的患者应考虑进行一项紧急的 ** 神经影像学研究

 * 紧急处置(emergent study)对于及时决定可能危及生命或严重致残的实体至关重要。** 特急处置(urgent study)是指在不能保证随访的情况下，在急诊室出院之前进行的研究(扫描预约包含在处置中)或在处置之前进行的研究
 来源：美国急诊医师学院(American College of Emergency Physician, ACEP)。临床决策：来急诊科急性头痛患者评估和管理中的关键问题. Ann Emerg Med 2002 Jan; 39(1):108-22

高密度。

 需要引起注意的是所有 CT 窗宽窗位都很重要。特定的窗宽窗位用来显示不同的扫描细节：如颅骨、脑实质或血液。如果不应用骨窗，创伤患者可能会造成漏诊骨折。如果不检查血窗，硬膜下血肿可能很难被发现。

# 临床图像

## 基本原理和正常解剖

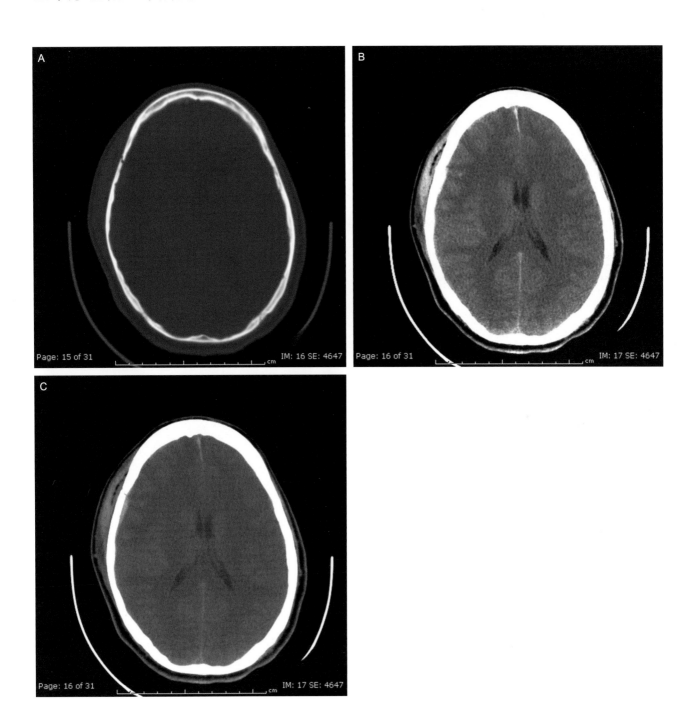

图 30.1 窗宽窗位。头部 CT 常用的三个窗宽窗位设置。骨窗(左 A)有助于识别骨折、鼻窦病变和颅内积气。在脑实质或脑窗(中 B),可以区分显示脑灰质、白质。卒中和其他导致水肿性病变的早期表现可以在脑窗上清楚地观察到。硬膜下或血窗对检测硬膜下及其他颅内出血最敏感。在这个例子中,在骨窗上的右侧额部看到骨折,相邻区域可观察到软组织水肿和皮下气肿(在所有三个窗口上均可见),以及一个只有在血窗上才能显示的小范围硬膜外血肿

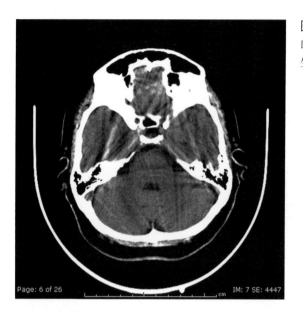

图 30.2　放射状伪影。脑实质中的放射状伪影一般发生在厚骨包围的脑组织区域。这种伪影通常出现在颅底和后颅窝,导致许多临床医生诊断困难

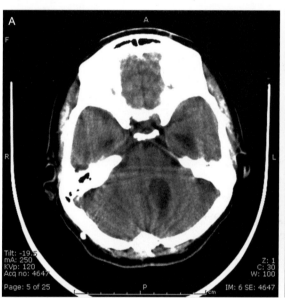

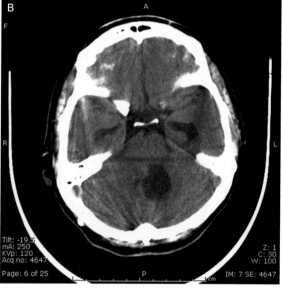

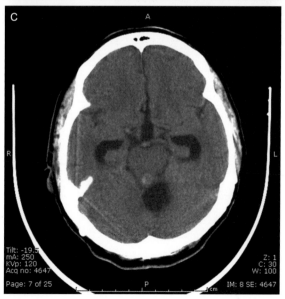

图 30.3　容积平均伪影。当 CT 扫描层厚很厚时,容积平均伪影可能导致出血假象。这通常发生在大脑的底部。在这个例子中,伪影出现在额叶的底部,眶上方。第四脑室同样出现囊肿,导致非交通性脑积水和侧脑室颞角扩张

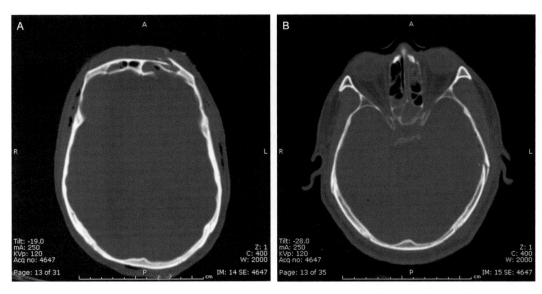

图 30.4　骨折。颅骨骨折可分为线性骨折、凹陷骨折、颅底骨折或粉碎性骨折。在第一个例子(A)中,可以看到左侧额窦外壁和内壁骨折。在第二个例子(B)中,左侧颞骨骨折。鼻窦中可见异常密度影代表面部骨折伴出血,但在这个特定的窗宽窗位中看不到

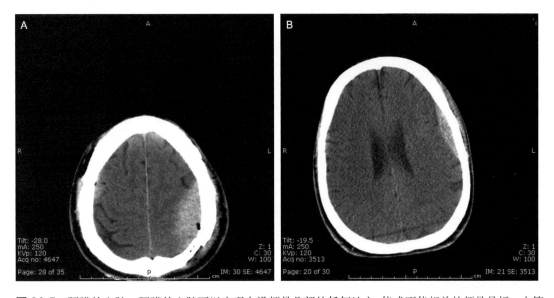

图 30.5　硬膜外血肿。硬膜外血肿可以出现在沿颅骨凸部的任何地方,伴或不伴相关的颅骨骨折。在第一个例子中,可见硬膜外血肿伴颅内积气,这意味着周围存在骨折,骨折可在骨窗显示

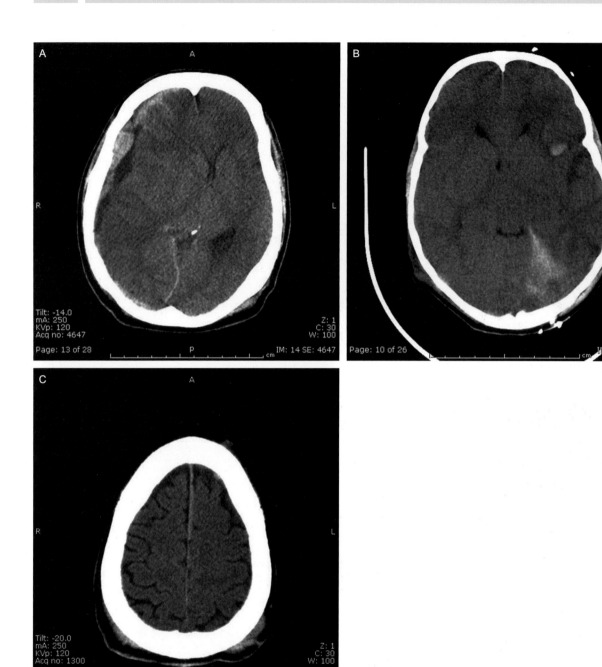

**图 30.6** 硬膜下血肿。硬膜下血肿可出现在大脑凸面,邻近的脑沟和脑实质内。硬膜下血肿呈新月形,而硬膜外血肿呈梭形。硬膜下血肿不跨越中线,而是沿着大脑镰和小脑幕走形,与潜在的大范围脑水肿相关。在第一个例子(A)中,可以看到右侧硬膜下的慢性(黑色)和急性(白色)血液成分,周围水肿导致中线结构明显移位。在第二个例子(B)中,急性硬膜下血液沿小脑幕层状分布。在第三个例子(C)中,在双侧大脑半球之间发现硬膜下血肿。通常可以通过出血侧的占位效应(脑沟变窄)与大脑镰钙化相区别

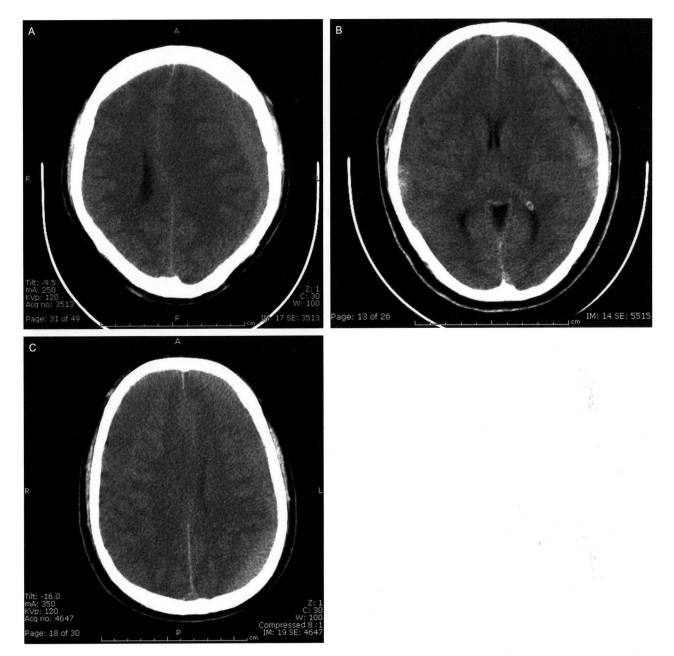

图 30.7　等密度硬膜下血肿。受伤后 1 周或以上的亚急性期硬膜下血肿一般呈等密度,CT 扫描不易发现,因为此时处于从急性期高密度(白色)到慢性低密度(黑色)的过渡中。在第一个例子(A)中,左侧可见大范围新月形等密度硬膜下血肿,周围脑组织受压伴中线结构向右移动。在第二个例子(B)中,可见双侧亚急性期硬膜下血肿,左侧硬膜下伴有急性出血。当双侧血肿存在时具有平衡作用,看不到明显的中线结构移位。第三个例子(C)显示双侧等密度硬膜下血肿

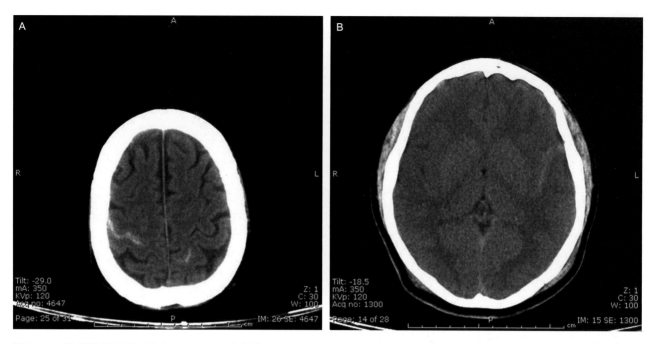

图 30.8　外伤性蛛网膜下腔出血。在这两个外伤性蛛网膜下腔出血的例子中,血液出现在脑沟之间。在右图中,可在左侧大脑侧裂中见到血液

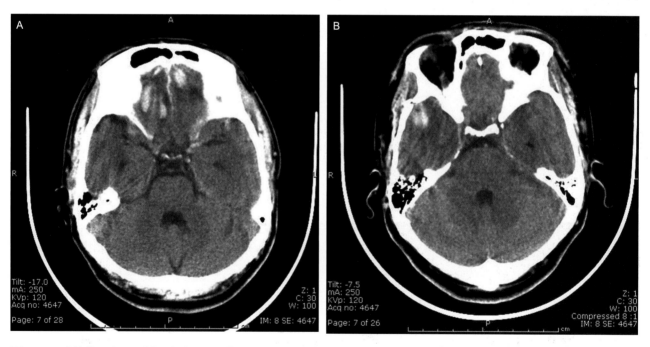

图 30.9　脑挫伤。出血和周围水肿是脑挫伤的典型表现。这些表现可能会随着时间的推移而扩大,导致占位效应和脑疝。由于邻近的颅骨产生伪影,颅底部的挫伤更容易被漏诊。以下是额叶(A)和颞叶(B)脑挫伤的例子

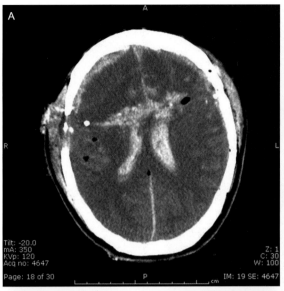

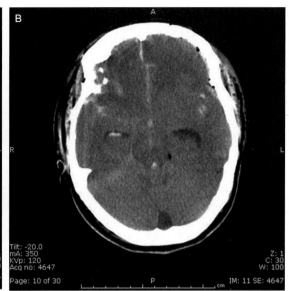

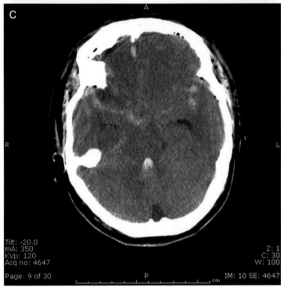

图 30.10　头部中枪。一位典型的枪伤患者连续的 CT 图像显示了子弹穿过大脑中线结构的变化。在第一张图像（A）中，可以看到子弹的轨迹，以及整个侧脑室积血。下层图像（B 和 C）中显示了蛛网膜下腔出血和脑室内积血伴脑积水（显示为侧脑室颞角扩张）和小脑幕切迹疝（显示为脑干周围脑池缺失和不对称）

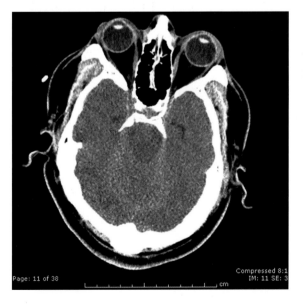

图 30.11　弥漫性轴索损伤。在弥漫性轴索损伤患者中，最初 CT 和 MR 扫描结果通常是正常的。只有 10% 患者会出现特征性点状出血性改变。病灶常位于胼胝体、大脑灰白质交界处和脑桥-中脑交界处。通常可见到弥漫性轴索损伤的后遗症，如水肿。此图为一位经历高速机动车事故患者弥漫性轴索损伤，CT 表现为弥漫性脑水肿、脑灰白质结构消失和脑疝，GCS 评分是 3 分

# 非创伤

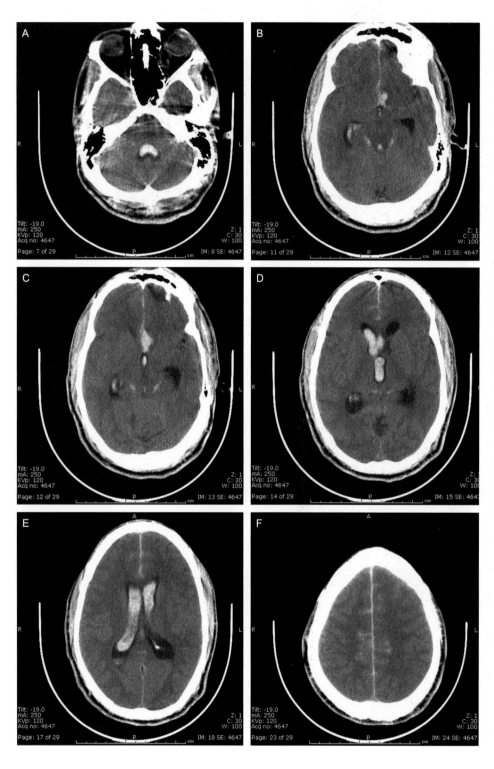

图30.12　蛛网膜下腔出血继发于动脉瘤破裂并伴有脑室积血和非交通性脑积水。与常常发生在脑组织的凸面的创伤性蛛网膜下腔出血相比，动脉瘤破裂引起的蛛网膜下腔出血通常出现在基底池。本图展示的是位于鞍上池的Willis环的脑动脉瘤。一个动脉瘤破裂的患者，在他的6层连续CT横断面图像上一些典型的影像改变。第一张图（A）显示血液充满了第四脑室。第二张图（B）观察到中脑导水管和右侧侧脑室颞角积血。中脑导水管内可见血块阻塞脑室系统，导致脑积水，表现为颞角扩张。血液也可见于脑干周围的基底池和周围的脑裂（大脑镰和脑侧裂）。在动脉瘤的常见部位——前交通动脉层面可见最高密度影，这可能是该患者的破裂部位。第三张图（C）可见第三脑室内有积血。在随后的图像（D~F）中，可以看到血液延伸到双侧侧脑室，在最高的扫描层面（F）上，可以看到脑沟中的脑脊液被血液替代

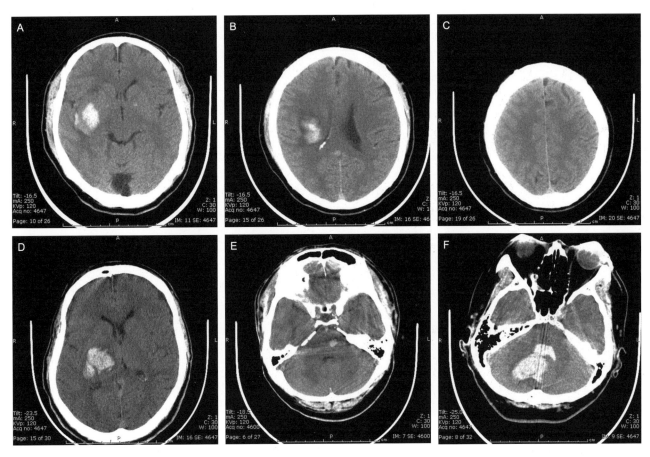

图 30.13 高血压出血。继发于长期高血压和慢性血管疾病的自发性出血，最常见于基底节（A~C）、丘脑（D）、脑桥（E）和小脑（F）。在上图中出血和周围水肿的占位效应明显使右侧脑沟回消失。在最后一张图像（F）中，小脑出血已破入到第四脑室

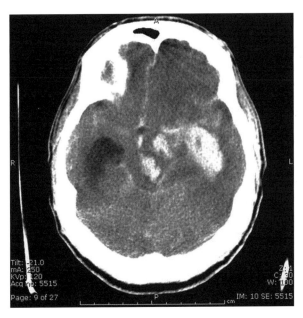

图 30.14 钩回疝。当补偿机制不能适应扩大的占位性病变时则会引起脑疝。脑疝的影像学征象可能早于临床表现，并可能为临床干预提供一个小的机会窗口，但在此图展示这种情况是不可能的。在这个高血压患者中，基底节区大量出血已经流到脑室系统中。出血和周围水肿的占位效应导致颞叶沟回疝，其表现为脑干周围空间（环池）消失。也可以看到中脑出血，可能是由于 Duret 血管撕裂导致的（由于该患者左侧基底节区出血和血肿引起的占位效应，使脑组织向枕骨大孔移动，供应脑干的血管撕裂造成的，这是一个不可逆的过程）。同时，也可以看到右侧脑室颞角扩张，这是由于脑疝引起的梗阻性脑积水。

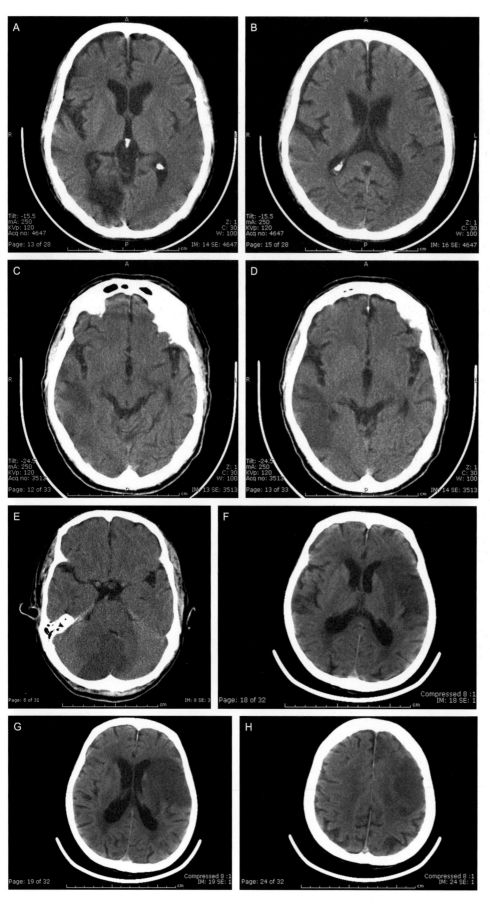

图 30.15　缺血性脑卒中。非增强 CT 对诊断刚发生的缺血性脑卒中不敏感。最早的影像变化与脑水肿有关，表现为脑灰白质交界处模糊和病变周围脑沟的消失。随着时间的推移，受影响脑组织变为低密度。陈旧性梗死的表现类似于脑实质的缺失（"较前真空"变化）

第一组（A-B 图）显示的是一个患者急性脑卒中和陈旧性脑卒中的 CT 变化。右枕叶可见明显的脑实质损失（片状低密度）为陈旧性病变（A 图）。左侧枕部灰白质交界处模糊和脑沟消失提示急性缺血性脑卒中（B 图）。

第二组（C-D 图）描述的是另外一位患者。除了脑水肿早期脑卒中迹象外，该患者右侧颞叶梗死区域表现为低密度，这种影像表现通常出现在几个小时至几天亚急性缺血性脑卒中，不明显的占位效应即是证据。

第三组（E-F 图）显示小脑梗死。CT 对后颅窝梗死诊断的敏感性低于 MRI，主要由于后颅窝 CT 扫描存在骨性伪影。

第四组（G-H 图）显示大脑中动脉供血区出现的病变时间较久的脑梗死，梗死周围水肿较少。缺血性脑卒中最大占位效应的时间通常是在最初损害后的第 2~4 天。

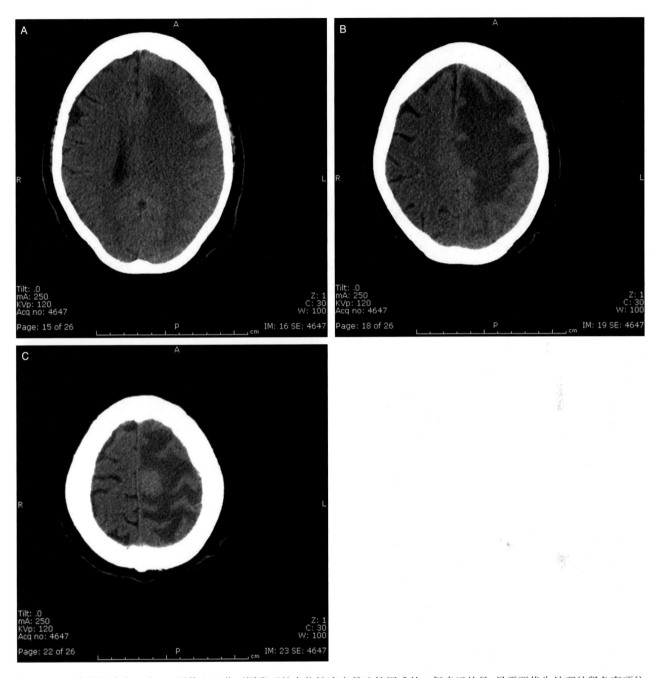

**图 30.16** 占位性病变。在 CT 图像上区分不同类型的占位性病变是比较困难的。但幸运的是,最需要优先处理的紧急事项往往与病变本身的性质无关,而更多地与其占位效应有关。原发和转移肿瘤、血管畸形以及感染性病变(例如脑弓形虫病和脑脓肿)都是可能导致水肿和占位效应病变的例子。在本例中,在大脑镰附近可以看到一个高密度的病变(图 C),周围伴有明显低密度水肿影,甚至在病变下方的扫描层面都可以观察到脑水肿表现。(图 A 和图 B)

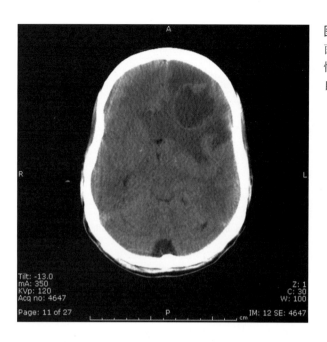

**图30.17**　环形增强病变。环形增强病变的鉴别诊断包括脓肿(细菌、真菌和寄生虫)，转移瘤，原发性脑肿瘤如胶质母细胞瘤，多发性硬化，梗死，溶解性血肿和放疗继发性坏死。该图像可能是取自一个肺癌脑转移病史的患者

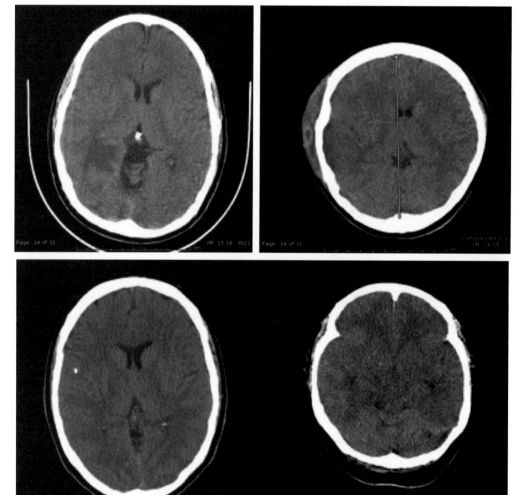

**图30.18**　感染。颅内感染的CT影像表现可能很不明显。在左上图脑炎患者的影像中，因炎症导致的弥漫性脑水肿和基底池的消失与脑疝的结果一致。在右上图中，新月形的低密度和中线结构移位表明患者出现硬膜下脓肿，此情况常继发于智齿拔除后严重的面部感染。在左下图中，脑脓肿的患者出现低密度病变和周围水肿。在右下图中，钙化的病变表示的为非活动性神经囊虫病。活动性病变表现为囊性的，该病变可见于脑膜、脑实质和脑室

（王媛媛　译，孙婷　校）

# 参考文献

1. Stiell IG, Wells GA, Vandemheen K, et al.: The Canadian CT Head Rule for patients with minor head injury. *Lancet* 2001;**357**(9266):1391–6.

2. Mower WR, Hoffman JR, Herbert M, et al.: Developing a decision instrument to guide computed tomographic imaging of blunt head injury patients. *J Trauma* 2005;**59**(4):954–9.

3. Haydel MJ, Preston CA, Mills TJ, et al.: Indications for computed tomography in patients with minor head injury. *N Engl J Med* 2000;**343**(2):100–5.

4. Brenner DJ, Hall EJ: Computed tomography—an increasing source of radiation exposure. *N Engl J Med* 2007 Nov;**357**(22):2277–84.

5. Maguire JL, Boutis K, Uleryk EM, et al.: Should a head-injured child receive a head CT scan? A systematic review of clinical prediction rules. *Pediatrics* 2009 Jul;**124**(1):e145–54.

6. Kuppermann N, Holmes JF, Dayan PS, et al.: Identification of children at very low risk of clinically-important brain injuries after head trauma: a prospective cohort study. *Lancet* 2009 Oct;**374**(9696):1160–70.

7. American College of Emergency Physicians: Clinical policy: critical issues in the evaluation and management of patients presenting to the emergency department with acute headache. *Ann Emerg Med* 2002;**39**:108–22.

8. Mohamed M, Heasly DC, Yagmurlu B, Yousem DM: Fluid-attenuated inversion recovery MR imaging and subarachnoid hemorrhage: not a panacea. *Am J Neuroradiol* 2004;**25**:545–50.

9. Go JL, Zee CS: Unique CT imaging advantages. Hemorrhage and calcification. *Neuroimaging Clin N Am* 1998;**8**:541–58.

10. Heasley DC, Mohamed MA, Yousem DM: Clearing of red blood cells in lumbar puncture does not rule out ruptured aneurysm in patients with suspected subarachnoid hemorrhage but negative head CT findings. *Am J Neuroradiol* 2005;**26**:820–4.

11. O'Neill J, McLaggan S, Gibson R: Acute headache and subarachnoid haemorrhage: a retrospective review of CT and lumbar puncture findings. *Scott Med J* 2005;**50**:151–3.

12. Morgenstern LB, Luna-Gonzales H, Huber JC Jr, et al.: Worst headache and subarachnoid hemorrhage: prospective, modern computed tomography and spinal fluid analysis. *Ann Emerg Med* 1998;**32**(3 Pt 1):297–304.

13. Foot C, Staib A: How valuable is a lumbar puncture in the management of patients with suspected subarachnoid haemorrhage? *Emerg Med (Fremante)* 2001;**13**:326–32.

# 面部 CT 成像

Monica Kathleen Wattana，Tareg Bey

CT 已超越 X 线平片,成为快速、有效识别多发伤和单纯面部损伤的方法。一个重要的原因是,面部平片的投照体位,如华氏位,需要重新摆位以避免结构重叠对骨折的遮挡。患者检查时常带着颈托,重新摆位在临床工作中往往无法实现。CT 检查可避免这种情况,允许在急诊评估颅内及颈椎损伤的同时评估面部创伤。CT 检查无须多次定位,一次扫描即可包括面部骨骼的所有区域,对骨折精准定位,提供骨折移位程度和软组织受累情况。此外,从 CT 图像构建 3D 图像有助于指导术前规划。以上所列特征使 CT 成为诊断眼眶和面中部薄骨骨折的首选诊断工具。对眼眶受累为临床表现的多发伤患者、面部软组织肿胀妨碍临床评估时,CT 为首选检查[1-4]。

对多发伤患者,应常规进行头部 CT 检查以筛查颅内损伤。在这些患者中,受限于颈托、插管和中毒等因素而无法进行全面查体,从而较难决定是否需要同时进行面部 CT 检查[5,6]。因此,出现了面部软组织畸形这样的指标,可用于判断患者是否需要立即进行面部 CT 检查。Holmgren 和同事们建立了面部 5 个部位软组织损伤的首字母缩略词 "LIPS-N",分别代表唇(lip,L)撕裂伤、口内(intraoral,I)撕裂伤、眼眶周围(periorbital,P)挫伤、结膜下(subconjunctival,S)出血和鼻(nasal,N)撕裂伤[5]。这些部位软组织损伤高度提示潜在的面部骨折。

最近的一项研究比较了颅脑 CT 及面部 CT 在诊断除鼻骨外的面中部骨折的能力。头 CT 诊断骨折的敏感性为 90%(95%CI=79%~96%)和特异性为 95%(95%CI=84%~99%),阳性预测值为 96%(95%CI=86%~99%),阴性预测值为 89%(95%CI=76%~95%),准确率为 92%[7]。

本章的重点是介绍面中部骨折和下颌骨骨折。简要概述了面部 CT 图像采集方法及对面部支撑系统的分析。四个主要类型的面中部骨折将分别介绍,包括:①眼眶爆裂性骨折,②颧骨骨折,③上颌骨骨折,④下颌骨骨折。每部分包含一种面部骨折的适应证和相关发现的一般指南。在本章的最后,面部 CT 图像也包含了重要的病理发现。

## 面部 CT 图像的采集方法

该技术包括从硬腭到后颅窝层间距 5mm 的平扫轴位切片,之后是从硬腭到颅顶的 100mm 连续轴位切片。冠状面为 90°,轴面与眼眶间线成 0°[8]。当结构垂直于成像平面时,显示效果最佳;平行于成像平面的结构显示不是很好。冠状面检查水平方向和长的垂直段的骨折。两个平面的图像都应在软组织窗和骨窗设置下查看。肺窗也可用于区分眼眶积气和脂肪,以及一些木质异物和空气[8]。

在患者病情稳定之后,可以针对面部创伤进行详细的 CT 检查,或者同时进行面部 CT 检查。面部图像是在从颅底到锁骨的轴面和冠状面上以 2~3mm 的连续层面获得的。面部评估使用的是 5mm × 5mm 的小视野,而不是颅脑 CT 扫描使用的 10mm × 10mm,便于详细地观察面部骨骼的细节;尽管如此,这些层面仍然可以充分显示下颌骨髁突。

评估面部骨折的 CT 扫描范围标准是从颏下到颅顶(1~2mm 轴位切片),3D 重建为可选项[9]。

眼眶、翼板、鼻中隔和下颌支等结构可在冠状面上清晰显示。最佳的冠状面成像需要患者过伸颈部,如果患者无法配合,可以通过重建轴位图像获得冠状面的图像。轴位图像可用于评估颧弓、上颌窦和额窦后壁情况以及 Le Fort 骨折和颧上颌复合体(zygomaticomaxillary complex,ZMC)骨折的后移程度[4,8]。

# 面部解剖的 CT 分析

Gentry 和同事们通过 CT 观察正常面部解剖结构,建立了面部支撑系统[10]。对相互连接的支撑骨在水平面、矢状面和冠状面上定位,以便对面部进行连续的综合评估。通常分为 3 个水平方向、2 个冠状方向和 5 个矢状方向进行描述。垂直方向的加固由鼻上颌骨、颧上颌骨和翼颌柱组成。水平方向的加固包括下颌骨筋膜弓、腭齿槽复合体、眶下和眶上支撑骨。面部支撑系统提供了面部检查的方法论,但对面部骨折的描述仍然基于实际涉及的解剖结构[2,4,10]。

# 眼眶爆裂性骨折

## 征象

对于怀疑有面部创伤的患者,必须对其眼眶结构进行深入检查。除孤立的鼻骨、下颌骨、颧弓、上颌骨骨折和 Le Fort I 型骨折外,大多数面部骨折都发生在眼眶[8]。眼眶爆裂性骨折将在本节中详细讨论。眼眶爆裂性骨折描述的是眶底骨折,骨碎片移位[11]。诊断爆裂性骨折的关键点是眶下缘的完整性。根据定义,爆裂性骨折的眶缘连续性可以使保持完整[12]。

这种类型的骨折占所有颅面创伤的 3%[13]。眼眶爆裂性骨折有两种类型:眶下壁爆裂性骨折和眶内壁爆裂性骨折。眶下壁爆裂性骨折累及中间水平支柱,是面中部骨折中第三常见的类型[3]。单纯眶内壁爆裂性骨折累及眼眶矢状面旁支撑结构的损伤[8]。在机械工程的概念中,支撑指的是用来抵抗纵向压缩的结构部件。

表 31.1 描述了导致眼眶爆裂骨折的三种经典理论:流体压力理论、球壁理论和屈曲理论[14]。这三种理论解释了眼眶爆裂性骨折的机制,但有些机制间是相互排斥的[11,14]。

这些患者必须进行视力和眼外运动的紧急评估。眼眶爆裂性骨折的主要临床表现包括眼球内陷、向上凝视时眼球运动减少、复视以及眶下神经分布区的感觉减退或麻痹。由于眶周肿胀或意识不清,

**表 31.1　提出的导致眼眶爆裂骨折的三种理论及其解释**

| | |
| --- | --- |
| 流体压力理论 | 外力作用于眶前软组织,致眶内压力增加,眼眶薄弱的部位,底壁和 / 或内侧壁骨折 |
| 球壁理论 | 传递给眼球的外力将其推向眼眶壁,球体的撞击使眼眶壁破裂 |
| 骨传导理论,或"屈曲理论" | 外力被传递到眼眶边缘,导致眼眶边缘"弯曲",然后导致眼眶壁骨折 |

来源:He D,Blomquist PH,Ellis E III:Association between ocular injuries and internal orbital fractures. J Oral Maxillofac Surg 2007; 65:713-20

体格检查时这些发现可能不明显。10%~20% 的眶下壁爆裂性骨折,可伴下直肌嵌顿[8]。而单纯的眶内壁爆裂性骨折通常不会引起嵌顿因为很少骨碎片移位[15]。

## 诊断能力

CT 是评估眼眶外伤骨折和软组织损伤的首选检查技术。眼眶在冠状位上观察效果最好,该层面提供了内侧壁和眶底详细情况,清楚地显示上直肌、下直肌、视神经、鼻窦和筛板[3,16,17]。微小骨折可伴有眼内肌嵌顿,CT 上表现为眼内肌的突然扭结[12]。CT 可以在眼球内和眶内定位可疑异物[16,18]。眶下壁爆裂性骨折的 CT 表现为骨碎片和脂肪筋膜等软组织移位到邻近的窦腔[8,17]。对于眶内壁爆裂性骨折,可以看到眶内容物向筛窦的突出以及内直肌的肿胀和偏斜[19]。Lee 和他的同事发现,CT 在确定爆裂性骨折患者视力下降的原因方面发挥了重要作用,骨折可由于眼球破裂、球后出血、视神经水肿和撞击以及眶内积气所致[16]。

## 成像缺陷和局限性

一个主要的局限性是,轴位图像可能需要重建为冠状位,因为在幼儿和头部受伤或颈部活动受限的患者中,有时无法直接进行冠状位扫描[16]。另一个局限性是,尽管 MRI 检测骨折的敏感性较低,但在眼眶软组织损伤表现优于 CT[16]。多平面成像的优势、区分水肿和出血的能力以及更好的软组织显示能力使得 MRI 在显示眼眶软组织损伤上优于 CT[16]。MRI 在评估眼内血肿方面特别有效,因为它能够发现脉络膜、视网膜和后部玻璃体脱离[7]。第

三个局限性是,尽管 CT 是识别和定位眼内异物的主要手段,研究也表明某些材料(例如金属)很容易识别。但 Myllylä 和他的同事们发现,在 CT 上,木头有时会被误认为是气泡[18]。

本章末尾的图 31.1~ 图 31.6 是眼眶外伤的 CT 图像。

# 颧骨

## 征象

颧骨是仅次于鼻骨的第二常见的面中部骨折,占所有颅面骨折的 13%[13]。颧骨的主体结构在面部创伤中少见。大多数涉及颧骨的骨折发生在与其他面部骨骼连接的区域内。颧骨骨折分为两类:孤立的颧弓骨折和颧骨上颌复合体(zygomaticomaxillary complex,ZMC)骨折。Zingg 和他的同事提供了颧骨骨折的分类方案[20]。ZMC 骨折是最常见的颧骨骨折类型,占所有面中部骨折的 40%。ZMC 骨折是由对颧骨隆起的直接打击造成的[21]。骨折的主线包括眶、颧骨和上颌突[1,8]。移位的 ZMC 骨折与蝶骨翼突骨折有关。临床上,如果患者的颧骨隆起直接受到外力,则应怀疑颧骨多个关节骨折。骨折可能会导致脸颊和下眼睑的水肿和瘀血,颧骨隆起变平[1,4,8]。触诊眶下缘和口腔内颊黏膜时可感觉到颧骨骨折[1,4,8]。颧弓骨折占所有面中部骨折的 10%[13]。颧弓骨折通常是由于施加在面部一侧的水平力造成的。触诊显示局限于面颊外侧区域的平坦,由于颧弓碎片撞击下颌骨冠突或颞肌导致患者无法张开嘴[1,8]。

## 诊断能力

虽然在平片上可以充分显示颧骨骨折,但 CT 仍具有显示骨折段移位程度的优势[3]。ZMC 骨折根据移位程度和骨碎片的旋转程度进行分级。简单的 ZMC 骨折发生轻微移位,而复杂的 ZMC 骨折发生严重的粉碎性骨折或移位[8]。CT 可显示骨折线,识别骨折段的旋转和移位程度[8]。这对于治疗尤其重要,因为修复 ZMC 骨折需要评估骨折段相对于颅底后方和面中部前方的关系。ZMC 和颧弓骨折在冠状位最容易辨认,轴位像不能充分显示颧弓[8]。

## 成像缺陷和局限性

ZMC 骨折可伴有同侧蝶骨大翼骨折,由于与脑膜中动脉关系密切,需要注意临床上是否存在隐匿性硬膜外血肿。因此,颅脑和面部的 CT 成像必须同时获得冠状位和轴位[3,4,8]。本章末尾的图 31.7~ 图 31.11 是颧骨外伤的 CT 图像。

# 上颌骨

上颌骨骨折发生单侧或双侧。孤立的单侧骨折并不常见[4]。孤立的骨折发生在上颌窦前壁或上颌牙槽嵴一侧的单独损伤。累及上颌骨的双侧骨折较为严重,属于 Le Fort 型骨折或粉碎性骨折[20,22]。Le Fort 骨折可能是孤立的,但更常见的是合并其他骨折,如眼眶爆裂性骨折、ZMC 骨折和下颌骨骨折[20,22]。Le Fort 骨折具有共同的临床和影像学特征[20,23]。面部骨骼严重破坏,导致双侧软组织肿胀。所有类型的 Le Fort 骨折都因累及翼突而导致面中部的部分不稳定和游离。由翼板形成的上颌窦后壁在三种 Le Fort 骨折中也都发生了骨折。所有的 Le Fort 骨折都会导致上颌和下颌的咬合不正[20,23]。

## 征象

Le Fort Ⅰ型是一种经双侧上颌骨骨折,上颌牙槽与面中部其余部分分离。Le Fort Ⅰ型骨折临床表现包括面部浮肿和硬腭游离。腭部向后方或侧方错位,导致错颌和上颌漂浮。握住门牙和向外推门牙可以评估硬腭的活动性[4,8,22]。

Le Fort Ⅱ型是一种金字塔形骨折,上颌骨和鼻骨与面中部其余部分分离。骨折向后延伸至颅底的翼板。该型患者会有明显的面部水肿,双侧内眼角间距异常增加,双侧结膜下出血,上颌骨的活动度异常。也可能出现鼻出血或脑脊液鼻漏[3,4,8]。

Le Fort Ⅲ型是 Le Fort 骨折中最严重的一型,面部骨骼和颧骨与颅骨完全分离。由于面中部骨骼及软组织的广泛性损伤,临床上评估该类型骨折是困难的[3,4,8]。

图 31.24 是 Le Fort Ⅰ、Le Fort Ⅱ、Le Fort Ⅲ型骨折示意图。

## 诊断能力

### Le Fort Ⅰ型

冠状位 CT 将显示经颧骨牙槽弓和梨状孔的骨折线[1]。冠状位是最佳方位，可观察到水平骨折累及的矢状支撑骨[8]。冠状位 CT 也能显示牙根骨折[8]。

### Le Fort Ⅱ型

沿鼻骨、眶下缘和上颌骨后外侧的骨折线在轴位和冠状位 CT 上均可显示[8]。

### Le Fort Ⅲ型

轴位和冠状位 CT 上都能充分显示骨折部位[4,8]。

## 成像缺陷和局限性

### Le Fort Ⅰ型

除非发生粉碎性骨折或出现骨碎片移位，否则轴位 CT 可能无法显示某些部位的骨折[8]。在该型骨折中，沿轴位切面有助于发现上颌壁和硬腭的骨折。

### Le Fort Ⅱ型和 Le Fort Ⅲ型

靠近眶下孔导致 Le Fort Ⅱ型骨折发生眶下神经损伤发生率最高。Le Fort Ⅱ型骨折也常合并面部撞击侧的 ZMC 骨折，共有的骨折发生在上颌骨前外侧壁、眶下缘和眶底。由于骨折的程度，颈部不可能过度伸展，只能从轴位图像来重建冠状位图像。Le Fort Ⅱ型和 Le Fort Ⅲ型骨折累及颅底，有可能发生更严重的神经外科并发症。由于眼眶受累，这些骨折也有可能造成更严重的眼部创伤[1,4,8]。

### Le Fort Ⅲ型

CT 图像上须仔细检查，骨折是否累及视神经管、筛板和筛骨顶。同时应进行头部 CT 检查，以排除脑部损伤[1,4,8]。

# 下颌骨

## 征象

下颌骨由一个 U 形体和两个分支组成。下颌骨的 U 型结构导致双侧骨折，为打击部位和冲击力消散的对侧。

然而，最近的一项研究表明，单灶性下颌骨骨折的发生率比大多数放射科医生预期的要高。102 例患者中，43 例为单灶性骨折（42%，95%CI=33%~52%），59 例为多灶性骨折（58%）。下颌角是最常见的骨折部位，多数骨折累及后磨牙窝（图 31.22）。下颌体是第二常见的骨折部位[24]。全景 X 线片和 X 线平片可充分显示孤立的下颌骨损伤。

在最近的一项研究中显示，单灶性骨折的发生率与现有的平片、全景断层扫描和混合技术的文献报道是一致的。CT 的高敏感性，并没有减少单灶性骨折的发生率[24]。

CT 也越来越多地用来诊断孤立性下颌骨骨折[1]。一般来说，CT 用在患者需要颅内评估或其他类型的面部创伤评估时使用。因为下颌骨骨折在 X 线平片上本来就能很好地显示[21]。

## 诊断能力

CT 可更好地观察非移位的联合骨折，因为 CT 没有平片上脊柱的重叠影。限制张嘴也妨碍了对平片后前位的充分观察。CT 在这种情况下很有帮助，并且可以沿牙槽嵴重建，以获取类似全景 X 线片所见的图像[1]。

在平片上，髁状突骨折是最容易被忽视的。在对 37 例 2~15 岁儿童的 CT 和全景 X 线片比较中发现，CT 比全景 X 线片提供更高的准确性（90% vs. 73%）和敏感性（87% vs. 77%）。髁状突骨折可分为囊内骨折和囊外骨折。CT 能够准确识别髁状突骨折及其脱位程度[1]。

## 成像缺陷和局限性

在极少数情况下，朝向下颌骨正中联合的外力可使髁状突向后移位到外耳道，或通过下颌窝进入

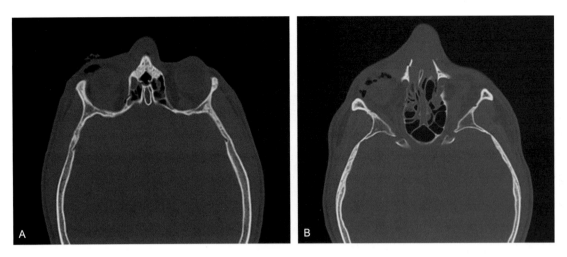

图 31.1　图 A 和图 B:选自连续图像中的两幅,显示右侧眶顶、底和内壁的多发性粉碎性骨折伴轻度移位。右侧眶周及眶上软组织肿胀,皮下积气。此外,图 B 中显示,鼻骨的粉碎性骨折致鼻中隔轻度移位

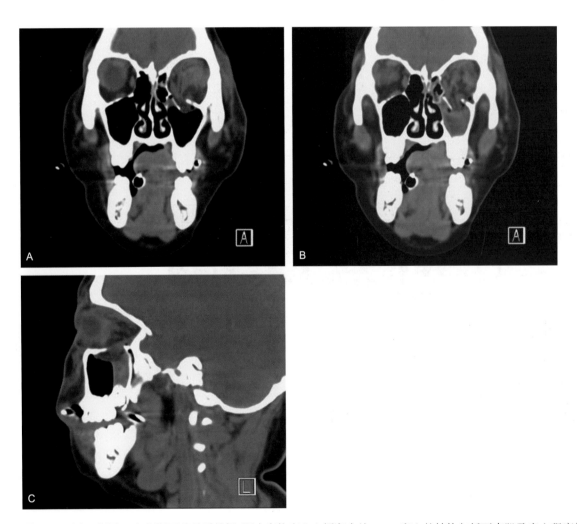

图 31.2　图 A 和图 B:左侧眶下壁骨质缺损,眶内容物疝入上颌窦内约 1cm。疝入的结构包括下直肌及疝入程度较轻的内直肌。图 C:矢状位显示眶内容物疝入上颌窦内的情况及左侧球后血肿

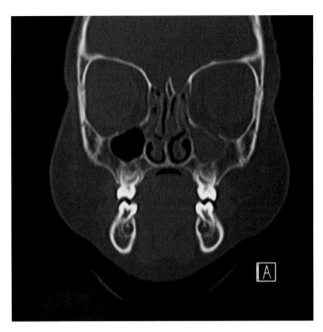

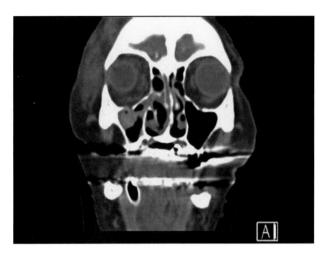

图 31.4 右侧眶底骨折、移位。右侧上颌窦内积血

图 31.3 左侧眶下壁爆裂性骨折。眶内脂肪通过缺损处疝出

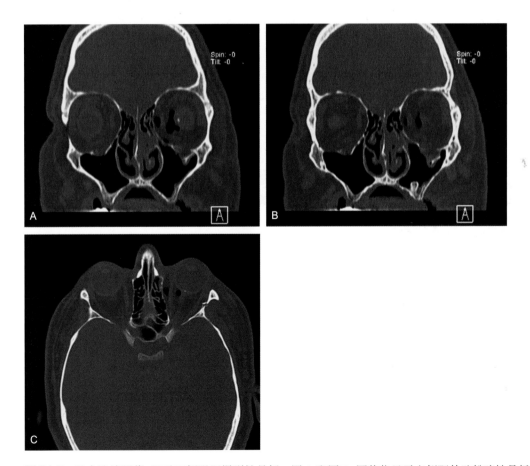

图 31.5 选自连续图像,显示双侧眼眶爆裂性骨折。图 A 和图 B:冠状位显示左侧眶外壁粉碎性骨折伴骨碎片轻微内移,左侧眶底骨折。眶内脂肪通过骨碎片移位形成的缺损疝出。左眼球形态未见异常,左侧肌锥内、外积气。左眶周软组织肿胀。右眼眶骨折,眶内脂肪从缺损处疝出。图 C:同一患者,轴位图上显示左侧肌锥内、外积气及左侧眶壁骨折

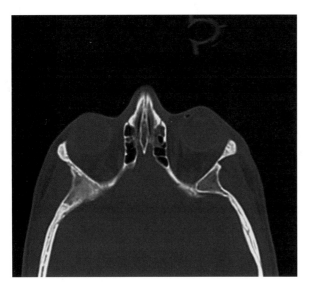

图 31.6    左眼睑内后方气泡旁见一不透射线异物,约 1mm。左眼环完整

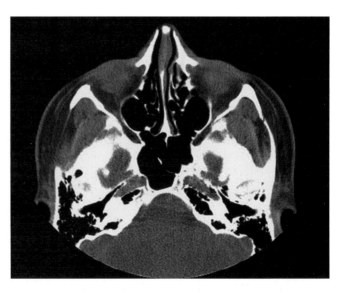

图 31.7    左侧颞颧缝骨折

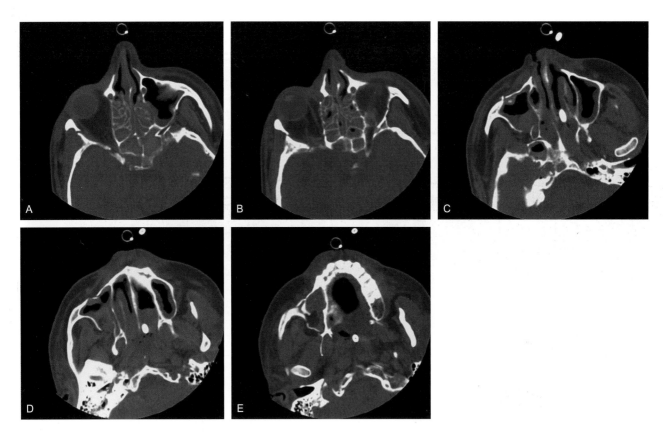

图 31.8    图 A~ 图 E:选自连续图像,显示右侧颧骨上颌复合体(ZMC)骨折,累及右侧上颌窦前壁和后外侧壁

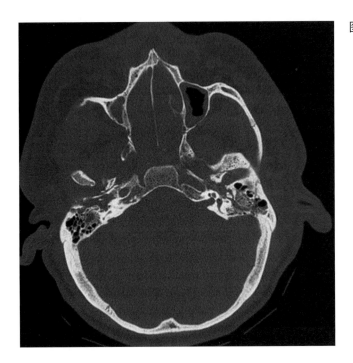

图 31.9　左侧颧弓骨折

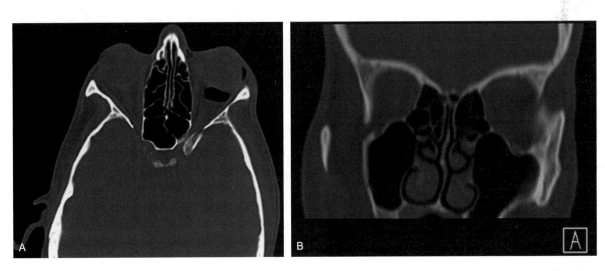

图 31.10　图 A 和图 B：轴位和冠状位图像，分别显示左侧颧弓多处骨折和颞突骨折伴移位。前弓骨折无移位，颞突骨折移位约 5mm

中颅窝[1]。这样的骨折最好做 CT 检查，也应做颅脑 CT 检查。

如果没有出现下颌骨髁突错位，CT 对颞下颌关节紊乱或韧带或包膜损伤不敏感。磁共振成像可以显示这样的潜在损伤[24]。

本章末尾的图 31.12~ 图 31.19 是上颌骨创伤的 CT 图像。图 31.20~ 图 31.21 是粉碎性骨折。图 31.22~ 图 31.23 是下颌骨创伤的 CT 图像。

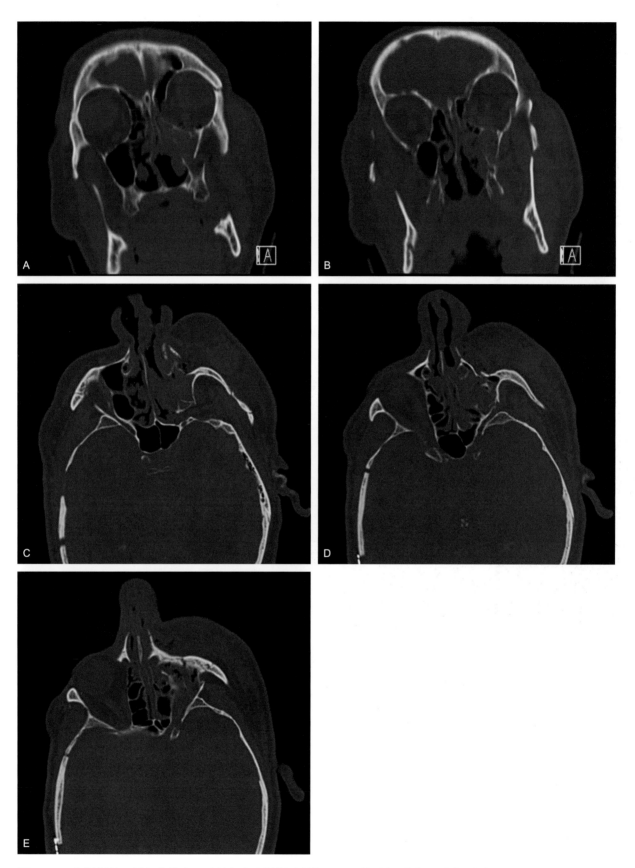

图 31.11    左侧颧骨上颌复合体(ZMC)骨折和左侧颧弓骨折。眶下缘骨折,颧额缝分离、成角。图 A,冠状位显示左侧 ZMC 骨折,左侧上颌窦内侧壁、外侧壁和前壁粉碎性骨折。图 B,冠状位显示眶下缘骨折。图 C~ 图 E,轴位图显示左骨折和左侧颧弓骨折。同时可见颧额缝分离、成角

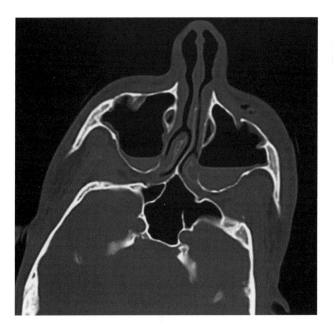

图 31.12　左侧上颌窦前壁骨折伴轻微移位,周围软组织肿胀并皮下气肿。该患者有鼻窦黏膜疾病,表现为双侧上颌窦黏膜轻度增厚,上颌窦积液、液平

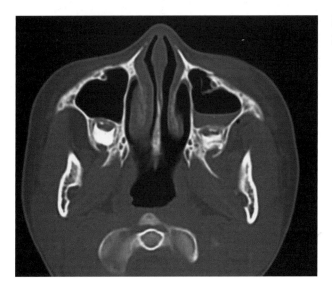

图 31.13　左侧上颌窦前壁骨折。右侧上颌窦黏膜轻度增厚,提示非创伤性慢性炎症

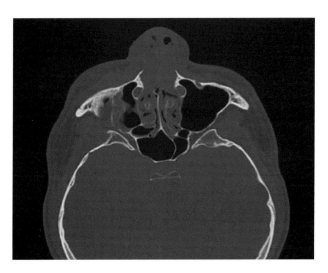

图 31.14　右侧上颌窦外侧壁骨折

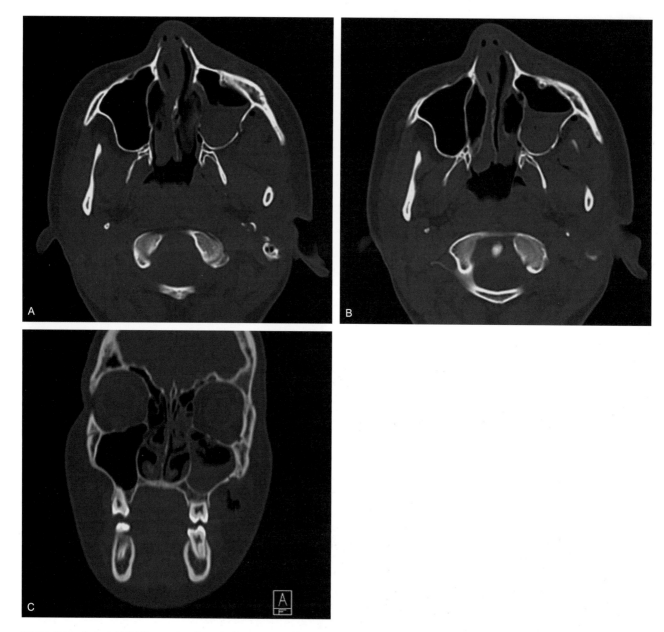

图 31.15　选自连续图像,显示左侧上颌窦内、外侧壁骨折,双侧鼻骨骨折及左侧眶底骨折。图 A:轴位图像显示左侧上颌窦外侧壁骨折以及双侧鼻骨骨折。图 B:轴位图像显示左侧上颌窦外侧壁和内侧壁骨折。图 C:冠状位图像显示左侧上颌窦内侧壁和外侧壁骨折。图中另见,左侧眶底骨折伴轻微移位,少量眶内脂肪从缺损处疝出

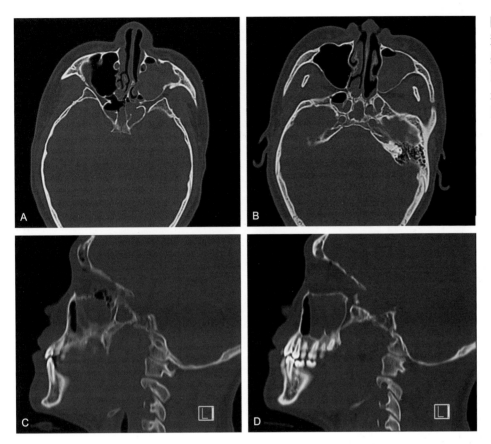

图 31.16 左侧上颌窦前壁斜形骨折。向下累及上颌窦外侧壁,向上累及眶下缘。图 A 和图 B 是轴位图像,图 C 和图 D 是从轴位图像上重建的矢状位图像

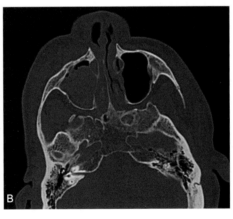

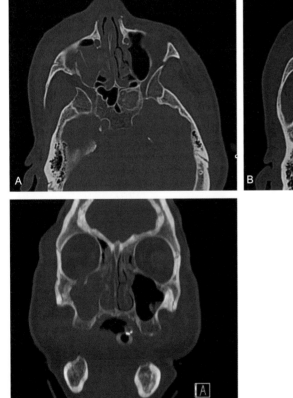

图 31.17 选自连续图像,显示右侧上颌窦骨折和右眼眶爆裂性骨折。图 A 和图 B:轴位图像,显示右侧上颌窦内侧壁骨折,右侧上颌窦积血。图 C:重建的冠状位图像,显示右眼眶爆裂性骨折,缺损发生在眶底。右眶底部的骨碎片移位伴局部小血肿形成,小血肿突入右侧眼眶内,紧邻右侧眼下直肌。右眼外肌未见嵌顿,右侧眼环完整。右侧眶周软组织明显肿胀

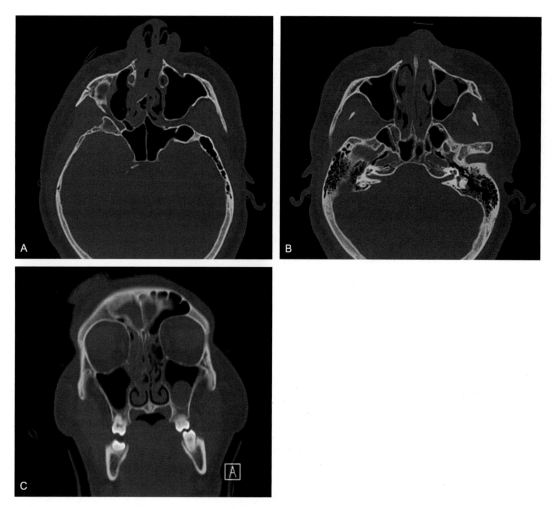

图 31.18    图 A,轴位显示右侧上颌骨鼻突骨折。图 B 和图 C 为轴位图像和冠状位图像,显示左侧上颌窦黏膜病变致潴留囊肿,不应与出血或血肿相混淆

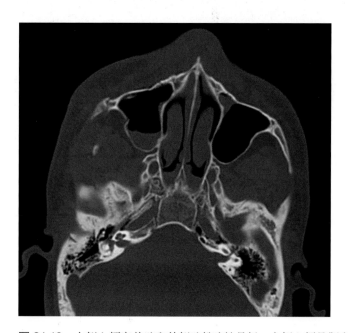

图 31.19    右侧上颌窦前壁和外侧壁粉碎性骨折。右侧上颌骨颧突轻微移位性骨折

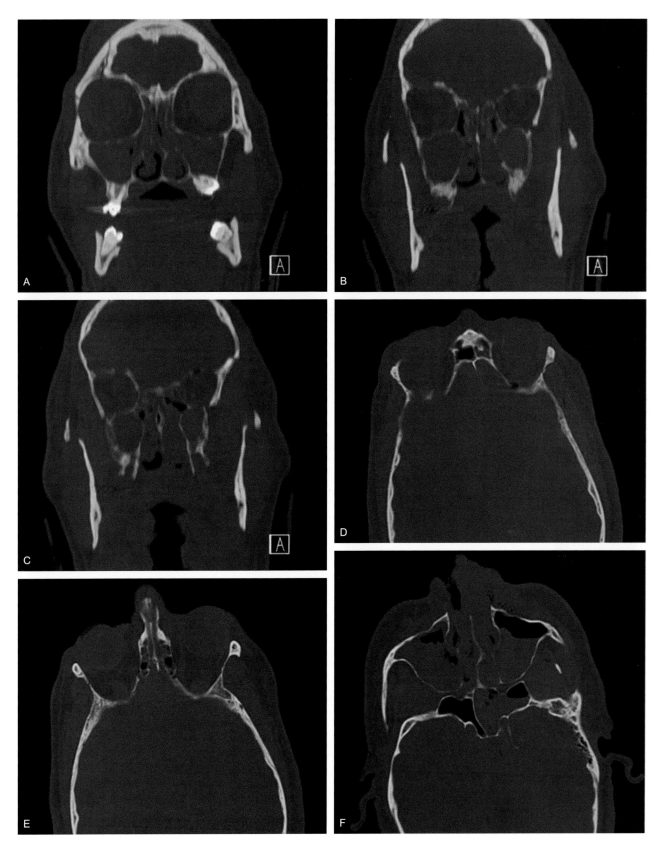

图 31.20　面部粉碎性骨折。骨折包括:1.右侧眶外侧壁骨折;2.右侧眶下缘骨折;3.左侧鼻骨及左侧上颌骨鼻突骨折;4.左侧眶外侧壁骨折;5.双侧上颌窦内壁骨折;6.左侧颧额缝分离,颧骨向前颅窝凹陷 2mm;7.右侧额骨骨折,累及右侧眶上缘

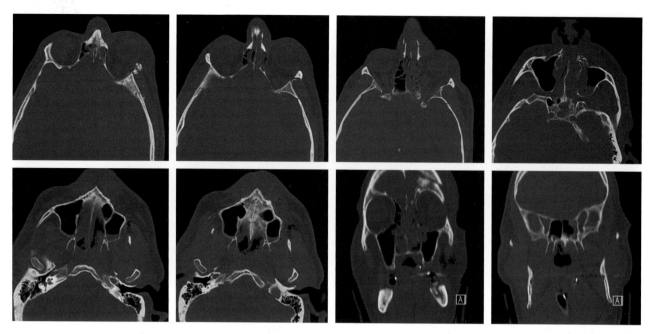

图 31.21　面部粉碎性骨折。骨折包括：1. 左侧眶外侧缘、外侧壁及下缘骨折，眶底可疑骨折；2. 左侧眶内积气，眶内容物未见突出；3. 左侧筛板多发性骨折，伴左眼内直肌肿胀，提示血肿；4. 左侧上颌窦前壁粉碎性骨折，左侧上颌骨鼻突骨折，左侧上颌窦外侧壁和后外侧壁骨折，伴窦腔内积血；5. 双侧鼻骨骨折，鼻中隔骨折

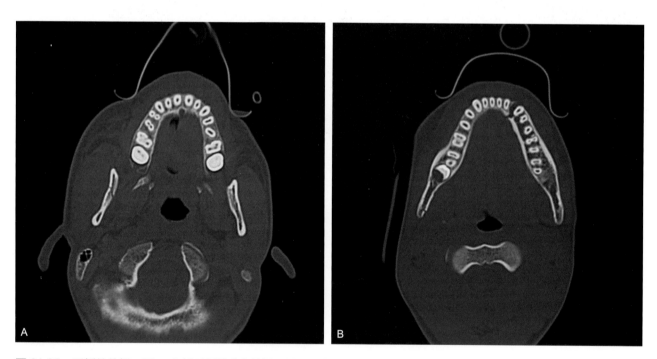

图 31.22　下颌骨骨折。图 A，右侧下颌骨升支骨折。图 B，下颌骨正中联合左旁骨折

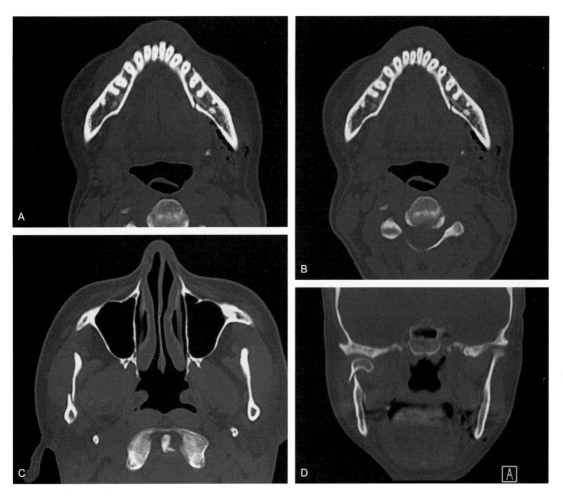

图 31.23　右侧下颌骨髁状突骨折和左侧下颌骨体骨折。图 A 和图 B,轴位图显示左侧下颌骨体骨折并轻微移位。左侧下颌下腺区及左侧下颌角深处软组织积气。图 C 和图 D,轴位图和冠状位图,显示右侧下颌骨髁状突骨折,致右侧颞下颌关节向前方脱位

图 31.24　Le Fort Ⅰ、Le Fort Ⅱ、Le Fort Ⅲ型骨折示意图

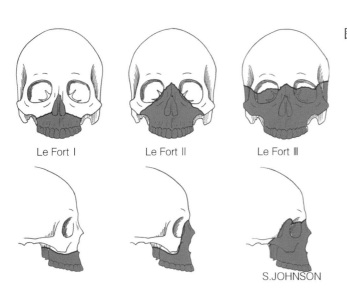

Le Fort Ⅰ　　Le Fort Ⅱ　　Le Fort Ⅲ

S.JOHNSON

(朱雪超　译,张宁男楠　校)

# 参考文献

1. Schuknecht B, Graetz K: Radiologic assessment of maxillofacial, mandibular, and skull base trauma. *Eur Radiol* 2005;**15**:560–8.

2. Kassel EE, Cooper PW, Rubernstein JD: Radiologic studies of facial trauma associated with a regional trauma centre. *J Can Assoc Radiol* 1983;**34**:178–88.

3. Russell J, Davidson M, Daly B, Corrigan AM: Computed tomography in the diagnosis of maxillofacial trauma. *Br J Oral Maxillofac Surg* 1990;**28**:287–91.

4. Salvolini U: Traumatic injuries: imaging of facial injuries. *Eur Radiol* 2002;**12**:1253–61.

5. Holmgren EP, Dierks EJ, Assael LA, et al.: Facial soft tissue injuries as an aid to ordering a combination head and facial computed tomography in trauma patients. *J Oral Maxillofac Surg* 2005;**63**:651–4.

6. Holmgren EP, Dierks EJ, Homer LD, Potter BE: Facial computed tomography use in trauma patients who require a head computed tomogram. *J Oral Maxillofac Surg* 2004;**62**:913–8.

7. Marinaro J, Crandall CS, Doezema D: Computed tomography of the head as a screening examination for facial fractures. *Am J Emerg Med* 2007;**25**(6):616–9.

8. Laine FJ, Conway WF, Laskin DM: Radiology of maxillofacial trauma. *Curr Probl Diagn Radiol* 1993;**22**:145–88.

9. Ellstrom CL, Evans GR: Evidence-based medicine: zygoma fractures. *Plast Reconstr Surg* 2013 Dec;**132**(6):1649–57.

10. Gentry LR, Manor WF, Turski PA, Strother CM: High-resolution CT analysis of facial struts in trauma: 1. Normal anatomy. *AJR Am J Roentgenol* 1983;**140**:523–32.

11. Bullock JD, Warwar RE, Ballal DR, Ballal RD: Mechanisms of orbital floor fractures: a clinical, experimental, and theoretical study. *Trans Am Ophthalmol Soc* 1999;**97**:87–110.

12. Avery LL, Susarla SM, Novelline RA: Multidetector and three-dimensional CT evaluation of the patient with maxillofacial injury. *Radiol Clin North Am* 2011 Jan;**49**(1):183–203.

13. Hussain K, Wijetunge DB, Grubnic S, Jackson IT: A comprehensive analysis of craniofacial trauma. *J Trauma* 1994;**36**:34–47.

14. He D, Blomquist PH, Ellis E III: Association between ocular injuries and internal orbital fractures. *J Oral Maxillofac Surg* 2007;**65**:713–20.

15. Jank S, Schuchter B, Emshoff R, et al.: Clinical signs of orbital wall fractures as a function of anatomic location. *Oral Surg Oral Med Oral Pathol Oral Radiol Endod* 2003;**96**:149–53.

16. Lee HJ, Mohamed J, Frohman L, Baker S: CT of orbital trauma. *Emerg Radiol* 2004;**10**:168–72.

17. Ng P, Chu C, Young N, Soo M: Imaging of orbital floor fractures. *Australas Radiol* 1996;**40**:264–8.

18. Myllylä V, Pyhtinen J, Päivänsalo M, et al.: CT detection and location of intraorbital foreign bodies: experiments with wood and glass. *Rofo* 1987;**146**:639–43.

19. Tanaka T, Morimoto Y, Kito S, et al.: Evaluation of coronal CT findings of rare cases of isolated medial orbital wall blow-out fractures. *Dentomaxillofac Radiol* 2003;**32**:300–3.

20. Zingg M, Laedrach K, Chen J, et al.: Classification and treatment of zygomatic fractures: a review of 1,025 cases. *J Oral Maxillofac Surg* 1992;**50**:778–90.

21. Newman J: Medical imaging of facial and mandibular fractures. *Radiol Technol* 1998;**69**:417–35.

22. Bagheri SC, Holmgren E, Kademani D, et al.: Comparison of the severity of bilateral Le Fort injuries in isolated midface trauma. *J Oral Maxillofac Surg* 2005;**63**:1123–9.

23. Le Fort R: Etude experimentale sur les fractures de la machoire superieure. *Rev Chir Paris* 1901;**23**:208–27.

24. Escott EJ, Branstetter BF: Incidence and characterization of unifocal mandible fractures on CT. *AJNR Am J Neuroradiol* 2008 May;**29**(5):890–4.

# 胸部 CT

Jonathan Patane, Megan Boysen-Osborn

## 适应证

胸部 CT 约占急诊 CT 检查的 6%~13%[1,2]。急诊胸部 CT 最常见适应证是排除肺栓塞（pulmonary embolism,PE）、主动脉夹层（aortic dissection,AD）和评估创伤[3]。第 34 章讨论了诊断 PE 和 AD 的 CT 血管造影术。因此，本章节将大部分聚焦于创伤和适应于胸部 CT 检查的其他疾病。

仰卧位胸片是评估胸部创伤最初的成像方式[4-6]。胸片能够诊断或提示许多创伤性损伤，包括气胸、血胸、横膈破裂、连枷胸、肺挫伤、心包积气、纵隔积气积血[7]。

CT 扫描对创伤后胸内病变的检测具有较高的敏感性[7-9]。现今，许多创伤患者的初始影像学检查使用胸部 CT[7,10-12]。CT 可以检测到许多在胸片上可能漏诊的损伤[13]。胸部 CT 在评估主动脉、胸壁、肺实质、气道、胸膜和膈肌损伤方面极有价值。

虽然胸部 CT 对于发现胸内损伤具有很高的敏感性，但是不必要的胸部 CT 检查使患者暴露于电离辐射，在 CT 增强检查中也可能导致对比剂不良反应，延误患者的治疗[6]。一种标准化的方案，如 NEXUS 胸部决策工具，可以减少钝性创伤中不必要的胸部 CT 检查[4]。NEXUS 胸部决策工具检测胸部损伤的灵敏度为 98.8%[4]。

胸片检查有助于临床诊断肺炎。许多患者，特别是免疫功能低下者，在胸片没有阳性发现，而临床高度怀疑肺炎时，可能会进行 CT 检查。当 CT 检查排除其他引起胸痛的原因如肺栓塞时，也可能发现肺炎的存在[14~16]。胸部 CT 也可以描述胸腔积液、脓

胸和肺部感染性病变（如肺结核）的程度。①

NEXUS 胸部决策工具：为胸部患者成像检查提供决策工具，避免低风险钝伤患者接受不必要的检查。

## 诊断能力

多层螺旋 CT 有助于快速全面获取高质量图像[17]。改进后的技术能够迅速评估危重患者，并能进行一些特殊的检查。静脉造影可用于外伤患者，CT 动脉血管造影可用于疑似主动脉损伤患者。口腔增强检查有时用于描述食管病变。

CT 在检测创伤后胸内损伤方面比胸片敏感 2~3 倍[6]。这种敏感性提高的临床意义还存在争议。一些研究表明，这些结果对患者的治疗没有显著影响[18,19]，然而其他一些研究则显示 X 线片常漏诊一些关键诊断，如肺挫伤、膈肌破裂、心肌破裂、血胸、气胸和主动脉损伤[10,13,20]。此外，在穿透性胸部创伤的患者中，高达 12% 的患者可能因胸片未发现的损伤而出现迟发性并发症[21]。

CT 对胸腔积液和脓胸的诊断非常敏感。然而，据报道其诊断肺炎的敏感性低至 59%[22]。单一的 CT 检查不足以诊断肺炎[22,23]。

## 成像缺陷和局限性

胸部成像固有的特点是在图像采集时屏住呼吸；然而，多层螺旋 CT 已将这一限制最小化[17]。随着 CT 技术的不断进步，其应用也在不断增加。CT

---

① 译者注：国家急诊 X 线应用研究（National Emergency X-Ray Utilization Study,NEXUS）：是一套经过验证的标准，用于决策哪些创伤患者需要成像。

血管造影术已经取代了用于诊断肺栓塞的通气灌注检查和用于诊断主动脉夹层/置换的导管血管造影术。许多作者建议,胸部CT检查应与腹部和骨盆CT检查一起评估创伤患者[10,13],特别是对于病情快速进展的患者。

胸部CT的放射有效剂量约为7mSv[24],而胸片的放射剂量在0.05~0.25mSv[25]。虽然辐射剂量少于100mSv可能没有致癌危害,但许多作者认同"线性的,没有阈值"致癌风险的理论[2]。在接受胸部CT检查的患者中,高达2%的患者在5年内至少进行了3次同样的检查。此外,当创伤患者中进行胸部CT时,通常伴随着一些其他检查,包括CT头部、颈椎和腹部/骨盆检查。这些检查的辐射剂量分别为2mSv,1.5mSv和12mSv[24,26]。因此,在考虑潜在的致癌风险时,应该慎重使用CT,特别是儿童和年轻人。

# 临床图像

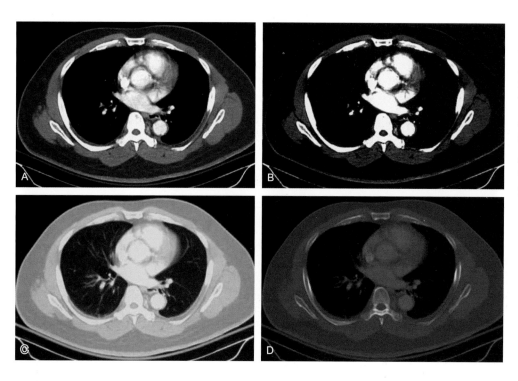

图 32.1　胸部 CT 通常采用的视窗水平。A:原始窗。B:纵隔窗。纵隔结构显示清晰,但肺部细节可视化差。C:肺窗。肺血管和实质显示更清晰。D:骨窗。该窗口常用于检测椎骨、胸骨、肋骨、锁骨和肩胛骨的骨折和脱位

## 肺实质

### 肺挫伤

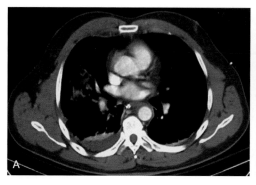
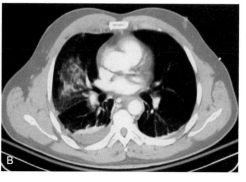

图 32.2　原始窗(A)及肺窗(B)显示右侧肺挫伤及血胸

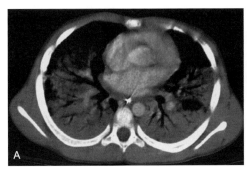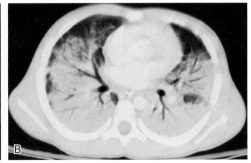

图 32.3　原始窗(A)和肺窗(B)显示广泛的双侧肺挫伤

当血液由于肺泡壁和肺血管的损伤而泄漏到肺泡和肺间质空间时,就会发生肺挫伤[27]。CT 显示肺挫伤可为单侧、可为双侧;斑片状或弥漫性[28];通常是外周的、非节段性的和非肺叶分布[7]。它们的位置通常与撞击部位[29]和毗邻致密结构如脊柱[7]有关。他们表现可能类似于脂肪栓塞。然而,挫伤在 6 小时内可见,而脂肪栓塞的出现通常需要至少24 小时[29]。在儿童中,几种肺实质疾病可引起类似的影像,包括误吸、肺不张和感染。胸膜下不受累通常(95%)可以用于肺挫伤与其他疾病鉴别[30]。CT 在评估肺挫伤的程度上非常有价值,这对预测创伤后呼吸功能不全的程度很重要[29]。CT 诊断肺挫伤的敏感性很高[6,11,13,28,29,31],在一项研究中敏感性达100%[32]。

## 肺裂伤

肺泡壁破裂导致撕裂,形成空腔[29]。它们通常是卵圆形透亮影,被薄壁假包膜和挫伤灶包围[28](图 32.4)。肺挫伤中的多处小撕裂伤造成“瑞士奶酪”表现[7](图 32.5)。如果出血发生在腔内,可形成气 - 液平[28]。如果撕裂处形成血栓,则可能产生空气半月征[28]。如果空腔充满了血液并且边界清楚,就称为“肺血肿”。CT 比胸片更容易发现肺裂伤[7,28,29]。在伴随的挫伤吸收之前,通常很难在胸片上看到肺裂伤[28]。

## 肺炎

虽然 CT 在检测社区感染性肺炎方面比 X 线片

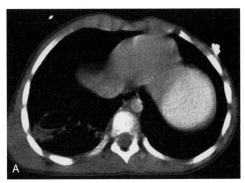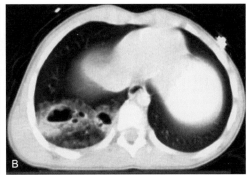

图 32.4　肺裂伤,原始窗(A)及肺窗(B)显示肺裂伤被肺挫伤包围

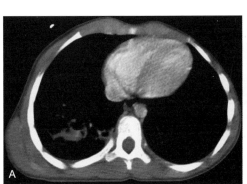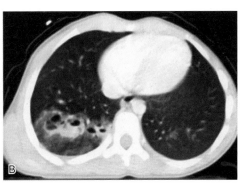

图 32.5　多处肺部小裂伤,形成“瑞士奶酪”外观

更敏感[33],除非在临床高度怀疑肺炎且胸片未能提供肺炎的确凿证据,否则一般不行 CT 检查[15]。CT 最常见的表现是肺野实变影[15](图 32.6)。其他常见的表现包括病毒性肺炎和支原体肺炎的小叶中心结节,卡氏肺孢子虫的磨玻璃密度[15]。磨玻璃密度在其他疾病是罕见的[34]。

## 胸膜间隙

### 气胸

气胸是继肋骨骨折之后胸部创伤中第二常见的损伤[31]。CT 能够发现 5%~15% 的创伤患者初次胸片检查漏诊的气胸[6,13]。这些大多数都很小,但它们的检测很重要。许多患者可发展为张力性气胸,特别是接受全身麻醉或正压通气的患者[27,35]。

胸膜腔空气聚集在最不依赖重力作用的部位[5](图 32.8)。在直立患者,空气聚集于胸膜腔顶部或外侧[28];在仰卧患者,聚集于肋膈沟前部[28]。气胸通常伴同侧膈肌的扁平。气胸可能伴有皮下气肿,尤其是胸壁损伤的情况下(图 32.9)。

### 张力性气胸和血气胸

张力性气胸应该是临床诊断,而不是 CT 诊断。在这种可能危及生命的情况下,由于单向阀机制,空气逐渐在胸膜腔内积聚,造成高胸膜腔内压[27]。胸腔内气体伴随着纵隔向对侧移位[27,28]有助于 CT 诊

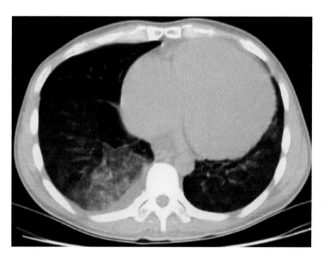

图 32.6　右下叶实变区

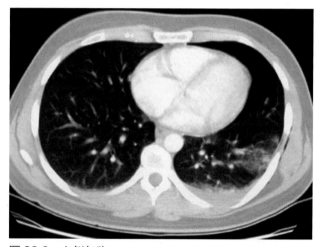

图 32.8　左侧气胸

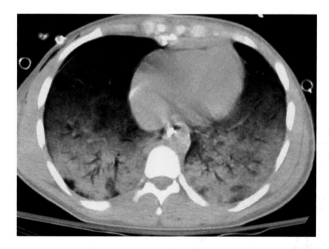

图 32.7　广泛双侧实变合并右侧气胸

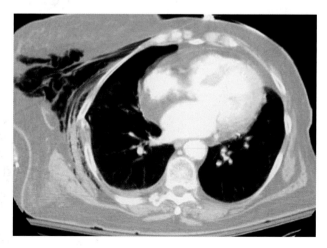

图 32.9　右侧气胸伴广泛皮下气肿

断(图 32.10 和图 32.11)。CT 和 X 线片也可显示同侧膈肌扁平或倒置[27,28]。

## 血胸和创伤性积液

创伤后积液通常是血胸[28]。随着时间的推移，动脉出血进展并可能导致纵隔移位，而静脉出血往往自我停止[27]。外伤性积液的其他病因包括乳糜胸、有症状的浆液性胸腔积液，或罕见的胆汁性积液或肾性胸腔积液[27,28]。多层螺旋 CT 可区分血胸(35~70HU)[21,27]和浆液性胸腔积液(<15HU)[27]。乳糜胸通常具有较低或负值的液体 CT 密度[21]。多层螺旋 CT 在区分胆汁性、乳糜性、浆液性和肾性胸腔积液方面价值不大[27]。仅在 CT 上可见的血胸可能不需要引流[31]。

## 漏出液、渗出液和脓胸

在非创伤性的情况下，胸腔积液被归类为漏出液或渗出液。漏出液通常继发于充血性心衰竭，渗出液通常是由于炎症或肿瘤引起的[36]。虽然鉴别的标准是诊断性胸腔穿刺，一些研究表明 CT 增强可以帮助区分它们[36-38]。与渗出液相关的因素有壁层胸膜增厚(≥2mm)、脏层胸膜增厚、胸膜外脂肪层增厚(≥2mm)[37]、多房积液或胸膜结节[36]。然而，这些因素不太敏感[36,37]。与感染性渗出相关的因素是脏层胸膜增厚、胸膜外脂肪密度增加和肺实变[36]。同样，这些因素有一定的特异性(分别为 98%、91% 和 90%)，但并不十分敏感(分别为 20%、25% 和 48%)[36]。

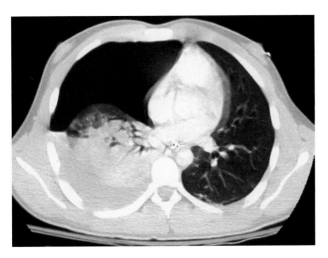

图 32.10　右侧张力性血气胸

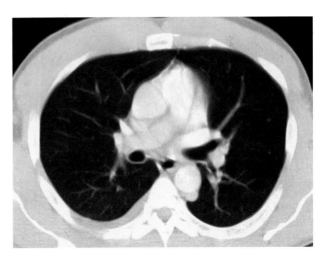

图 32.12　右侧少量血胸

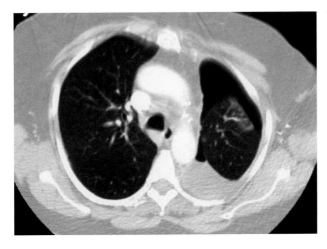

图 32.11　左侧张力性血气胸

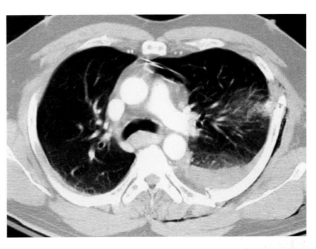

图 32.13　左侧大量血胸合并肺挫伤、后肋骨折、气胸

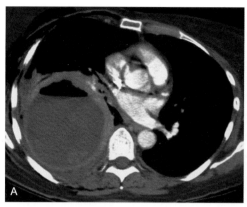
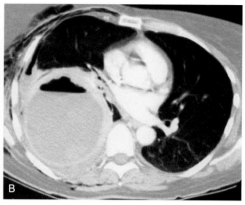

图 32.14    原始窗（A）和肺窗（B）显示大量脓胸,有气 - 液平

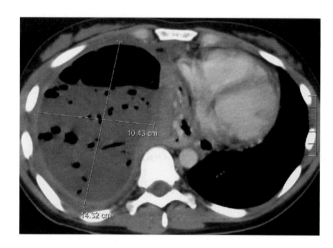

图 32.15    大量脓胸

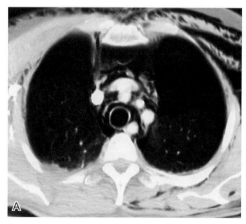
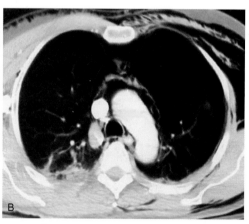

图 32.16    气体勾勒出气管（A）和血管（B）轮廓

脓胸是与肺部感染相关的渗出;胸腔穿刺肉眼可见脓液、培养物阳性或革兰氏染色阳性[36]。在 CT 上,它们通常具有规则形状的内腔和光滑的内壁[39];可能存在气 - 液平(图 32.14)。与肺脓肿相反,脓胸有一个清晰的边界,将脓胸与肺实质分开[39](图 32.15)。虽然不是完全特异性的,但大多数脓胸在增强扫描中显示壁胸膜强化[38]。

# 纵隔

## 纵隔气肿

纵隔气肿可以是创伤性的,也可以是自发性的[40]。空气可以从食道或气管损伤直接进入纵隔,

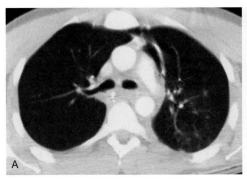
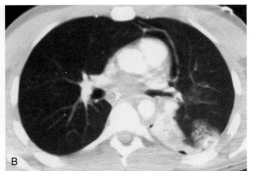

图 32.17 环绕心包和胸膜壁层的空气

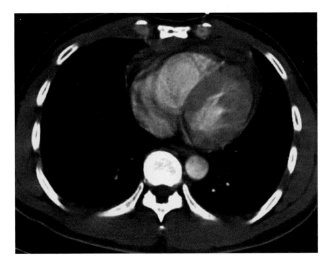

图 32.18 外伤后心包积液

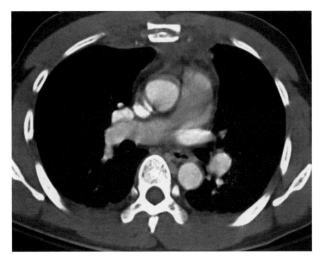

图 32.20 外伤患者不全性主动脉撕裂

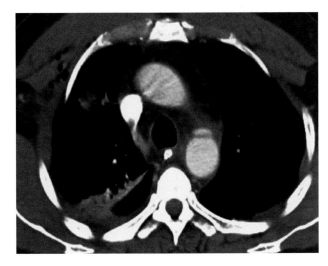

图 32.19 心包积液伴胸骨骨折

## 心包积液

超声是心包积液诊断和评价的标准参照。当超声结果无法诊断或难以解释临床症状时,或当出现局限性积液或积血时,CT 是具有价值的。此外,因外伤或胸痛而行 CT 检查时,可意外发现心包积液。

## 主动脉撕裂

创伤性主动脉破裂(traumatic rupture of the aorta, TRA)意味着主动脉壁的完全撕裂。TRA 很少在 CT 上显示,因为患者在到达医疗机构前因失血过多而死亡。在不完全主动脉破裂中,外膜维持主动脉的完整性,而内膜和中膜可能受损[35]。在钝性损伤中,损伤部位通常在主动脉峡部。创伤性主动脉损伤的存活率通常低于 5%[35]。

## 气管支气管的伤害

气管支气管损伤可由钝性、穿透性、医源性或吸

也可以从破裂的肺泡通过肺间质进入纵隔(Macklin 效应)[5]。此外,纵隔气肿可能是颈部或腹膜后损伤的结果[5]。

入性损伤引起[42]。支气管损伤比气管更常见,右侧损伤更为常见[29]。多达10%的患者在体格检查或胸片上没有气管支气管损伤的证据[42]。研究表明,与胸片相比,CT更敏感地诊断急性气管支气管撕裂,并能更好地识别损伤位置[43]。支气管镜检查是首选的诊断方法。气管损伤的CT征象包括气管内套囊过度扩张、气管内套囊向外侧或后部突出、气管壁不连续和气管内导管移位[42-44]。在支气管损伤的情况下,CT可能显示支气管壁的不连续或扩大,"肺塌陷"征象(撕裂处远端的肺塌陷)[44],或"空气外漏"[43]。伴随征象包括气胸、纵隔气肿伴皮下气肿、第1肋骨~第3肋骨骨折[29]、颈深部气肿和高于第3颈椎高度的异常舌骨[42]。

## 食道

大多数食管破裂都是医疗器械引起的[40]。其他原因包括Boerhaave综合征、摄入毒性物质和辐射、穿透性创伤,以及罕见的钝性胸部创伤[41,44,45]。食管穿孔通常伴有纵隔气肿和皮下气肿[40,44]。气胸、血气胸或胸腔积液也很明显,尤其是食管胸膜瘘[40]。外伤后的食管损伤通常与心脏、大血管、气管或脊柱的损伤有关[45]。虽然CT在外伤性食管穿孔诊断中的作用尚未确定,但CT表现可能包括纵隔气肿、皮下气肿、穿孔区食管增厚[44]、口腔造影剂漏入纵隔腔[21]、食管裂痕和邻近食管壁缺损[21]或者临近食管

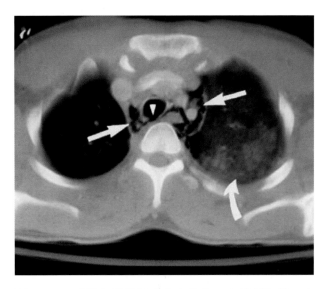

图32.21 膜性气管缺损伴有气体轨迹和纵隔气肿。来源:Chen JD,Shanmuganathan K,Mirvis SE,et al.:Using CT to diagnose tracheal rupture. AJR Am J Roentgenol 2001;176(5):1273-80

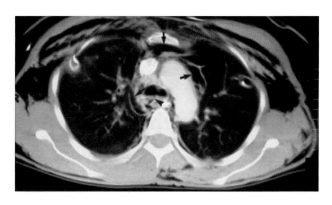

图32.22 气体行径与纵隔气肿

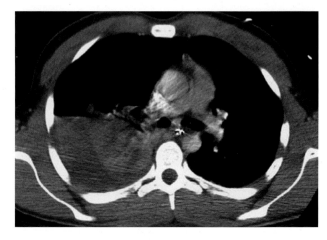

图32.23 后纵隔气体,提示食管穿孔

的纵隔内气泡[28],如图32.23所示。虽然CT可以提示食管病变,但怀疑有损伤的患者应通过食管造影和食管镜检查进一步评估[45]。

## 横膈破裂

膈肌破裂可发生在钝性或穿透性胸腹外伤之后[5,21,29,31]。膈肌损伤多见于左侧(90%)[31](图32.24和图32.25)。右侧受伤比较少见,与肝脏的保护有关[29](图32.26)。最常见的撕裂部位是膈肌肌腱和后叶的交界处,以及中心腱[31]。X线片可能会漏掉多达37%的左侧损伤和83%的右侧损伤[46]。随着螺旋CT的出现,CT的灵敏度得到了提高,现在从71%~100%[47]。在CT上,最常见表现是横膈膜的不连续[48](图32.24),但这种影像表现不是膈肌破裂特有的[29]。其他表现包括膈肌增厚,膈肌节段性显示不清,腹腔内容物疝入胸腔,膈肌隆起和血胸合并腹腔积血[49]。右侧膈肌损伤更难观察[31]。肝实质内密度减低的线条可能提示右侧膈损伤[7]。肝脏

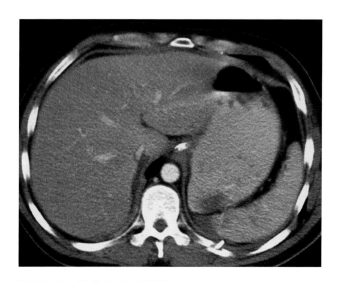

图 32.24 肋骨穿破左侧膈肌

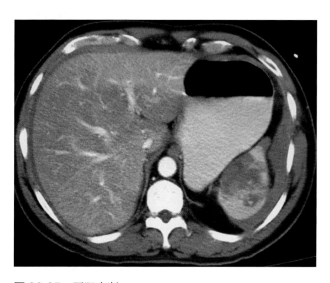

图 32.25 膈肌中断

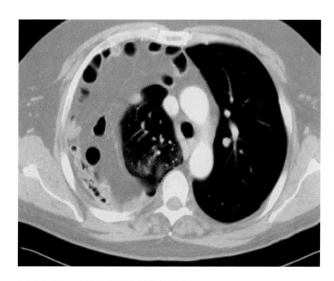

图 32.26 右侧膈肌破裂伴胸内肠疝

破裂或疝入胸腔也可提示膈肌损伤[31]。

# 骨头

## 胸锁关节脱位和锁骨骨折

胸锁关节前脱位(图 32.27)比后脱位[27]更常见,尽管大多数胸锁关节前脱位没有明显的临床症状[7]。然而,它们是高能创伤的证据,而且大多数与其他胸部损伤有关,包括气胸、血胸、肋骨骨折或肺挫伤[27]。后脱位较少见,在 CT 上容易诊断[7,27]。后脱位可伴有大血管、臂丛神经、气管和食管损伤[7]。在 CT 上,锁骨骨折和胸锁关节脱位可伴有胸骨后血[5]。

## 肋骨骨折

单根肋骨骨折通常没有临床意义。然而,由于第 1 根肋骨~第 3 根肋骨的骨折提示高速创伤,应除外合并其他肺内损伤[27]。这些损伤有时伴有臂丛神经损伤[50]或其他神经血管损伤[17,27]。第 8 根肋骨~第 11 根肋骨骨折可能合并上腹部内脏损伤[27]。连枷胸发生在 3 根或多根肋骨骨折时。连枷节的反常运动可并发呼吸系统病变。

## 肩胛骨折

肩胛骨骨折在胸片的诊断中经常被漏诊[51]。就像胸锁关节脱位和第 1 肋骨~第 3 肋骨骨折一样,它们是严重撞击的标志[7],通常并发其他损伤[51]。这些骨折的外科治疗取决于骨科偏好[35]。

## 胸骨骨折

胸骨骨折通常发生在胸骨冠状面[7](图 32.33 和图 32.34)。侧位胸片对胸骨骨折的诊断具有较高的敏感性[52]。然而,除非胸骨断端发生横向移位,否则胸片正位会漏掉大部分骨折[7]。胸骨骨折通常在 CT 上发现[5]。

## 椎体骨折

最常见的椎体骨折是横突骨折、压缩性骨折和爆裂性骨折[53]。虽然在临床高度怀疑时可以行脊柱 CT,但通常在胸部、腹部和骨盆 CT 检查时可以发现椎体骨折[53]。Berry 及其同事的一系列研究表明,常规 CT 诊断椎体骨折达 100%,而 X 线诊断为 73%[53]。

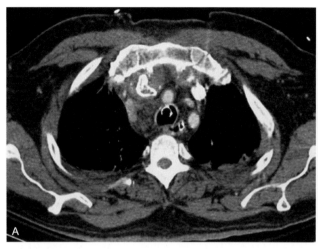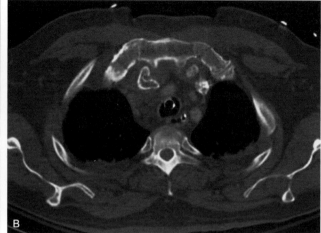

图 32.27　原始窗（A）和骨窗（B）显示右侧胸锁关节后脱位

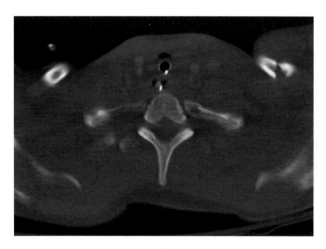

图 32.28　骨窗显示左侧锁骨骨折

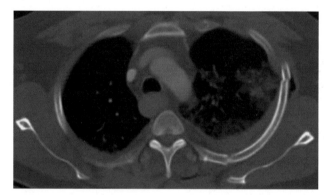

图 32.30　骨窗显示第 4 腋侧肋和第 5 后肋肋骨折

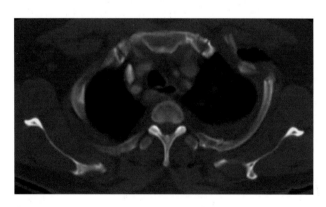

图 32.29　第 3 后肋和第 2 前肋骨折

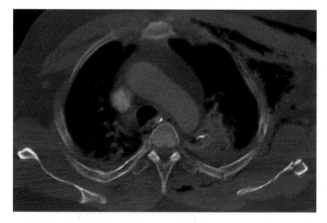

图 32.31　左侧肩胛骨骨折并后肋骨折

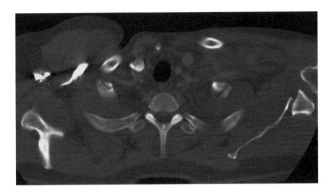

图 32.32　左侧肩胛骨骨折

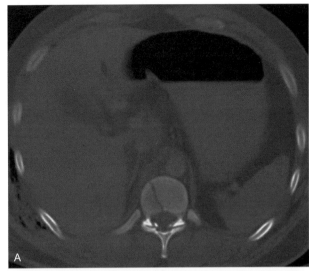

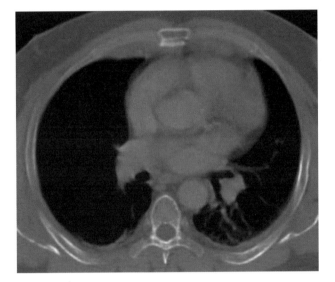

图 32.33　胸骨冠状面骨折

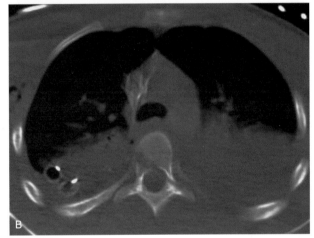

图 32.35　椎体骨折

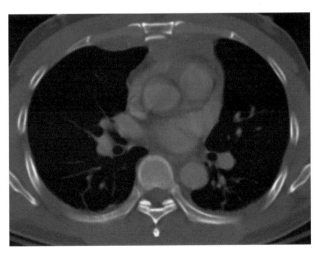

图 32.34　胸骨冠状方向骨折

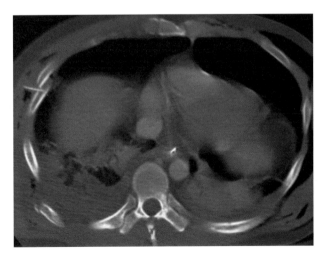

图 32.36　棘突骨折

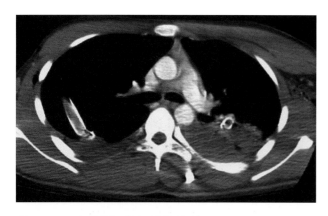

图 32.37　左后胸部弹片及周围气体

## 特殊图像

### 伤口的痕迹

在 CT 上,空气、出血、骨头或子弹碎片可以帮助确定子弹或刀的路径[21]。

### 胸导管错位

胸管胸腔造口术通常是钝性创伤后必要的操作,以清除血胸,监测胸部失血,并预防张力性气胸[54]。仰卧位胸片与胸部 CT 相比,仅能检出 45% 的胸导管错位[54]。

（黄小姬　译,吴麟　校）

## 参考文献

1. Sosna J, Slasky BS, Bar-Ziv J: Computed tomography in the emergency department. *Am J Emerg Med* 1997;**15**:244–7.

2. Broder J, Warshauer DM: Increasing utilization of computed tomography in the adult emergency department, 2000–2005. *Emerg Radiol* 2006;**13**:25–30.

3. Wilson T, Larsen B, Blecha M, et al.: Computed tomography of the chest: indications and utilization in the community hospital emergency department. *Chest* 2014;**145**:533A.

4. Rodriguez R, Anglin D, Langdorf MI, et al.: NEXUS Chest, validation of a decision instrument for selective chest imaging in blunt trauma. *JAMA Surgery* 2013;**148** (10):940–6.

5. Zinck SE, Primack SL: Radiographic and CT findings in blunt chest trauma. *J Thorac Imaging* 2000;**15**:87–96.

6. Traub M, Stevenson M, McEvoy S, et al.: The use of chest computed tomography versus chest x-ray in patients with major blunt trauma. *Injury Int J Care Injured* 2007;**38**:43–7.

7. Mirvis SE: Diagnostic imaging of acute thoracic injury. *Semin Ultrasound CT MRI* 2004;**25**:156–79.

8. Andruszkiewicz P, Sobczyk D: Ultrasound in critical care. *Anesthesiology Intensive Therapy* 2013;**45**(3):177–81.

9. Blaivas M, Lyon M, Duggal S: A prospective comparison of supine chest radiograph and bedside ultrasound for the diagnosis of traumatic pneumothorax. *Acad Emerg Med* 2005;**12**(9):844–9.

10. Trupka A, Waydhas C, Hallfeldt KK, et al.: Value of thoracic computed tomography in the first assessment of severely injured patients with blunt chest trauma: results of a prospective study. *J Trauma* 1997;**43**:405–11.

11. Brink M, Kool DR, Deunk J, et al.: Predictors of abnormal chest CT after blunt trauma: a critical appraisal of the literature. *Clin Radiol* 2009;**64**:272–83.

12. Scaglione M, Pinto A, Pedrosa I, et al.: Multidetector row computed tomography and blunt chest trauma. *Eur J Radiol* 2008;**65**:377–88.

13. Exadaktylos AK, Sclabas G, Schmid SW, et al.: Do we really need routine computed tomographic scanning in the primary evaluation of blunt chest trauma in patients with "normal" chest radiograph? *J Trauma* 2001;**51**:1173–6.

14. Washington L, Palacio D: Imaging of bacterial pulmonary infection in the immunocompetent patient. *Semin Roentgenol* 2007;**42**:122–45.

15. Reittner P, Ward S, Heyneman L, et al.: Pneumonia: high-resolution CT findings in 114 patients. *Eur Radiol* 2003;**13**: 515–21.

16. Richman PB, Courtney DM, Friese J, et al.: Prevalence and significance of nonthromboembolic findings on chest computed tomography angiography performed to rule out pulmonary embolism: a multicenter study of 1,025 emergency department patients. *Acad Emerg Med* 2004;**11**:642–7.

17. Abbuhl SB: Principles of emergency department use of computed tomography. In: Tintanelli JE, Kelen GD, Stapczynski JS (eds), *Emergency medicine: a comprehensive study guide*. New York: McGraw-Hill, 2004:1878–83.

18. Holscher CM, Faulk LW, Moore EE, et al.: Chest computed tomography imaging for blunt pediatric trauma: not worth the radiation risk. *J Surg Res* 2013;**184**:352–7.

19. Kea B, Gamarallage R, Vairamuthu H, et al.: What is the clinical significance of chest CT when the chest x-ray result is normal in patients with blunt trauma? *Am J Emerg Med* 2013;**31**:1268–73.

20. Omert L, Yeaney WW, Protetch J: Efficacy of thoracic computerized tomography in blunt chest trauma. *Am Surg* 2001;**67**:660–4.

21. Shanmuganathan K, Matsumoto J: Imaging of penetrating chest trauma. *Radiol Clin North Am* 2006;**44**:225–38.

22. Winer-Muram HT, Steiner RM, Gurney JW, et al.: Ventilator-associated pneumonia in patients with adult respiratory distress syndrome: CT evaluation. *Radiology* 1998;**208**:193–9.

23. Lahde S, Jartti A, Broas M, et al.: HRCT findings in the lungs of primary care patients with lower respiratory tract infection. *Acta Radiol* 2002;**43**:159–63.

24. Smith-Bindman R, Lipson J, Marcus R, et al.: Radiation dose associated with common computed tomography examinations and the associated lifetime attributable risk of cancer. *Arch Intern Med* 2009;**269**:2078–86.

25. Sarma A, Heilbrun ME, Conner KE, et al.: Radiation and chest CT scan examinations. *Chest* 2012;**142**(3):750–60.

26. Mulkens TH, Marchal P, Daineffe S, et al.: Comparison of low-dose with standard-dose multidetector CT in cervical spine trauma. *AJNR* 2007;**28**:1444–50.

27. Miller LA: Chest wall, lung, and pleural space trauma. *Radiol Clin North Am* 2006;**44**:213–24.

28. Shanmuganathan K, Mirvis SE: Imaging diagnosis of nonaortic

# 临床图像

## 基本原理和正常解剖

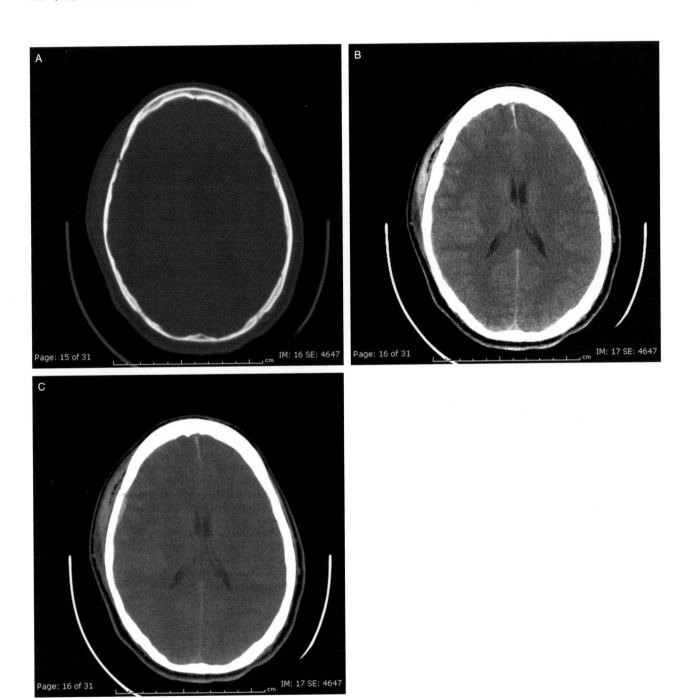

thoracic injury. *Radiol Clin North Am* 1999;**37**:533–51.

29. Kang E-Y, Muller NL: CT in blunt chest trauma: pulmonary, tracheobronchial and diaphragmatic injuries. *Semin Ultrasound CT MRI* 1996;**17**:114–18.

30. Donnelly LF, Klosterman LA: Subpleural sparing: a CT finding of lung contusion in children. *Radiology* 1997;**204**:385–7.

31. Tocino IM, Miller MH: Computed tomography in blunt chest trauma. *J Thorac Imaging* 1987;**2**:45–59.

32. Schild HH, Strunk H, Weber W, et al.: Pulmonary contusion: CT vs. plain radiographs. *J Comput Assist Tomogr* 1989;**13**:417–20.

33. Syrjala J, Braos M, Suramo I, et al.: High-resolution computed tomography for the diagnosis of community-acquired pneumonia. *Clin Infect Dis* 1998;**27**:358–63.

34. Tanaka N, Matsumoto T, Kuramitsu T, et al.: High-resolution CT findings in community-acquired pneumonia. *J Comput Assist Tomogr* 1996;**20**:600–8.

35. Chan O, Hiorns M: Chest trauma. *Eur Radiol* 1996;**23**:23–34.

36. Arenas-Jimenez J, Alonso-Charterina S, Sanchez-Paya J, et al.: Evaluation of CT findings for diagnosis of pleural effusions. *Eur Radiol* 2000;**10**:681–90.

37. Aquino SL, Web WR, Gushiken BJ: Pleural exudates and transudates: diagnosis with contrast-enhanced CT. *Radiology* 1994;**192**:803–8.

38. Waite RJ, Carbonneau RJ, Balikian JP, et al.: Parietal pleural changes in empyema: appearances at CT. *Radiology* 1990;**175**:145–50.

39. Baber CE, Hedlund LW, Oddson TA, Putnam CE: Differentiating empyemas and peripheral pulmonary abscesses. *Radiology* 1980;**125**:755–8.

40. Tocino IM, Miller MH: Mediastinal trauma and other acute mediastinal conditions. *J Thorac Imaging* 1987;**2**:79–100.

41. Wang ZJ, Reddy GP, Gotway MB, et al.: CT and MR imaging of pericardial disease. *Radiographics* 2003;**23**:S167–80.

42. Stark P: Imaging of tracheobronchial injuries. *J Thorac Imaging* 1995;**10**:206–19.

43. Scaglione M, Romano S, Pinto A, et al.: Acute tracheobronchial injuries: impact of imaging on diagnosis and management implications. *Eur J Radiol* 2006;**59**:336–43.

44. Ketai L, Brandt M-M, Schermer C: Nonaortic mediastinal injuries from blunt chest trauma. *J Thorac Imaging* 2000;**15**:120–7.

45. Euthrongchit J, Thoongsuwan N, Stern E: Nonvascular mediastinal trauma. *Radiol Clin North Am* 2006;**44**:251–8.

46. Gelman R, Mirvis SE, Gens D: Diaphragmatic rupture due to blunt trauma: sensitivity of plain chest radiographs. *AJR Am J Roentgenol* 1991;**156**:51–7.

47. Sliker CW: Imaging of diaphragm injuries. *Radiol Clin North Am* 2006;**44**:199–211.

48. Worthy SA, Jang EY, Hartman TE, et al.: Diaphragmatic rupture: CT findings in 11 patients. *Radiology* 1995;**194**:885–8.

49. Nchimi A: Helical CT of blunt diaphragmatic rupture. *AJR Am J Roentgenol* 2005;**184**:24–30.

50. Fermanis GG, Deane SA, Fitgerald PM: The significance of first and second rib fractures. *Aust N Z J Surg* 1985;**55**:383–6.

51. Collins J: Chest wall trauma. *J Thorac Imaging* 2000;**15**:112–9.

52. Huggett JM, Roszler MH: CT findings of sternal fracture. *Injury* 1998;**29**:623–6.

53. Berry GE, Adams S, Harris MB, et al.: Are plain radiographs of the spine necessary during evaluation after blunt trauma? Accuracy of screening torso computed tomography in thoracic/lumbar spine fracture diagnosis. *J Trauma* 2005;**59**:1410–13.

54. Ball C, Lord J, Laupland KB, et al.: Chest tube placement: How well trained are our residents? *Can J Surg* 2007;**50**(6):450–8.

# 腹部和盆腔的 CT 检查

Nichole S. Meissner，Matthew O. Dolich

## 引言

　　CT 自问世以来，对腹腔内和盆腔疾病的诊断具有重要作用。如急腹症的病因诊断，快速诊断相对延迟诊断来说，有助于降低疾病的发生率及死亡率。一般来说，体格检查和实验室检查的结果往往是非特异性的，因此高效的诊断工具是必不可少的。CT 扫描已广泛应用于腹部或盆腔疼痛患者的诊断以及稳定创伤患者腹内损伤的评估，在近 20 年中，其应用显著增加。多项研究表明，CT 诊断肠管和肠系膜损伤的敏感性为 69%~95%，特异性为 95%~100%[1]，而其对实质性器官损伤诊断的敏感性更高。

　　由于平片的局限性，CT 扫描更多地用于诊断肠梗阻，可显示梗阻的位置、严重程度和引起梗阻的潜在原因。对于高位小肠梗阻，CT 具有较高的敏感性和特异性；而对低位肠梗阻其诊断准确性较低。此外，使用水溶性造影剂的 CT 检查可能是兼具治疗和诊断作用的，因为造影剂可促进肠壁内水的吸收及减轻肠壁水肿，使机械性小肠梗阻得以缓解。多层螺旋 CT（multidetector CT，MDCT）的多平面重建功能可以让放射科医生和临床医生更容易地确定是否存在闭袢性梗阻。提示闭袢性肠梗阻的征象包括肠管呈 C 形、U 形或"咖啡豆样"外观，以及肠系膜从绞窄点开始扭曲成螺旋状的"漩涡征"。上述影像特点至关重要，因为闭袢性肠梗阻通常需要紧急外科手术。

## 诊断能力

　　第一代单层 CT 扫描仪已经几乎完全被 MDCT 扫描仪取代。MDCT 可以在一次屏气的情况下扫描整个腹部，这种更快的图像采集减少了运动伪影。也可以获得更薄的断面，这不仅提高了分辨率，而且可以使腹部和盆腔内某些感兴趣区域更好地可视化。目前 MDCT 扫描仪所具有的高分辨率是检测恶性肿瘤、发现炎症或感染的细微病灶和显示早期扫描仪没有发现的创伤性损伤的重要特性。这种能力反过来又使医院可更准确地进行院内分诊和分流，并有助于防止不必要的急诊科住院。腹部外伤时，MDCT 扫描仪的高分辨率图像有助于确定患者是否需要手术干预，血管造影栓塞来控制出血，以及入住重症监护室。

　　在诊断某些疾病（如腹腔内脓肿或其他炎性病变）时，静脉（intravenous，IV）注射造影剂 MDCT 可以获得更多信息。平扫可快速成像，但诊断具有局限性。通常，平扫会在后来的增强扫描中重复进行，这不仅会延迟诊断，还会增加患者的电离辐射剂量（参见成像缺点和局限性章节中关于辐射的讨论）。除特定适应证外，我们建议使用增强扫描来获得尽可能高质量的图像，更有效地帮助临床解决问题。在疑似或确诊肾功能不全或诊断肾结石或输尿管结石时，应避免使用增强扫描。在后一种情况下，造影剂从肾脏排泄时会充盈集合系统和输尿管，掩盖小结石的显示。除以上情况外，大部分均可以使用造影剂。口服造影剂有助于胃、小肠和结肠病变的显示。然而，近年来肠内造影剂在腹部钝性创伤中的应用有所减少，因为弊大于利，并且该患者人群中的误吸风险较高。水溶性直肠造影剂可用于腹部、侧腹或背部穿透性创伤引起的疑似结直肠穿孔的患者。但是在疑似肠梗阻病例中应谨慎使用口服造影剂，因为呕吐和误吸的风险会增加，当怀疑空腔脏器穿孔时，也不应使用含钡的造影剂。为了获得高质量图像并有效解决临床问题，如果在选择造影剂类型时存在疑问，应咨询放射科医生。

　　CT 较容易诊断的右上腹相关疾病有胰腺炎、胆囊炎、胆管炎、空腔脏器穿孔、肝肿瘤或脓肿以及急性阑尾炎。

在胰腺炎中，CT 扫描可确定是否存在无菌性或感染性坏死，后者表现为无强化坏死胰腺中出现"空泡征"。如果进行增强扫描，可显示胰腺中无强化的低密度区，这提示胰腺坏死的比例。在急性胰腺炎中，若胰腺实质强化正常，通常可出现胰周炎性渗出或脂肪间隙模糊。根据胰腺炎的严重程度，炎症可累及周围结构，如横结肠、十二指肠或胃，有时炎症可向下延伸至结肠旁沟或肾周间隙。由于胰腺体积小，采用胰腺模式 CT 扫描可更清晰显示胰腺的全部。MDCT 扫描时，图像层厚可为 2mm，层间距 0.5mm[2]。当需要鉴别胰腺炎或胰腺坏死时，与放射科医生讨论特定的胰腺 CT 扫描方案可能有助于获得最高质量的图像。

急性胆囊炎的 CT 典型表现是胆囊壁增厚 >3mm 或胆囊高张时胆囊壁密度增高。其他表现包括因炎症、浆膜下水肿和胆囊周围积液导致的周围肝脏密度增高[3]。CT 成像可常规显示胆囊结石，也可评估肝内外胆管的情况。

由于肝脏的双重血供，多期增强检查可更好地诊断肝脏可疑病变。正常肝脏的血流 75% 来自门静脉，25% 来自肝动脉。大多数肝肿瘤的血供仅仅来自肝动脉。肝脏病变在 CT 上的表现取决于病变的血供和增强扫描的延迟图像[2]。转移瘤是肝脏最常见的恶性病变。而最常见的原发性肝肿瘤是肝细胞肝癌。局灶性结节增生通常无临床症状，在 CT 增强动脉期可有强化。这些病变很少有症状，所以腹痛患者 CT 发现上述病变，应另寻腹痛病因。血管瘤常引起右上腹慢性轻度疼痛，病变很大时尤其明显。肝小血管瘤通常无症状，并且常常是偶然发现的。

绝大多数的急性阑尾炎会出现右下腹疼痛，但也有一些患者的阑尾位于右上腹；如果接诊医生不清楚阑尾可能存在解剖变异，可能会导致误诊。当阑尾很长时，它可沿右结肠旁沟向上延伸至肝曲处。在这种情况下，阑尾远端孤立性炎症，或阑尾尖炎，会引起右上腹疼痛。若存在亚临床的盲肠结构旋转不良，则盲肠及阑尾可位于右上腹。

CT 可诊断的右下腹疾病包括阑尾炎、肠系膜淋巴结炎、异位妊娠、疝气、憩室炎、尿道结石、卵巢病变和腰大肌脓肿。病毒性感染引起的小肠淋巴结炎很常见，尤其是儿童，这可能是最常见的疼痛病因，严重到足以诊断为急腹症。以右下腹疼痛就诊的患

者中，很多征象提示急性阑尾炎，包括阑尾扩张直径 >1cm，阑尾周围脂肪模糊或炎性渗出，以及出现阑尾粪石。在阑尾炎较严重的病例中，如果出现右下腹蜂窝织炎、积液、腔外气泡影或脓肿，都提示阑尾炎穿孔。在不典型病例中，结合冠矢状面成像有助于阑尾的显示。

左上腹疾病包括胰腺炎、脾梗死或脓肿、消化性溃疡、食管裂孔疝、盲肠扭转和胃恶性肿瘤。胰腺炎的病情多样，有的只是轻微的自限性胰腺炎，有的是致命的胰腺坏死、可合并感染性休克。脾脏脓肿非常罕见，发生率为 0.14%~0.7%[4]。患者的典型表现为发热、左上腹疼痛和白细胞增高。很多患者在诊断前几天或几周就已经出现症状，因为可以耐受所以并未及时就医。脾脏感染的病因有血行感染、直接蔓延感染、血红蛋白病、免疫抑制和创伤。盲肠扭转需要紧急外科手术，因为它是一种闭袢性梗阻；延误治疗可能会导致坏疽和游离穿孔。

左下腹疾病包括憩室炎、异位妊娠、卵巢病变、疝气、腰大肌脓肿和肾结石。在急性肾结石的患者中，15% 没有典型的血尿征象[4]。CT 对急性憩室炎的诊断特别有帮助。单纯性结肠憩室炎可住院或门诊使用抗生素治疗，而 CT 上有明显结肠周围或盆腔脓肿的患者一般需要通过介入放射技术进行引流。非包裹性穿孔性憩室炎可通过 CT 诊断，并常规需要早期手术干预。

弥漫性腹痛可由小肠梗阻、腹主动脉瘤、胰腺炎、主动脉夹层和尿毒症引起。肠套叠是引起儿童和成人腹痛及肠梗阻的病因之一，在 CT 上具有典型的"靶征"。主动脉夹层发生时常伴有急剧的撕裂样胸痛或背痛，且疼痛随着内膜撕脱向远端放射。大多数腹主动脉瘤是无症状的，通常因其他疾病检查时偶然发现。少数患者可有症状，最常见的症状是新发的下腰背部和腹部疼痛。疼痛是因为腹膜后组织受牵拉而引起，也与动脉瘤破裂的风险增加有关，因此亟须快速评估和治疗。

当腹壁和腹股沟疝的临床体征不明显时（如肥胖患者），CT 成像可以很好地显示[5]。这种情况下，不需要口服或静脉注射造影剂；然而在图像采集过程中让患者进行瓦氏（Valsalva）动作可以使疝更为凸显。

CT 现在是腹部钝性损伤患者的首选诊断方式，特别是在伴随头部损伤或酒精中毒的情况下，因为体格检查结果不可靠。腹部钝性伤引起的实质性器

官损伤可根据标准的放射学量表进行分级,病情稳定的且轻度损伤患者仅需要非手术治疗。此外,增强 CT 可显示与造影剂外渗一致的"红晕";这类患者通常需要血管栓塞或外科手术的紧急干预来控制出血。局灶性小肠增厚、无实质性器官损伤的游离液体和肠系膜出血可能提示肠损伤,通常需要进一步检查或早期手术干预。腹部钝性伤若累及肠道,腹腔内游离气体在早期也不多见,因此未发现游离气体时临床医生也不应该排除肠损伤的可能。盆腔外伤时,CT 可清晰显示盆腔的骨性和软组织结构,如出现伴活动性外渗的腹膜后大血肿,则应召开包括创伤外科医生、介入放射医师和骨科医生在内的多学科会诊。

## 成像缺陷和局限性

　　未确诊肾功能不全的患者使用造影剂可能会促发肾衰竭。对儿童和极端瘦弱的患者而言,他们的脂肪组织较少,因此 CT 扫描可能不太准确。CT 扫描在病态肥胖患者中的诊断率较低,因为过多的脂肪会增加散射,而肥胖对超声检查的限制更大。限制因素最终可能是扫描床的技术规格,因为在扫描过程中超过一定体重的患者会干扰扫描床的移动。

　　CT 扫描过程中的电离辐射暴露会增加患者(尤其是儿科人群)未来发生某些恶性肿瘤的风险[6]。CT 扫描的辐射剂量差异很大,主要取决于扫描类型、身体部位的大小、CT 扫描仪本身以及它的操作方法。癌症风险最终很难评估,因为癌症诱发率是根据职业和战时暴露的历史数据估计的。单次 CT 扫描的平均辐射量几乎是患者年辐射暴露的 3 倍[7];因此,预测 CT 扫描可增加癌症诱导率是有统计学意义的。仅基于此原因,再次强调我们应理智而恰当地使用这项技术。

## 临床图像

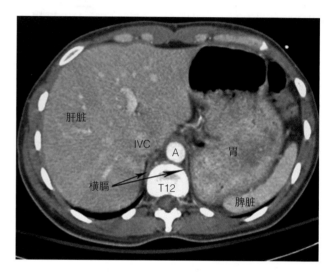

图 33.1　第 12 胸椎椎体(T12)水平的正常解剖结构。A:主动脉;IVC:下腔静脉

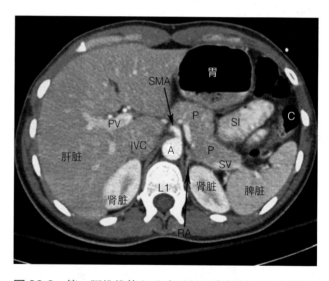

图 33.2　第 1 腰椎椎体(L1)水平的正常解剖。A:主动脉;C:结肠脾曲;IVC:下腔静脉;P:胰腺;PV:门静脉;RA:右肾上腺;SMA:肠系膜上动脉;SI:小肠;SV:脾静脉

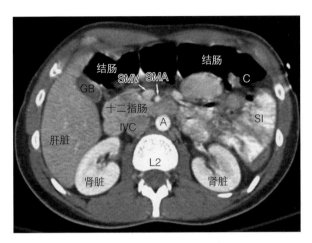

图 33.3　第 2 腰椎椎体（L2）水平正常解剖。A：主动脉；C：结肠脾曲；GB：胆囊；IVC：下腔静脉；SI：小肠；SMA：肠系膜上动脉；SMV：肠系膜上静脉

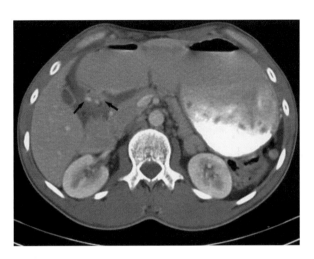

图 33.6　胃幽门梗阻。显示胃扩张、造影剂填充以及继发于消化性溃疡病的幽门狭窄（箭）

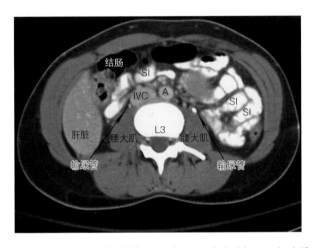

图 33.4　第 3 腰椎椎体（L3）水平正常解剖。A：主动脉；IVC：下腔静脉；SI：小肠

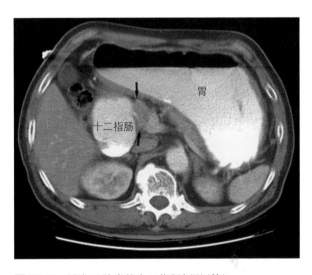

图 33.7　继发于肿瘤的十二指肠梗阻（箭）

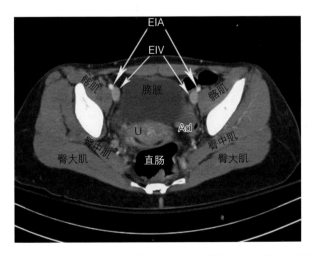

图 33.5　正常盆腔解剖结构。Ad：左侧附件；EIA：髂外动脉；EIV：髂外静脉；U：子宫

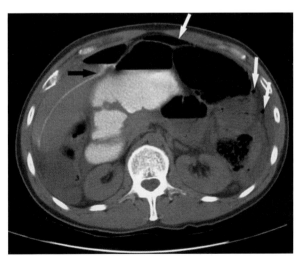

图 33.8　十二指肠穿孔伴腹腔内游离气体（白箭）

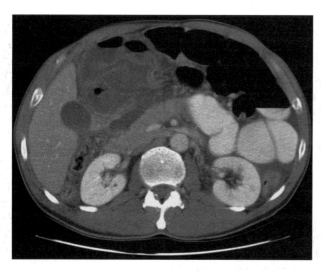

图33.9 小肠梗阻。多个扩张的小肠袢内充满液体和口服造影剂。结肠萎陷

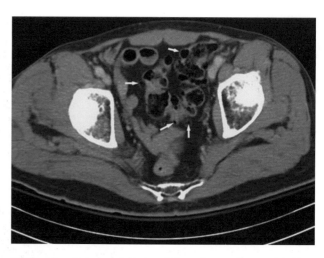

图33.12 憩室病。在整个乙状结肠中可见多个充满气体的憩室(箭)

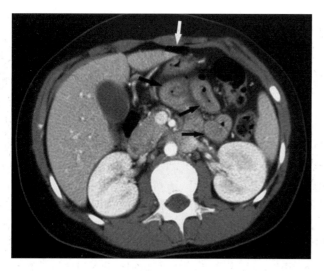

图33.10 继发于腹部钝性损伤的空肠穿孔。注意空肠袢增厚(黑箭)和腹腔内游离气体(白箭)

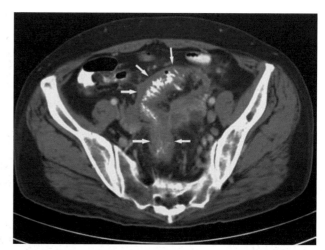

图33.13 急性憩室炎。乙状结肠明显增厚(箭)

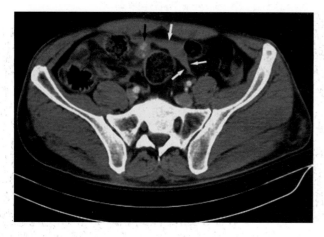

图33.11 继发于腹部钝性创伤的肠系膜损伤。肠袢之间存在游离液体(白箭),以及造影剂外渗(黑箭)

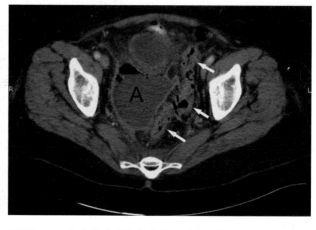

图33.14 穿孔性憩室炎伴盆腔脓肿。注意增厚的乙状结肠(箭);周围可见充满液体和气体的巨大盆腔脓肿(A)

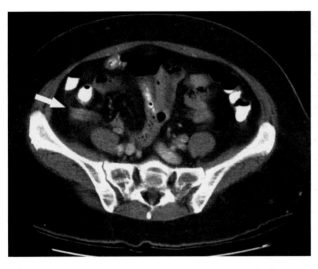

图 33.15 急性阑尾炎。注意肿大的阑尾（白箭）和阑尾周围脂肪纠集

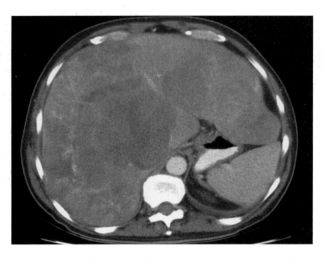

图 33.18 肝脏肿瘤（转移性腺癌）

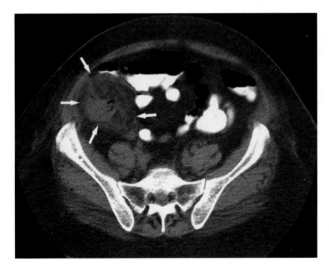

图 33.16 穿孔性阑尾炎。注意右下腹蜂窝织炎（箭），含液体和气泡

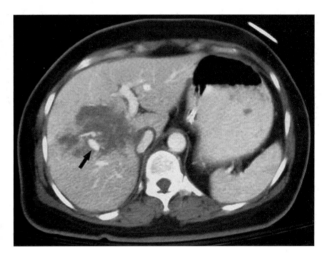

图 33.19 继发于腹部钝性创伤的肝裂伤。注意造影剂的活动性外渗（箭）。腹腔内游离液体的缺乏阻碍了创伤超声聚焦评估的诊断

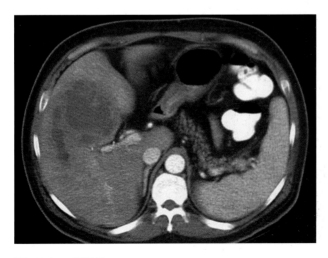

图 33.17 肝脓肿

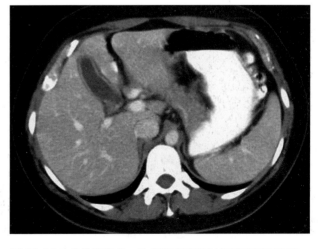

图 33.20 急性胆囊炎。注意胆囊壁增厚伴胆囊周围积液

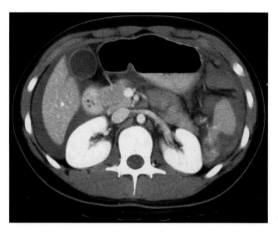

图 33.21　继发于腹部钝性损伤的脾裂伤伴腹腔积血。注意脾脏和肝脏周围的腹腔内游离积血

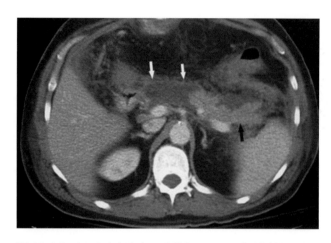

图 33.24　坏死型胰腺炎。胰体坏死,无强化(白箭)。胰尾仍可见强化(黑箭)

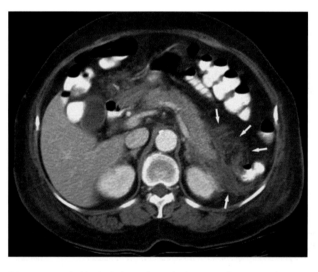

图 33.22　急性胰腺炎。胰尾增强可见强化;然而,存在显著的胰周水肿(箭)

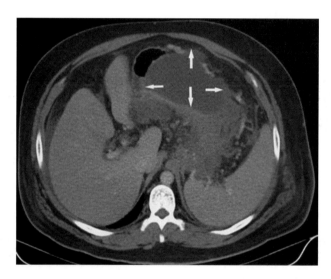

图 33.25　胰腺假性囊肿(箭)。胰尾仍呈炎性改变

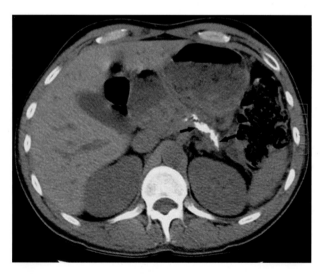

图 33.23　慢性胰腺炎。胰尾广泛钙化(箭)

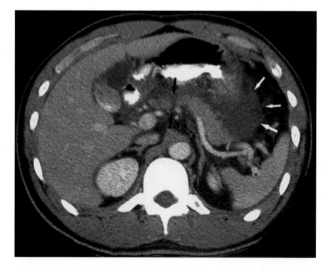

图 33.26　继发于腹部钝性创伤的胰腺离断。胰腺体部在中线处受压至脊柱后离断(黑箭)。沿胰尾也可见胰周液体(白箭)

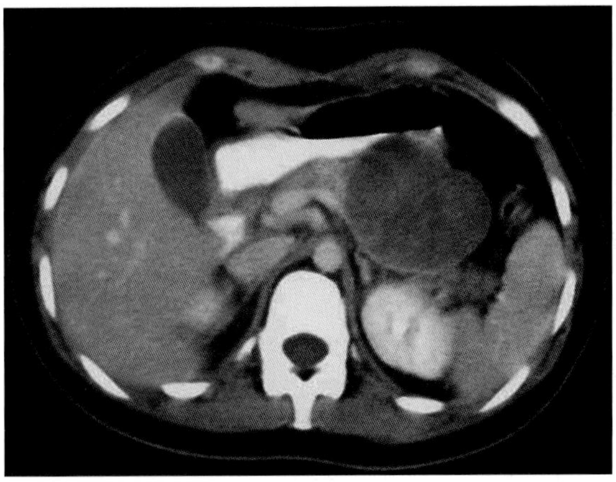

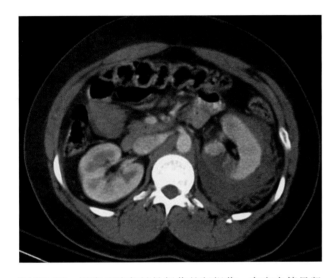

图 33.27　胰体尾良性肿瘤

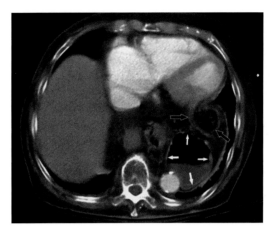

图 33.30　慢性食管旁裂孔疝。胃(白箭)和左半结肠(黑箭)部分已疝入左侧胸腔

图 33.28　继发于腹部钝性损伤的肾损伤。存在中等量肾周出血

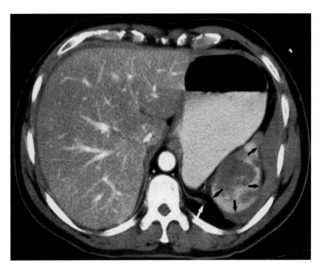

图 33.31　继发于腹部钝性创伤的左侧横膈破裂(白箭)。部分胃已疝入左侧胸腔(黑箭)。可见左侧胸腔积液

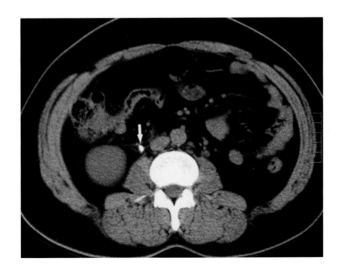

图 33.29　输尿管结石。结石卡在右侧输尿管(白箭),在 CT平扫中很容易观察到

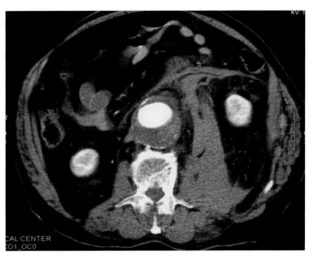

图 33.32　肾下腹主动脉瘤伴包裹性腹膜后渗漏。注意到左肾向前明显移位,以及主动脉腔内附壁血栓形成

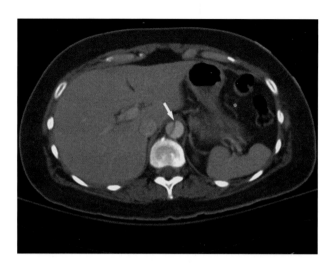

图 33.33 主动脉夹层。注意分隔真腔和假腔的内膜瓣(箭)

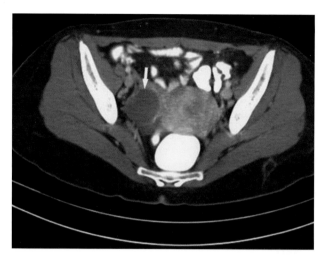

图 33.36 右侧输卵管卵巢脓肿。注意低密度脓腔周围的边缘强化

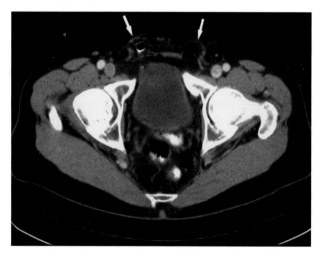

图 33.34 双侧腹股沟疝。左侧疝囊内含充气的肠袢

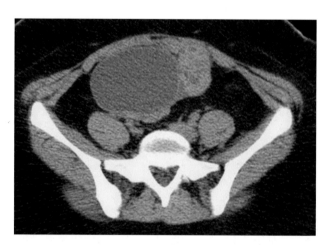

图 33.37 卵巢囊肿

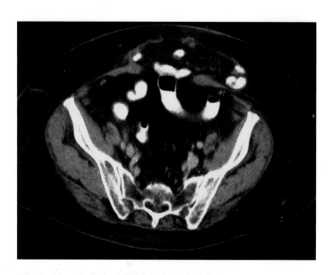

图 33.35 含多个造影剂充盈肠袢的腹疝

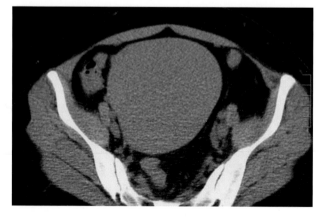

图 33.38 卵巢恶性肿瘤

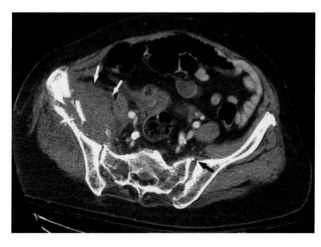

图 33.39　车祸后骨盆骨折。右侧髂翼粉碎性骨折伴邻近腹膜后血肿(白箭)。左侧骶髂关节增宽(黑箭)

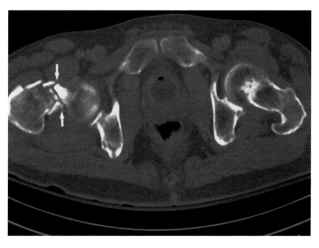

图 33.40　股骨颈粉碎性骨折(箭)

(匡钦梅　译,蔡凤琴　校)

## 参考文献

1. Brofman N, Atri M, Hanson JM, et al.: Evaluation of mesenteric and bowel blunt trauma with multi-detector CT. *Radiographics* 2006;**26**:1119–31.

2. Gore RM: *Textbook of gastrointestinal radiology*. Philadelphia: Saunders Elsevier, 2008.

3. Leschka S, Alkhadi A, Wildermuth S, Marincek B: Multidetector computed tomography of acute abdomen. *Eur Radiol* 2005;**15**: 2435–47.

4. Kim K, Kim, Y, Kim S: Low-dose abdominal CT for evaluating suspected appendicitis. *New Engl J Med* 2012;**366**(17):1596–605.

5. Burkhardt JH, Arshanskiy Y, Munson JL, Scholz FJ: Diagnosis of inguinal hernias with axial CT: the lateral crescent sign and other key findings. *Radiographics* 2011;**31**(2):E1–E12.

6. Brenner D, Elliston C, Hall E, Berdon W: Estimated risks of radiation-induced fatal cancer from pediatric CT. *AJR Am J Roentgenol* 2001;**178**(2):289–96.

7. U.S. Food and Drug Administration: Radiation-Emitting Products: What are the radiation risks from CT? 2009. Available at: www.fda.gov/radiation-emittingproducts/radiationemitting productsandprocedures/medicalimaging/medicalx-rays /ucm115329.htm

# 胸部 CT 血管成像（CTA）

Swaminatha V. Gurudevan，Reza Arsanjani

## 适应证

协助快速诊断和治疗潜在危及生命的胸痛病因是急诊科 CT 检查最常见的临床指征。急诊中胸痛患者面临的最常见的三种危及生命的情况是：心肌缺血、肺栓塞和主动脉夹层。随着多层螺旋 CT 技术的出现以及现代 CT 扫描仪器时间、空间分辨率的提高，这三种疾病都能被诊断且具有极好的可靠性。

## 诊断能力

冠心病是美国的主要死因，每年约有 81.7 万人死于冠心病[1]。多层螺旋 CT（multidetector CT，MDCT）冠状动脉造影已成为诊断阻塞性及非阻塞性冠状动脉疾病的高敏感性检查。现代使用 16 层和 64 层具备心脏门控技术的 CT 扫描仪，能够快速和

连续地覆盖整个心脏，很好地显示冠状动脉的管腔和管壁[2,3]。64 层 CT 诊断严重冠心病的敏感性和特异性超过 95%[4,5]。如果患者准备充分，获得可靠的图像仅需 8~10 秒。

肺栓塞是一种常见的疾病，每年发病率约为 25/10 万 ~27/10 万（人）。迅速诊断以及抗凝治疗对良好的预后至关重要。肺动脉 CT 血管造影自 1992 年问世以来，已成为急性肺栓塞的首选诊断检查[6,7]。MDCT 时间、空间分辨率的提高使临床医生能够在 4~10 秒内得到全面的肺动脉分支的影像。CT 对肺栓塞检测的敏感性和特异性超过 90%，结束抗凝治疗后，CT 检查结果阴性与良好的预后相关[8]。

主动脉夹层是一种少见病，每年 100 万人中有 3~5 人发病。美国每年报告新病例约 2 000 例[9]。累及升主动脉的主动脉夹层（Stanford A 型）如果未经治疗，那么在症状出现后可有每小时接近 1%~2% 的死亡率[10,11]。这突出了及时诊断和治疗的重要。MDCT 能够快速显示整个主动脉、定位内膜撕裂部位和解剖受累范围。据报道，MDCT 诊断主动脉夹

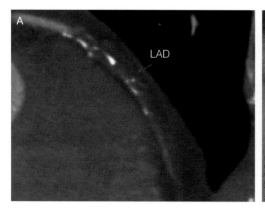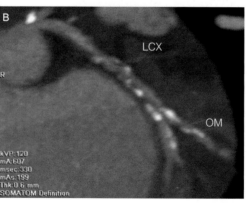

图 34.1　58 岁，心电图异常的男性患者 MDCT 影像：（A）左冠脉前降支（left anterior descending，LAD）和（B）左旋支（left circumflex，LCX）和钝缘支（obtuse marginal，OM）的 2D 最大密度投影（maximum intensity projection，MIP）斜位。LAD 近端闭塞，远端动脉未见对比剂充盈。此外，可以看到 LCX 和 OM 中段严重狭窄。CT 冠状动脉造影检查后通常使用 2D 影像进行疾病诊断以及图像呈现

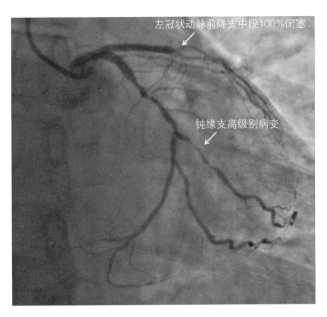

左冠状动脉前降支中段100%闭塞

钝缘支高级别病变

图 34.2 同一 58 岁男性患者 LAD 和 OM 创伤性冠状动脉造影、证实了 LAD 的 100% 闭塞和 OM 的重度狭窄

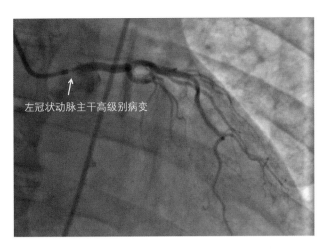

左冠状动脉主干高级别病变

图 34.4 同一 64 岁男性患者左冠状动脉创伤性冠状动脉造影,箭头示左主干重度狭窄

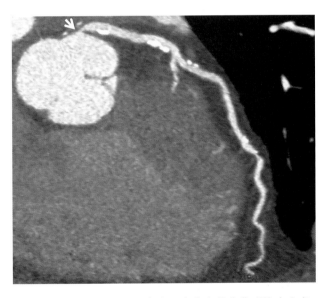

图 34.3 64 岁,高血压和高脂血症病史的非典型胸痛患者,MDCT 2D MIP 斜位箭头示左主动脉口有一个大斑块,导致重度(约 90%)管腔狭窄

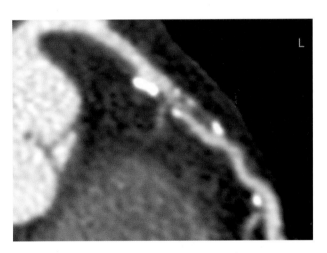

图 34.5 67 岁,不典型胸部不适女性患者,MDCT 2D MIP 斜位显示 LAD 中段有一个较大的非梗阻性斑块。广泛的血管重塑(侧枝循环血管形成)与散在的钙化斑点是斑块不稳定的指标

层的敏感性和特异性接近 100%[12]。

# 成像缺陷和局限性

MDCT 冠状动脉造影需要大量的专业知识以及对细节的关注,以确保用于诊断的图像质量。在图像采集过程中,患者应该至少屏气 8~9 秒,因为这个检查经常会用到 ECG 门控技术,理想情况下,患者应该有一个缓慢、稳定的心率,以避免运动伪影,因为后者会妨碍整个冠状动脉分支的可视性。通常,在扫描开始前会给予患者 β 受体拮抗剂,如美托洛尔,使心率达到低于 70 次 / 分钟。冠状动脉明显的钙化也会影响诊断准确性,因为可能会出现硬化伪影。

在 CT 肺血管造影中,最大限度地显示中央和外周肺动脉的主要限制因素是合适的对比剂注射时间和扫描采集时间。肺亚段栓子的诊断准确性也是一个局限性,但这些栓子的临床意义一直存在争议。主动脉运动造成的螺旋 CT 伪影也可以伪装成夹层的(内膜)裙,这使得心脏门控技术使用在主动脉夹层诊断中必不可少。

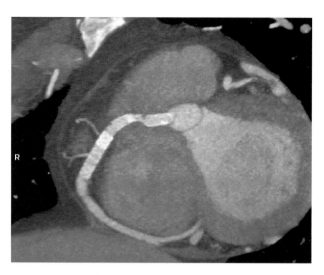

图 34.6　57 岁,有经皮冠状动脉介入治疗史的男性患者,MDCT 2D MIP 斜位显示右冠状动脉(right coronary artery,RCA)中段有一个较大的支架,未见明显的支架内再狭窄

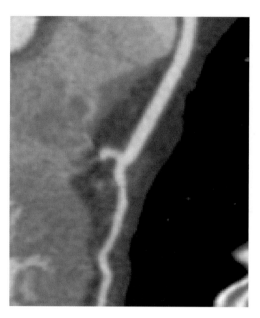

图 34.8　同一 73 岁冠状动脉旁路手术的患者曲面图像显示隐静脉移植到对角支

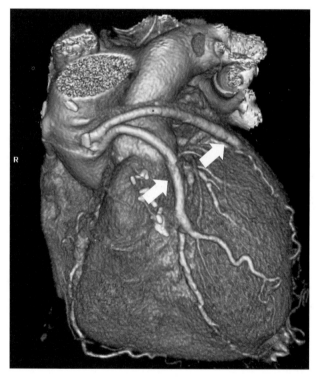

图 34.7　73 岁,4 年前冠状动脉旁路手术病史的冠心病患者,64 层 MDCT 3D 容积再现图像显示隐静脉移植到对角线和钝缘支

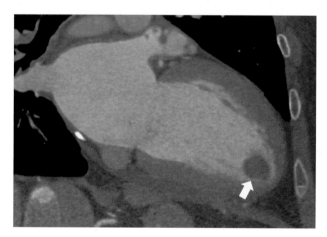

图 34.9　48 岁,呼吸急促和心电图异常的男性患者,64 层 2D MDCT 图像。患者冠状动脉正常;然而,白箭示左心室可见血栓

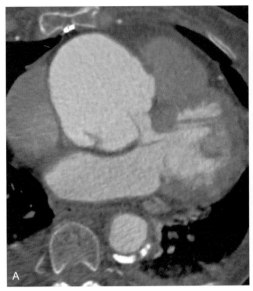
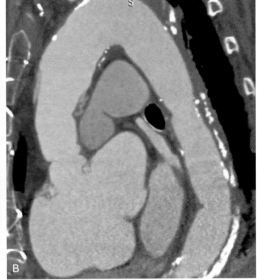

图 34.10 71 岁，劳累后胸部不适的女性患者，64 层 2D MDCT 图像。横断位（A）和斜矢状位（B）显示较大的梭形主动脉瘤，累及主动脉根部，长径达 7.8cm，这预示着存在破裂后致命的高风险

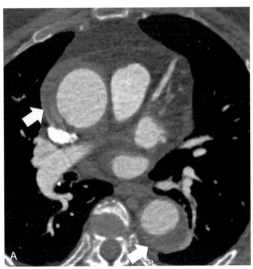
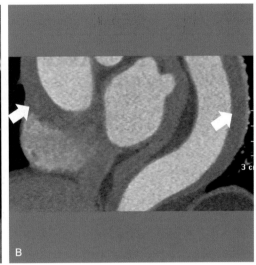

图 34.11 58 岁，胸痛男性患者，64 层 2D MDCT 图像。横断位（A）和斜矢状位（B）显示升主动脉和降主动脉壁间血肿（箭），这是典型主动脉夹层的一种变体，可致命。根据升主动脉和降主动脉的受累情况，将其归类为 Stanford A 型的主动脉夹层

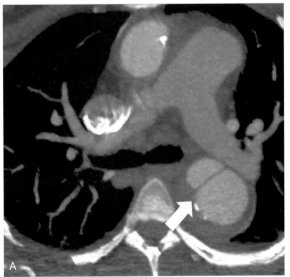
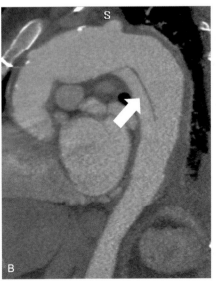

图 34.12 61 岁，高血压病史，严重背痛男性患者，胸腹部 MDCT 增强检查。横断位（A）和斜矢状位（B）箭头示降主动脉螺旋撕裂的动脉夹层。由于升主动脉未受累，故归类为 Stanford B 型的主动脉夹层

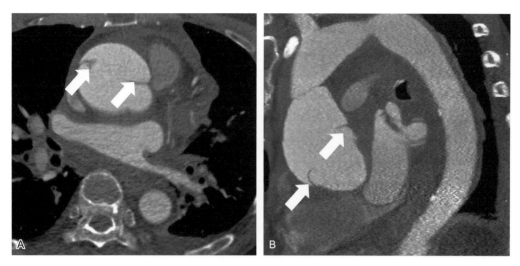

图34.13 66岁,高血压病史,严重胸痛男性患者,胸腹部 MDCT 增强检查。横断位(A)和斜矢状位(B)箭头示升主动脉螺旋撕裂的动脉夹层。由于升主动脉受累,故归类为 Stanford A 型主动脉夹层

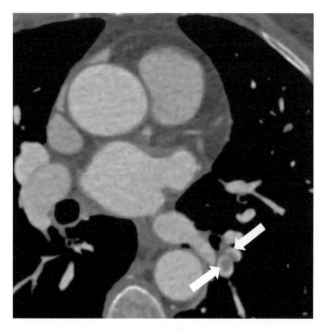

图34.14 57岁,胸痛、呼吸困难的女性患者。胸部 MDCT MIP 横断位,箭头示左肺亚段动脉充盈缺损,为急性肺栓塞表现

(杜慧芳 译,吴麟 校)

# 参考文献

1. Rosamond W, Flegal K, Friday G, et al.: Heart disease and stroke statistics – 2007 update: a report from the American Heart Association Statistics Committee and Stroke Statistics Subcommittee. *Circulation* 2007;**115**:e69–171.

2. Achenbach S: Computed tomography coronary angiography. *J Am Coll Cardiol* 2006;**48**:1919–28.

3. Johnson TR, Nikolaou K, Wintersperger BJ, et al.: ECG-gated 64-MDCT angiography in the differential diagnosis of acute chest pain. *AJR Am J Roentgenol* 2007;**188**:76–82.

4. Raff GL, Gallagher MJ, O'Neill WW, Goldstein JA: Diagnostic accuracy of noninvasive coronary angiography using 64-slice spiral computed tomography. *J Am Coll Cardiol* 2005;**46**:552–7.

5. Schaefer-Prokop C, Prokop M: MDCT for the diagnosis of acute pulmonary embolism. *Eur Radiol* 2005;**15**(Suppl 4):D37–41.

6. Schoepf UJ: Diagnosing pulmonary embolism: time to rewrite the textbooks. *Int J Cardiovasc Imaging* 2005;**21**:155–63.

7. Schoepf UJ, Goldhaber SZ, Costello P: Spiral computed tomography for acute pulmonary embolism. *Circulation* 2004;**109**:2160–7.

8. Quiroz R, Kucher N, Zou KH, et al.: Clinical validity of a negative computed tomography scan in patients with suspected pulmonary embolism: a systematic review. *JAMA* 2005;**293**:2012–7.

9. Nienaber CA, Eagle KA: Aortic dissection: new frontiers in diagnosis and management. Part I: from etiology to diagnostic strategies. *Circulation* 2003;**108**:628–35.

10. Hagan PG, Nienaber CA, Isselbacher EM, et al.: The International Registry of Acute Aortic Dissection (IRAD): new insights into an old disease. *JAMA* 2000;**283**:897–903.

11. Hirst AE Jr, Johns VJ Jr, Kime SW Jr: Dissecting aneurysm of the aorta: a review of 505 cases. *Medicine (Baltimore)* 1958;**37**:217–79.

12. Hayter RG, Rhea JT, Small A, et al.: Suspected aortic dissection and other aortic disorders: multi-detector row CT in 373 cases in the emergency setting. *Radiology* 2006;**238**:841–52.

# 腹部血管的 CT 血管成像（CTA）

Kathleen Latouf，Steve Nanini，Martha Villalba

## 引言

相对于单排计算机断层血管成像（computed tomography angiography，CTA）而言，多层螺旋 CT 血管成像（multidetector computed tomography angiography，MDCTA）的发展使腹部影像诊断标椎发生了重大变化。它具有多种 3D 重建技术，已经取代了导管血管造影术，在中央和外周血管的评估中都发挥了很好的作用。MDCTA 可以重建出病变血管的 3D 影像。目前，导管血管造影术更多用于介入或动态成像[1]。

曾经需要使用介入技术来诊断的肾动脉和肠系膜动脉病变，现在可以用仅需 3 分钟扫描时间的 MDCTA 来完成诊断[2]。MDCTA 的优势还在发掘中，目前常见的适应证包括侵袭性肿瘤的血管成像、肝切除和肝移植的术前评估和方案制订、缺血性肠病和克罗恩病的诊断以及肝硬化侧支血管的可视化[3]。还有一些更适用于急诊医学的适应证包括创伤后血管损伤的诊断、腹主动脉瘤、动脉夹层、血管闭塞和狭窄。

## 正常解剖

胸主动脉在 T12 水平穿过膈肌的主动脉裂孔后进入腹腔，并延续为腹主动脉。它在 L4 水平分为左右两支髂总动脉。腹主动脉的主要分支包括 T12 下终板水平发出的腹腔干、L1 上终板水平发出的肠系膜上动脉、L1~L2 水平发出的双侧肾动脉和 L3~L4 水平发出的肠系膜下动脉（IMA）[4]。

腹腔干于主动脉裂孔下方由腹主动脉前缘发出。它向前走行仅 1~2cm 后即分成肝总动脉、胃左动脉和脾动脉。脾动脉走行较迂曲，它沿着胰腺的上缘延伸至脾脏。胃左动脉经过腹膜后往食管裂孔

走行，再穿过小网膜。肝总动脉从腹腔干发出后向右外侧延伸并分成供应肝脏的肝固有动脉和供应十二指肠、胰腺的胃十二指肠动脉两个分支[4]。

肠系膜上动脉（superior mesenteric artery，SMA）在 L1 水平由腹主动脉前缘发出。它于胰颈和脾静脉的后方向前下方延伸，并穿行于左肾静脉前方，跨过胰腺钩突的前方和十二指肠水平部。它的左侧分支主要供应空肠及回肠，右侧分支主要供应近段和中段结肠[5]。

肠系膜下动脉在 L3~L4 水平（约 SMA 发出处下方 8cm 处）由腹主动脉发出。向下走行至腹主动脉左侧，沿途发出左结肠动脉和 2~4 支乙状结肠动脉分支供应后肠。继续向下走行并最终延续为直肠上动脉[5]。

肾动脉在 L1~L2 水平由腹主动脉双侧壁发出。两侧肾动脉在肾门附近分成五支肾段动脉分支供应肾脏的各节段[6]。肾动脉存在许多常见变异，包括单侧多肾动脉（即副肾动脉）（24%）、双侧多肾动脉（5%）和较早的肾段动脉分支（8%）[7]。

## 患者准备

患者在做 CTA 检查前，有几点注意事项。

在做 CTA 检查前应先评估肾功能。对比剂肾病是一种在使用对比剂后发生的无其他原因可解释的急性肾功能减低，判断标准为血清肌酐升高 0.5mg/dL 或较基线增加 >25% 水平[8]。对于合并糖尿病和既往肾功能不全的患者来说，对比剂肾病尤其要重点关注[9]。少数情况下，存在严重肾功能损害的患者在 CTA 检查前可能需要进行预防性透析[8]。

对比剂不良反应有多种表现。与患者交代对比剂过敏反应的可能性以及确定患者是否有血管内对比剂过敏史是非常重要的。如果担心出现严重的不良反应，可通过皮试来确定是否会发生过敏反应[10]。

通常，检查前可服用抗组胺药物和糖皮质激素来预

防过敏反应[11]。推荐在检查前 13 小时、7 小时和 1 小时分别口服泼尼松 50mg，同时在检查前 1 小时口服 50mg 苯海拉明（benadryl）和口服 20mg 法莫替丁（pepcid）。在紧急情况下，建议静脉注射 125mg 索鲁美德罗（solumedrol）和 50mg 苯海拉明（benadryl）。既往出现过危及生命的不良反应的患者，不建议行 MDCTA 检查。

# CTA 技术

MDCTA 比单排探测器、增量式或螺旋式 CTA 更具优势，因为它可以在单次屏气条件下，快速同步采集亚毫米级各向同性空间分辨率的大容量数据。对 16 层或更高层数的 MDCTA[12]来说都可以实现。层数越高的 MDCT 可以同时采集更多的组块数据。这也可获得更好的可视性和更高的空间分辨率[13]。

此外，由于 CTA 检查无创且应用广泛，已取代数字减影血管造影技术（digital subtraction angiography，DSA）[14]。与 DSA 不同的是，CTA 是不需要动脉内通道的。相反，CTA 对比剂是通过外周静脉注射的，这种对比剂可以在采集的影像上亮化全身的血流。因此，发生动脉穿孔、感染和神经损伤的风险是很低的，而这些不良反应在有创检查中时有发生。

扫描和数据采集仅需大约 5 分钟，通过最大密度投影和表面遮盖显示等程序对图像进行后处理，可以高质量地重建和绘制血管系统[3]。

# 适应证

## 创伤

大多数大型创伤中心不会常规开腹部 CTA 检查。因为腹主动脉位于具有保护作用的腹膜后，在外伤时很少出现损伤，一旦受外伤累及，则以肾下主动脉常见，可引起主动脉损伤和夹层。

在 CTA 图像上，活动性出血表现为高密度区，而假性动脉瘤表现为与主动脉密度相似的局限性、类圆形区域（图 35.1~ 图 35.3）。

## 腹主动脉瘤

腹主动脉瘤（abdominal aortic aneurysm，AAA）是指腹主动脉管腔直径扩大到 3cm 或以上（图 35.4）。

而腹主动脉扩张是指管腔直径为 2.6cm~2.9cm。指南建议 65 岁以上的主动脉扩张症患者需每四年进行一次筛查[15]。瘤体直径 >5.5cm 的 AAA 患者推荐手术干预治疗[15]。AAA 的直径越大，其扩张率和破裂风险越大[16]。动脉瘤内常合并血栓，如果血栓不能及时溶解清除，常引起动脉瘤破裂并可能致死（图 35.5 和图 35.6）。

腹主动脉的评估是腹部 CTA 最常见的用途之一。CTA 有助于腹主动脉瘤的诊断、定性和外科术前准备。例如，CTA 可以确定动脉瘤的确切位置、是否存在异常肾动脉、血管是否存在狭窄，以及动脉瘤是否延伸到髂动脉[17]。CTA 检查还可以评估术后支架置入情况和是否存在内漏（图 35.7~ 图 35.12）。

## 主动脉夹层

主动脉夹层很少局限于腹主动脉（<2%），70% 的病例[18]可累及升主动脉。它通常与高血压和原有腹主动脉瘤样变性有关。危险因素包括结缔组织疾病（例如，马方综合征）、减速创伤或动脉粥样硬化。孤立性腹主动脉夹层的早期症状和体征通常无特异性，包括背痛、外周缺血、远端栓塞和可触及的搏动性肿块[18]。有症状的主动脉夹层患者的血管破裂风险更大，并发症多见且住院死亡率高。与动脉粥样硬化性动脉瘤相似，血管内治疗是目前一种可行的治疗方法[19-20]。

主动脉夹层可累及腹腔动脉和 SMA（图 35.13 和图 35.14）。例如，撕脱内膜可以延伸至血管的近端，从而减少血流量。CTA 可以检测出罕见的自发性 SMA 夹层。若不进行手术治疗，自发性 SMA 夹层的死亡率相对较高[21]。

## 胃肠道出血

在美国，每年因胃肠道出血入院就诊的患者有近 30 万人。男性患者多见，且与年龄有关。临床表现差异很大，有的无症状，有的症状很重急需干预治疗[22]。上消化道出血来源于腹腔动脉的分支，常伴有呕血和黑便；而临床表现取决于出血速度。上消化道出血的原因很多，最常见的包括消化性溃疡疾病（图 35.15 和图 35.16）、胃炎、十二指肠炎和食管静脉曲张。下消化道出血来源于 SMA 和 IMA 的分支。病因同样很多，最常见的是憩室病、动静脉畸形、肿瘤、肛门直肠畸形和结肠炎[22]。CTA 检查对于此类疾病的明确诊断十分重要。

## 狭窄和闭塞：肠系膜缺血

急性肠系膜动脉闭塞所致肠系膜缺血疾病的死亡率很高，而存活率取决于血管重建时间。有餐后痛、食欲下降或体重减轻的老年人需考虑肠道缺血。潜在的合并症包括动脉粥样硬化、低心排血量状态、心律失常、严重心脏瓣膜病、近期心肌梗死和腹内恶性肿瘤[23]。CTA 可以显示所有肠系膜动脉系统，并且与包括血管造影术在内的其他血管显示技术一样准确[24]。急性肠系膜缺血的病因包括 SMA 栓塞（30%~50%）、有动脉粥样硬化疾病背景的原位 SMA 血栓形成（15%~30%）、非闭塞性（血管痉挛）缺血（20%~30%）、肠系膜上静脉血栓形成（5%~10%）和自发性夹层（罕见）。如果检查到这些疾病，可能需要通过手术干预治疗[25]。

## 狭窄和闭塞：正中弓状韧带综合征（腹腔动脉压迫综合征）

正中弓状韧带综合征（median arcuate ligament syndrome，MALS），多见于中年（40~60 岁）女性[26]，临床三联征为餐后腹痛、体重减轻和腹部杂音，也可出现恶心和呕吐，所有症状都可能与前肠缺血相关[27]。一般认为是腹腔神经丛或膈肌的纤维带压迫腹腔干导致缺血而引起症状，呼气相更明显。

CTA 可获取主动脉及其分支的高分辨率图像，对 MALS 的诊断非常有用[28]。通过 CTA，可以鉴别诊断腹腔干囊状动脉瘤（图 35.17）和 MALS 中血管狭窄后扩张（图 35.18 和图 35.19）。

## 狭窄和闭塞：肾性高血压、动脉粥样硬化和肌纤维发育不良

对于可疑肾性高血压患者，需要评估所有肾动脉是否存在管腔狭窄[25]。近期的研究显示，MDCTA 检测 >50% 肾动脉狭窄的灵敏度和特异度分别为 96% 和 90%[29]。因此，肾脏 CTA 是评估肾性高血压的一种可行方法（图 35.20~ 图 35.23）[25]。然而，肾动脉狭窄并不都会引起高血压，通常肾性高血压都是治疗性诊断，就是在手术或介入治疗后患者病情有好转的情况下才能得出诊断。

在肌纤维发育不良的患者中，动脉管腔内往往有网状狭窄。随着 CTA 技术的发展，它已成为肾动脉肌纤维发育不良的诊断、筛查和程序性指导治疗

的首选影像检查方法，其检测灵敏度为 64%~99%，特异度为 89%~98%[30]。

## 炎症：主动脉炎、动静脉畸形和瘘管

主动脉炎是一种起源于血管壁的感染性或非感染性血管炎。临床表现为疼痛、发烧、体重减轻、血管功能不全和急性期反应物水平升高等非特异性症状。由于症状不典型，主动脉炎的最终诊断还是要依靠影像检查。CTA 可以显示血管壁的早期改变，如增厚、血栓形成、狭窄、闭塞、血管扩张、动脉瘤和溃疡。由于 CTA 使用的是碘对比剂，它可以快速排除临床症状与急性主动脉炎相似的其他主动脉病变，如主动脉夹层、壁内血肿和穿透性动脉粥样硬化性溃疡[31]。

动静脉畸形（arteriovenous malformation，AVM）是指动脉和静脉之间绕过毛细血管床的先天性交通并形成血管巢的一类疾病。动静脉瘘（arteriovenous fistula，AVF）是指动脉和静脉之间存在单一直接交通[32]。肾血管畸形多为动静脉瘘，而动静脉畸形较少见（>1%）[33]。先天性动静脉瘘是高流速血流分流至扩张的易受损的血管内，偶尔伴有静脉瘤形成。获得性动静脉瘘最多见，通常由穿通伤、经皮肾活检、手术、恶性肿瘤或炎症引起。据报道，经皮肾活检后动静脉瘘的发生率高达 18%[32]。大约 39% 的动静脉瘘是有症状的，且大多数会自行缓解[32]。如果不进行治疗，持续性动静脉瘘往往会引起血流量增加。动静脉畸形和动静脉瘘的症状多样，从无症状到因肾肿块而引起的高血压不等。

原发性主动脉十二指肠瘘是上消化道出血的一个致死原因。尽管不常见，主动脉十二指肠瘘通常是由于腹主动脉瘤或复杂的腹主动脉粥样硬化性疾病对十二指肠的压迫侵蚀所致，通常伴有慢性炎症和异物反应。患者常表现为腹痛、胃肠道出血，约 30% 的患者会出现败血症。MDCTA 同样是主动脉十二指肠瘘的首选成像方式[34]。

# 禁忌证

## 对比剂过敏

所有含碘对比剂都可能引起过敏反应。严重的即时反应可能是 IgE 介导的，而大多数非即时皮肤反应是 T 细胞介导的。对比剂过敏反应的严重程度

决定 CTA 检查的准备工作。

更多详细信息请参阅本章前面的"患者准备"部分。

## 肾功能不全

如前所述,对比剂是可能引起肾功能衰竭的,特别是在有糖尿病或肾功能不全基础病史的患者中[9]。医学中心有一个肌酐水平的临界值,超过这个临界值就不能进行对比剂检查。

## 怀孕和哺乳

电离辐射的物理和化学效应会导致细胞死亡和 DNA 变化。对于怀孕的妇女,这可能会导致胚胎发育迟缓、先天性畸形、智力低下,甚至死胎。辐射的影响与剂量有关。这些缺陷在孕 3~4 周和 18~27 周[35]时最容易发生。关于孕妇急症的首选影像检查目前仍然存在争议和不确定性。在进行任何影像检查之前,应与孕妇交代清楚利弊[36]。对于哺乳期的母亲来说,在检查之前泵出母乳是合适的。在无辐射的影像技术可诊断的情况下,年龄在 35 岁以下的女性不建议接受 CTA 检查。

# 局限性和风险

## 伪影

一般建议使用阴性对比剂,如水,而阳性对比剂会影响图像质量,且更容易产生伪影。这可表现为对比剂活动性外渗的区域[23]。金属假体(如关节置换)附近的血管也由于伪影而不能很好地显示。

## 辐射暴露

在 MDCT 成像过程中电离辐射剂量的增加不容忽视。有证据表明,在医学成像中所受的低剂量电离辐射与癌症的发生有关。总的来说,CT 相关的辐射占据了患者医疗辐射暴露中近一半的比例[37]。MDCTA 比传统 CT 检查具有更大的辐射剂量。当选择进行 MDCTA 检查时,应选择个体化的方案、启用降低扫描剂量的工具、减少通过次数和减少重复覆

盖来降低辐射剂量[38]。目前仍然没有针对儿童的辐射暴露标准,这使他们面临过度暴露的风险[39]。

## 对比剂渗出

对比剂从导管和血管内渗出到周围软组织后,可引起疼痛和肿胀。有关风险和并发症的更多信息,请参见第 28 章。

## 临床图像

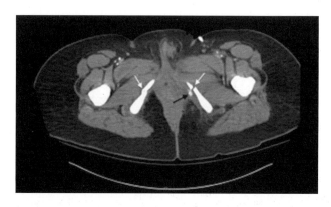

图 35.1　29 岁患者外伤后骨盆轴位 CTA 显示双侧骨盆骨折(白箭)。注意与左侧骨盆骨折相邻的对比剂聚集的局灶性圆形区域(黑箭),与假性动脉瘤或活动性动脉外渗表现一致

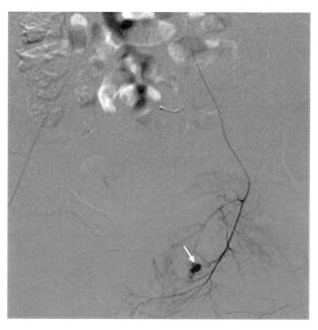

图 35.2　超选择性左髂内动脉前分支血管造影显示假性动脉瘤或活动性动脉外渗区域(白箭)

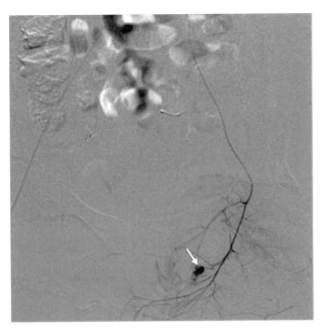

图 35.3　血管造影示左髂内动脉前段分支栓塞后，靶动脉完全闭塞（白箭），没有上述假性动脉瘤的浑浊表现

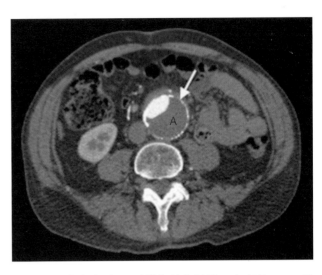

图 35.5　中腹水平 CT 动脉期轴位显示一个直径 5.6cm 的巨大腹主动脉瘤（白箭）。注意管腔内巨大的偏心附壁血栓（A）

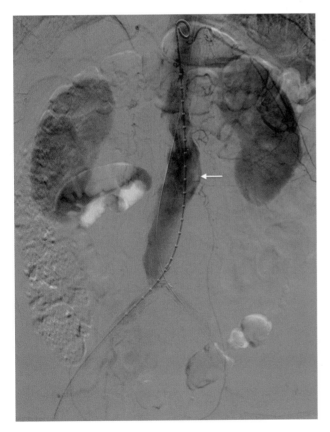

图 35.4　腹主动脉造影显示腹主动脉中段梭形扩张，符合腹主动脉瘤表现（白箭）

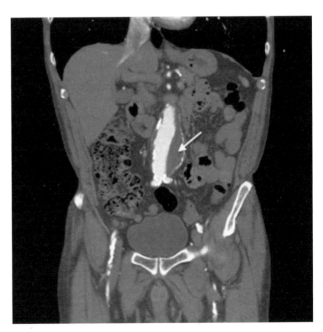

图 35.6　同一患者（如图 35.5 所示）的腹部 CT 动脉期冠状位显示一个巨大的动脉瘤，伴有偏心附壁血栓（白箭）

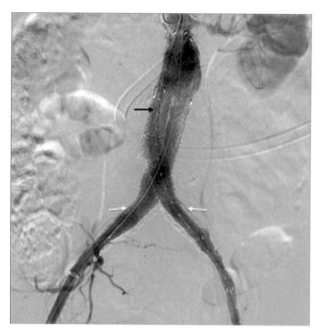

图 35.7　经腹主动脉腔内修复术(EVAR)后的腹主动脉造影显示,主体(黑箭)与双侧髂总动脉(白箭)腔内支架的放置情况良好

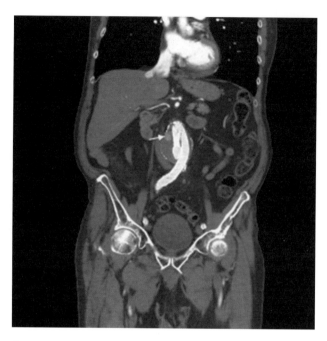

图 35.9　腹部 EVAR 术后出现内漏的 CTA 冠状位图像。注意支架外动脉瘤囊内对比剂浓聚区符合内漏表现(白箭)

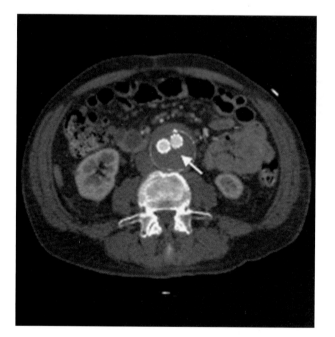

图 35.8　同一患者(如图 35.7 所示)EVAR 术后的 CT 动脉期轴位显示,支架放置位置良好(白箭),支架外无内漏,即对比剂渗入

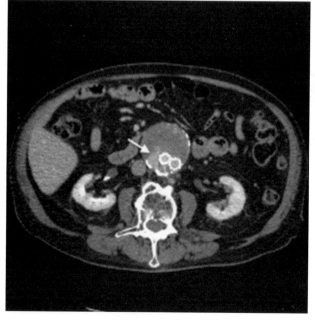

图 35.10　同一患者(如图 35.9)的腹部 CTA 静脉期轴位显示,瘤囊内可见对比剂聚集(白箭),符合内漏表现

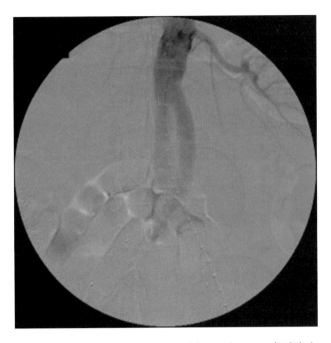

图 35.11　同一患者（如图 35.9 和图 35.10）EVAR 术后腹主动脉造影早期，显示腹主动脉 / 支架主体和双侧髂动脉正常强化

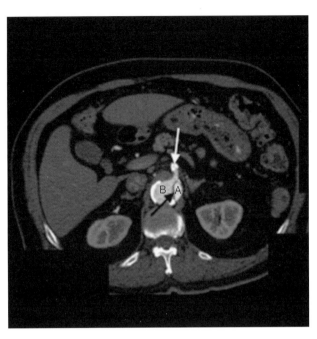

图 35.13　中腹 CTA 轴位显示腹主动脉夹层（黑箭），导致腹主动脉内出现双腔。真腔（A）通常较小，密度较高。假腔（B）通常较大，相对于真腔密度较低。还要注意的是腹腔干来源于假腔（白箭）

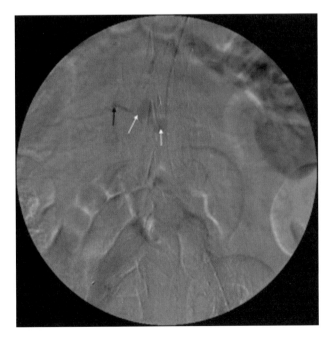

图 35.12　同一患者（如图 35.11）EVAR 术后腹主动脉造影延迟期，显示右腰动脉逆行充盈（黑箭），导致瘤囊内的内漏（白箭）

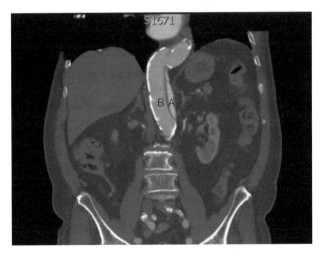

图 35.14　同一患者（如图 35.13）腹部 CTA 冠状位，显示撕脱内膜片与主动脉夹层一致。同时要注意的是，管腔较大且密度较低的为假腔（B），而管腔较小且密度较高的为真腔（A）

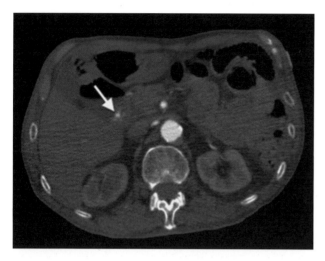

图 35.15　76 岁胃肠道出血患者腹部 CTA 轴位,显示十二指肠近端壁内的圆形对比剂充盈灶(白箭)。这与上消化道内窥镜检查证实的位于十二指肠溃疡底部的假性动脉瘤是一致的

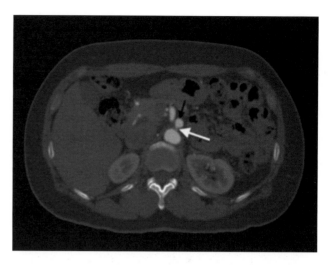

图 35.18　正中弓状韧带综合征患者的腹部 CTA 轴位显示腹腔干近端严重狭窄(白箭),狭窄后段明显扩张(黑箭)

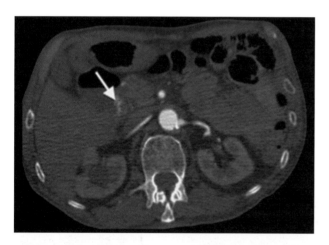

图 35.16　同一患者(如图 35.15)十二指肠远端 CTA 轴位,显示上述假性动脉瘤内的对比剂渗出和聚集(白箭)

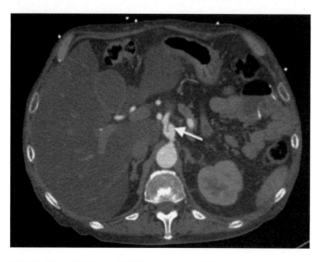

图 35.17　腹部 CT 动脉期轴位,显示直径 1.6cm 的腹腔干囊状动脉瘤(白箭)。这是偶然发现的。同样需要注意的是肝脏弥漫性密度减低可能是肝脏脂肪变性或弥漫性脂肪浸润

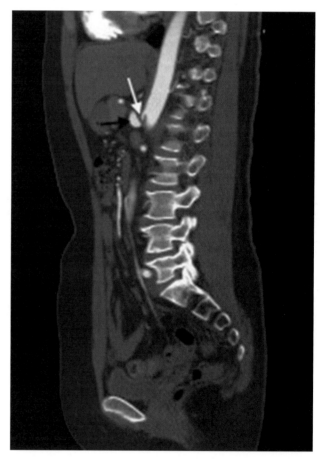

图 35.19　同一患者(如图 35.18 所示)在腹腔动脉发出处水平的 CTA 矢状位,显示腹腔动脉近端的严重狭窄(白箭),狭窄后段扩张(黑箭)。这是正中弓状韧带综合征的典型影像表现

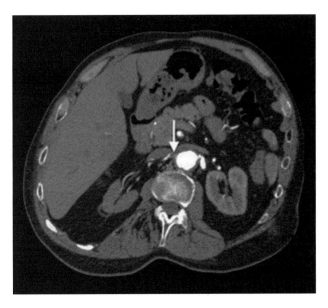

图 35.20　肾动脉水平腹部 CTA 轴位,显示右肾动脉开口处严重狭窄(白箭)。注意与左肾相比,右肾呈明显的慢性萎缩改变,这与右肾动脉狭窄继发的潜在低灌注有关

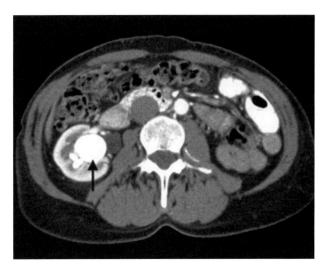

图 35.22　右肾活检术后患者右肾水平腹部 CTA 轴位,显示右肾门区动静脉瘘并瘤巢形成(黑箭)。患者在大约 4 个月前做了肾脏活检

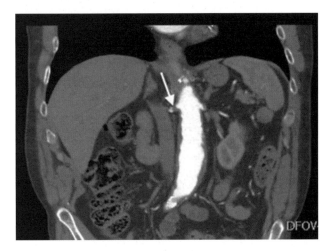

图 35.21　同一患者(如图 35.20)肾动脉水平腹部 CTA 冠状位,显示右肾动脉严重狭窄、闭塞(白箭)

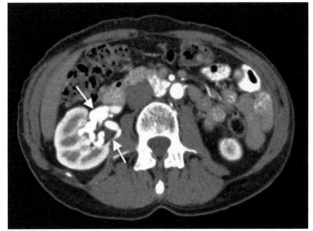

图 35.23　同一患者(如图 35.22)腹部 CTA 轴位,显示右肾静脉(白箭)早期显影,这是由于动静脉瘘导致动脉和静脉之间的直接交通所致

(蔡国谦　译,蔡凤琴　校)

# 参考文献

1. Regine G, Stasolla A, Miele V: Multidetector computed tomography of the renal arteries in vascular emergencies. *Eur J Radiol* 2007;**64(1)**:83–91.

2. Ptak T, Rhea JT, Novelline RA: Experience with a continuous, single-pass whole-body multidetector CT protocol for trauma: the three-minute multiple trauma CT scan. *Emergen Radiol* 2001;**8(5)**:250–6.

3. Güven K, Acunaş B: Multidetector computed tomography angiography of the abdomen. *Eur J Radiol* 2004;**52(1)**:44–55.

4. Feller I, Woodburne RT: Surgical anatomy of the abdominal aorta. *Ann Surg* 1961;**154(6)**:239–52.

5. Lin PH, Chaikof EL: Embryology, anatomy, and surgical exposure of the great abdominal vessels. *Surg Clin N Am* 2000;**80(1)**:417–33.

6. Moore KL: *Essential clinical anatomy*, 4th ed. Philadelphia: Lippincott Williams and Wilkins, 2010.

7. Ozkan U, Oğuzkurt L, Tercan F, et al.: Renal artery origins and variations: angiographic evaluation of 855 consecutive patients. *Diagn Interv Radiol* 2006;**12(4)**:183–6.

8. Thomsen HS: Guidelines for contrast media from the European Society of Urogenital Radiology. *Am J Roen* 2003;**181(6)**:1462–71.

9. Parfrey PS, Griffiths SM, Barrett BJ, et al.: Contrast material-induced renal failure in patients with diabetes mellitus, renal insufficiency, or both. *N Engl J Med* 1989;**320**:143–9.

10. Brockow K, Romano A, Aberer W, et al.: Skin testing in patients with hypersensitivity reactions to iodinated contrast media – a European multicenter study. *Allergy* 2009;**64(2)**:234–41.

11. Brockow K, Christiansen C, Kanny G, et al. Management of hypersensitivity reactions to iodinated contrast media. *Allergy* 2005;**60(2)**:150–8.

12. Budovec JJ, Pollema M, Grogan M: Update on multidetector computed tomography angiography of the abdominal aorta. *Radiol Clin N Am* 2010;**48(2)**:283–309.

13. Maruyama T, Yoshizumi T, Tamura R, et al.: Comparison of eight- versus 16-slice multidetector-row computed tomography for visibility and image quality of coronary segments. *Am J Cardiol* 2004;**94(12)**:1539–43.

14. Uyeda JW, Anderson SW, Sakai O, Soto JA: CT angiography in trauma. *Radiol Clin N Am* 2010;**48(2)**:423–38.

15. Coll AR: Ultrasound surveillance of ectatic abdominal aortas. *Surg Engl* 2008;**90(6)**:477–82.

16. Erbel R, Eggebrecht H: Aortic dimensions and the risk of dissection. *Heart* 2006;**92(1)**:137–42.

17. Jeffrey RB Jr.: CT angiography of the abdominal and thoracic aorta. *Semin Ultrasound CT* 1998;**19(5)**:405–12.

18. Borioni R, Garofalo M, De Paulis R, et al.: Abdominal aortic dissections: anatomic and clinical features and therapeutic options. *Tex Heart Inst J* 2005;**32**:70–3.

19. Nienaber CA, Eagle KA: Aortic dissection: new frontiers in diagnosis and management: part I: from etiology to diagnostic strategies. *Circulation* 2003;**108**:628–35.

20. Jonker FHW, Schlösser FJ, Moll FL, Muhs BE: Dissection of the abdominal aorta: current evidence and implications for treatment strategies: a review and meta-analysis of 92 patients. *J Endovasc Ther* 2009;**16**:71–80.

21. Horton KM, Fishman EK: CT angiography of the mesenteric circulation. *Radiol Clin N Am* 2012;**48(2)**331–45.

22. Lee EW, Laberge JM: Differential diagnosis of gastrointestinal bleeding. *Tech Vasc Interv Radiol* 2005;**7(3)**:112–22.

23. McKinsey JF, Gewertz BL: Acute mesenteric ischemia. *Surg Clin North Am* 1997;**77(2)**:307.

24. Wyers MC: Acute mesenteric ischemia: diagnostic approach and surgical treatment. *Semin Vasc Surg* 2010;**23(1)**:9–20.

25. Fleischmann D: Multiple detector-row CT angiography of the renal and mesenteric vessels. *Eur J Radiol* 2003;**45(1)**:S79–S87.

26. Scovell S, Hamdan A: *Celiac artery compression syndrome*. Waltham, MA: UpToDate, 2014.

27. Baldassarre E, Torino G, Siani A, et al.: The laparoscopic approach in the median arcuate ligament syndrome: a case report. *Swiss Med Wkly* 2007;**137(23–24)**:353–4.

28. Gümüş H, Gümüş M, Tekbaş G, et al.: Clinical and multidetector computed tomography findings of patients with median arcuate ligament syndrome. *Clin Imag* 2012;**36(5)**:522–5.

29. Pellerin O, Sapoval M, Trinquart L, et al.: Accuracy of multi-detector computed tomographic angiography assisted by post-processing software for diagnosis atheromatous renal artery stenosis. *Diagn Interv Imag* 2013;**94(11)**:1123–31.

30. Sabharwal R, Vladica P, Coleman P: Multidetector spiral CT renal angiography in the diagnosis of renal artery fibromuscular dysplasia. *Eur J Radiol* 2007;**61(3)**:520–7.

31. Litmanovich DE, Yildirim A, Bankier AA: Insights into imaging of aortitis. *Insights Imaging* 2012;**3(6)**:545–60.

32. Cura M: Vascular malformations and arteriovenous fistulas of the kidney. *Acta Radiologica* 2009;**51(2)**:144–9.

33. Wajid H, Herts BR: Renal arteriovenous malformation. *J Urol* 2014;**191(4)**:1128–9.

34. Lemos AA, Sternberg JM, Tognini L, et al.: Nontraumatic abdominal hemorrhage: MDCTA. *Abdom Imaging* 2006;**31(1)**:17–24.

35. Shetty MK: Abdominal computed tomography during pregnancy: a review of indications and fetal radiation exposure issues. *Semin Ultrasound CT* 2010;**31(1)**:3–7.

36. Katz DS, Klein MA, Ganson G, Hines JJ: Imaging of abdominal pain in pregnancy. *Radiol Clin N Am* 2012;**50(1)**:149–71.

37. Mettler FA, Bhargavan M, Faulkner K, et al.: Radiologic and nuclear medicine studies in the United States and worldwide: frequency, radiation dose, and comparison with other radiation sources – 1950–2007. *Radiology* 2009;**253(2)**:520–31.

38. Sodickson A: Strategies for reducing radiation exposure in multi-detector row CT. *Radiol Clin N Am* 2012;**50(1)**:1–14.

39. Naumann DN, Raven D, Pallan A, Bowley DM: Radiation exposure during paediatric emergency CT: time we took notice? *J Pediatr Surg* 2014;**49(2)**:305–7.

# 头颈部 CT 血管成像（CTA）

第 36 章

Saud Siddiqui, Monica Wattana

无创成像技术在头颈部血管结构病变患者的诊断和治疗中发挥着越来越大的作用。除了识别狭窄、闭塞或创伤的部位和严重程度之外，头颈部血管系统的成像可以提供关于组织损伤和灌注的重要信息（位置、大小和可逆性或灌注不足的程度）。影像学检查的选择取决于患者的特征、疾病状况、技术和设备的可用性以及临床医生的偏好。

CT 血管成像（CT angiography，CTA）和磁共振血管成像（magnetic resonance angiography，MRA）已经取代数字减影血管造影术（digital subtraction angiography，DSA），越来越多地应用于颈颅血管病变的评估。许多血管疾病的评估很容易通过 MRA 或 CTA 完成，两者之间的选择很可能取决于设备的可用性或医生的偏好。但在 CTA 和 MRA 检查结果不明确或与临床症状不相符时，DSA 检查则显得尤为重要。在进行 CTA 检查时，快速获得的信息使有经验的医生能够迅速地对患者进行合理分诊、治疗，这对具有可挽救组织的患者来说意义更为重大，他们也能从急诊治疗中最大获益。在一次扫描过程中，CTA 可以提供有关早期缺血性改变的信息，显示低灌注/缺血半暗带，并定位血管病变。此外，由于大多数 CTA 检查都是按照已设好的技术参数来采集数据，因此操作者的技术水平和经验对临床数据的质量影响不大。

与导管介入的血管造影术相比，CTA 的分辨率和动态特性有所减低，而在快速 3D 数据采集和全脑灌注评估方面具有明显优势。此外，CTA 不仅能显示动脉狭窄或闭塞，还可提供血管壁的信息。这使 CTA 可评估壁内夹层和血栓性动脉瘤，这两者都可能使中风患者的评估复杂化。最重要的是，与常规血管造影术相比，CTA 的侵入性更小，且不同于前者的动脉导管通路，CTA 是经外周静脉注射对比剂，因此局部血肿、假性动脉瘤、痉挛、血栓形成、夹层和远端栓塞的风险明显降低。

CTA 的 3D 重建图像与 MRA 重建图像相似，且与 MRA 相比，CTA 的短成像时间可以提高患者的依从性（特别是幽闭恐惧症患者）。与 MRA 不同，CTA 可以提供动脉粥样硬化斑块内是否存在钙化，而钙化特征对医生进行血管成形术具有指导价值。CTA 的另一优势在于可以清晰显示颅内动脉瘤与邻近骨结构的关系。当然，具有磁共振成像禁忌证的患者，如起搏器和因焦虑或运动引起的患者不耐受，CT 检查是不可或缺的。

多模态 CT 技术——即采用非对比 CT、CT 灌注成像（CT perfusion，CTP）和 CTA 的扫描——可以快速提供有关头颈部血管解剖和组织状态的数据，从而使医生能够简化对超急性期患者的处理。CTA 和 CTP 可以在常规 CT 扫描后立即进行，此时患者仍在扫描仪中，只需要 5~10 分钟的额外时间即可完成。虽然组织灌注的详细定量评估仍在发展中，但 CTP 通过生成脑血容量、脑血流量和对比平均通过时间图，具有评估可逆和不可逆缺血组织的优势。

CTP 不仅可以显示缺陷的严重程度，还可以从缺血半暗带中区分出核心梗死区，并预测组织的预后[1]。因此，CTA 和 CTP 可以帮助医生识别可挽救的脑组织区域，这些区域可以进行再灌注治疗。另一种方法包括使用 CTA 的源图像（source image of CTA，CTA-SI）来生成全脑灌注的脑血容量加权图像。这也是它的优势之一，它可提供了一些粗略的灌注数据较 CT 平扫（noncontrast CT，NCCT）更好地预测了最终的梗死体积[2]。研究表明，与 MR 弥散加权成像（diffuse weighted imaging，DWI）[3]相比，急性卒中的 CTA-SI 快速诊断方案高估了梗死面积，这也提示它没有进一步研究的必要。与 CTA-SI 相比，灌注加权图（perfusion weighted map，PWM）和灌注血容量（perfused blood volume，PBV）具有相似的表现，而 PBV 在检测脑梗死方面具有更高的敏感性[4]。

493

# 适应证

头颈部 CTA 适用于以下情况：出现急性中风症状的患者，使用静脉重组组织纤溶酶原激活剂的患者，怀疑颅内动脉瘤破裂或蛛网膜下腔出血的患者，以及出现创伤后颈部穿透伤的患者，这种情况需要尽早作出药物或手术治疗的决定。此外，类似中风的疾病，如癫痫发作、代谢异常和非器质性疾病，很难单纯从临床角度与急性脑缺血区分开来。CTA 应用广泛、成像迅速和易于获得可解释的结果，是一种具有价值的诊断性检查方式，在患者分诊及接受适当的治疗方面也有很大的帮助。

## 缺血性和出血性卒中

卒中目前是美国第四大常见的致死原因和最常见的致残原因。疑似卒中的分诊相较于严重创伤或急性心肌梗死同等重要[5]。这种疾病的时间特性已经在许多研究中得到证明，及时快速的处理能显著改善预后，并降低出血并发症的概率[6-16]。及时准确的影像检查对指导入院、抗凝、溶栓和其他形式的治疗至关重要。

卒中的危险因素包括年龄超过 45 岁、高血压、既往中风或短暂性脑缺血发作、糖尿病、高胆固醇、吸烟、心房颤动、有先兆的偏头痛和血栓形成倾向。病史的关键部分包括症状出现的时间，癫痫发作，任何近期发生的事件（中风、心肌梗死、外伤、手术、出血），基础疾病（最重要的是高血压和糖尿病），以及抗凝剂、胰岛素或抗高血压药的使用。头颈部的体格检查可显示创伤或癫痫发作（挫伤或撕裂伤）、颈动脉杂音或颈静脉扩张的征象。如果临床怀疑急性脑卒中，应立即进行详细的神经学检查。对于其他系统的检查则可能发现一些合并症，如心肌缺血、瓣膜疾病、黄疸、紫癜和瘀点。

卒中的表现是多样的，对疑似缺血性或出血性卒中患者的初步评估需要快速、全面的评价。出血性卒中最常见的原因是蛛网膜下腔出血，其典型症状是在没有局灶性神经功能缺损的情况下，突然出现严重头痛，通常被描述为"我一生中最严重的头痛"或"雷劈"样头痛。头痛的发作可能与短暂的意识丧失、癫痫发作、恶心、呕吐、膝盖弯曲或颈部僵硬

有关。不同的是，脑出血通常表现为局灶性神经功能缺损的突然发作，并在 30~90 分钟内逐渐恶化。意识改变、麻木、昏迷、癫痫发作、头痛、呕吐和颅内压升高的征象也很常见。虽然这些临床症状对大多数医生来说是熟悉的，但出血性卒中出现的症状群是多种多样的，也可能表现不典型，因此需要诊断医生拥有敏锐的眼睛来鉴别。

缺血性卒中最常见的原因是动脉粥样硬化，伴或不伴有血栓形成；由于栓塞而造成的缺血性卒中不太常见。区分栓塞性和动脉粥样硬化性缺血性卒中这两种亚型最重要的是病程，即出现神经症状的时间。动脉粥样硬化性和血栓形成缺血性卒中神经功能缺损通常以渐进但波动的方式发生，症状偶尔出现，常常会缓解。急性栓塞性卒中的主要特征是突然出现的局灶性神经功能受损，在发病时最严重。症状的快速恢复也提示栓塞性卒中。无论是哪种类型的缺血性卒中，患者通常都会在睡眠中醒来并出现神经功能障碍（这可能会使确定发病时间变得困难），但症状可能会随时出现。缺血性卒中的临床特征取决于闭塞的动脉，其中大脑中动脉（middle cerebral artery，MCA）最为常见。大脑中动脉受累的神经功能缺损症状包括但不限于对侧偏瘫和半感觉丧失、失语症（如果涉及优势半球）或构音障碍、失用症和对侧躯体感觉障碍。

急性卒中患者的平均动脉压通常会升高，可能患者患有慢性高血压或是对中枢神经系统低灌注的生理反应。临床医生在作出治疗决定时，必须考虑这两种病因中的后一种，也就是说，当血压降低时，必须警惕神经功能的下降。急性中风患者还可能出现通气不足以及由此导致的高碳酸血症，这可能会导致颅内压升高，可能需要人工通气。

CTA 特别适用于确定缺血性卒中精细的、早期潜在的栓塞源或低灌注，以及出血性卒中可能的动脉瘤或血管畸形，所有这些都可能影响治疗决定。大面积或进行性脑梗死的征象与溶栓剂治疗后脑出血转化的高风险相关，因此是这种治疗的禁忌证。CTA 或 CTP 的神经成像可以通过识别可挽救的脑组织区域、出血性转化的低风险或可能不适合治疗的大动脉闭塞，来优化对于接受再灌注治疗患者的选择。CTA 提供了关于闭塞血管的精确位置和主要侧支循环血流是否通畅的信息，实际上可以使我们立即找到靶血管，避免了进行可能进一步延迟溶栓治疗的其他检查的需要。如果灌注成像不能显示有梗

死风险的区域,可能提示出血的风险超过了溶栓治疗带来的潜在获益。溶栓治疗前的成像应该可以解决这个问题。此外,通过检测溶栓治疗后的持续性闭塞,CTA 可能会加速患者分流到基于导管的介入治疗中。

美国心脏协会和美国中风协会制定的 2013 年指南中关于使用 CT 评估急性卒中患者的部分指出,对于接受再灌注治疗的患者,目标是在到达急诊室后 25 分钟内完成 CT(平扫 CT 或多模式 CT)检查,并在另外 20 分钟内进行检查结果解释[5]。对于出现缺血性卒中症状或症状已经持续数天至数周的患者,无须灌注成像,在进行常规脑 MRI 检查后再进行头颈部的 CTA 检查可能是最有用的。通常不需要行 CTP 检查,因为在这种临床情况下,患者接受的大部分治疗方法不涉及灌注数据输入(如颈动脉内膜切除术),但个别病例可能会有所不同。

## 创伤

对于头部或颈部遭受创伤性损伤的患者,无论是血流动力学不稳定或有直接血管损伤征象的患者,进行外科探查或干预得到了广泛认可,这一点没有争议。然而,对于生命体征稳定的患者的治疗仍然存在争议,手术探查和常规血管造影术效率低,以及两者相关的发病率,要求采取更保守的方法[17-20]。

CTA 是一种准确的、更快速和更廉价的检查方法,与外科手术探查或常规血管造影术相比,CTA 需要更少的人力。换句话说,CTA 是一种可获取血管数据的经济、时效的检查方法,这些数据很容易整合到快速创伤检查中。通常,在 CTA 上有血管损伤征象的患者可以直接接受手术,而不需要进一步的成像或常规的血管造影术检查。此外,CTA 提供的后处理技术可以进行 3D 重建,这在外科计划中可能是有用的,特别是那些与许多外科医生熟悉的传统血管造影图像相似的重建视图。然而在 CTA 应用中存在一点警告,尽管 CTA 已被证明在头颈部穿透伤的评估中是有价值的,但 CTA 在钝性创伤的处理应用中却备受怀疑。

颈动脉或椎动脉夹层最常由钝挫伤(严重过度伸展)或穿透伤(刺伤或枪伤)引起,也有可能是自发产生的,与其相关的特定的危险因素包括高血压、糖尿病、吸烟、高脂血症和颈椎长时间过度伸展或侧向旋转有关。自发性夹层的发病机制常不清楚,但可

能与某些结缔组织疾病有关,包括纤维肌性发育不良、埃勒斯 - 当洛斯综合征Ⅳ型(Ehler-Danlos Ⅳ)、马方综合征、常染色体显性遗传性多囊肾病、成骨不全Ⅰ型和囊性中层坏死。动脉夹层的患者通常表现为头痛(通常在脑缺血事件之前,不像中风的头痛,与缺血性事件同时或随后发生)、发作性失明(黑矇)、上睑下垂并伴有瞳孔缩小和疼痛(即疼痛的部分霍纳斯综合征)、颈部肿胀或搏动性耳鸣。传统的动脉造影术仍然是诊断夹层的"金标准",但是,基于已经给出的原因,在适当的时候进行侵入性较小的检查是可取的。在血流动力学稳定的患者中,MRI 和 MRA 通常显示出良好的软组织对比度,并对检测缺血具有较高的敏感性[21],因此可能是动脉夹层更好的无创的检查方法。当需要更快速的检查时,或者当有磁共振成像禁忌证或缺乏可用的设备时,推荐使用 CTA 检查。

## 诊断能力

### 缺血性和出血性卒中

分诊机制尤为重要,能够迅速将脑缺血或出血患者与出现类似症状但非卒中患者区分。最初的非增强 CT(noncontrast-enhanced CT,NECT),紧接着是 CTA 和 CTP,可以快速而深入地评估潜在的颅内出血、大面积进展性脑梗死、动脉血栓和狭窄、脑梗死的大小和位置以及半暗带。传统上,最初进行 CT 平扫的原因是为了排除出血和明显的非梗死性病变(如肿瘤)。平扫 CT 不仅在上述方面有价值,也可呈现梗死影像诊断的征象。请注意,NECT 也有助于排除假性卒中。最近的一项研究表明,至少 3% 的疑似卒中患者曾被错误地使用静脉注射 tPA[22]进行治疗。单独使用 NECT 时,这个百分比应该更低[5]。

MRI 的迅速普及可能会诱使医生在急性中风的评估中使用 MRI 代替 CT 扫描,但在大多数情况下,在患者被分类并准备进行 MRI 之前,可以进行多模式 CT 扫描。事实上,CT 扫描可以提供更有用的数据,如前面所述,增加更多血管的信息。然而,最近的一项研究表明,与 CTA 相比,MRI 在紧急情况下发现急性缺血和慢性出血方面更具优势。MRI 对急性卒中的敏感性为 83%,CT 为 26%[22]。这表明,即使在

紧急情况下,MRI 也可以作为评估疑似急性脑缺血病例的一种初始成像手段。

各种研究表明,与 DSA 相比,CTA 诊断脑内大血管狭窄或闭塞的敏感性在 92%~100% 之间,特异性在 82%~100% 之间[23]。此外,回顾文献发现:与常规血管造影相比,CTA 是一种诊断颈动脉狭窄(狭窄程度 70%~99%)的准确方法[24,25],敏感度和特异度分别为 77%~97% 和 95%~99%。这是一个重要的结论,因为 CTA 可取代更具侵入性的常规血管造影术检查,而且某些作者建议对狭窄程度在 60%~99% 之间的无症状患者和狭窄程度在 50%~99% 之间的有症状患者进行手术。与 MRA(92%~95%)和彩色多普勒超声(76%)相比,CTA 评价颈动脉狭窄程度的敏感性高达 97%[26]。与 DSA 相比,CTA 对发现 Willis 环内血流异常的敏感性至少为 89%[27]。此外,以 DSA 为参考,与 MRA(77%)和多普勒超声(71%)相比,CTA 对椎动脉夹层的诊断准确率为 100%[28]。

CTA 联合 CTP 或 CTA-SI 可准确诊断脑缺血,与随访 CT 或 MRI 相比,其敏感性和特异性分别为 78% 和 93%[29-31]。根据 ASPECTS 评分,这些检查在评估中风程度方面也显示出很高的敏感性和特异性(>0.90)。此外,在评估急性脑血流灌注缺陷方面,这些技术似乎等同于 MRI 弥散加权和灌注加权成像[30-33],但是在没有考虑 MRI 特有的逻辑因素情况下。

颅内动脉瘤破裂是导致非创伤性蛛网膜下腔出血(subarachnoid hemorrhage,SAH)的主要原因,而 SAH 的预后非常差 - 首次出血后 30 天内的病死率在 27%~44% 之间[34]。手术干预的目的是尽量减少再出血的发生,首次出血后 24 小时内再出血的风险最高。因此,如果有适应证,应尽快进行手术干预。虽然 CTA 和 MRA 都不能达到常规血管造影的分辨率,但 CTA 和 MRA 都是无创的检查,对于平扫 CT 诊断 SAH 和术前诊疗策略是有价值的。在 SAH 的急性期,由于 MRA 对患者监护的限制、患者运动产生的运动伪影、以及在进行平扫 CT 后需要将患者转移到磁共振检查室,MRA 不如 CTA 扫描合适。可以确定的是,当患者仍在扫描仪中时,CTA 可以在最初诊断 SAH 的平扫 CT 后立即进行,额外的扫描时间很少,并且 CTA 已被证明能够可靠地检测 3~5mm 或更大[35-37]的动脉瘤,这往往省去了常规血管造影术检查,而且减少了相关的并发症和费用。

此外,CTA 已被证明比传统的血管造影能提供更多关于动脉瘤形状、与周围骨骼和血管结构的关系、以及动脉瘤颈部的特征(特别是钙化的存在及其与颅骨的关系)的信息。这种 3D 信息在外科手术计划中非常有价值。基于此,在疑似或已知 SAH 患者中,CTA 越来越多地被用来代替传统的血管造影术。大量关于常规血管造影及 CTA 评价的报道显示[35,37,38],以常规血管造影为标准,CTA 对≥3mm 的动脉瘤的敏感性和特异性分别 >93% 和 88%。CTA 检测 <3 mm 的动脉瘤的准确性尚不确定,尽管经颅多普勒超声可以提高诊断率,但这种大小的动脉瘤也许不能被可靠地检测出来。最近的一项荟萃分析(包括来自新一代 CT 扫描仪的数据)发现,以治疗和尸检结果作为参考标准,CTA 在识别 SAH 患者的脑动脉瘤时具有 98% 的综合敏感性和 100% 的特异性[39]。

## 创伤

许多出现头部、颈部或大血管损伤征象的患者在最初的诊断检查中会接受 CT 平扫成像,这使得 CTA 在疑似因外伤导致血管损伤的患者中的应用潜力很大。如前所述,CTA 可以在患者仍在扫描仪中的情况下,在最初的 CT 平扫后进行。此外,CTA 还能提供有关邻近结构的诊断信息,如颈椎和消化道,这是传统血管造影术所不能提供的。在许多情况下,CTA 比超声更可取,因为设备和操作人员技能的紧急可用性更高。而在某些情况下,由于金属异物的干扰以及对急性损伤患者进行 MRI 检查的可行性分析,会排除 MRI 或 MRA 的使用。

与常规动脉造影的"金标准"相比,CTA 对所有穿透伤引起的血管和呼吸消化道损伤的诊断具有高度的敏感性和特异性(从 90%~100% 不等)[40-42]。如前所述,CTA 在钝性创伤中的价值尚无定论;CTA 尚未被证明可替代脑血管造影术。以前的研究表明,16 排和 32 排的 CTA 在检测钝性脑血管损伤(blunt cerebrovascular injury,BCVI)时,灵敏度较差且各不相同。然而,最近的一项研究表明,64 排的 CTA 的灵敏度为 68%,与以前的研究相比有显著提高。这表明 CTA 作为 BCVI 筛查工具可能发挥更大的作用[43]。CTA 对穿透性损伤和钝性损伤的诊断效能不同,可能是因为穿透性损伤通常靠近可见的伤道,而与钝性损伤相关的血管损伤可能发生在颈动脉或椎动脉的任何位置。

## 成像缺陷和局限性

扫描层厚、覆盖范围、千伏和毫安设置以及造影剂延迟时间等技术因素，会影响获得 CTA 图像的准确性和速度。例如，如果不对造影剂的延迟时间进行调整，使扫描时间与动脉内造影剂浓度峰值时间一致，则成像可能不是最佳的。在使用 CT 生成的灌注图时，技术规范尤其重要，运动伪影不仅可能使图像无法诊断，还可能导致错误的诊断。尽管不同生产商的扫描仪在产生最佳成像技术上可能略有不同，但这些规范中有许多都是已提供或已知的，而且 CTA 通常对操作员和患者来说都是相对较低的技术负担。

因为 CTA 需要碘化对比剂，已知或疑似肾衰竭是其相对禁忌证，糖尿病或充血性心力衰竭患者尤其如此。对比剂过敏者也不可进行 CTA 检查。如果患者符合以上任何一个条件而无法进行 CTA 检查，则需要进行 MRI、基于钆造影的 CT 成像或导管血管造影的检查。

CTA 检查过程中的辐射剂量与常规血管造影术相当，并且在成人放射诊断评估的安全限度内。多次重复扫描可能会引起人们的担忧，其中辐射暴露最可能造成的不良影响是白内障或甲状腺恶性肿瘤。儿童和孕妇也应谨慎，因为在很大程度上，CT 扫描的辐射暴露风险是未知的，但某些研究表明恶性肿瘤或发育迟缓的风险会增加[44]。

## 脑卒中

如前所述，CTA 在脑卒中的急诊成像和诊断中非常有价值。然而，在某些情况下，CTA 检查后仍需常规血管造影。这包括，需要获得真假腔信息的夹层动脉瘤；CTA 无法显示某些小动脉的动脉瘤（常规血管成像空间分辨率较高，而且 CTA 并不一定能显示直径 <1mm 的动脉）；位于颅底附近的动脉瘤可能很难与骨质结构区分开来。CTA 疑似阳性再行 DSA 成像，需要使用大量对比剂，而对比剂存在潜在肾毒性。不过，如肾功能良好、水化充足，对比剂前后使用利尿剂治疗的情况下，是可以耐受的。

对于指向下方且靠近颅底的动脉瘤，图像重建中需要小心移除骨骼，这是一个耗时的过程。这种情况可能会延迟治疗。如本章前面的"诊断能力"一节所述，CTA 对 <3mm 的动脉瘤的检测相对不敏感。

## 创伤

子弹或其他金属碎片产生的伪影会限制 CTA 在颈部穿透伤中的应用。由于伪影导致的动脉段可视化不足可作为常规血管造影的指征。常规的血管造影术也具有在诊断后立即进行治疗干预的优势，而 CTA 仅能提供分型到血管内治疗的信息。

## 临床图像

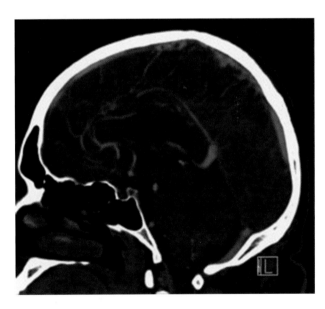

图 36.1　正常的头部 CT 血管成像

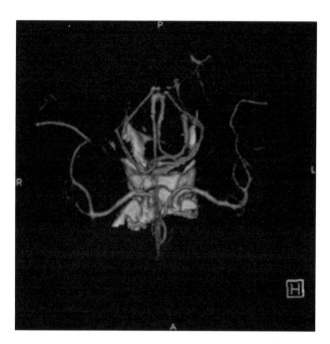

图 36.2    正常头部 CTA 3D 重建图像

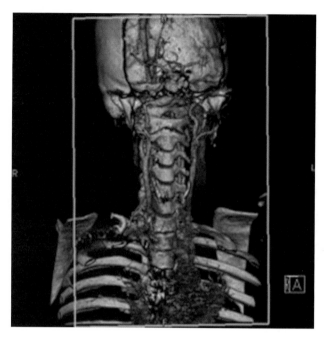

图 36.4    正常颈部骨骼 CTA 3D 重建图像

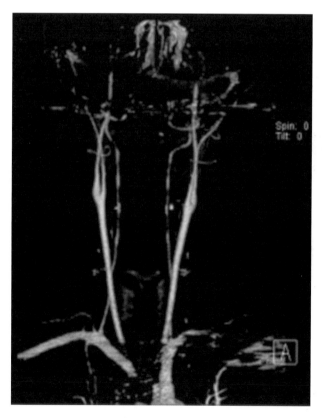

图 36.3    正常颈部 CTA 3D 重建图像

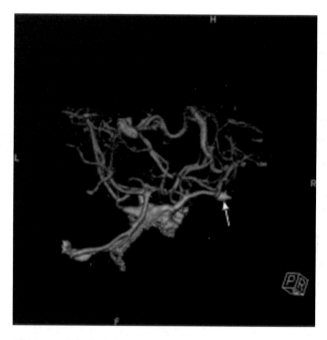

图 36.5    右侧大脑中动脉分叉部动脉瘤，大小约 3mm × 7mm。其头部明显伸入右颞叶血肿，提示夹层动脉瘤

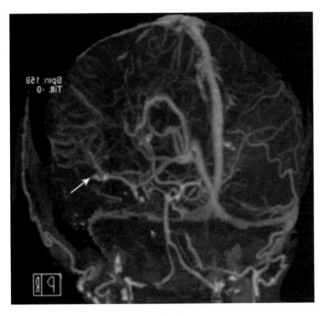

图 36.6　图 36.5 中同一动脉瘤的切面视图

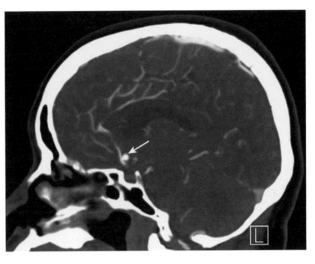

图 36.8　直径 0.6cm 的前交通动脉动脉瘤的矢状位切面

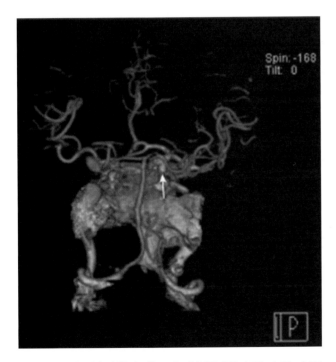

图 36.7　右颈内动脉瘤，位于右后交通动脉水平，向后、向下突出，直径 6mm，颈部长 4mm

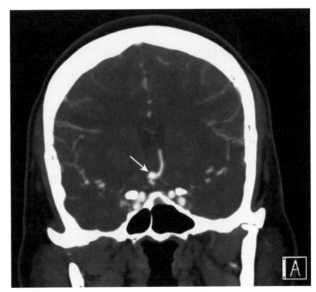

图 36.9　图 36.8 中同一动脉瘤的冠状位切面

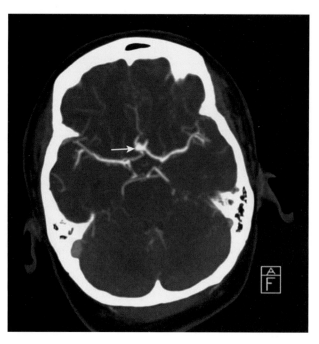

图 36.10　图 36.8 和图 36.9 中相同动脉瘤的横断位切面

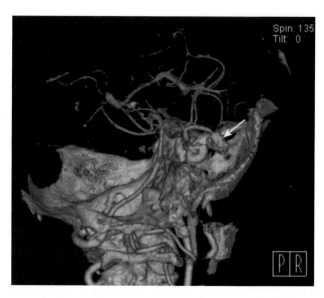

图 36.12　大小为 1.1cm×0.7cm 的右侧大脑中动脉分叉处大动脉瘤，及其周围结构的 3D 视图

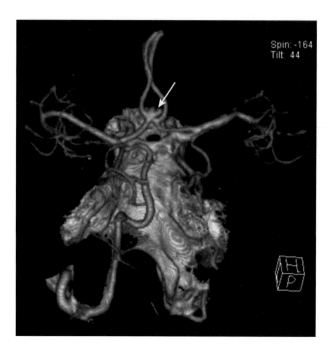

图 36.11　直径 6mm 的双叶前交通动脉瘤

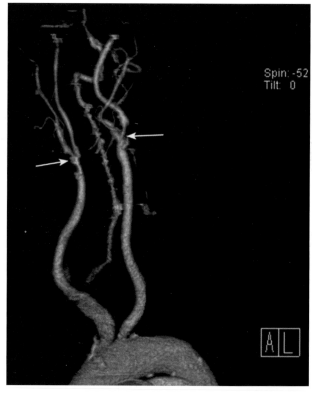

图 36.13　左颈动脉分叉处 85% 的狭窄，右颈动脉分叉处 75% 的狭窄，血管壁有大量的钙化

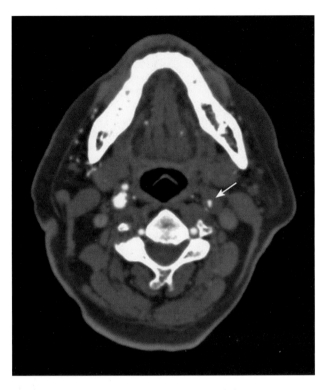

图 36.14　左颈动脉分叉处 85%~90% 的狭窄

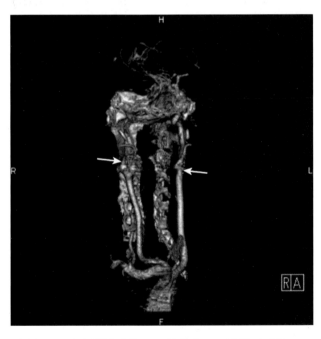

图 36.15　右侧颈内动脉 85% 的狭窄——近端、中部和远端。狭窄延伸到右侧颈内动脉的海绵窦段

（唐辛　译，蔡凤琴　校）

## 参考文献

1. Parsons MW, Pepper EM, Chan V, et al.: Perfusion computed tomography: prediction of final infarct extent and stroke outcome. *Ann Neurol* 2005;**58**(5):672–9.

2. Bhatia R, Bal S, Shobha N, et al.: CT angiographic source images predict outcome and final infarct volume better than noncontrast CT in proximal vascular occlusions. *Stroke* 2011;**42**(6):1575–80.

3. Yoo A, Hu R, Hakimelahi R, et al.: CT Angiography source images acquired with a fast-acquisition protocol overestimate infarct core on diffusion weighted images in acute ischemic stroke. *J Neuroimaging* 2012;**22**(4):329–35.

4. Buerke B, Wittkamp G, Dziewas R, et al.: Perfusion-weighted map and perfused blood volume in comparison with CT angiography source imaging in acute ischemic stroke: different sides of the same coin? *Acad Radiol* 2011;**18**(3):347–52.

5. Jauch E, Saver J, Adams H, et al.: Guidelines for the early management of patients with acute ischemic stroke: a guideline for healthcare professionals from the American Heart Association/American Stroke Association. *Stroke* 2013;**44**(3):870–947.

6. Albers GW, Amarenco P, Easton JD, et al.: Antithrombotic and thrombolytic therapy for ischemic stroke. *Chest* 2004;**126**(3):483S–512S.

7. Vo KD, Lin WL, Lee JM: Evidence-based neuroimaging in acute ischemic stroke. *Neuroimaging Clin N Am* 2003;**13**(2):167.

8. Grunwald I, Reith W: Non-traumatic neurological emergencies: imaging of cerebral ischemia. *Eur Radiol* 2002;**12**(7):1632–47.

9. Rother J: CT and MRI in the diagnosis of acute stroke and their role in thrombolysis. *Thromb Res* 2001;**103**:S125–33.

10. Lev MH, Segal AZ, Farkas J, et al.: Utility of perfusion-weighted CT imaging in acute middle cerebral artery stroke treated with intra-arterial thrombolysis – prediction of final infarct volume and clinical outcome. *Stroke* 2001;**32**(9):2021–7.

11. Lev MH, Farkas J, Rodriguez VR, et al.: CT angiography in the rapid triage of patients with hyperacute stroke to intraarterial thrombolysis: accuracy in the detection of large vessel thrombus. *J Comput Assist Tomogr* 2001;**25**(4):520–8.

12. Adams HP, del Zoppo G, Alberts MJ, et al.: Guidelines for the early management of adults with ischemic stroke – a guideline from the American Heart Association/American Stroke Association Stroke Council, Clinical Cardiology Council, Cardiovascular Radiology and Intervention Council, and the Atherosclerotic Peripheral Vascular Disease and Quality of Care Outcomes in Research Interdisciplinary Working Groups. *Circulation* 2007;**115**(20):E478–534. (Reprinted from *Stroke* 2007;38:1655–711.)

13. Laloux P: Intravenous rtPA thrombolysis in acute ischemic stroke. *Acta Neurol Belg* 2001;**101**(2):88–95.

14. Warach S: New imaging strategies for patient selection for thrombolytic and neuroprotective therapies. *Neurology* 2001;**57**(5):S48–52.

15. Wildermuth S, Knauth M, Brandt T, et al.: Role of CT angiography in patient selection for thrombolytic therapy in acute hemispheric stroke. *Stroke* 1998;**29**(5):935–8.

16. Suwanwela N, Koroshetz WJ: Acute ischemic stroke: overview of recent therapeutic developments. *Ann Rev Med* 2007;**58**:89–106.

17. Mittal VK, Paulson TJ, Colaiuta E, et al.: Carotid artery injuries and their management. *J Cardiovasc Surg* 2000;**41**(3):423–31.

18. Azuaje RE, Jacobson LE, Glover J, et al.: Reliability of physical examination as a predictor of vascular injury after penetrating neck trauma. *Am Surg* 2003;**69**(9):804–7.

19. Asensio JA, Valenziano CP, Falcone RE, Grosh JD: Management of penetrating neck injuries – the controversy surrounding zone-injuries. *Surg Clin North Am* 1991;**71**(2): 267–96.

20. Willinsky RA, Taylor SM, TerBrugge K, et al.: Neurologic complications of cerebral angiography: prospective analysis of 2,899 procedures and review of the literature. *Radiology* 2003;**227**(2):522–8.

21. Stringaris K: Three-dimensional time-of-flight MR angiography and MR imaging versus conventional angiography in carotid artery dissections. *Int Angiol* 1996;**15**(1):20–5.

22. Spokoyny I, Raman R, Ernstrom K, et al.: Imaging negative stroke: diagnoses and outcomes in IV t-PA treated patients. *J Stroke Cerebrovasc Dis* 2014;**23**(5):1046–50.

23. Chalela J, Kidwell C, Nentwich L, et al.: Magnetic resonance imaging and computed tomography in emergency assessment of patients with suspected acute stroke: a prospective comparison. *Lancet* 2007;**369**(9558):293–8.

24. Latchaw R, Alberts M, Lev M, et al. Recommendations for imaging of acute ischemic stroke a scientific statement from the American Heart Association. *Stroke* 2009;**40**(11):3646–78.

25. Wardlaw JM, Chappell FM, Best JJ, et al.: Noninvasive imaging compared with intra-arterial angiography in the diagnosis of symptomatic carotid stenosis: a meta-analysis. *Lancet* 2006;**367** (9521):1503–12.

26. Koelemay MJW, Nederkoorn PJ, Reitsma JB, Majoie CB: Systematic review of computed tomographic angiography for assessment of carotid artery disease. *Stroke* 2004;**35**(10): 2306–12.

27. Anzidei M, Napoli A, Zaccagna F, et al.: Diagnostic accuracy of colour Doppler ultrasonography, CT angiography and blood-pool-enhanced MR angiography in assessing carotid stenosis: a comparative study with DSA in 170 patients. *La Radiologia Medica* 2012;**117**(1):54–71.

28. Katz DA, Marks MP, Napel SA, et al.: Circle of Willis – evaluation with spiral CT angiography, MR-angiography, and conventional angiography. *Radiology* 1995;**195**(2):445–9.

29. Gottesman R, Sharma P, Robinson K, et al.: Imaging characteristics of symptomatic vertebral artery dissection: a systematic review. *Neurologist* 2012;**18**(5):255–60.

30. Kloska SP, Nabavi DG, Gaus C, et al.: Acute stroke assessment with CT: do we need multimodal evaluation? *Radiology* 2004;**233**(1):79–86.

31. Schramm P, Schellinger PD, Klotz E, et al.: Comparison of perfusion computed tomography and computed tomography angiography source images with perfusion-weighted imaging and diffusion-weighted imaging in patients with acute stroke of less than 6 hours' duration. *Stroke* 2004;**35**(7):1652–7.

32. Wintermark M, Fischbein NJ, Smith WS, et al.: Accuracy of dynamic perfusion CT with deconvolution in detecting acute hemispheric stroke. *Am J Neuroradiol* 2005;**26**(1):104–12.

33. Schramm P, Schellinger PD, Fiebach JB, et al.: Comparison of CT and CT angiography source images with diffusion-weighted imaging in patients with acute stroke within 6 hours after onset. *Stroke* 2002;**33**(10):2426–32.

34. Wintermark M, Reichhart M, Cuisenaire O, et al.: Comparison of admission perfusion computed tomography and qualitative diffusion- and perfusion-weighted magnetic resonance imaging in acute stroke patients. *Stroke* 2002;**33**(8):2025–31.

35. Nieuwkamp D, Setz L, Algra A, et al.: Changes in case fatality of aneurysmal subarachnoid haemorrhage over time, according to age, sex, and region: a meta-analysis. *Lancet Neurol* 2009;**8**(7): 635–42.

36. White PM, Wardlaw JM, Easton V: Can noninvasive imaging accurately depict intracranial aneurysms? A systematic review. *Radiology* 2000;**217**(2):361–70.

37. Kangasniemi M, Mäkelä T, Koskinen S, et al.: Detection of intracranial aneurysms with two-dimensional and three-dimensional multislice helical computed tomographic angiography. *Neurosurgery* 2004;**54**(2):336–40.

38. Chappell ET, Moure FC, Good MC: Comparison of computed tomographic angiography with digital subtraction angiography in the diagnosis of cerebral aneurysms: a meta-analysis. *Neurosurgery* 2003;**52**(3):624–30.

39. Wintermark M, Uske A, Chalaron M, et al.: Multislice computerized tomography angiography in the evaluation of intracranial aneurysms: a comparison with intraarterial digital subtraction angiography. *J Neurosurg* 2003;**98**(4):828–36.

40. Westerlaan H, Van Dijk J, Jansen-Van Der Weide M, et al.: Intracranial aneurysms in patients with subarachnoid hemorrhage: CT angiography as a primary examination tool for diagnosis – systematic review and meta-analysis. *Radiology* 2011;**258**(1):134–45.

41. Munera F, Soto JA, Palacio DM, et al.: Penetrating neck injuries: helical CT angiography for initial evaluation. *Radiology* 2002;**224**(2):366–72.

42. Soto JA, Soto JA, Palacio DM, et al.: Focal arterial injuries of the proximal extremities: helical CT arteriography as the initial method of diagnosis. *Radiology* 2001;**218**(1):188–94.

43. Inaba K, Munera F, McKenney M, et al.: Prospective evaluation of screening multislice helical computed tomographic angiography in the initial evaluation of penetrating neck injuries. *J Trauma-Injury Infect Crit Care* 2006;**61**(1):144–9.

44. Paulus E, Fabian T, Savage S, et al.: Blunt cerebrovascular injury screening with 64-channel multidetector computed tomography: more slices finally cut it. *J Trauma Acute Care Surg* 2014;**76**(2):279–85.

45. Etzel RA: Risk of ionizing radiation exposure to children: a subject review. *Pediatrics* 1998;**101**(4):717–19.

# 第 37 章

# 四肢 CT 血管成像（CTA）

Nilasha Ghosh, Chanel Fischetti, Andrew Berg, and Bharath Chakravarthy

虽然血管造影被当作是展示四肢血管的"金标准"，但 CT 血管成像（CT angiography，CTA）在日常工作中更为常用[1]。最新的后 64 层 CT 设备探测器扫描仪，不仅可生成完美的血管图像，而且不像传统血管造影那样具有侵入性。去除血管造影的侵入性因素，可避免引起医源性动静脉瘘、假性动脉瘤、血肿和动脉夹层的可能[2]。这些更薄层的扫描提供了更高的空间分辨率[3]，并且减少了运动和呼吸伪影[1]。与传统的血管造影相比，CT 扫描仪的使用缩短了检查时间，从而降低了辐射暴露[1]。CTA 便于急诊评估，因为它不需要介入放射人员团队的参与。总之，CTA 的性价比要比传统血管造影高出不少[4]。本章主要讨论上肢和下肢 CTA 的适应证、诊断优势和局限性，以及一些重要病理发现。

## 适应证

CTA 在患者受伤肢体无脉搏、有神经功能障碍、血肿扩大、有杂音或震颤的情况下均可进行检查[5]。在穿透性损伤中，如果损伤部位位于重要血管附近，肢体颜色或温度发生变化，或机制可疑的钝性损伤，如膝关节脱位，也需要用到 CTA 检查。当然，常规血管造影亦可用于这些情况。然而，Wallin 和他的同事进行了一项关于评估下肢穿透伤初步治疗的研究，结论表明 CTA 可以代替传统血管造影在这方面的使用，因为 CTA 的准确率、性价比都很高，并能快速地得到、解释和管理相关的检查结果[6]。

非创伤性适应证包括患者出现四肢冰冷、疼痛等症状体征，提示急性动脉功能不全[7]，或是疑似动静脉瘘或动脉瘤。其他更适合门诊患者的适应证包括评估外周血管病变的程度以制订手术计划，以及评估现存血管移植物的通畅性[8]。

## 诊断能力

CTA 可多平面展示血管的特征并重建 3D 图像，以便对其管壁、走行和连续性进行完整的评估[2]。因此，CTA 可以用来检测大多数血管病变，包括血栓、动脉瘤、动静脉瘘和血管壁损伤。此外，还可以提供邻近骨骼和软组织的 3D 重建图像[9]，这有助于完整性地对肢体进行评估。所有非血管图像都可以移除，生成的模型可以旋转，以便从不同角度观察血管，并从视野中移除重叠的部分。这些功能具有很高的准确性，因此检测外周动脉疾病（peripheral arterial disease，PAD）的敏感性和特异性高达 98%[8]。

CTA 对外伤性损伤的诊断也很有价值，敏感性为 95%，特异性为 87%~98%[10,11]。虽然一些创伤病例需要立即手术探查，但大多数病例会留出时间进行评估，以确定具体的治疗策略[12]。CTA 图像通常可以比其他检查方式更快地获得和评估，因此 CTA 可以在创伤诊治中提供重要的信息[13]。CTA 检查还可用于微血管重建病例，以便在手术前准确评估血管的解剖结构[4]。

CTA 的 3D 重建功能允许创建和处理受累肢体动脉系统的图像。通常这些图像可显示其他检查方法[14]包括磁共振血管成像（magnetic resonance angiography，MRA）和双功彩超检查等没能发现的病变。每种检查方式都有其优缺点。例如，双功彩超检查比较容易实施并对患者的伤害较小，但其敏感性低于 MRA 和 CTA。MRA 的特异性和敏感性可与 CTA 相媲美[14]，但诊断成本较高，并有一些禁忌证，例如安装了起搏器和金属植入物的患者[13]。接下来将讨论 CTA 的局限性。

## 成像缺陷和局限性

合适的图像需要多探测器扫描仪和适当的重建软件。探测器数量较少(如8个或16个)的扫描仪提供的图像质量将低于较新的64个探测器的扫描仪。此外,狭窄的观察窗可能会使钙化斑块和支架等高衰减物体看起来比实际大得多,呈现出一种"绽放"现象。这可能会导致对所谓血管狭窄或闭塞的过度评估[9]。一般来说,全面评估需要在没有视觉滞后的情况下获取和处理大量数据,这需要高速的运算速度和大量的计算资源[15]。

不正确的体位和患者的移动会降低图像质量,并在实际不存在狭窄的情况下产生提示狭窄的伪影[8]。此外,注射和扫描时间的协调一致也很重要。将造影剂伴随一剂生理盐水快速注入外周静脉,当造影剂进入动脉循环后,扫描的时间必须与血管充盈时间相一致。这在低血流状态下可能会很困难,如心排血量低和严重狭窄时,血管不完全充盈会导致图像质量不佳[16]。

此外,由于大多数CTA不是实时进行的,而是静态图像的汇编,可能很难描述血管闭塞和其他血管痉挛所致的损伤。因此,实时CTA开始更频繁地使用,它的作用在动态检测腘动脉压迫综合征中得到了很好的证明[17]。

由于辐射剂量大和潜在的对比剂肾毒性[1],CTA不推荐用于筛查。频繁使用多探测器CT扫描仪会使患者暴露在大量潜在致癌的电离辐射中,因此建议严格限制患者的不必要暴露。与常规血管造影相比,CTA检查造影剂用量有所减少[2],但仍有不少造影剂可能导致肾毒性[3]。CTA使用碘造影剂,其不良反应可以通过充分的水合作用和乙酰半胱氨酸来减少;然而,这一措施仍有争议[18~20]。对染料过敏的患者也可能无法耐受这种对比剂。

## 临床图像

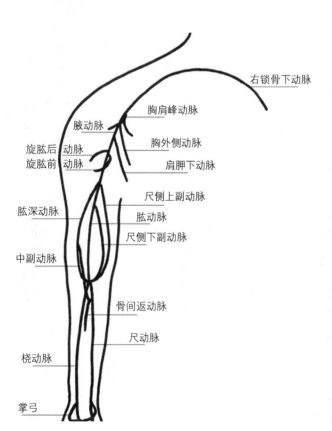

图37.1 上肢的主要动脉

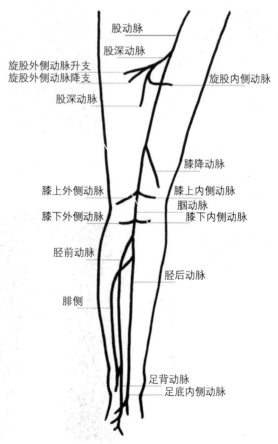

图37.2 下肢的主要动脉

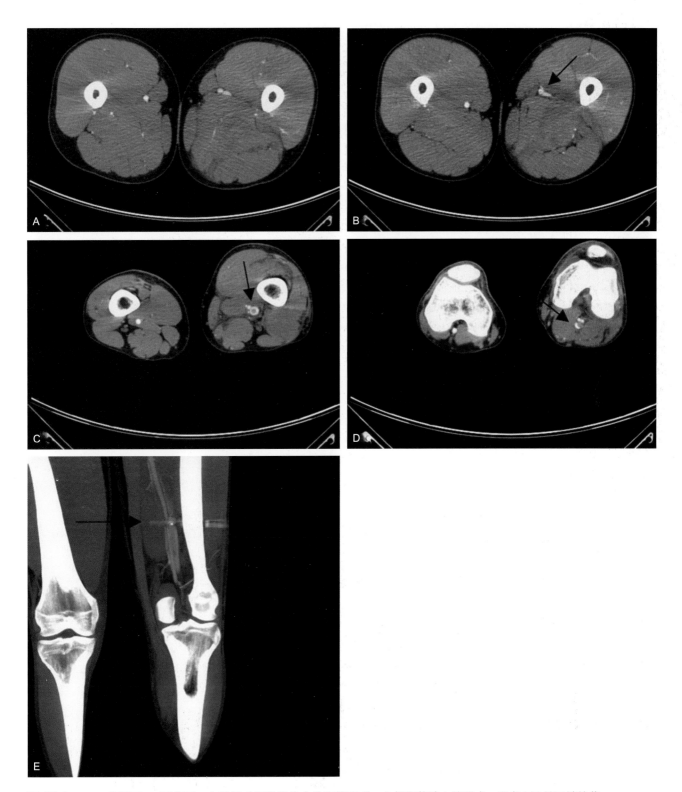

图 37.3 A~D,横断面；E,冠状面。左股浅动静脉损伤合并瘘管形成。左侧腘静脉血栓形成。患者左股骨远端枪伤

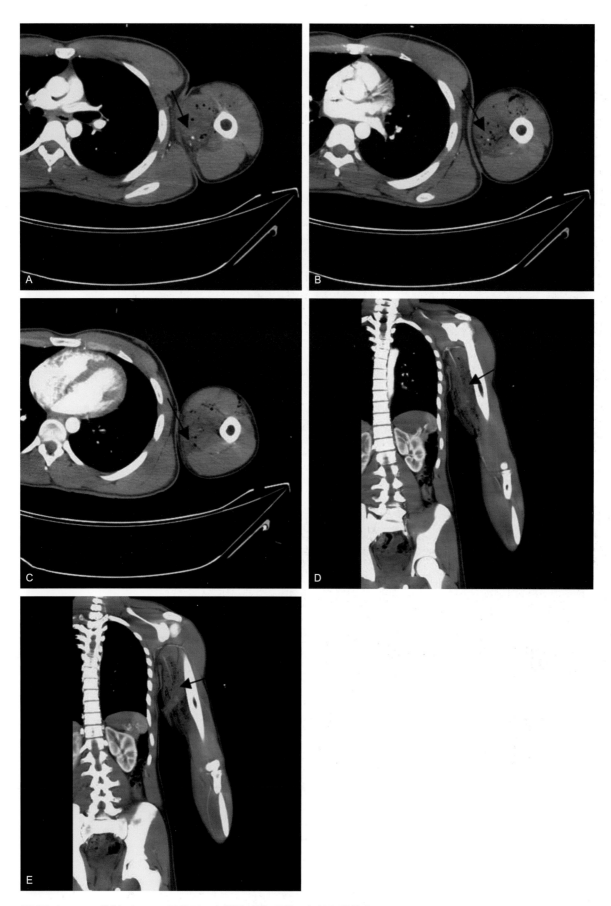

图37.4　A~C,横断面;D~E,冠状面。左臂肱动脉破裂。患者左臂枪伤

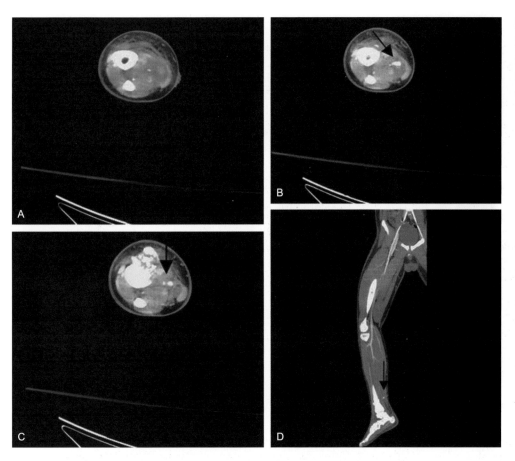

图 37.5　A~C，横断面；D，冠状面。右胫后动脉假性动脉瘤。患者右腿枪伤，伴有右侧胫骨和腓骨骨折

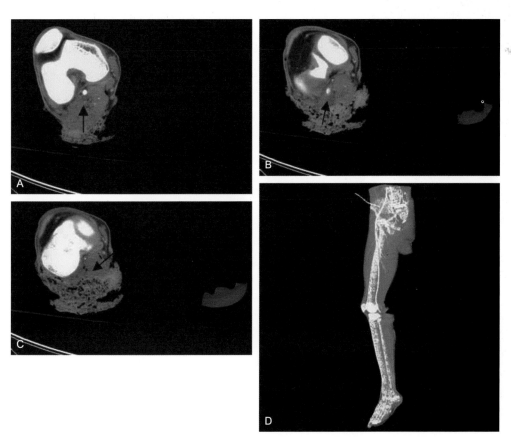

图 37.6　A~C，横断面；D，冠状面。右腘动脉远端闭塞。患者被圆锯打伤后，右小腿严重撕裂

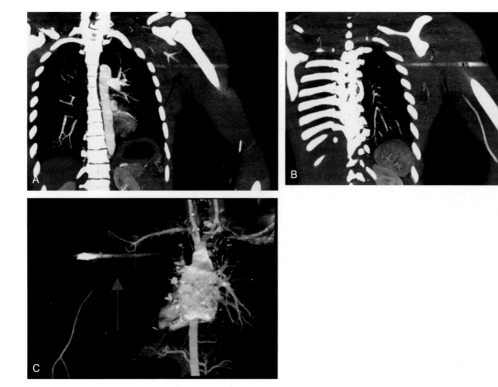

图 37.7　A~B,冠状面;C,3D 重建。左腋动脉横断面。患者左腋下枪伤

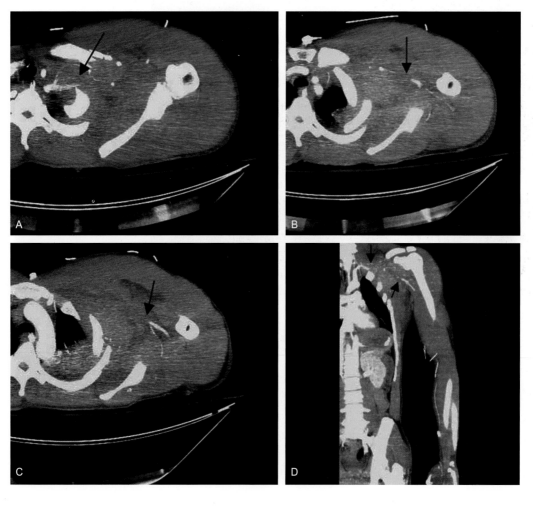

图 37.8　A~C,横断面;D,冠状面。左锁骨下动脉横断面。患者左胸部和右前臂远端有多处枪伤

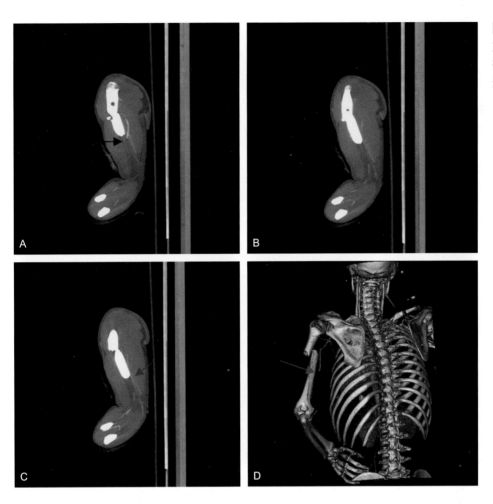

图 37.9 A~C,冠状面;D,3D 重建。左肱动脉横断面。患者被夹于叉车和机器之间,左臂开放性的肱骨骨折

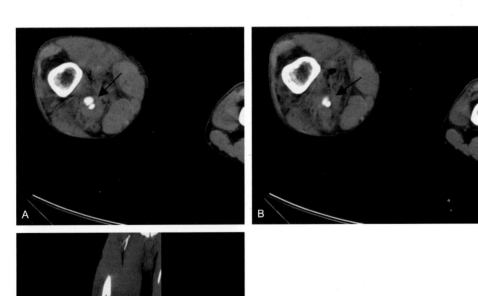

图 37.10 A~B,横断面;C,冠状面。右腘动脉假性动脉瘤。患者右大腿内侧枪伤

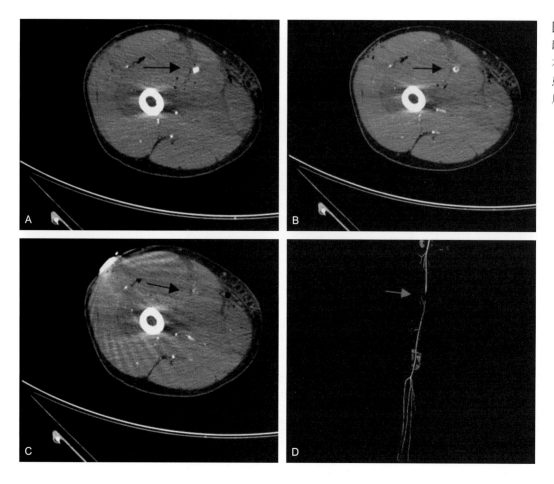

图 37.11　A~C，横断面；D，3D 重建。右股浅动脉闭塞。患者双侧大腿和右肩胛区有多处枪伤

（彭新级　译，王博　校）

## 参考文献

1. Norgren L, Hiatt WR, Dormandy JA, et al.: Inter-society consensus for the management of peripheral arterial disease (TASC II). *J Vasc Surg* 2007;**45**(1, Suppl):S5–S67.

2. Chan D, Anderson ME, Domatch BL: Imaging evaluation of lower extremity infrainguinal disease: role of the noninvasive vascular laboratory, computed tomography angiography, and magnetic resonance angiography. *Tech Vasc Interv Radiol* 2010;**13**(1):11–22.

3. Schernthaner R, Stadler A, Lomoschitz F, et al.: Multidetector CT angiography in the assessment of peripheral arterial occlusive disease: accuracy in detecting the severity, number, and length of stenoses. *Eur Radiol* 2008;**18**(4):665–71.

4. Lee GK, Fox PM, Riboh J, et al.: Computed tomography angiography in microsurgery: indications, clinical utility, and pitfalls. *Eplasty* 2013;**13**:e42.

5. McCorkell SJ, Harley JD, Morishima MS, Cummings DK: Indications for angiography in extremity trauma. *AJR Am J Roentgenol* 1985;**145**(6):1245–7.

6. Wallin, D, Yaghoubian A, Rosing D, et al.: Computed tomographic angiography as the primary diagnostic modality in penetrating lower extremity vascular injuries: a level I trauma experience. *Ann Vasc Surg* 2011;**25**(5):620–3.

7. Bell KW, Heng RC, Atallah J, Chaitowitz I: Use of intra-arterial multi-detector row CT angiography for the evaluation of an ischaemic limb in a patient with renal impairment. *Australas Radiol* 2006;**50**(4):377–80.

8. Willmann JK, Wildermuth S: Multidetector-row CT angiography of upper- and lower-extremity peripheral arteries. *Eur Radiol* 2005;**15**(Suppl 4):D3–9.

9. Fleischmann, D: Lower-extremity CTA. In Reiser MF, Becker CR, Nikolaou K, Glazer G (eds), *Multislice CT*. Springer, 2009;321–30.

10. Soto JA, Múnera F, Morales C, et al.: Focal arterial injuries of the proximal extremities: helical CT arteriography as the initial method of diagnosis. *Radiology* 2001;**218**(1):188–94.

11. Rieger M, Mallouhi A, Tauscher T, et al.: Traumatic arterial injuries of the extremities: initial evaluation with MDCT angiography. *AJR Am J Roentgenol* 2006;**186**(3):656–64.

12. Jens S, Kerstens MK, Legemate DA, et al. Diagnostic performance of computed tomography angiography in peripheral arterial injury due to trauma: a systematic review and meta-analysis. *Eur J Vasc Endovasc Surg* 2013;**46**(3): 329–37.

13. Jakobs T, Wintersperger B, Becker C: MDCT-imaging of peripheral arterial disease. *Semin Ultrasound CT MR* 2004;**25** (2):145–55.

14. Met, R, Bipat S, Legemate DA, et al.: Diagnostic performance of computed tomography angiography in peripheral arterial disease. *JAMA* 2009;**301**(4):415–24.

15. Anderson SW, Lucey BC, Varghese JC, Soto JA: Sixty-four multi-detector row computed tomography in multitrauma patient imaging: early experience. *Curr Probl Diagn Radiol* 2006;**35**(5):188–98.

16. Miller-Thomas MM, West OC, Cohen AM: Diagnosing traumatic arterial injury in the extremities with CT angiography: pearls and pitfalls. *Radiographics* 2005;**25**(Suppl 1):S133–42.

17. Anil G, Tay K-H, Howe TC, Tan BS: Dynamic computed tomography angiography: role in the evaluation of popliteal artery entrapment syndrome. *Cardiovasc Intervent Radiol* 2011;**34**(2):259–70.

18. Brenner DJ, Hall EJ: Computed tomography: an increasing source of radiation exposure. *N Engl J Med* 2007;**357**(22):2277–84.

19. European Stroke Organisation, Tendera M, Aboyans V, et al.: ESC guidelines on the diagnosis and treatment of peripheral artery diseases: document covering atherosclerotic disease of extracranial carotid and vertebral, mesenteric, renal, upper and lower extremity arteries: the Task Force on the Diagnosis and Treatment of Peripheral Artery Diseases of the European Society of Cardiology (ESC). *Eur Heart J* 2011;**32**(22):2851–906.

20. Kelly AM, Dwamena B, Cronin P, et al.: Meta-analysis: effectiveness of drugs for preventing contrast-induced nephropathy. *Ann Intern Med* 2008;**148**(4):284–94.

# 第38章　MRI 物理原理

Joseph L. Dinglasan, Jr., J. Christian Fox

虽然 CT 仍是急诊医生在许多临床情况下选择的影像诊断检查方法,但 MRI 正迅速成为确诊疾病的重要方式。MRI 不仅使患者免受电离辐射,而且能提供像肿瘤、脓肿、大脑和脊髓等软组织结构的优质图像并广受赞誉。抛开那些烦人的物理方程式,本章将用最简洁的方式来阐释这些令人惊奇的图像是如何获得的。

## 基本物理原理

在理解 MRI 的物理原理前,我们有必要回顾一下关于 MRI 成像的一些基本物理知识。回想一下高中物理课上的内容:氢原子是由 1 个携带 1 个单位正电荷的质子和 1 个携带 1 个单位负电荷的电子组成的。这些氢原子是人体内最简单最丰富的元素,是构成水分子、脂质、蛋白质等一切物质的基础。这些氢原子以及许多其他原子的原子核,因为携带了很小的磁矩,就像小磁铁一样。而所谓的"矩"指的是研究对象的运动趋势,就像"动量"。

除了磁矩以外,这些质子还带有角动量,从孩子们喜欢玩的陀螺里,我们可以观察到角动量。角动量是旋转的物体围绕同一旋转轴继续运动的趋势。当旋转轴被外力改变时,角动量导致进动,这样这些物体或粒子就会绕着这个力旋转。一个物体的进动速率与它的角动量和改变它的力同时成正比。

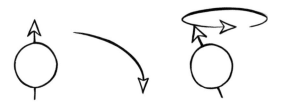

图 38.1　当外力改变原子的旋转轴时,角动量会导致这些粒子围绕这种力旋转,这就是所谓的进动

另一个需要理解的重要原理是磁和电之间的相互关系。能够移动电荷的电流会产生磁场,而随时间变化的磁场也会反过来产生促进电荷流动的电场。在这些磁场中,为了可以达到一个更低的能量状态,让整个系统处于平衡,磁体将会承受一种回位力,导致一个磁铁的"北极"将被另一个磁铁的"南极"所吸引。

MRI 仪器利用了这些基本原理的优点。事实上,所有 MRI 仪器都包含一个均匀磁场,这是建立内部质子纵向磁化所必须的。许多仪器通过永磁体来实现这一点,永磁体可以直接产生磁场,磁场沿着磁体两极之间的轴线确定方向。如图 38.2 所示,磁场在永磁体垂直于扫描仪表的"开放"设备中产生。另一方面,沿着圆柱形线圈流动的电流也可以产生与

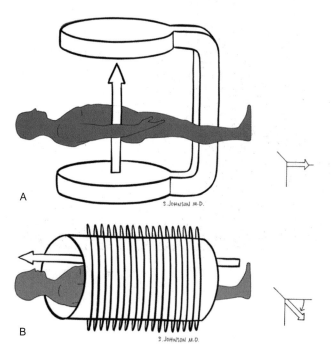

图 38.2　磁场 BO 既可以垂直于身体轴线在一个"开放"结构(A)内运行,也可以平行于身体在一个"封闭"结构内运行(B)

其垂直的磁场,从而形成一个"封闭"的结构,在这种结构中,主体被封闭在磁铁中。大多数标准磁共振成像仪产生的磁场强度为 0.5 特斯拉(T),约为 5 000 高斯,相当于地球磁场强度的 10 000 倍。用于研究应用的新型 MRI 机器可以产生 1.0 T 甚至更高的磁场。这是利用特殊材料和较低温度的超导磁体来实现的,以最大限度地减少对电流流动的阻力。

# MRI 成像原理

磁共振成像的秘密在于核磁共振(nuclear magnetic resonance,NMR)技术,该技术最早由 Felix Bloch 和 Edward Purcell 在 1946 年发明。通常,在任何给定时刻,原子核的质子自旋在空间中是随机定向的,这是由先前提到的旋转电子的角动量产生的固有磁矩决定的。Bloch 和 Purcell 各自独立地发现,将氢原子置于强磁场中,这些质子的固有自旋几乎与外加磁场平行或垂直(图 38.3)。

电子线圈产生的无线电波可以用来激发这些质子,使它们的自旋偏离磁场的方向。这个射频脉冲的频率越长,净磁化矢量 M 就会越偏离磁场的方向。一旦脉冲停止,质子的自旋就会恢复到较低的能量状态,并以电磁波的频率释放能量,这种频率可以被相同的发射接收线圈探测到。然后可以使用不同的线圈来施加磁梯度,通过在 3D 空间中确定它们的位置,来改变这些频率。

最初,沿成像梯度对应于不同位置的广泛频率范围包含连续变化的波形,或称模拟波形。在这些数据能够直接指示产生质子的空间位置之前,磁共振信号必须先进行模拟数字转换,这样初始波形就以一组数字的形式出现,这些数字沿着波形表示不同的时间点。然后,磁共振采集计算机处理这些信息,并将其排列成 2D 数字空间图,即 k 空间。

k 空间中的每个点都包含来自 MRI 所有部分的数据。例如,组成 k 空间图像暗中心的数据点包含关于整个图像的强度和对比度的信息。而外围的数据点将相关图像细节信息进行编码。然后,k 空间的二维图像经过傅里叶变换分析,生成像素数据,代表该空间位置的 MR 信号振幅,生成我们欣赏的 3D MRI 图像。

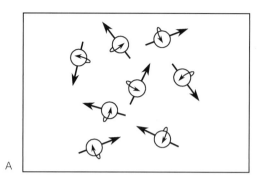

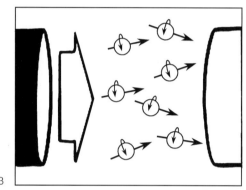

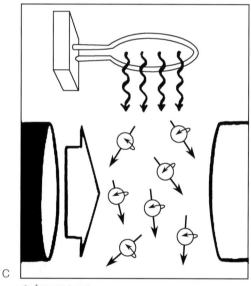

S. JOHNSON M.D.

图 38.3　电子激发。A:在没有外部磁场的情况下,质子自旋的方向通常是随机的,使净磁化矢量 M 为 0。B:当施加外加磁场时,质子固有自旋或平行或垂直于磁场,于是 M 平行于 z 轴。C:施加在磁场上的射频脉冲会使质子旋转偏离磁场,使 M 趋向 x-y 平面

# 图像特征

一般 MRI 信号的强度与被成像组织的三个特

征相关:质子密度、T1 弛豫时间和 T2 弛豫时间。当质子自旋在射频激发后回到弛豫状态时,会同时沿 z 轴(对应平行于磁场的 T1 纵向弛豫时间)和 x-y 平面(对应垂直于磁场的 T2 横向弛豫时间)运动。

表 38.1　几种生物组织的磁共振弛豫时间范围

| 组织类型 | T1/ms | T2/ms |
| --- | --- | --- |
| 骨骼 | 0.001~1 | 0.001~1 |
| 肌肉 | 460~650 | 26~34 |
| 脂肪 | 180~300 | 47~63 |
| 体液 | 1 000~2 000 | 150~480 |
| 白质 | 220~350 | 80~120 |
| 灰质 | 340~610 | 90~130 |

组织的分子环境性质直接影响 T1 和 T2 弛豫值。质子与质子的相互作用、能量吸收的效率和磁场的不均匀性都可能产生影响。根据所涉及的组织的不同,T1 值大约在 300~2 000 毫秒之间,而 T2 值明显较低,约在 30~150 毫秒之间。磁共振成像研究可以根据需要在图像上反映组织的特征,特定使用不同的无线电波脉冲序列,以反映此类 T1 或 T2 值中的任何一个。目前大多数的研究都采用自旋回波(spin echo, SE)脉冲序列,通过修改重复时间(repetition time, TR)和回波时间(echo time, TE)间隔来反映任意一个值。

TR 直接反映 T1 弛豫时图像采集时间,而 TE 则对应 T2 弛豫时形成的图像。无论是短 TR 间隔(<600 毫秒)还是长 TE 间隔,图像对比度都已最大化。因此,当图像被捕获,使得 TR 和 TE 间隔都很短时,T1 弛豫被强调,并且图像被称为 T1 加权。同样,当在图像采集过程中使用较长的 TR 和 TE 间隔时,T2 弛豫时间被强调,图像被称为 T2 加权。当同时使用长 TR 和短 TE 时,图像主要依赖于质子密度,而不是 T1 或 T2 加权。表 38.1 列出了几种生物组织的典型弛豫时间。

T1 时间通常比 T2 时间长。在体液和肌肉等低黏性化合物中,自由水分子所占的比例更大,导致了比骨骼等刚性化合物中所观察到的更长的弛豫时间。

从游离水到固体骨,T1、T2 和质子密度在很大程度上取决于生物组织物质的状态。在软组织中,结合在蛋白质上的水分子和基本上游离的水分子之间存在动态平衡(图 38.4)。由于游离水成分本质上

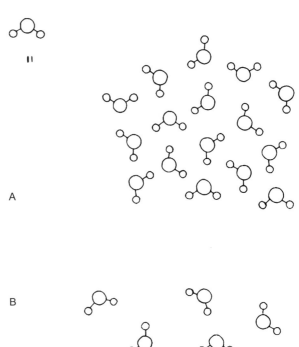

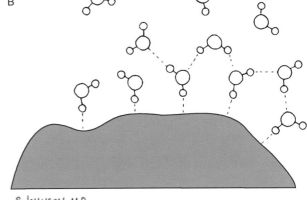

S. JOHNSON M.D.

图 38.4　自由水和结合水。A:被认为"自由"的生物质水并不直接邻近磷脂、蛋白质或 DNA 等大分子,使其高度无序和可移动。B:相比之下,"结合"水的运动主要受到氢大分子的限制

具有更长的 T1 和 T2 值时间,它占据了 MRI 信号的最大百分比。水的结合成分以及自由水和结合水之间的动态划分改变了不同组织之间的弛豫过程,从而促成了三种对比机制。

这三种不同的对比机制如何转化为具有不同视觉特征的图像? 这里有一个超简化的经验法则: T1 加权图像看起来与大体标本相似。这是因为水在 T1 加权图像上看起来是暗的,而脂肪组织则是亮的。换句话说,脑脊液(主要由水分子组成)呈黑色,灰质(含水量高)呈灰色,而白质(由于髓鞘脂质含量高)呈白色。

与此形成对比的是另一个需要记住的关键规则:T2 加权图像看起来有点像 T1 加权图像的负片。因此,脑脊液将是白色的,灰质将仍然是灰色的,硬

膜外脂肪将是黑色的。如果你忘记了哪个是哪个，只需要记住助记法 WW2，在 T2 加权图像中水是白色的。

由于主要成分是水基介质和脂基介质之间的对比被最小化，质子密度加权图像与 T1 和 T2 加权图像呈现不同。这在脑组织中是最好的例证，在脑组织中，白质和灰质之间的过渡不太明显，从而使观察者能够发现实质中的细微异常，这些异常可能代表严重的病理，如水肿或梗死。

# 安全注意事项

除了了解 T1、T2 和质子密度加权图像之间的区别外，急诊医生在安排 MRI 检查时还必须考虑安全性问题。MRI 的禁忌证包括使用心脏起搏器，植入心脏除颤器，动脉瘤夹，颈动脉血管钳，神经刺激器，胰岛素或输液泵，任何植入的药物输注器，骨生长或融合刺激剂，或者耳蜗、耳科或耳部植入物。这些装置不仅可成为在强大磁力控制下的"导弹"，而且还可以散热，诱发电流，并引起伪影，从而可能被误读为异常。说到这里，由较弱铁磁性材料组成的新型器件已经上市，但此类新型器件对磁场的响应也较弱，这种器件待改进的部分还很多。如有疑问，请在检查之前联系设备制造商进行 MRI 兼容性检查。

同时要记住，有金属物体（如子弹或弹片）伤害历史的患者（即退伍军人或金属加工工人）在成像前应该进行彻底的评估。如果这些金属物体存在于松散的介质中，如眼睛，此类物体对磁力的耐受性很小，那么它们可能特别有害。值得一提的是，MRI 机器会产生大量的噪音，可能导致焦虑、痛苦，甚至暂时性听力丧失。幸运的是，主动降噪技术的出现和简单耳塞的使用将这种噪音降低了至少 50%~70%。

在怀孕期间使用 MRI 的问题也经常出现，特别是当 CT 的安全性受到质疑时，因为会有将发育中的胎儿暴露于电离辐射的风险。到目前为止，还没有证据表明在怀孕期间使用磁共振有任何不良影响。不过这还需要几年的时间才能确定。目前，磁共振成像学会的磁共振安全委员会建议，只有在其他非电离模式，如超声的检查结果不充分，或者研究提供了珍贵信息时，才可以在孕妇中使用磁共振成像，否则会使孕妇不得不暴露于电离辐射中。

（高峻伟　译，王博　校）

# 参考文献

Ahmed S, Shellock FG: Magnetic resonance imaging safety: implications for cardiovascular patients. *J Cardiovasc Magn Reson* 2007;**3**(3):171–82.

Blumenfeld H: *Neuroanatomy through clinical cases*. Sunderland, MA: Sinauer Associates, 2002.

Chakeres DW, Schmalbrock P: *Fundamentals of magnetic resonance imaging*. Baltimore, MD: Williams & Wilkins, 1992.

Feast R, Gledhill M, Hurrell M, Tremewan R: *Magnetic resonance imaging safety guidelines*. Available at: www.nrl.moh.govt.nz/publications/1996-5.pdf

Guy C, Ffytche D: *An introduction to the principles of medical imaging*, revised ed. London: Imperial College Press, 2005.

Mitchell DG, Cohen MS: *MRI principles*, 2nd ed. Philadelphia: Saunders, 2004.

Mugler JP III: Basic principles. In: Edelman RR, Hesselink JR, Zlatkin, MB, Crues JV III (eds), *Clinical magnetic resonance imaging*, 3rd ed. Philadelphia: Saunders, 2006.

Nitz W: Principles of magnetic resonance imaging and magnetic resonance angiography. In: Reimer P, Parizel PM, Stichnoth FA (eds), *Clinical MR imaging*, 2nd ed. Berlin: Springer-Verlag, 2003.

Shellock FG, Kanal E, Society for Magnetic Resonance Imaging (SMRI) Safety Committee: SMRI report: policies, guidelines, and recommendations for MR imaging safety and patient management. *J Magn Reson Imaging* 1991;**1**:97–101.

胸椎MRI检查,因为其感觉异常对应于T6脊神经节段,如果该患者进行腰椎MRI检查,则会造成漏诊。相反,腰椎的马尾综合征仅出现下肢感觉减退,包括鞍区感觉缺失和直肠括约肌张力下降。此外,在触诊时注意脊柱特定区域的压痛也可以帮助识别一些结构的异常。这些体格检查发现可以帮助定位可疑的脊髓损伤平面,并有助于在MRI进行损伤区域定位。

在初诊时完成全面的初始神经系统检查是非常重要的,因为如果患者病情一旦出现恶化,则需要进行前后比较。在现场或就诊时无症状的患者,如果在急诊时出现神经系统症状恶化,则需要紧急治疗。

当需要进行影像学检查时,相关的临床病史和诊断信息对于选择最合适的影像学检查非常重要。具体来说,申请单上需要包括患者的临床病史、神经系统异常、肿瘤或免疫抑制病史,以及之前的影像学检查结果。

## 诊断能力

与其他成像方式相比,MRI具有几个主要优势,通常这些优势使其成为脊柱常见病变最合适的诊断工具。与CT和X线平片不同,MRI没有电离辐射,而电离辐射与远期肿瘤风险相关。由于MRI的内在物理基础原理,使它具有更高的对比度分辨率,从而可以更好地区分软组织。MRI对于诊断创伤性脊髓损伤、椎间盘突出、肿瘤性病变、退行性关节疾病和感染等相关的脊髓病变很敏感。此外,MRI可以有效地显示脊髓炎性病变,如MS和脊髓炎[9]。

根据ACR的诊断标准,脊柱外伤最常用的检查方法是CT检查,包括矢状位和冠状位重建图像。MRI成像有助于评估神经异常的患者,寻找脊髓病变,或发现韧带损伤和软组织肿胀[10]。虽然过去X线平片是诊断标准,但现在它主要用于对确诊骨折患者的随访。

CT检查对复杂的脊柱骨折和爆裂骨折碎片的显示效果最好[11]。脊柱创伤合并神经功能障碍时提示可能存在脊髓损伤,此时需要进行急诊MRI检查。MRI是唯一一种可疑直接观察脊髓的成像方式;因此,其高对比度分辨率可用于诊断疑似脊髓压迫、出血、水肿、化脓性病变或椎管内横断性病灶[12]。MRI已被证明对确定脊髓损伤的预后和制订治疗计划有帮助,其中脊髓受压迫程度为评估最重要的因素[13]。X线平片或CT检查可能能够显示外伤患者的骨折或脱位,但它们无法显示相关的创伤性椎间盘突出和隐匿性韧带损伤,而MRI检查可以诊断这些病变[14]。

X线或CT检查中没有出现骨折或半脱位的情况下,可能会出现颈部软组织和韧带的损伤。如果损伤严重,由此产生的不稳定状态可能导致进一步的损伤或畸形,需要进行手术恢复颈椎稳定性[15]。这些患者在经历颈部剧烈加速-减速后,主诉多为持续的颈部疼痛或神经功能障碍,正如在机动车事故中常出现的。另外,韧带损伤可能发生出现严重感觉迟钝的患者,其神经状况无法可靠评估。临床高度怀疑韧带损伤应立即行MRI检查,或者行效果不显著的CT检查,也可以提供补充信息[16]。前屈和后仰位X线片的诊断价值很小,其对软组织损伤相对不敏感,且可能在急性情况下因肌肉痉挛而造成误诊误判。

椎管狭窄会导致脊髓或神经根受压,这通常是由于骨赘压迫和椎间盘突出引起的。椎间盘突出是急诊中出现严重、非外伤性背痛的最常见原因之一。通常可以行X线检查,因为它成像快速且便宜,并且可以发现一些病变,例如压缩性骨折或退行性改变。MRI被认为是检测椎间盘突出和确定相关椎管或神经孔狭窄程度的最敏感的影像学检查[17,18]。根据椎间盘突出的表现性质和严重程度,如果患者情况稳定,可以在非急诊情况下进行MRI检查。当MRI为禁忌证时,CT脊髓造影是显示椎间盘突出检查手段,其敏感性较MR略低,并且由于需要鞘内注射造影剂的侵入性方式而存在较高风险[19]。MRI检查中偶尔会漏诊压迫脊髓或神经根的骨赘或其他病变的钙化成分,对于这些隐匿性病例,CT对骨化、钙化成分敏感性高,可用作辅助影像检查手段[20]。

MRI在显示骨髓异常方面非常敏感。椎体中骨髓异常出现可提示多种疾病,如贫血,感染和转移瘤。如果怀疑有骨转移,普通的X线片可以提供足够的第一阶段筛查信息。但是,常常要骨质破坏>50%时,才可能在X线上发现骨质异常。通过MRI检查,可以很早地观察到骨髓肿瘤。先前的研究表明,MRI比X线、CT和放射性核素骨扫描对椎体转移有更高的敏感性以及能更早发现病灶,同时对于检测早期经血行转移到骨组织的肿瘤的敏感性>90%[20,21]。

MRI 常用于发现早期感染和评估潜在危及生命的脊柱病变范围,如骨髓炎、椎间盘炎和硬膜外脓肿。例如,由于 MRI 对骨髓水肿的高度敏感性,可以早期检测到脊椎骨髓炎的征象[22,23]。并且,矢状位图像可以直接评估早期椎间盘炎的椎间隙和终板异常,其最终将发展为脊椎骨髓炎[24]。

在诊断脊椎结核(Pott 病)中,由于累及脊椎各出不同解剖部位,MRI 表现出比 X 线和 CT 具有更高的灵敏性和特异性,脊柱结核的椎间盘结构常不受累。MRI 比其他技术提早 4~6 个月发现脊椎结核,这可以减少破坏并降低手术治疗的可能[25]。

MRI 对脊髓炎性病变(比如 MS)的观察有很高的敏感性,但是,它在鉴别髓内其他病变时表现出较低的特异性[26]。因此,MS 的诊断是以临床标准为依据,MRI 表现缺乏特异性,起着重要的辅助诊断作用[27],建议对疑似 MS 并有脊髓受累症状的患者进行颈椎 MRI 检查,因为 10%~15% 的有脊髓病变的患者中没有颅内病灶[28,29]。

静脉注射钆造影剂 MRI 增强扫描可以提高诊断髓内、硬膜内、髓外和硬膜外的脊柱疾病的敏感性。MRI 增强扫描对检测髓内原发肿瘤(室管膜瘤和星形细胞瘤)、转移、炎症和脱髓鞘病变都很敏感。在髓外硬膜下病变中,增强有助于诊断转移、脑膜瘤和神经鞘瘤[30]。

# 成像缺陷及局限性

随着与 MRI 兼容的更为精细的植入物和监测设备的普及,磁共振安全性也在不断提高。MRI 的禁忌证为具有心脏起搏器、除颤器、铁磁性动脉瘤夹、其他铁磁植入物(耳蜗电子设备)和职业性暴露引起的眼内金属异物的患者。MRI 成像中使用的强磁场会使细小的金属结构发生位移,导致电子设备故障。一般来说,骨科金属钢板等不是禁忌;然而,金属假体在 MRI 中会产生伪影,影响对周围结构的评估。因此,患者提供自己体内任何金属物体的详细信息是很重要的,这样技术员才能正确地选择扫描序列,以最大限度地减少金属伪影[31]。

一般来说,CT 已成为需要生命支持设备的不稳定患者的首选检查方式,这些设备通常包含铁磁性组件或不能耐受大磁场的敏感电子设备。并且 MRI 扫描通常比 CT 扫描耗时更长,这在紧急情况下是不利的。因此,这些患者需要在病情稳定后使用 MRI 检查。但是,患者也可以使用兼容 MRI 的呼吸器和生理监测设备,从而对需要支持治疗的患者在进行 MRI 检查的同时安全地受到监测[32]。

MRI 的使用由于扫描仪的空间性而受到进一步的限制。过度肥胖的患者可能无法进入扫描仪,因为大多数 MRI 扫描仪的重量极限约为 181kg,最大孔径为 70cm;另外,接收器线圈也有特定的限制。在儿童人群中,尤其是 6 岁以下的受检者,由于运动会产生伪影,检查时需要保持一段时间的静止,可能难以进行 MRI 检查。幽闭恐惧症患者也难以适应磁共振扫描仪的狭小空间。但是小儿和幽闭恐惧症患者均可以在使用轻度镇静剂后进行 MRI 检查。

对孕妇来说,超声或 MRI 检查通常比有电离辐射的 CT 或 X 线检查更好。在开检查单之前,需要确定育龄女性的妊娠状态以选择最恰当的检查方式。

与静脉注射 CT 造影剂相比,MRI 钆增强造影剂具有更低的毒性和不良反应,包括降低肾功能衰竭的发生率[33]。但是,在进行 MRI 检查之前了解患者的肾功能是很重要的,因为钆造影剂在因肾源性系统性纤维化(nephrogenic systemic fibrosis,NSF)相关而存在肾衰竭的患者中是禁忌的[34,35]。根据 ACR 对比剂使用指南,钆对比剂通常禁止用于肾小球滤过率(glomerular filtration rate,GFR)<30ml/min 或急性肾损伤的患者[36]。对于有哮喘、过敏史和既往碘或钆对比剂有反应的患者,建议采取一定的预防措施。例如,在 MRI 检查之前,可以预防性地使用糖皮质激素和抗组胺药。

常规不对孕妇使用钆对比剂进行 MRI 增强检查。但是,在个案的基础上,它需要进行有据可查的风险收益分析。以往的研究表明,钆离子可通过胎盘屏障进入胎儿循环,对胎儿可能产生副作用。因此,需要对患者和胎儿的潜在益处进行深入分析权衡,而不是将钆离子暴露在发育中的胎儿中的潜在风险予以抵消[37]。

# 临床图像

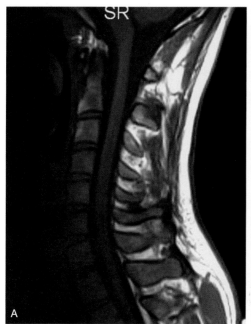 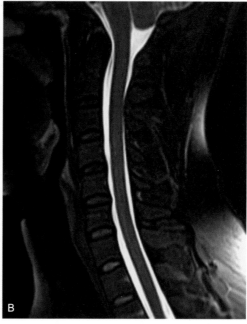

图 40.1 正常的颈椎。A：颈椎的矢状位 T1 加权图像可显示正常椎体骨髓为高信号（亮），椎间盘呈等信号，脑脊液（cerebrospinal fluid，CSF）呈低信号（暗），脊髓呈中等信号。椎体皮质呈低信号线影，将其边缘清晰勾勒出来，其前缘及后缘分别与前后纵韧带融合。B：矢状位 T2 脂肪抑制图像显示椎体呈低信号，椎间盘呈高信号，CSF 呈高信号，脊髓呈相对低信号

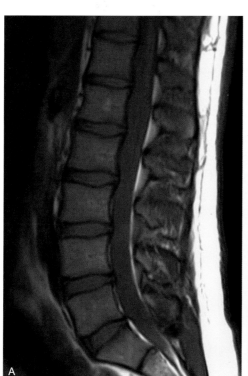 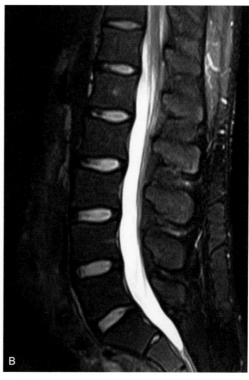

图 40.2 正常的腰椎。A：正常腰椎 T1 矢状位显示椎体呈高信号（亮），椎间盘呈等信号，CSF 呈低信号（暗），脊髓呈等信号。B：矢状位 T2 脂肪抑制图像显示椎体呈低信号，椎间盘呈高信号，CSF 呈高信号，脊髓呈低信号

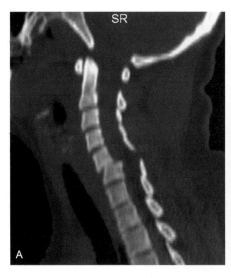
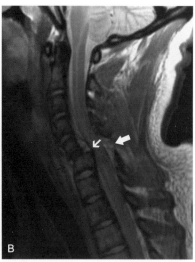

图 40.3　A：颈椎 CT 显示颈椎外伤后 C5/C6 水平 C5 椎体向前 Ⅱ 度滑脱,伴后柱结构和韧带断裂,是一种不稳定性骨折。B：T2 矢状位图像也显示 C5 向前滑脱并伴有后纵韧带断裂和脊髓受压(小白箭),以及前纵韧带断裂,周围可见高信号水肿(黑箭)。屈曲型损伤,后方棘间韧带断裂后可见棘突间距增宽,周围伴高信号水肿(大白箭)

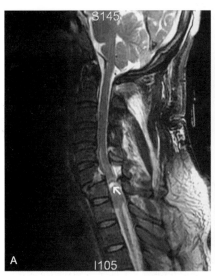
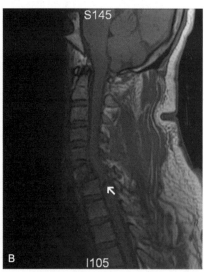

图 40.4　颈髓横断损伤。这是颈椎骨折 - 脱位中一种典型的过伸性损伤。A：颈椎 T2 矢状位显示 C6/C7 半脱位,伴 C6 后下终板和 C7 前上终板骨折。脊髓内横行高信号(箭)提示脊髓横断损伤。B：T1 矢状位显示脊髓横断损伤处相应位置可见横行低信号(箭)

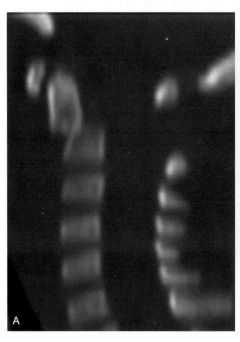
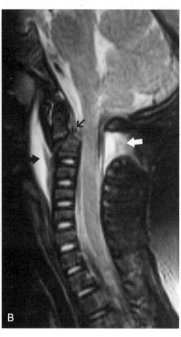

图 40.5　齿状突骨折。A：颈椎的 CT 显示 Ⅱ 型齿状突骨折(骨折线经过 C2 齿状突基底部)。B：矢状位 T2 图像也显示了骨折征象,齿状突偏移 C2 基底部约 1cm(小黑箭),骨碎片向前移位,相应水平脊髓未见明显异常信号。C1-C2 脊椎后部附件距离增宽,高信号提示韧带断裂(大白箭)。此外还可见椎前软组织肿胀,呈明显高信号(大黑箭)

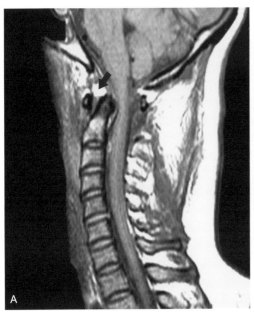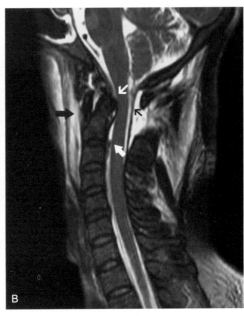

图 40.6 C1-C2 半脱位。33 岁的女性在步行时被汽车撞倒,出现颅颈分离损伤。A:T1 矢状位图像显示 C1/C2 前间隙变宽,提示 C1 向前半脱位(黑箭)和横韧带受损,导致齿状突后缘压迫相应脊髓。B:矢状 T2 图像也显示了 C1-C2 半脱位,且更好地显示了脊髓受压(小白箭)。枕骨和齿状突间的间隙增宽,提示上颈椎多处韧带断裂,如:寰枕韧带、顶盖膜和翼状韧带受损。C1-C2 水平椎前软组织肿胀(大黑箭)提示前纵韧带断裂。在 C1 水平硬膜外间隙后部可见一个小的硬膜外血肿,在 T2 上呈低信号(小黑箭)。在 C2-C3 水平椎体后方间隙内可见小片状 T2 低信号,很可能是后纵韧带撕裂并出血(大白箭)

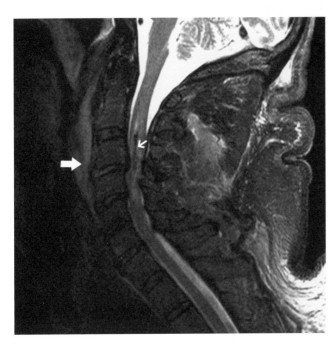

图 40.7 颈椎骨折伴出血性脊髓损伤。64 岁男性坠马后出现严重的脊髓损伤(C4 以下的四肢瘫)。T2 矢状位图像显示了轻微的 C3、C4 骨折,在 C3/C4 退行性改变致椎管狭窄(前后径约 5mm)的基础上,从 C2 到 C4 椎体下缘水平脊髓内可见条片状低信号提示脊髓线状出血性损伤(小箭)。在 C3 椎体前下缘的泪滴状骨折处(大箭)很可能出现局部前纵韧带撕裂。C3-C4 骨折处还可见椎前软组织肿胀

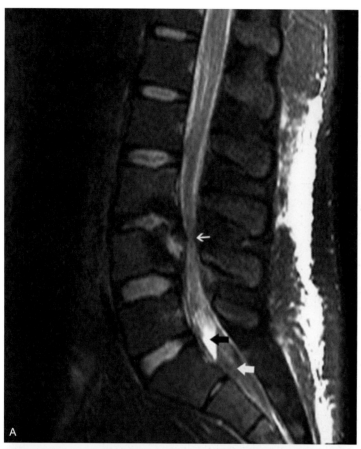

图 40.8　枪伤后腰椎骨折伴椎管狭窄。20 岁男性枪伤后出现创伤性背痛，双侧下肢感觉和运动功能减退。A：T2 矢状位图像显示 L3-L4 椎骨骨折，伴骨碎片（小白箭）向后突入椎管，骨碎片和血肿导致 L4 水平局部椎管狭窄（前后径仅 4mm），L4 水平后纵韧带撕裂可能。此外，骶椎管内可见液液分层信号（大白箭），提示有出血，其上层高信号为血清（黑箭）。B：横断位 T1 增强后图像显示椎体骨碎片突入导致左侧侧隐窝和椎管狭窄（白箭）

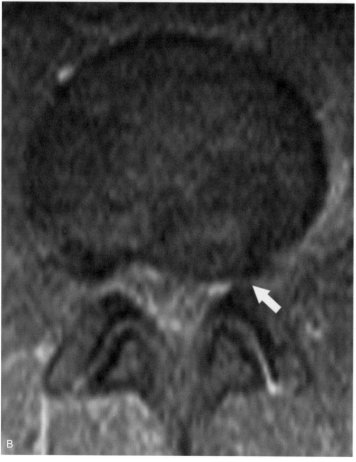

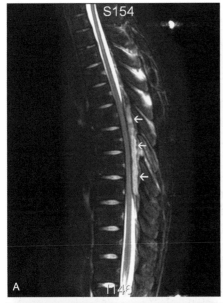
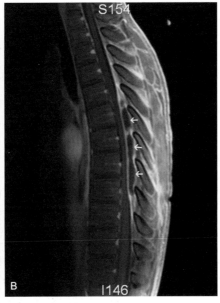
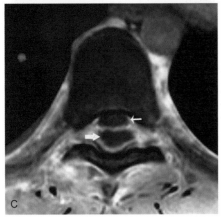

图 40.16　硬膜外脓肿。该患者表现为严重的背痛,伴有感觉和运动障碍。A:胸椎的矢状位 T2 图像显示,T8-T12 水平硬脊膜囊后部可见条片状液体信号,可能是脓肿(箭)。硬脊膜后部间隙狭窄消失,相应水平脊髓呈受压改变。B:矢状位 T1 增强图像显示病灶呈周围环形强化,中央无强化,这种强化形式诊断肿瘤的可能性非常小。C:轴位 T1 增强图像显示椎管后部硬膜外脓肿(大箭)压迫前方的脊髓(小箭)

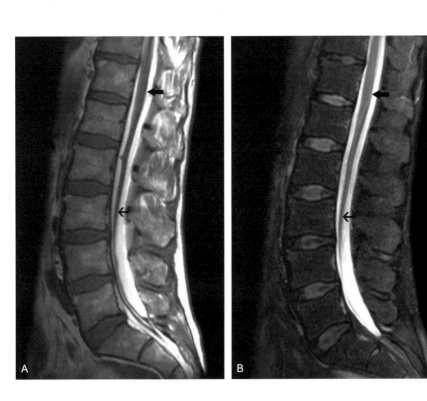

图 40.17　硬膜下血肿。49 岁男性在跌倒受伤后出现癫痫发作,合并腰背痛及双下肢麻木和肌无力。A:矢状位 T1 图像显示脊髓周围硬膜下间隙广泛的高信号,与出血成分 / 蛋白信号一致。B:矢状位 T2 脂肪抑制图像显示信号无明显下降,提示出血可能;伴占位效应,脊髓圆锥(大黑箭)和脊神经根(小黑箭)呈受压改变。这种占位效应在蛛网膜下腔病变中不明显,而且病变弥漫,发生在硬膜外的可能性也很小。该例患者的硬膜下血肿一直蔓延至胸椎

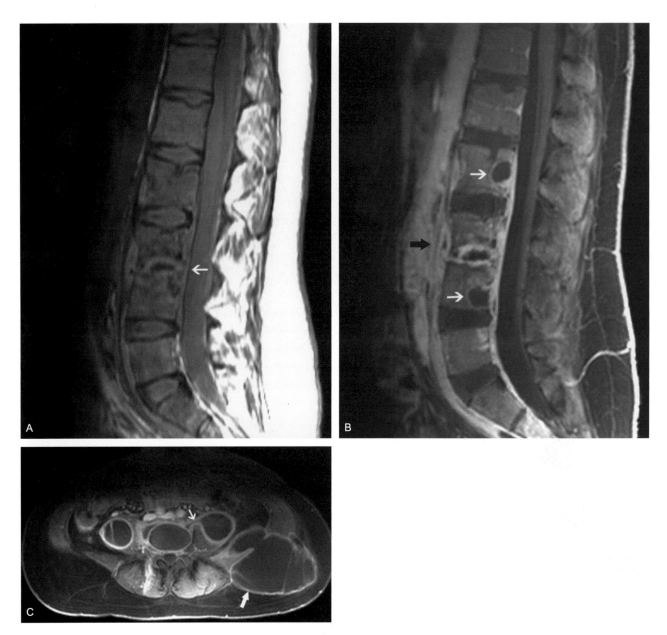

图 40.18   结核性骨髓炎伴多发性脓肿。22 岁的女性出现左侧胁腹部包块和剧烈的背痛,有肺结核病史。A:腰椎矢状位质子密度加权图像显示 L2、L3 和 L4 椎体以及 L3-L4 椎间盘(白箭)信号异常。B:矢状位 T1 增强图像显示结核性肉芽肿,L3-L4 椎间盘边缘强化提示椎间盘炎,属于较晚期的改变。在 L2、L3 和 L4 椎体前方可见较广泛的椎旁蜂窝织炎改变(大黑箭)。C:轴位 T1 增强图像显示椎旁、骨盆、左腰大肌(小白箭)和左侧臀大肌 10cm 的脓肿(大白箭)

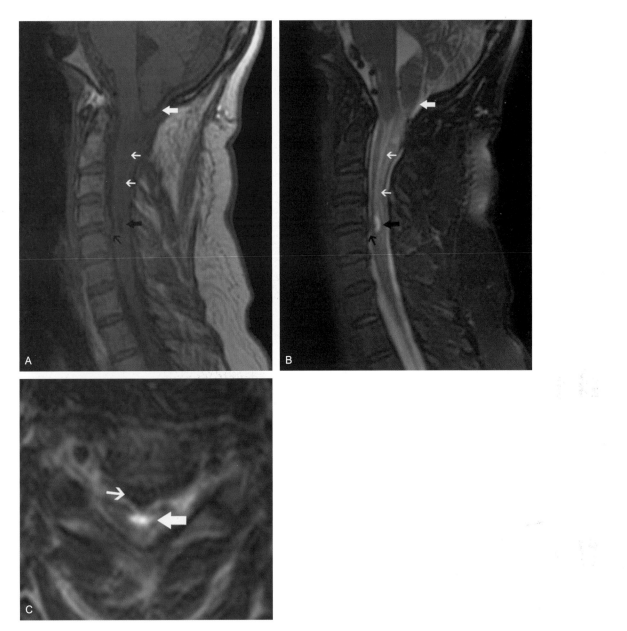

图 40.19 结核伴脊髓空洞症和 Chiari I 型畸形。矢状位质子密度 T1（A）和 T2（B）图像显示从 C1-C5 水平脊髓结核的改变（小白箭）。C4-C5 水平脊髓局部呈 T1WI 低信号，T2WI 高信号，为 I 型脊髓空洞症，相应层面可见椎间盘 - 骨赘复合体，局部后方脊髓轻微受压（小黑箭）。小脑扁桃体变尖，突出枕骨大孔下方约 9mm（大白箭），提示 Chiari 畸形 I 型。C：轴位 T2 图像清楚地显示了脊髓空洞（大白箭）和骨赘复合体（小白箭）

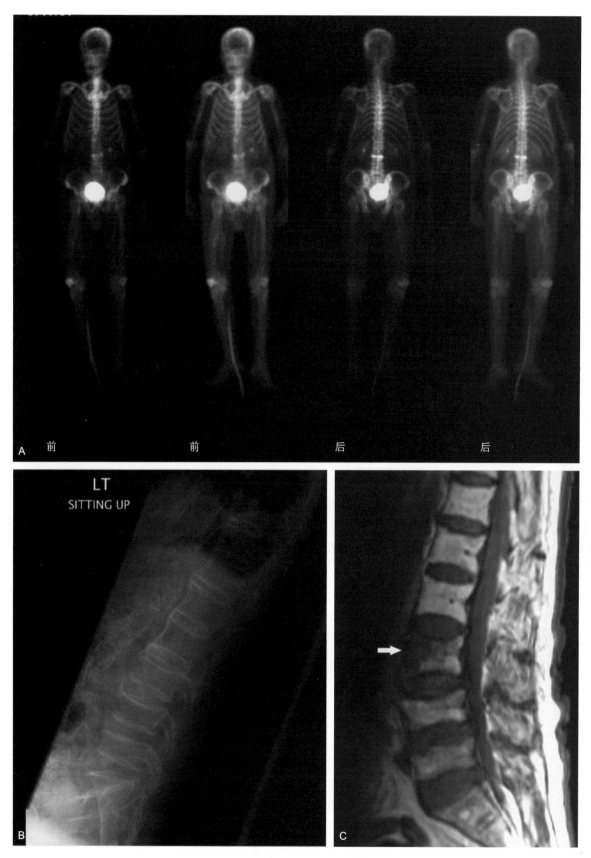

图 40.20　胃癌腰椎转移。此例患者既往有胃癌病史，出现腰背痛。A：Tc-99 MDP 骨扫描显示 L3 椎体摄取。B：侧位 X 线平片显示 L3-5 椎体弥漫性骨质密度降低、正常腰椎前凸曲线消失和压缩畸形。C：矢状位 T1 图像显示 L3 椎体前部低信号，考虑转移瘤（白箭）

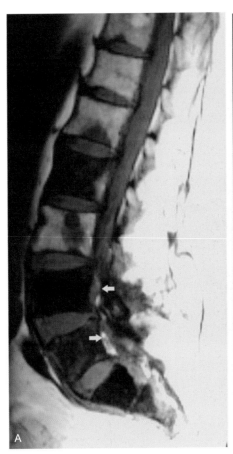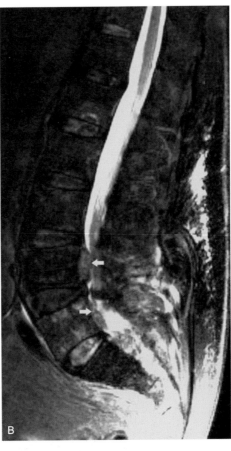

图 40.21　前列腺癌腰椎转移。腰椎的矢状位 T1（A）和 T2（B）图像显示腰椎椎体多发弥漫性信号异常，表明正常骨髓被转移性肿瘤所替代。该患者表现出典型的前列腺癌弥漫性骨转移。在 T1WI 和 T2WI 病灶均呈低信号，提示为成骨型骨转移瘤。L4 和 L5 椎体后方可见软组织信号突入硬膜外间隙（箭），其原因是转移性肿瘤的侵袭性使其很少局限于骨内，常常突破皮质延伸至椎管内硬膜外

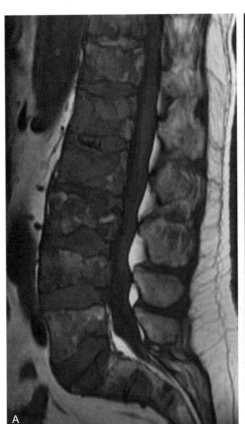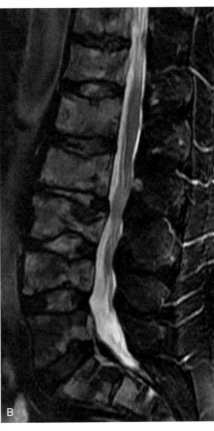

图 40.22　多发性骨髓瘤伴压缩性骨折。腰椎矢状位 T1（A）和 T2（B）图像显示广泛的信号异常，伴有典型的局限性溶解性骨质破坏。多发性骨髓瘤是最常见的原发性骨肿瘤，好发于 45~80 岁

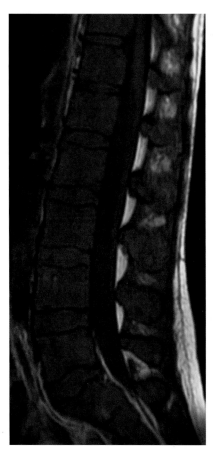

图 40.23　白血病。白血病患者腰椎的矢状位 T1 图像显示腰椎椎体呈弥漫性低信号，而正常成人椎体在 T1WI 上以黄骨髓成分为主呈均匀性脂肪信号，即正常骨髓被肿瘤弥漫性取代。在 T1WI 上，正常椎体骨髓信号比椎间盘信号稍高，而该患者椎体骨髓信号与椎间盘呈等信号

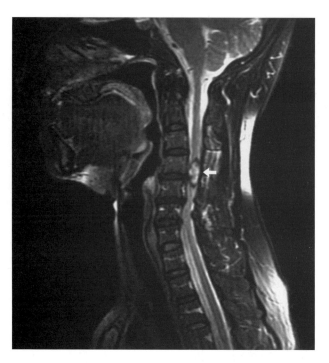

图 40.24　海绵状血管瘤。颈椎矢状位 T2 图像显示髓内病变(箭)，C4-C5 水平脊髓增粗，病灶信号不均匀，边缘可见低信号环，为反复出血导致含铁血黄素沉积。海绵状血管瘤可出现"爆米花"征

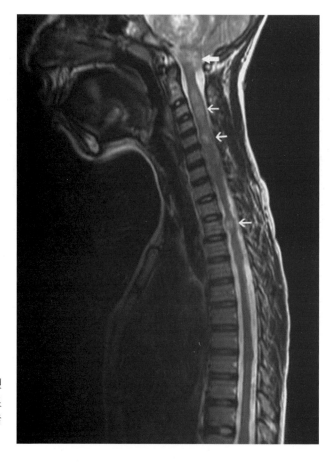

图 40.25　多发性室管膜瘤。这是一例患有神经纤维瘤病Ⅰ型的年轻患者，出现四肢进行性无力。颈胸段矢状位 T2 图像显示了髓内多发病变(小箭)，脊髓呈串珠状扩张，信号不均匀。后颅窝也可见肿块，提示脑干肿瘤(大箭)

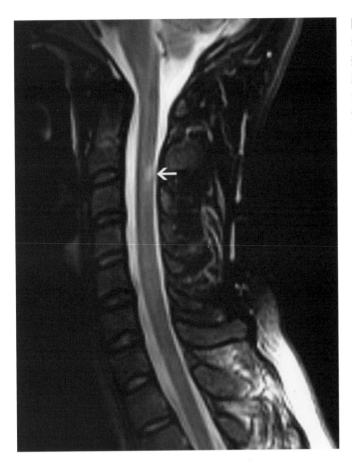

图 40.26　一例典型 MS，在空间和时间上出现波动性神经缺陷。颈椎的矢状位 T2 图像显示在 C2-C3 水平的颈髓内病灶呈局限性高信号（箭），不伴脊髓增粗。MS 需要和肿瘤进行鉴别；一般来说，肿瘤都会出现占位效应，如果没有占位效应，诊断脊髓肿瘤的把握不大。大多数 MS 病灶累及脊髓直径的一半以内，纵向范围在两个椎体高度以内，通常位于脊髓的外周。MS 发生在颈髓的概率是胸腰段的 2 倍

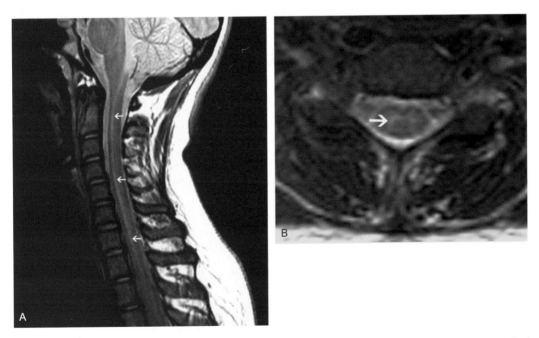

图 40.27　横贯性脊髓炎。23 岁的女性出现从下肢开始逐渐发展到上肢的肌无力和瘫痪。A：矢状位质子密度 T2 图像显示从颅颈交界处至上胸段脊髓的高信号（箭），不伴脊髓增粗。B：轴位 T2 图像显示在脊髓中央可见高信号（箭）。该患者为 Guillain-Barré 综合征引起的横贯性脊髓炎，几个月内患者症状有所改善，随后 MRI 复查显示脊髓信号降低

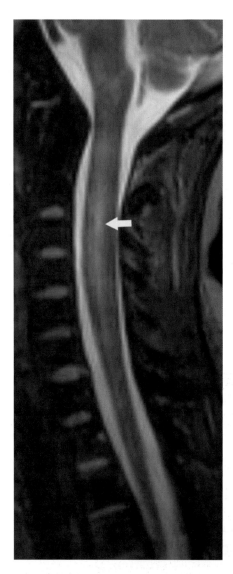

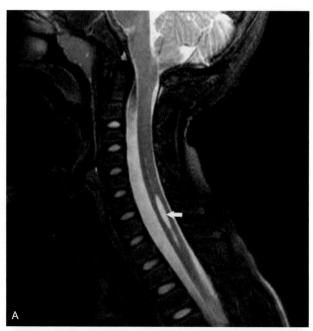

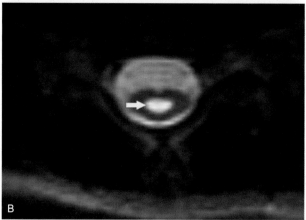

图 40.28　病毒性横贯性脊髓炎。患儿出现头痛、颈部僵直和渐进性四肢无力。矢状位 T2 图像显示颈髓弥漫性肿胀，信号增高（箭），横贯性脊髓炎的炎症过程是典型的单相疾病，通常在数周至数月内即可消退

图 40.29　脊髓空洞症。A：颈椎矢状位 T2 图像显示脊髓内病灶信号均匀，与 CSF 信号相同，边界清晰（箭）。B：颈椎的轴位 T2 图像显示了高信号的脊髓空洞（箭），边界清晰、信号均匀、与脑脊液信号一致，这些表现有助于脊髓空洞和肿瘤的鉴别。脊髓空洞症常引起是进行性痛觉和上肢温觉的分离与丧失，而不出现运动和本体感觉障碍

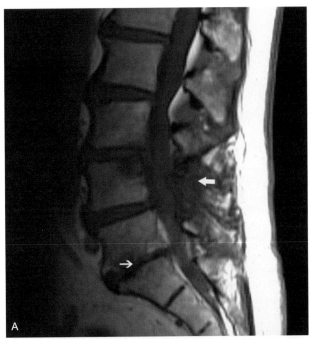

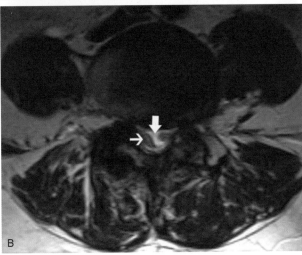

图 40.30  椎板切除术后蛛网膜炎。A:腰椎矢状位 T1 图像显示手术后 L4-L5 部分附件结构缺损,低信号(大箭)提示瘢痕形成。L5-S1 椎间盘退变(小箭)。B:轴位 T2 图像显示脊神经根在椎管边缘聚集(小白箭),出现蛛网膜炎特征性的"空脊膜囊"征(大白箭)

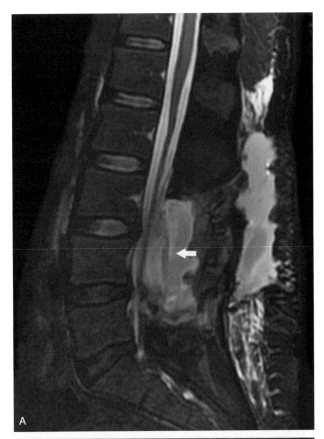

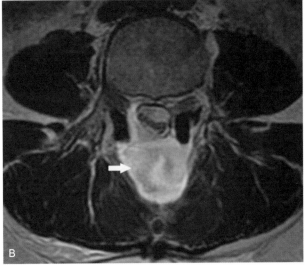

图 40.31  椎板切除术后假性脊膜膨出。A:腰椎的矢状位 T2 图像显示了 L3-L5 水平后部附件结构部分缺损,其后部硬脊膜外可见片状液体信号(箭)。B:轴位 T2 图像显示了椎板切除术后假脊膜膨出,局部可见大片状 CSF 高信号(箭)

(杨娇娇 译,张宁 校)

# 参考文献

1. Chin CT: Spine imaging. *Semin Neurol* 2002;**22**(2):205–20.

2. Tintinalli J, Stapczynski J, Ma OJ, et al. (eds): *Tintinalli's emergency medicine: a comprehensive study guide*, 6th ed. New York, NY: McGraw-Hill, 2004.

3. Van Goethem JW, Maes M, Ozsarlak O, et al.: Imaging in spinal trauma. *Eur Radiol* 2005;**15**(3):582–90.

4. Burney RE, Maio RF, Maynard F, Karunas R: Incidence, characteristics, and outcome of spinal cord injury at trauma centers in North America. *Arch Surg* 1993;**128**(5):596–9.

5. National Spinal Cord Injury Statistical Center (NSCIS): Spinal cord injury: facts and figures at a glance. *J Spinal Cord Med* 2011 Nov;**34**(6):620–1.

6. Farmer JC, Vaccaro AR, Balderston RA, et al.: The changing nature of admissions to a spinal cord injury center: violence on the rise. *J Spinal Disord* 1998;**11**(5):400–3.

7. Vaccaro AR, Kreidl KO, Pan W, et al.: Usefulness of MRI in isolated upper cervical spine fractures in adults. *J Spinal Disord* 1998;**11**(4):289–93.

8. Sances A Jr, Myklebust JB, Maiman DJ, et al.: The biomechanics of spinal injuries. *Crit Rev Biomed Eng* 1984;**11**(1):1–76.

9. Bates D, Ruggieri P: Imaging modalities for evaluation of the spine. *Radiol Clin North Am* 1991;**29**(4):675–90.

10. Daffner RH, Hackney DB: ACR appropriateness criteria on suspected spine trauma. *J Am Coll Radiol* 2007 Nov;**4**(11):762–75.

11. Orrison WW Jr, Benzel EC, Willis BK, et al.: Magnetic resonance imaging evaluation of acute spine trauma. *Emerg Radiol* 1995;**2**(3):120–8.

12. Slucky AV, Potter HG: Use of magnetic resonance imaging in spinal trauma: indications, techniques, and utility. *J Am Acad Orthop Surg* 1998;**6**(3):134–45.

13. Yamashita Y, Takakoshi M, Malosuno Y, et al.: Acute spinal cord injury: magnetic resonance imaging correlated with myelopathy. *Br J Radiol* 1991;**64**:201–9.

14. Mhuircheartaigh NN, Kerr JM, Murray JG: MR imaging of traumatic spinal injuries. *SeminMusculoskelet Radiol* 2006;**10**(4):293–307.

15. Benedetti PF, Fahr LM, Kuhns LR, et al.: MR imaging findings in spinal ligamentous injury. *AJR Am J Roentgenol* 2000;**175**(3):661–5.

16. Daffner, RH, Hackney DB: ACR appropriateness criteria on suspected spine trauma. *J Am Coll Radiol* 2007;**4**(11):762–75.

17. Kim KY, Kim YT, Lee CS, et al.: Magnetic resonance imaging in the evaluation of the lumbar herniated intervertebral disc. *Int Orthop* 1993;**17**(4):241–4.

18. Forristall RM, Marsh HO, Pay NT: Magnetic resonance imaging and contrast CT of the lumbar spine: comparison of diagnostic methods and correlation with surgical findings. *Spine* 1988;**13**(9):1049–54.

19. Janssen ME, Bertrand SL, Joe C, Levine MI: Lumbar herniated disk disease: comparison of MRI, myelography, and post-myelographic CT scan with surgical findings. *Orthopedics* 1994;**17**(2):121–7.

20. Yousem DM, Atlas SW, Goldberg HI, Grossman RI: Degenerative narrowing of the cervical spine neural foramina: evaluation with high-resolution 3DFT gradient-echo MR imaging. *Am J Neuroradiol* 1991;**12**(2):229–36.

21. Steinborn MM, Heuck AF, Tiling R, et al.: Whole-body bone marrow MRI in patients with metastatic disease to the skeletal system. *J Comput Assist Tomogr* Jan-Feb 1999;**23**(1):123–9.

22. Avrahami E, Tadmor R, Dally O, Hadar H: Early MR demonstration of spinal metastasis in patients with normal radiographs and CT and radionuclide bone scans. *JCAT* 1989;**13**(4):598–602.

23. Baleriaux DL, Neugroschl C: Spinal and spinal cord infection. *Eur Radiol* 2004;**14**(Suppl 3):E72–83.

24. Erdman WA, Tamburo F, Jayson HT, et al.: Osteomyelitis: characteristics and pitfalls of diagnosis with MR imaging. *Radiology* 1991;**180**(2):533–9.

25. Unger E, Moldofsky P, Gatenby R, et al.: Diagnosis of osteomyelitis by MR imaging. *AJR Am J Roentgenol* 1988;**150**(3):605–10.

26. Agosta F, Absinta M, Sormani MP, et al.: In vivo assessment of cervical cord damage in MS patients: a longitudinal diffusion tensor MRI study. *Brain* Aug 2007;**130**:2211–9.

27. Traboulsee AL, Li DK: The role of MRI in the diagnosis of multiple sclerosis. *Adv Neurol* 2006;**98**:125–46.

28. Poser CM, Brinar VV: Diagnostic criteria for multiple sclerosis. *Clin Neurol Neurosurg* 2001;**103**(1):1–11.

29. Kidd D, Thorpe JW, Kendall BE, et al.: MRI dynamics of brain and spinal cord in progressive multiple sclerosis. *Ann Neurol* 1992;**32**:643–50.

30. Bradley WG: Use of gadolinium chelates in MR imaging of the spine. *J Magn Reson Imaging* 1997;**7**(1):38–46.

31. Kanal E, Borgstede JP, Barkovich AJ, et al.: American College of Radiology white paper on MR safety. *AJR Am J Roentgenol* 2002;**178**(6):1335–47.

32. Kanal E, Shellock FG: Patient monitoring during clinical MR imaging. *Radiology* 1992;**185**(3):623–9.

33. Schrader R: Contrast material-induced renal failure: an overview. *J Interv Cardiol* 2005;**18**(6):417–23.

34. Pedersen M: Safety update on the possible causal relationship between gadolinium-containing MRI agents and nephrogenic systemic fibrosis. *J Magn Reson Imaging* 2007;**25**(5):881–3.

35. Aydingoz U: The need for radiologists' awareness of nephrogenic systemic fibrosis. *Diagn Interv Radiol* 2006;**12**(4):161–2.

36. American College of Radiology: *Manual on contrast media*, 7th ed. 2010.

37. Kanal E, Borgstede JP, Barkovich AJ, et al.: American College of Radiology white paper on MR safety: 2004 update and revisions. *AJR Am J Roentgenol* 2004;**182**(5):1111–4.

# 心脏和胸部 MRI

Jonathan Patane，Bryan Sloane，Mark Langdorf

## 适应证

磁共振成像作为一种无创的技术,它的发展和成熟已经彻底改变了临床医生评估患者病情的能力。然而,有限的可用性和高费用阻碍了它在急诊医疗中作为一线成像方式。在应用于严重心脏病患者的心脏 MRI 扫描时应考虑到时长因素,最新的技术已将心脏 MRI 成像时间减少到 30~90 分钟[1]。越来越多的研究表明,胸部和心脏的 MRI 将在未来患者的筛查和监测中发挥突出作用。心脏 MRI 在心电图无 ST 抬高或压低的急性胸痛患者中有重要应用[2]。心脏 MRI 可能有助于这些患者排除非 ST 段抬高心肌梗死(non-ST segment elevation myocardial infarction,NSTEMI)或其他心脏疾病,如心肌炎,而避免患者接受创伤性冠状动脉造影和承担潜在并发症的风险[2]。

虽然心脏 MRI 已经可以准确评估心脏结构、功能、灌注和心肌活力,但它仅占所有非创伤性心脏检查的 0.1%[3]。表 41.1 显示了 MRI 检测胸部(某些心血管)病变的敏感性和特异性。虽然目前的临床指南限制了胸部和心脏 MRI 的应用,但事实上,由于技术进步缩短了 MRI 检查所需的时间和减低了费用,可在急诊医疗中推广使用。

在给患者选择合适的成像方式之前需要对患者进行评估,包括详细询问病史、体格检查和相关的检查。最重要的是记录患者主诉、症状以及历史检查结果。患者病情的稳定将会有助于医师对患者的管理,病情不稳定的患者可能无法耐受较长时间的检查,如 MRI 检查。然而,随着最近的技术进步,提升时间(达到最大梯度强度所需的时间)和用于信号检测的信道数量的增加,我们可以更快地获取高质量图像[1]。

众所周知,孕妇要避免 CT 辐射,以降低胎儿畸形及患癌症的风险。然而,针对胎儿 MRI 的长期风险研究中尚未找到支持或反对使用它的证据,有研究指出,在进行宫内 20 周至足月的 MRI 检查后,在胎儿 9 个月大之前行儿科检查时均为正常[4]。尽管迄今为止对接受 MRI 检查的孕妇及暴露于 MRI 设备的怀孕医疗工作者的前瞻性研究尚未发现增加患病或致畸的风险,但在孕早期仍建议谨慎行 MRI 检查[5]。

对于肾功能不全或 CT 对比剂不良反应的患者可以选择具有更高分辨率的 MRI 检查,然而,肾功能不全或透析患者应避免使用 MRI 钆对比剂,肾源性纤维性皮肤病变(nephrogenic fibrotic dermopathy,NFD)/肾源性全身纤维化(nephrogenic systemic fibrosis,NSF)患者使用钆对比剂风险也会增加,也需避免使用。

在急诊情况下,心脏 MRI 的最大优势是诊断可疑主动脉夹层。美国放射学会(American College of Radiology,ACR)的心脏 MRI 适宜性标准中主动脉夹层得 8 分(满分是 9 分),它受费用和检查时间的限制[6]。急性胸主动脉夹层(thoracic aortic dissection,TAD)患者通常表现为撕裂样或剧烈胸痛。前胸部疼痛与升主动脉瘤有关,颈部和下颌部疼痛与主动脉弓病变有关,肩胛区疼痛与降主动脉夹层有关。

胸部血管疾病还可表现为发汗、恶心、呕吐、头晕、严重恐惧以及局部神经功能缺损的症状。主动脉夹层的死亡率 1~5 人/10 万/年。主动脉夹层的危险因素包括未控制的高血压、既往心脏手术史、主动脉瓣膜二瓣化畸形、年龄增加、男性、结缔组织疾病(如 Marfan 和 Ehlers-Danlos 综合征)和妊娠。虽然高速骤减继发的创伤通常导致主动脉破裂,但这是一种与主动脉夹层不同的损伤[7]。

肺栓塞(pulmonary embolism,PE)是最常见容易漏诊的高致死性疾病。在美国,每年超过 40 多万例 PE 患者漏诊,导致 10 万多人死亡。大约 10% 的 PE 患者死亡时间发生在首发症状的 60 分钟内。典型表现为胸膜性胸痛、急性呼吸困难、呼吸急促、咯血、腿部肿胀、心动过速、晕厥和腿部不适[7]。然而，不典型表现更为常见，包括非胸膜性胸痛、发热、无腿部不适、胸背痛。虽然人们更多关注于下肢深静脉血栓（deep venous thrombosis，DVT）引起的 PE，但同时也要认识到上肢 DVT 的危险因素，如中心静脉导管、恶性肿瘤和凝血异常疾病[8]。栓塞是导致孕产妇死亡的主要原因，高达 20% 的产妇死亡是由于雌激素引起的血液高凝导致[9]。其中 50% 以上孕妇的胸片是正常的，这些患者随后被证实患有 PE[10]。多层螺旋 CT 肺血管造影（CT pulmonary angiography，CTPA）导致的辐射量小于通气 - 灌注扫描，对胎儿的风险可以忽略不计[11]。根据 ACR 的适宜性标准，肺部磁共振血管成像（magnetic resonance angiography，MRA）被评为 4 分（满分 9 分）。对于没有禁忌证的患者，建议 X 线和 CTPA 检查。ACR 评论说，胸部 MRA 可能可以作为不能耐受增强 CT 患者的替代方式[12]。

心脏 MRI（cardiac MRI）有许多优点。自旋回波的黑血和梯度回波的亮血序列，这两者固有的高对比度使得心脏内部异常结构得以可视化[13]，使得心脏 MRI 成为心脏功能检查的"金标准"。目前，经胸超声以成本低、方便的独特优势仍然是心脏检查主要的成像方式，然而，它的敏感性和特异性均不如心脏 MRI。有研究者认为，心脏 MRI 检测心肌梗死的敏感性增加可以降低因心脏观察设备出现胸痛送至急诊的患者住院费用[14]。

美国心脏协会 / 美国心脏病学会（American Heart Association/American College of Cardiology，AHA/ACC）指南认可心脏 MRI 的高空间分辨率和识别心肌梗死（myocardial infarction，MI）跨壁、环周范围的能力，但该学会指出，在提出确切的临床建议之前，需要更多的经验和其他预测梗死面积方法之间进行比较[15]。心脏 MRI 在准确界定心肌梗死方面的巨大潜力将使它在急诊医学中的临床研究大有前景。

## 诊断能力

MRI 可以无创地获得高分辨率的三维图像。使用自旋回波技术，快速流动的血液呈低信号，而缓慢流动的血液信号呈高信号，这些 MRI 特征使鉴别真假腔和内膜瓣更容易。心脏磁共振电影成像可进行实时心脏成像，获得的图像可与心电图结果相对照[16]。在自旋回波技术中添加电影磁共振序列使扫描时长

延长了 15~31 分钟，可提供有关瓣膜疾病、反流和湍流的详细信息[17]。一个完整的心脏磁共振检查可以在 30 分钟内完成，并提供有关心室功能的信息，如识别急性损伤引起的水肿，并且可以评估心肌灌注[18]。

MRI 在主动脉夹层中的应用于 1983 年首次被描述[19]。大血管 MRI 对诊断胸主动脉夹层（thoracic aortic dissection，TAD）有较大价值。1993 年对 110 例患者进行了前瞻性研究，比较了 MRI、经食管超声心动图（transesophageal echocardiography，TEE）、CT 和经胸超声心动图（transthoracic echocardiography，TTE）对 TAD 检测的敏感性，分别为 98.3%、97.7%、93.8% 和 59.3%，特异性分别为 97.8%、76.9%、87.1% 和 83%（表 41.1）。该研究的作者认为 MRI 在准确诊断和详细描述解剖范围方面具有优势。他们建议先进行 TTE 快速评估，再进行 TEE 或 MRI 随访，不建议使用准确性低、基于对比剂的 CT 增强检查和创伤性更强、检查费用更高的血管造影术。最近一篇涉及螺旋 CT、MRI 和 TEE 的 16 个研究的 meta 分析显示，所有成像方式都具有相似的敏感性和特异性，其中 MRI 的阳性预测值略高，表明所有成像方式都能提供同样可靠的诊断信息[20]。TEE 提供的诊断信息不如高分辨率 3D MRI 影像全面，但两种方法都能为外科医生提供正确治疗患者所需的所有诊断信息。

美国心脏病学会基金会（American College of Cardiology Foundation，ACCF）和 AHA 在 2010 年的临床指南中建议，根据患者的病情和直观的限制，选择最适合患者的影像学模式[21]。

对于出现急性非特异性胸痛和冠心病低发生率的患者，经胸片、核素心肌灌注扫描、CT、超声和 V/Q 扫描后，ACR 对主动脉 MRI 和 MRA 的适宜性评分为 5 分（满分 9 分）。ACR 强调了 MRI 识别血管病变的能力，并鼓励其用于对 CT 对比剂有禁忌证的患者[22]。对于怀疑主动脉夹层和非创伤性动脉疾病，ACR 建议首选增强 CT 检查[6,23]。然而，在评估非缺血性心肌病方面，ACR 将心脏 MRI 评为所有其他方式中最重要的一种，并强调了其评估解剖结构、局部和整体功能以及活力的能力[24]。

在现有的研究中，由于样本量小，美国心脏协会不推荐使用任何特定的非创伤性成像方式来观察缺血的变化。ACR 还指出，目前缺乏对心脏 MRI 的大规模研究，并没有明确推荐[22,25]。

MRA 对肺栓子的诊断能力目前局限于肺动脉及主分支内的较大栓子。MRA 的优点是它能够获

表 41.1　TTE、TEE、CT、MRI 的相对敏感性、特异性、准确性、阳性预测值（positive predictive value，PPV）、阴性预测值（negative predictive value，NPV）

| 结果 /% | 敏感性 | 特异性 | 准确性 | 阳性预测值 | 阴性预测值 |
|---|---|---|---|---|---|
| 所有夹层 | | | | | |
| TTE | 59.3 | 83.0 | 69.8 | 81.4 | 61.9 |
| TEE | 97.7 | 76.9 | 90.0 | 87.7 | 95.2 |
| CT | 93.8 | 87.1 | 91.1 | 91.8 | 90.0 |
| MRI | 98.3 | 97.8 | 98.0 | 98.3 | 97.8 |
| A 型夹层 | | | | | |
| TTE | 78.1 | 86.7 | 84.1 | 71.4 | 90.3 |
| TEE | 96.4 | 85.7 | 90.0 | 81.8 | 97.3 |
| CT | 82.6 | 100 | 94.9 | 100 | 93.3 |
| MRI | 100 | 98.6 | 99.0 | 96.8 | 100 |
| B 型夹层 | | | | | |
| TTE | 10.0 | 100 | 80.4 | 100 | 80.0 |
| TEE | 100 | 96.4 | 97.1 | 88.2 | 100 |
| CT | 96.0 | 88.9 | 91.1 | 80.0 | 98.0 |
| MRI | 96.5 | 100 | 99.0 | 100 | 98.7 |
| 破裂口位置 | | | | | |
| TTE | 26.2 | 100 | 71.0 | 100 | 67.7 |
| TEE | 72.7 | 100 | 86.8 | 100 | 79.5 |
| CT | — | — | — | — | — |
| MRI | 88.0 | 100 | 95.2 | 100 | 92.6 |
| 血栓形成 | | | | | |
| TTE | 11.8 | 100 | 72.7 | 100 | 71.7 |
| TEE | 68.4 | 100 | 91.3 | 100 | 89.3 |
| CT | 92.0 | 95.6 | 94.4 | 92.0 | 95.6 |
| MRI | 98.2 | 98.5 | 95.2 | 97.0 | 94.4 |
| 主动脉返流 | | | | | |
| TTE | 96.9 | 94.7 | 95.4 | 88.6 | 98.6 |
| TEE | 100 | 95.3 | 97.1 | 92.9 | 100 |
| CT | — | — | — | — | — |
| MRI | 83.2 | 100 | 96.6 | 100 | 96.8 |
| 心包积液 | | | | | |
| TTE | 75.0 | 100 | 98.2 | 100 | 98.1 |
| TEE | 100 | 100 | 100 | 100 | 100 |
| CT | 100 | 100 | 100 | 100 | 100 |
| MRI | 100 | 100 | 100 | 100 | 100 |

来源：Nienaber CA, von Kodolitsch Y, Nicolas V, Siglow V, Piepho A, Brockhoff C, Koschyk DH, Spielmann RP: The diagnosis of thoracic aortic dissection by noninvasive imaging procedures. N Engl J Med 1993; 328 (1): 1-9.

得肺血管的容量数据,在不同的空间平面上重建和显像,检测亚段 PE 的能力是有限的,但该技术不断进步,具有更快的梯度序列、并行成像、控制运动和更短的采集时间[26]。

肺栓塞诊断的前瞻性研究(prospective investigation of pulmonary embolism diagnosis,PIOPED)评价了 CTPA 联合 DVT 静脉期成像在诊断急性 PE 中的准确性。结果表明增加了 CTPA 诊断 PE 的准确性。然而,有相当一部分疑似 PE 的患者可能对 CTPA 有禁忌证。PIOPED 研究评估了 7 284 例疑似 PE 患者。其中 25% 的患者由于担忧对比剂而没有入选,1 350 例患者肌酐升高或正在透析,184 例孕妇,272 例患者存在对比剂过敏[27]。

PIOPED 随后又进行多中心 MRA 靶向研究(PIOPED Ⅲ),研究表明单独 MRA 诊断肺动脉栓塞的灵敏度为 78%,特异性为 99%,MRA 联合 MR 静脉造影的敏感性为 92%,特异性为 96%。然而,在所有的研究中心,技术上不完善的研究比率很高(11%~52%),作者认为,用于诊断 PE 的 MRA 应仅在有经验的中心进行,且仅适用于对其他模式有特定禁忌证的患者[28]。

由于辐射或 CT 对比剂问题而不适合进行 CTPA 或血管造影术的患者可能是基于顺磁性钆类对比剂 MRA 检查的良好候选者。Ersoy 和同事证实了 94%~95% 的患者能观察到主肺动脉的栓子,其中 CTPA 禁忌证的 27 例患者使用时间分辨 3D MRA 观察到肺动脉亚段分支栓子[29]。动态增强心脏 MRI(delayed-enhancement cardiac MRI,DE-cMRI)在评估心肌缺血和损伤方面显示了重要的前景。患者在成像前 10~30 分钟注射顺磁性钆类对比剂。心电门控配合电影 MRI 扫描,呈现出高空间分辨率的重建心功能影像。由于标准成像序列耗时较长,使得这种方法在疑似心肌梗死的患者中应用不切实际。杜克大学心血管磁共振中心研究报告描述了利用亚秒自由呼吸法快速检测心肌梗死的新技术。其快速检测方法的灵敏度、特异性和准确度分别为 87%、96% 和 91%,而标准方法的灵敏度、特异性和准确度分别为 98%、100% 和 99%。亚秒技术完成成像所需时间不到 30 秒,仅为标准技术所需时间的 5%~10%[30]。

现有的无创成像技术具有很高的阴性预测值,缺乏对 ACS 的阳性识别能力。联合 T2 加权成像,最新的心脏 MRI 技术可以检测急性冠状动脉综合征,并将其与陈旧性梗死和其他心肌损伤区分开来。

也可以区分不稳定型心绞痛和 NSTEMI。包括 T2 加权成像、FPMRI、左心室功能电影成像和 DE-MRI 的序列能够检测出 ACS,灵敏度为 85%,特异性为 96%,PPV 为 85%,NPV 为 96%。影像学检查在(32±8)分钟内完成[31]。在一项对 752 例患者的研究中,与常用的心脏负荷检测方法单正电子发射 CT(single positron emission CT,SPECT)相比,心脏 MRI 提高了敏感性和阴性预测值(86.5% 和 90.5% vs. 66.5% 和 79.1%)[32]。心脏 MRI 用于心脏病变的检查在未来可能会增多。

一项对 110 例患者的单中心研究表明,在 ED 心脏观察室使用心脏 MRI 不会遗漏急性冠状动脉综合征的病例,并且降低了本应住院的中高危患者的住院费用[14]。随着技术的快速发展和普及,心脏磁共振成像在急诊中的应用可能会增加。

胸部和心脏的 MRI 以其高空间分辨率和组织血液对比度,可以识别心脏肿块、先天性畸形或肺部肿瘤等。最近甚至在冠心病的可视化方面取得了一些显著的成果[33]。研究表明肺 MRI 可能有助于诊断和监测肺动脉高压、COPD、慢性血栓性肺动脉高压、血管炎和动静脉畸形[34,35]。

## 成像缺陷和局限性

高费用和随叫随到的可行性是常规使用 MRI 胸部和心脏的主要限制。平片、超声和 CT 得益于费用的大幅降低和在急诊易于实行。随着 MRI 可用性的提高,我们可以预期在费用方面也会有类似的变化。

第二个重要的限制是使用 MRI 成像患者所需的时间。高磁场的交替、定向射频和数据采集是技术和计算集成的过程。试图成像体内唯一显著运动的器官,即心脏和肺,对医学技术来说是一个巨大的挑战。为了避免运动伪影,患者可能需要进行 10~30 秒的屏住呼吸。心电门控数据采集已经很成功了,但同步到患者呼吸频率的技术并不乐观。另一个限制是,患者在急诊情况下可能无法进行屏气或慢呼吸,以致不能获得高质量的图像。

用于插管、心电图导联和医疗设备的线路已被设计成与 MRI 兼容。在患者危急情况下,MRI 检查时仍可被设备监测。例如,通过进一步的 MRI 研究,没有证据表明接受 MRI 检查的疑似主动脉夹层患者的发病率或死亡风险增加[16]。使用半傅里叶快速成像胸主动脉的 MRI 新技术将心电门控检查的平均成像时间缩短 48 秒,非触发采集平均成像时间减少 30 秒[36]。

　　由于强磁场对心脏起搏器和心脏复律除颤器的影响,目前心脏起搏器和心脏复律除颤器是 MRI 检查的禁忌证。研究正在进行评估心脏起搏器在 MRI 检查中的安全性。对当前一代心脏起搏器进行取样研究,没有发现设备故障或发热效应[37]。大多数人工瓣膜和冠状动脉支架在心脏 MRI 检查时是安全的,但可能因伪影降低图像质量。安全简介取决于每一个特定的设备和制造商。大多数支架置入术后 8 周应避免 MRI 检查,让其进行适当的血管支架内皮化,最大限度降低支架移动的风险。对心肌梗死后接受支架和心脏 MRI 治疗患者的回顾性研究没有发现风险或不良反应增加[38]。

　　顺磁性钆类对比剂比 CT 对比剂和染剂安全得多。肾功能不全的患者禁用 CT 对比剂。然而,最近在透析患者中对于顺磁性钆类对比剂 MRA 检查与 NFD/NSF(一种罕见的系统性纤维细胞增殖情况)之间的相关性引起了一些担忧。1997 年以前没有已知的 NFD 病例,但截至 2007 年,疾病控制和预防中心(Center for Disease Control and Prevention,CDC)的病例数据库有数百例。CDC 建议在晚期肾功能衰竭患者避免使用含钆的对比剂,尤其是正在进行腹膜透析的患者[39]。

# 临床图片

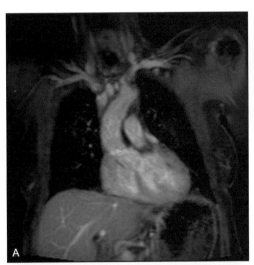

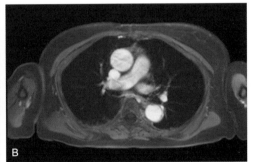

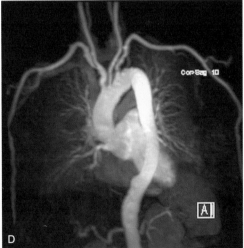

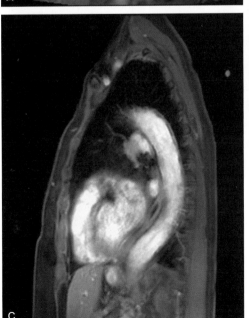

图 41.1　A:正常胸主动脉 T1 FLASH 钆类对比剂增强冠状位图像显示心脏和动脉内高信号。主动脉根部和出口显示良好。脂肪信号被抑制以提高对比度。肺泡空气在心脏轮廓周围形成黑色低信号。在等强度肝组织中,肝动脉与肝实质也有良好的对比。B:胸部钆类对比剂增强横断位影像显示心脏大血管高信号。主动脉和上腔静脉位于前方。在主动脉弓下方,我们可以看到左右肺动脉。后方是高信号的降主动脉。C:T1 FLASH 钆类对比剂增强矢状面图像显示高信号的弯曲降主动脉进入远端横膈水平以下。心脏结构随心脏运动而变模糊。D:胸部血管 MRA 三维重建显示左右心室、主动脉、肺动脉血管、头臂干起源、颈总动脉、左锁骨下动脉高信号。双侧颈总动脉和腹腔血管可显影

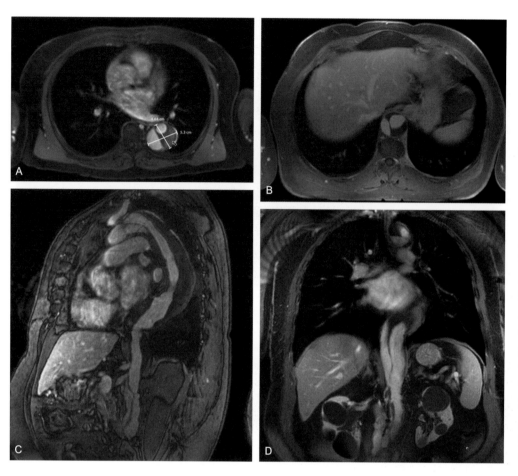

图41.2　主动脉夹层。65岁男性Stanford B型主动脉夹层（累及降主动脉）。A：T1 FLASH增强横断位图像显示降主动脉高信号双腔，并有腔内等信号血栓（箭头）。降主动脉大小5.3cm×4.64cm。真腔前后径1.81cm，假腔左右径和前后径为3.63cm×2.28cm。B：膈肌层面T1 FLASH增强横断位图像显示主动脉双腔和血栓。C：T1增强3D重建矢状面图像显示撕裂瓣位于左侧锁骨下动脉起始处附近，主动脉撕裂远段低于膈肌水平，主动脉腔背侧明显血栓。D：T1 FLASH增强冠状位图像显示高信号真假腔远段向膈肌下方延伸并终止于腹腔干水平附近

## 整合增强模式

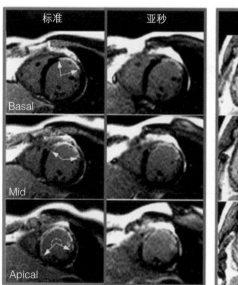

患例1：
几乎透壁的心肌梗死

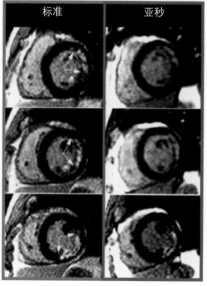

患例2：
心内膜下心肌梗死

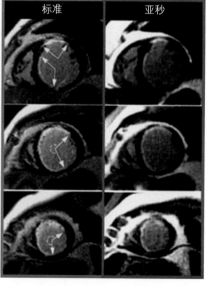

患例3：
部分透壁和心内膜下心肌梗死

图41.3　将常规屏气增强心血管磁共振检查与亚秒（<30秒）技术检测心肌梗死进行比较。3例患者的代表性图像在标准图像和亚秒图像之间显示了一致的高信号模式。由北卡罗来纳州达勒姆杜克心血管磁共振中心Raymond J.Kim博士提供

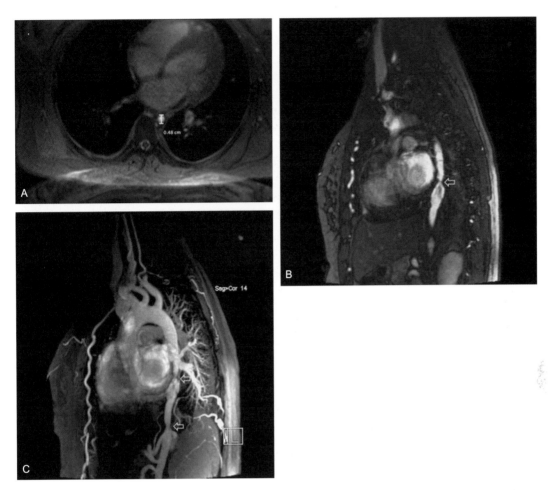

图41.4 主动脉缩窄。A:一位30岁女性主动脉缩窄患者,iPAT增强横断位图像显示降主动脉高信号,明显狭窄至0.48cm。B:T1 FLASH 3D增强矢状位图像显示心脏后方有狭窄(箭),主动脉远处扩张。C:MIP三维重建矢状位图像显示心脏后方主动脉缩窄,膈肌水平狭窄

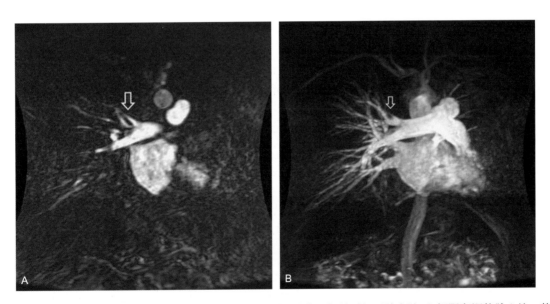

图41.5 肺栓塞(PE)。56岁男性,1999年心脏移植史,肺癌,呼吸短促,下肢水肿,左侧腘窝深静脉血栓。静脉注射40ml顺磁性钆类对比剂后行3D TRICKS MRA成像。薄层MIP冠状位图像(A)和3D容积图像(B)显示右肺上叶动脉内急性血栓(箭)。由波士顿哈佛大学医学院附属布列根妇女医院放射科心血管成像部 Hale Ersoy 医师提供

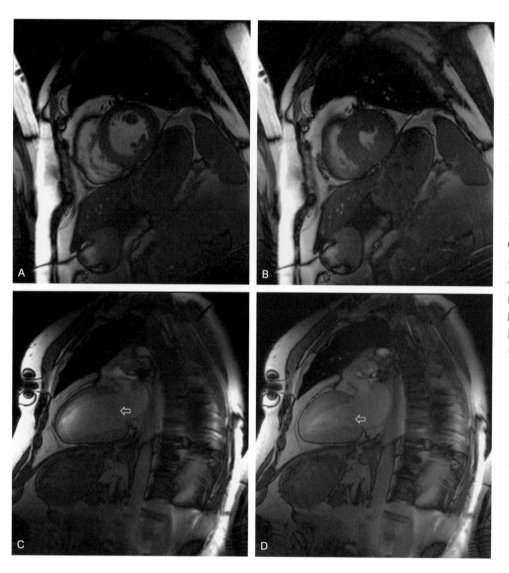

图41.6 限制型心肌病/心脏功能。61岁男性,有淀粉样变病史;心脏功能评估心脏门控增强 MRI 成像。A:IR/turbo FLASH 短轴斜矢状位图像显示左右心室舒张期横截面。注意高信号充满血液的腔室内可见低信号左心室乳头肌的细微结构。B:同一序列的收缩期图像显示心脏最大收缩和轻度左心室肥厚。C:IR/turbo FLASH 长轴斜矢状位图像显示舒张期左心室和左心房。值得注意的是显示了低信号细线状的二尖瓣叶(箭)。D:相同序列的收缩期图像显示处于最大收缩状态的左心室

(邬莺莺 译,吴麟 校)

# 参考文献

1. Atalay MK: Establishing a cardiac MRI program: problems, pitfalls, and limitations. *J Am Coll Radiology* 2005;**2**(9):740–8.

2. Smulders MW, Kietselaer BL, Das M, et al.: The role of cardiovascular magnetic resonance imaging and computed tomography angiography in suspected non-ST-elevation myocardial infarction patients: design and rationale of the cardiovascular magnetic resonance imaging and computed tomography angiography (CARMENTA) trial. *Am Heart J* 2013; **a66**(6):968–75.

3. Earls JP, Ho VB, Foo TK, et al.: Cardiac MRI: recent progress and continued challenges. *J Magn Reson Imaging* 2002;**16**:111–27.

4. Clements H, Duncan KR, Fielding K, et al.: Infants exposed to MRI in utero have a normal paediatric assessment at 9 months of age. *Br J Radiol* 2000;**73**:190–4.

5. De Wilde JP, Rivers AW, Price DL: A review of the current use of magnetic resonance imaging in pregnancy and safety implications for the fetus. *Progr Biophys Molec Biol* 2005;**87**: 335–53.

6. American College of Radiology (ACR): ACR appropriateness criteria: acute chest pain – suspected aortic dissection. 2011. Available at: www.acr.org/~/media/ACR/Documents/AppCrit eria/Diagnostic/AcuteChestPainSuspectedAorticDissection .pdf

7. Marx JA: *Rosen's emergency medicine: concepts and clinical practice*, 8th ed. St. Louis, MO: Mosby, 2014.

8. Schleyer AM, Jarman KM, Calver P, et al.: Upper extremity deep vein thrombosis in hospitalized patients: a descriptive study. *J Hosp Med* 2014;**9**(1):48–53.

9. Chang J, Elam-Evans LD, Berg CJ, et al.: Pregnancy-related mortality surveillance – United States, 1991–99. *MMWR Morb Mortal Wkly Rep* 2003;**52**(SS-2):1–8.

10. Scarsbrook AF, Evans AL, Owen AR, Glees FV: Diagnosis of suspected venous thromboembolic disease in pregnancy. *Clin Radiol* 2006;**61**:1–12.

11. Winer-Muram HT, Boone JM, Brown HL, et al.: Pulmonary embolism in pregnant patients: fetal radiation dose with helical CT. *Radiology* 2002;**224**:487–92.

12. American College of Radiology (ACR): ACR appropriateness criteria: acute chest pain – suspected pulmonary embolism. 2011. Available at: www.acr.org/~/media/ACR/Documents/App Criteria/Diagnostic/AcuteChestPainSuspectedPulmonaryEmboli sm.pdf

13 Raizner AE: *Indications for diagnostic procedures: topics in clinical cardiology.* New York: Igaku-Shoin Medical, 1997.

14. Miller CD, Hwang W, Hoekstra JW, et al.: Stress cardiac magnetic resonance imaging with observation unit care reduces cost for patients with emergent chest pain: a randomized trial. *Ann Emerg Med* 2009;**56**(3):209–19.

15. American College of Cardiology/American Heart Association (ACC/AHA): ACC/AHA guidelines for the management of patients with ST-elevation myocardial infarction: a report of the American College of Cardiology/American Heart Association Task Force on Practice Guidelines. *Circulation* 2004;**110**:588–636.

16. Nienaber CA, von Kodolitsch Y, Nicolas V, et al.: The diagnosis of thoracic aortic dissection by noninvasive imaging procedures. *N Engl J Med* 1993;**328**(1):1–9.

17. Sechtem U, Pflugfelder PW, Cassidy MM: Mitral or aortic regurgitation: quantification of regurgitant volumes with cine MR imaging. *Radiology* 1988;**167**:425–30.

18. Shapiro MD, Guarraia DL, Moloo J, Cury RC: Evaluation of acute coronary syndromes by cardiac magnetic resonance imaging. *Top Magn Reson Imaging* 2008;**19**(1):25–32.

19. Herfkens RJ, Higgins CB, Hricak H, et al.: Nuclear magnetic resonance imaging of the cardiovascular system: normal and pathologic findings. *Radiology* 1983;**147**:749–59.

20. Shiga T, Wajima Z, Apfel CC, et al.: Diagnostic accuracy of transesophageal echocardiography, helical computed tomography, and magnetic resonance imaging for suspected thoracic aortic dissection: systematic review and meta-analysis. *Arch Intern Med* 2006;**166**(13):1350–6.

21. Hiratzka LF, Bakris GL, Beckman JA, et al.: 2010 ACCF/AHA/AATS/ACR/ASA/SCA/SCAI/SIR/STS/SVM guidelines for the diagnosis and management of patients with thoracic aortic disease. *Circulation* 2010;**121**(13):e266–369.

22. American College of Radiology (ACR): ACR appropriateness criteria: acute chest pain – acute nonspecific chest pain – low probability of coronary artery disease. 2011. Available at: www.acr.org/~/media/ACR/Documents/AppCriteria/Diagnostic/AcuteNonspecficChestPainLowProbabilityCoronaryArteryDisease.pdf

23. American College of Radiology (ACR): ACR appropriateness criteria: nontraumatic aortic disease. 2013. Available at: www.acr.org/~/media/ACR/Documents/AppCriteria/Diagnostic/NontraumaticAorticDisease.pdf

24. American College of Radiology (ACR): ACR appropriateness criteria: nonischemic myocardial disease with clinical manifestations. 2013. Available at: www.acr.org/~/media/ACR/Documents/AppCriteria/Diagnostic/NonischemicMyocardialDiseaseWithClinicalManifestations.pdf

25. Anderson JL, Adams CD, Antman EM, et al.: 2012 ACCF/AHA focused update incorporated into the ACCF/AHA 2007 guidelines for the management of patients with unstable angina/non-ST-elevation myocardial infarction: a report of the American College of Cardiology Foundation/American Heart Association Task Force on Practice Guidelines. *J Am Coll Cardiol* 2013;**61**(23):e179–347.

26. Kluetz PG, White CS: Acute pulmonary embolism: imaging in the emergency department. *Radiol Clin North Am* 2006;**44**: 259–71.

27. Stein PD, Fowler SE, Goodman LR, et al.: Multidetector computed tomography for acute pulmonary embolism. *N Engl J Med* 2006;**354**(22):2317–27.

28. Stein PD, Chenevert TL, Fowler SE, et al.: Gadolinium-enhanced magnetic resonance angiography for pulmonary embolism: a multicenter prospective study (PIOPED III). *Ann Intern Med* 2010;**152**(7):434–43, W142–3.

29. Ersoy H, Goldhaber SZ, Cai T, et al.: Time-resolved MR angiography: a primary screening examination of patients with suspected pulmonary embolism and contraindications to administration of iodinated contrast material. *AJR Am J Roentgenol* 2007;**188**:1246–54.

30. Sievers B, Elliott MD, Hurwitz LM, et al.: Rapid detection of myocardial infarction by subsecond, free-breathing delayed contrast-enhancement cardiovascular magnetic resonance. *Circulation* 2007;**115**:236–44.

31. Cury RC, Shash K, Nagurney JT, et al.: Cardiac magnetic resonance with T2-weighted imaging improves detection of patients with acute coronary syndrome in the emergency department. *Circulation* 2008;**118**(8):837–44.

32. Greenwood JP, Maredia N, Younger JF, et al.: Cardiovascular magnetic resonance and single-photon emission computed tomography for diagnosis of coronary heart disease (CE-MARC): a prospective trial. *Lancet* 2012;**379**(9814): 453–60.

33. Constantine G, Kesavan S, Flamm SD, Sivananthan MU: Role of MRI in clinical cardiology. *Lancet* 2004;**363**:2162–71.

34. Coulden R: State-of-the-art imaging techniques in chronic thromboembolic pulmonary hypertension. *Proc Am Thorac Soc* 2006;**3**:577–83.

35. Pedersen MR, Fisher MT, van Beek EJR: MR imaging of the pulmonary vasculature – an update. *Eur Radiol* 2006;**16**: 1374–86.

36. Stemerman DH, Krinsky GA, Lee VS, et al.: Thoracic aorta: rapid black-blood MR imaging with half-Fourier rapid acquisition with or without electrocardiographic triggering. *Radiology* 1999;**213**:185–91.

37. Shellock FG, Fischer L, Fieno DS: Cardiac pacemakers and implantable cardioverter defibrillators: in vitro magnetic resonance imaging evaluation at 1.5-tesla. *J Cardiovasc Magn Reson* 2007;**9**(1):21–31.

38. Patel MR, Albert TS, Kandzari DE, et al.: Acute myocardial infarction: safety of cardiac MR imaging after percutaneous revascularization with stents. *Radiology* 2006;**240**(3):674–80.

39. Centers for Disease Control and Prevention (CDC): Nephrogenic fibrosing dermopathy associated with exposure to gadolinium-containing contrast agents – St. Louis, Missouri, 2002–2006. *MMWR Morb Mortal Wkly Rep* 2007;**56** (7):137–41.

# 第 42 章

# 腹部 MRI

Lance Beier, Nilasha Ghosh, Andrew Berg, Andrew Wong

## 适应证

MRI 是急诊科医生使用最少的成像技术,但随着其不断发展,有朝一日会成为急诊科医生不可或缺的一项技术。与 CT 相比[1-3],MRI 具有更优越的对比度和分辨率,对腹部病理诊断更具敏感性和特异性。MRI 具有成像优势,通过静磁场中射频脉冲对组织的作用来生成图像[4]。其临床意义在于,无须使用电离辐射即可获得高质量的图像。2005 年 5 月,一份来自美国食品药品管理局的报告指出,一次腹部 CT 检查的辐射量可使终生罹患重大癌症的概率增加 1/2 000 的机会[5]。随着扫描时间缩短及性价比提高,有理由预测,MRI 最终会取代 CT 成为一线成像技术。

目前,美国放射学会(American College of Radiology, ACR)提供了一份针对腹部的 MRI 检查适应证清单(表 42.1)。当患者出现 CT 扫描禁忌证,MRI 适应证清单极具说服力。在急诊室,这种情况最常发生在孕妇身上。孕妇可接受的电离辐射照射量仍存在争议,普遍认为这种辐射暴露并非没有风险,应尽可能地避免[6]。虽然怀孕时使用 CT 并不是理想选择,但也不是绝对的禁忌证。在某些紧急情况下使用 CT 对母婴都有好处,必要时应立即使用[7]。表 42.2 列出了常见的放射学检查及其对胎儿的辐射量的估计。到目前为止,还没有研究表明 MRI 对胎儿有不良影响,但其使用必须谨慎选择。ACR 建议在怀孕期间如有以下情况可使用 MRI:①MRI 检查所能获取的信息不能通过非电离手段获得(如超声波),②获得这些数据可能会潜在影响怀孕期间患者或胎儿的护理,③转诊医生认为等到患者不再怀孕才获得这些数据是不明智的选择[8]。

儿童使用 CT 也应当特别考虑电离辐射暴露。儿童因辐射引起癌症的风险高于成人,这是因为辐射剂量的相对增加以及他们终生风险的增加[9]。因此,探索非辐射暴露的方式,如 MRI,儿科患者将是最大获益。

## 诊断能力

一般来说,MRI 因其内在的高对比度而被认为在腹部疾病病理诊断上具有优势。MRI 的多平面重建及对伪影的低敏感性,常常能提供独特有用的腹部成像。具体来说,MRI 通常可以为肝脏、胆囊、胆道系统、胰腺、脾和肾脏进行高质量的成像。在美国急诊室,因急腹症就诊的人数每年超过 750 万人次[10],在这种情况下 MRI 变得具有价值。MRI 能够在诊断急性腹痛的病因中提供良好的证据,如胆囊炎、胆管炎、胰腺炎、阑尾炎和肾动脉狭窄。

诊断急性胆囊炎,毋庸置疑的一线影像检查是超声,其具有相对较高的灵敏度和特异度,分别为 88% 和 80%[11],快速且经济有效。但在少数情况下,对肥胖患者或受肠道气体影响,超声检查失败,超声对单个结石嵌顿在胆囊管中无法诊断(超声诊断敏感性为 14%)。在这些情况下,磁共振胰胆管成像(magnetic resonance cholangiopancreatography, MRCP)已被证明具有更好的敏感性和准确性[12,13]。MRCP 是已知或怀疑患有胰胆管疾病的孕妇的首选检查[14]。此外,最近的证据支持 MRCP 在评估非妊娠人群的胆道疾病方面发挥更大的作用。

当临床怀疑急性胆管炎时,患者出现夏科氏三联征(黄疸、腹痛和发热),首诊影像学检查通常是超声,然后由内镜逆行性胰管胆管造影术(endoscopic retrograde cholangiopancreatography, ERCP)确诊及治疗性取石。然而,当 ERCP 不成功或禁忌证时,MRCP 成为替代的检查方法。重 T2 加权序列可以非常准确地评估胆管和胰管,从而能够检测到胆总管结石[15]。事实上,MRCP 已被证明是评估胆管和检测胆总管结石的最敏感的无创技术[16]。因此,MRCP 被推荐为胆总管结石高发患者的首选影像学检查[17]。

MRI 也越来越多地用于诊断急性胰腺炎。目前强有力的证据表明,在评估急性胰腺炎的严重程度和预测预后方面,平扫 MRI 与增强 CT 同等有效[18]。这对临床怀疑急性胰腺炎但 CT 成像阴性的患者尤其有用。T2 加权序列对评估坏死程度具有优势:高信号液体提示胰腺实质有坏死[15]。MRI 能够在不使用对比剂的情况下提供良好的可视化效果,因此在肾毒性对比剂禁用的情况下,MRI 将是一种可选的检查方法。

MRCP 作为诊断慢性胰腺炎的新兴成像手段。ERCP 仍然是"金标准",但创新型 MRCP 方法,如 MRCP 进行过程中应用肠促胰液素[19]再联合内镜超声,其敏感性和特异性可分别高达 98% 和 100%[20]。单独 MRCP 成像与 ERCP 成像的诊断一致性可达到 90%~95%,但避免了 ERCP 成像所带来的 0.07% 的死亡率或相关的发病率(7.5% 的患者会出现胰腺炎、感染、出血或穿孔)[21-23]。它甚至可以减少胆囊切除术前 ERCP 的检查次数[14,24]。有这些好处,MRCP 的利用率继续增加也就不足为奇了。

在部分患者中,平扫 MRI 即可诊断阑尾炎,其敏感性和特异性与增强 CT 相当[25]。这对孕妇特别有吸引力,因为他们的阑尾炎发病率更高,要避免孕妇进行不必要的手术,避免胎儿暴露在电离辐射下。最近的一项研究表明,MRI 诊断妊娠阑尾炎的敏感性为 100%,特异性为 94%[26],而 CT 的敏感性和特异性分别为 94% 和 95%[27]。MRI 在检测妊娠人群中引起急性腹痛和盆腔疼痛的其他可能原因方面也很有效,如附件病变、肌瘤、脓肿、急性胆囊炎、胆石症和泌尿系统疾病[28]。儿童也是急性阑尾炎的高发人群。儿童中,MRI 诊断阑尾炎的敏感性和特异性分别为 100% 和 96%,因此,它是一种很好的成像方式,可以减少年轻患者接触电离辐射[29]。

在恶性高血压患者中,磁共振血管造影(MR angiography,MRA)已成为诊断肾动脉狭窄的一种非常敏感的方法。研究表明,增强 MRA 检测肾动脉狭

表 42.1 简化的美国放射学会腹部 MRI 检查适应证清单

**胰腺**

1. 胰腺肿瘤的发现或术前评估
2. 描述其他影像学方法无法定性的病变
3. 评估胰管发育畸形、梗阻或扩张
4. 评估胰腺或胰周积液
5. 评估慢性胰腺炎或急性胰腺炎的并发症

**脾**

1. 描述其他影像学方法无法定性的病变
2. 疑似脾弥漫性病变的发现和描述

**肾脏**

1. 肾脏肿瘤的发现或术前评估
2. 描述其他影像学方法无法定性的病变
3. 评估肾集合系统畸形的解剖或生理学(磁共振尿路造影)

**肾上腺**

1. 嗜铬细胞瘤与功能性肾上腺腺瘤的发现
2. 描述其他影像学方法无法定性的病变

**血管**

1. 以下血管异常的诊断和 / 或评估
ⅰ. 动脉瘤或主动脉夹层及其分支血管夹层
ⅱ. 主动脉及主要分支血管狭窄或闭塞
ⅲ. 动静脉瘘或畸形
ⅳ. 门静脉、肠系膜静脉、脾静脉、下腔静脉、肾静脉或肝静脉血栓形成
2. 以下任一临床状况的血管评估
ⅰ. 下肢跛行
ⅱ. 可疑肾血管性高血压
ⅲ. 可疑慢性肠系膜缺血
ⅳ. 遗传性出血性毛细血管扩张症
ⅴ. 可疑布 - 加综合征
ⅵ. 门静脉高压
ⅶ. 可疑生殖腺静脉反流
ⅷ. 发现腹主动脉瘤术后可疑渗漏或磁共振兼容的主动脉支架植入术后可疑渗漏

**胆管和胆囊**

1. 胆管癌、胆囊癌的发现及治疗后随访
2. 发现胆管或胆囊结石
3. 评估胆管扩张
4. 评估可疑的胆囊或胆管先天性变异

**肝**

1. 肝局灶性病变的发现

续表

2. 病变特征描述（如囊肿、血管瘤、肝细胞癌、转移、局灶性结节增生、肝腺瘤）

3. 评估血管通畅，包括布 - 加综合征

4. 评估弥漫性肝病，如肝硬化、血色素沉着症、含铁血黄素沉着症、脂肪浸润

5. 明确来自其他影像学检查或实验室检查的异常指标

6. 评估先天性畸形

胃肠道和腹膜

1. 评估小肠或大肠、肠系膜的炎性疾病

2. 评估妊娠患者急性腹痛，如阑尾炎

3. 原发性和转移性腹膜或肠系膜肿瘤的发现和评估

4. 腹腔积液的发现和特征描述

其他

1. 对辐射剂量有要求的孕妇或儿童患者，或对碘对比剂有禁忌证的患者，需要评估腹部情况的时可作为 CT 替代扫描方式

2. 其他腹膜外肿瘤的发现和特征描述

来源 ACR：ACR practice guideline for the performance of magnetic resonance imaging（MRI）of the abdomen（excluding the liver）. 2005, October 1（revised 2010）Available at：www.acr.org/~/media/ACR/Documents/PGTS/guidelines/MRI_Abdomen.pdf；ACR：ACR practice guideline for the performance of magnetic resonance imaging（MRI）of the liver. 2005, October 1（revised2010）.Availableat：www.acr.org/~/media/ACR/Documents/PGTS/guidelines/MRI_Liver.pdf；ACR：ACR practice guideline for the performance of pediatric and adult body magnetic resonance angiography（MRA）.2015.Availableat：www.acr.org/~/media/D1BC4FB23D4B4005872FDDAE018E0CE7.pdf

表 42.2　常见放射学检查估计的胎儿暴露量

| 检查方式 | 胎儿暴露量 |
|---|---|
| X 线胸片（2 次点片） | 0.02~0.07mrad |
| 腹平片（单次点片） | 100mrad |
| 髋部平片（单次点片） | 200mrad |
| 钼靶 X 线 | 7~20mrad |
| 钡剂灌肠或小肠造影 | 2~4rad |
| 头部或胸部 CT 扫描 * | <1rad |
| 腹部及腰椎 CT 扫描 | 3.5rad |
| 骨盆 CT 测量 | 250mrad |

* 缩写：CT, computed tomography

来源：Cunningham FG, Gant NF, Leveno KJ, et al.：General considerations and maternal evaluation. In：Williams obstetrics, 21st ed. New York：McGraw-Hill, 2001：1143-58.

窄的敏感性和特异性与 CTA 相当，分别为 90% 和 94%，而 CTA 分别为 94% 和 93%[30]。此外，非增强 MRA 序列已经被开发出来，可在不使用肾毒性对比剂的情况下可靠的检测肾动脉疾病[31]。诊断上的适度改进，加上 MR 扫描相对于 CT 扫描的固有优势，使 MRA 成为许多机构中肾血管性高血压的一线筛查手段。

## 成像缺陷及局限性

尽管 MRI 应用范围广泛，但其存在的局限性，使之不能广泛应用于患者。首先，也是最重要的一点是，MRI 扫描需要相当长的时间，扫描过程中运动伪影带来的风险远远超过了成像可能带来的好处。因此，急诊很少做腹部 MRI 检查。如果在紧急情况下必须做检查，CT 或床边超声是首选。

除了只选择血流动力学稳定的患者外，还需要详细的病史和体格检查，以筛选 MRI 检查的禁忌证。MRI，顾名思义，借助强大磁场发挥作用，MRI 的场强能够移动任何铁磁性植入物并干扰电子设备。一般来说，心脏起搏器、颅内动脉瘤夹、某些神经刺激器、某些人工耳蜗植入物和其他电子设备是绝对禁忌证[32]。此外，大多数骨科硬件是安全的，但可能会导致伪影[33]。

除了这些绝对禁忌证外，还有几个相对禁忌证需要注意。大多数 MRI 机无法容纳体重超过 158.76kg 或直径 >60cm 的患者，这使得扫描病态肥胖患者变得困难，甚至是不可能[34]。一些开放式 MRI 系统可容纳重量在 249.48kg 以下的患者，但这些系统并未广泛使用。

如果需要钆对比剂，建议进行初步的实验室检查以确保患者具备良好的肾功能。钆不具有 CT 扫描常用的碘化对比剂的肾毒性，但最近已发出警告，反对将其用于肾功能衰竭患者，因为它可能与硬皮病样疾病、肾源性系统性纤维化等疾病有关[35,36]。虽然并发症很少见，一旦严重，需要采取相应的预防措施。

最后，进行 MRI 检查的患者必须能够在扫描过程中保持静止，以防止运动伪影。这一点在儿童患者和疼痛患者中尤为重要，对此类患者应该在扫描前使用止痛药，且通常需要额外使用镇静剂来减少运动。

# 临床图片

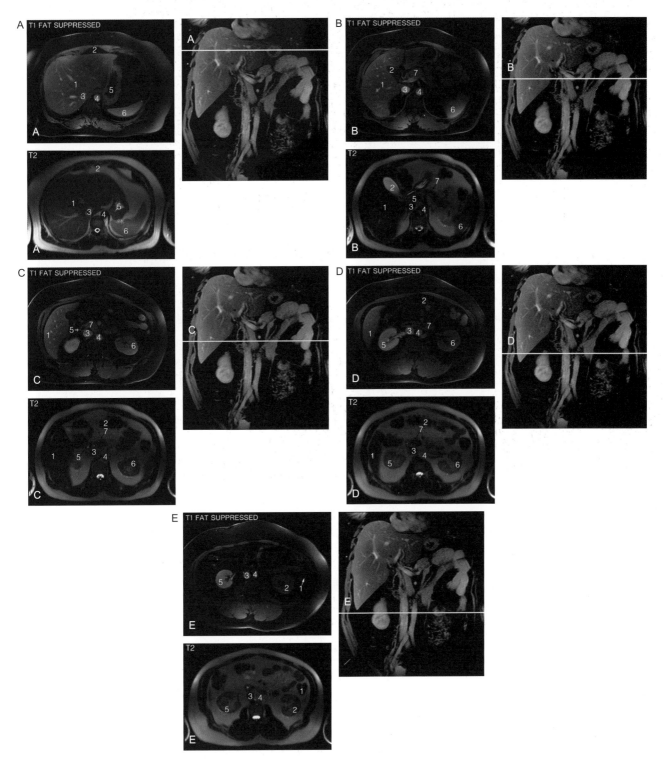

图 42.1　正常的磁共振解剖结构

A：1 = 肝脏，2 = 紧邻塌陷的食道下方，3 = 下腔静脉，4 = 主动脉，5 = 胃，6 = 脾。B：1 = 肝脏，2 = 胆囊，3 = 下腔静脉，4 = 主动脉，5 = 十二指肠，6 = 脾，7 = 胰腺。C：1 = 肝脏，2 = 横结肠，3 = 下腔静脉，4 = 主动脉，5 = 十二指肠，6 = 左肾，7 = 胰腺。D：1 = 肝脏，2 = 横结肠，3 = 下腔静脉，4 = 主动脉，5 = 右肾，6 = 左肾，7 = 胰腺。E：1 = 降结肠，2 = 左肾，3 = 下腔静脉，4 = 主动脉，5 = 右肾。

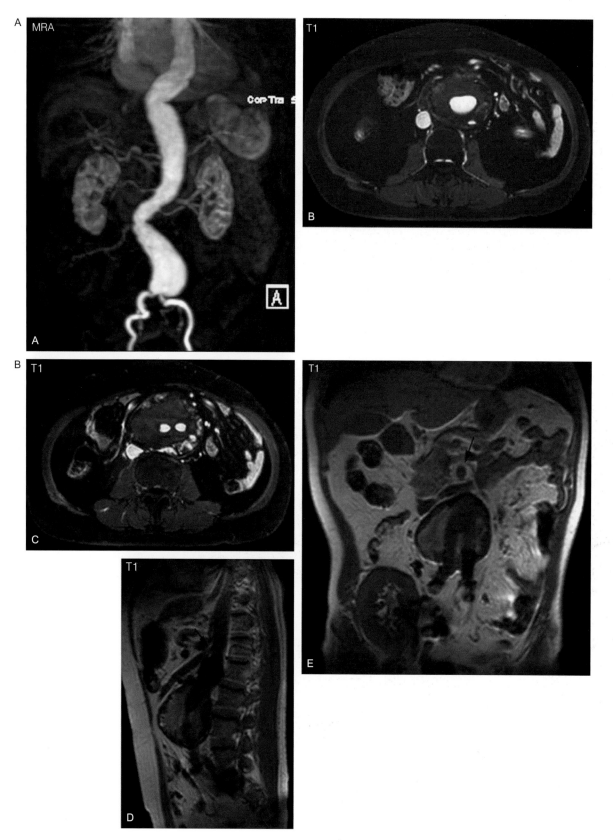

图 42.2　腹主动脉瘤。A：冠状位最大密度投影（maximum intensity projection，MIP）重建显示一个最大径为 4.8cm×4.7cm 的动脉瘤，动脉瘤未延伸至髂总动脉。B：同一患者，轴位 T1 加权增强检查显示，管腔内高信号影被管壁低信号血栓包绕。C：第二例患者的轴位 T1 加权增强检查显示，动脉瘤累及髂总动脉。同一患者的矢状位 T1 加权像（D）和冠状位 T1 加权像（E）显示一个非常大的 8.6cm×7cm 的主动脉动脉瘤，动脉瘤起自肠系膜上动脉下方水平（箭，D 和 E）

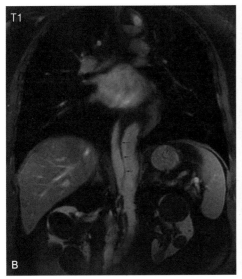

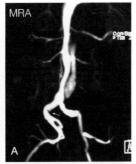

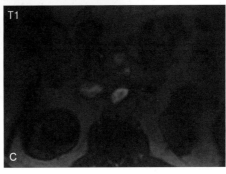

图 42.3　主动脉夹层。A：冠状 MIP 重建显示，复杂的主动脉夹层止于主动脉分叉近端，右髂总动脉 50% 狭窄程度(箭)。B：冠状位 T1 加权像，箭指示夹层位置。C：轴位 T1 加权像显示内膜瓣分隔假腔和真腔。假腔可以通过 T1 中较高的信号强度来识别，因为其相对流速较慢

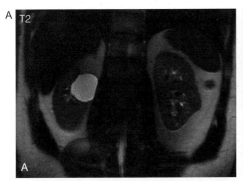

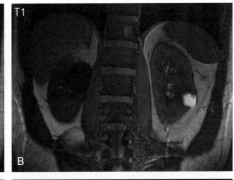

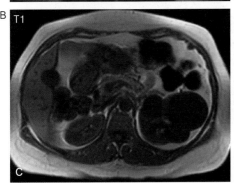

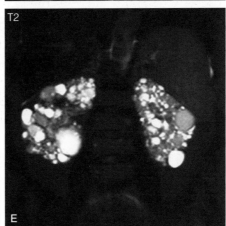

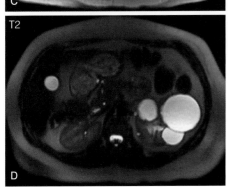

图 42.4　单纯性出血性肾囊肿。矢状位 T2 加权像(A)和矢状位 T1 加权像(B)显示肾囊肿。右肾囊肿 T2 呈高信号，T1 呈低信号，提示为单纯性囊肿。左肾囊肿的情况正好相反，这是出血性囊肿的特征。第 2 例患者的轴位 T1 加权像(C)和轴位 T2 加权像(D)显示左肾多发性单纯性囊肿。E：常染色体显性遗传性多囊肾病患者的矢状位 T2 加权像显示双肾体积增大，囊肿呈弥漫分布

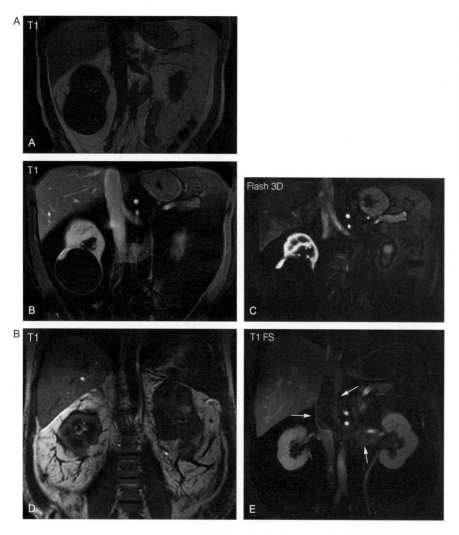

图 42.5 肾细胞癌。冠状位 T1 加权像（A）和冠状位脂肪抑制 T2 加权像（B）显示一个囊实性肿块，肿块囊性部分大小约 8.5cm×7.6cm，实性部分位于病灶的上部，大小约 1.7cm×1.7cm。C：冠状位 FLASH 3D 图像显示肿块强化，提示恶性。D：第 2 例患者的冠状位 T1 加权图像显示左侧进展期肾细胞癌，径约 7.8cm。E：同一患者的冠状位 T1 加权脂肪抑制图像显示肿瘤侵犯左肾静脉，并通过下腔静脉，累及右心房

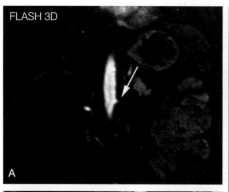

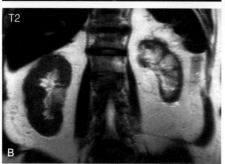

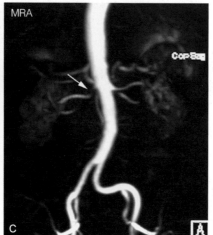

图 42.6 肾动脉狭窄。A：冠状位 FLASH 3D 采集像显示左肾动脉严重狭窄（箭）。B：同一患者的冠状位 T2 加权像显示左肾萎缩，伴有中度肾积水和肾皮质变薄，可能继发于动脉供血不足。C：第 2 例患者的冠状 MIP 重建图显示右肾动脉和左侧肾动脉起始段狭窄程度超过 50%（箭）

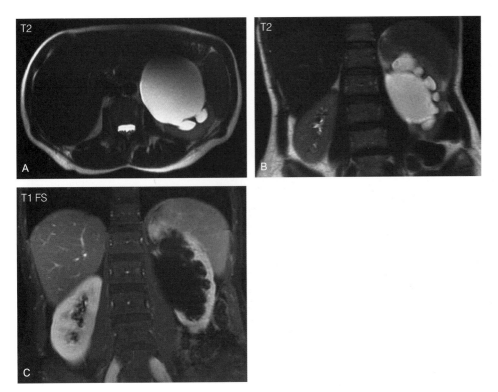

图42.7 肾积水。轴位T2加权(A)、冠状位T2加权(B)和冠状位脂肪抑制后T1加权(C)图像示,左侧肾盂输尿管移行处梗阻,左肾重度积水

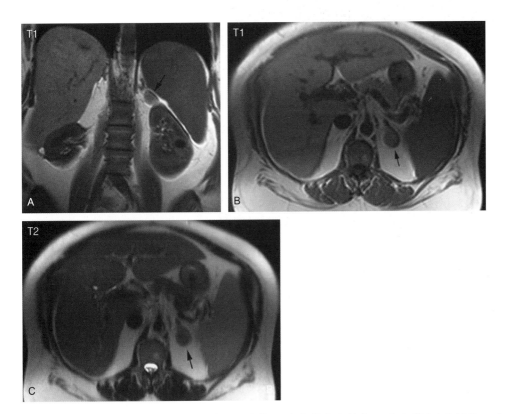

图42.8 肾上腺腺瘤。肝、脾肿大患者的冠状位T1加权像(A)、轴位T1加权像(B)和轴位T2加权像(C)显示,左肾上腺肿块(箭),大小约为3.1cm×2.4cm×2.7cm。肾上腺腺瘤通常是孤立性病变,有包膜,是腹部影像中常见的偶发瘤。建议临床,对直径>2cm的腺瘤进行MRI检查

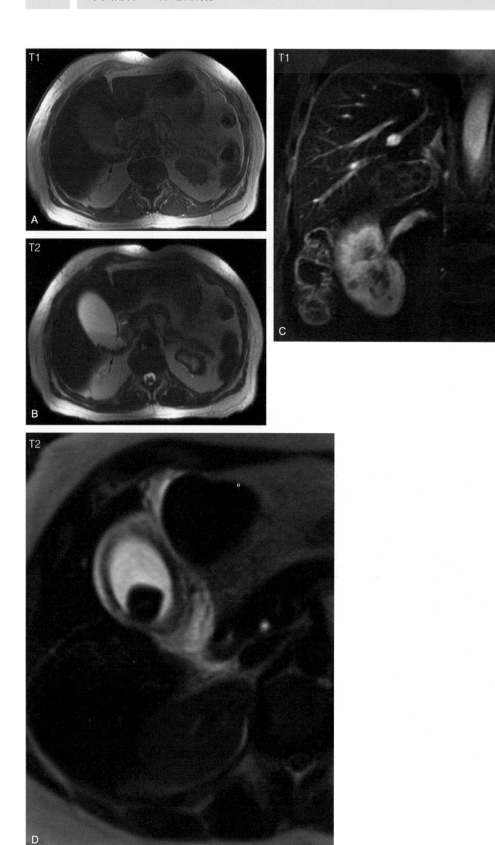

图 42.9　胆石症。A:轴位 T1 加权像显示胆囊腔内多发圆形或多面形结石。同一患者的轴位 T2 加权(B)和冠状脂肪抑制后 T1 加权(C)图像。D:第二例患者的冠状位 T2 加权像,显示胆石症合并胆囊周围积液。胆囊结石通常是偶然发现的,在 T1 和 T2 加权像上表现为腔内的低信号圆形或多面形结构

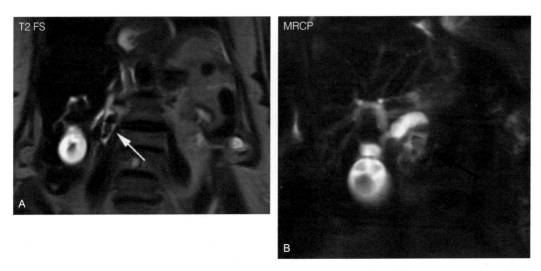

**图 42.10**　胆总管结石。A:冠状位脂肪抑制的 T2 加权像显示,扩张的胆总管腔内三个低信号结石。注意新月形的高信号胆管,位于最上方结石的上部。B:同一患者的冠状位 T2 加权 MRCP 图像

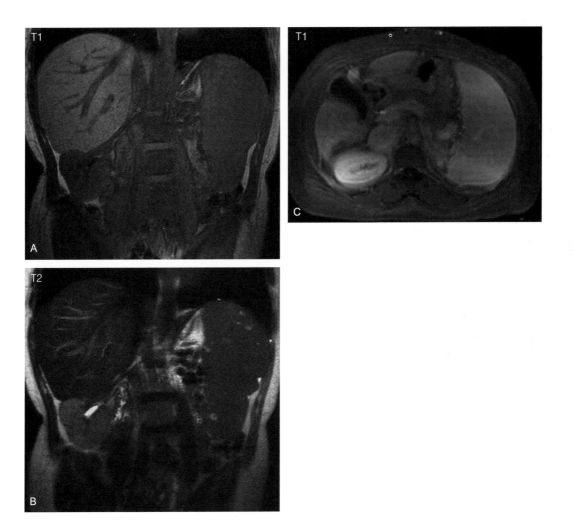

**图 42.11**　脾大。冠状位 T1 加权像(A)和冠状位 T2 加权像(B)显示增大的脾脏,直径 14.6cm,伴多发血管瘤。C:肝硬化并脾大患者的轴位 T1 加权图像,脾脏长径为 16.5cm

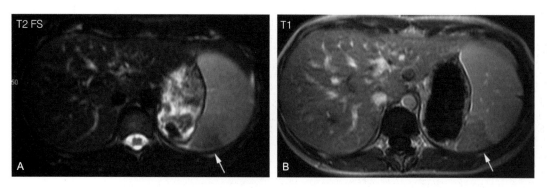

图 42.12　脾梗死。轴位脂肪抑制的钆增强后 T2 加权像（A）和轴位钆增强后 T1 加权像（B）显示脾内楔形梗死，无强化。病灶周围的脾包膜可见强化

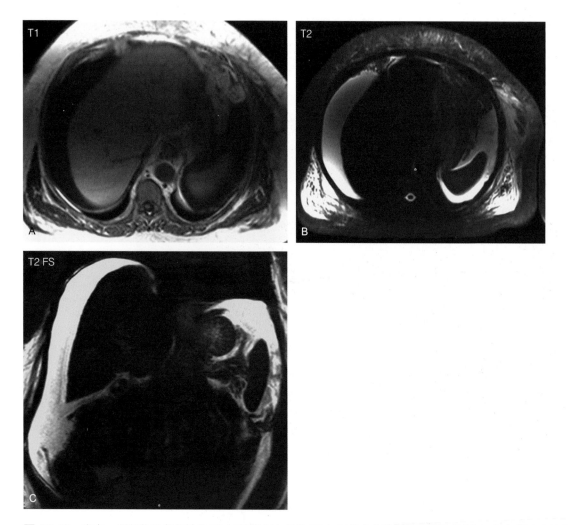

图 42.13　腹水。肝硬化患者的轴位 T1 加权像（A）、轴位 T2 加权像（B）和冠状位脂肪抑制 T2 加权像（C）显示腹腔积液，T1 加权像呈低信号，T2 加权像呈高信号，与低蛋白漏出液信号一致。渗出性或出血性腹腔积液则有相反的表现，为评估其发病机制提供了有价值的线索

第
43
章

# 四肢 MRI

Kathryn J. Stevens，Shaun V. Mohan

## 适应证

磁共振成像（magnetic resonance imaging，MRI）对显示骨和软组织病变是一种极佳的检查方法。虽然目前大部分医院都有磁共振扫描仪，但磁共振检查也不是随时想做就能做到的。只有当 X 线、CT 或超声检查不能满足诊断需求时，才建议行急诊 MRI 检查，因此平诊 MRI 对急诊患者的诊断是非常有帮助的，只要在预约检查时间内不影响疾病治疗。

进行任何放射学检查前，患者提供相关的临床病史和诊断信息是非常有必要的，因为这将有助于医生选择最合适的检查方法。在申请单上写明患者的症状或主诉非常重要，因为简单地要求"排除"特定诊断的检查申请可能会导致保险公司拒绝报销。已行的相关实验室检查，不论阴性或阳性结果，对于影像学诊断也非常有帮助。

对于育龄女性，在进行检查之前因谨慎地确定患者是否怀孕，因为这关系到影像检查方法的选择。如果患者为孕妇，优先选择超声或 MRI 检查，而非 X 线或 CT 等具有电离辐射的检查方法，除非未确诊的损伤对母亲的风险超过辐射对胎儿的风险。

在考虑选择检查方法时，了解肾功能也至关重要。在预约任何断层成像之前，放射科医师必须掌握患者的肾功能情况。对于存在肾功能异常的患者，通常不使用碘对比剂，尤其是合并糖尿病时，会增加对比剂诱发的肾病的风险[1-3]。在这些情况下，MRI 检查会比 CT 提供更多有用的信息。但是，磁共振对比剂钆也禁止用于肾衰竭的患者，特别是肾小球滤过率（glomerularfiltration rate，GFR）<30ml/min 的患者，可能导致肾源性系统性纤维化（也称为肾源性纤维化皮肤病）进展。该病于 1997 年首次被报道，其特征是皮肤增厚，关节挛缩导致屈伸障碍，最终发展为其他脏器广泛性纤维化，这是可致命的。对于 GFR 在 30~60ml/min 的患者，钆对比剂剂量不应超过 0.1mmol/kg。目前对 GFR>60ml/min 的患者则没有剂量限制[4]。

MRI 对骨髓水肿的显示非常敏感，可用于 X 线平片甚至 CT 都无法诊断的隐性骨折[5-8]。如果临床上根据患者症状和体征高度怀疑、甚至可能需要进行手术治疗的骨折，即使 X 线平片或 CT 检查为阴性，此时需要急诊行 MRI 检查，确诊后患者即可办理住院，因为有些骨折一旦漏诊，很可能发生错位，比如股骨颈隐匿性骨折。MRI 还可用于检查怀疑有软组织损伤或关节内部紊乱的患者，以确定是否存在需要手术治疗或会严重影响治疗及预后的病变[9-18]。

CT 的应用更为普遍和广泛，可用于对脓毒症患者的首次评估，有助于显示皮下水肿、软组织脓肿、软组织积气、不透射线的异物、骨膜反应和骨质破坏。但是，如果临床或 X 线检查怀疑有软组织或骨感染，建议行 MRI 检查，可明确诊断及感染累及骨、软组织或关节的程度[19-20]。MRI 对早期软组织水肿或骨髓水肿的检测比 CT 更敏感，能很好地显示脓肿、肌间隙/筋膜间隙内积液、皮肤缺损及骨质破坏，尤其是增强扫描优势明显。梯度回波序列对显示气体或金属异物也很敏感，表现为低信号或磁化率伪影周围出现晕圈改变（开花征）。

MRI 可用于炎性疾病和骨或软组织肿瘤的诊断，检查中可能同时意外发现一些病变或解剖学变异。因此，在工作中我们需要将影像和临床表现联系起来，并熟悉四肢肌肉骨骼的正常解剖，以避免过度诊断。

## 诊断能力

急诊患者最常见就诊原因就是创伤，因此急诊中骨折和脱位非常常见,并且常常合并关节内结构和周围软组织的损伤。虽然 X 线和 CT 检查对骨损伤显示更好,但对合并的软组织损伤常常会出现或多或少的漏诊。当出现软组织肿胀、关节积液和关节间隙不对称时,合并其他软组织损伤的概率非常高。当然,现在的多层螺旋 CT 可以进行多平面重建,也可以相对较好地显示邻近软组织的细微异常。目前,超声检查也可以用于评估软组织损伤,如肌肉撕裂、肌腱损伤和关节周围结构异常。而且超声检查可以进行实时动态地观察,对于像肌腱撕裂或肌肉疝这种在患肢主动或被动运动时更容易诊断的疾病具有独特优势。然而,肌肉骨骼超声对操作者的要求很高,经验丰富的肌骨超声医生非常难得。但是,超声检查的劣势在于,对于体积较大的解剖结构可能很难在一个切面上完整显示,并且对大多数关节深层结构很难探及。

因此,MRI 是诊断韧带、肌腱、肌肉、神经血管束和关节内结构的损伤的最佳检查方法,尤其是随着高场强、新线圈技术、快速脉冲序列和造影剂广泛使用扩大了 MRI 在肌肉骨骼系统中的应用。大多数放射科都制订了一系列的扫描规范标准,以确保检查的一致性和可重复性。但是,MRI 检查的质量会由于不同的磁体强度和所使用的发射器和接收器线圈类型有所差异,而且在一定程度上还取决于技术员的水平以及影像科医生在扫描方案中所选择的序列。MRI 具有多平面成像的能力,是评估复杂关节解剖的理想方法。T1 加权序列主要用于显示精细解剖细节,而脂肪饱和液体敏感序列,如 T2 和质子密度加权序列,可以显示目前其他成像方式可能难以显示的细微改变。

# 成像缺陷及局限性

MRI 是无创且无辐射的检查,对于儿童患者是首选检查。但是,6 岁以下的儿童在扫描期间可能难以保持静止,导致图像出现运动伪影。另外,幽闭恐惧症或疼痛明显的患者也很难进行 MRI 检查,但可以通过提前服用适量镇静剂或止痛药来解决。对于病情危急、症状不稳定的患者,不建议行 MRI 检查,因为 MRI 的扫描时间相比 CT 长很多。但是,目前已经有了可以与磁共振兼容的监测设备,患者可以在生命仪器监测下安全地进行 MRI 检查[21,22]。

大多数 MRI 扫描仪的极限重量约为 181kg,最大孔径为 70cm。因此限制了一些肥胖患者的使用。有些肥胖的患者即便没有达到磁共振扫描仪体重和孔径的上限,可能也无法匹配相应的四肢线圈,导致成像质量不佳。

MRI 检查有许多绝对禁忌证,包括体内有颅内动脉瘤夹、眼内金属异物和心脏起搏器等。强磁场会引起细小金属结构的位移,并导致电子设备的失灵。骨科的植入物一般不是铁磁性的,因此不是扫描的禁忌证。但是,金属植入物会造成明显的磁化率伪影,尤其是含有不锈钢的植入物[23]。当要求进行 MRI 检查时,患者主动提供体内金属植入物的相关信息十分重要,影像科医生和技术员可以选择适当的序列,以最大限度地减少金属伪影。这通常包括选用 STIR 序列代替 T2 加权图像,在可能的情况下使用低场强的设备,并尽量不选择梯度回波 GRE 序列(金属伪影较大)。还有许多最近开发的减少金属伪影的新序列,可以优化金属植入物周围的图像质量[24]。

# 临床图像

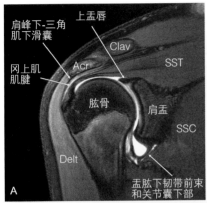

上盂唇
肩峰下-三角肌下滑囊
Clav
冈上肌肌腱
Acr
SST
肱骨
肩盂
SSC
Delt
盂肱下韧带前束和关节囊下部
A

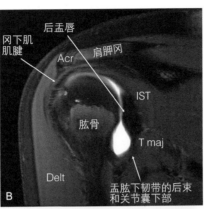

后盂唇
冈下肌肌腱
Acr
肩胛冈
IST
肱骨
T maj
Delt
盂肱下韧带的后束和关节囊下部
B

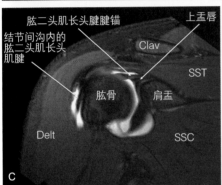

肱二头肌长头腱腱锚
结节间沟内的肱二头肌长头肌腱
Clav
上盂唇
SST
肱骨
肩盂
Delt
SSC
C

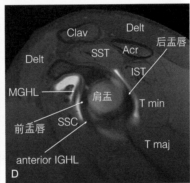

Clav
Delt
SST
Acr
后盂唇
Delt
IST
MGHL
肩盂
T min
前盂唇
SSC
anterior IGHL
T maj
D

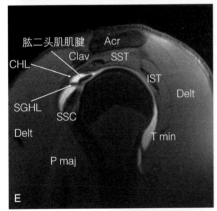

肱二头肌肌腱
Acr
SST
CHL
Clav
IST
Delt
SGHL
SSC
Delt
T min
Delt
P maj
E

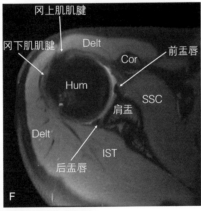

冈上肌肌腱
冈下肌肌腱
Delt
前盂唇
Cor
Hum
SSC
Delt
肩盂
后盂唇
IST
Delt
F

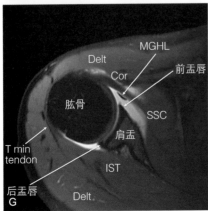

MGHL
Delt
Cor
前盂唇
肱骨
SSC
肩盂
T min tendon
IST
后盂唇
Delt
G

图 43.1 肩关节的正常解剖。检查时患者上肢位于体侧,处于中立位,或者外旋位,以便更好地显示肩袖

Clav = 锁骨,Acr = 肩峰,Cor = 喙突,SSC = 肩胛下肌,SST = 冈上肌,IST = 冈下肌,T min = 小圆肌,T maj = 大圆肌,Delt = 三角肌,P maj = 胸大肌,CHL = 喙肱韧带,SGHL = 盂肱上韧带,MGHL = 盂肱中韧带,anterior IGHL= 盂肱下韧带的前束。

A:经过肱骨头前部和关节盂层面 MR 关节造影脂肪饱和 T2 加权(T2 FS)斜冠状位图像,清晰显示冈上肌肌腱;B:经过肱骨头后部和关节盂层面 MR 关节造影脂肪饱和 T2 加权(T2 FS)斜冠状位图像,清晰显示冈上肌肌腱。C:另一名患者 MRI 关节造影脂肪饱和 T1 加权(T1 FS)斜冠状位图像,经肱骨头前部层面,显示肱二头肌长头肌腱插入上盂唇,形成肱二头肌长头腱 - 盂唇复合体。D:经盂唇层面的关节造影脂肪饱和 T1 加权斜矢状位图像。E:经肩袖间隙(肩胛下肌腱与冈上肌腱之间,肱二头肌长头腱经此间隙进入盂肱关节)层面 MR 关节造影脂肪饱和 T1 加权(T1 FS)斜矢状位图像。F:经上盂唇层面关节造影脂肪饱和质子密度加权横轴位图像。G:经盂唇中份层面关节造影 T1 FS 横轴位图像

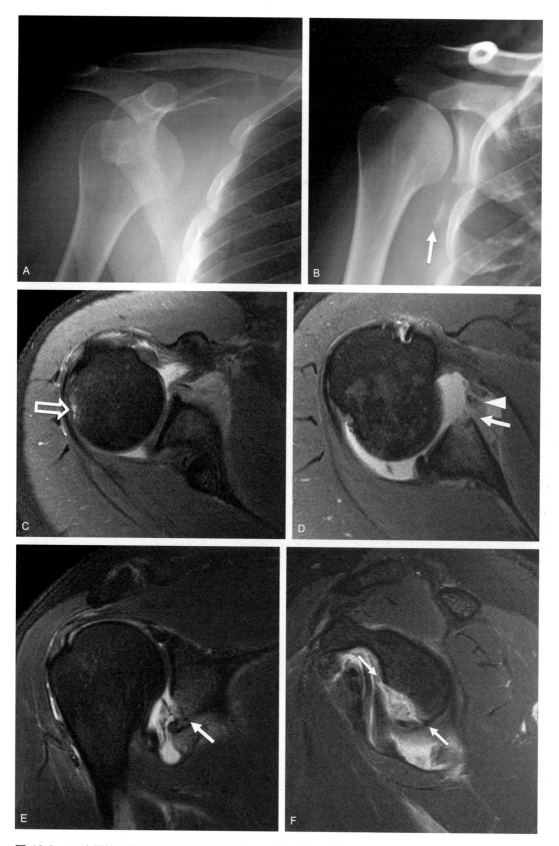

**图 43.2** 26 岁男性患者,盂肱关节急性前脱位,A:右肩关节 X 线前后位片。B:复查 X 线 Grashey 位片,右肩关节已复位,但在盂肱关节下方可见一骨碎片(白箭)。C、D:轴位质子密度(PD)脂肪抑制(FS)图像显示肱骨头后上方小凹陷,提示 Hill-Sachs 骨折(空心白箭),为肱骨头后缘撞击所致嵌插性骨折。前下盂唇损伤并肩胛盂骨折(骨性 Bankart 病变)(白箭),前方为游离的前下盂唇(白箭头)。E、F:斜冠状位和斜矢状位 T2 FS 同样显示前下盂唇骨性 Bankart 损伤(白箭)

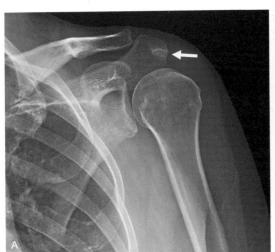
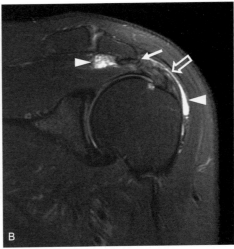

图43.3　52岁女性患者,主诉肩关节疼痛明显,A:肩关节Grashey位片可见突出的肩峰下骨刺(白箭)。B:斜冠状位T2 FS图像显示肩峰下骨刺、明显的冈上肌腱变性及冈上肌腱滑膜侧的磨损(空心白箭)以及肩峰下/三角肌下滑囊炎(白箭头)

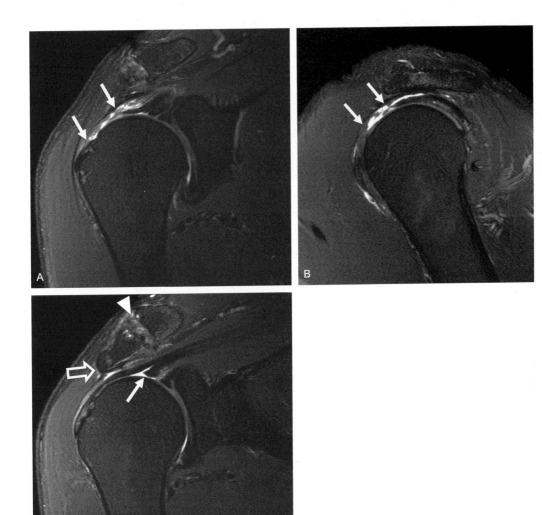

图43.4　51岁男性患者,长期肩部疼痛,最近跌倒史,A、B:右肩关节斜冠状位、斜矢状位T2 FS图像,显示冈上肌腱全层撕裂(白箭)。C:斜冠状位PD FS图像显示更靠后层面肩袖下表明广泛性变性撕裂,部分纤维回缩(白箭),还可见重度肩锁关节退行性改变(白箭头),以及肩峰明显向外下方倾斜(空心白箭),提示冈上肌腱撞击综合征

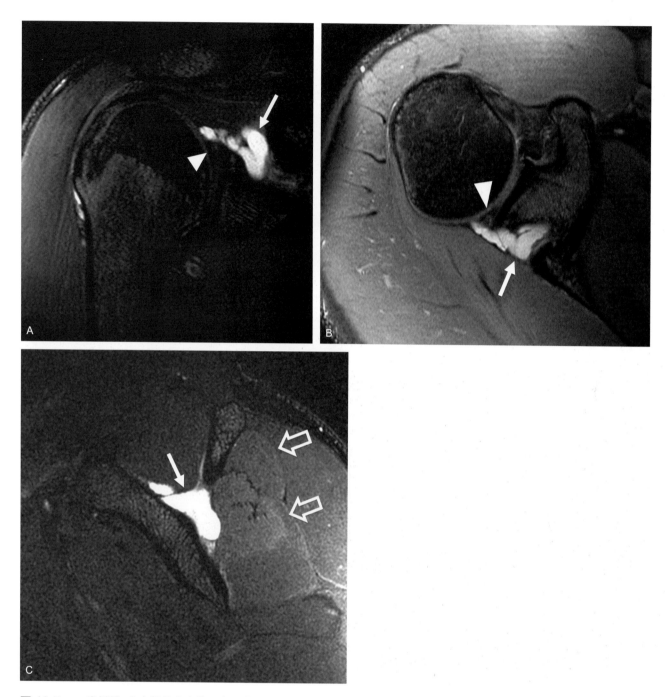

图43.5 36岁男性,右肩关节疼痛伴肌力下降,A、B:斜冠状位 T2 FS 和轴位 PD FS 显示后上盂唇撕裂(白箭头),伴有盂唇旁囊肿延伸至冈盂切迹(白箭)。C:斜矢状位 T2 FS 显示了位于冈盂切迹的盂唇旁囊肿(白箭)。冈下肌内可见轻微水肿(空心白箭),提示肩胛上神经压迫导致早期肌肉失神经支配

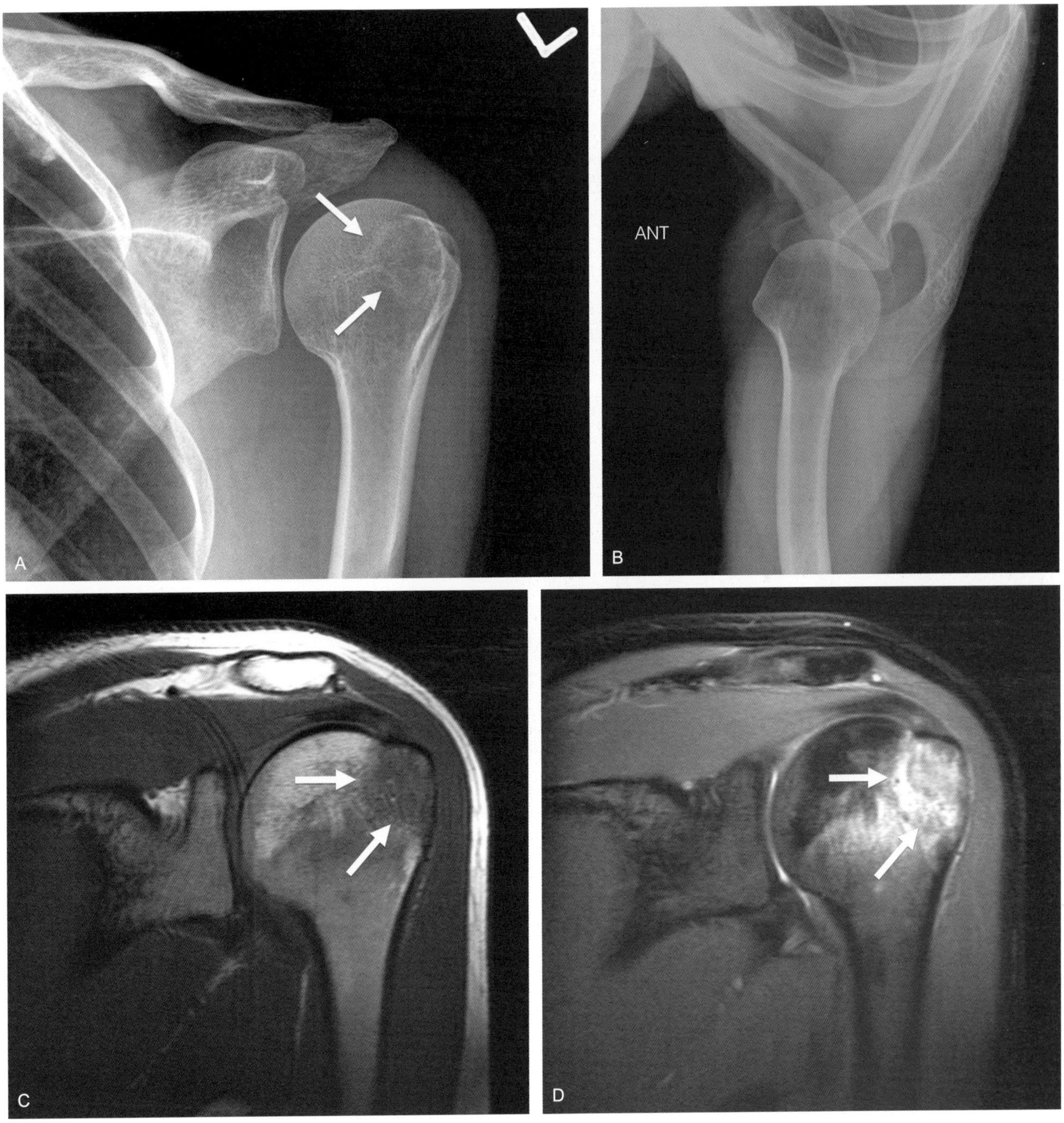

图 43.6　患者滑雪时左肩关节受伤，A、B：左肩关节 Grashey 位片和腋轴位片显示肱骨大结节边缘有轻的硬化（白箭），未见明确的骨折线。C、D：斜冠状 T1 和 T2 FS 图像显示了无移位的大结节骨折，T1WI 上可见模糊的低信号骨折线（白箭），周围伴有广泛的骨髓水肿

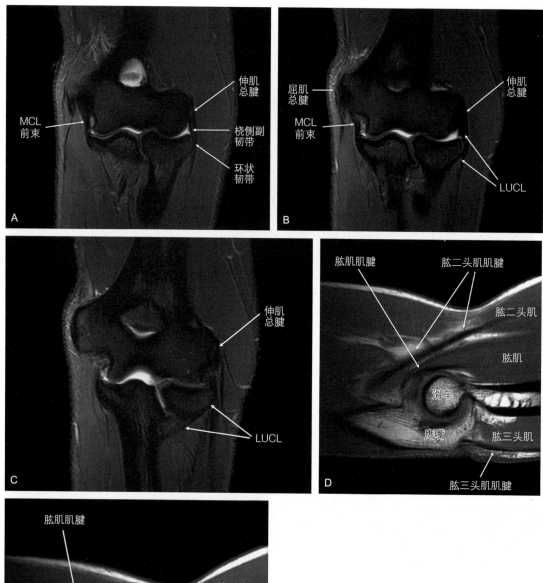

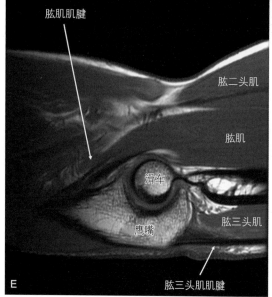

图 43.7　A~C：斜冠状位 T2 FS 图像显示内侧的屈肌总腱和外侧的伸肌总腱。尺侧副韧带由三束组成，其中前束在冠状位图像上显示得最清楚。MCL 近端出现条纹状外观是正常的，如图中所示。外侧副韧带也有三个组成部分，即桡侧副韧带（RCL）、环状韧带和外侧尺侧副韧带（LUCL）。LUCL 作为支撑桡骨头的吊索结构，为限制内翻应力的主要结构。D、E：磁共振关节造影矢状位 T1 FS 图像显示肱二头肌腱远端插入二头肌桡骨粗隆（D）和肱肌腱插入尺骨冠状突（E）。肱三头肌腱插入鹰嘴，肘关节过伸位可导致肱三头肌腱迂曲、呈波浪状

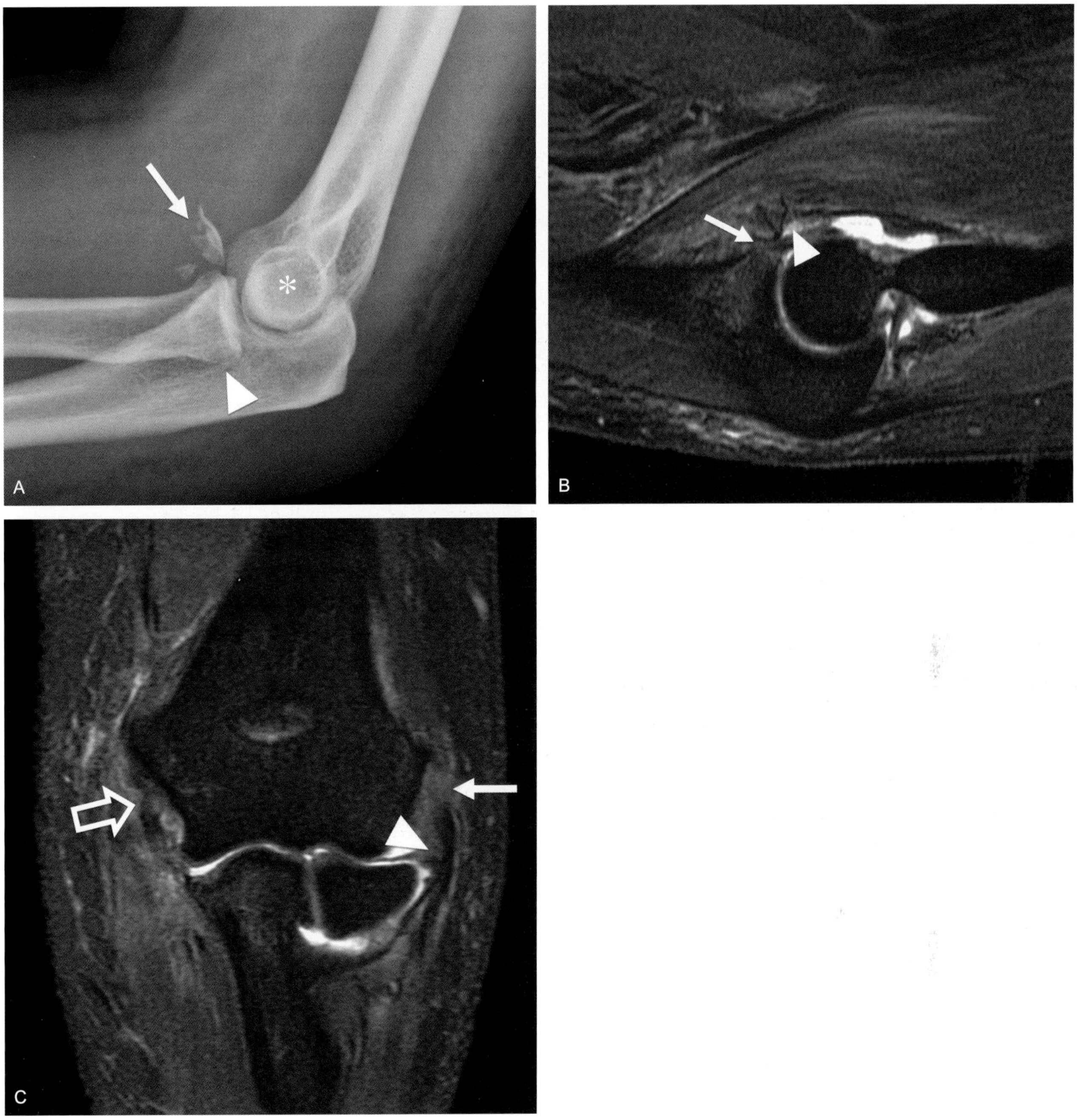

图 43.8　37 岁男性患者,最近的肘关节脱位,A:肘关节 X 线侧位片显示尺骨冠突粉碎性骨折(白箭)以及桡骨头相对于肱骨小头中心(星号)有轻微的向后半脱位(白箭头)。B:矢状位 T2 FS 图像亦可显示冠状突骨折(白箭),伴肱肌部分下表面撕裂,以及上方肱肌水肿(白箭头)。C:冠状位 T2 FS 图像显示外侧上髁的伸肌总腱(白箭)和外侧的尺侧副韧带(白箭头)全层撕裂,内侧副韧带高级别撕裂(空心白箭)

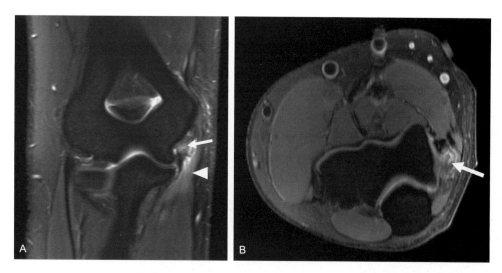

图 43.9 　22 岁男性外翻损伤,A、B:肘关节冠状位 T2 FS 和轴位 PD FS 图像显示内侧副韧带前束的近端纤维完全撕裂(白箭);邻近的屈肌总腱(白箭头)可见水肿

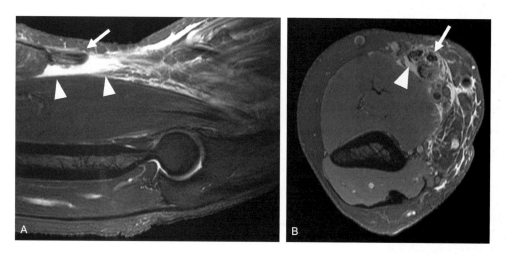

图 43.10 　52 岁的男性,提重物时受伤导致肱二头肌腱远段断裂,A、B:肘关节矢状位 T2 FS 和横轴位 PD FS 图像显示肱二头肌腱末端断裂,并向近端缩回(白箭),断端附近可见出血和水肿(白箭头)

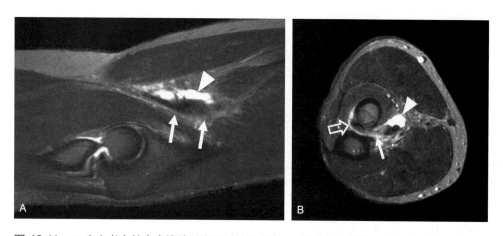

图 43.11 　46 岁患者在健身房锻炼后出现肘关节疼痛,A:肘关节矢状位 T2 FS 显示肱二头肌腱远段不规则增厚(白箭),邻近的肱二头肌桡骨滑囊内可见液体(白箭头)。B:轴位 PD FS 图像显示肱二头肌腱远端的高级别撕裂(白箭)。肱二头肌桡骨滑囊内可见积液(白箭头),肱二头肌桡骨粗隆局部可见轻度骨质增生(空心白箭)

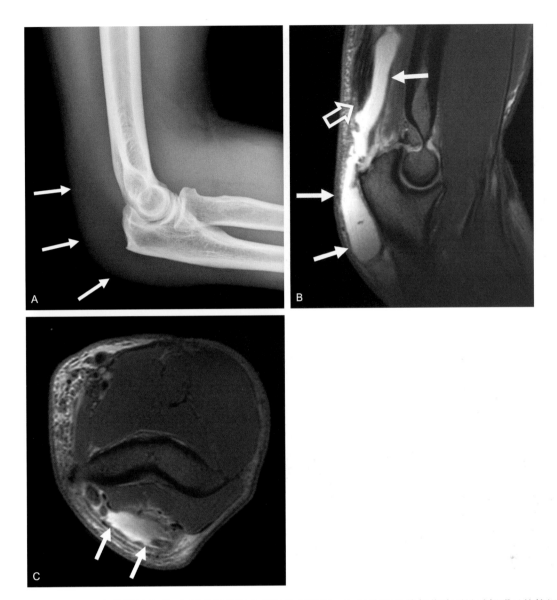

图 43.12　22 岁的男性患者，在柔术比赛后出现肘关节疼痛。A：肘关节 X 线侧位片可见后部明显的软组织肿胀（白箭），但无明显撕脱骨折。B、C：肘关节矢状位 T2 FS 和横轴位 PD FS 图像显示肱三头肌腱远端完全撕裂，伴断端回缩（空心白箭），及尺骨鹰嘴滑囊内大量出血（白箭）

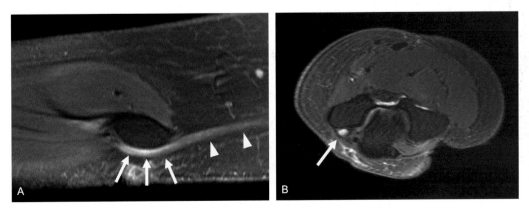

图 43.13　40 岁女性患者，左肘关节及前臂疼痛。A、B 矢状位和轴位 T2 FS 图像显示尺骨鹰嘴后缘走行的尺神经（白箭）内 T2 信号增加，考虑尺神经炎。尺神经近端显示了相对正常的尺神经信号强度（白箭头）

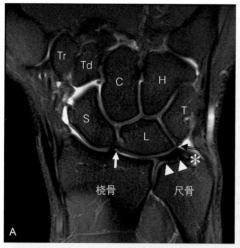

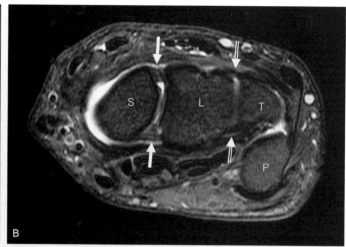

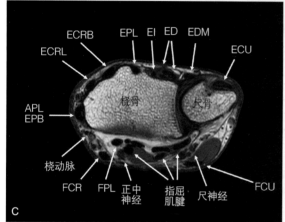

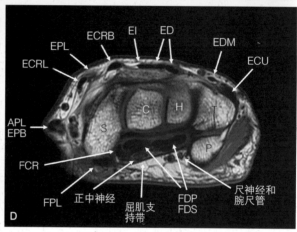

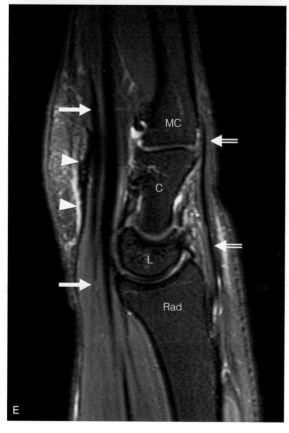

图 43.14 腕关节的正常解剖。腕关节扫描时,可以将手臂在体侧,也可以手臂伸过头顶(superman 体位),还可以手臂弯曲,将手腕放在腹部上方(该体位需要将手腕与腹壁分开,否在容易受到呼吸影响产生明显的运动伪影)。高分辨率图像通常可以使用专用的四肢线圈和小 FOV 扫描来实现。A:冠状位 T2 FS 显示正常腕关节解剖结构。S= 舟骨,L= 月骨,T= 三角骨,H= 钩骨,C= 头状骨,Tr= 大多角骨,Td= 小多角骨。清晰显示了舟月韧带(白箭)和月三角韧带(双线黑箭)的中央纤维,以及三角纤维软骨(白箭头),三角纤维软骨起自于桡骨的乙状切迹,并通过三角韧带(星号)附着于尺骨。B:经近排腕骨层面的轴位 T2 FS 图像显示舟月韧带背侧和掌侧纤维(白箭)以及月三角韧带(双线白箭头)。舟月韧带的背侧纤维和月三角韧带的掌侧纤维是韧带中最坚韧及功能最重要的部分。S= 舟骨,L= 月骨,T= 三角骨,P= 豆状骨。C、D 经远侧尺桡关节和腕管层面的轴位 T1 图像显示正常解剖结构。APL= 拇长展肌,EPB= 拇短伸肌,ECRL= 桡侧腕长伸肌,ECRB= 桡侧短伸肌,EPL= 拇长伸肌,EI= 示指伸肌,ED= 指伸肌腱,EDM= 小指伸肌,ECU= 尺侧腕伸肌,FCR= 桡侧腕屈肌,FPL= 拇长屈肌,FDP= 指深屈肌,FDS= 指浅屈肌,FCU= 尺侧腕屈肌。E:经腕管层面腕关节矢状位 T2 FS 图像显示腕管内正常的屈肌腱(白箭),其浅面可见屈肌支持带(白箭头)。腕背侧可见显示正常的伸肌腱(双线白箭)。L= 月骨,C= 头状,MC= 掌骨

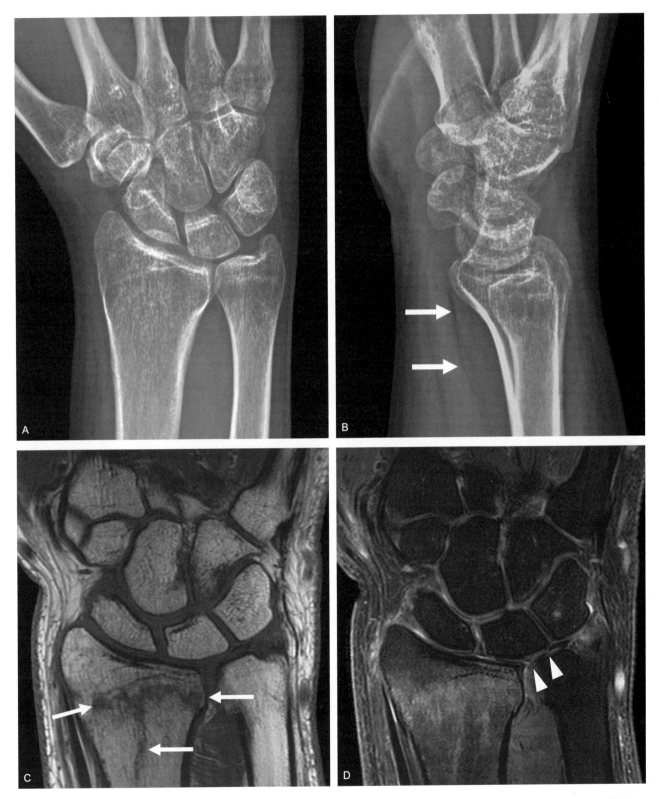

**图 43.15** A、B:左腕关节正侧位片。侧位片显示旋前方肌前方的脂肪垫有轻度移位(白箭),未见明显的骨折。C、D:冠状位 T1 和 T2 FS 图像显示桡骨远端无移位的骨折(白箭),向远侧尺桡关节面延伸,伴三角纤维软骨巨大撕裂(白箭头)

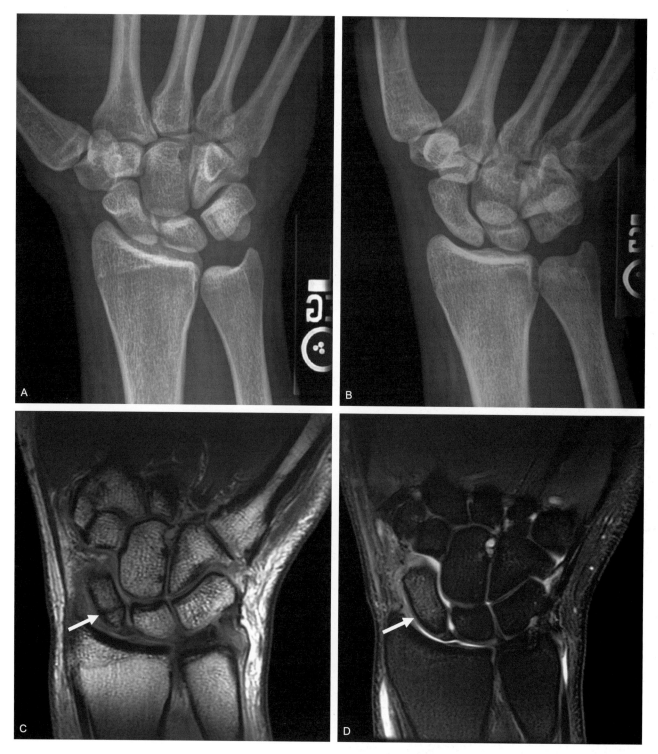

图 43.16　20 岁男性患者,腕关节受伤。A、B:左腕关节前后位片和 Zitter 位片未见明确骨折。C、D:1 周后 MR 冠状位 T1 和 T2 FS 显示舟状骨腰部的无移位骨折(白箭),伴有明显的骨髓水肿

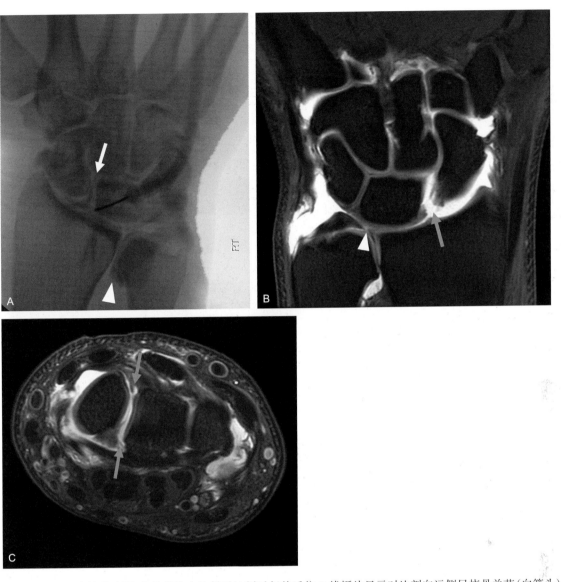

图 43.17　A：腕关节造影，向关节腔内注射对比剂后行前后位 X 线摄片显示对比剂向远侧尺桡骨关节（白箭头）和腕骨间关节（白箭头）内弥散，提示三角纤维软骨和舟月韧带撕裂。B：MRI 关节造影，冠状位 T1 FS 图像显示舟月韧带大撕裂口（白箭），三角纤维软骨的桡侧部有小撕裂口（白箭头）。C：轴位 T2 FS 图像显示舟月韧带背侧和掌侧纤维断裂（白箭）

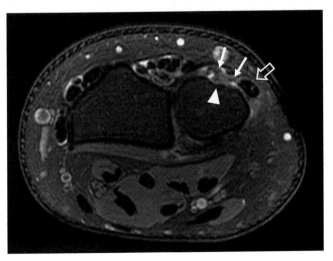

图 43.18　尺侧腕伸肌（ECU）肌腱脱位。腕关节轴位 T2 FS 图像显示尺侧腕伸肌腱向内侧脱位（空心白箭），伴尺侧腕伸肌鞘撕裂（白箭），该鞘通常为稳定 ECU 肌腱在尺骨沟内的结构（白箭头）

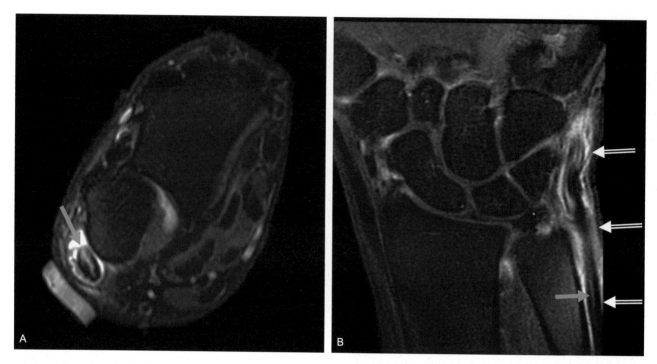

图43.19　A:腕关节轴位 T2 FS 图像显示尺侧腕伸肌腱撕裂(白箭),伴腱鞘积液和腱鞘炎改变。B:MR 关节造影冠状位 T1 FS 也显示该肌腱撕裂(白箭),肌腱周围可见明显强化(双线白箭头),提示合并腱鞘炎

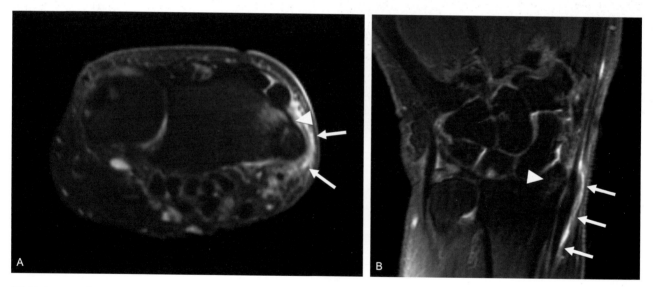

图43.20　73 岁女性患者,腕关节疼痛。A、B:轴位和冠状位 T2 FS 图像显示第一伸肌间室内肌腱周围有明显的炎性改变(白箭),提示 de Quervain 腱鞘炎。桡骨茎突(白箭头)可见骨刺以及反应性骨髓水肿

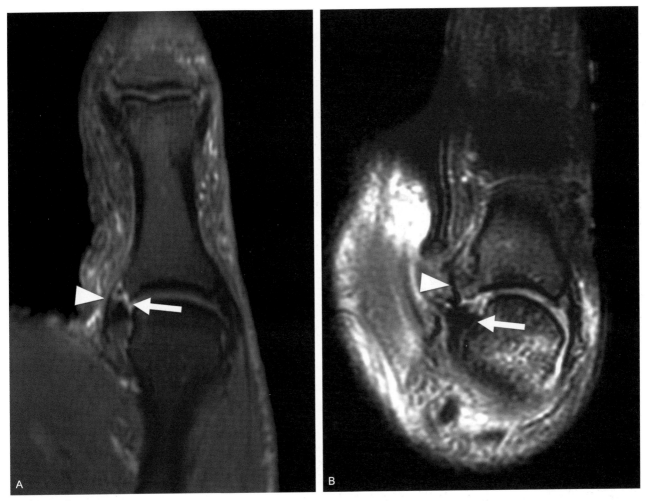

图 43.21　A：冠状位 T2 FS 图像显示拇指掌指关节尺侧副韧带（UCL）远端撕裂（白箭），内收肌腱膜位于撕裂的 UCL 表面（白箭头）；B：另一患者冠状位 T2 FS 图像显示 Stener 损伤，内收肌腱膜（白箭头）位于撕裂和回缩的 UCL（白箭）上方，形成所谓的"悠悠球"征

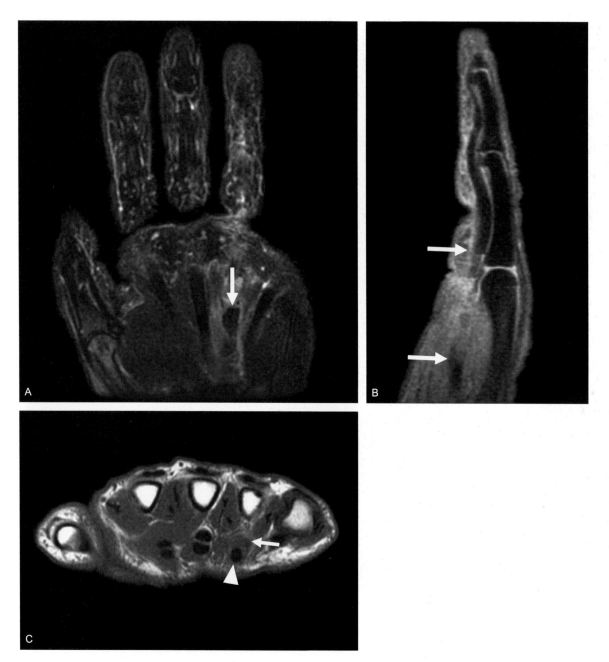

图 43.22    类风湿性关节炎患者，环指远侧突然不能弯曲。A~C：冠状位 T2 FS、矢状位 T2 FS 和轴位 T1 加权图像显示指深屈肌腱断裂，断裂的肌腱末端清晰可见（白箭）。浅面的指浅屈肌腱（白箭头）显示完整

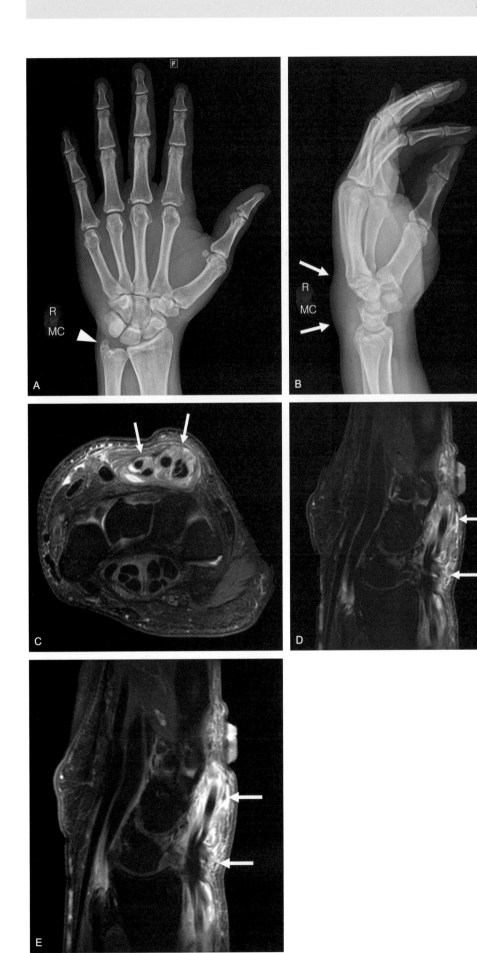

图 43.23 51 岁男性糖尿病患者腕关节疼痛和腕背侧肿块。A、B：右手 X 线正侧位片显示尺骨茎突境界清楚的骨质侵蚀（白箭头），不伴骨质疏松及邻近软组织肿胀，这些都不支持类风湿性关节炎表现。腕背侧软组织明显肿胀（白箭）。C~E：轴位、矢状位 T2 FS 和 MR 关节造影 T1FS 图像显示指伸肌腱周围明显异常信号及腱鞘周围明显强化（白箭）。该患者之后被确诊为痛风

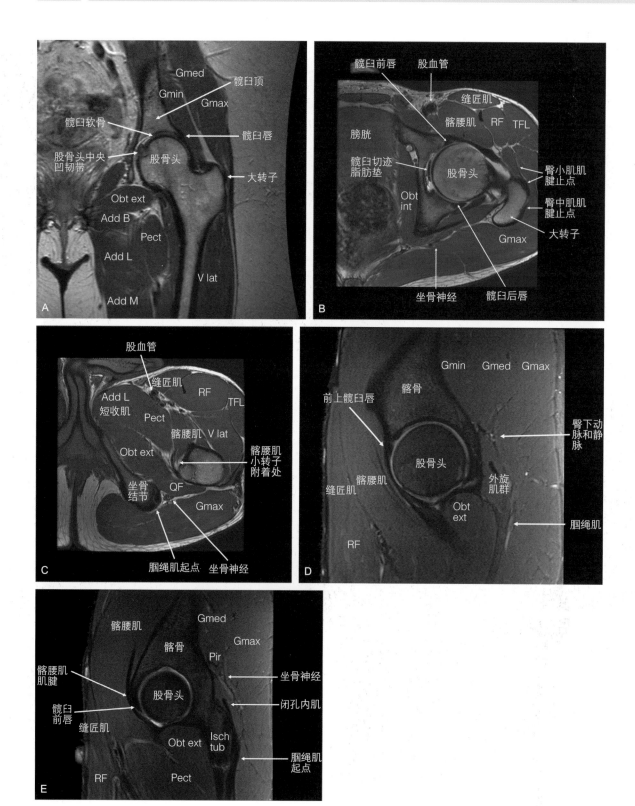

图 43.24 髋关节的正常解剖。当行骨盆或骶髂关节的 MRI 检查时,可使用体线圈进行大 FOV 扫描,比如怀疑骨盆区多发病变,或者当患者可能是骨盆内许多不同解剖结构异常产生不明确/无特异性的症状时,还适用与如骨缺陷坏死,常双侧累及,大 FOV 包含双髋关节扫描,可能会发现在无症状侧的细微病变。如果患者症状明确局限于髋关节,使用表面线圈和小 FOV 扫描可以获得更为细节的解剖图像。MRI 关节造影通常用于寻找关节内病变,因为关节内液体可以提高盂唇撕裂及关节软骨病变诊断的敏感性。A~E:冠状位 T1、轴位 T1 和矢状位 T2 图像显示左髋关节的正常解剖

Gmin= 臀小肌,Gmed= 臀中肌,Gmax= 臀大肌,Obt ext = 闭孔外肌,Obt int= 闭孔内肌,RF= 股直肌,TFL = 阔筋膜张肌,V lat= 股外侧肌,Pir= 梨状肌,Pect= 耻骨肌,Add L= 长收肌,Add B= 短收肌,Add M= 大收肌,QF= 股方肌

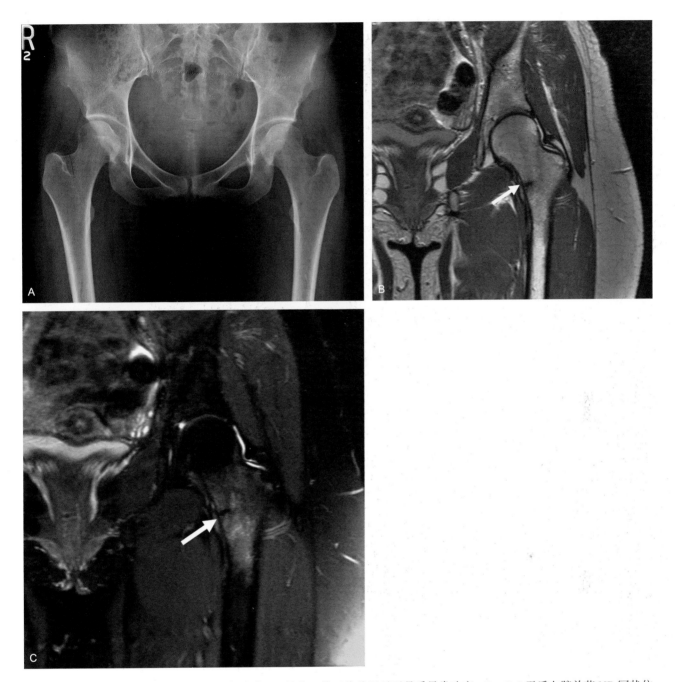

图 43.25　22 岁的大学运动员出现左髋部疼痛，A：骨盆 X 线正位片显示无骨质异常改变。B、C：9 天后左髋关节 MR 冠状位 PD 和 T2 FS 图像显示左股骨颈内侧的不全性应力性骨折（白箭）

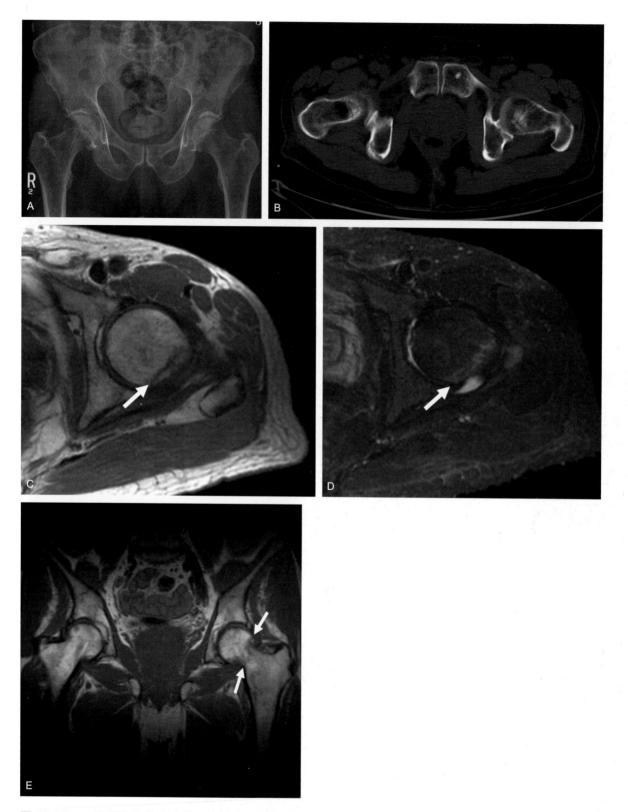

图 43.26　76 岁男性患者,上台阶时摔倒后左髋明显疼痛,A:骨盆正位片未见骨折征象。B:左髋关节轴位 CT 图像显示双侧股骨头内非特异性透亮线影,局部骨皮质连线完整。C-E:MR 轴位 T1、短时间反转恢复序列(STIR)(D)和冠状 T1 加权图像显示穿过股骨头下股骨颈的线状异常信号(白箭),伴周围骨髓水肿,提示无移位性骨折

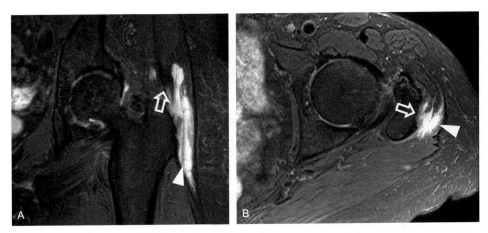

图 43.27　84 岁女性患者摔倒后，A、B：冠状位和轴位 T2 FS 图像显示臀中肌肌腱在大转子的中间面附着处撕脱（空心白箭），并在其表面可见滑囊内积液（白箭头）

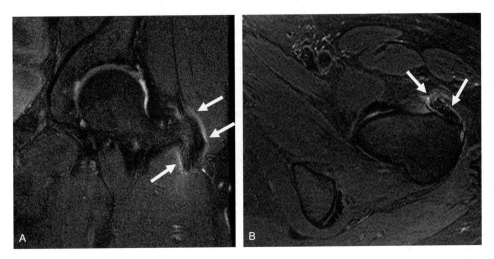

图 43.28　45 岁女性患者出现反复发作的髋关节疼痛，A、B：冠状位和轴位 T2 FS 图像显示在臀小肌腱周围可见明显的腱周水肿（白箭），提示腱周炎

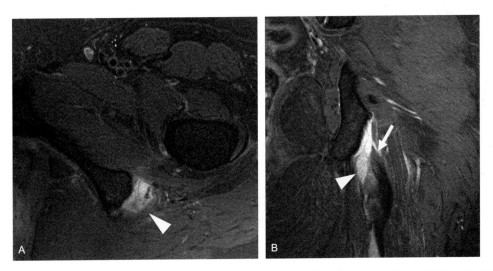

图 43.29　57 岁男性出现大腿后部突发疼痛，A、B：轴位和冠状位 T2 FS 图像显示腘绳肌腱近端已经完全撕裂，肌腱末端缩回（白箭）以及坐骨结节滑囊内局部积液（白箭头）

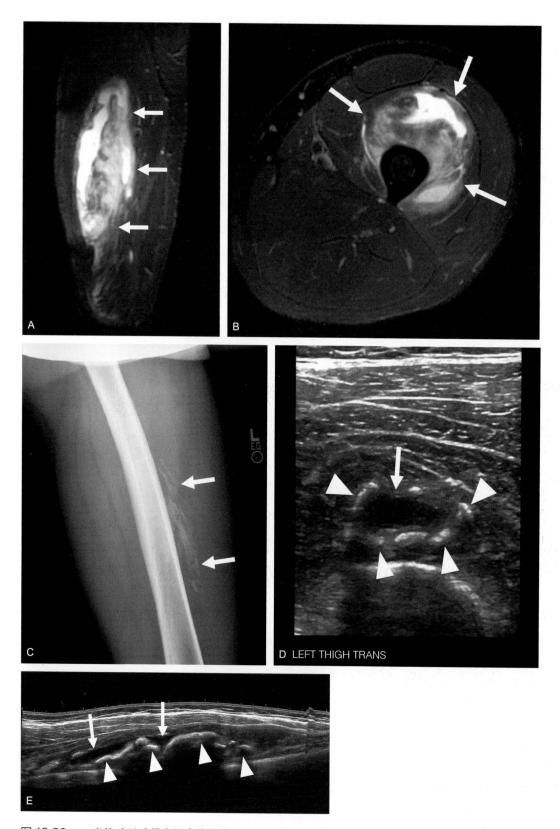

**图43.30**　20岁篮球运动员大腿直接撞击,A、B:矢状和冠状位T2 FS图像显示股中间肌撕裂,局部纤维中断及血肿形成(白箭)。C:3周后X线侧位片显示大腿前部边界欠清的条片状钙化(白箭),提示骨化性肌炎。D、E:轴位和矢状状超声图像显示左大腿前部的血肿(白箭),周围可见钙化(白箭头)

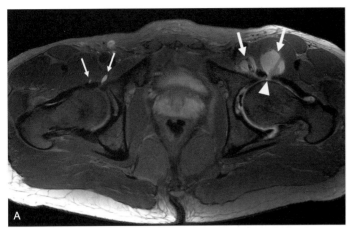
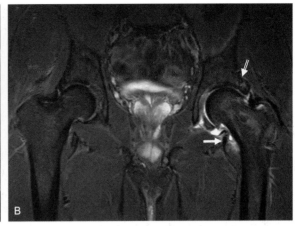

图 43.31 49岁男性患者,左髋部疼痛,A:轴位 T2 FS 图像显示左侧髂腰肌肌腱附近液体积聚,内见分隔,为滑膜炎改变(白箭),提示为严重的髂腰肌滑囊炎。该髂腰肌滑囊通过关节囊前部的一个小缺损(白箭头)与髋关节相通。同时在右髋关节也可见轻微髂腰肌滑囊炎(小白箭)。B:冠状位 STIR 图像显示远端髂腰肌肌腱周围水肿(白箭)。左髋关节出现重度的骨关节炎改变,伴有关节积液和滑膜炎。股骨头被骨性髋臼过度覆盖,髋臼边缘可见慢性应力性骨折(双线白箭),提示患者钳型股骨髋臼撞击(pincer-type)

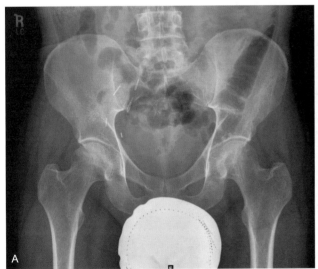
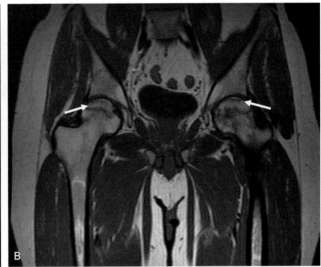

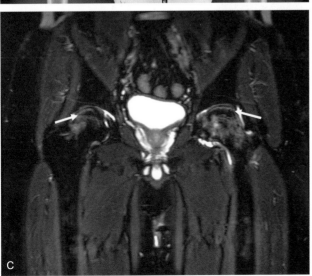

图 43.32 35岁的肾移植患者,出现双侧髋关节疼痛。A:骨盆正位片显示右侧骨盆区多发高密度夹影为移植术后改变,但右髋关节骨质未见明显异常。B、C:冠状位 T1 和 T2 FS 显示双侧股骨头缺血坏死,表现为典型的双线征。坏死骨最初仍呈正常骨髓的信号,增强扫描无强化。双髋关节股骨头软骨下可见细微线状影(白箭),考虑软骨下骨折,尚未出现关节面塌陷

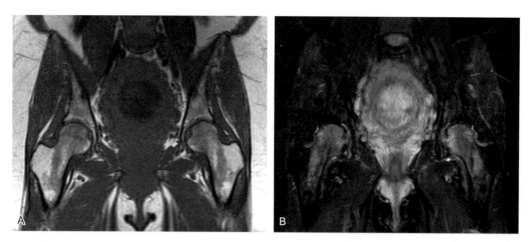

图 43.33　38 岁孕妇在妊娠第 3 个月时出现臀部疼痛，A、B:冠状位 T1 和 T2 FS 图像显示早孕的子宫和双侧股骨头颈区对称性的骨髓水肿,提示为一过性骨质疏松,常为自限性病变,在 6~10 个月内会自行消退

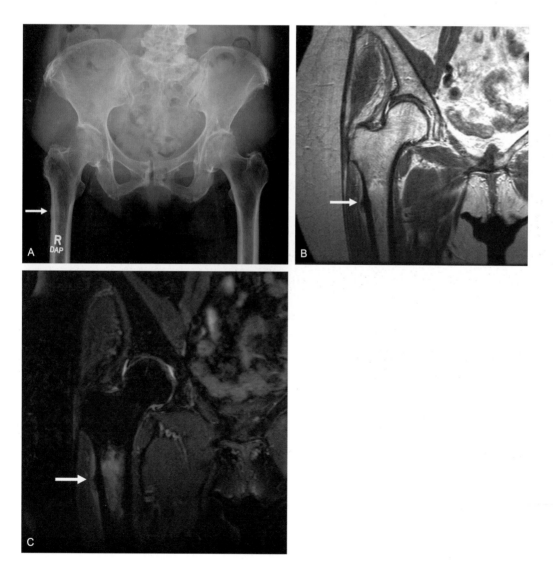

图 43.34　肝细胞肝癌患者出现右髋关节疼痛。A:骨盆正位片显示右股骨干外侧有轻微的骨膜反应(白箭)。B、C:冠状位 T1 和 T2 FS 图像显示早期骨折伴有明显的骨髓水肿和骨膜水肿(白箭)。这些征象均提示为典型的双膦酸盐诱发的转子下衰竭骨折。该患者一直服用双膦酸盐治疗骨质疏松症

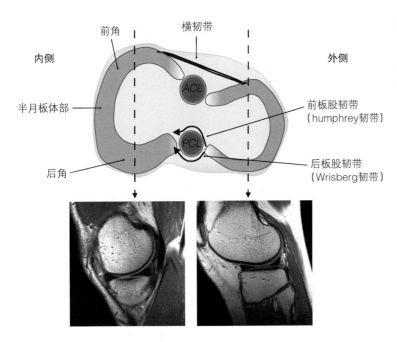

内侧

外侧

前角 横韧带

半月板体部

后角

ACL

前板股韧带（humphrey韧带）

PCL

后板股韧带（Wrisberg韧带）

图43.35 正常半月板解剖的模式图,通过内侧和外侧半月板层面的MRI矢状位图像。内侧半月板后角是前角的2倍大,外侧半月板的后角与前角大小近似

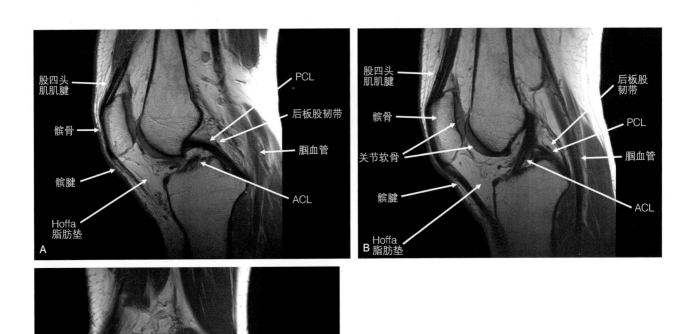

图43.36 正常解剖。A、B:经过髁间棘的矢状位PD WI图像。PCL=后交叉韧带,ACL=前交叉韧带。C:经过膝关节外侧的矢状位质子密度加权成像(PDWI)图像显示正常解剖结构

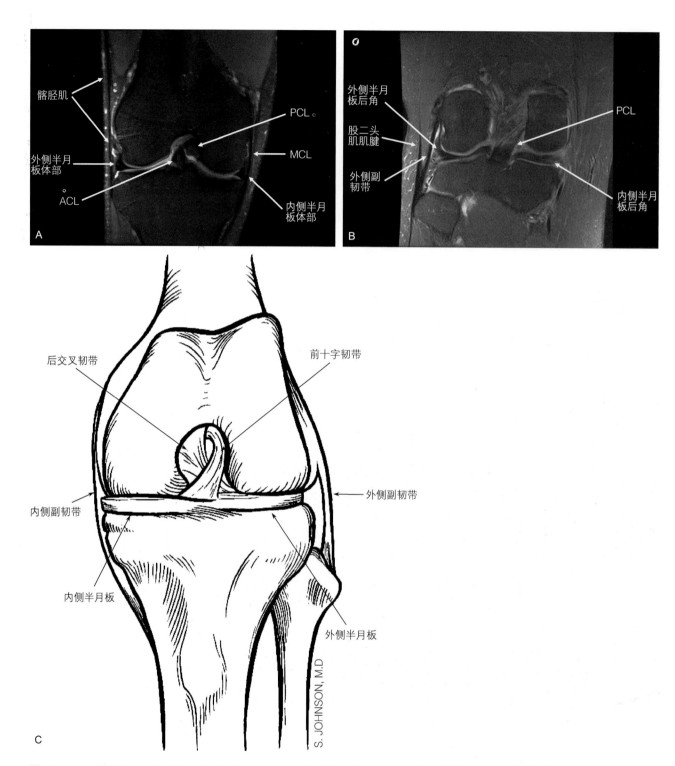

**图 43.37**　正常解剖。A、B:膝关节冠状位 T2 FS 显示正常解剖结构。ACL= 前交叉韧带,PCL= 后交叉韧带,MCL= 内侧副韧带。C:正常膝关节冠状位解剖结构模式图

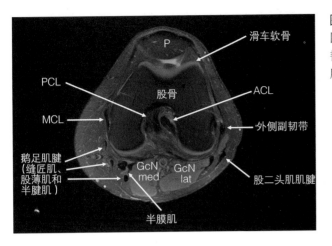

图43.38 正常解剖。经膝关节滑车切迹水平的轴位 PD FS 图像显示正常结构。P= 髌骨,ACL= 前交叉韧带,PCL= 后交叉韧带,MCL= 内侧副韧带,GcN med= 腓肠肌内侧头,GcN lat= 腓肠肌外侧头

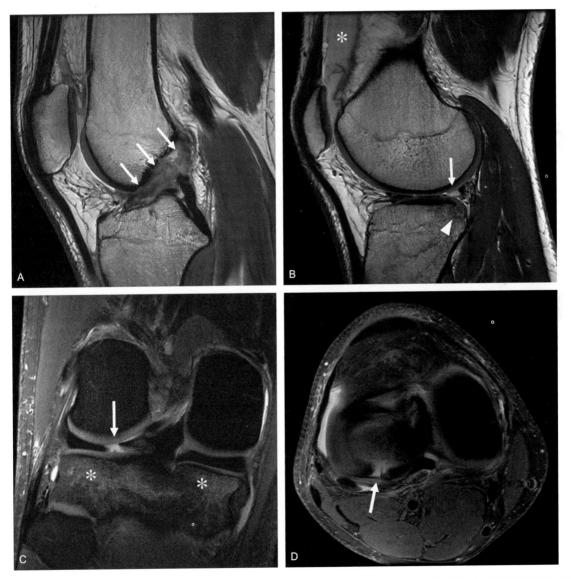

图43.39 33岁男性患者,右膝关节轴移损伤。A:矢状位 PD 图像显示前交叉韧带的纤维束弥漫性断裂(白箭),提示 ACL 完全性撕裂。B:矢状位 PD 图像显示外侧半月板后角截断(白箭),其下方可见细微嵌插骨折(白箭头)。髌上囊内可见多量渗出(星号)。C、D:冠状位 T2 和轴位 PD FS 显示外侧半月板后角有一个较大的放射状撕裂(白箭),贯穿半月板的大部分宽度。胫骨平台后方可见骨髓水肿(星号)

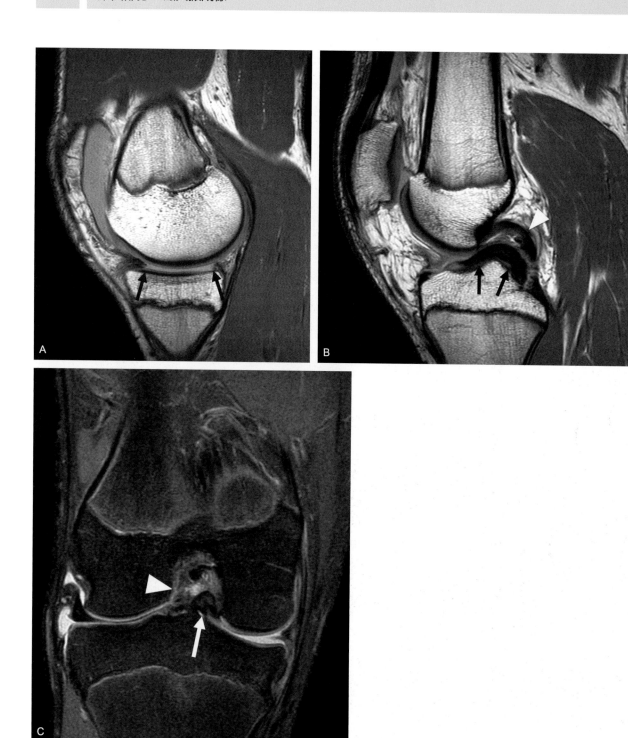

**图 43.40**　15 岁的男孩出现膝关节交锁,既往有前交叉韧带撕裂。A:矢状位 PD 图像显示内侧半月板外周明显截断(白箭)。B:矢状位 PD 图像显示在 PCL(白箭头)的前方可见大块的半月板碎片(白箭),呈现"双 PCL"征。C:冠状位 PD FS 图像显示半月板桶柄撕裂,移位的半月板(白箭)。前交叉韧带形态明显不规则(白箭头)

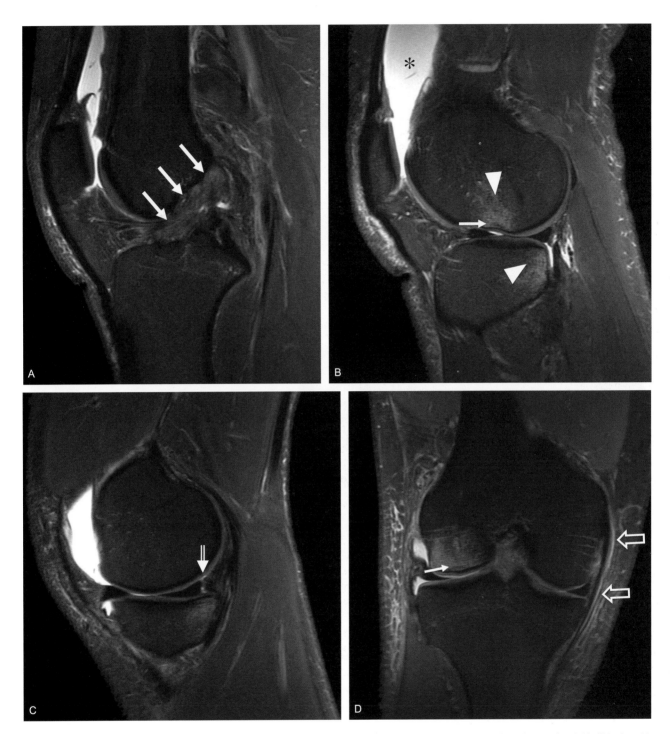

图43.41　25 岁的足球运动员急性膝关节扭伤,A~D:矢状位和冠状 T2 FS 图像显示前交叉韧带的弥漫性断裂(白箭),在股骨外侧髁和胫骨外侧平台可见"对吻性骨挫伤"(白箭头)。股骨外侧髁局部可见线状低信号影(小白箭头),提示局部细微的嵌插骨折(切迹征)。髌上囊内可见大量关节积液(星号)。C:内侧半月板后角可见垂直撕裂(双线白箭),其下方胫骨平台内可见骨髓水肿。D:MCL 连续性尚可,但韧带周围广泛性肿胀(空心白箭),提示 MCL 扭伤(I°损伤)

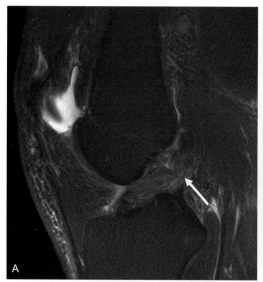
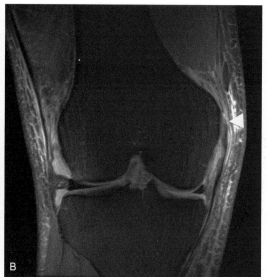

图 43.42　35 岁男性,滑雪时受伤。A:矢状位 T2 FS 图像显示前交叉韧带近端完全撕裂(白箭)。B:冠状 T2 FS 图像显示 MCL 近端高级别撕裂(白箭头),伴有韧带周围明显水肿

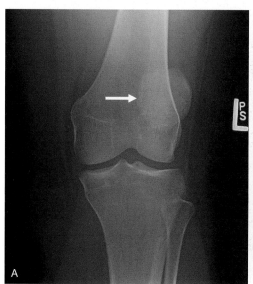
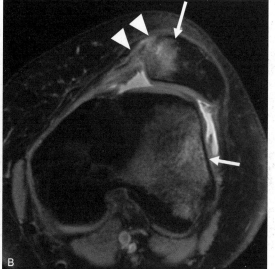
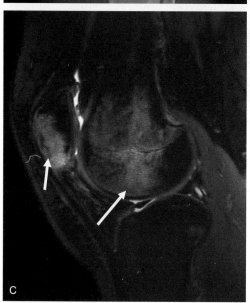

图 43.43　21 岁的曲棍球运动员急性膝关节损伤,A:膝关节正位片显示髌骨轻微向外侧移位(白箭)。B、C:轴位 PD FS 和冠状位 T2 FS 显示髌骨内侧和股骨外侧髁的"对吻性骨挫伤"(白箭),为急性髌骨外侧脱位的间接征象,并伴有髌骨内侧支持带高级别撕裂(白箭头)

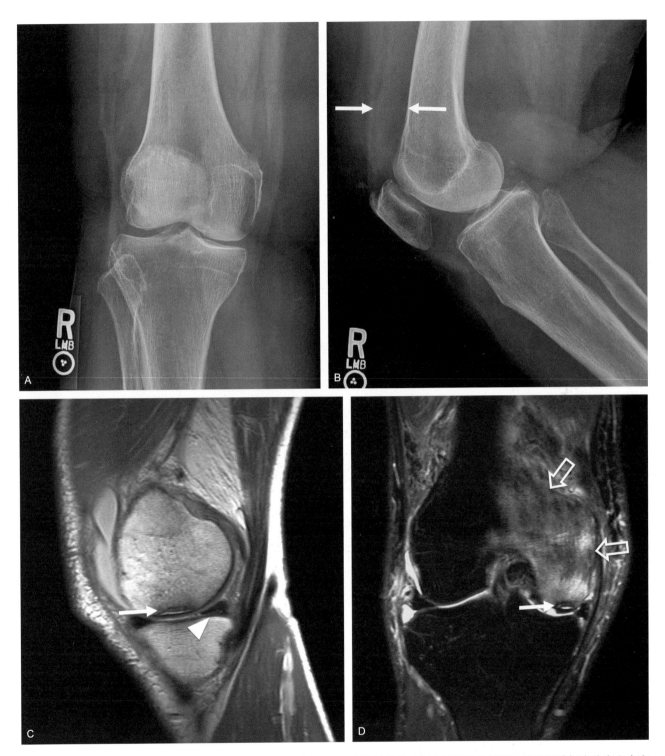

图 43.44　81 岁男性患者,在轻微扭伤后出现膝关节疼痛,A、B:右膝关节的正侧位片显示内侧股胫关节间隙轻度狭窄和中度关节积液(白箭)。C、D:穿过内侧股胫关节的矢状位 PDWI 和冠状位 T2 FS 图像显示股骨内侧髁软骨下迂曲线状低信号影及下方积液信号(白箭),伴周围广泛性骨髓水肿(空心白箭),诊断为软骨下不全性骨折。内侧半月板后角(白箭头)显示下表面的小撕裂,伴体部向内移位。软骨下不全骨折常常在内侧半月板后根部撕裂、引起半月板半脱位、导致内侧股胫关节应力异常的这一系列变化的基础上发生

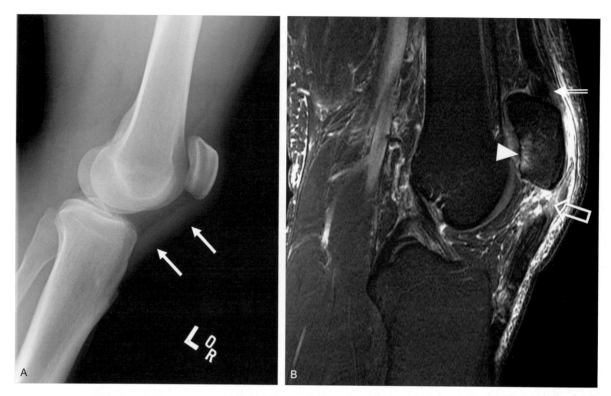

图43.45　42岁男性患者，从高处跳下后突发膝前疼痛。A：X线侧位片显示轻度的髌前软组织肿胀（白箭），未见骨折征象。B：矢状位T2 FS图像显示髌腱近端完全撕裂（空心白箭）及股四头肌腱远端低级别撕裂（双线白箭）。髌骨下极可见轻微软骨下水肿（白箭头）

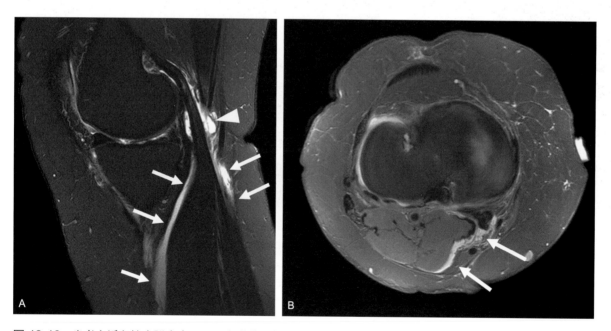

图43.46　患者主诉急性小腿疼痛，A、B：矢状位和轴位PD FS图像显示在Baker囊肿的位置（白箭头）可见片状液体聚集，远侧可见液体信号边缘模糊，并沿着腓肠肌内侧头（白箭）分布，提示Baker囊肿破裂

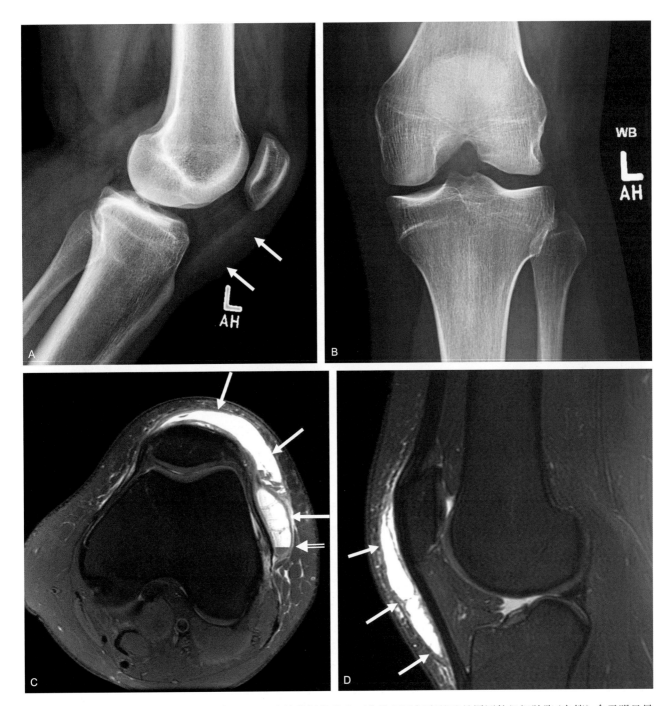

**图 43.47**　19 岁女足球运动员摔伤月余。A、B：膝关节侧位片和正位片显示轻度的髌骨周围软组织肿胀（白箭），余无明显异常。C、D（原文中为 BC）轴位 PD FS 和矢状位 T2 FS 图像显示在膝关节前外侧皮下软组织内有一大血肿（白箭）。轴向图像上可以看到液 - 液平面（双线白箭）。该病变诊断为闭合性套状撕脱伤（Morel-Lavallee 病变），为局部皮下脂肪与其下方筋膜之间的剪切力导致的一种闭合性脱套伤。可形成厚壁囊性病灶，治疗上需要经皮抽吸

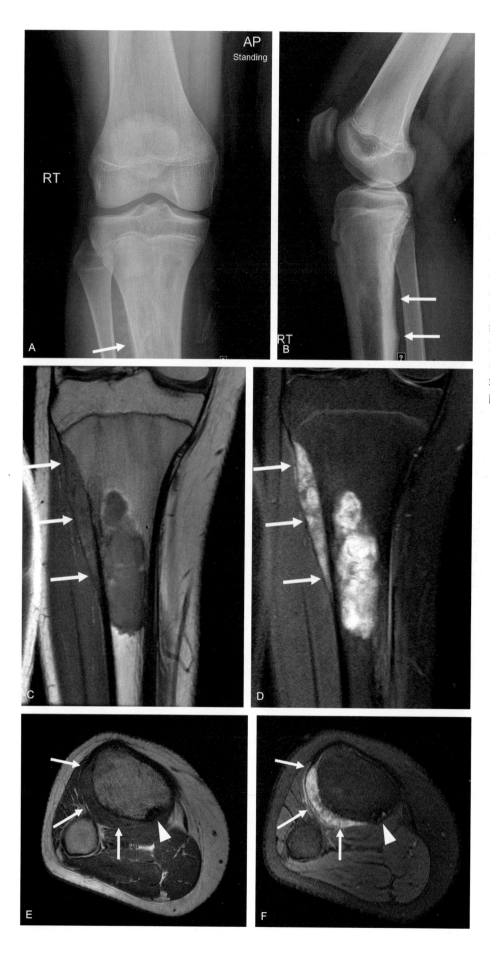

图 43.48　15 岁患者 8d 前轻微外伤后出现持续性膝关节疼痛，A、B：右膝关节正侧位片显示胫骨近侧干骺端后外侧皮质旁可见细微骨膜反应（白箭）。C、D：冠状位 T1 和 T2 FS 图像显示胫骨近段髓腔内分叶状肿块，骨膜下肿瘤（白箭）沿胫骨外侧向上延伸。E、F：轴位 T1 和 T2 FS 图像显示肿瘤广泛的骨膜下蔓延（白箭）。在胫骨后侧皮质区还可见偶然发现的小的硬化型纤维骨皮质缺损（白箭头）。急诊患者中有些以非特异性症状或近期有轻微外伤病史来就诊，但检查出来可能是骨肿瘤，这种患者初始的 X 线检查病灶可能很细微，尤其是如果症状定位不清时，病灶很隐匿。MRI 对肿瘤骨髓浸润和软组织侵犯非常敏感，可用于肿瘤诊断和分期

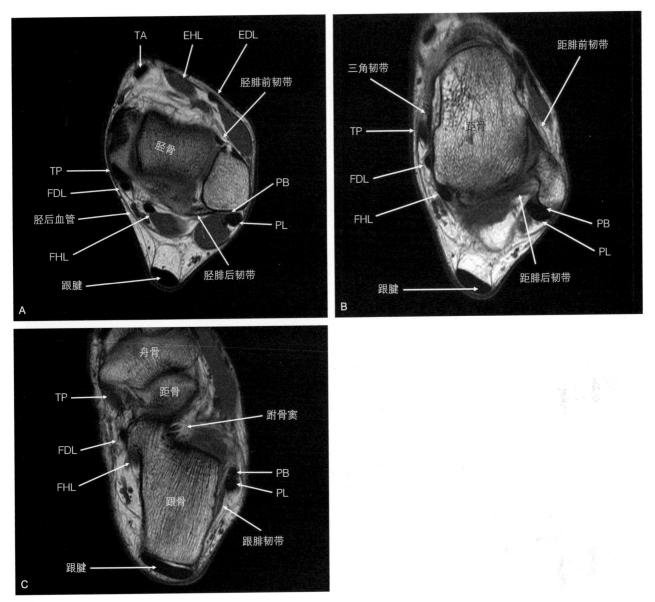

图 43.49 踝关节的正常解剖。A:经下胫腓联合水平的踝关节轴位 T1 图像。TA= 胫骨前肌腱,EHL= 拇长伸肌腱,EDL= 趾长伸肌腱,TP= 胫骨后肌腱,FDL= 趾长屈肌腱,FHL= 拇长屈肌腱,PB= 腓骨短肌腱,PL= 腓骨长肌腱。B:经距骨颈层面的轴位 T1 图像。C:经跟骨层面的轴位 T1 图像

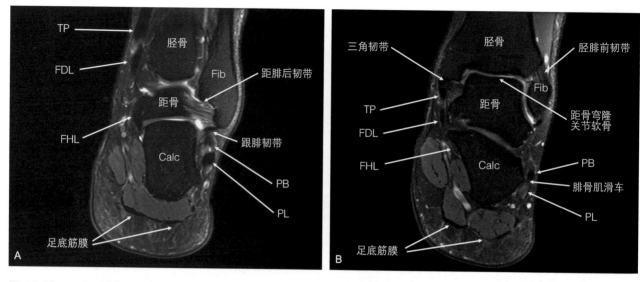

图 43.50　A：经后踝层面的冠状位 T2 FS 加权图像。Calc= 跟骨，Fib= 腓骨，TP= 胫骨后肌腱，FDL= 趾长屈肌腱，FHL= 拇长屈肌腱，PB= 腓骨短肌腱，PL= 腓骨长肌腱。B：经踝关节中部层面的冠状位 T2 FS 加权图像

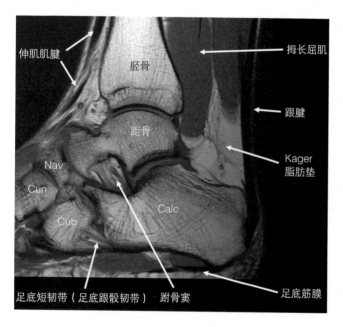

图 43.51　踝关节的矢状位图像显示正常解剖。Calc= 跟骨，Cub= 骰骨，Nav= 足舟骨，Cun= 楔状骨

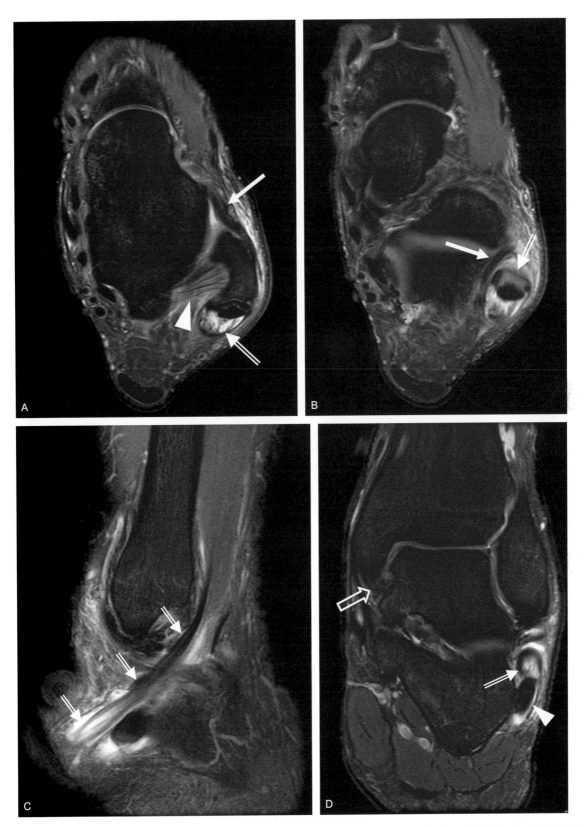

图 43.52　23 岁男性打篮球时扭伤踝关节，A、B：踝关节轴位 PD FS 图像。A 图中显示距腓前韧带（白箭）明显增粗，提示为 2 度损伤。距腓后韧带完整，呈条纹状外观（白箭头）。腓骨肌腱周围可见腱鞘积液（双线白箭）。B 图中显示跟腓韧带（白箭）增粗，但纤维连续。腓骨短肌腱劈裂，呈 C 形（双线白箭），周围可见明显的炎性改变。C、D：矢状位 PD FS 和冠状位 PD FS 也显示腓骨短肌腱的纵行撕裂（双线白箭），周围可见液体和水肿。腓骨长肌腱（白箭头）纤维连续完整。三角韧带（空心白箭）和距骨穹窿未见异常

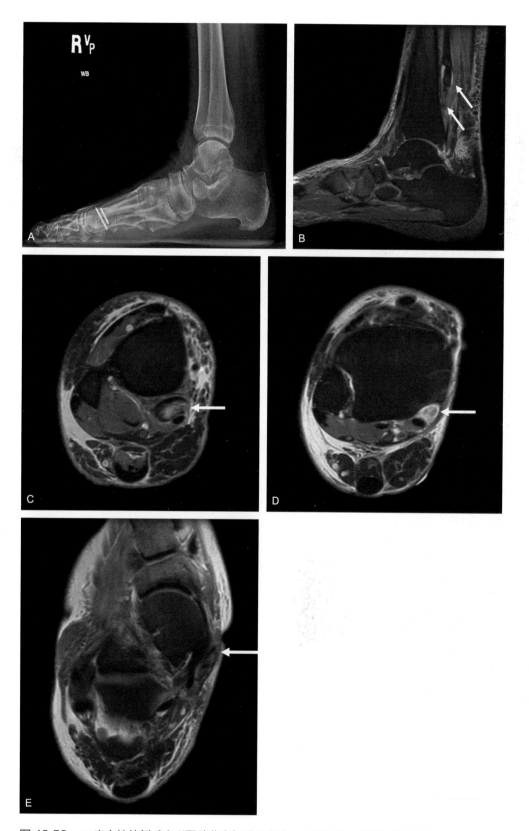

图 43.53　70 岁女性绊倒后出现踝关节内侧明显疼痛,A:踝关节 X 线侧位片显示轻度足弓塌陷(扁平足)。B:矢状位 PD FS 图像显示胫骨后肌腱完全断裂(白箭),并断端向近侧缩回。C:断裂水平上方层面轴位 PD FS 图像显示增厚的回缩肌腱(白箭),伴水肿。D:经内踝层面的轴位 PD FS 图像显示胫骨后肌腱腱鞘内未见正常肌腱信号,代之为断端区出血(白箭)。E:再下方经距骨颈层面的轴位 PD FS 图像显示一些断裂后回缩肌腱纤维(白箭)

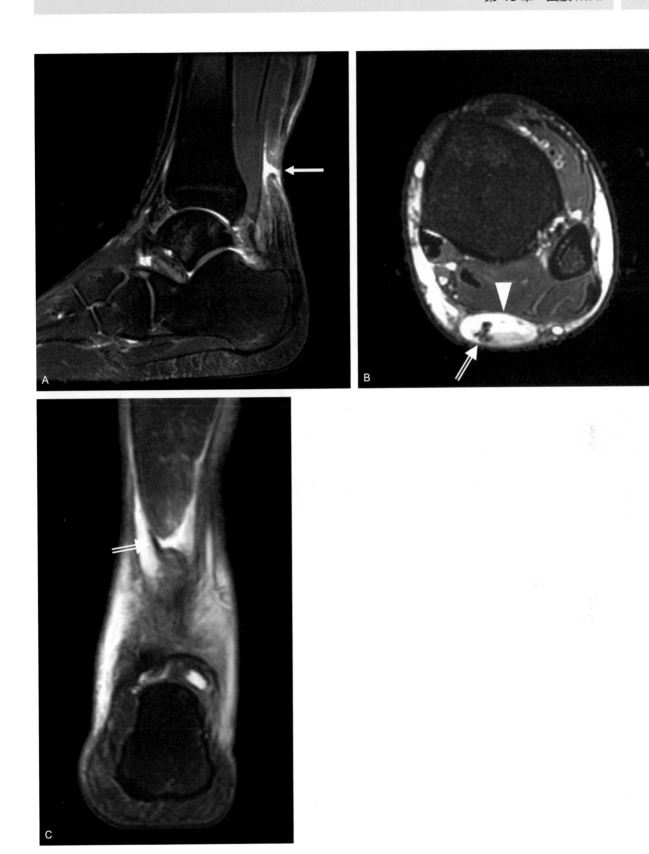

图 43.54　21 岁运动员突发左踝关节疼痛，A：左踝关节矢状位 T2 FS 显示在跟腱的肌肉 - 肌腱连接处（白箭）可见高级别撕裂，断端轻度回缩。B：轴位 T2 FS 图像显示小部分肌腱纤维保持完整（双线白箭），周围可见血肿（白箭头）。C：冠状 T2 FS 图像上显示纤维绝大部分断裂、不连续（双线白箭）

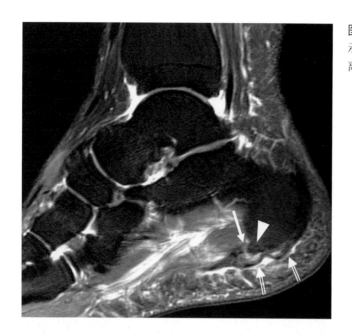

图 43.55　足球运动员出现足跟疼痛,矢状位 T2 FS 图像显示足底筋膜近端跟骨附着处断裂、分离(白箭),跟骨下骨膜剥离(双线白箭)。跟骨局部可见骨刺影(白箭头)

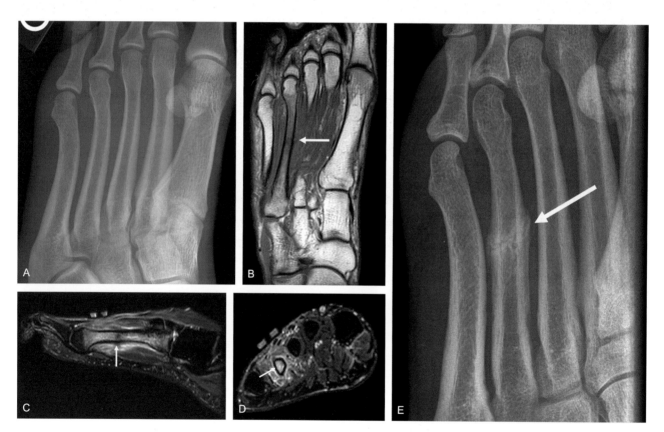

图 43.56　篮球运动员诉第四跖骨疼痛,A:足背 X 线斜位片未见明显异常,随后行 MRI 检查。B~D:冠状位 T1、矢状位 T2 FS 和轴状位 T2 FS 图像显示第四跖骨干明显的骨髓水肿,中央可见低信号线,考虑应力性骨折(白箭)。周围软组织内也可见广泛水肿。E:3 周后复查 X 线平片清楚地显示了应力性骨折及周围骨痂形成

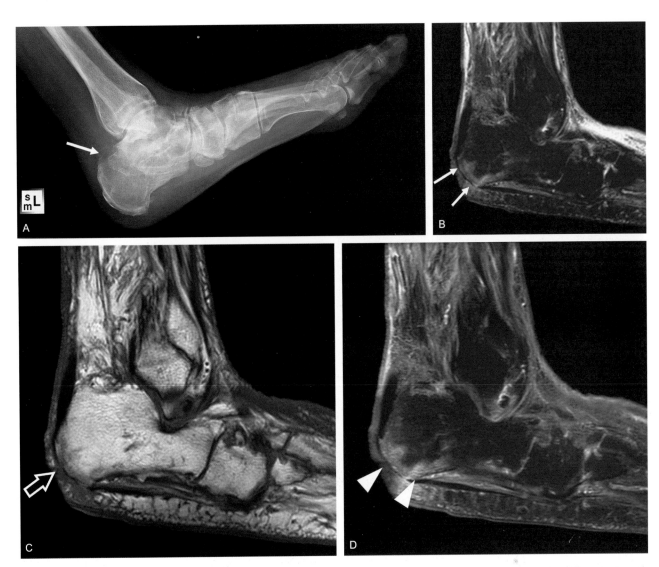

**图 43.57**　81 岁男性糖尿病患者跟骨后方出现小溃疡，A：左足侧位片显示左足多骨骨质疏松，扁平足，中足区可见明显的退行性改变。溃疡附近未见明显骨质破坏，仅跟骨后上缘局部皮质有些毛糙、欠规则（白箭）。B~D：矢状位 T2 FS、T1 FS 和 T1 FS 增强扫描图像显示足跟后部有较大的软组织缺损（细白箭），伴有邻近跟骨内骨髓水肿。在 T1WI 上局部跟骨皮质不规则，并可见少许细微的 T1 低信号区（空心白箭），增强后可见强化（白箭头），提示为早期骨髓炎表现

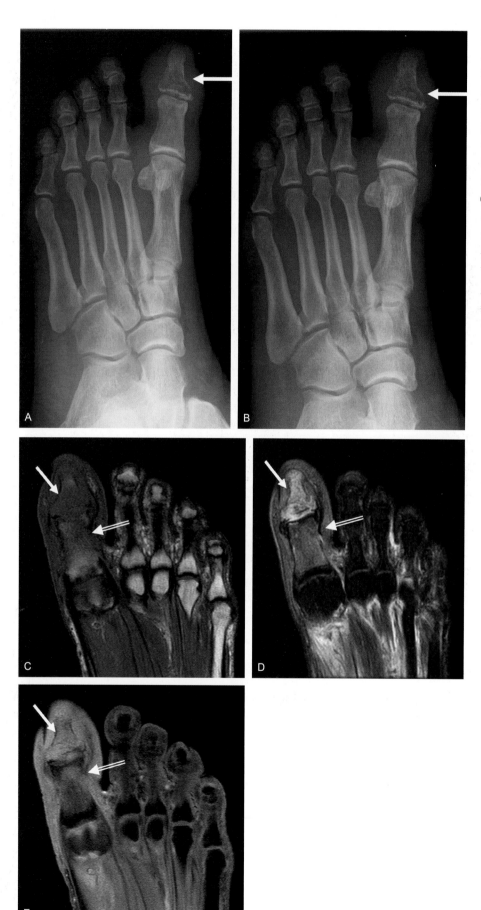

图 43.58　55 岁的糖尿病患者出现大脚趾红肿，A、B:X 线正位和斜位片显示蹈趾远节趾骨斑片状低密度影(白箭)，周围软组织肿胀。C:冠状位 T1 图像显示远节趾骨正常的黄骨髓被取代，局部骨皮质模糊消失，呈"鬼影征"，提示广泛的骨髓炎改变。D:冠状位 T2 FS 显示远节趾骨相应区域内(白箭)可见高信号，且近节趾骨内也可见轻微骨髓水肿(双线白箭)，相应区域在 T1WI 上可见细微的低信号(双线白箭)，提示感染向近节趾骨蔓延。E:T1 FS 增强扫描显示远节趾骨弥漫性强化(白箭)，近节趾骨轻度强化(双线白箭)

（王瑶　译，张宁　校）

# 参考文献

1. Schrader R: Contrast material-induced renal failure: an overview. *J Interv Cardiol* 2005;**18**:417–23.

2. Stacul F: Reducing the risks for contrast-induced nephropathy. *Cardiovasc Intervent Radiol* 2005;**28**(Suppl 2):S12–18.

3. Toprak O, Cirit M: Risk factors for contrast-induced nephropathy. *Kidney Blood Press Res* 2006;**29**:84–93.

4. Thomsen HS: How to avoid nephrogenic systemic fibrosis: current guidelines in Europe and the United States. *Radiol Clin North Am.* 2009 Sep;**47**(5):871–5.

5. Feldman F, Staron R, Zwass A, et al.: MR imaging: its role in detecting occult fractures. *Skeletal Radiol* 1994;**23**:439–44.

6. Frihagen F, Nordsletten L, Tariq R, et al.: MRI diagnosis of occult hip fractures. *Acta Orthop* 2005;**76**:524–30.

7. Memarsadeghi M, Breitenseher MJ, Schaefer-Prokop C, et al.: Occult scaphoid fractures: comparison of multidetector CT and MR imaging–initial experience. *Radiology* 2006;**240**:169–76.

8. Verbeeten KM, Hermann KL, Hasselqvist M, et al.: The advantages of MRI in the detection of occult hip fractures. *Eur Radiol* 2005;**15**:165–9.

9. Bencardino JT, Rosenberg ZS: Sports-related injuries of the wrist: an approach to MRI interpretation. *Clin Sports Med* 2006;**25**:409–32.

10. Campbell SE: MRI of sports injuries of the ankle. *Clin Sports Med* 2006;**25**:727–62.

11. Chaipat L, Palmer WE: Shoulder magnetic resonance imaging. *Clin Sports Med* 2006;**25**:371–86.

12. Gehrmann RM, Rajan S, Patel DV, et al.: Athletes' ankle injuries: diagnosis and management. *Am J Orthop* 2005;**34**:551–61.

13. Hayes CW, Coggins CA: Sports-related injuries of the knee: an approach to MRI interpretation. *Clin Sports Med* 2006;**25**:659–79.

14. Kaplan LJ, Potter HG: MR imaging of ligament injuries to the elbow. *Radiol Clin North Am* 2006;**44**:583–94.

15. Meislin R, Abeles A: Role of hip MR imaging in the management of sports-related injuries. *Magn Reson Imaging Clin N Am* 2005;**13**:635–40.

16. Morag Y, Jacobson JA, Miller B, et al.: MR imaging of rotator cuff injury: what the clinician needs to know. *Radiographics* 2006;**26**:1045–65.

17. Tuite MJ, Kijowski R: Sports-related injuries of the elbow: an approach to MRI interpretation. *Clin Sports Med* 2006;**25**:387–408.

18. Zlatkin MB, Rosner J: MR imaging of ligaments and triangular fibrocartilage complex of the wrist. *Radiol Clin North Am* 2006;**44**:595–623.

19. Pineda C, Vargas A, Rodriguez AV: Imaging of osteomyelitis: current concepts. *Infect Dis Clin North Am* 2006;**20**:789–825.

20. Struk DW, Munk PL, Lee MJ, et al.: Imaging of soft tissue infections. *Radiol Clin North Am* 2001;**39**:277–303.

21. Kanal E, Shellock FG: Patient monitoring during clinical MR imaging. *Radiology* 1992;**185**:623–9.

22. Kanal E, Shellock FG: MR imaging of patients with intracranial aneurysm clips. *Radiology* 1993;**187**:612–4.

23. White LM, Buckwalter KA: Technical considerations: CT and MR imaging in the postoperative orthopedic patient. *Semin Musculoskelet Radiol* 2002;**6**:5–17.

24. Hargreaves BA, Worters PW, Pauly KB, et al.: Metal-induced artifacts in MRI. *AJR.* 2011; **197**:547–55.

# 索 引

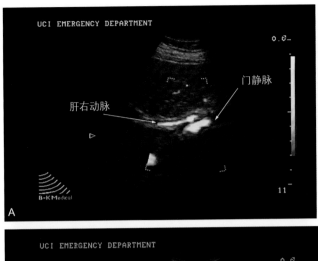

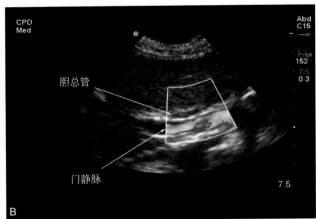

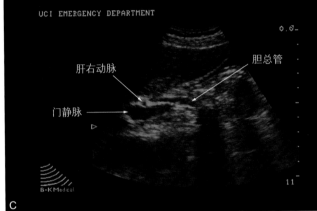

彩图 14.16

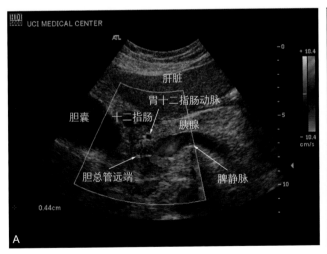

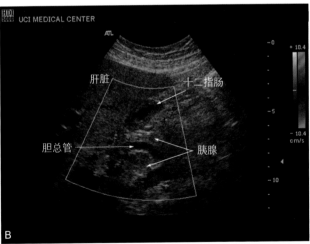

彩图 14.17

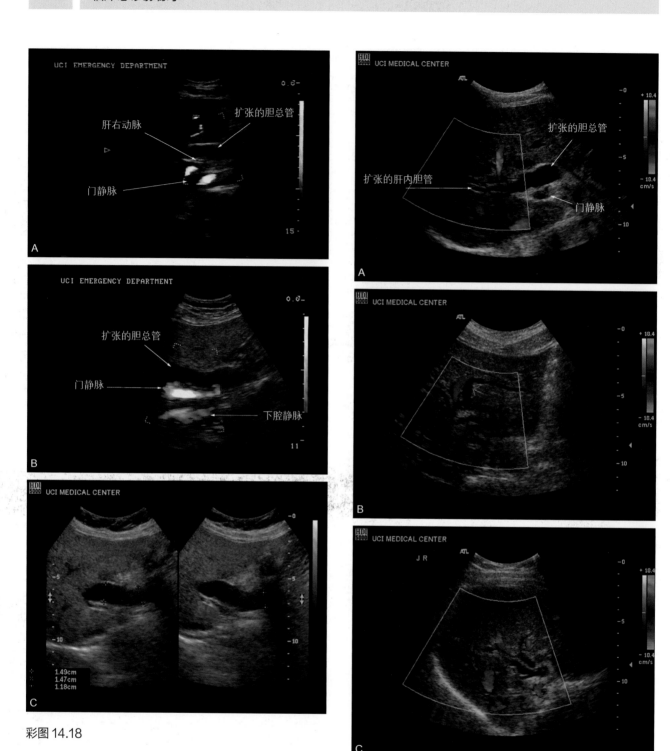

彩图 14.18

彩图 14.19

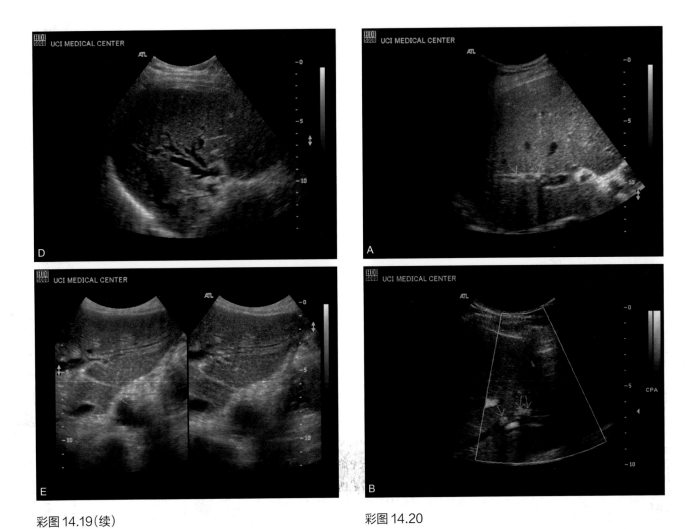

彩图 14.19(续)

彩图 14.20

彩图 14.22

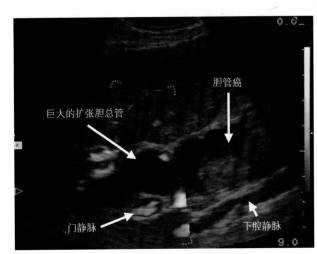

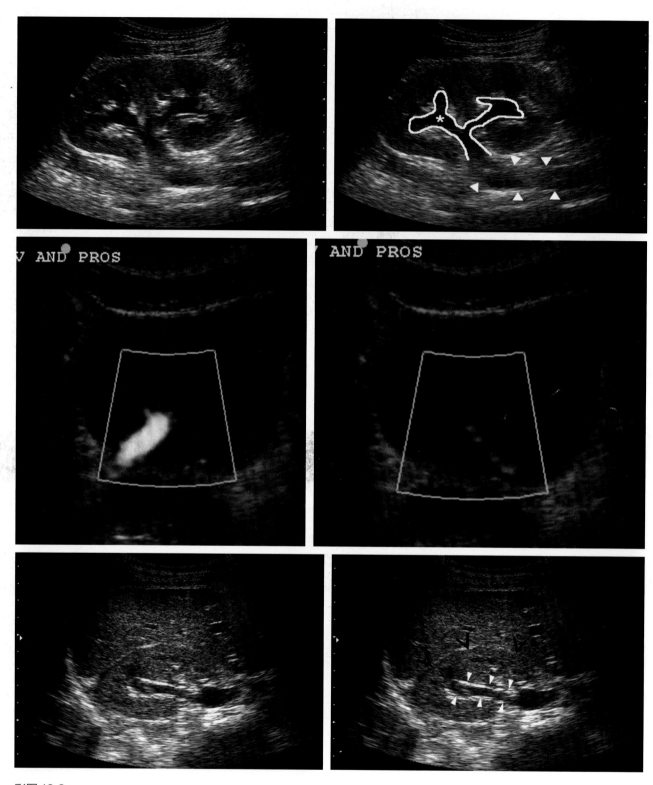

彩图 18.3

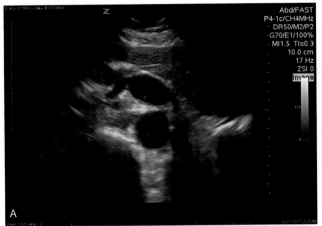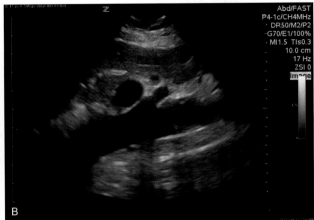
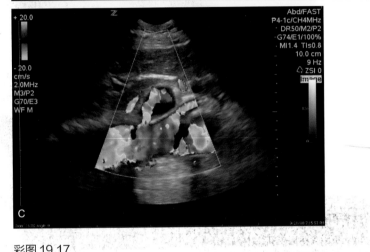

彩图 19.17

图书在版编目（CIP）数据

临床急诊影像学 /（美）J. 克里斯蒂安·福克斯
（J.Christian Fox）主编；周福庆，曾献军译 . —北京：
人民卫生出版社，2022.1
　ISBN 978-7-117-32751-0

　I.①临…　II.①J…②周…③曾…　III.①急诊 –
放射医学　IV.①R81

中国版本图书馆 CIP 数据核字（2022）第 000577 号

| 人卫智网 | www.ipmph.com | 医学教育、学术、考试、健康，购书智慧智能综合服务平台 |
| 人卫官网 | www.pmph.com | 人卫官方资讯发布平台 |

**临床急诊影像学**
Linchuang Jizhen Yingxiangxue

主　　译：周福庆　曾献军
出版发行：人民卫生出版社（中继线 010-59780011）
地　　址：北京市朝阳区潘家园南里 19 号
邮　　编：100021
E - mail：pmph @ pmph.com
购书热线：010-59787592　010-59787584　010-65264830
印　　刷：北京顶佳世纪印刷有限公司
经　　销：新华书店
开　　本：889 × 1194　1/16　印张：40.5
字　　数：1226 千字
版　　次：2022 年 1 月第 1 版
印　　次：2022 年 3 月第 1 次印刷
标准书号：ISBN 978-7-117-32751-0
定　　价：260.00 元